江苏省金陵科技著作出版基金资助项目

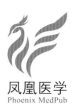

凤凰医学
Phoenix MedPub

当代口腔固定修复学

Contemporary Fixed Prosthodontics

引进第 5 版

主　编　[美] 史蒂芬·罗森史迪尔（Stephen F. Rosenstiel）
　　　　[美] 马丁·兰德（Martin F. Land）
　　　　[日] 藤本 顺平（Junhei Fujimoto）
主　译　骆小平　孟翔峰
译　者　（以姓氏笔画为序）
　　　　丁　虹　　王亭亭　　孙方方　　李　玥　　吴云兵
　　　　张　红　　陈亚琴　　周　峰　　孟翔峰　　骆小平
　　　　高　飞　　黄丽娟　　韩宁宁　　谢志刚　　戴　泛
　　　　魏　煦

江苏凤凰科学技术出版社

图书在版编目（CIP）数据

当代口腔固定修复学：引进第 5 版 /（美）史蒂芬·罗森史迪尔等主编；骆小平等主译．
--5 版．--南京：江苏凤凰科学技术出版社，2018.7

ISBN 978-7-5537-6367-5

Ⅰ．①当…　Ⅱ．①史…　②骆…　Ⅲ．①口腔矫形学　Ⅳ．① R783

中国版本图书馆 CIP 数据核字（2017）第 233017 号

江苏省版权局著作合同登记号：图字-10-2016-616

当代口腔固定修复学（引进第 5 版）

主　　　编	［美］史蒂芬·罗森史迪尔（Stephen F. Rosenstiel）
	［美］马丁·兰德（Martin F. Land）
	［日］藤本 顺平（Junhei Fujimoto）
主　　　译	骆小平　孟翔峰
责 任 编 辑	樊　明　杨　淮　程春林
责 任 校 对	郝慧华
责 任 监 制	曹叶平　周雅婷

出 版 发 行	江苏凤凰科学技术出版社
出版社地址	南京市湖南路 1 号 A 楼，邮编：210009
出版社网址	http://www.pspress.cn
印　　　刷	三河市春园印刷有限公司

开　　　本	889mm×1194mm　1/16
印　　　张	53.25
插　　　页	4
版　　　次	2018 年 7 月第 5 版
印　　　次	2018 年 7 月第 1 次印刷

标 准 书 号	ISBN 978-7-5537-6367-5
定　　　价	680.00 元（精）

图书如有印装质量问题，可随时向我社出版科调换。

ELSEVIER

Elsevier (Singapore) Pte Ltd.

3 Killiney Road

#08-01 Winsland House I

Singapore 239519

Tel: (65) 6349-0200

Fax: (65) 6733-1817

江苏省金陵科技著作出版基金资助项目

致 读 者

　　社会主义的根本任务是发展生产力，而社会生产力的发展必须依靠科学技术。当今世界已进入新科技革命的时代，科学技术的进步已成为经济发展、社会进步和国家富强的决定因素，也是实现我国社会主义现代化的关键。

　　科技出版工作肩负着促进科技进步、推动科学技术转化为生产力的历史使命。为了更好地贯彻党中央提出的"把经济建设转到依靠科技进步和提高劳动者素质的轨道上来"的战略决策，进一步落实中共江苏省委、江苏省人民政府做出的"科教兴省"的决定，江苏凤凰科学技术出版社于1988年倡议筹建江苏省科技著作出版基金。在江苏省人民政府、江苏省委宣传部、江苏省科学技术厅（原江苏省科学技术委员会）、江苏省新闻出版局负责同志和有关单位的大力支持下，经江苏省人民政府批准，由江苏省科学技术厅、凤凰出版传媒集团（原江苏省出版总社）和江苏凤凰科学技术出版社共同筹集，于1990年正式建立了"江苏省金陵科技著作出版基金"，用于资助自然科学范围内符合条件的优秀科技著作的出版。

　　我们希望江苏省金陵科技著作出版基金的持续运作，能为优秀科技著作在江苏省及时出版创造条件，并通过出版工作这一平台，落实"科教兴省"战略，充分发挥科学技术作为第一生产力的作用，为建设更高水平的全面小康社会、为江苏的"两个率先"宏伟目标早日实现，促进科技出版事业的发展，促进经济社会的进步与繁荣做出贡献。建立出版基金是社会主义出版工作在改革发展中新的发展机制和新的模式，期待得到各方面的热情扶持，更希望通过多种途径不断扩大。我们也将在实践中不断总结经验，使基金工作逐步完善，让更多优秀科技著作的出版能得到基金的支持和帮助。

　　这批获得江苏省金陵科技著作出版基金资助的科技著作，还得到了参加项目评审工作的专家、学者的大力支持。对他们的辛勤工作，在此一并表示衷心感谢！

江苏省金陵科技著作出版基金管理委员会

原著者名单

Robert F. Baima, DDS

Clinical Associate Professor, Department of Periodontology and Restorative Dentistry, School of Dentistry, University of Detroit Mercy, Detroit, Michigan; Diplomate, American Board of Periodontology, Diplomate, American Board of Prosthodontics

Rick K. Biethman, DMD

Assistant Professor, Department of Restorative Dentistry, School of Dental Medicine, Southern Illinois University, Alton, Illinois

William A. Brantley, PhD

Professor and Director of the Graduate Program in Dental Materials Science, Division of Restorative and Prosthetic Dentistry, College of Dentistry, The Ohio State University, Columbus, Ohio

Isabelle L. Denry, DDS, MS, PhD

Professor, Department of Prosthodontics and Dows Institute for Dental Research, College of Dentistry, The University of Iowa, City, Iowa

R. Duane Douglas, DMD, MS

Associate Professor and Chair, Department of Restorative Dentistry, School of Dental Medicine, Southern Illinois University, Alton, Illinois

A. Jon Goldberg, PhD

Professor, Department of Reconstructive Sciences, Director, Center for Biomaterials, School of Dental Medicine, University of Connecticut, Farmington, Connecticut

Julie A. Holloway, DDS, MS

Professor and Head, Department of Prosthodontics, College of Dentistry, The University of Iowa, Iowa City, Iowa

Christa D. Hopp, DMD, BS

Associate Professor,
Section Head, Operative Dentistry, School of Dental Medicine, Southern Illinois University, Alton, Illinois

William M. Johnston, PhD

Professor Emeritus, Division of General Practice and Materials Science, College of Dentistry, The Ohio State University, Columbus, Ohio

Peter E. Larsen, DDS

The Larry J. Peterson Endowed Professor, and Chair of Oral and Maxillofacial Surgery, College of Dentistry, The Ohio State University, Columbus, Ohio

Edwin A. McGlumphy, DDS, MS

Professor, Department of Restorative and Prosthetic Dentistry, College of Dentistry, The Ohio State University, Columbus, Ohio

Jonathan C. Meiers, DMD, MS

Chief, Dental Service, VA Connecticut Healthcare System, 950 Campbell Ave. West Haven, Connecticut

Donald A. Miller, DDS, MS

Private Practice, Chicago and Naperville, Illinois, Clinical Associate Professor, University of Illinois at Chicago College of Dentistry; Diplomate, American Board of Endodontics

Van P. Thompson, DDS, PhD

Professor, Division of Tissue Engineering and Biophontics, King's College London Dental Institute, London, United Kingdom

Alvin G. Wee, DDS, MS, MPH

Associate Professor, Division of Oral Facial Prosthetics/ Dental Oncology, Department of Otolaryngology—Head and Neck Surgery; Member, Cancer Prevention and Control Program, University of Nebraska Medical Center Eppley Cancer Center, Courtesy Associate Professor, College of Dentistry, University of Nebraska Medical Center, Omaha, Nebraska

Burak Yilmaz, DDS, PhD

Associate Professor, Division of Restorative Science and Prosthodontics, College of Dentistry, The Ohio State University, Columbus, Ohio

译者序

记得 22 年前，我在开始口腔修复学博士后研究工作之初，查阅大量有关陶瓷材料的外文文献时，发现很多牙科陶瓷材料的研究文章都是由 Stephen F. Rosenstiel 教授所写。2006 年，又拜读了他的第 4 版《Contemporary Fixed Prosthodontics》一书，受益匪浅。2016 年初，喜闻他和同事共同编著的第 5 版《Contemporary Fixed Prosthodontics》出版，便潜心阅读，仔细品味文章的每一部分，读后深感此书的临床实用价值之大。书中详尽地阐述了口腔固定修复的临床研究进展，并系统地规范化了各类口腔固定修复体牙体预备的临床操作步骤，实为口腔修复学专业学生、医生、进修生不可多得的一本著作，故组织同仁共同译之。

《当代口腔固定修复学》（第 5 版）一书，正如作者在序言中写的，即使在当今科技高度发展的今天——口腔种植技术的成熟、数字化时代的到来、日新月异的新型牙科材料的涌现，但掌握基本的临床技能、打下牢固的临床理论基础、全面理解牙体形态和功能是驾驭当今尖端科技的先决条件。在我国现阶段的口腔修复学教学体系中，尚缺乏此类系统的、循序渐进式的将口腔固定修复体牙体预备的临床操作和各类固定修复体制作工艺完美结合的专业书籍。同时，Rosenstiel 教授也是《Journal of Prosthetic Dentistry》（JPD）杂志的现任主编，因此，书中的口腔修复学专业名词使用也十分规范。

由于译者水平有限，对一些专业术语翻译的把握度还存在不足，希望读者在阅读原著和译著的过程中能够为译者指正，以共同提高我国现阶段的口腔固定义齿的修复质量、修复体使用的持久性和临床患者的美观性。

在本书中文版的翻译、出版过程中，得到了江苏省科技厅"金陵科技著作出版基金"和我大学同学葛效良医师的大力支持，并在南京市口腔医院（南京大学医学院附属口腔医院）修复科全体同仁的共同努力下完成终稿。

译者衷心希望此书有助于提高我国口腔修复专科医生的临床技术水平和口腔修复工艺技师的规范化、科学化的义齿制作技能。

骆小平
2018 年初，南京

前　言

在 1975 年夏末，来自英国、荷兰及日本的三位年轻牙医初次相识在美国印第安纳波利斯的口腔医学院。他们对冠、桥修复体有着共同的兴趣爱好。令他们无法预料的是，在 40 年之后他们共同完成了第 5 版的《当代口腔固定修复学》，并且从中获得了巨大的满足。

当我们三个人着手学习、研究口腔固定修复学的艺术和科学时，我们的情绪也在不断地变化着，从没把握到自信，从困惑到满足，从焦虑不安到满意以及偶尔的自豪。我们非常骄傲地给各位介绍这本在我们工作领域中应用最为广泛、翻译版本最多，并且内容全面更新的口腔固定修复学专著。

这曾经是一项很艰巨的任务。技术的发展远远超过了我们临床科学及口腔材料的安全领域。图像处理及 CAD/CAM 方面的科技进步也使得我们一度想要增加一章（在本书的合适位置）来总结新的技术发展。最终，我们选择将新的技术整合到整本书当中，就像我们在之前的版本中所一直做的那样。在早期的阅览阶段，我们意识到没法通过一步一步的方式来描述一些新的系统。科技进步和提升的速度之快，以至于完全重写的一章都会很快过时。最终，我们将更新的技术解析至它们潜在的原理之中，并将这一信息 —— 通常来源于传统口腔医学文献之外的资源 —— 整合到书本之中。

第 5 版的内容包括了用于诊断及种植体植入的锥形束 CT（CBCT）技术。印模技术也有发展，包含了光学印模技术，并将石膏模型与光学印模进行对比。本书仍然介绍了传统的蜡型制作方式，但加入了电脑辅助设计（CAD）的特殊蜡型制作方法，并最终进行修复体的 3D 打印或切削加工。同样，对金属烤瓷修复体及全瓷修复体制作的章节也进行了修订，加入了新的 CAD/CAM 制作技术。

自第 4 版出版以来，口腔修复工艺学经历了革命性的变革。较小规模的义齿加工中心必须与规模大的公司相竞争，而这些规模大的义齿加工公司有更多的资金可以投入到昂贵的新技术改造中。在走访加工中心和生产厂商的过程中，我们意识到，义齿的加工方式在向 CAD/CAM 的转变并不是一个无缝的过程。

许多年前，某大型义齿加工中心一位技艺精湛、经验丰富的陶瓷技师开始负责全瓷修复体的数字化生产。他找到了一位非常优秀的电脑专家，教给他必要的口腔医学知识。这位技师跟我们分享了电脑专家的学习曲线，在最初学习的时候，该曲线尤其陡峭。数年之后，这位技师开始指导其他经验丰富的技师操作这些新的 CAD/CAM 设备，并且他告诉我们，"在六个月之中，我们迅速运转投入生产，并再也没有回头看过。"

上述经历告诉我们，在将新的技术成功应用于口腔固定修复之前，掌握基本的技能，打下牢固的基础是非常重要的。任何口腔固定修复学专业的学生，在进行口腔修复之前，即使是用传统的方法制作单冠或简单的固定修复体，也必须对口腔解剖、牙体形态和功能等知识有全面的掌握。全面理解牙体形态和功能是掌握当今尖端科技的先决条件。我们努力将美国和加拿大的本科生课程中常见的新技术介绍和说明修订入此版书中，并采用之前所提及的方法将常见的新技术整合到本书之中。此外，还将当今的新设备及新材料加到仪器图表的说明之中。

我们希望这本书可以服务于博士生、博士后、临床医生及研究人员。我们做了许多努力，让这本书便于索引，保证口腔临床医师及牙科生产商可以快速获取基于有用证据的信息。

Stephen F. Rosenstiel

Martin F. Land

Junhei Fujimoto

致　谢

感谢我的同事和朋友们……

从哪儿开始呢？本书在历经 30 多年后，感谢为本书的出版和再版无私奉献的那些人。无论何时，只要我们张口，他们都愿意去分享概念、新技术、示意图片、照片、材料以及其他任何我们需要的。对于书中引用的一些内容，都按照常规被授权，但不同的是，大部分是被友好地许可使用。在此，非常感谢他们！如果书中还是出现了错误，那么所有的错误或疏忽都是无意的，并且将由我们承担责任。

感谢 James Cockerill 为本书特别挑选的图片，并一如既往地参与图书的编写并提供帮助。

感谢本书的参编人员：Robert F. Baima, Rick K. Biethman, William A. Brantley, Isabelle L. Denry, R. Duane Douglas, Martin A. Freilich, A. Jon Goldberg, Julie A. Holloway, Christa D. Hopp, William M. Johnston, Peter E. Larsen, Leon W. Laub, Edwin A. McGlumphy, Jonathan C. Meiers, Donald A. Miller, M. H. Reisbick, James L. Sandrik, Van P. Thompson, Alvin G. Wee, Burak Yilmaz。

感谢南伊利诺伊大学牙科学院的同事们：Dr. Jeffrey Banker, Dr. Rick Biethman, Dr. Robert Blackwell, Dr. Duane Douglas, Dr. Randy Duncan, Dr. Christa Hopp, Ms. Nancy Inlow, Dr. Daniel Ketteman, Dr. Dennis Knobeloch, Ms. Robin Manning, Dr. Jack Marincel, Ms. Tobbi McEuen, Dr. Charles Poeschl, Dr. Steven Raney, Dr. Vincent Rapini, Dr. William Seaton, Dr. Joseph Sokolowski, Dr. Charles Thornton, Ms. Michele Wadlow, Dr. Daniel Woodlock。

感谢俄亥俄州立大学的同事们：Dr. Shereen Azer, Dr. Nancy Clelland, Dr. Allen Firestone, Dr. Lisa Knobloch, Dr. John Nusstein, Dr. Robert Seghi, Dr. Burak Yilmaz, Ms. Amy Barker。

感谢图片编辑 Brodie Strum (Chicago, Illinois)，提供第 12 章中的部分图片。

感谢所有的绘图员 Krystyna Srodulski (San Francisco, California); Donald O'Connor (St. Peters, Missouri); Sandra Cello-Lang (Chicago, Illinois); Sue E. Cottrill (Chicago, Illinois); Kerrie Marzo (Chicago Heights, Illinois)。

感谢 Elseiver 公司的编辑团队对笔者的信任及提供的帮助，他们是：内容执行编辑 Kathy Falk，高级内容编辑 Courtney Sprehe，以及本书项目经理 Rachel McMullen。

感谢口腔厂商给我们提供他们产品的信息和图片。

在之前的每一版中，我们都对我们各自的配偶 Enid, Karen 和 Yoshiko 表达了感谢，不过让人感到悲恸的是 Karen Tolbert Land 于 2014 年 1 月 4 日去世，没能等到第 5 版书的出版。她的老家在伊利诺伊州的阿顿，我们常在那儿和 Elsevier 的编辑会面。在本版书编写过程中我们再也不能感受到她的热情招待了。一位有经验的老师说："回首我的职业生涯，我可以告诉你很多关于口腔固定修复学的内容，而且我可以真挚地告诉你：我从未感到过厌烦"。在《当代口腔固定修复学》（第 5 版）的编写过程中，我们保持了起初第一版编写时的初心。我们希望本书对推进目前最具挑战性的口腔临床学科的艺术性和科学性有所帮助。

我知道我们不会知晓所有问题的答案，但是我们希望本书的出版能够对口腔在校学生、临床医生、研究人员和口腔厂商，以及那些对该学科表现出兴趣以及愿意为学科发展做出贡献的人，提供思路和方法。

Stephen F. Rosenstiel

Martin F. Land

Junhei Fujimoto

目 录

第四部分　临床操作：篇2

第一部分

临床计划与准备

第1章

病史采集和临床检查

固定义齿修复是指以人工修复体代替和修复缺失牙，且患者不能自行取戴的一种修复设计。其主要作用是恢复患牙的功能、美观同时兼有良好的舒适度，从而达到使患者和牙科医师双方都满意的效果（它可以改善有功能障碍的牙列，转变为更加舒适健康、兼具美学的修复体）。它可以把有害、功能障碍的牙列变得在保证美观的同时，还舒适、健康（图 1-1A 和 B）。固定义齿修复涵盖了从简单直观的修复方式，例如：单颗牙齿的铸造冠（图 1-1C），修复一颗或多颗牙齿缺失的固定桥（图 1-1D），种植体支持式修复（图 1-1E），到涉及全部牙齿的、全牙弓或全牙列的复杂修复方式（图 1-1F）。

固定义齿修复要想达到预期的成功，细节至关重要，医师要关注每一个细节：包括病史采集、诊断、治疗以及随访。否则，结果很有可能令医患双方都无法满意，从而导致对方丧失信心。

治疗期间或治疗后所遇到的问题多可追溯到病史采集以及早期临床检查，缺乏经验的临床医师往往没有收集到足够的有助于预测并规避可能风险的诊断信息便投入到治疗阶段。

正确的诊断是制定合理治疗方案的前提,因此,必须获得完善的信息。一份完整的病史包括对患者全身及口腔健康状况、个性化需求、喜好以及个人情况的综合评估。本章主要对为了获得固定修复治疗方案，所采取的病史采集，临床检查进行评价。

病　史

病史应该包括患者所有的相关信息，如主诉、现病史、既往史等。主诉最好使用患者自己的语言记录。病史采集时，调查问卷（图 1-2）是种实用的方法，可以较为全面地筛查患者的相关信息。如果患者智力缺陷或未成年，则必须有监护人或父母现场陪同。

主诉

首先分析患者寻求治疗原因的准确性和意义。患者的主诉往往只是疾病的表象，通过仔细检查经常能发现患者本身并未意识到的问题和疾病，只是患者将主诉作为最重要的问题。因此，提出综合治疗计划时，必须特别注意主诉症状的解决方案。缺少经验的临床医师经常会忽略患者的主诉，而向患者描述一个"理想"的治疗方案。患者会有受挫感，因为他认为牙医没有理解或是不想理解他们的观点。

主诉通常属于以下四类中之一：

• 舒适（疼痛、敏感、肿胀）。
• 功能障碍（咀嚼与发音问题）。
• 社交（口腔异味）。
• 外观（牙齿折裂，不美观的牙齿或修复体，牙变色）。

舒适

如果有疼痛，需指出疼痛的位置、性质、严重程度和频率，以及第一次疼痛发生时间，刺激因素（例如：压力、冷、热或甜的东西），有无加重或减轻，局限性的还是放射性的，检查时能否定位。患者如果能指出疼痛部位，同时医生仔细观察，通常能帮助诊断。

如果肿胀存在，则应注意其位置、大小、一致性和颜色，以及肿胀多长时间，是否扩大或缩小。

功能障碍

局部的牙尖折裂或牙齿缺失，较为广泛的错𬌗畸形或神经肌肉功能障碍均可导致咀嚼困难。

社交

口腔异味可能源自口腔卫生差或牙周疾病。由于口腔异味带来的社交压力会迫使患者就医。

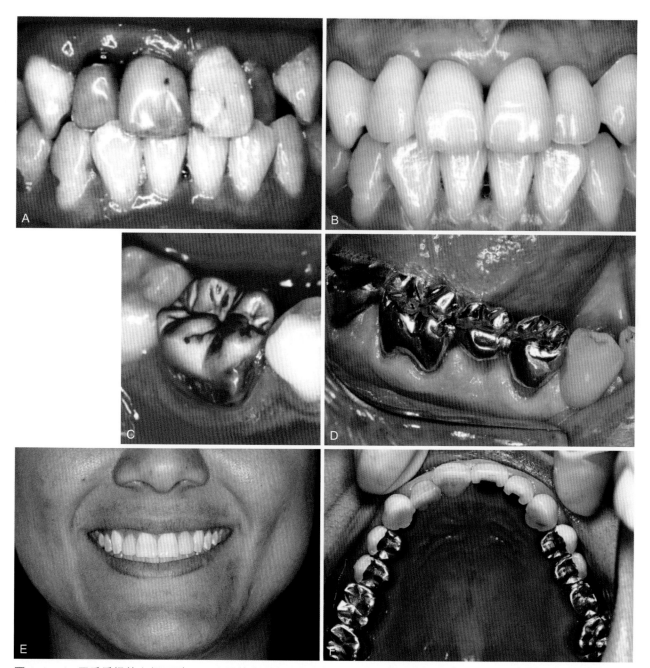

图 1-1 ■ A. 严重受损的上颌牙列；B. 金属烤瓷固定义齿修复；C. 铸造冠修复下颌磨牙；D. 三单位固定桥修复下颌缺失第二前磨牙；E. 种植体修复先天缺失上颌侧切牙；F. 涉及多颗牙齿的大范围的固定修复（C. 由 Dr. X. Lepe 提供；D. 由 Dr. J. Nelson 提供；E. 由 Dr. A. Hsieh 提供）

外观

外观缺陷是患者就医的一个重要因素（图 1-3）。这些患者可能有牙齿缺失、牙列拥挤或修复体损坏。也可能有牙齿外形不佳、牙齿异位或变色等问题。单颗牙齿变色可能预示牙髓疾病。

个人资料信息

应当记录下患者的姓名、住址、电话号码、性别、职业、工作日程安排、婚姻状况，以及可供支配的预算。以上很多信息都可以在 5 min 的初诊交谈中了解到。除了与患者建立密切联系，发展良好的信任基础，一些小的看似不重要的个人信息往往对疾病的诊断预后、治疗方案有着重要影响。

系统病史

准确详尽的病史应包括患者正服用的药物以及相关的治疗项目，必要时可以联系患者原来的医师来了解详细情况。

姓名 _____　　　　日期 _____　　　登记号 _____

　　　　　　　　　　　　　　　　　　　　　　　　　　　　　　　　年龄 _____

请填"是"或"否"。

1．在过去两年内里是否住过院或接受过治疗或术期治疗? _____

2．在过去两年内您总的身体状况有何变化? _____

3．您对青霉素或其他药物有无过敏? _____

4．以下情况哪些是您曾经进行过的治疗项目或正在进行治疗的项目，请在"是"或"否"上标注：

是／否 心脏病	是／否 荨麻疹、皮疹	是／否 药物滥用
是／否 心脏问题	是／否 癌症治疗	是／否 艾滋病
是／否 心脏手术	是／否 放疗	是／否 感染艾滋病毒
是／否 心绞痛（胸痛）	是／否 溃疡	是／否 糖尿病
是／否 高血压	是／否 胃炎	是／否 肝炎
是／否 二尖瓣脱垂	是／否 食管裂孔疝	是／否 肾脏疾病
是／否 心脏杂音	是／否 轻度挫伤	是／否 精神治疗
是／否 人工心脏瓣膜	是／否 失血过多	是／否 晕厥
是／否 先天性心脏缺损	是／否 人工关节	是／否 惊厥
是／否 心脏起搏器	是／否 关节炎	是／否 癫痫
是／否 风湿热	是／否 哮喘	是／否 贫血
是／否 脑卒中	是／否 持续性咳嗽	
是／否 过敏	是／否 气肿	

　　您吸烟么?　是／否　种类 _____　　　数量 _____

　　您喝酒么?　是／否　种类 _____　　　数量 _____

仅限女性回答

是／否　目前正处于怀孕期

是／否　哺乳期

是／否　女性困扰

5．您是否存在以上未列出的疾病或健康状况 _____

　　如果有，请详述 _____

6．您的最后体检日期是 _____

7．您私人医师的名字和地址是 _____

_____

8．请列出您当前正在服用的药物 _____

9．您是否有过与牙齿保健有关的问题或焦虑 _____

　　如果有，请详述 _____

牙科问卷

以下问题请在"是"或"否"上进行标注

是／否　10．您在咀嚼时牙齿疼痛么?

是／否　11．有哪颗牙齿敏感么?

是／否　12．您有没有经常牙痛或牙龈疼痛?

是／否　13．在您刷牙时会出很多血么?

是／否　14．您有没有偶尔感觉到口内有干燥或灼烧感?

是／否　15．您有没有偶尔感觉下巴、脖颈或太阳穴处疼痛?

是／否　16．请问您在大张口或大口咬物时有没有感觉到疼痛?

是／否　17．请问当您咀嚼或活动下巴时有没有"啪啪"或"咔咔"的声响?

是／否　18．您患有头痛么?

是／否　19．您有没有偶尔感觉到耳朵或耳前疼痛呢?

是／否　20．您饭后有没有感觉下巴很累?

是／否　21．您是否有过不得不找一个地方咬紧您的牙齿?

是／否　22．您的牙齿是否经常给您带来麻烦?

23．您有没有什么一直没有问的问题想来告诉我们?

24．您还有没有哪里不明白的项目?

我将上述所有信息告知诊所

完成后在此处签名 _____

　　　　　　　患者本人　　　　　　父／母　　　　　　监护人

　　　　　　　　　　请圈出与该填卷人的关系

　　　　　　　　如果为未成年人，请父母或法定监护人签名

签署日期 _____

图 1-2 ■ 筛选问卷

以下分类可能是有帮助的：

1. 影响治疗方法的因素（例如：使用抗生素、类固醇或抗凝剂以及对药物或牙科材料过敏的患者）。一旦影响因素明确之后，尽管一些因素会限制复杂的治疗方案，我们可以对完整的方案进行部分修改。

2. 影响治疗计划的因素（例如：既往放射治疗史、出血性疾病、高龄以及晚期疾病）。这些因素评估会影响患者对牙科治疗的反应并且可能会影响预后效果。例如，一些接受过定位放疗的患者，需要采用特殊措施（如高压氧）防止严重的并发症。

3. 全身状况与口腔表现。例如，牙周炎可能因为糖尿病、绝经、妊娠或使用抗惊厥的药物而恶化（图 1-4）；在胃 - 食管反流病、贪食症以及厌食症的情况下，牙齿可以因为反流的胃酸而被酸蚀（图 1-5）[1, 2]；某些药物可能产生副作用，类似于颞下颌关节紊乱或唾液流量减少。

4. 牙医及助手可能面临的危险（例如：怀疑或确诊为乙肝、获得性免疫缺陷综合征或梅毒的患者）。

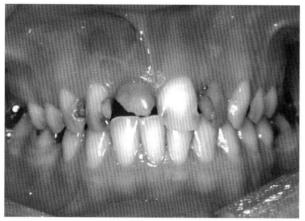

图 1-3 ■ 美观问题是患者寻求牙科修复治疗的一个常见原因

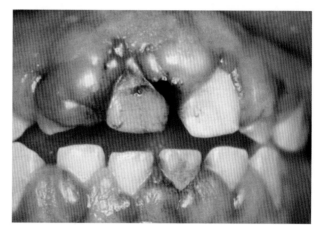

图 1-4 ■ 使用抗惊厥药物导致的严重性牙龈增生（由 Dr P. B. Robinson 提供）

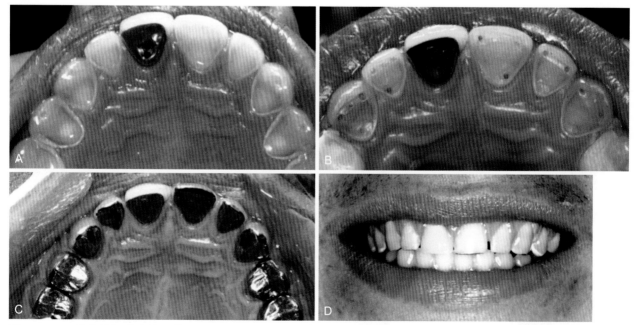

图 1-5 ■ A. 反流的胃酸造成牙体大面积酸蚀性缺损；需要注意的是除了牙龈边缘狭窄带外，舌侧均缺少釉质覆盖；B. 部分冠的牙体预备；C 与 D. 修复完成

牙科诊所临床要实行"全面预防"来确保感染的有效控制。这意味着感染控制是对每一位患者实行的，只有当牙医确切知道患者为疾病携带者时不需要采取额外措施[6]。

牙科病史

临床医师在做出诊断前应对患者完成详细的检查，经验丰富的医师在首诊时便能评估患者的初步治疗需求，但回顾和分析其他诊断信息是十分必要的（见第 2 章）。此外，由于患者曾接受过的治疗原因和经过不易知晓，评估之前所做的处理是否得当相当困难。当法律程序中需要这样的评估时，应该把患者交给熟悉常规治疗原则的专家进行评估。

牙周病史

对患者的口腔卫生进行评估，了解其目前的菌斑控制方法，曾经接受的口腔卫生指导，记录既往牙周手术的频率、时间和性质。

修复治疗史

患者的修复治疗史可能只是简单的复合树脂或银汞充填，也可能是冠修复和多单位固定桥的修复。现存修复体的使用时间可以帮助预测将来要做的固定修复体的使用寿命。

牙髓病治疗史

当患者忘记哪些牙做过牙髓治疗时，可以通过拍摄 X 线片来辨识。应定期复查经过牙髓治疗的牙齿，以便监测根尖周是否健康，及时发现复发病变（图 1-6）。

正畸治疗史

咬合分析是正畸治疗后牙列评估的一个组成部分。如果预测需要修复治疗，那么需要修复科医师来进行咬合评估，并且通过咬合调整（重塑牙齿的𬌗面）（见第 6 章）来维持牙齿位置的长期稳定性，并减少或限制其副功能运动。有时，正畸治疗所导致的牙根吸收（摄 X 线片所见）（图 1-7）可能会影响到冠 - 根比例，从而影响到之后的修复效果及预后。在正畸治疗中，小范围的牙齿移动（修复治疗需要）通常可以简化修复治疗。因此，正畸科医师和修复科医师之间良好的沟通，对于患者的治疗是非常有利的。

可摘义齿修复史

必须仔细评估患者戴用可摘义齿修复的经历。例如出于各种原因患者并没有佩戴可摘义齿，甚至不告知它的存在。医师通过仔细的问诊和检查可以了解到这方面的信息。聆听患者对失败可摘义齿修复的评价，对于未来修复治疗能否成功非常有帮助。

口腔外科手术史

临床医师必须获得有关缺失牙及拔牙过程中可能发生的并发症的信息。对于正颌手术后需要修复治疗的患者，特殊评估和数据收集程序十分关键，任何的治疗计划实施前，要明白修复需与外科相协同。

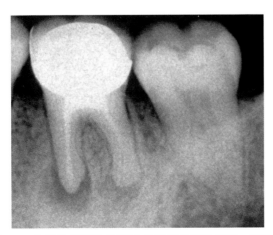

图 1-6 ■ 失败的根管治疗导致根尖周炎症的复发，需要进行根管再治疗

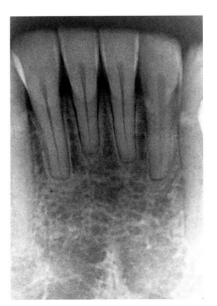

图 1-7 ■ 正畸治疗后牙根尖吸收

影像学史

患者之前所拍摄的 X 线片有助于判断牙齿疾病的进展，应尽可能获得。在患者的要求下牙科诊所通常会及时将 X 线片或者可以替代的副本给患者。然而，在大多数情况下，需要重新进行影像学检查，并作为检查的一部分。

肌筋膜痛和颞下颌关节功能障碍史

在固定修复开始前，肌筋膜痛、颞下颌关节弹响或神经肌肉症状，如肌张力异常和触诊疼痛等，必须先做治疗。筛选问卷结果表明，有这些症状的患者更容易出现并发症。应当询问这些患者所有关于他们关节功能障碍的既往治疗史（例如：咬合装置、药物治疗、生物反馈及物理治疗）。

检　查

通过对患者进行视诊、触诊、听诊等一般临床检查，获得有用的临床资料。为避免失误，应记录下真实观察到的情形而不是对患者目前状态进行

诊断性评估。例如，应当以"肿胀""发红""探诊后牙龈出血"这样的字眼来记录，而不是"牙龈炎"（诊断术语）[7, 8]。

需要固定修复治疗的患者都应进行彻底的临床检查，并从各类有关口腔诊断书籍中获得更详尽的治疗方案。

一般检查

评估患者的容貌、肤色、步态以及体重，测量和记录患者生命体征如呼吸、脉搏、体温和血压。中年及老年患者患心血管疾病的风险较高。可以在诊室使用相对廉价的心脏监测设备（图 1-8）。对于那些生命体征测量在正常范围之外的患者，在最终修复开始前，应建议患者到综合性医院进行全身医疗评估。

口外检查

值得注意的是，颜面部不对称的患者，可能隐藏有严重的基础病变。颈部淋巴结肿大，也要考虑颞下颌关节和咀嚼肌是否存在病变。

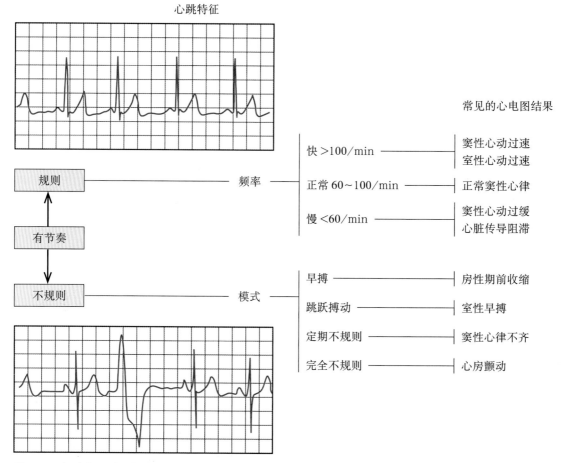

图 1-8 ▪ 心脏监测结果和代表性的心电图（由 Dr. T. Quilitz 提供）

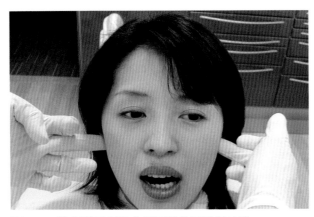

图 1-9 ■ 检查颞下颌关节后区的外耳道触诊法

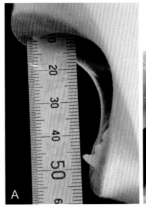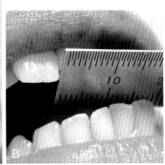

图 1-10 ■ 最大开口度超过 50 mm（A）以及侧方运动在 12 mm（B）左右属于正常范围

颞下颌关节

嘱患者张闭口，临床医师触诊双侧耳屏前来定位颞下颌关节。比较开闭口过程中左右髁突运动，异位移动表明关节盘可能移位，致使一侧髁突无法做正常的转动运动（见第 4 章）。外耳道触诊法（图1-9）触诊时在外耳道施加向前的轻力，可以确定关节盘后部的潜在病变。应特别注意颞下颌运动时的压痛及疼痛反应，这可能表明由神经血管支配的盘后组织出现了炎症变化。颞下颌关节弹响可以通过外耳道触诊发现，但很难通过直接触诊髁突侧方运动发现，因为覆盖的软组织可以包绕住这种弹响声。将指尖放在患者的下颌角处，由于指尖与下颌骨间软组织较少临床医师可以识别最微小的弹响。

通常最大开口度大于 50 mm，若小于 35 mm，则考虑张口受限 [9, 10]。在开口时出现张口受限表明关节囊内的病变。同样，记录开、闭口时所出现的中线偏移并测量下颌最大侧方运动的参考记录（正常约为 12 mm）（图 1-10）。

咀嚼肌

触诊咬肌、颞肌以及其他相关咀嚼肌群，检查压痛的现象（图 1-11）。触诊最好左右两边同时进行。便于患者左右侧对比使用轻力（闭合的眼睑不会产生不适的压力为宜），让患者说明左右两侧的差异以及不适程度，如轻度、中度、重度等。如果有证据表明异位移动或颞下颌关节功能障碍，临床医师应遵循由 Solberg（1976）[9]、Krogh-Poulsen 和 Olsson（1966）[11] 所描述的系统顺序进行全面的肌肉触诊。每个触诊点根据患者反应进行评分。如果神经肌肉或颞下颌关节治疗已经开始，

评测者则可以定期触诊相同的位点，以评估治疗的效果（图 1-12）。

唇

观察患者在微笑和大笑状态下牙齿的可见度。这在固定修复中非常重要 [12]，特别是涉及到美学区域时有些患者在微笑时仅露出上颌牙齿。而超过 25% 的人在大笑时没有露出上颌中切牙颈 1/3 的牙龈 [13]（图 1-13）。微笑的范围取决于上唇的长度、移动性以及牙槽突的长度。当患者微笑时，在上下颌牙齿之间常可以看到一个黑暗的空间（图1-14），被称作"负空间" [14]。缺失牙、牙间隙、牙折或者不良修复体会扰乱阴性空间的协调，必须予以纠正 [15]（见第 23 章）。

口内检查

口内检查可以获得有关软组织、牙齿以及支持结构的大量信息。在进行舌、口底、前庭、颊以及硬软腭的检查时，任何异常都应当注意。这类信息只有是客观资料时，才可在制订治疗计划时进行评估，而不能使用模糊评价。

牙周检查 *

牙周检查 [16] 能提供菌斑堆积情况、宿主组织反应，以及可逆不可逆损伤的严重程度。维护牙周组织长期健康是固定修复成功的前提条件（见第 5章）。在最终的修复治疗前，必须纠正现有的牙周疾病。

_____

* 本节由 Robert F. Baima 撰写

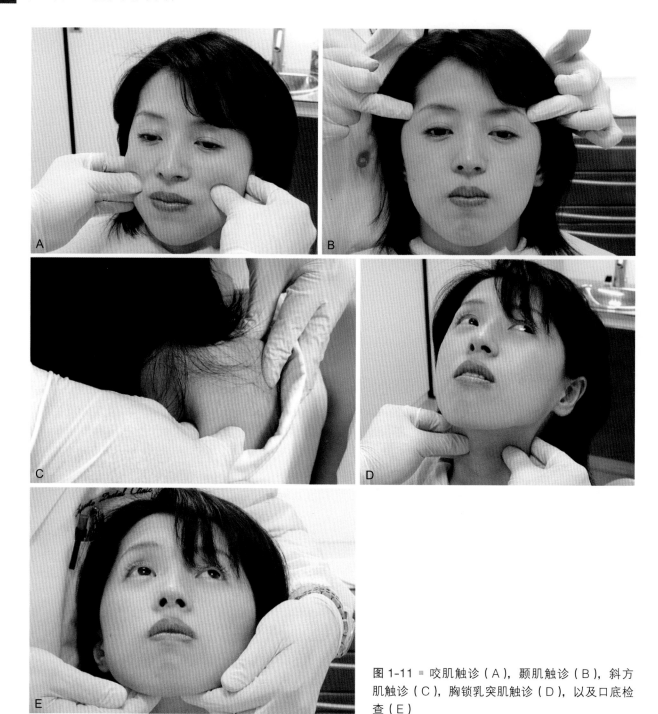

图 1-11　■　咬肌触诊（A），颞肌触诊（B），斜方肌触诊（C），胸锁乳突肌触诊（D），以及口底检查（E）

牙龈

检查时牙龈要在干燥的条件下进行，因为湿的环境可能掩盖龈组织的细微变化。牙龈检查包括牙龈的颜色、质地、体积、外形、连续性以及位置，挤压龈袋观察是否有渗出物。

健康的牙龈（图 1-15A）是粉红色的，表面覆以点彩，并且与其深部结缔组织紧密结合。游离龈边缘菲薄，成乳头状充满邻间隙。检查时任何异常都要记录下来。随着慢性边缘性龈炎的发展（图

1-15B），牙龈肿大呈球状增生，点彩消失，波及边缘龈和龈乳头，并且可以观察到出血和异常渗出物。

在测量附着龈的宽度时，临床医师用牙周探针探诊角化龈的宽度，减去龈沟深度即是附着龈的宽度。或者，利用边缘龈可被探针缓慢压下，在膜龈联合处探针下压感突然消失，表示从紧密附着的牙龈转变为疏松的黏膜。第三种方法是在靠近膜龈联合处的非角化黏膜注射麻药，使黏膜呈球状膨起。

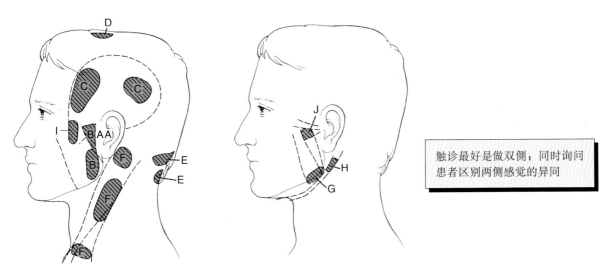

图 1-12 ■ 颌面颈部肌肉触诊的部位。A. 颞下颌关节囊：外侧面和背面；B. 咬肌：深、浅叶；C. 颞肌：前、后部；D. 头顶点；E. 颈部：颈背和颈基部；F. 胸锁乳突肌：终止部，体部和起始部；G. 翼内肌；H. 二腹肌后腹；I. 颞肌肌腱；J. 翼外肌（引自 Krogh-Poulsen WG, Olsson A: Occlusal disharmonies and dysfunction of the stomatognathic system. Dent Clin North Am 10:627, 1966.）

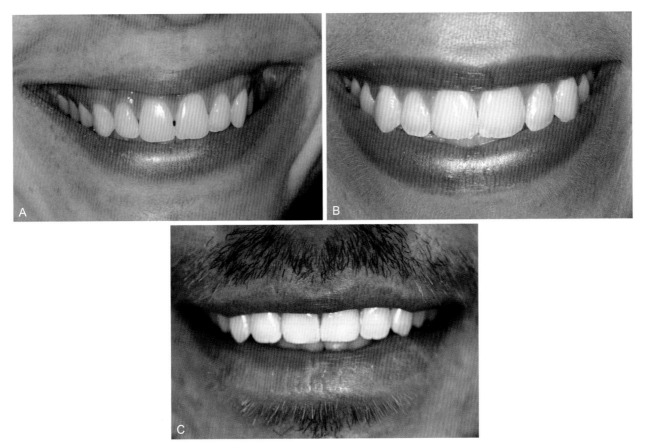

图 1-13 ■ 微笑分析是检查的重要部分，尤其考虑进行前牙牙冠或固定义齿修复时。A. 有些人大笑时可以露出相当多的牙龈组织；B. 另一些人即便是中切牙的龈缘可能也不会露出来；C. 该个体在笑的时候仅露出很少的牙体组织

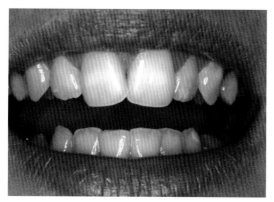

图 1-14 ▪ 检查期间需要评估上下颌牙齿之间的周围空间（负空间）

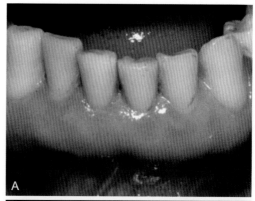

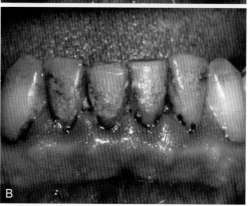

图 1-15 ▪ A. 健康的牙龈呈粉红色，边缘菲薄且与深部结缔组织紧密连接；B. 牙龈炎时，牙石、菌斑是致病因素，牙龈的颜色、外形以及游离龈的形态都发生改变，这种情况下，炎症可波及角化的附着龈

牙周

牙周探针（图 1-16A）可以测量（以毫米为单位）牙周袋以及正常龈沟的深度。探针插入时要与牙长轴平行，沿着龈沟底稳定且轻柔的提插式走行，在牙周探针与该处龈沟顶部接触时记录测量值（图 1-16B）。因此，在附着水平任何突然的变化都可以探测到。探诊邻面时适当的倾斜探针（5°～10°）可以更为准确地检查现有病变。探诊深度（通常情况下每颗牙齿记录 6 个位点）记录在牙周专科记录表中（图 1-17），图表中还记录了其他数据，例如牙松动度以及是否移位，近中接触区，不一致的边缘嵴高度，缺失或受影响的牙齿，附着牙龈角化不足的区域，牙龈萎缩，根分叉病变以及系带的错位附着情况。

临床附着水平

上皮附着水平的检测有助于临床医师了解牙周破坏程度，是牙周炎诊断所必须的（结缔组织附着丧失）[17,18]。该检测也可以为单颗牙齿的预后提供客观信息。临床附着水平是通过测量龈沟底或袋底与牙上固定参考点之间的距离，最常用的是釉牙骨质界（CEJ）。测量后将数值记录在改良牙周记录表中（图 1-18）。当游离龈边缘位于临床牙冠，同时上皮附着水平位于釉牙骨质界时，没有附着丧失，牙龈退缩记录记为负值。当附着水平位于根部，而游离龈缘位于釉牙骨质界时，则附着丧失等于探诊深度，牙龈退缩值记为 0。当牙周破坏和牙龈退缩继续存在，附着丧失水平等于探诊深度与牙龈退缩值相加所得总和[19]（图 1-18B 和 C）。临床附着丧失是某个位点牙周破坏的测量方法，而非当前疾病活动期性的表现，被认为是诊断牙周病[20]的"金标准"，应在最初牙周检查[21]时就进行记录。它在牙周病的诊断、发展、治疗和预后中都非常关键。

牙齿图表

一个能够精确描述牙列状态的图表可以揭示牙齿状况的信息，并有利于制订治疗计划。信息充足的图表（图 1-19）可以反映牙齿有无缺失，以及龋齿、修复情况、磨耗情况、牙折、畸形或者酸蚀情况。牙齿脱落常影响到邻牙的位置（见第 3 章缺失牙的治疗部分）。牙齿邻面龋检查时应同时检查相邻牙的邻面，纵然 X 线片中并未显示明显异常情况。随着时间推移龋病的发展程度可以对最终的固定修复治疗产生很大的影响。记录现有修复体的类型和状况（例如，银汞合金、铸造合金、复合树脂以及全瓷）。食物嵌塞的邻间区也要检查。磨损面的存在提示滑动接触已存在一定时间，并说明可能存在副功能运动（见第 4 章）。磨损面更容易在诊断模型上观察到（见第 2 章），但是在临床检查中还是要记录下所观察到的所有磨损面的位置。有牙折线的牙可能需要固定修复干预，当然，牙面

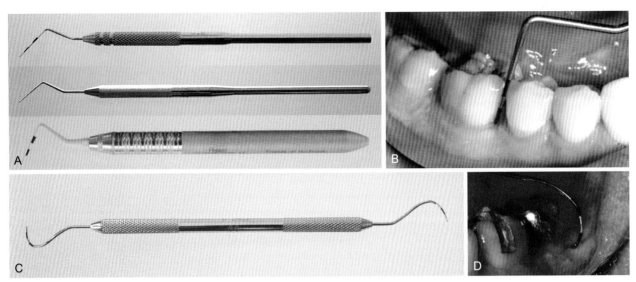

图 1-16 ▪ A. 3 种不同的龈沟 / 牙周袋探针；B. 将牙周探针置于邻面龈沟处的正确位置，平行于根面，并且在垂直方向上离邻接处越远越好；C 和 D. 探诊根分叉处（A 和 C. 引自 Boyd LB: Dental instruments, 5th ed. St. Louis, Saunders, 2015.）

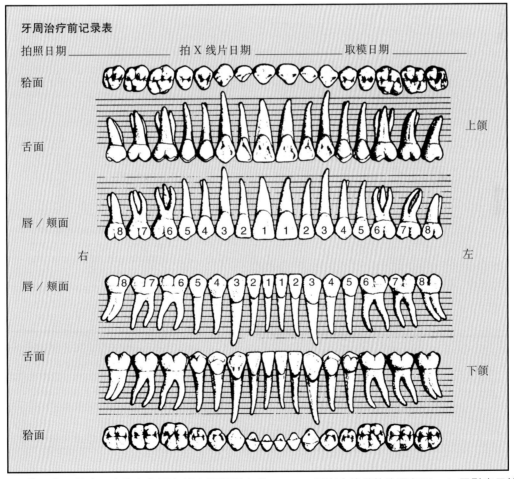

图 1-17 ▪ 牙周袋深度记录表。表格上每两条线之间相距大约 2 mm。图表中使用的注释如下：1. 阴影表示缺牙；2. 红色 "×" 表示需拔除的牙；3. 连续的蓝色线条记录牙龈水平；4. 红色线条标注袋深并将线条止于近中面；5. 红色铅笔标注牙周袋形状（在蓝线和红线之间）；6. "×"标注根分叉和受累的区域；7. 平行线（‖）记录开放接触区；8. 红色波浪线记录不良接触区；9. (ˆ) 记录龈乳头区；10. 红色标注对牙周有意义的洞形轮廓以及不良修复体；11. 蓝色线标注扭转牙的位置（引自 Goldman HM, Cohen DW: Periodontal Therapy, 5th ed. St. Louis, Mosby, 1973.）

日期：_____

患者姓名：_____

地址：_____

牙周记录表：	初步评估	牙周支持治疗	POE
页码：	1~4	1&5　　6和／或1~4	1~4

医疗警示：

探诊深度
牙龈退缩
附着丧失

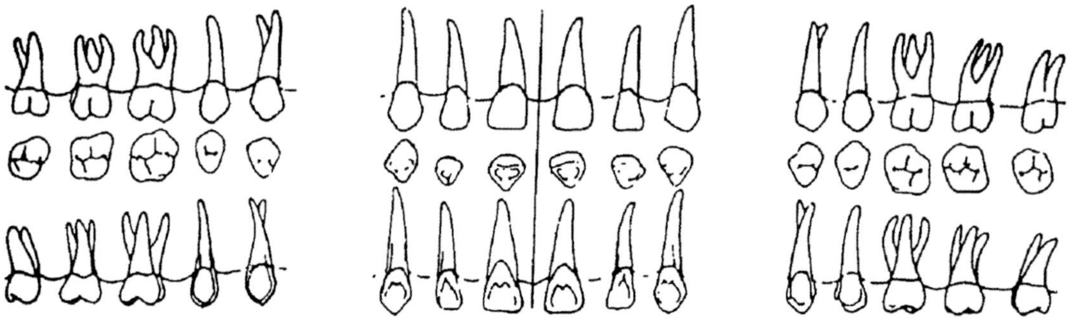

探诊深度
牙龈退缩
附着丧失

探诊深度
牙龈退缩
附着丧失

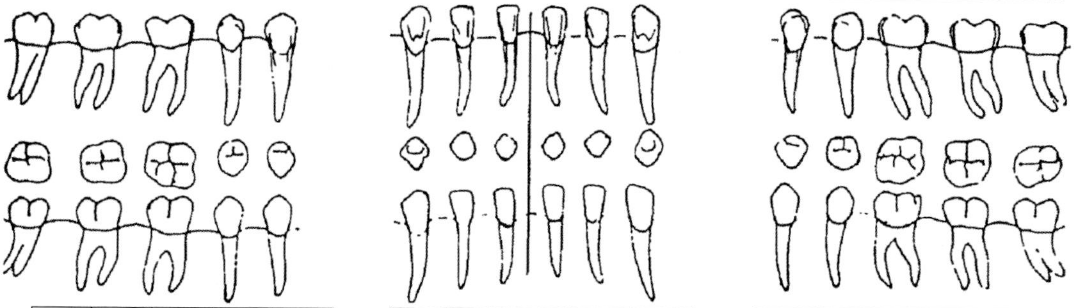

探诊深度
牙龈退缩
附着丧失

检查者：
（姓名＆编码）

要点

根分叉：　∨（Ⅰ），▽（Ⅱ），▼（Ⅲ）

缺失牙：

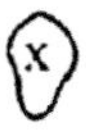

埋伏牙：

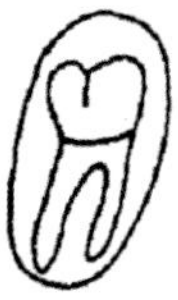

牙冠：

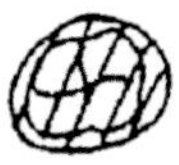

开放接触区：

根管：

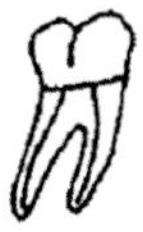

龈乳头：

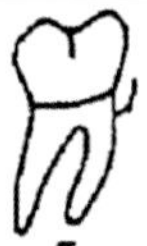

扭转：

移位：

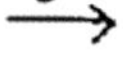

松动度Ⅰ、Ⅱ、Ⅲ（写于殆面与颊面之间）

A

图1-18 ▪ A. 修正的牙周检查表

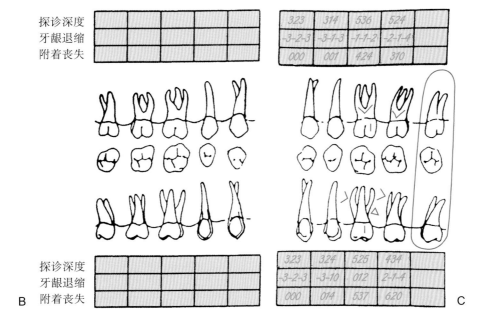

探诊深度							323	314	536	524	
牙龈退缩							-3-2-3	-3-1-3	-1-1-2	-2-1-4	
附着丧失							000	001	424	310	

	探诊深度							323	324	525	434	
	牙龈退缩							-3-2-3	-3-10	012	2-1-4	
B	附着丧失							000	014	537	620	C

图 1-18（续）▪ B. 改良牙周表记录右侧上颌探诊深度、牙龈退缩和附着丧失；C. 改良牙周表记录左侧上颌的临床结果（由 Vniversity of Detroit Mercy School of Dentistry, Department of Periodontology and Dental Hygiene, Detroit 提供）

上不受力的细小裂纹可以不做处理，要求定期复诊即可（见第 23 章），复诊检查时记录折裂的位置以及其他的异常。

咬合检查

临床医师通过要求患者进行一些简单的张、闭口运动来检查患者的咬合情况。该项检查的目的在于确定患者的咬合现状与理想咬合的差别（见第 4 章），以及患者对于目前咬合的适应情况。要特别注意早接触、牙齿排列、偏侧咬合接触以及下颌运动的情况。

牙齿早接触　正中关系位（见第 4 章）和最大牙尖交错位的牙齿关系都应进行评估。如果所有的牙齿在铰链闭合道终点同时接触，则称正中关系位与最大牙尖交错位（MI）为同一位置（见第 2 章和第 4 章）。引导患者做铰链闭合运动，以检测牙齿早接触（另见第 2 章和第 4 章四手操作和铰链闭合运动部分）。

医师可以要求患者缓慢轻轻闭合牙齿直到有一颗牙齿接触，并要求患者帮助指出早接触牙齿所在的位置。如果两颗后牙之间有早接触（通常是磨牙），那么要仔细观察从早接触到牙尖交错位的运动和方向。从正中关系向牙尖交错位有一个滑动过程。这个过程是否存在方向，滑动的大致长度都应记录，并确认早接触的牙齿。任何正中关系位与牙

尖交错位之间的异常还可以通过现有的其他症状或体征展现出来：比如，先前口外检查中观察到的肌肉紧张，早接触牙齿的动度（在牙周评估中可注意到），滑动过程中的牙齿磨损面。

牙齿排列　任何的牙列拥挤、扭转、伸长、间隙、错𬌗、覆𬌗与覆盖（图 1-20）都应记录。许多患者缺失间隙的邻牙都会发生轻微移动。即使很小的牙齿移动也可以明显地影响固定修复治疗。倾斜牙齿会影响牙齿预备的设计、必要时在修复前进行牙少量移动的正畸治疗。伸长牙在临床上很容易被忽略，但经常会使固定修复体的设计和制作更加复杂化。

固定修复治疗计划中邻牙关系十分重要。由于长时间缺牙，牙齿会移动到先前需要修复治疗的缺牙间隙。这样的变化会使冠修复体的制作难度加大，甚至需要拔除（图 1-20B）。

侧方和前伸咬合接触

要特别注意牙齿的覆𬌗、覆盖程度。指导患者做前伸咬合运动，在此运动期间，可以观察到前牙接触导致后牙咬合分离，后牙的散在接触是不理想的（见第 4 章）。

指导患者做侧方运动，观察非工作侧是否存在接触，然后注意工作侧的情况。在偏侧运动中，这种咬合接触可以用一张薄的聚酯薄膜垫片证实。

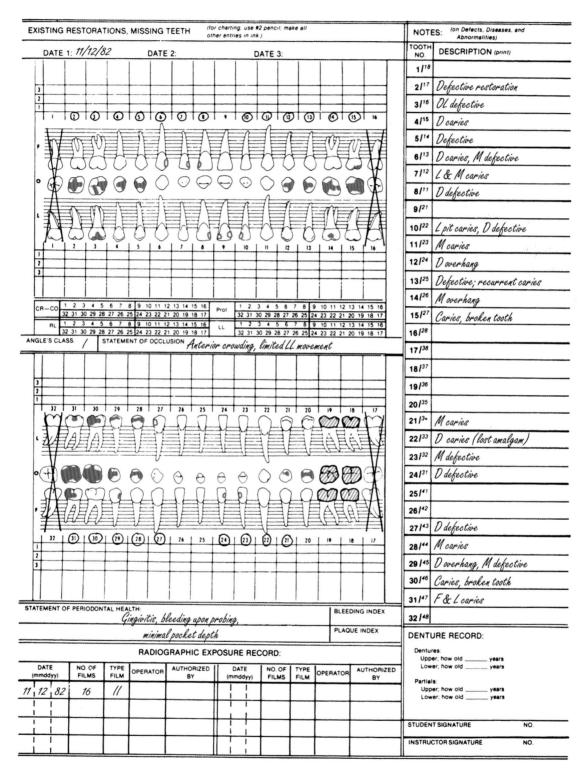

图 1-19 ▪ 合理的图标系统。A. 表示现有修复的位置、类型和范围以及任何疾病的状况，所有这些都成为患者永久记录的一部分。从全口牙片获得影像学表现

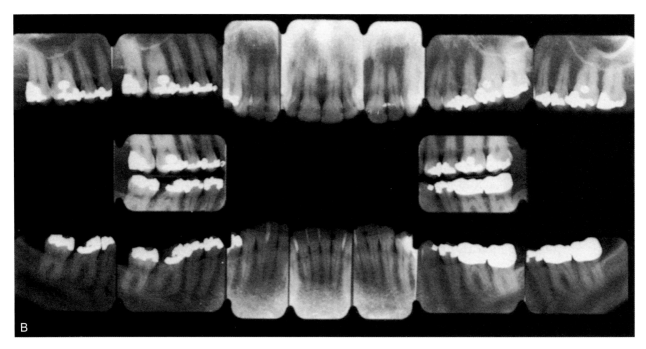

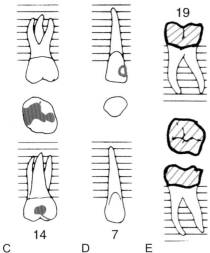

图 1-19（续）■ B. 与临床结果比较，并在该记录中标注。图表提供口内情况的快捷参照。以下可能是有用的：①银汞合金充填（C）是由一个完好充填的外形描绘图，显示修复体的大小、形状和位置；②齿色修复（D）是由轮廓描绘修复体的大小、形状和位置完成的；③金修复体（E）是由一个诊断斜线的外形描绘图显示的修复体的大小、形状和位置；④缺牙区用一个大写的 X 标记在临床和影像上都无显示的牙位的颊、舌和殆面；⑤龋损是在所涉及牙位根尖部圈出牙位进行记录，并注意在牙位右边标注龋洞的位置；⑥不良修复体应圈出牙位并标注缺陷（修改自 Roberson T, et al: The Art and science of Operative Dentistry, 4th ed. St. Louis Mosby, 2002）

后牙任何咬紧薄膜的牙尖都是接触的（图 1-21）。受力过度的牙齿可能会出现不同的松动度。牙齿动度（震动）应通过触诊确定（图 1-22）。如果怀疑患牙有早接触，可以将手指放在牙齿的颊或舌面，嘱患者在牙尖交错位叩击牙齿，帮助定位震动。

下颌运动

患者放松时，在医师指导下移动下颌，要求患者行下颌的铰链运动以及自由运动，这对于评估患者的神经肌肉功能和咀嚼功能是很有用的。如果患者出现某种保护反应，则患者很难重复行使铰链运动，任何运动的限制都要记录下来。患者也许可以向一侧自由运动，但很难向对侧运动。这些运动限制要联系全面的咬合和神经肌肉分析来判断（见第 4 章和第 6 章）。

影像学检查

数字 X 线摄影为临床检查提供了重要信息。牙根的骨支持及牙根状况对于建立一个完整的固定修复治疗方案非常重要。根据辐射暴露准则，X 线片的数量应限制在只可以改变治疗方案的范围内。正常情况下，新患者在制订固定义齿修复方案前需要一套完整的根尖片（图 1-23）。

全景片可以提供牙齿是否存在的信息。对于第三磨牙及种植前骨量评估都很有帮助，并可观察缺牙区是否有残根（见第 13 章）。然而，在评估骨支持、根结构、龋病以及根尖周病的细节问题上，全景片并不能提供详细信息。

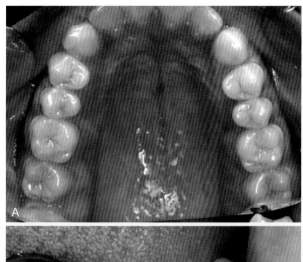

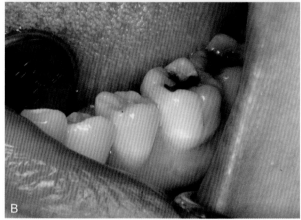

图 1-20 ▪ 虽然诊断模型可以提供更为详细的牙列评估，但是也可以进行口内评估。A. 这些牙齿无龋损且排列良好；B. 较差的垂直向排列，下颌磨牙伸长，导致边缘嵴高度不一致

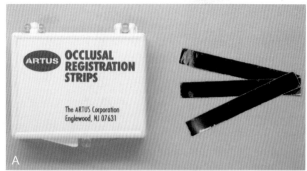

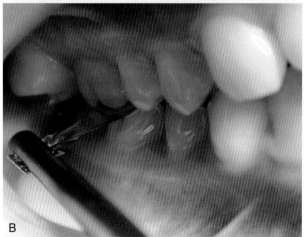

图 1-21 ▪ 聚酯薄膜（A）可用来测试牙的侧向咬合接触

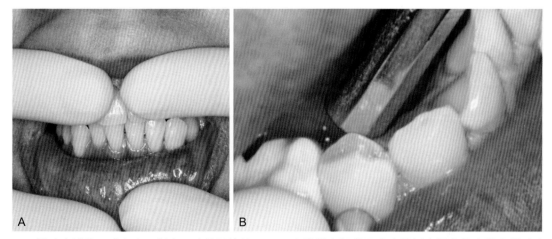

图 1-22 ▪ A. 震动（触诊运动）表示侧方运动的早接触；B. 两个器械之间的牙齿上施以水平向的力检查松动度

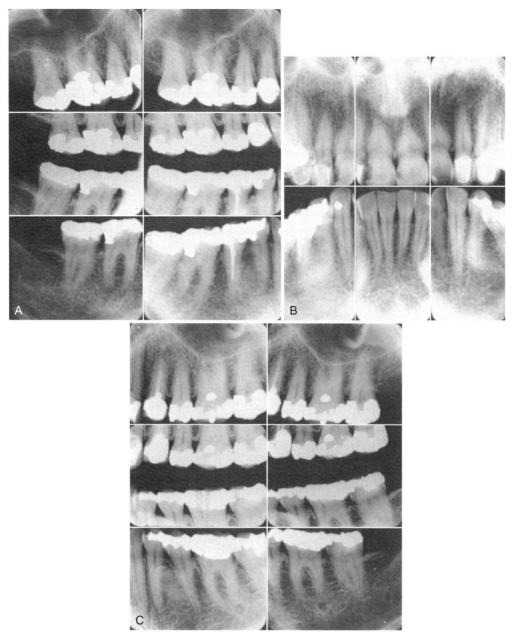

图 1-23 ■ A~C. 全口影像学检查可以让接诊医师对于每颗牙齿的结构及相应的骨支持都有一个详细的评估

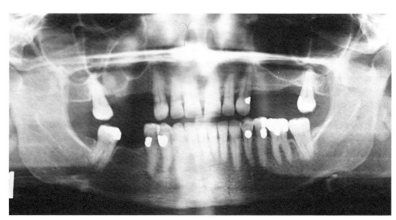

图 1-24 ■ 由于图像失真，全景片不能替代全口牙片，但全景片在评估埋伏牙、筛查缺牙区的埋伏残根以及种植牙前对骨量的评估都是非常有用的

评估颞下颌关节紊乱病以及其他各种各样的病例状况，包括骨和矿物质代谢紊乱病症，遗传异常和软组织钙化如颈动脉钙化[21] 都需要拍摄特殊X线片。评估颞下颌关节紊乱病时，可以通过定位装置，经颅曝光（图1-25），显示髁突外侧1/3，并可用于检测一些结构和位置改变。然而，这样解释起来比较困难[22]，可能还要获取更多其他的影像信息（图1-26）。锥形束成像大多数情况下优先考虑来确定种植体位置。在这种形式的成像条件下，骨轮廓和骨量皆可达到可视化，从而有助于选择合适的种植体（图1-27）。

活力测试

任何修复治疗开始前，都应对可疑患牙进行冷／热诊来确认牙髓的健康状态。但是，在活力测试中，只能评估传入神经。如果神经受损但血液供给良好，就可能出现误诊的情况。因此，在对此类患牙进行检查时，拍摄X线片检查是十分必要的。

诊断和预后

并不是所有固定修复患者都有诊断方面的问题。然而，诊断错误是有可能发生的，尤其是当患者有疼痛或咬合功能障碍的症状时。治疗时需要消除潜在的造成患者抱怨的因素，如龋损以及折裂牙。逻辑、系统化的诊断方法有助于避免错误的发生。

鉴别诊断

采集病史及检查结束后，要做出鉴别诊断。确认主要致病原因并记录所有的可能性。当获得足够的证据支持时，即可明确诊断。

好的诊断包括临床病史采集和检查所获得的信息。例如，"患者，男，28岁，无明确药物服用史，生命体征正常。主诉：#30 近中舌尖折断，#1、#16、#17、#19 和 #32 缺失，患者反映拔除前磨牙后有明显的术后不适。高微笑线。龋损：#6 近中面；#12 远中面；#20 近中邻牙合面；以及 #30 邻牙合邻面。#8 已经做了根管治疗。四个后牙象限有广泛性龈炎，#23、#24、#25 出现

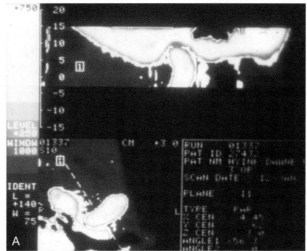

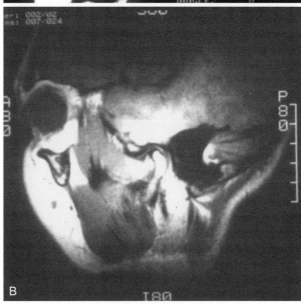

图 1-26 ▪ 更尖端的技术使得计算机辅助横断面成像成为可能。A. 计算机断层（CT）扫描；B. 磁共振成像显示更详细软组织图像（由 Dr. J. Petrie 提供）

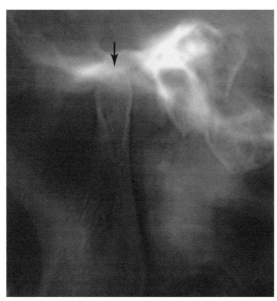

图 1-25 ▪ 经颅X线片显示下颌髁状突的外侧（如箭头所指处所示）

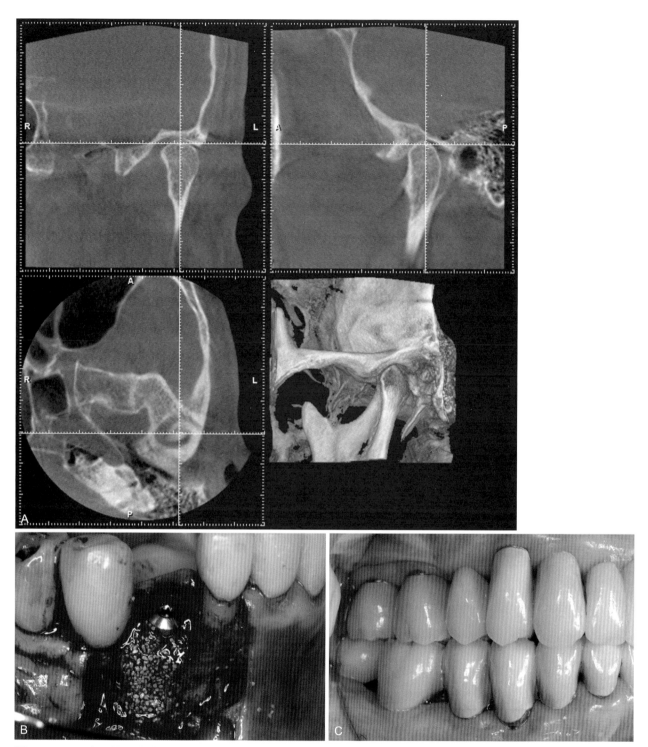

图 1-27 ▪ A. 由于锥形束技术能够观察到任意横断面，所以它非常适用于颞下颌关节的明确病理评估；B. 牙槽骨修整术；C. 修复完成后

牙龈退缩现象。#18、#30 和 #31 牙周袋 5 mm，影像学证据表明 #30 有根尖周病变，牙髓无活力"。

这份假设的病例总结了患者的问题，为后续治疗的次序先后提供了依据（见第 3 章）。在这个病例中，患者的主诉问题可能比使患者寻求治疗的症状所存在的时间更长。

预后

预后是对疾病转归的一种评估。它可能难以得出，但是必须承认其对患者的有效管理以及治疗计划实施的重要性。牙科疾病的预后受到全身因素（患者的年龄，口腔环境的低抵抗力）和局部因素（施加到特定牙齿的力量，口腔卫生措施的实施）的影响。例如，一个患有牙周病的年轻患者会比患同样疾病的老年人的预后更好。而年轻的患者，又有可能因为系统抵抗力较差而使疾病转归更差。这些因素都考虑在治疗计划内。

固定修复体在较为不利的环境下行使功能时：如在潮湿的口腔环境下，牙齿会受到持续的温度、酸度以及较大负荷的影响。全面的临床检查更有利于保证良好的预后。所有的观察结果应先独立考虑，然后适当联系在一起。

全身因素

患者牙列的总体患龋率表明如果该病未治疗会带来的潜在风险。重要的相关因素包括患者对菌斑控制措施的理解力以及执行力。结合患者年龄、整体健康情况对系统问题进行分析可以提供重要信息。例如，牙周病的发病率在糖尿病患者中比普通人要高，并且这些患者在进行治疗前需要特殊的治疗措施。这些情况也会影响整体的预后。

有些患者能具有很大的咬合力（图7-39），而另一些患者则不能。如果口外检查发现开颌肌群肌肉紧张，多颗牙磨损，那么他的牙齿所受的负荷要高于一个虚弱的、容易闭口疲劳的90岁患者。病史和之前成功的牙科治疗史也是确定总体预后的重要因素。如果患者在过去长时期内的牙科治疗是成功的，那么他的预后显然要好于那些有修复失败或修复体脱落经历的患者。

局部因素

前牙覆𬌗情况对牙列的咬合力量分布有直接影响，对预后也会产生影响。覆𬌗过小通常不太有利，因为这意味着后牙要承担更多负荷(见第4章)。在有效负荷支持的情况下，牙齿动度要小于那些缺乏有效负荷或负荷过大的情况。对于生长发育期的年轻人而言，相邻磨牙接触过紧可能会构成严重的威胁，但对于老年患者则影响较小。

个别牙的松动度、根分叉、根形态以及冠根比等因素都会对固定修复体的整体预后产生影响。这在本书的后面部分会进行详述（见第3章）。

牙列缺损和牙列缺失患者的口腔修复诊断指标（PDI）

美国口腔修复学会（ACP）已经在ACP的许可和支持下发展了基于诊断发现的、用于牙列缺损[24]和牙列缺失患者[25]的诊断指标。这些指标的目的是帮助医师为他们的患者制定合适的诊疗方案。每个指标分为四类，Ⅰ-Ⅳ类分别定义为：Ⅰ类代表简单的临床状况，而Ⅳ类则代表复杂的临床状况。设计这些诊断指标来帮助口腔专业人士诊断和治疗患有牙列缺损和牙列缺失的患者。该系统的潜在优越性包括：①提高业内的一致性；②沟通更加专业化；③使保险报销与治疗复杂程度相符；④改善牙科学校选择临床患者的筛查手段；⑤结果评估和研究的标准化；⑥提高诊断的一致性；⑦为患者提供简化决策。

每个分类的区别是根据以下（理想或轻、中、较重、严重损害）具体的诊断标准划分的（对牙列缺损患者）：

1. 缺牙区的位置和范围；
2. 基牙条件；
3. 咬合方式；
4. 剩余牙槽嵴。

对于牙列完整的患者而言，只对牙齿情况和咬合状况进行评估。

缺牙区的位置和范围

理想或轻度牙列缺损，缺牙区仅限于单牙弓以及下列任一个条件：

• 上颌前牙区缺牙不超过2颗。
• 下颌前牙区缺牙不超过4颗。
• 上、下颌后牙区缺牙不超过2颗前磨牙，或1颗前磨牙与1颗磨牙

在中度牙列缺损，上、下颌均有缺失，并存在下列条件之一：

• 上颌前牙区缺失不超过2颗。
• 下颌前牙区缺失不超过4颗。
• 后牙区缺失不超过2颗前磨牙或1颗前磨牙与1颗磨牙。
• 上颌或下颌尖牙缺失。

重度牙列缺损包括下列情况：

• 上颌或下颌缺牙超过3颗牙或2颗磨牙。
• 缺牙区，包括前牙或后牙，有3颗或以上的牙缺失。

极重度牙列缺损包括以下情况：

• 缺牙区或联合缺牙区的维护需要患者高水平的依从性。

基牙条件（牙列完整的患者）

理想的或轻度受损的基牙：

- 不需修复前治疗

中度受损的基牙：

- 牙体组织缺损，难以支持冠内修复体（在六分法的 1 个或 2 个象限上）
- 基牙需要进行局部辅助治疗（如，牙周治疗，根管治疗或正畸治疗）

重度受损的基牙：

- 牙体组织缺损严重，难以支持冠内或冠外修复体（在六分法的 4 个或更多象限上）
- 基牙需要进行广泛的辅助治疗（如，牙周治疗，根管治疗或正畸治疗；在六分法的 4 个或更多象限上）

极重度受损的基牙注意基牙的预后

咬合方式

理想的或轻度受损的咬合方式有以下特征：

- 无需修复前治疗。
- 磨牙 I 类关系。

中度受损咬合方式具备以下特征：

- 需要局部的辅助治疗（如早接触点的选磨）。
- 磨牙 I 类关系。

重度受损咬合方式具备以下特征：

- 需要咬合重建，但垂直高度上可不做改变。
- 磨牙 II 类关系。

极重度受损咬合方式具备以下特征：

- 需要咬合重建，同时调整垂直距离。
- 磨牙 II 类 2 分类或 III 类关系。

剩余牙槽嵴

全口牙列缺失分类系统[26] 中的剩余牙槽嵴分类可以用于牙列缺损患者。

分类系统

这四种分类及其亚类组成一个完整的牙列缺损的分类体系，其中两个标准也可用于牙列缺失患者。

I 类

I 类（图 1-28，图 1-29）的特点是：缺牙区的位置和范围理想或稍差（仅限于单颌牙弓），基牙条件、咬合条件以及剩余牙槽嵴的条件都比较好。

1. 缺牙区位置和范围较理想或稍差
   - 缺牙区仅限于单颌。
   - 缺牙区域不会对基牙的生理支持产生危害。
   - 上颌缺牙区不超过 2 颗切牙的范围，下颌不超过 4 颗切牙的范围，或者后牙不超过 2 颗前磨牙或 1 颗前磨牙与 1 颗磨牙的范围。
2. 基牙条件理想或稍差，不需要修复前治疗。
3. 咬合关系理想，不需要修复前治疗，上下颌关系为 I 类磨牙关系。
4. 剩余牙槽嵴结构符合 I 类牙列缺失的描述。

II 类

II 类（图 1-30，图 1-31）的特点是：上下颌缺牙区的位置和范围适中，基牙和咬合关系需要局部的辅助治疗，剩余牙槽嵴条件较好。

1. 缺牙区域的位置和范围适中：
   - 单颌或双颌牙弓可能都有缺牙区。
   - 缺牙区对其他基牙不产生影响。
   - 上颌缺牙区不超过 2 颗切牙，下颌不超过 4 颗切牙，后牙（上颌或下颌）不超过 2 颗前磨牙或 1 颗前磨牙与 1 颗磨牙，或任 1 颗尖牙（上颌或下颌）缺失。
2. 基牙条件适中。
   - 六分法中 1 个或 2 个象限的基牙没有足够的牙体组织，支持冠内或冠外修复。
   - 六分法中 1 个或 2 个象限的基牙需要局部辅助治疗。
3. 咬合关系尚可。
   - 个别需要局部的辅助治疗。
   - 咬合关系的特点为 I 类磨牙关系。
4. 剩余牙槽嵴结构符合 II 类牙列缺失的描述。

III 类

II 类（图 1-32，图 1-33）的特点：上、下颌缺牙区位置较差、范围较广，需要较多局部辅助治疗，整个咬合重建不需要考虑垂直咬合距离的变化以及剩余牙槽嵴的条件。

1. 缺牙区域的位置和范围较差：
   - 缺牙区域可存在于 1 个或 2 个牙弓。
   - 缺牙区域损害了基牙的生理支持。
   - 缺牙区域包括后牙区缺失多于 3 颗或 2 颗磨牙或前牙区与后牙区缺失 3 颗或 3 颗以上。
2. 基牙的状况中度损害：
   - 六分法中有 3 个象限的基牙没有足够的牙体组织难以支持冠内或冠外修复。

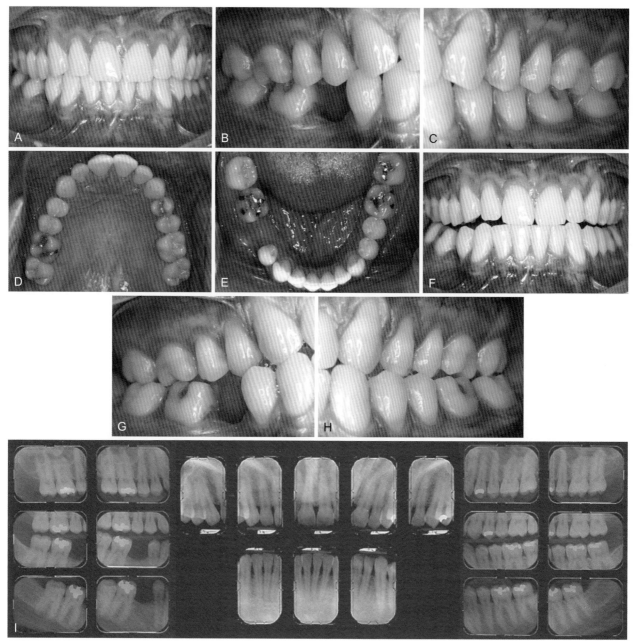

图 1-28 ▪ 第Ⅰ类：该患者缺牙区域基牙条件及咬合关系较理想或稍差，被归为第Ⅰ类。六分位法中有 1 个缺牙区，剩余牙槽嵴为 A 型。A. 正面观，达到最广泛的牙尖交错殆；B. 右侧面观，达到最广泛的牙尖交错殆；C. 左侧面观，达到最广泛的牙尖交错殆；D. 殆面观，上颌牙弓；E. 殆面观，下颌牙弓；F. 正面观，前伸关系；G. 右侧面观，右工作侧运动；H. 左侧面观，左工作侧运动；I. 全口牙片（引自 McGarry TJ, et al: Classification system for partial edentulism. J Prosthodont 11:181, 2002.）

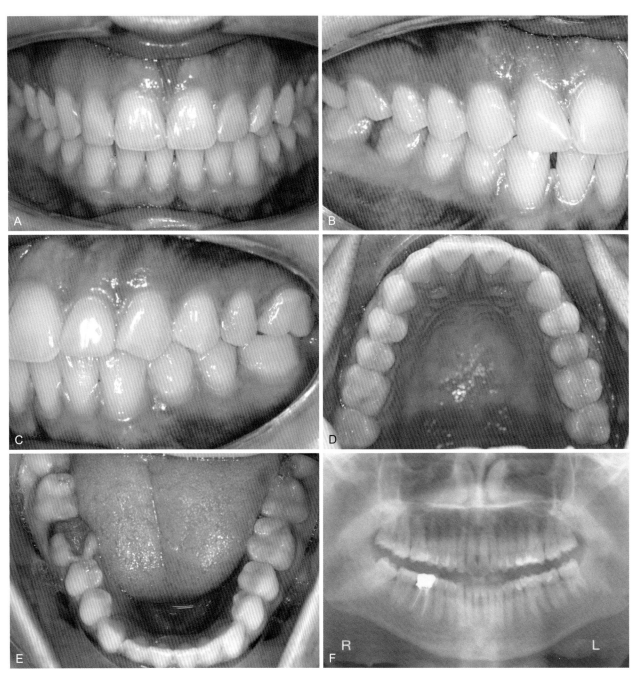

图 1-29 ■ 第Ⅰ类：该患者牙齿及咬合较理想或稍差被归为第Ⅰ类。六分位法中有一个象限的牙齿有较大的银汞合金核，并需要进行全冠修复。A. 前面观，最广泛的牙尖交错𬌗；B. 右侧面观，最广泛的牙尖交错𬌗；C. 左侧面观，最广泛的牙尖交错𬌗；D. 𬌗面观，上颌牙弓；E. 𬌗面观，下颌牙弓；F. 全景片（引自 McGarry TJ, et al: Classification system for the completely dentate patient. J Prosthodont 13:73, 2004.）

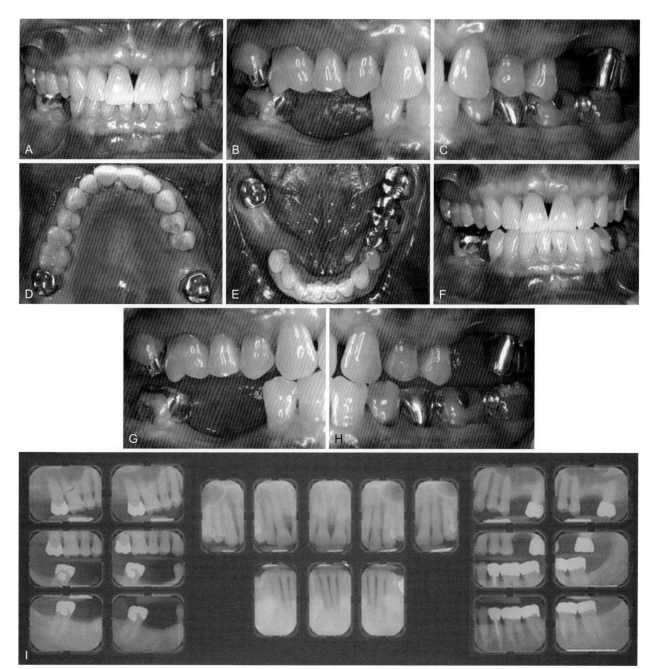

图 1-30 ■ 第 II 类：该患者缺牙区分布在六分位法中的 2 个象限，且分布在 2 个牙弓被归为第 II 类。A. 正面观，最广泛的牙尖交错𬌗；B. 右侧面观，最广泛的牙尖交错𬌗；C. 左侧面观，最广泛的牙尖交错𬌗；D. 𬌗面观，上颌牙弓；E. 𬌗面观，下颌牙弓；F. 正面观，前伸关系；G. 右侧面观，右工作侧运动；H. 左侧面观，左工作侧运动；I. 全口牙片（引自 McGarry TJ, et al: Classification system for partial edentulism. J Prosthodont 11:181, 2002.）

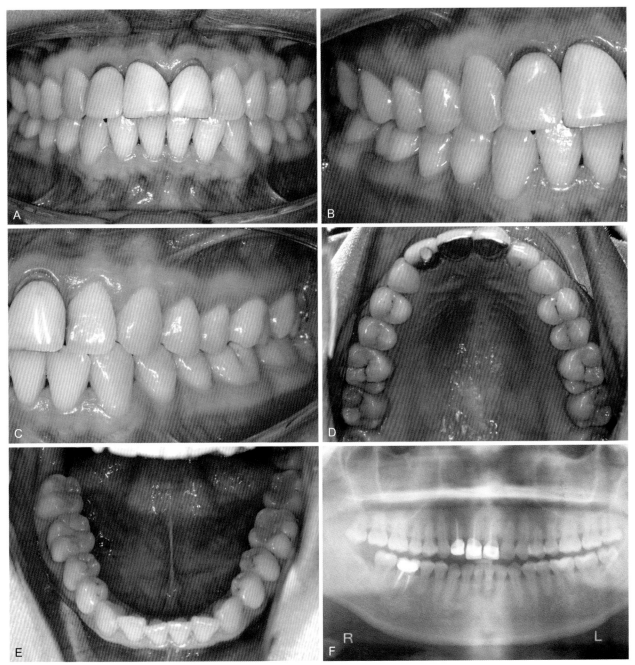

图 1-31 ■ 第 Ⅱ 类：该患者在六分法中有 1 个象限出现了 3 个有美学问题的缺陷修复体被归为第 Ⅱ 类。牙龈结构和牙齿比例的变化增加了诊断难度。A. 正面观，最大牙尖交错𬌗；B. 右侧面观，最大牙尖交错𬌗；C. 左侧面观，最大牙尖交错𬌗；D. 𬌗面观，上颌牙弓；E. 𬌗面观，下颌牙弓；F. 全口牙片（引自 McGarry TJ, et al: Classification system for the completely dentate patient, J. Prosthodont 13:73,2004）

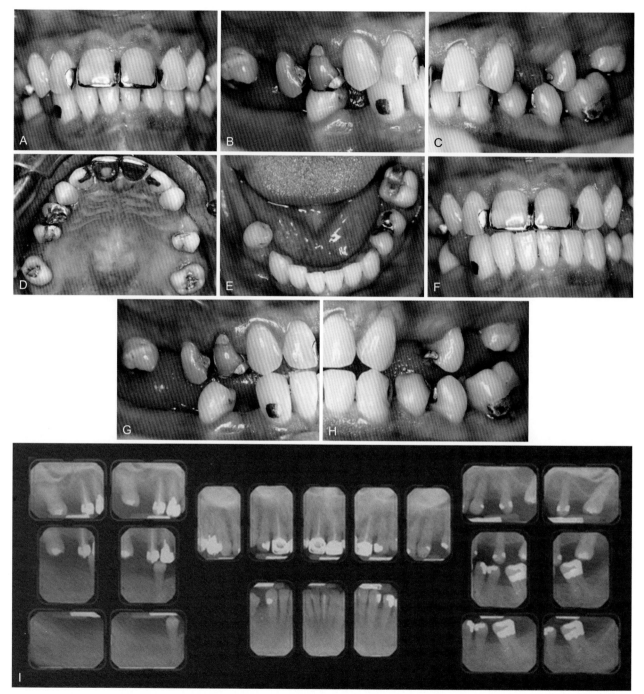

图 1-32 ▪ 第Ⅲ类：该患者缺牙区分布在 2 个牙弓，且每个牙弓有超过 3 个这样的缺牙区被归为第Ⅲ类，基牙重度破坏需要冠外修复。有牙齿移位和错位。需要进行咬合重建，但不需要改变垂直咬合距离。A. 正面观，最大牙尖交错𬌗；B. 右侧面观，最大牙尖交错𬌗；C. 左侧面观，最大牙尖交错𬌗；D. 𬌗面观，上颌牙弓；E. 𬌗面观，下颌牙弓；F. 正面观，前伸关系；G. 右侧面观，右侧工作运动；H. 左侧面观，左侧工作运动；I. 全口牙片（引自 McGarry TJ, et al: Classification system for partial edentulism. J Prosthodont 11:181, 2002.）

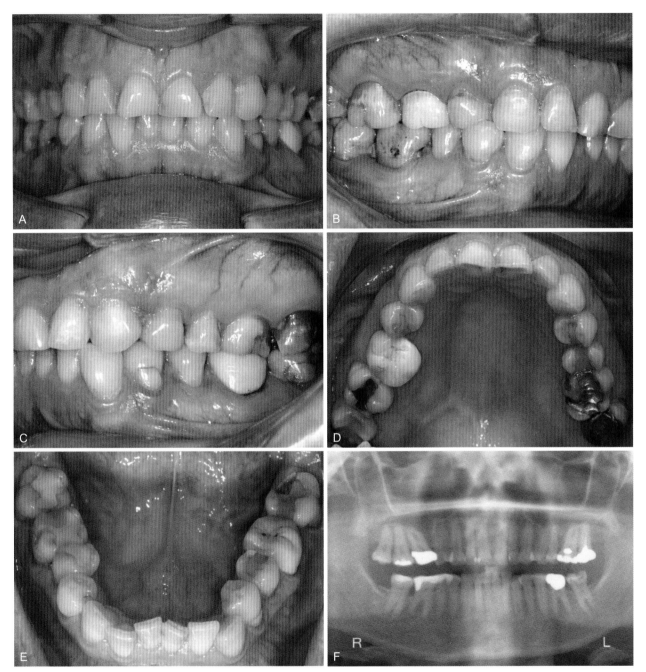

图 1-33 ■ 第 III 类：该患者在六分法的 4 个象限中出现了不良银汞合金与树脂修复体，大部分后牙牙体组织受到重度破坏被归为第 III 类。咬合关系重度受损，需要进行咬重建，但不需改变垂直咬合距离。A. 正面观，最大牙尖交错𬌗；B. 右侧面观，最大牙尖交错𬌗；C. 左侧面观，最大牙尖交错𬌗；D. 𬌗面观，上颌牙弓；E. 𬌗面观，下颌牙弓；F. 全口牙片（引自 McGarry TJ, et al: Classification system for the completely dentate patient. J Prosthodont 13:73, 2004. ）

- 六分法中有 3 个象限的基牙必须接受大量的局部辅助治疗（即，牙周、牙髓、和正畸程序）。
- 基牙有预后良好。

3. 咬合关系有重损害时：

- 需要咬合重建，不需改变垂距离。
- 𬌗关系被定义为 II 类关系。

4. 剩余牙槽嵴结构符合 III 类牙列缺失描述。

IV 类

这类的特征（图 1-34，图 1-35）是广泛性缺牙，基牙条件差，需要深入治疗。咬合方面垂直距离丧失，需要进行咬合重建，剩余牙槽嵴条件较差。

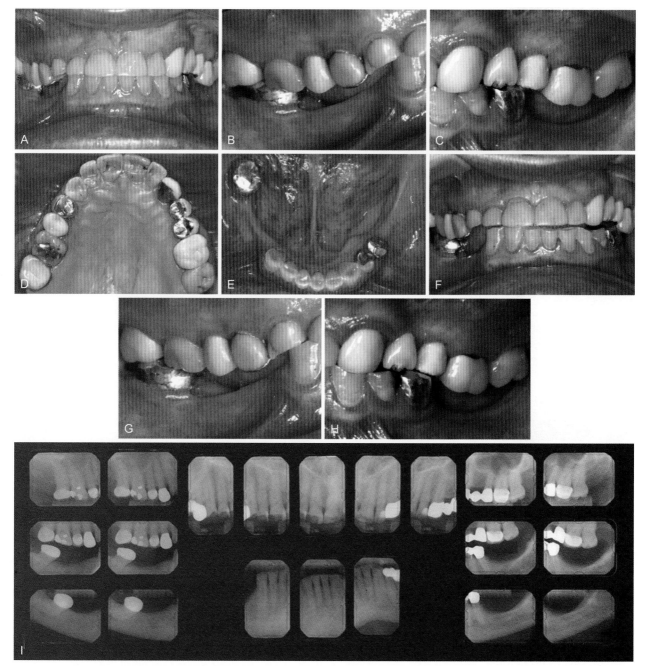

图1-34 ■ 第Ⅳ类：该患者缺牙区发生在2个牙弓，且基牙支持组织受到严重破坏。由于重度磨耗或失败的修复体导致牙体组织严重破坏，需要冠外修复体或辅助治疗。咬合关系严重受损，需要咬合重建，以及调整垂直距离和咬合关系。A. 正面观，最大牙尖交错𬌗；B. 右侧面观，最大牙尖交错𬌗；C. 左侧面观，最大牙尖交错𬌗；D. 𬌗面观，上颌牙弓；E. 𬌗面观，下颌牙弓；F. 正面观，前伸关系；G. 右侧面观，右侧工作运动；H. 左侧位观，左侧工作运动；I. 全口牙片（引自 McGarry TJ, et al: Classification system for partial edentulism. J Prosthodont 11:181, 2002.）

1. 缺牙区域的位置和范围导致严重的咬合紊乱：
- 缺牙区可以是广泛的，或涉及2个牙弓。
- 缺牙区的破坏有损基牙的生理支持，所以要注意基牙的预后。
- 缺牙区包括获得性或先天性颌面部缺损。
- 至少有1个缺牙区预后需格外注意。

2. 基牙严重受损：
- 六分法中4个或更多象限的基牙没有足够的牙体组织支持冠内或冠外修复。
- 六分法中4个或更多象限的，基牙需要广泛的局部辅助治疗。

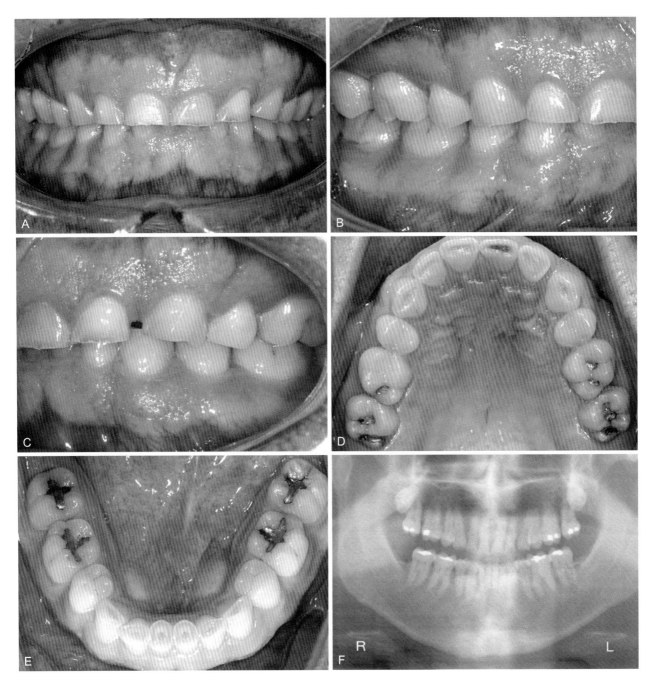

图 1-35 ■ 第 IV 类：该患者被归为第 IV 类，是因为六分法中超过 3 个象限牙齿出现殆面重度磨耗。咬合严重破坏，需要咬合重建，以及调整垂直咬合距离与咬合关系。A. 正面观，最大牙尖交错殆；B. 右侧面观，最大牙尖交错殆；C. 左侧观面，最大牙尖交错殆；D. 殆面观，上颌牙弓；E. 殆面观，下颌牙弓；F. 全口牙片（引自 McGarry TJ, et al: Classification system for the completely dentate patient. J Prosthodont 13:73, 2004.）

- 基牙预后要格外注意。
3. 咬合严重受损：
  - 需要进行咬合重建，并调整垂直距离。
  - 上下颌关系是第 II 类第 2 分类或第 III 类磨牙关系。
4. 剩余牙槽骨结构符合第 IV 类牙列缺失的描述。

其他特征包括严重的局部或全身性疾病，包括肿瘤治疗的并发症，上、下颌运动障碍或共济失调和其他疑难病症（患者治疗后转为慢性病）。

牙列缺损和牙列完整的患者 PDI 使用指南

使用工作表有利于分析诊断因素（图 1-36、表 1-1）。对每个标准进行评估，在对应的框内做标记。在一个患者的诊断标准重叠两个或多个分类

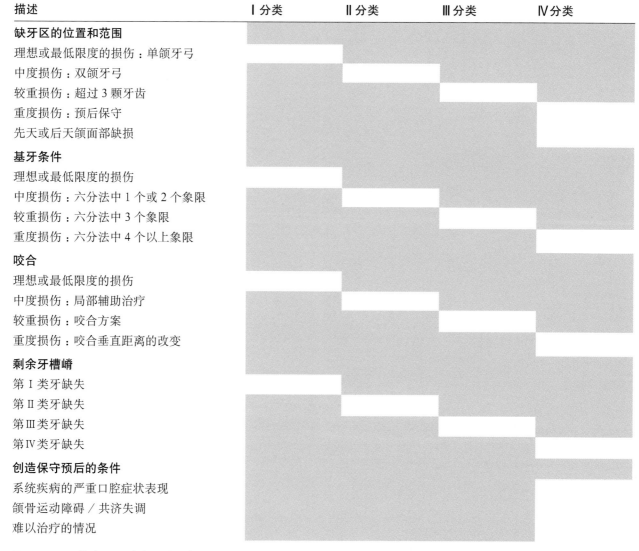

描述	Ⅰ分类	Ⅱ分类	Ⅲ分类	Ⅳ分类
缺牙区的位置和范围				
理想或最低限度的损伤：单颌牙弓				
中度损伤：双颌牙弓				
较重损伤：超过3颗牙齿				
重度损伤：预后保守				
先天或后天颌面部缺损				
基牙条件				
理想或最低限度的损伤				
中度损伤：六分法中1个或2个象限				
较重损伤：六分法中3个象限				
重度损伤：六分法中4个以上象限				
咬合				
理想或最低限度的损伤				
中度损伤：局部辅助治疗				
较重损伤：咬合方案				
重度损伤：咬合垂直距离的改变				
剩余牙槽嵴				
第Ⅰ类牙缺失				
第Ⅱ类牙缺失				
第Ⅲ类牙缺失				
第Ⅳ类牙缺失				
创造保守预后的条件				
系统疾病的严重口腔症状表现				
颌骨运动障碍／共济失调				
难以治疗的情况				

图1-36　■　工作表用于确定口腔修复诊断指标分类。注意：评估个别诊断标准,选择合适的选项。最新的检查结果确定最终的分类。工作表的使用指导原则：1.一个较为复杂的分类的单一标准将患者置于更复杂的分类中；2.未来治疗过程不能影响到诊断水平；3.初始修复治疗或辅助治疗可以改变最初的分类级别；4.如果考虑到美学,Ⅰ类和Ⅱ类的患者的分类复杂性又提升了一个等级；5.当患者有颞下颌关节紊乱症状时,第Ⅰ类和第Ⅱ类患者的分类复杂性又提高了一个等级；6.当患者下颌牙列缺失,于上颌牙列缺损或牙列完整的情况下,患者被纳入第Ⅳ类

的情况下，选择更复杂的分类诊断。

　　为确保分类系统应用的一致性，应遵循以下附加指导原则：

　　1.未来的治疗程序必须不影响诊断水平的选择。

　　2.初始的修复前治疗或辅助治疗可以改变初始的分类水平，可能需要在拆除现有修复体后重新评估分类。

　　3.Ⅰ类或Ⅱ类牙列有美学要求的提升1个等级。

　　4.Ⅰ类或Ⅱ类牙列有颞下颌关节紊乱的患者将分类提升一个或更高等级。

　　5.对于上颌无牙颌，下颌牙列缺损的患者，根据适当的系统分类分别诊断每个牙弓。也就是说，上颌根据牙列缺失的分类系统进行分类，下颌根据牙列缺损的分类系统进行分类。该规则的唯一例外是下颌牙列缺失，上颌牙列缺损的情况。该种临床情况复杂且有长期潜在的较高的发病率，故应归为第Ⅳ类。

　　6.牙周健康与牙列缺损患者的诊断和预后密切相关。这个系统目的在于，患者接受牙周治疗并维护牙周健康，从而进行适当的修复治疗。

表 1-1　工作表用于确定牙列完整患者的修复诊断指标分类

描述	第 I 类	第 II 类	第 III 类	第 IV 类
牙齿情况				
理想或最低限度损害：六分法中 1 个象限内有 3 颗或更少牙齿	×			
中度损害：六分法中 1~2 个象限有 1 颗或更多颗牙齿		×		
较重损害：六分法中 3~5 个象限有 1 颗或更多颗牙齿			×	
重度损害：所有象限内 4 颗及以上牙齿				×
咬合方案				
理想或最低限度的损伤	×			
中度损伤：前牙指导完好		×		
较重损伤：其余扩展 /OVD 相同			×	
重度损伤：其余扩展 /OVD 新				×
创造保守预后的条件				
系统疾病的严重口腔症状表现				×
颌骨运动障碍 / 共济失调				×
难以治疗的情况				×

注意：评估个别诊断标准，选择合适的选项。最新的调查结果确定最终的分类。
工作表使用指南：
1. 未来治疗程序不能影响诊断水平。
2. 初始修复治疗或辅助治疗可以改变最初的分类级别。
3. 如果考虑美学，分类在复杂性上增加一个或多个等级。
4. 颞下颌关节症状存在的情况下，分类的复杂性增加一个或更多个等级。
5. 假设所有患者为保持牙周的最佳健康将接受治疗。
6. 不符合牙列完整情况的患者应依据牙列缺损的分类方法进行分类。
OVD，咬合垂直距离

该牙列缺损的分类系统基于最为客观的标准并致力于系统的统一使用。这种标准化有利于牙科专业人士与第三方的交流。该分类标准提供给患者最有可能需要的治疗，该治疗方案由专家或有着先进技术经验和额外培训的实践者来完成。这一系统对于不同治疗程序进行评估也同样有价值。随着治疗复杂性的不断增加，这个牙列缺损的分类系统，以及牙列缺失的分类系统，帮助牙科院校教师走近患者，合理评估合适的患者，给予更好的治疗安排。基于医生、教师、研究人员的使用和观察，这个系统会根据需要进行修改。

总　结

全面的病史采集和完善的临床检查为临床医师制订成功的治疗方案提供足够的数据。如果只是匆匆完成，可能就会遗漏一些细节，当它难以或不可能更正时，在治疗过程中则可引起严重的问题。

同时，对整体结果和预后也会造成不利影响。特别要注意的是，全面了解每个患者对既往治疗的特殊要求和对未来治疗的期望至关重要。固定修复治疗过程中遇到的许多问题都可以追溯到最初检查和病史采集过程中忽略的因素。诊断是观察到的表面问题和其深层次的原因的总和。患者的整体预后由全身因素和局部因素共同决定。

参 考 文 献

[1] Moazzez R, et al: Dental erosion, gastro-oesophageal reflux disease and saliva: how are they related? J Dent 32:489, 2004.

[2] Milosevic A: Eating disorders and the dentist. Br Dent J 186:109,1999.

[3] Cope MR: Metoclopramide-induced masticatory muscle spasm. Br Dent J 154:335, 1983.

[4] Pajukoski H, et al: Salivary flow and composition in elderly patients referred to an acute care geriatric ward. Oral Surg Oral Med Oral Pathol Oral Radiol Endod 84:265, 1997.

[5] Hunter KD, Wilson WS: The effects of antidepressant drugs on salivary flow and content of sodium and potassium ions in human parotid saliva. Arch Oral Biol 40:983, 1995.

[6] Infection control recommendations for the dental office and laboratory. J Am Dent Assoc (Suppl):1, 1992.

[7] Epstein O, et al: Pocket Guide to Clinical Examination, 4th ed. St. Louis, Elsevier, 2009.

[8] Little JW, et al: Little and Falace's Dental Management of the Medically Compromised Patient, 8th ed. St. Louis, Elsevier, 2012.

[9] Solberg WK: Occlusion-related pathosis and its clinical evaluation. In Clark JW, ed: Clinical Dentistry, vol 2, chap 35. Hagerstown, Md, Harper & Row, 1976.

[10] Pullinger AG, et al: Differences between sexes in maximum jaw opening when corrected to body size. J Oral Rehabil 14:291, 1987.

[11] Krogh-Poulsen WG, Olsson A: Occlusal disharmonies and dysfunction of the stomatognathic system. Dent Clin North Am 10:627, 1966.

[12] Moskowitz ME, Nayyar A: Determinants of dental esthetics: a rational for smile analysis and treatment. Compend Contin Educ Dent 16:1164, 1995.

[13] Crispin BJ, Watson JF: Margin placement of esthetic veneer crowns. I. Anterior tooth visibility. J Prosthet Dent 45:278, 1981.

[14] Lombardi RE: The principles of visual perception and their clinical application to denture esthetics. J Prosthet Dent 29:358, 1973.

[15] Rosenstiel SF, Rashid RG: Public preferences for anterior tooth variations: a web-based study. J Esthet Restor Dent 14:97, 2002.

[16] Parameter on comprehensive periodontal examination. American Academy of Periodontology. J Periodontol 71:847, 2000.

[17] Guidelines for periodontal therapy. American Academy of Periodontology. J Periodontol 69:405, 1998.

[18] Carranza FA Jr, Newman MG: Clinical Periodontology, 8th ed. Philadelphia, WB Saunders, 1996.

[19] Goodson JM: Selection of suitable indicators of periodontitis. In Bader JD, ed: Risk Assessment in Dentistry. Chapel Hill, N.C., University of North Carolina Dental Ecology, 1989.

[20] American Academy of Periodontology: Parameters of Care. Chicago, American Academy of Periodontology, 1998.

[21] Carter L: Clinical indications as a basis for ordering extraoral imaging studies. Compend Contin Educ Dent 25:351, 2004.

[22] Van Sickels JE, et al: Transcranial radiographs in the evaluation of craniomandibular (TMJ) disorders. J Prosthet Dent 49:244, 1983.

[23] Brooks SL, et al: Imaging of the temporomandibular joint: a position paper of the American Academy of Oral and Maxillofacial Radiology. Oral Surg Oral Med Oral Pathol Oral Radiol Endod 83:609, 1997.

[24] McGarry TJ, et al: Classification system for partial edentulism. J Prosthodont 11:181, 2002.

[25] McGarry TJ, et al: Classification system for the completely dentate patient. J Prosthodont 13:73, 2004.

[26] McGarry TJ, et al: Classification system for complete edentulism. The American College of Prosthodontics. J Prosthodont 8:27, 1999.

思考题

1. 讨论患者主诉在检查处理和治疗计划制订中的重要性。

2. 作为观察到的系统病史部分因素分类是什么？

3. 简述牙科综合病史文件涉及的不同方面的内容。

4. 系统性的口外检查有哪些？特别触诊的所有部位。

5. 作为牙周系统检查的部分讨论三个重要的视诊，为什么它们在固定修复治疗评估中十分重要？

6. 作为口腔内检查部分的记录是什么？

7. 讨论为了诊断目的的口腔 X 线检查种类，每种检查技术的利、弊是什么？

8. 举例说明影响患者修复体预后的全身和局部因素。

第2章

诊断模型及相关操作

将诊断模型准确地转移到半可调𬌗架上（图 2-1）是制定固定修复治疗计划的基本步骤。这使我们能够在避免神经肌肉保护性反射的条件下，检查牙齿静态与动态的关系。我们能够直观地从各个方向观察咬合，这在口内是不容易观察到的（例如：咬合状态时的舌尖关系）。利用面弓、正中关系（CR）的咬合记录将上、下颌模型咬合关系转移至𬌗架，髁球可以相应的固定（与前伸和侧方咬合记录一样），适当调整髁球就可以相当精确地模拟患者的下颌运动。如果模型依照正中关系位安装在𬌗架上，则可以模拟任何滑动，因此，无论是正中关系位还是最大牙尖交错位都能够被评估。

在临床检查过程中，一些重要信息不会很快呈现出来，包括缺牙区的𬌗龈距。在𬌗架上，不论是咬合状态还是下颌活动状态，这些都是易于检查的。相对于口内，在模型上测量基牙的相对位置以及角度更为简单，如个别牙位置的微小变化。𬌗架上的

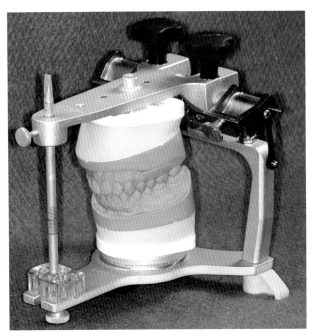

图 2-1 ■ 诊断模型安装在半可调𬌗架上（由 Whip Mix 提供）

诊断模型能够细致地分析咬合平面和咬合状态，以制订更佳的诊断及治疗计划。我们可以在模型上"预演"牙体预备，预期治疗的最终结果也可以通过诊断蜡型进行评价。

诊断模型的印模制作

获取上、下牙弓的精确模型非常重要，印模上的缺陷容易造成模型上成倍的误差。例如，印模𬌗面的气泡会导致模型上𬌗面的石膏瘤。如果我们没有仔细去除这个石膏瘤，就会造成上𬌗架不精确，从而得到错误的诊断数据。

在固定修复中印模的边缘并不是很关键的因素，除非也需要制作可摘修复体，不然只需要印模延伸到牙颈线外几个毫米。正确操作的不可逆性水胶体（藻酸盐）印模足够精确，能够为我们的修复体制作提供足够的表面细节。然而，这种印模材料需要在 2 h 内灌注模型以避免尺寸的变化[1]，而且无法复制反复利用（见第 17 章）。其与乙烯基聚硅氧烷具有相似成分的材料（见第 17 章）可以代替传统的材料，现已向市场推广[2]，如果需要延迟灌注模型，可以考虑选用这些材料[3]。

不可逆性水胶体

不可逆性水胶体，或藻酸盐，其本质上是藻酸钾或钠盐，因此具有水溶性。它们与硫酸钙发生化学反应，产生不溶性的藻酸钙。这些材料中含有其他成分，主要是硅藻土（赋予其强度及形体）、磷酸钠（Na_3PO_4）以及一些类似的化合物，因为它们优先与硫酸钙反应，所以可用来控制凝固速度。当此反应完成，缓凝剂消耗完毕，凝胶开始形成。临床医师可以通过改变混合水的温度来控制反应速度。因为这种藻酸盐材料大部分是水，它易于吸收空气中的水也易于释放出水，这容易导致印模的变形。因此应该立即灌注模型。

诊断印模技术

全套设备

- 印模托盘
- 印模膏
- 搅拌碗
- 搅拌铲
- 方形纱布
- 藻酸盐
- 美国牙科协会（ADA）第Ⅳ型或第Ⅴ型石膏
- 真空搅拌机
- 保湿器
- 消毒剂

托盘的选择

通过托盘打孔或者卷曲边缘，可使印模材料保持在托盘上不致脱模，所有类型的托盘均能获得临床可接受的精度的印模，虽然由硬质塑料托盘获得的模型比多孔金属托盘更准确。对于不可逆性水胶体，应当挑选出适合患者口腔的最大的托盘，更多的印模材料能取得更精确的印模（即，表面积越大，尺寸变化越小）。与此相反，弹性印模材料更需要一个紧密贴合的印模托盘，只需要牙弓与托盘间有一薄层材料即可，这样能制作出最精确的印模（见第 14 章）。

如果印模材料没有托盘支持或托盘移位，会导致不可逆性水胶体的变形。因此托盘需要延伸，边缘用印模膏修整（图 2-2）

印模的制取

为了获得最佳效果，需要清洁牙齿并彻底冲洗口腔，但是应适当干燥，过分干燥的牙面会造成印模材料的附着。将材料混合至均匀的稠度后放置在托盘上，并用湿润的戴手套的手指使其表面平滑[6]。同时，在将托盘放进口腔之前（图 2-3C），先将部分藻酸盐材料涂布到𬌗面及颈部（图 2-3A、B）。同时将部分材料涂布到颊黏膜皱襞上。当托盘被放置到患者口中之后，指导患者"轻轻地合上"嘴巴。托盘完全就位时，材料往往从颊黏膜壁或上唇下部被挤压出来。

材料失去粘性（凝胶化）意味着初凝。凝胶化后 2~3 min，应当迅速拿出托盘。从口内取出印模时过度摆动会造成过大的变形。另外，某些不可逆性水胶体在凝胶化后，仍在口内留存超过

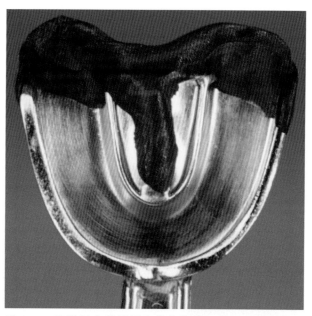

图 2-2 ■ 印模托盘能够用印模膏修改以获得对藻酸盐更好的支持。后缘通常需要扩展，如果患者上颌较高，印模膏不应该阻挡托盘的保留区

2~3 min 的话也会变形[7]。印模从口中拿出后（图 2-3D），冲洗、消毒、轻轻吹干、立即灌制石膏模型。关于消毒，是向印模喷洒适量的戊二醛，然后放置在密闭的塑料袋内，10 min 为佳。在这之后，可以进行模型灌制。印模也可浸泡在碘伏或戊二醛消毒剂中。消毒是防止交叉感染和保护技工室人员必要的预防措施（见第 14 章）；藻酸盐印模比弹性材料携带数量更多的细菌[8]。消毒程序不可造成印模明显的变形或损伤印模表面[9, 10]。为了保证精确度，应该在印模从口内取出 15 min 之内进行模型灌制。在印模上盖一湿毛巾并不能延后灌制模型。将托盘放在台面上之前，最好先修剪掉多余的印模材料。建议使用真空混合 ADA Ⅳ 或 Ⅴ 型石膏进行灌制。石膏品牌的选择很重要，因为特殊的藻酸盐和石膏可在表面发生不良反应[11]。

石膏混合均匀后，从一个位置开始灌制（例如从一侧的后磨牙）。从同一个位置少量地加石膏可以减少气泡的产生（详见第 17 章的石膏灌制部分）。如果进入了气泡，可以用牙周探针或者蜡刀来戳破气泡。当灌好石膏之后，应当将托盘侧放在下面，而不是将它倒放。倒置会使新灌制出来的模型表面粗糙有颗粒[12]。添加石膏建立一个底座，以便为上𬌗架提供足够的固位。为了保证最大强度和表面细节，灌制了石膏的印模应当盖上一层湿纸并在盒子里放置 1 h。这样在灌制模型时最大程度地减少

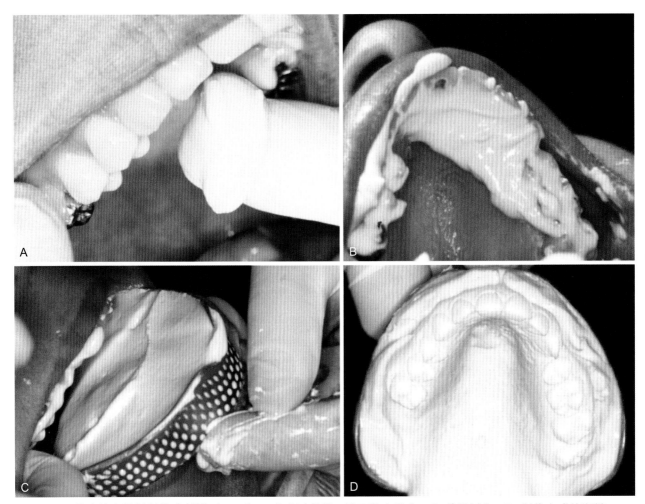

图 2-3 ■ 用藻酸盐印模料制作诊断模型。A 和 B. 将藻酸盐抹至骀面的空隙中；C. 放置托盘；D. 制作完成的印模

了藻酸盐的形变。石膏模型不该放置在水中，否则由于水分的吸收，石膏会呈 2 倍甚至 3 倍的膨胀（见第 22 章）。灌制 1 h 后将石膏模型分离出来能得到最佳效果。

评估

诊断模型的制取虽然简单，但常常处理不当。看似微小的差别会导致严重的诊断错误，怀疑变形的模型应当舍弃，重新制作（图 2-4）。印模上的气泡会造成模型上的石膏瘤，这会影响咬合从而导致接下来的咬合分析或其他诊断程序无效。

骀架的选择

模型可以提供单个牙弓牙齿排列信息，但是无法进行功能关系的分析。为了进行功能分析，要将模型安装到骀架上，骀架是一个模拟下颌运动的装置。它能模拟下颌骨髁突在关节窝内的运动。根据模拟下颌边缘运动的准确性可以对骀架进行分类。

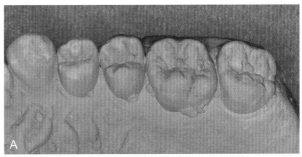

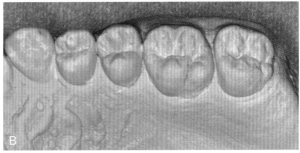

图 2-4 ■ 诊断模型必须精确，以传达正确的效果。A. 骀面的石膏瘤使得我们无法进行正确的咬合分析；B. 准确的印模技术可以确保获得符合要求的模型

这些运动由颞下颌关节及韧带控制，因此这些运动方式是相对固定，可以重复的。对于大多数𬌗架，可以调节𬌗架后部控制装置来模拟这些运动。如果𬌗架能精确地复制下颌运动，技工室就能够设计制作出与患者运动相协调的修复体，并能大大缩短戴牙时的调𬌗时间和椅旁时间。

一些𬌗架上下部分是通过锁扣将两部分锁住固定在一起的，而另一些𬌗架则是容易分开的。后者是通过锁或者夹样物体将两部分在铰链处锁在一起。𬌗架的选择在于治疗类型的复杂性、精确性以及便利性。例如，固定义齿制作蜡型时，上下可分开型的𬌗架比较适宜。选用适当的𬌗架，能够为后续的治疗过程节省更多时间。

小型不可调𬌗架

许多模型的修复体是在小型不可调𬌗架（图2-5）上完成的。这个工具不能模拟所有范围内的下颌运动，所以咬合关系会有误差。有些误差可以在口内消除，但需要消耗大量的时间，如果没有纠正，还可能会导致咬合紊乱和相应的神经肌肉功能紊乱。

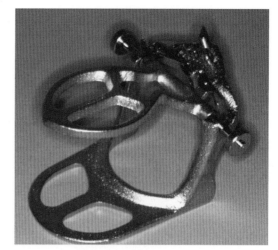

图 2-5 ▪ 一个小型的不可调𬌗架

小型𬌗架的铰链运动和人体关节的实际运动是有区别的，在小型𬌗架上铰链与牙齿之间的距离比人体颞下颌关节至牙齿间的距离短，那么在修复过程中可能造成牙尖的早接触。在不可调𬌗架上的这类弧形运动要比临床上检查到的更为陡，随后会导致下颌后牙远中斜面和上颌后牙近中斜面间的修复体早接触（图2-6）。

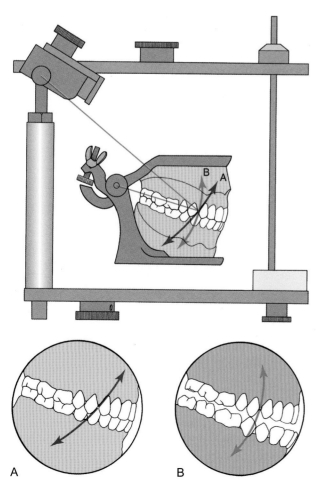

> 闭合弧的半径可能
> 影响干扰的发生

图 2-6 ▪ 小型不可调𬌗架在闭合路径上的差异会导致修复体的早接触。A. 一个精准的解剖式𬌗架能展示解剖闭合路径；B. 小型不可调𬌗架的半径更小，使得在临床试戴时在铰链闭合运动会造成前磨牙间的早接触

基于𬌗架的特殊设计，沟嵴的方向可能会受影响。注意到这个很重要，因为会导致非工作侧的早接触（见第 1、4、6 章）

半可调𬌗架

对于大多数的固定修复体，半可调𬌗架（图 2-7）能够获得所需的诊断信息，而且操作简单，不需要太多的专业知识。它们和要模拟的解剖结构差不多大小，因此模型能被放置到足够精确的位置，从而使得由于弧形半径导致的误差减少到最小（即椅旁调整的时间减少）。

半可调𬌗架有两个基本的设计：arcon（有𬌗架和髁状突）（图 2-8A 和 C）；nonarcon（图 2-8B 和 D）。nonarcon 在全口义齿修复中使用很广泛，由于其上下部分是刚性连接的，从而更容易控制人工牙的位置。当然，由于它的设计也会有一些误差发生，这也促进了 arcon 型的发展。

不同于 nonarcon 𬌗架，在 arcon 𬌗架上，球下半部分接触，关节窝与上半部分接触，符合解剖学的特征，这使得理解下颌运动更为简单而 nonarcon 刚好相反（运动比较令人困惑）。Arcon 𬌗架的机械关节窝的角度是通过上颌模型的𬌗曲线确定的，而 nonarcon 𬌗架则是通过下颌模型的𬌗曲线确定的。

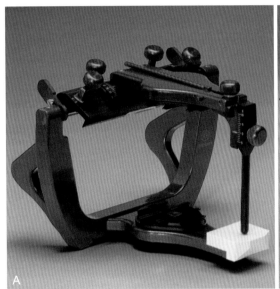
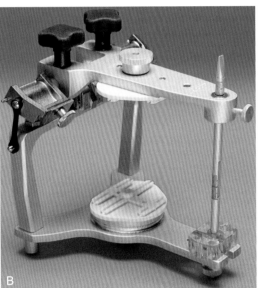
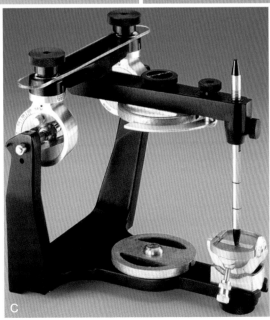

图 2-7 ▪ 半可调𬌗架。A. Denar Mark 330；B. Whip Mix model 2240；C. The Hanau Wide-Vue（由 Whipmix. Cooporation, Louisuille 提供）

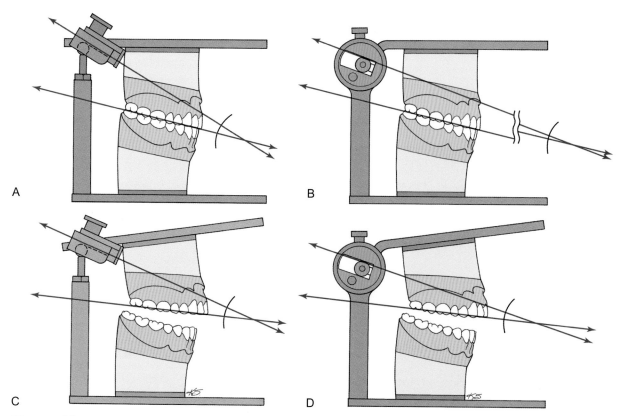

图 2-8 ■ 殆架。A 和 C. Arcon 殆架；B 和 D. Nonarcon 殆架。Arcon 殆架设计的优点是机械的关节窝的髁道斜度与上颌牙殆平面成一个固定的角度；对于 Nonarcon 殆架，殆架打开时角度变化会导致使用前伸殆记录的殆架产生误差

大部分的半可调殆架能调整髁道斜度以及瞬时侧移和渐近侧移。虽然较新的殆架可以模拟弯曲的髁道，以更好地模仿解剖结构，但一部分人的髁道仍是直的。在半可调殆架可以通过咬合记录以及调整机械窝来模仿患者的咬合运动。咬合记录通过患者咬几层蜡完成，一般几毫米厚，而且在 nonarcon 殆架上放置前伸咬合蜡记录的时候会存在一定误差，因为髁突道对于上颌殆平面来说不是固定的。Arcon 殆架已经不用前伸殆记录纠正殆架。上颌牙殆平面与髁道斜度更接近平行，从而导致修复体牙尖高度的降低（表 4-3）。

全可调殆架

一个全可调殆架（图 2-9）能复制患者的边缘运动，这一复制的精确性取决于操作者的细心和技术，任何下颌骨的轻微运动及颞下颌关节的非刚性本质会造成殆架和记录的错误。

与其依靠蜡记录来调整殆架，不如用特殊的面弓描记患者的边缘运动，得到的记录被转移到殆架上，调整殆架以复制该运动记录，也就是复制了患者的边缘运动。这种全可调殆架描记不规则运动轨迹的能力使其可用于制作复杂的修复体，使得评估和试戴时调整最小。

普通医师并不常用全可调殆架，使用全可调殆架既耗时间也需要医师及技师有较高的专业技术。然而一旦掌握了此项技术，则能节省大量的椅旁时间，这对于治疗复杂病例十分有效（如：四个象限的后牙均需要修复或者患者需要全牙列修复，特别是在非典型下颌运动时）。

面 弓

横向水平轴

围绕横向水平轴的下颌铰链运动是可重复的，因此，在固定修复体制作时，下颌骨在矢状面上旋转的假想铰链轴是相当重要的。面弓被用于记录上颌咬合平面的前后及内外侧位置，这与患者下颌骨的横向开闭轴有关。面弓被安装到殆架上，然后转移记录以保证模型与殆架铰链轴的位置关系正确（图 2-10）。上颌模型被石膏安装至殆架上之后，下颌模型根据颌间记录与上颌接触。如果一个患者的模型被正确地转移，那么在制作修复体时能节省

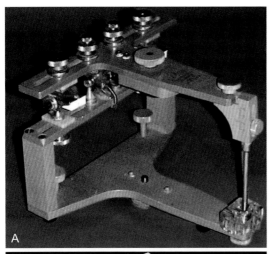

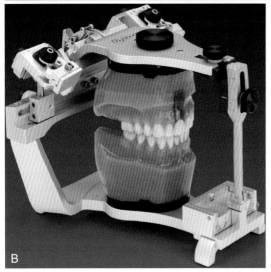

图 2-9 ■ 全可调𬌗架。A. Stuart 𬌗架；B. Denar D5A
𬌗架

大量的时间并能制作出高质量的修复体。

　　大多数面弓都是刚性的，卡尺样装置可做适量
调整。一般有两种类型的面弓：任意型（Arbitrary）
及运动型（Kinematic）。前者不如后者精确度高，
但它足够解决大部分的修复程序。后者则是精确复
制张、闭口运动。例如：在固定修复过程中要改变
垂直距离，那么需要运动型面弓转移正中关系位咬
合记录。

运动铰链式面弓
铰链轴记录

　　临床医师可以通过观察面弓上贴近皮肤、指
向颞下颌关节的指针的运动轨迹来确定铰链轴，且
误差小于 1 mm。分离器，本质上是一个分离的印
模托盘式装置，在上面放咬合记录硅橡胶或印模膏
这些硬度适中的印模材料，然后接触下颌牙。运动

型面弓由三部分组成：一个横向组件和两个可调侧
臂。分离器伸出口腔的部分连接横向杠。侧臂连接
横向杠并进行调整以使指针尽可能地靠近颞下颌关
节区。下颌做终端铰链运动，调整指针的位点直到
可以做一个完整的旋转运动（图 2-11）。由于所有
部件都是与下颌刚性接触的，一个完整的旋转运动
标志着针的位置与铰链轴相吻合。一旦验证了这种
旋转运动，那么铰链轴的位置可在患者皮肤上标记
为一个点，最好是可以长时间存在的，以便于后面
要使用。

运动式面弓转移

　　利用置于面弓叉上的记录材料获得上颌牙尖
记录（图 2-12）。叉的突出部分连接面弓。侧臂调
整到指针与皮肤上铰链轴的标记对齐。为了防止皮
肤运动导致误差，患者必须还处于刚刚标记铰链轴
的位置。一个指针装置通常连接到弓上，并调整到
由临床医师选择的可重复的参考点。随后将面弓记
录转移到𬌗架上并固定上颌模型。

　　运动式面弓很耗时，一般运用在广泛性缺牙
或者是垂直距离改变时的修复。转移不够精确时会
导致不可挽回的失误。

任意型铰链轴面弓

　　任意型铰链轴面弓（图 2-13）与横向水平轴
接近并基于解剖学平均值。它与真实轴的误差在可
接受范围内。通常，一个易辨认的标志点如外耳道
被用于固定面弓，这就例如听诊器听筒所在的位置。
这种面弓较简便，可单独操作，能为大多数的修复
描记足够精确的关系。然而随意的选择位点会导致
至少 5mm 的误差[13]，同样会造成咬合平面的误差
[14]。当在已增加的垂直距离间加上一个厚的咬合
记录时，则能造成更大的误差。

前部参考点

　　前部参考点的使用（图 2-14）使得临床医师能
够在将来的诊疗中重复𬌗架上的记录点，这大大节
省了时间。前部参考点可挑选眼内眦或者皮肤上的
斑点和痣。这一位点被标记后，与铰链轴的位点一
起决定上颌模型的位置。这个过程具备以下的优点：

- 𬌗架后部调整好之后，模型再安装到𬌗架上
  时不需要重复的面弓测量和重置𬌗架。
- 因为上颌牙弓是根据轴定位的，𬌗架后部控
  件可以使用平均值而不需要重新调整仪器。

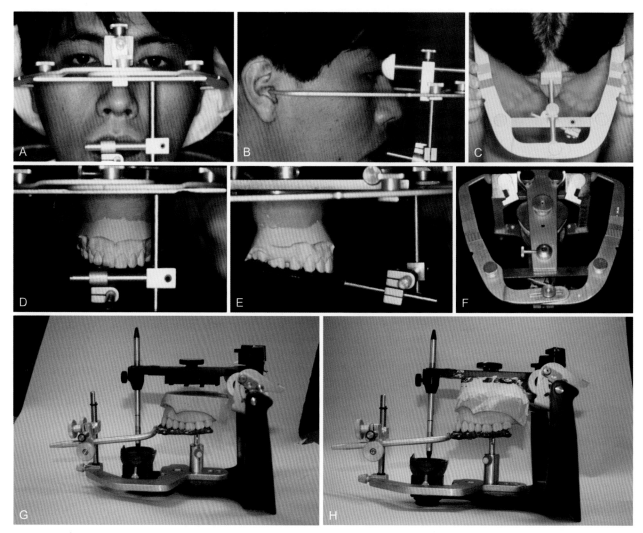

图 2-10 ■ 半可调面弓转移上颌与铰链轴的关系。A. 面弓组装于患者口内的正面观；B. 侧面观，鼻根点作为第三参考点；C. 上方观；D~F. 不同角度证实与𬌗架轴的关系；G、H. 特殊的转移工具将其转移至𬌗架上

- 当𬌗架进行了调整，得到的数值可以与已知的平均值相比，能够提供关于患者个体差异以及在修复过程中遇到困难的可能性的相关信息。

面弓转移

全套设备

- 任意铰链轴面弓
- 印模材料
- 棉卷

步骤

1. 添加模型材料到𬌗叉上（图 2-15A）。

2. 在水中加热后放到𬌗叉上，准备获得上颌牙尖印迹。摆好叉的位置，得到上颌牙尖的印迹。印模必须足够深以使上颌模型准确复位。但如果印迹太深也会不精确，因

为诊断模型可能在复制牙列时也不完全精确。一般来说，牙尖比窝更精确。

3. 从口中取出叉子。冷却后复位，并确认没有发生变形（图 2-15B）。记录材料中的凹坑和裂缝会导致模型就位不准确。复位前可酌情修整咬合记录。重新就位后，检查稳定性。

4. 通过嘱患者咬棉卷来稳定𬌗叉。或者可以添加蜡到𬌗叉的下颌切牙区，从而稳定𬌗叉。

5. 滑动𬌗叉上的关节，定位卡尺标记前部参考标记（图 2-15C）。

6. 拧紧螺丝，完成转移（图 2-15D）。

7. 如果𬌗架调节了髁间距离，记录下测量值（图 2-15E）。从口中取出面弓。

该技术与其他任意型面弓略有不同（图 2-15 F~K）。

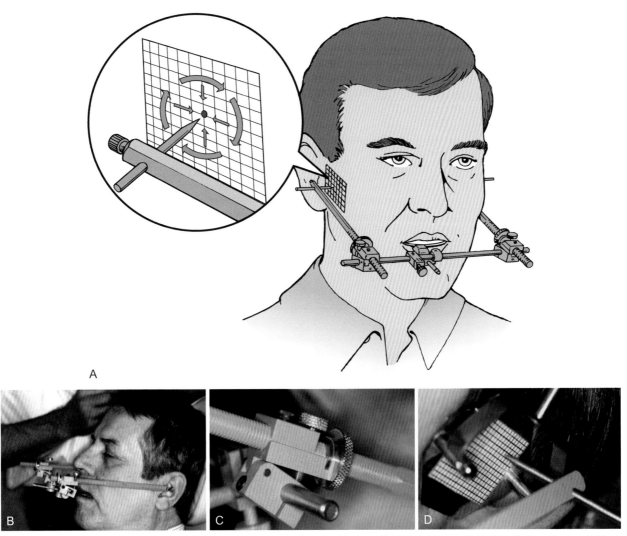

图 2-11 ■ 铰链轴记录。A. 左右指针，当下颌做完全旋转运动时，如果指针指向的点与旋转的铰链轴一致时，则指针不会动。如果指针偏离了实际轴的位置，那么当下颌旋转运动时，它就会如箭头所示的弧形运动。因此可根据弧形来调整指针的位置；B. 铰链轴的位置；C. 通过螺钉调整侧臂；D. 继续调整，直到指针不做弧形运动

正中关系记录

正中关系记录（图 2-16）提供在正中关系位置及末端铰链位时上、下颌的相对位置，这时的开闭口是纯粹的旋转运动。正中关系是一种上、下颌骨之间的关系。在此关系中，髁突与关节盘最薄且无血管处相接触，盘髁复合体处于关节后斜面的最上最前位，此位置与牙齿的接触情况无关。

最大牙尖交错位和正中关系位可以不一致。正中关系将上颌模型转移至𬌗架上，并引导下颌模型与上颌模型的接触。当下颌模型被固定到𬌗架上时，咬合记录便可以移除。只要使用面弓将上颌模型正确地连接到铰链轴，那么上下颌模型就能精确地位于正中关系位（图 2-15）。当𬌗架设置正确时，通过适当的咬合记录，下颌位置可被准确地转移。依

据正中关系上𬌗架的模型很容易重复正中关系 / 最大牙尖交错位间的滑动过程。因此，牙齿早接触（偏接触）可以被观察到，临床医师在固定修复治疗前可以确定是否需要进行咬合调整。模型按照最大牙尖交错位上𬌗架，无法评估后退接触位和正中关系位的关系。因此，在正中关系位的诊断模型具有更高的诊断价值。

理论上，应用运动式面弓的话，可以忽略终端铰链记录的厚度，这厚度只是增加了旋转的量而已。而使用任意式面弓的话，任何弧度的移动都会增加误差。可以通过减小记录材料的厚度，使误差降至最低[15,16]。然而也要保证牙尖不将记录材料咬穿。在制作记录时的任何牙齿接触都会造成下颌的移位（因为牙周膜感受器的保护性反射），并由此导致无效的记录。

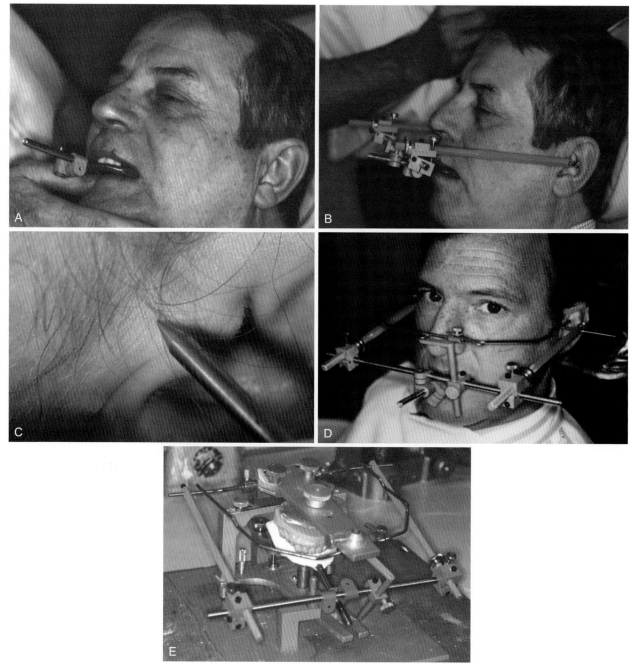

图 2-12 ▪ 运动式铰链面弓。A. 弓叉置于下颌牙上；B. 安装运动式铰链面弓；C. 指针对准事先标记的铰链轴位置；D. 装好运动式铰链面弓；E. 运动式铰链面弓转移至𬌗架上

下颌调整

　　模型的精确安装取决于医师正确调整患者的下颌骨。在开闭弧过程中，髁突应保持在同一个位置。过度迫使下颌向后退会导致髁突向下移动，依此下颌关系制作出的修复体会出现咬合过高的现象（图 2-17）。

　　髁突前斜面为承重面，应与颞下关节窝相对；此时关节盘位置适当。该动作能否轻松完成取决于

患者的神经肌肉放松程度和精湛的技术。而后者取决于患者对医师调整下颌骨的配合程度。过度用力或摇动下颌会导致患者保护性的肌肉反应。

　　Dawson（1973）[17] 提出的双手操作技术 [18] 易于掌握学习 [19]，操作如下：调整成倾斜椅位，医师抱住患者的头部，双手拇指放于患者的颏部，其他手指牢牢地放在患者的下颌骨下缘上（图 2-18A），然后拇指轻柔地向下压，其他手指向上压，从而使盘髁复合体处于关节窝中。接下来，使下颌

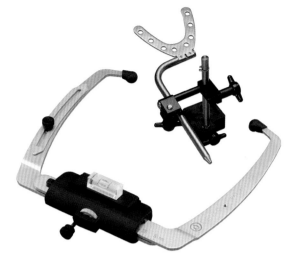

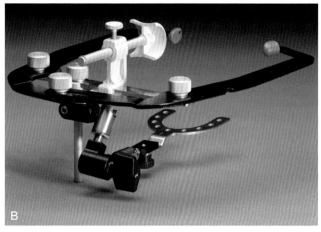

图 2-13 ■ 任意铰链轴面弓。A. Denar 边缘滑动面弓；B. Whip 混合型快速增量面弓。注意鼻根作为前部参考点（由 Whip Mix Corporation, Louisivlle 提供）

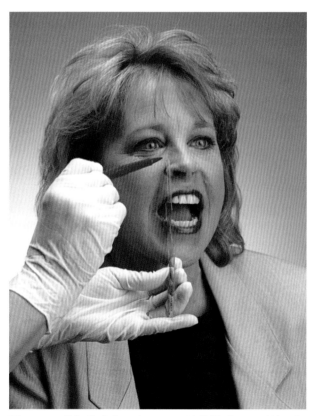

图 2-14 ■ 前部参考点。在 Denar 边缘滑动面弓系统，标记上颌中切牙切缘上方 43 mm 作为参考点。而在其他系统，眶下孔或鼻根用于确定前部参考点。标记作为平均解剖值的参考。这样后继模型不必再重复记录即可直接安装（由 Whip Mix Corporation, Louisivlle 提供）

沿着终末铰链慢慢闭合。单手操作时（图 2-18B），手指施加向上的压力。虽然这样做的时候另一只手可能做记录，但难以保证髁突位置正确。

前咬合装置

对于某些患者，最大牙尖交错位和正中关系位并不一致，当下颌做铰链运动时，可能会遇到阻力。由于每次牙齿接触时都会有保护反射，这类患者的下颌较难调整。如果能避免牙齿接触，那么就不会存在反射，也就能轻易操作了。牙齿可以用棉卷、塑料或自凝树脂做成小的前设计装置（也称为 Lucia 夹具）[20] 来隔离开（图 2-19）。

如果一个前设计装置已就位 30 min 后仍无法调整下颌，则该患者有明显的神经肌肉功能障碍。通常这情况可以通过一种咬合装置得到缓解（该装置的制作调整见第 4 章）。

正中关系记录技术

可采用不同的技术取正中关系记录。在某种程度上来说，选择的记录材料应有助于模型上𬌗架。例如，弹性印模材料可以制取非常精确的模型，然后可以用高精度的咬合记录材料（如硅橡胶）来上𬌗架。但是，由藻酸盐灌制的模型精确度较低，最好用加强的更具延展性的材料上𬌗架，比如咬合蜡。大部分研究显示不同的记录材料和方法[21]之间有所差异，所以这一步骤要特别细致。

加固铝蜡记录

加固铝蜡记录是一种用来记录正中关系位的可延展材料（图 2-20A）。这种记录，最早由 Wirth (1971)[22] 以及 Wirth 和 Aplin (1971)[23] 描述，是一种可靠的技术[24, 25]。

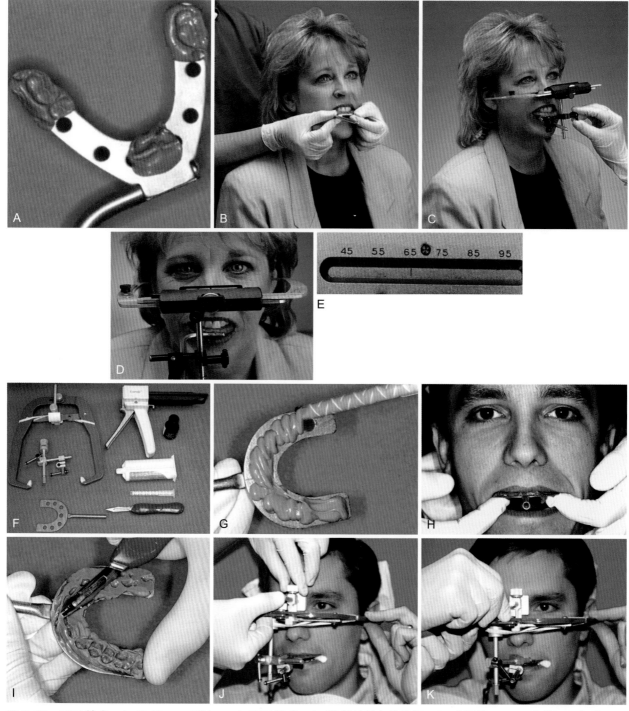

图 2-15 ■ 面弓技术。A~E. Denar Slidematic 面弓技术。A. 获得材料上的印记；B. 安置殆叉；C. 连接面弓与殆叉，旋紧按钮；D. 完成转移；E. 宽度测量；F~K. Whip Mix Quick Mount 面弓技术；F. 所需设备；G. 殆叉上放上自混合型硅橡胶；H. 殆叉与上颌牙接触；I. 获得的记录用刀片修整使其容易就位；J. 鼻托点的定位；K. 拧紧螺丝（由 Whip Mix Corporation, Louisivlle, ky 提供）

医用材料

- 热蜡片（如铝蜡）
- 软金属片（第 7 代 Ash 软金属）
- 硬粉蜡
- 黏蜡
- 剪刀
- 冰水

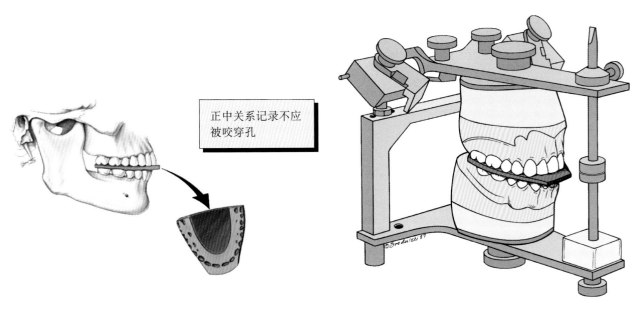

正中关系记录不应被咬穿孔

图 2-16 ■ 将患者口内正中关系转移至𬌗架

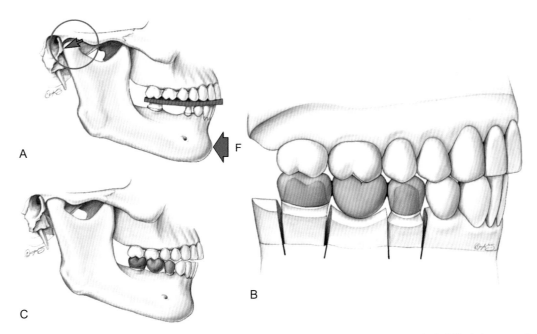

图 2-17 ■ 错误的正中关系示意图。A. 如果下颌受力向后（F），会导致髁突向后向下移动（箭头），而不在其最优位置；B. 依照这种正中关系制作的修复模型在口中会咬合过高；C. 注意前牙的关系

步骤

1. 在温水中软化蜡片，然后使它贴合于上颌牙尖（图 2-20，B）。嘱患者轻轻咬住，然后获得下颌牙尖的凹陷的痕迹。这并非我们所需要的记录，但它能使蜡片略微变薄并在随后复位时引导牙尖到合适的位置。

2. 将硬蜡加到记录的下颌前牙区（图 2-20C），软金属片加固腭区，然后用粘蜡沿周边将其密封（图 2-20D）。

3. 将其复位在上颌牙上，必要时可以重新软化。指导患者嘴正中闭合，使其在蜡上产生印迹。确认没有发生后牙早接触。如果有，则再添加一层蜡（图 2-20E 和 F）。

4. 小心取出蜡型，确保没有变形移位。然后在冰水中冷却。

5. 在上颌牙齿上重新就位，并评估其稳定性。可能的话，再在上颌模型上验证一下。

6. 在下颌切牙区添加热蜡，同时用前文中描述的方法维持下颌骨的位置。患者处于仰卧位更有利于操作。

7. 在蜡上制取下颌切牙印记（图 2-20G），重复多次确保可重复。取下蜡记录，浸入冰水中冷却直至切缘区蜡变硬。

8. 下颌后牙区添加热蜡（图 2-20H）后重新就位（图 2-20I）。在添加新的热蜡时，蜡型应该是保持干燥的，否则蜡可能因为黏附不牢而易脱落。然后引导下颌牙齿缓慢进入下颌前牙区的印记，同时患者缓慢地闭嘴。基托蜡防止患者过度闭嘴。过度用力会引起蜡型变形或下颌骨移位。附着在下颌骨的升降颌肌群可以确保髁突在最适位置得到记录[26]。

9. 取出蜡型并冷却。

分步记录法的优点是可以多次重复正中关系位以制取咬合记录。加热的铝蜡软且易变形，所以，如果不能引导患者到同一位置，问题会变得比较严重（图 2-20J）。当咬合记录蜡型完成并有浅浅的牙尖凹陷时，重复四次相同的下颌弧形运动，确保正中关系位记录正确。

可以用不同的材料和技术记录正中关系。粉红硬基托蜡和预成的前后有锥度的蓝蜡片是制作这些蜡型的优选材料（图 2-21，图 2-22）。

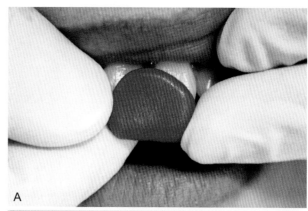
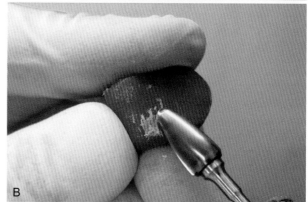
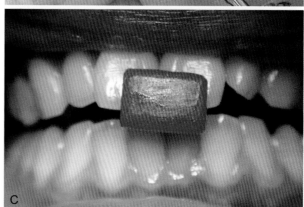

图 2-19 ■ 使获得正中关系记录更为简便的前设计装置。A. 调拌自凝树脂，放到上颌中切牙位置。引导患者闭口并保持在后牙分离 1 mm 的位置；B. 此凹槽在调整时被作为标记点。合适的装置应允许患者进行前伸与侧方运动。应避免单侧接触，这会导致下颌骨过度后移

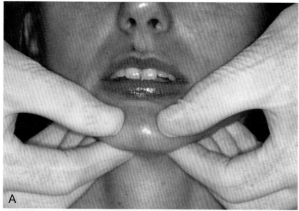
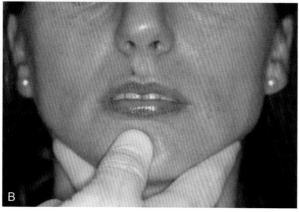

图 2-18 ■ 使患者的下颌位于正中关系。A. 双合手诊技术；B. 单手技术。注意牙医的拇指和手指在下颌边缘的位置

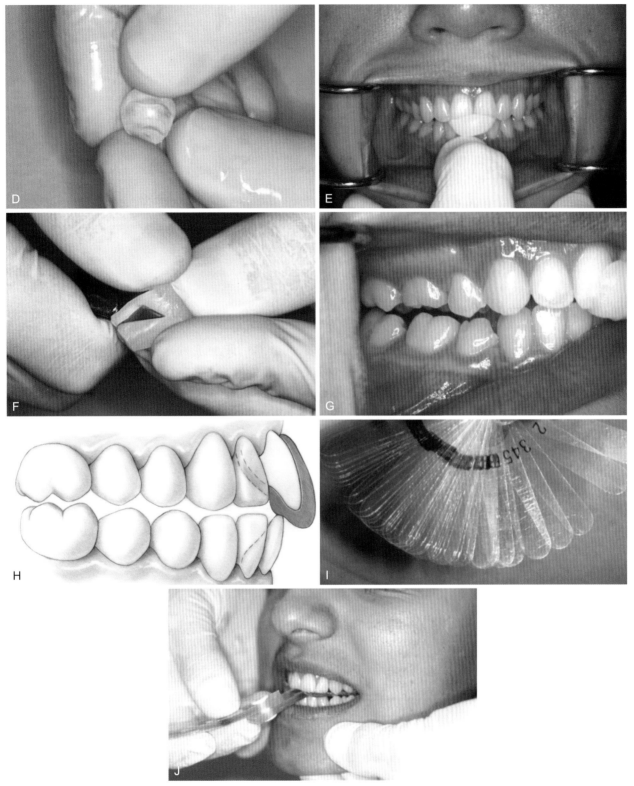

图 2-19（续）■ D. 也可以使用热塑性材料；E. 软化和就位后，引导下颌骨到正中关系后闭合；F. 用刻刀修整；G. 再次验证后牙咬合；H. 横截面观；I 和 J. 塑料片可以用来防止习惯性的最大牙尖交错位咬合

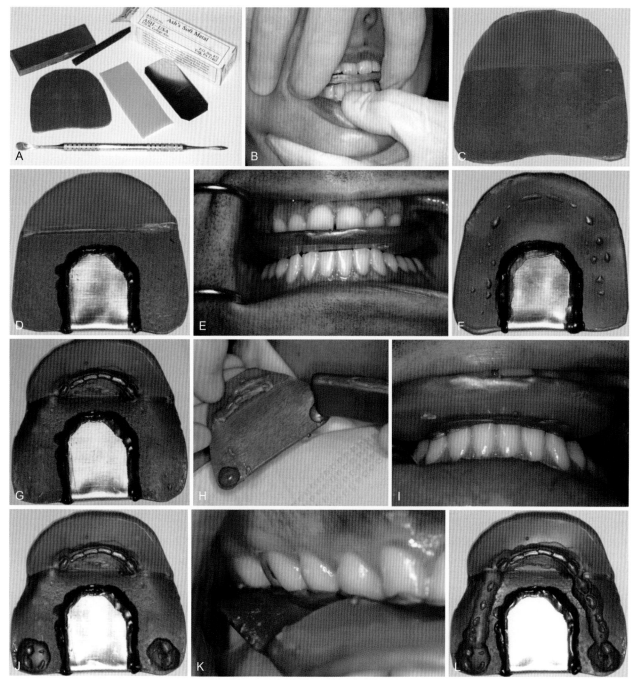

图 2-20 ■ 正中关系记录技术。正中关系的可重复性已经被证实，因为虽然已经得到了记录，但是正中关系仍需要被复制多遍。A. 所需材料；B. 一张软铝蜡贴合于上颌牙弓；C. 添加一块硬蜡片到薄片的下方；D. 使用第 7 代 Ash 软金属折叠后置于后缘，并用粘蜡密封使其固定；E. 重新就位，引导下颌到正中关系，直到上下牙咬合到硬蜡上；F. 注意上颌只需取到牙尖印迹即可。加一些铝蜡到下颌切牙印迹区，重新就位记录，并重复在正中关系闭合；G. 在铝蜡上产生切牙印迹；H. 在第一磨牙区添加蜡；I. 重复进行铰链闭合；J. 磨牙的印迹清晰可见，切牙区的印迹重复就位，有任何不一致的印迹都表明操作的不精确；K. 第一磨牙区加蜡闭合后应当多次重复咬至正中关系位；L. 完成的正中关系记录（由 Dr. J. N. Nelso 提供）

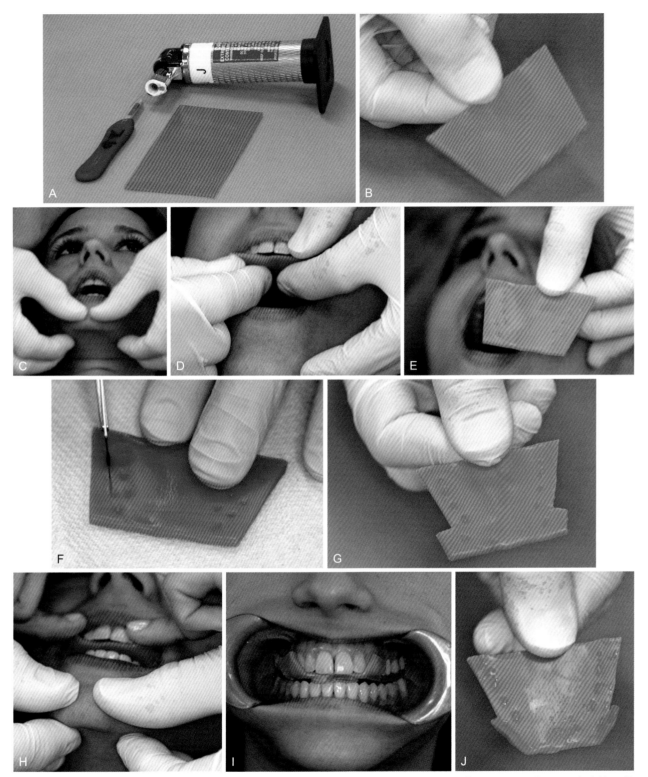

图 2-21 ▪ 粉红硬基托蜡记录正中关系位。A. 所需材料；B. 蜡软化后双层折叠，并修整成合适的形状；C. 患者练习铰链运动；D. 记录上颌牙弓；E. 确认印记包括所有后牙的牙尖凹陷；F. 沿着磨牙、前磨牙的颊尖修整蜡记录；G. 修整后的外形；H. 蜡型弯向尖牙的唇面。患者在重复下颌铰链运动时可以保证该蜡型稳定；I. 完成记录正面图；J. 注意蜡型上的尖窝凹陷，与模型要准确相对

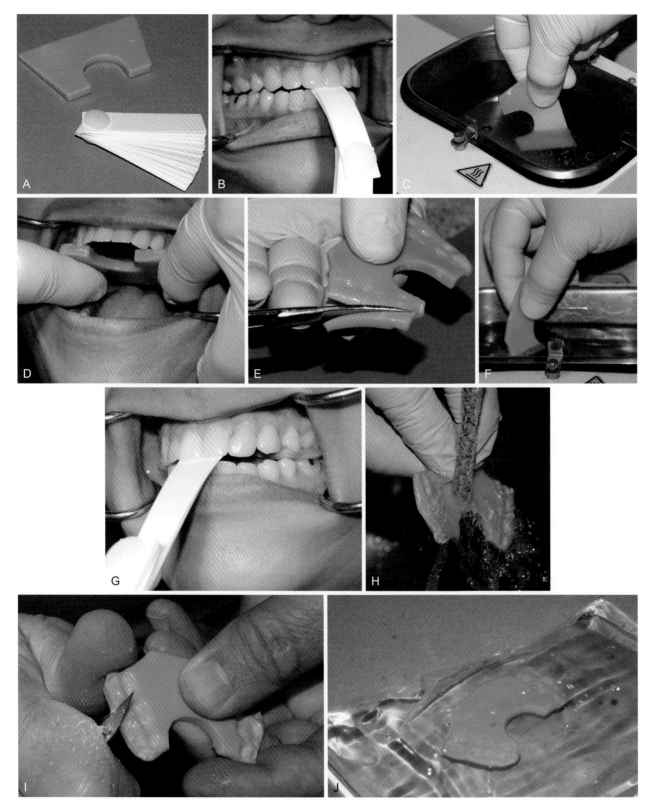

图 2-22 ▪ 用预成型蜡片和垫片记录正中关系。A. 预成型蜡片和垫片；B. 咬合纸置于前牙之间达到分离后牙的目的；C. 将蜡放入水浴中软化；D. 蜡片置于上颌后牙；E. 依据颊尖修剪蜡记录；F. 再次水浴软化蜡记录；G. 引导患者下颌达到正中关系位，获得下颌牙尖咬合印迹；H. 冷水冷却蜡记录；I. 依据颊尖咬合点去除多余的蜡；J. 临床验证后，保存于冰水中以待后续使用

弹性材料或氧化锌丁香油糊剂制作的前牙颌位记录蜡型

材料

- 自凝树脂
- 凡士林
- 弹性材料
- 注射器
- 手术刀片

步骤

1. 自凝树脂制作初期前牙咬合印记。在中切牙上涂上凡士林润滑，将自凝树脂混合到一定时间时放到牙齿上。需要印出牙齿舌侧形态。修整后，应使后牙分离开（图2-19H）。患者咬合后，不应再有移动。

2. 确保磨牙无咬合接触，只有切牙有咬合接触。咬合位置恒定可重复。必要时可以在树脂内表面涂凡士林。

3. 训练患者下颌运动，直到可以获得恒定可重复的正中关系位。

4. 确保注射器的注射针孔空间足够，允许弹性材料自由通过。必要时可以使用手术刀扩大注射器注射针孔。

5. 根据说明书调拌好弹性材料（图2-23A）（也可用自动混合材料）。

6. 气枪吹干牙齿𬌗面，用注射器将材料注射到下颌牙𬌗面上（图2-23B）。

7. 引导下颌铰链运动直到切牙稳定停留在切牙区咬合印记中。患者下颌保持该位置直到材料凝固。

8. 取出记录材料（图2-23C），用手术刀沿颊尖修剪模型。

9. 确定上下颌模型可以完全在记录中就位。

氧化锌丁香油糊剂粘固膏可以替代弹性材料来使用（图2-24）。方法与弹性材料方法相同，但不再将材料通过注射器注射到下颌牙弓上，而是引导患者正中关系后，用纱布在口外裹住材料放入口内。但是必须小心放置，不要被闭口运动干扰。

可替代的记录材料有印模膏和自凝树脂。在这些材料中，精度取决于咬合记录材料能否在模型上完全复位。复位经常会因为咬合记录上的细节部分所阻挡，尤其是窝的周围。这些需要修整，直到模型完全就位。

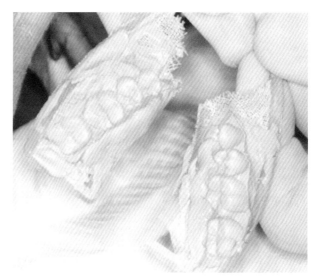

图 2-24 ■ 裹有树脂和氧化锌丁香油糊剂的纱网布可以替代硅橡胶

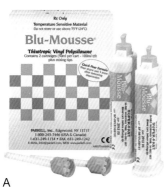
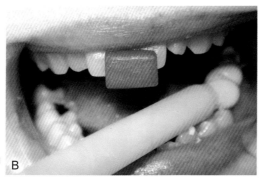
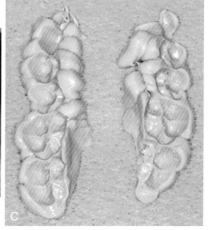

图 2-23 ■ 正中关系记录。A. 用于正中关系记录的弹性材料；B. 下颌象限涂布弹性材料后，前牙使用树脂夹以确保获得可重复的记录位置，患者需保持咬合直到材料硬固；C. 修整之前的记录外形（由 Parkell, Inc, Edgewood, N. Y. 提供）

部分无牙颌患者颌关系记录

没有足够的牙齿保证双侧稳定性的情况下获取颌位关系是不可能的。因此有必要制作丙烯酸树脂基托（图 2-25）。为了避免软组织移位引起的偏差，保证材料从一侧向另一侧的精确程度，这些基托应该在用于上𬌗架的模型上制作。如果害怕模型受损，则可以用藻酸盐制取一个精确的复制模型，然后进行制作。

诊断性模型上𬌗架

上颌　上颌模型放置于固定在𬌗架上的面弓的𬌗叉的咬合记录上（图 2-26）。为了支持模型重量和防止𬌗叉弯曲或移动，𬌗架上可以使用楔子或特殊的支架结构。在固定和润湿模型后，使用低膨胀、快速凝固的石膏将上颌模型固定到安装环上。

下颌　为了便于下颌模型匹配上颌模型，切导针应降低一定的程度以弥补正中关系记录的厚度。将𬌗架倒置，依据咬合记录放置下颌模型，与上颌模型相对。仔细核对检查每一个咬合点及稳定性（图 2-27）。上颌和下颌模型可通过粘蜡或金属棒、木质压舌板固定在一起。𬌗架下颌部分应便于放置石膏，𬌗架上髁突应该放置于髁突窝内。如果

𬌗架有固定锁，可以简化这一步。否则，𬌗架应该保持到石膏完全硬化。石膏完全硬化前不应该尝试打磨光滑等操作。

评估　对于正中关系和牙尖交错位来说精确度至关重要。在𬌗架应用之前，医师们必须通过比较患者口腔中牙齿的接触来确认咬合的准确性（图 2-28）。在临床检查中，处于正中关系时的咬合接触可以通过薄咬合纸记录。正常情况下记录上颌牙尖近中斜面与下颌牙尖远中斜面。通过薄的咬合指示蜡来转移患者的精确咬合位置关系。当𬌗架上模型闭合时，牙齿的咬合应与这些标记点一致。当咬合指示蜡转移至模型上时，模型应该与咬合记录中的尖窝关系匹配。

为了进一步的验证，应检查𬌗架上模型的牙尖交错位。最大牙尖交错位在半可调式架上可能无法精确重复的下颌位置。然而，任何一点的偏差都表明𬌗架安装的不当。如果需要进一步确认安装精度（比如终模型上𬌗架时），则可能需要再做一个额外的正中关系记录，并与分析式安装系统或测量装置（如 Denar Centri-Check 标记系统）比较（图 2-29）。

𬌗架后部控制组件　不同𬌗架的优缺点总结见

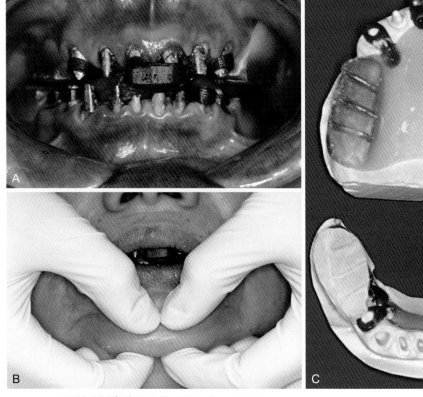
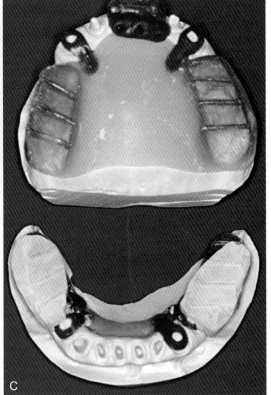

图 2-25 ● A~C. 丙烯酸树脂放置在模型的部分无牙颌区

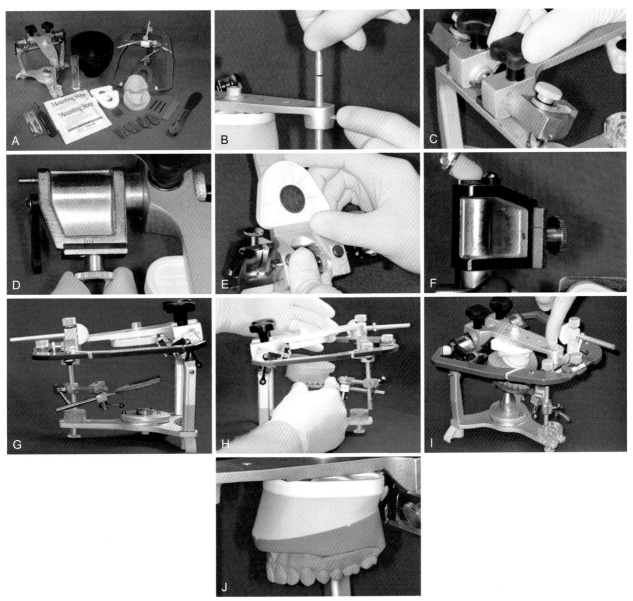

图 2-26 ■ 在 Whip Mix 𬌗架上安装上颌模型。A. 所需设备；B. 去除切导针；C. 依据口外弓的设置调整髁道斜度；D. 侧移调为零；E. 连接安装板；F. 连接面弓与髁突部件；G. 面弓连接到𬌗架；H. 预湿上颌模型，置于𬌗叉上；I. 将石膏置于安装板与𬌗架，闭合𬌗架上端直至接触面弓横杆；J. 根据需要添加石膏（由 Whip Mix Corporation Louisville, Ky 提供）

表 2-1。更复杂的𬌗架（全可调的）有着更大的调整范围，可以精确调整髁突运动轨迹。𬌗架后部设计用于模仿髁突的运动，重复前伸𬌗和侧方𬌗的位置。半可调𬌗架调整范围略小。这种𬌗架后部组件的设计是为了恢复最接近临床特征的下颌运动轨迹（如髁突的运动和下颌侧方运动）。这些𬌗架可以根据偏侧咬合记录或简单的方法进行调整。另一种方式是使用平均值来设置。需要注意的是在设置𬌗架重复下颌偏侧运动的方法均是存在误差的[27]。

任意值 基于临床观察，现多以平均值设置髁道斜度，包括迅即侧移与渐近侧移。这些值均是

基于与眶耳平面和正中矢状面的关系得到的。例如研究显示迅即侧移为 1 mm[28]。

当使用任意值来控制𬌗架时，仪器的设置依据厂家不同而不同。然而，由于𬌗架的可调整程度不一样，使用任意值并不意味着精度比其他技术低（例如使用偏侧咬合记录设置半可调𬌗架，尤其是在该𬌗架只能做前伸运动时）。

偏侧记录 偏侧咬合记录（检查咬痕）已被推荐[29]用于设置半可调𬌗架后部控制部分。将蜡或其他记录材料置于上下颌牙弓间，记录下颌在偏侧位时的髁突位置。用于转移下颌骨静态位置的记

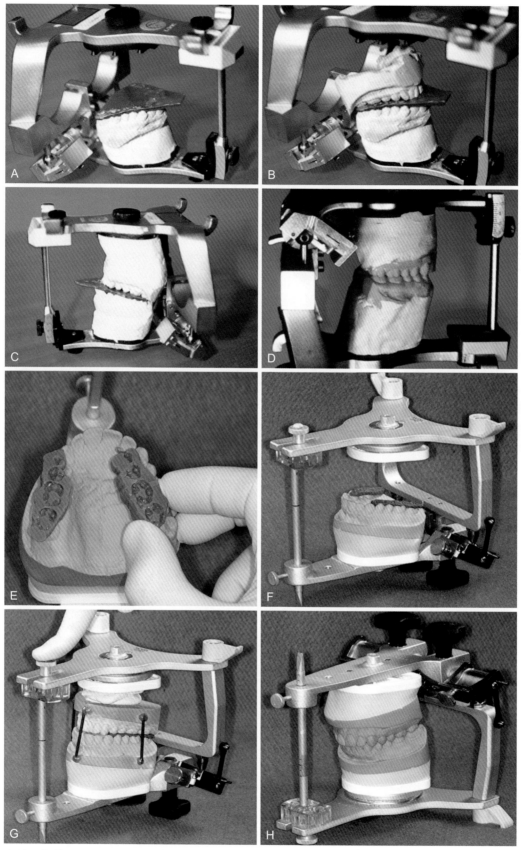

图 2-27 ■ 安装下颌模型。A~D. Denar 殆架；A 记录正中关系位的记录放于倒置的上颌模型上；B. 调节切导针，放置下颌模型；C. 石膏固定模型；D. 升高切导杆，上下颌模型接触；E~H. Whip Mix 殆架；E. 修整记录正中关系位的硅橡胶模型；F. 将正中关系记录放置于倒立的殆架上；G. 调整切导针，稳定模型，石膏固定预湿的石膏模型和下颌安装板；H. 完成安装（由 Whip Mix. Corporation, Louisiville, Ky 提供）

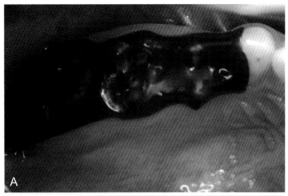

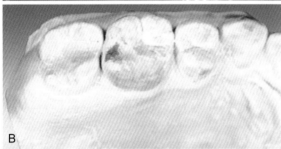

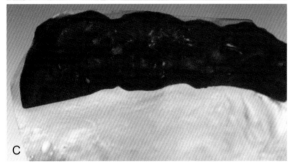

图2-28 ■ 验证安装精度。A. 咬合指示蜡放于上颌牙，引导患者达到正中关系位；B. 薄咬合纸标记𬌗接触点；C. 如果安装精确，标记点应该对应蜡穿孔点

录：一个前伸记录和两个侧方记录。前伸记录可以用于调节关节髁道斜度，侧方记录用于调节半可调𬌗架侧方移位。

用于上𬌗架的偏侧记录只在以下两个位置是精确的 在正中关系位和偏侧记录的位置（图2-30）。这种情况出现的原因是𬌗架与下颌实际情况不同。半可调𬌗架的前伸和侧方的运动途径是直线式的，而实际的运动轨迹是弯曲的。为了降低误差，现在很多的半可调𬌗架髁突窝也是曲线。

配套器械及材料
• 咬合蜡记录材料

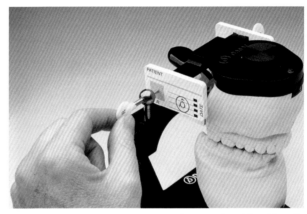

图 2-29 ■ Denar Centri-Check 标记系统。模型放置位置关系与𬌗架上放置位置一样，但髁状突装置被铁标记标替代。标记纸放于上颌𬌗架一半的位置。通过检查这些标记，医师们可以成功比较正中关系记录（由 Whip Mix. Corporation, Louisiville, Ky 提供）

表 2-1 固定修复体的𬌗架选择

全可调𬌗架	半可调𬌗架		不可调𬌗架	不可调𬌗架
DENAR D5-A	ARCON	NONARCON	LARGE SMALL	ARCH QUADRANT
Stuart	Denar Mark II	Hanau 96H2O		
TMJ	Whip Mix	Dentaus		
	Hanau 183-2			
多	←	提供的诊断信息	←	少
多	←	传递给技工室的咬合信息	←	少
多	←	初诊时所需的时间和技术	←	少
少	→	椅旁时间	→	多
多单位上下颌修复体	大多数需要固定修复的诊断性评价和治疗		较大的不可调𬌗架用于单颌修复，需要一些咬合调整	仅用于咬合影响小的情况
无前𬌗层			小的铰链式𬌗架仅用于咬合	
严重的咬合病变			变化小的情况	

Modifi ed from Rosenstiel SF: Occlusal relationships, registration, and articulation. In Rayne J, ed: General Dental Treatment. London, Kluwer, 1983.

TMJ, Temporomandibular joint.

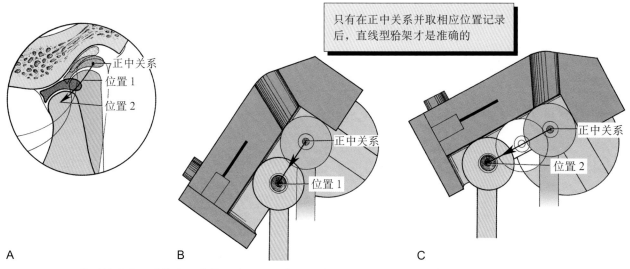

图 2-30 ■ A. 典型的髁突运动轨迹是曲线，在靠近正中关系（CR）时呈最陡倾斜度，如果使用偏侧咬合记录设置直线髁道的半可调𬌗架，会获得与实际下颌不同的值（取决于记录的位置）；B. 在位置 1 的记录；C. 在位置 2 的记录

只有在正中关系并取相应位置记录后，直线型𬌗架才是准确的

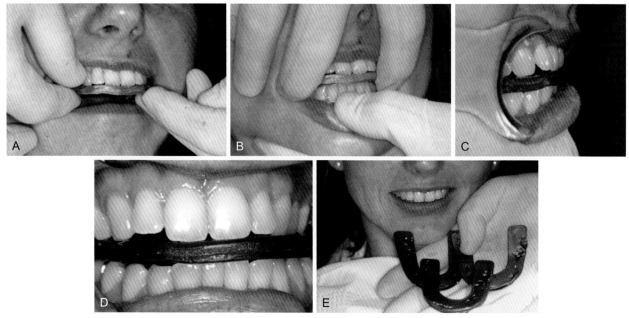

图 2-31 ■ 偏侧咬合记录。A. 将蜡放到上颌牙弓；B. 前伸𬌗记录；C 和 D. 引导患者下颌左右偏侧运动。分别在左右尖牙尖对尖位置时记录咬合；E. 完成记录

步骤

1. 重复练习下颌运动直到可以稳定重复三个位置。可以引导患者的下颌到达切牙切对切和侧方𬌗尖牙尖对尖的位置。作者与研究者们发现帮助引导患者可以更容易获得这些位置的咬合关系，尽管在无引导的情况下依然可以获得精确的咬合关系[30]。

2. 制作适应上颌牙弓的蜡记录并引导患者前伸咬合（图 2-31A）。患者闭口在记录材料上留下印记（图 2-31B）。确认中线保持对齐，从侧面观切牙切对切。

3. 对于侧方𬌗记录，在蜡记录上后牙象限一侧上添加多余的蜡补充非工作侧的空隙。

4. 将蜡记录放到患者上颌牙弓，同时引导患者下颌骨到达最大侧方位位置，再次观察验证尖牙尖端是否处于尖对尖位置（图 2-31C 和 D）。

5. 同法取另一侧侧方𬌗记录。

6. 标记各个颌位记录便于后续上𬌗架时的识别（图 2-31E）。

简易描记仪 是临床测量下颌运动操作性强的简易测量工具（图 2-32）：一般包括髁道斜度和侧移。该仪器组装便捷。从记录中直接测得的数值为半可调𬌗架设置提供了有用的诊断信息。

简易描记仪可以显示过小的髁道斜度和过大的下颌侧方位移。如果这些条件不稳定，说明后牙的修复是复杂的，建议使用全可调𬌗架。一些生产厂家提供可插入不同构造的标准"髁突窝"，这些髁突窝的选择取决于简易描记仪的测量值（图 2-33）。

描记仪记录 全可调𬌗架设置经常基于描记仪的测量记录（图 2-34）。下颌运动可直接记录为记录板上下颌运动轨迹图。记录板被牢固固定在下颌一端，记录探针被固定在另一端。完成下颌骨运动

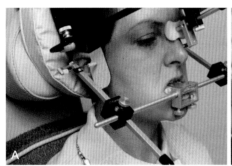
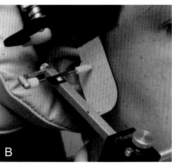
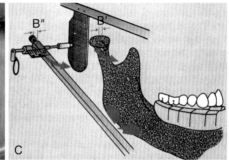

图 2-32 ▪ A. Panadent Axi 路径记录仪；B 和 C. 引导患者下颌做偏侧运动时，轴笔模拟髁突路径，并测量 Bennett（贝内特）运动量（A~C. 由 Panadent. Comporation Colton, Calif 提供）

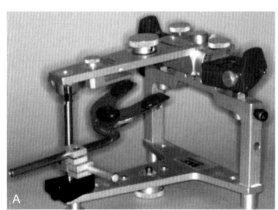

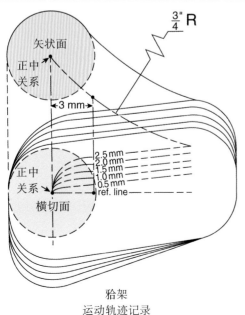

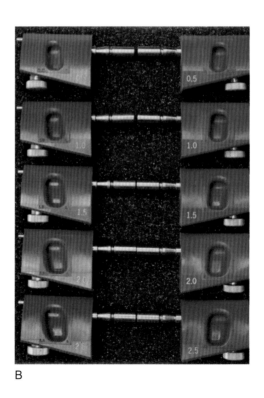

图 2-33 ▪ A. 带有支撑脚的 Panadent PCH 𬌗架；B. 根据简单记录或侧方𬌗记录选出伴有不同贝内特移动值的髁突凹，这个髁突凹可以旋转到正确的髁道斜度；C. 可移动模拟块矢状面和冠状面示意图（A~C. 由 Panadent. Comporation Colton, Calif 提供）

的精确记录需要6个记录板。左、右侧方和前伸位各有一个记录板。将描记仪连接到𬌗架上，并作调整，直到仪器可以真实地再现下颌运动方式和轨迹（图2-35）。虽然不太准确，但通过简单的方法就可以直接获得轨迹，不需要用记录转移就可以调整髁突部件。

电子描记仪 电子描记仪（Cadiax Compact 2系统）可用于记录和测量下颌的功能和边缘运动（图2-36）。它是由记录和测量下颌运动的上下弓组成，为髁状突的决定因素提供可靠有效的测量信息。

立体图 另一种再现髁突后部控制的方法是切割或模拟下颌运动的三维记录。这种立体图是用于定制与髁突头形状相匹配的特定形状的髁突窝。

切导 下颌骨的边缘运动是由牙齿的接触和左右侧颞下颌关节外形决定的。对于有正常咬合关系的患者，前牙的覆𬌗、覆盖及上颌中切牙舌侧窝对于下颌前伸运动至关重要。在侧方移动中，牙齿的正常接触应为尖牙占主导，尽管后牙也可能有接触（见第4章）。修复改变前牙的外形对牙齿的接触会有深远的影响。基于这个因素，当准备预备前牙时，在预备前应该先上𬌗架研究和记录前牙咬合接触。

机械式前导盘 大多数厂家提供机械前导盘（切导）（图2-37）。这种导盘可以向前和向后旋转模仿前伸𬌗，同时该导盘有侧翼可以调节侧导。然

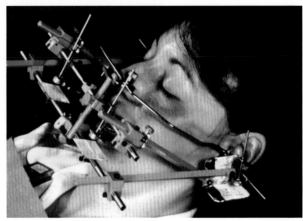

图2-34 ▪ Stuart 描记仪记录（由 Dr. R. Giering 和 Dr. J. Petrie 提供）

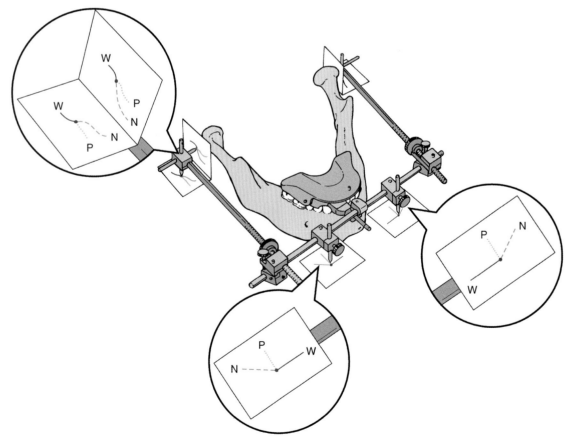

图2-35 ▪ 描记仪轨迹代表一系列随意运动所获得的信息。这个简化示意图显示了固定在下颌弓的6个记录板相对于描记笔的位置。N. 非工作侧或平衡侧运动；P. 前伸运动；W. 工作侧运动。各个运动路径的交叉点代表正中关系位

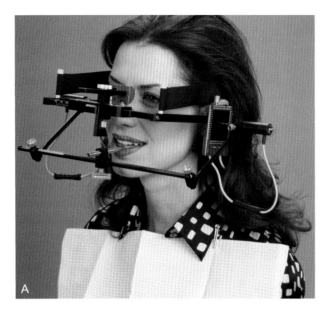

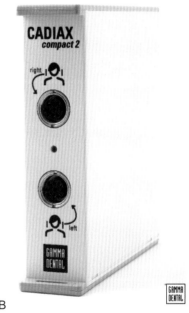

图 2-36 ■ A 和 B. 电子下颌记录系统。Cadiax Compact 2 系统是电子记录系统，自动计算并调节𬌗架运动（由 Whip Mix. Corporation, Louisville, Ky 提供）

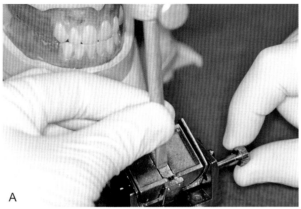

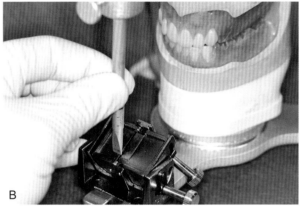

图 2-37 ■ 机械前导盘。A. 调整前伸𬌗路径，侧方螺丝调节侧方翼缘；B. 侧方翼缘调节右侧工作侧运动

自制前导盘制作

全套设备

- 塑料切割台
- 托盘和凹窝丙烯酸树脂
- 凡士林

步骤

1. 升高并润滑切导针，丙烯酸树脂单体湿润塑料切割台保证良好的粘接（图 2-38B~D）。

2. 调拌少量树脂并铺到切割台上（图 2-38E）。

3. 将切导针升高大约 2 mm，尖端涂布凡士林并嵌入软树脂中（图 2-38F 和 G）。

4. 树脂处于聚合阶段时，调节𬌗架的铰链，做侧方和前伸移动（图 2-38H 和 I）。当切导针通过这些地方时，针尖端推动其路径周围的树脂，创造一个精确和固定的三维下颌运动记录，以及侧方和前伸功能性运动的范围（图 2-38J 和 K）。

5. 继续重复该种运动直至树脂完全固化，注意过程中不要磨损和破坏模型。在模型之间放置塑料薄膜可以帮助减小磨损同时不会明显影响导盘的精确度。

而，这些调整的灵敏度对于成功地将现有天然牙的舌侧轮廓转移到修复体上来说还是不够的。因此，这种切导盘主要适用于制作全口义齿和咬合装置（见第 4 章）。

自制的丙烯酸树脂前导盘 当医生了解它们在下颌边缘运动的影响时，这个简易的装置用于将前牙的咬合关系精确转移到𬌗架上。丙烯酸树脂可用于记录和保存这些信息，即使在制作全冠时牙齿天然舌侧轮廓已经被改变（图 2-38A）。这个装置与上述所说用于调节𬌗架后部控制的立体图技术很相似。

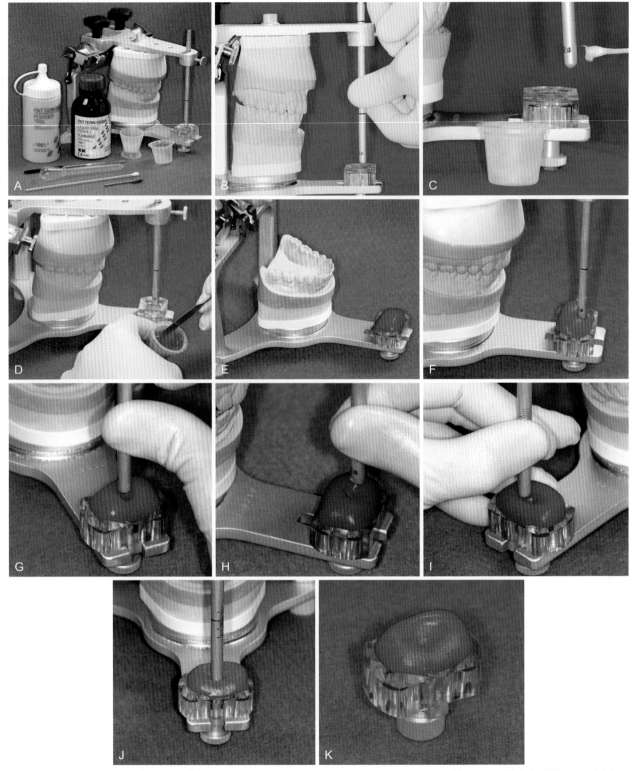

图 2-38 ■ 自制前导盘制作。A. 材料；B. 将切导针升高 1~2 mm；C. 尖端涂布凡士林；D. 调拌自凝树脂；E. 树脂置于塑料台；F. 将切导针嵌入软树脂中；G. 模拟前伸殆运动；H. 右侧方移动，针尖端尽可能推动其路径周围的树脂；I. 左侧方移动，针尖端尽可能推动其路径周围的树脂；J. 修整树脂；K. 去除多余树脂（由 Whip Mix Corpration, Louisiville, Ky 提供）

评估 当自制的前导盘制作完成后，切导针在所有运动中均应可以与切导盘保持接触。这可以用聚酯薄膜检查。如果无接触，则需添加新的树脂并重复上述过程。如果树脂添加过多，则切导盘会干扰𬌗架开闭的铰链运动（图 2-39）。多余的树脂可以修剪去除。

修整诊断模型 精确的上𬌗架的诊断模型的优势是在患者口腔组织发生不可逆的改变之前，可以提前在石膏模型上演示制订的治疗计划。牙医需要解决一些复杂病例时，这些诊断程序是不可忽略的。即使很有临床经验的医师也很难在不同的治疗方案之间做抉择。看似简单的病例，在模型上提前演示诊断过程都是很有必要的。

诊断模型的修整包括以下内容：

1. 骨骼异常需要手术修整时需要改变牙弓关系，为正颌手术做准备。
2. 正颌手术前矫正牙齿的位置（图 2-40）。
3. 在尝试任何选择性的咬合调整前修改咬合关系。

4. 在固定修复前进行试验性牙体预备和制作蜡型（图 2-41）。这对于要求固定修复患者是最有用的诊疗措施。可以让医师在模型上完成修复并在模型上检验修复体，为最后制定诊疗方案提供有效的信息，并帮助医师向患者解释相关的诊疗过程。

在很多时候，要综合考虑很多因素。临床上，牙医可以通过使用这些诊断技术简化大部分治疗方案的制订（例如，准备设计工作，基牙选择，选择修复体合适的就位道，或决定固定或可摘修复方式）。

虚拟𬌗架

随着 CAD/CAM 技术的发展及其优势的呈现，整个牙弓的光学扫描已经变得简单（见第 14 章）。近期发展的新技术包括虚拟𬌗架[32]。扫描形成的虚拟模型可以放置于虚拟𬌗架框中，它们的髁突控制部分可以作一定的调整。将虚拟模型正确地放置于与铰链轴相关的位置需要数字化的面弓。相

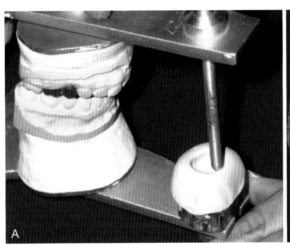
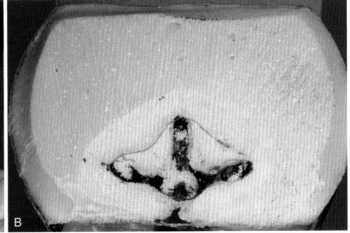

图 2-39 ■ A. 含有多余树脂的自制前切导盘。如果干扰了切导针的运动路径则需修整；B. 修整后的切导盘。注意侧方和前伸运动路径

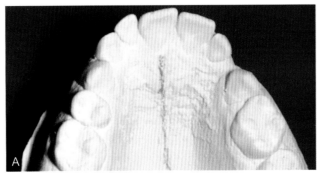
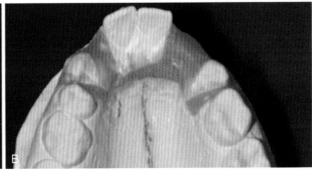

图 2-40 ■ A、B. 正畸治疗前修整诊断模型

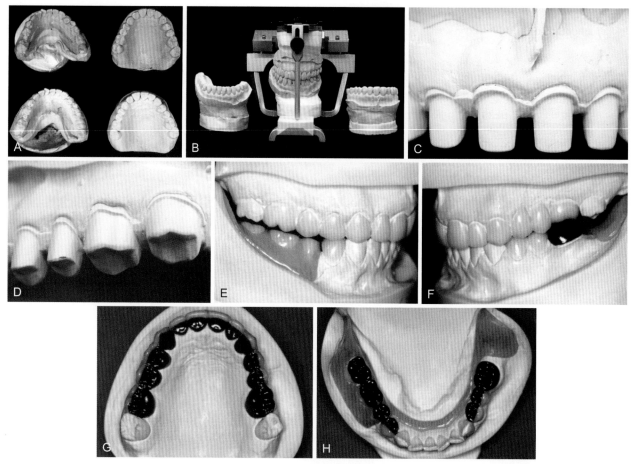

图 2-41　■ 诊断蜡型制作。诊断性牙体预备和蜡型制作可以简化复杂的修复治疗，为预后的预测提供便利。A 和 B. 安装诊断模型。咬合基托适用于部分无牙颌病例；C 和 D. 诊断性牙体预备影响着功能和美学修复效果；E~H. 蜡𬌗堤制作和排牙（由 Dr. J. Bailey 提供）

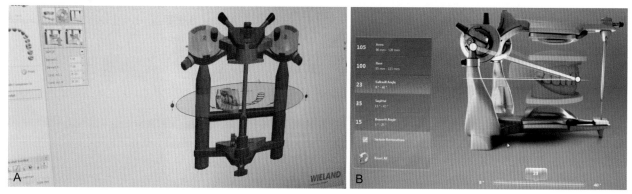

图 2-42　■ 两种虚拟𬌗架。A. Wieland 系统可以通过𬌗架三维立体渲染任意放置虚拟模型；B. Cerec 虚拟𬌗架根据可以改变的平均值放置虚拟模型

反，现在的模型通常是依据平均值放置在任意一个位置（图 2-42）。有系统（图 2-43）可以将虚拟的模型放置于正确的方位。它需要扫描依据传统的面弓和正中关系记录方法放置于正中关系位的模型，这在本章的开篇已有描述。首先，要单个扫描完整模型。获得完整的牙弓模型后，用特殊的厚安装板降低石膏模型及其基座高度，使它们可以依据咬合记录放在扫描仪的特殊参照台上。这保证可以正确扫描上下颌模型的相对关系和它与虚拟𬌗架中任意轴向的位置关系。虚拟𬌗架的髁突控制可以依据之前的石膏模型设定。

在现在的版本中，该软件并不具有与调节后

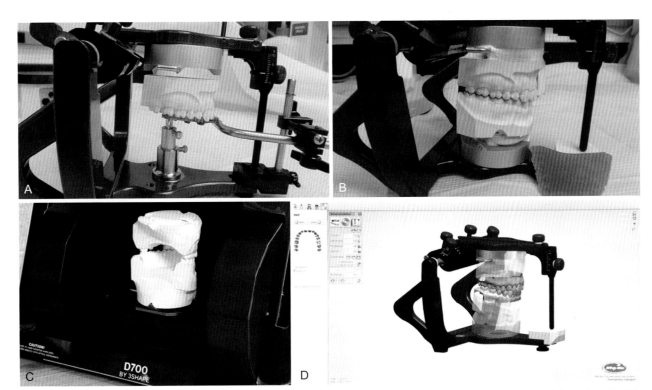

图 2-43 ■ 虚拟再现下颌运动。A. 安装特殊安装板的 Denar Mark 330 𬌗架允许重复放置模型；B. 随意运动记录调节后部控制；C. TEH 扫描仪具有与扫描平台几何外形相一致的特殊安装板，其扫描虚拟架𬌗轴之后可以使虚拟模型的方位更精确（由 Whip Mix Corporation Lousville, Ky 供图）

部制作相关的前牙引导组件，厂家表示直线相关的平均值用于控制虚拟𬌗架中模型的移动。无论是从初始诊断模型、诊断蜡型，或者临床上临时制作修复体的模型，研究前牙引导控制的方法将是该项技术的下一个目标。

总 结

诊断模型初步提供了有价值的诊断信息和临床检查中往往不明显的患者需求的综合性信息。采用精确的藻酸盐制取诊断性石膏模型，同时，借助于面弓转移和颌间记录将模型固定在半可调𬌗架上。对于大多数常规的固定修复诊断来说，使用任意轴的面弓都是足够的。如果需要观察更多的指标，如垂直方向的变化，则需要运动面弓转移。应认识两种𬌗架：可调𬌗架和不可调𬌗架。对于高难度复杂的病例则需要全可调𬌗架。这种𬌗架的调节主要是通过描记仪轨迹。

诊断模型应依据正中关系上𬌗架，以便观察侧方咬合接触，以及评估正中关系到牙尖交错位可能出现的滑动。正中关系是一种上、下颌骨之间的关系，在此关系中，髁突与关节盘最薄且无血管处相联系，盘髁复合体处于关节后斜面的最上最前位，此位置与牙齿的接触情况无关。为了得到该位置，医师需要在上下颌之间放置合适的材料引导患者下颌达到正中关系位。可以通过双手引导完成。如果很多牙齿缺失，则需要制作用软蜡衬边缘的蜡𬌗堤记录正中关系位。

如果很难引导患者的下颌再现铰链运动，则需要特殊的装置引导。该装置可以减小"肌肉记忆"，以引导下颌进行旋转铰链运动。

𬌗架后部的调整可依据通过偏侧咬合记录、简易描记仪、描记仪或立体图获得的解剖平均值衍生来的任意值。

前导可通过机械导盘的𬌗架。作为替代方法，依据诊断模型可以制作自制的丙烯酸树脂导盘。该导盘可用于前牙需要修复时。

虚拟𬌗架的发展让人振奋。现在技术版本下，该虚拟仪器的软件尚不能模拟可以在石膏模型上观察到的下颌运动。

诊断相关程序如诊断蜡型、牙体预备、诊断模型修整均有益于诊断与治疗方案的制订。

参 考 文 献

[1] Erbe C, et al: Dimensional stability of contemporary irreversible hydrocolloids: humidor versus wet tissue storage. J Prosthet Dent 108: 114, 2012.

[2] Patel RD, et al: An in vitro investigation into the physical properties of irreversible hydrocolloid alternatives. J Prosthet Dent 104: 325, 2010.

[3] Nassar U, et al: Dimensional stability of irreversible hydrocolloid impression materials as a function of pouring time: a systematic review. J Prosthet Dent 106: 126, 2011.

[4] Mendez AJ: The infl uence of impression trays on the accuracy of stone casts poured from irreversible hydrocolloid impressions. J Prosthet Dent 54: 383, 1985.

[5] Damodara EK, et al: A randomized clinical trial to compare diagnostic casts made using plastic and metal trays. J Prosthet Dent 104: 364, 2010.

[6] Lim PF, et al: Adaptation of fi nger-smoothed irreversible hydrocolloid to impression surfaces. Int J Prosthodont 8: 117, 1995.

[7] Khaknegar B, Ettinger RL: Removal time: a factor in the accuracy of irreversible hydrocolloid impressions. J Oral Rehabil 4: 369, 1977.

[8] al-Omari WM, et al: A microbiological investigation following the disinfection of alginate and addition cured silicone rubber impression materials. Eur J Prosthodont Restor Dent 6: 97, 1998.

[9] Hall BD, et al: Effects of a chemical disinfectant on the physical properties of dental stones. Int J Prosthodont 17: 65, 2004.

[10] Johnson GH, et al: Dimensional stability and detail reproduction of irreversible hydrocolloid and elastomeric impressions disinfected by immersion. J Prosthet Dent 79: 446, 1998.

[11] Reisbick MH, et al: Irreversible hydrocolloid and gypsum interactions. Int J Prosthodont 10: 7, 1997.

[12] Young JM: Surface characteristics of dental stone: impression orientation. J Prosthet Dent 33: 336, 1975.

[13] Palik JF, et al: Accuracy of an earpiece face-bow. J Prosthet Dent 53: 800, 1985.

[14] O'Malley AM, Milosevic A: Comparison of three facebow/semiadjustable articulator systems for planning orthognathic surgery. Br J Oral Maxillofac Surg 38: 185, 2000.

[15] Piehslinger E, et al: Computer simulation of occlusal discrepancies resulting from different mounting techniques. J Prosthet Dent 74: 279, 1995.

[16] Adrien P, Schouver J: Methods for minimizing the errors in mandibular model mounting on an articulator.

J Oral Rehabil 24: 929, 1997.

[17] Dawson PE: Temporomandibular joint pain-dysfunction problems can be solved. J Prosthet Dent 29: 100, 1973.

[18] Tarantola GJ, et al: The reproducibility of centric relation: a clinical approach. J Am Dent Assoc 128: 1245, 1997.

[19] McKee JR: Comparing condylar position repeatability for standardized versus nonstandardized methods of achieving centric relation. J Prosthet Dent 77: 280, 1997.

[20] Lucia VO: A technique for recording centric relation. J Prosthet Dent 14: 492, 1964.

[21] Gross M, et al: The effect of three different recording materials on the reproducibility of condylar guidance registrations in three semi-adjustable articulators. J Oral Rehabil 25: 204, 1998.

[22] Wirth CG: Interocclusal centric relation records for articulator mounted casts. Dent Clin North Am 15: 627, 1971.

[23] Wirth CG, Aplin AW: An improved interocclusal record of centric relation. J Prosthet Dent 25: 279, 1971.

[24] Lundeen HC: Centric relation records: the effect of muscle action. J Prosthet Dent 31: 244, 1974.

[25] Kepron D: Variations in condylar position relative to central mandibular recordings. In Lefkowitz W, ed: Proceedings of the Second International Prosthodontic Congress, p 210. St. Louis, Mosby, 1979.

[26] Teo CS, Wise MD: Comparison of retruded axis articular mountings with and without applied muscular force. J Oral Rehabil 8: 363, 1981.

[27] Tamaki K, et al: Reproduction of excursive tooth contact in an articulator with computerized axiography data. J Prosthet Dent 78: 373, 1997.

[28] Lundeen HC, Wirth CG: Condylar movement patterns engraved in plastic blocks. J Prosthet Dent 30: 866, 1973.

[29] Bell LJ, Matich JA: A study of the acceptability of lateral records by the Whip-Mix articulator. J Prosthet Dent 38: 22, 1977.

[30] Celar AG, et al: Guided versus unguided mandibular movement for duplicating intraoral eccentric tooth contacts in the articulator. J Prosthet Dent 81: 14, 1999.

[31] Chang WSW, et al: An in vitro evaluation of the reliability and validity of an electronic pantograph by testing with fi ve different articulators. J Prosthet Dent 92: 83, 2004.

[32] Solaberrieta E, et al: Direct transfer of the position of digitized casts to a virtual articulator . J Prosthet Dent 109 : 411, 2013 .

思考题

1. 讨论不可逆性水胶材料的用途和局限性，包括其材料的特性。

2. 为什么诊断模型是在正中关系位上𬌗架而不是在最大牙尖交错位?

3. 列出 5 个项目在诊断模型比在口内更易得到的检查。

4. 用面弓完成的转移是什么? 自由铰链式面弓和运动式面弓有何不同? 何时选择其中之一。

5. 描述 Arcon 和非 Arcon 𬌗架的差异。何时选择简单的铰链式𬌗架? 它的禁忌证是? 为什么?

6. 在调整𬌗架过程中，任意咬合记录的作用是什么?

7. 简易下颌运动描记仪记录的是什么? 何时使用简易描记仪?

8. 个性化丙烯酸树脂切导盘制作的目的是什么? 何时需要使用它?

9. 举两例说明诊断性蜡型制作的必要性。

第 3 章

治疗计划

治疗计划由治疗设计的合理顺序组成，以修复患者的牙列，使之拥有健康理想的功能与外观。计划要用书面形式呈现并与患者讨论其中的细节。良好的医患沟通是实施计划的重要环节。大部分口腔问题可以使用多种方法解决，患者的喜好及关心的问题是建立治疗计划的最关键要求。在一个恰当合理的计划中，应告知患者其现在的状况和问题，口腔治疗预期能达到的效果，治疗时间、费用，为了治疗成功所需的家庭护理及专业复诊。并且，在进行不可逆的操作前，患者必须充分了解随着治疗的进展及获得的新信息，计划可能会需要改变。

本章概述了固定修复计划中的必要决定。其中，最重要的是了解患者的需要及期望，这与可接受的治疗范围密切相关。为了修复的远期效果，在设计一个固定修复体时，必须仔细评估基牙。最后，必须将治疗计划作为整个口腔治疗的一部分。

认识患者的需要

成功的治疗计划建立在充分理解患者需求的基础上。如果口腔医师试图给患者一个"理想"的计划而不是符合患者需求的治疗计划，不太可能达到成功的效果。在许多病例中，我们提出若干个计划并进行讨论，列举每一个方案的优、缺点。事实上，没有提出并解释可行的方案可认为是有法律上的疏忽。

治疗必须实现以下一个或几个目的：治疗现有疾病，预防可能发生的疾病，恢复功能，以及改善外观。

治疗现有疾病

在临床检查中可以发现现有的疾病（见第1章）。识别并减少致病因素，识别并增加抗病因素往往可以阻止活跃中的疾病（图3-1）。例如，口腔卫生宣教有助于减少牙菌斑的数量（一种致病因

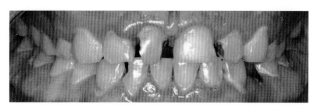

图 3-1 ▪ 菌斑控制差导致龋病与牙齿磨损

素），从而可以降低远期龋病发生的可能性。这些措施可以帮助促进牙龈健康，而健康的组织对疾病的抵抗力更强。对于广泛性龋病患者，必须要采取额外的预防措施（如漱口，含氟牙膏，饮食分析）。修复治疗恢复了缺损或缺失的牙齿组织，但是进一步治疗控制根本致病因素很重要。

预防疾病

通过患病经历和疾病总体发生率可以预测患者患病的可能性。如果缺少干预措施会导致某种疾病发生的可能性，则建议采取干预治疗。

第一阶段治疗目的之一是稳定活动性疾病，包括替换不良修复体及龋病治疗。如果患者口腔卫生比较差，口腔医师必须监测在稳定阶段的菌斑控制是否有改善。若控制不佳，应着重强调提出维护口腔卫生的措施。患者口腔卫生状况可能会相应地影响最终的治疗计划。

恢复功能

尽管在检查中客观测量有一定难度，但可以评估功能水平。治疗可以改善受损的功能（如咀嚼或语音）。首要治疗包括固定修复前咬合重建纠正下颌位置（见第4、6章），以及修复缺失牙前进行正畸牙齿重排。

改善外观

患者常常因为他们对牙齿外观的不满意而就诊。但是客观地评价牙齿美学是十分困难的（见第

23 章）。在这个领域口腔医师应发挥专长，评估患者牙列外观，认真倾听患者的观点。如果现有的外形远远达不到大众审美标准，患者应对改善措施的可行性（及局限性）引起重视。不能因为改善美观而牺牲口腔的远期健康。我们要时刻提醒患者治疗过程中可能出现的不良结果。

采用的材料和方法

现有的所有材料及方法都有其局限性，没有一种能完全与天然牙结构性能一致。临床医师在选择合适的方法之前必须充分了解这些局限性。这有效避免治疗中试验性的方案。

可塑性材料

可塑性材料（如银汞合金或复合树脂）是最常用的口腔充填材料。他们可以实现缺损牙齿的简单保守型充填。但是，这些材料的机械性能低于铸造金属或金属 - 瓷修复体。它们的使用寿命取决于剩余牙体组织的强度与完整性。当需要加强牙体结构时，应该使用铸造金属修复体，并常使用银汞合金或复合树脂作基底或核（见第 6 章）。

大面积的银汞充填体（图 3-2A）可以在口内直接雕刻成形。由于这种直接充填的方法难度相当大，往往造成外形缺陷及不当咬合。而使用制作冠的间接方法则有助于制作具有更加精确外形的修复体（图 3-2B 和 C）。

铸造金属

铸造金属冠（图 3-2B）在牙科技工室制作，使用粘接剂粘接。它们与预备的牙体外形相符，和手指的套环类似。为减少粘接剂暴露于口腔液体，一个长期的冠修复体必须与牙齿外形密切贴合。精确的技术使常规制作的金属冠拥有良好的边缘适合性，精确匹配轴面与殆面。牙冠再现理想解剖外形有助于牙周组织健康及良好的咬合关系。一个牙冠内部的形态必须可以在稳定的同时无阻力就位，且在行使功能时不会发生移位。因此制作的牙冠必须很精确。铸造金属修复体的预备设计是相当关键的，我们将在第 7～10 章讨论（图 3-3）。

冠内修复体

金属铸造冠内修复体（嵌体）（图 3-4），与可塑性充填体类似，支持与固位取决于剩余牙体组织

的强度。但是，需要更多牙体组织抵抗施加在预备牙体轴壁上的楔力（图 7-28）。因此，这种修复体不适合运用于大范围缺损的牙齿（图 3-2A）。当制作得当时，冠内嵌体可以因为铸造金合金的强度和抗腐蚀性而十分耐用；但是，对于近远中很小的龋损，制备嵌体比银汞充填体需要磨除更多的牙体组织。

冠外修复体

金属铸造冠外修复体（全冠）（图 3-5），完全包绕剩余牙体组织及殆面。全冠可以加强和保护龋

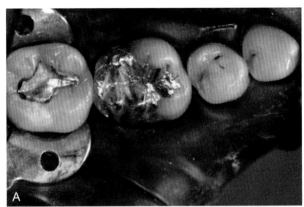

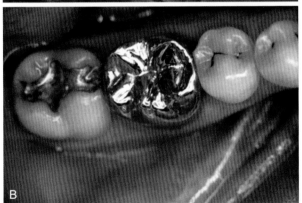

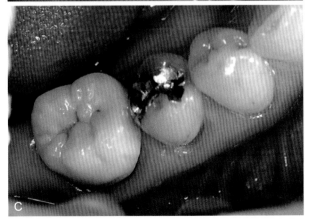

图 3-2 ▪ A. 大面积的银汞合金充填体很难压密实，精确塑形；B. 在技工室使用间接法制作金属铸造全冠，拥有更高的强度；C. 尽管美学冠比铸造冠强度差，但可以使用其修复第一磨牙

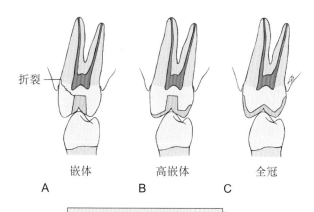

折裂

嵌体   高嵌体   全冠

A   B   C

牙尖结构持续性缺乏时牙尖
保护变得更加重要

图 3-3 ▪ A. 冠内修复体（嵌体）在粘接或行使功能时作用
类似楔子。牙尖强度不足容易发生折断；B. 覆盖牙尖的
高嵌体可以提供更好的保护作用，但是抗力形差；C. 完
整的牙冠对抗牙齿折裂的作用最好，但是可能导致牙周
疾病，影响美观（引自 Rosenstiel SF: Fixed bridgework
—the basic principles. In Rayne J, ed: General Dental
Treatment. London, Kluwer Publishing, 1983.）

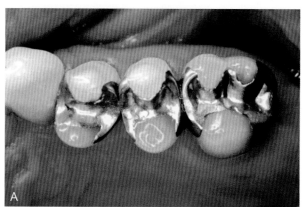

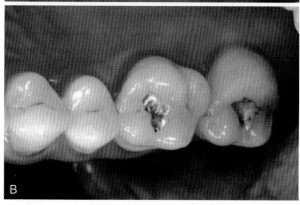

图 3-4 ▪ A. 邻𬌗邻（MOD）嵌体由于发生牙折概率增加，
一般很少使用。但是，它的使用寿命较长。这些 1948
年制作的嵌体直到患者 2012 年去世都一直使用得很
好；B. 这些黄金充填体制作于 1943 年

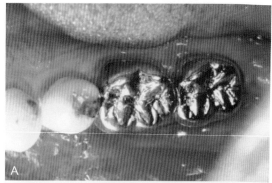

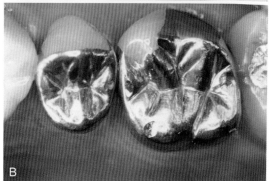

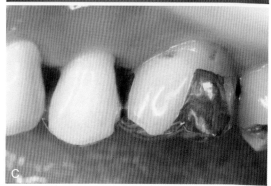

图 3-5 ▪ A. 铸造金属全冠修复磨牙。2 个部分冠的𬌗面
（B）和颊侧面（C）观，制作部分冠可以保存更多的牙
体组织

病或外伤导致的脆弱牙齿。为保证强度，材料要有
足够的体积，牙体预备量相对多于冠内修复体。冠
外修复体的边缘通常平齐或位于游离龈龈缘下方，
增加了维护组织健康的难度。冠外修复体的牙体预
备可以结合冠内修复体的某些特点（如固位沟和针
道）来增强固位能力（见第 7 章）。

金属－瓷材料

金属烤瓷冠（图 3-6）由牙色瓷层熔附在铸造
金属基底上形成。当需要全冠恢复外观与功能时使
用。需要足够的牙体组织预备量来为瓷恢复自然外
形提供空间。虽然修复体只有看到的那一部分需要
盖瓷，其他部分牙体组织可以保留，但是金瓷冠的
预备量仍是最大的。

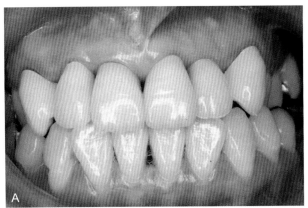

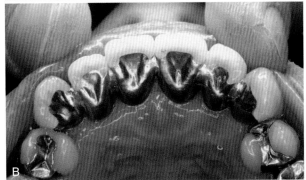

图 3-6 ■ A 和 B. 用于修复上颌前牙的烤瓷修复体

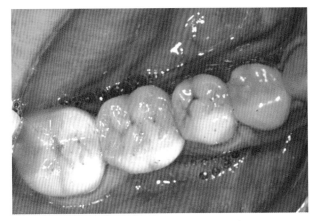

图 3-7 ■ 纤维加强的固定义齿

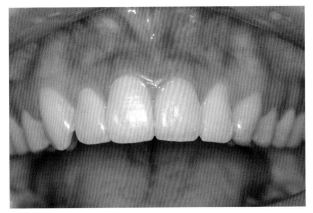

图 3-8 ■ 全瓷修复体

烤瓷修复体的唇侧边缘线往往比较容易分辨，容易影响其美观。虽然可以放于龈下，但可能导致牙龈炎症的发生；我们应该尽量避免[1]。唇侧采用无金属圈边缘可以改善美观，但这对技师来说是个巨大的挑战，我们将在第 24 章讨论。

纤维加强树脂

复合树脂技术的进步，尤其是玻璃纤维和聚乙烯纤维的引进[2-4]，增加了间接复合树脂修复体的应用，如嵌体、冠、固定局部义齿等[5]。这些可达到出色的边缘适合性与美学效果（图 3-7），但是可能无法承受长期的功能性负荷。因此，它们非常适合用于制作长期的临时修复体（见第 15 章）。

全瓷

全瓷制作的全冠、嵌体、瓷贴面是固定修复体中最能达到美学效果的（图 3-8）。不足之处是强度相对不足－这与制作方法有关－获得合适的内部及边缘适合性有一定难度。一些全瓷修复体在诊室中完成，然而有些必须在技工室制作。一般说来，一些在技工室制作的修复体冠内部适合度优于诊室内切削制作的修复体。后者的优势在于这种美学修复体可以一次就诊完成不需要佩戴临时修复

体。近期提高美学修复体强度的研究重点是利用高强度氧化铝、氧化锆、尖晶石或二硅酸锂核[6-8]结合更具有半透性的材料，或是使用白榴石加强半透性材料[9-12]（见第 25 章）。一体化的美学修复体是强度较高的陶瓷之一，单一有色的氧化锆冠对后牙来说美学效果较好[13]。全冠修复体通过间接法制作，全瓷冠酸蚀后使用复合树脂粘接。冠内表面的酸蚀是粘接固位的"关键"。

固定义齿

固定义齿（图 3-9）常常在一颗或多颗牙齿缺失时使用。这些缺牙被桥体所取代，桥体主要用来恢复缺失牙的功能，并尽量满足其美观需求（见第 20 章）。桥体与固定义齿固位体由连接体相连，固位体是预备基牙上的修复体。

固定义齿的所有组成部分在粘接至患者口内前，都于技工室内制作完成。牙齿需要预备出共同就位道。因为固位体上的脱位力相当大，修复体具有固位型很重要。研究显示在保证控制负荷的大小

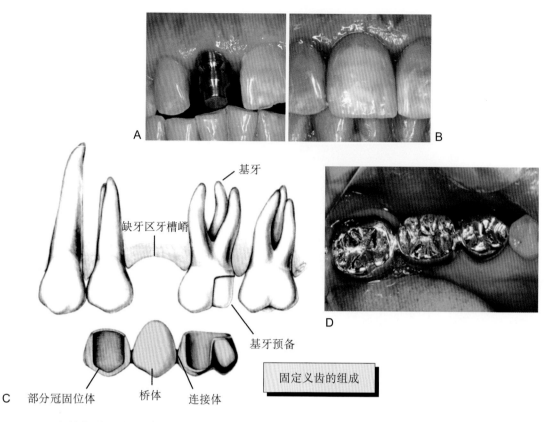

图 3-9 ■ A. 一个单位种植体修复右上中切牙。印模杆紧密安装在种植体上；B. 全瓷修复体；C. 三单位固定桥示意图，显示主要构成部分；D. 桥体牢固连接于基牙的牙冠。连接体应当占据正常邻间接触区，并有足够强度，但是不能过大，妨碍菌斑控制措施进行

与方向，患者进行恰当的口腔卫生维护时，固定修复体具有较好的远期成功率[14]。

种植体支持式义齿

单颗或多颗牙缺失可以使用种植义齿修复（图3-10）。为了成功地进行"骨结合"，进行骨内钻孔时应尽量减少对缺牙区牙槽骨的创伤[15]。在骨结合形成之前缺牙区可能有几个月不负荷，或可以即刻使用临时冠修复。一段时间后再用修复体恢复功能与美观（见第13章）。

可摘局部义齿

可摘局部义齿（图3-11）用来修复缺失牙齿及其支持组织。设计较好的可摘局部义齿在余留牙及缺牙区牙槽嵴上的咬合力较为分散。若基牙可通过铸造固定修复体形成良好的导平面外形和支托凹，则可以更精确地控制咬合力（见第21章）。可摘局部义齿的特殊设计可以影响导线冠的牙齿预备设计。

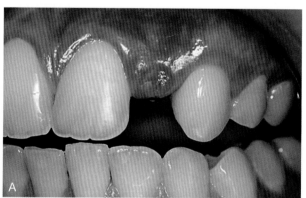

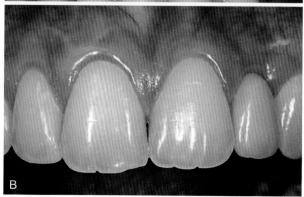

图 3-10 ■ A. 单颗牙齿种植体，愈合基台在位；B. 种植体修复上颌侧切牙

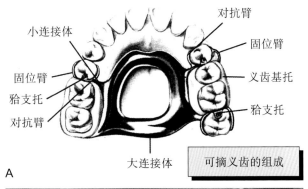

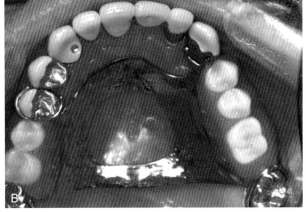

图 3-11 ■ A. 可摘局部义齿的各组成部分；B. 使用可摘局部义齿修复缺失后牙，义齿由前磨牙烤瓷冠及磨牙金合金冠支持

全口义齿

全口义齿共同的问题是义齿的稳定性及远期支持骨的吸收。义齿稳定性可通过仔细设计咬合关系解决。在下颌切牙是唯一有接触的牙齿时，上颌义齿的稳定性相当差，接着会发生上颌前部颌骨的损害[16]，所有对颌为固定修复体的半口义齿治疗计划在咬合设计上需要特别谨慎（图 3-12）。有些患者可以在牙髓治疗后的牙根上进行覆盖义齿修复，可有效保存剩余牙槽嵴，并且提高全口义齿的稳定性[17]（图 21-39）。

缺失牙治疗

涉及固定义齿的治疗计划常常包括对缺失牙的修复。在大多数病例中，牙齿缺失是由于龋病或牙周疾病造成。少数病例是因为先天缺牙或是外伤或颌骨瘤样病变所造成。

关于拔牙的决定

通过权衡牙齿固位的利弊来判断牙齿是否需

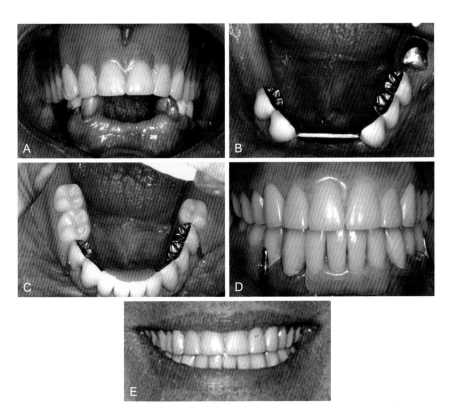

图 3-12 ■ 上颌单颌总义齿对颌是固定义齿时需要特殊设计，固定义齿可以为可摘局部义齿提供支持力。一般来说，建议制作试验性的上颌义齿，这样可以使固定义齿形成良好排列的𬌗平面。A. 术前照片；B. 烤瓷冠支持式杆卡；C. 下颌可摘局部义齿；D、E. 修复完成（由 Dr. J.A. Holloway 提供）

要拔除。有时对于预后明显较差的牙齿，通过专业精细的技术是可能保留的。在这种情况下，患者必须充分理解治疗计划的利弊、风险。在其他病例中，拔牙是一种治疗的选择（图 3-13）。是否拔牙及如何修复缺失牙的决定最好在其是否需要拔除时确定，而非在拔牙后几个月或几年后再做打算。

拔牙后未修复的结果

修复或不修复缺牙，需要慎重地分析利弊及所需花费。伴随支持组织的后牙缺失，额外的力量施加于剩余牙列，可以造成损伤影响功能。然而，研究显示变弱的后牙咬合也可行使足够的功能[18]，尽管可以使用种植牙来替代缺失的第二磨牙加强咀嚼功能和增加客观满意度[19]。如果不修复缺失牙，有可能影响牙列的整齐性。之前由缺失牙的邻牙、对颌牙、支持组织及唇颊舌软组织施加在缺失牙上的平衡力会被扰乱（图 3-14）。造成的后果可能有对颌牙的伸长，邻牙向缺隙侧倾斜，剩余牙之间邻接关系受影响、间隙变大。反之，这些后果也会影响健康支持组织，造成𬌗干扰。但是，位于缺隙侧两端的邻牙并未显示受到更多的损伤[20]，邻牙向缺

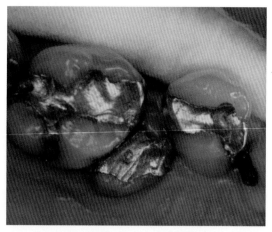

图 3-13 ■ 不合理的治疗设计。在这种情况下不应该充填错位的前磨牙（由 Dr. P.B. Robinson 提供）

隙侧的位置改变是相当缓慢的[21]。

可是，一旦邻牙发生了严重的移位，虽然让牙列完全恢复健康是不太可能的，但是在这种晚期阶段简单修复缺失牙可阻止更进一步的破坏。为弥补拔牙后未及时治疗的后果，可能需要扩展治疗计划，包括正畸重排及额外的铸造修复体（纠正错误𬌗平面）。

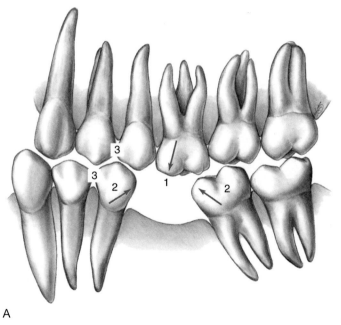

A

随时间推移，牙列完整性丧失导致牙齿移动

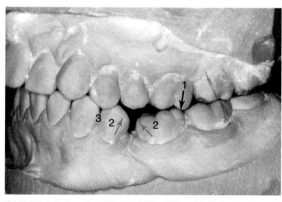

B

图 3-14 ■ 缺失下颌第一磨牙后未行固定修复：示意图（A）和诊断模型（B）。典型的结果是对颌牙的伸长（1），邻牙倾斜（2）；邻牙接触丧失（3）（引自 Rosenstiel SF: Fixed bridgework—the basic principles. In Rayne J, ed: General Dental Treatment. London, Kluwer Publishing, 1983.）

基牙选择

无论何时，固定义齿的设计越简单越好，在桥体的两端设计固位力好的固位体。多个夹板式基牙，非固定连接体，或者中间基牙的使用使治疗过程更加复杂，在许多病例中，会影响远期的预后（图3-15）。

单颗缺失牙的修复

除了进行性的牙周疾病削弱骨支持组织之外，单颗缺失牙可以使用一个包含近远中基牙的三单位固定桥修复。当使用固定义齿修复上下颌尖牙时是一个例外。在这种情况下，形态小的侧切牙需要与中切牙相连来防止固定义齿的侧向移位。前牙区两个基牙叫做双邻接（double-abutting）。

单端固定义齿

桥体只有一侧与固定体相连的固定义齿称为单端固定桥。比如尖牙上一个冠外烤瓷固位体带一个侧切牙桥体。由于降低了制备三单位固定桥的难度，悬臂梁型的固定义齿长期以来一直很受欢迎。同时，许多医师不愿意预备完好的中切牙，从而使

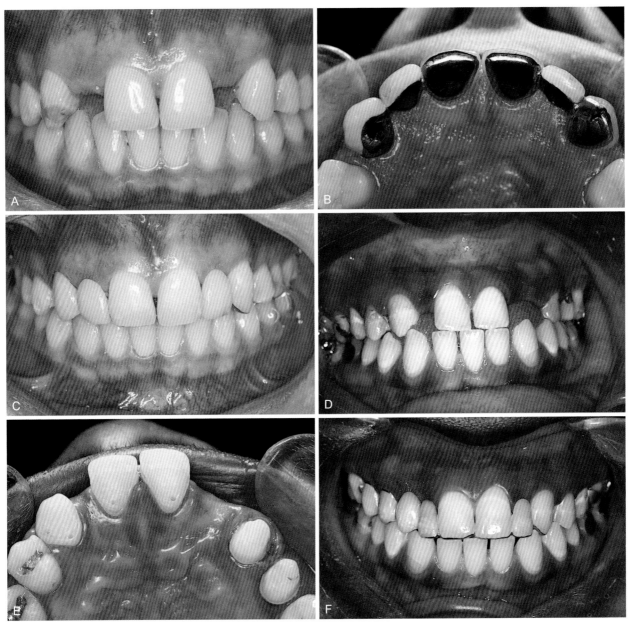

图 3-15 ■ A~C. 2 个简单三单位固定桥修复先天缺失的上颌侧切牙；D~F. 另一个患者缺失 1 颗尖牙，同时缺 2 颗侧切牙，这个患者的修复比 A 中患者难度大，需要八个单位的修复体

用悬臂梁来代替。

但是，单基牙的单端固定桥远期预后较差[22]。当咬合力直接作用于牙体长轴时，牙周支持组织可以很好地承担这些力[23]。当使用简单三单位固定桥时便是如此。悬臂梁结构对支持组织施加侧向力，这可能造成基牙倾斜、旋转、移位而损伤基牙（图3-16）。实验室分析[24, 25]证实了这种固定义齿的潜在危害。但是，临床上树脂粘接固位的固定义齿可能更倾向于制作悬臂梁结构，尤其是因为它失败后方便重新粘接[26]（见第 26 章）。

如果修复多颗牙齿，单端固定桥的适应证得仔细斟酌（图 3-20）。有健康牙周支持组织的多颗牙齿可以抵抗有害的倾斜力，基牙不易发生移动。悬臂梁结构也可以成功运用于种植义齿上（见第 13 章）。

基牙评估

在牙体预备之前，全面检查每一颗基牙，可以节省一定的时间、费用，并增强患者的信心。通过影像学检查，冷热、电刺激反应，医师可以判断牙齿的牙髓状况。去除现有的修复体，垫底材料，去净残余龋损[27]（最好安装橡皮障），并且仔细检查是否有可能牙髓暴露。可疑牙髓不健康的牙齿在进行固定修复前需要进行牙髓治疗。尽管可以接受在银汞或是树脂充填时直接盖髓的风险，但是在计划冠修复时常规需要牙髓治疗。固定修复需要大量的时间与金钱；如果在制作复杂修复体之后进行牙髓治疗，需要从殆面破坏新制作的修复体，这可能影响预后及治疗的远期效果。

根管治疗后的牙齿

如果一颗牙齿已接受过完善的牙髓治疗，可以通过桩核基底实现基牙良好的固位与抗力（见第 12 章）。牙根较短及牙冠部缺损大的牙齿（剩余结构少）经常会修复失败。注意要为桩核提供足够的固位。有时，尝试对破坏严重的牙齿进行牙髓治疗，拔除患牙可能是更好的选择。

在牙髓治疗后预期制作的修复体类型可以帮助医师制定更好的计划。例如，需要冠修复的上颌前磨牙通常使用全瓷冠或是烤瓷冠修复；进行牙髓治疗时，上颌颊尖折断的患者比舌尖折断的患者预后好。美学修复的冠需要在颊侧预备宽肩台，这有可能显著地削弱剩余颊尖的强度，因此舌尖的预备应更加保守，由于剩余更多牙齿结构提供固位力，会带来了更好的预后（见第 7、9、12 章）。

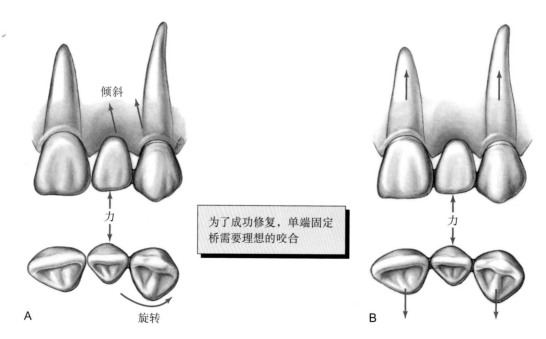

图 3-16 ▪ A. 单端固定桥受力后只有一侧抗力，这导致不平衡。垂直向力可导致基牙下沉，水平向力可导致基牙旋转。B. 在固定义齿基牙中包括了两侧邻牙，抵抗力的作用可能更好，因为牙齿需要整体移动而不是仅仅旋转或是下沉（引自 Rosenstiel SF: Fixed bridgework—the basic principles. In Rayne J, ed: General Dental Treatment. London, Kluwer Publishing, 1983. ）

未修复过的基牙

一个从未修复、无龋病的牙齿是理想的基牙。这种牙齿经过保守性的牙体预备，可以成为一个固位力强且拥有理想外观的修复体（图 3-17）。这种固位体的边缘不需要像有充填体或龋病的牙齿那样调整。对于成年患者的健康牙齿进行预备，只要合理选择设计及方法，便不会危害牙髓。有些患者不太愿意将健康的牙齿磨小作为固定义齿的基牙。在这种情况下，我们更看重的是患者整体的口腔健康，而非个别牙齿的状况。

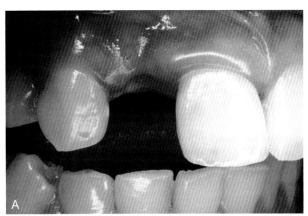
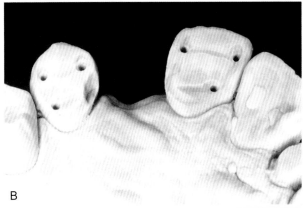
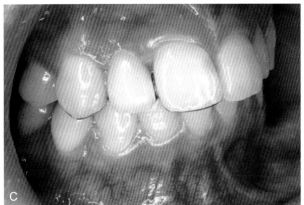

图 3-17 ■ A 和 B. 未治疗过的基牙预备保守性的固位体；C. 美学固定义齿修复上颌切牙

近中倾斜的第二磨牙

下颌第一恒磨牙由于龋病早失是极其常见的（图 3-18）。若是忽略所形成的间隙，第二磨牙可能会向近中移位，尤其在第三磨牙萌出的情况下。之后，由于邻牙的干扰导致无法再形成平行就位道，想要制作令人满意的修复体是很困难的。

这时，改良的预备设计或非固定连接体可以用于固定义齿；另外，也可以使用一种直接的解决方法[28]：使用正畸的固定矫治器矫正倾斜基牙。但是，如果在第一磨牙拔除后即使用间隙保持器（图 3-19）是可以避免这些问题的。这种矫治器很简单，用方形正畸矫治弓丝沿着缺牙区牙槽嵴弯制，并以邻牙上一个小修复体作为支抗。

多颗缺失牙的修复

当需要修复若干颗缺失牙时，固定修复是相当有难度的。面临的困难可能是单一长距离缺牙区，或中间有基牙的数个缺牙区（图 3-20），尤其是想使用一个固定义齿修复前后牙时。低估广泛缺牙区的问题可导致修复失败。保证成功的关键是在上𬌗架的诊断模型上制作诊断蜡型。这对复杂的固定修复很重要，尤其在纠正𬌗平面和调整垂直距离时，可以使用种植支持式义齿修复或固定 – 活动联合修复。即使是一个经验丰富的医师，也很难精确评估这种复杂治疗的效果（图 2-41）。

基牙负荷过大

要先评估基牙受应力后抵抗移位或松动的能力，这会直接影响修复治疗计划。这些应力在做侧方功能运动时尤其严重（见第 4 章），显然有必要在受损牙列修复时进行正确的评估。尽管我们认为一个良好的咬合状态可以减少侧向运动持续的时间和强度，但几乎没有科学证据可以证实这点。除非已经在之前一段时间内𬌗垫治疗已经证实这点[29]，否则以一副新的修复体可以减轻侧向功能运动这样的假设来开始治疗是很不明智的。

应力方向

尽管任何应力的大小很难调控，但一个制作良好的修复体可以较好地分配应力：就是说，使力量通过牙体长轴传递。前牙限制了有潜在危害的侧向力，其到颞下颌关节处支点的长距离减少了这些力量（见第 4 章）。

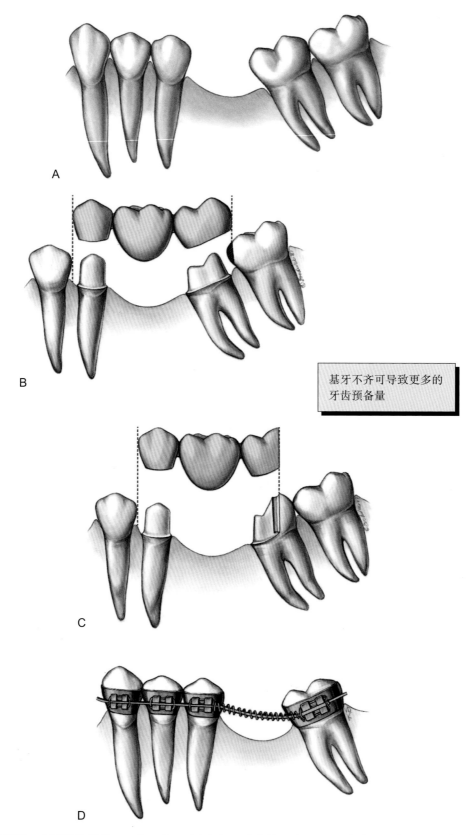

基牙不齐可导致更多的
牙齿预备量

图 3-18　■　A. 下颌第一磨牙早失后第二、第三磨牙近中倾斜及移位的示意图；B. 传统的三单位固定桥修复可能失败，因为其就位时被第三磨牙阻挡；C. 远中基牙可运用改良的预备设计；D. 更好的治疗计划是在固定修复前拔除第三磨牙，正畸竖直第二磨牙（引自 Rosenstiel SF: Fixed bridgework—the basic principles. In Rayne J, ed: General Dental Treatment. London, Kluwer Publishing, 1983.）

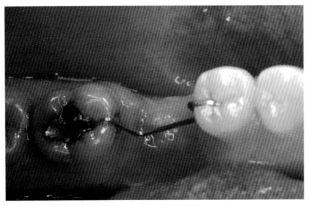

图3-19 ■ 正畸方弓丝可以用来制作防止拔牙术后邻牙移位的简易器械。方丝用小的充填体进行固位。或者，可以用作正畸带环固位体。要注意这些简单的稳定装置不能阻止对颌牙的伸长；在可能发生这些情况的区域，需要暂时的固定修复体

牙根表面积

在制订固定义齿治疗计划时需要评估可能用到的基牙的牙根表面积。1926 年，Ante[30] 认为固定义齿基牙的牙根表面积小于缺牙的牙根表面积是不合理的；这个观点被普遍接受，并被其他作者[31-33]补充称为"Ante 法则"。表 3-1 显示了各恒牙的平均牙根表面积[34]。根据 Ante 法则，若患者缺失第一磨牙和第二前磨牙（图 3-21），只要没有牙周病造成的骨丧失，使用一个四单位的固定桥的风险在可承受的范围内，这是因为缺失牙的牙根表面积与基牙基本相同。但是如果第一磨牙与两颗前磨牙均缺失，一般不考虑使用固定桥修复，因为缺失牙的牙根表面积远远大于可使用基牙的牙根表面积。

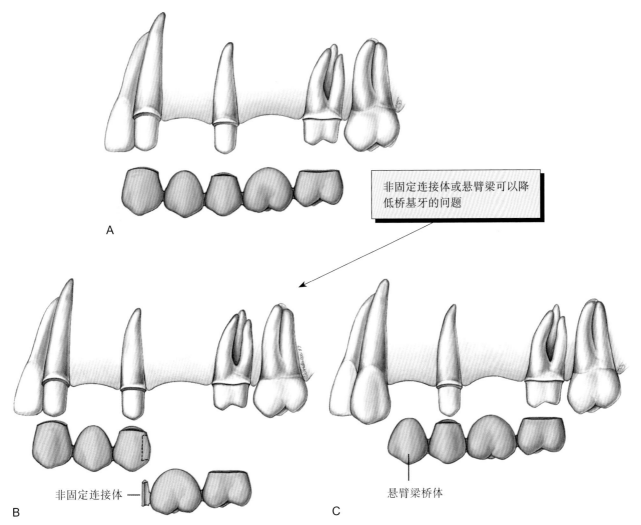

> 非固定连接体或悬臂梁可以降低桥基牙的问题

A

B　非固定连接体 ——

C　悬臂梁桥体

图 3-20 ■ A. 五单位的固定桥修复上颌第一磨牙和第一前磨牙。中间的基牙在行使功能时成为支点，其他的固位体可能无法固位。为了修复的顺利进行，这种修复体需要固位力极强的固位体；B. 另一种可选择的方法是磨牙桥体与第二前磨牙之间采用非固定的鸠尾型连接体；C. 牙周支持力足够时，可以采用更简单的设计，第一前磨牙桥体为悬臂梁（引自 Rosenstiel SF: Fixed bridgework—the basic principles. In Rayne J, ed: General Dental Treatment. London, Kluwer Publishing, 1983.）

表 3-1　基牙牙根表面积

象限	牙根表面积（nm²）	百分比
上颌		
中切牙	204	10
侧切牙	179	9
尖牙	273	14
第一前磨牙	234	12
第二前磨牙	220	11
第一磨牙	433	22
第二磨牙	431	22
下颌		
中切牙	154	8
侧切牙	168	9
尖牙	268	15
第一前磨牙	180	10
第二前磨牙	207	11
第一磨牙	431	24
第二磨牙	426	23

数据来自 Jepsen A: Root surface measurement and a method for x-ray determination of root surface area. Acta Odontol Scand 21:35, 1963.

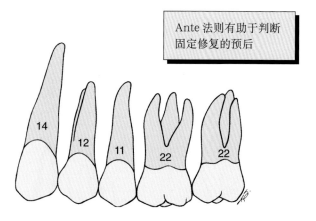

Ante 法则有助于判断固定修复的预后

图 3-21 ■ 为了评估固定义齿（FDP）支持力，Ante 法则提出缺失牙牙根表面积和基牙牙根表面积的关系（数字代表了牙根表面积的百分比）。如果缺失第一磨牙（22%）和第二磨牙（11%），四单位固定桥的总牙根表面积比缺失牙略大（34%）。在这种情况下，没有其他不利因素时，选择固定桥修复预后较好。但是，如果第一前磨牙也缺失，丧失的牙根表面积达到 45%，而剩余基牙只有 36% 的牙根表面积，这时预后不佳

Nyman 与 Ericsson[35] 对 Ante 法则提出一定的质疑，他们将缺少一定牙周支持的牙齿作为基牙制作固定桥仍能成功。在他们讨论的大部分治疗中，基牙的牙根表面积小于缺失牙的一半，而在 8 ~ 11 年后仍未出现修复失败。Nyman 与 Ericsson 将其归功于在积极治疗阶段细致的根面平整，观察期内的菌斑控制，以及修复体𬌗面的谨慎设计。也有其他作者报道了有限牙周骨组织支持下成功进行固定义齿修复的病例（图 31-45G 和 H）[36, 37]。

牙根形态与角度

当牙周支持组织变差时，必须考虑牙根的形态与角度。根分叉大的磨牙较于圆锥形牙根或根分叉处骨吸收的牙齿能提供更好的牙周支持。扁根的单根牙支持作用好于圆根的单根牙。同样的，牙长轴方向正常的牙齿比倾斜牙牙周支持更好。可以通过正畸矫正的方法改变倾斜的牙长轴（图 3-22）。

牙周病

牙周病造成的水平骨吸收，使牙周韧带支持的牙根表面积大量减少[38]。因为大多数牙根是锥形的（图 3-23），所以当牙根长度暴露 1/3 时，则已丧失了一半的支持面积。此外，由于临床冠的增长，杠杆作用会使施加在支持组织上的应力被放大。当骨组织明显吸收时，应对基牙条件进行谨慎评估。

总的来说，当牙周情况恢复健康，并且能长期维持在稳定状态时，即使基牙牙周支持组织吸收较严重，也可以进行成功的固定修复[39, 40]（图 3-24）。如果牙周情况未被控制，却想进行广泛的修复重建，后果是不堪设想的。

健康的牙周组织是一切固定修复体的先决条件。如果基牙有正常骨支持，患者对菌斑控制偶尔的疏忽，一般也不影响远期预后。但是，牙周病造成基牙周围严重骨吸收时，预后则很差。这时则必须严格持续实施菌斑控制措施。

跨距（桥体）长度

在𬌗力作用下过大的挠曲力可造成长跨距固定义齿的失败，如出现瓷贴面折裂、连接体折断、固位体松动、或是软组织不良反应，都可以造成修复体无法使用。在𬌗力作用下所有的固定义齿都会轻度弯曲；跨距越大，弯曲越大。挠曲程度与跨距之间不是简单的线性关系，而是与跨距的立方成比例。因此，在同等条件下，一单位桥体发生一定量的形变，二单位桥体则会发生 8 倍量的形变，三单位桥体则可以发生 27 倍量的形变[41]（图 3-25）。

所以 3 颗后牙的固定修复预后往往不佳，尤其是在下颌牙列[42]。在这种情况下，种植义齿或可摘局部义齿常常可达到更好的修复效果。

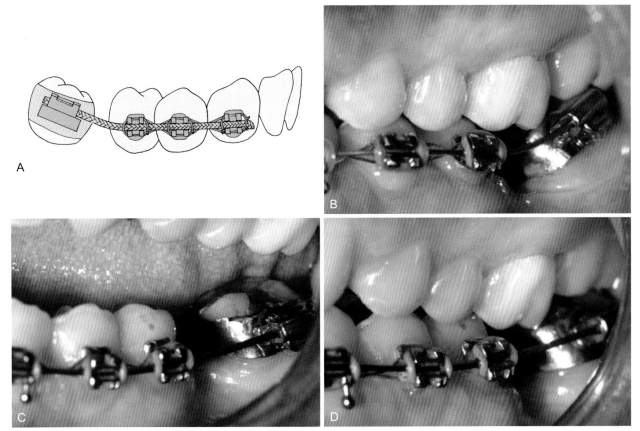

图 3-22 ▪ A. 一个排列不齐的基牙很难或是不能作为固定修复的基牙，并且提供的支持力很弱；B. 使用方弓丝矫正倾斜的下颌磨牙；C. 1 个月后进展；D. 2 个月后基牙基本竖直（引自 Proffit WR, Fields HW, Sarver DM: Contemporary Orthodontics, 5th ed. St. Louis, Mosby, 2013.）

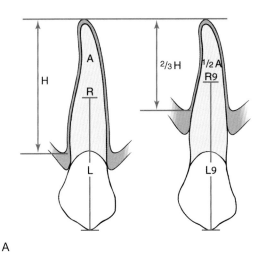

因为牙根的形态，看似一点的水平骨吸收却可以造成较多骨支持组织的丧失

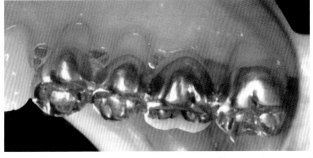

图 3-23 ▪ A. 由于大多数牙根呈锥形，支持的实际面积 (A) 比预期减少得更多 (H)。旋转中心 (R) 向根方移动 (R′)，悬臂增长 (L′)，使支持结构承受的力量增大；B. 固定桥 (FDP) 修复上颌第一磨牙。第一前磨牙为骨支持欠佳的固定基牙提供了附加的稳定力量（A. 引自 Rosenstiel SF: Fixed bridgework—the basic principles. In Rayne J, ed: General dental treatment. London, Kluwer Publishing, 1983.）

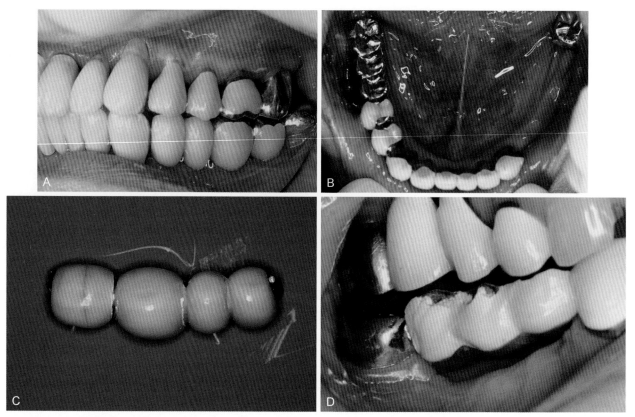

图 3-24 ■ A. 尽管这个比较少见的固定桥在患者口内使用 9 年，但是远中桥体与固位体之间的连接体最终折裂（B）；C. 注意弯曲导致颊舌侧的瓷裂纹；D. 长跨距的固定桥失败折裂

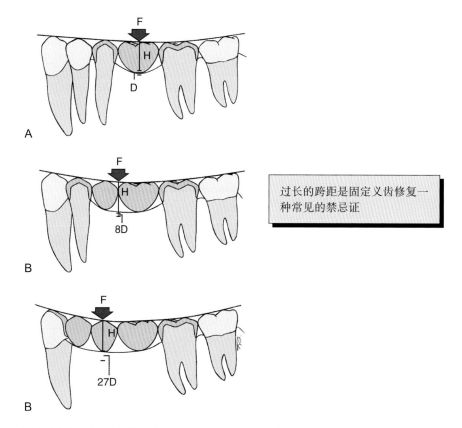

过长的跨距是固定义齿修复一种常见的禁忌证

图 3-25 ■ 固定义齿的形变与跨距长度的立方成正比。A. 在受到一定的力（F）时单个桥体少量形变（D）；B. 受到相同的力量时二单位桥体发生 2^3 倍形变（8D）；C. 三单位桥体发生 3^3 倍形变（27D）

如果制作了一个长跨距的固定义齿，那么桥体及连接体横断面越大越好，确保在理想的固位的同时，避免损害牙龈健康。此外，修复体需要采用高强度的材料（见第 19 章）。

修复多颗前牙

修复前牙时，需要特别考虑外观，以及如何抵抗与牙体长轴不平行的倾斜力的问题。

使用 2 颗尖牙作为固位体制作简单固定桥修复下颌 4 颗切牙。一般不需要再使用第一前磨牙做基牙。如果余留 1 颗孤立的切牙，需要拔除这颗牙，避免影响修复体的整体设计和制作，并对预后产生不利影响。因为下颌切牙体积小，通常不作为基牙。特别注意不能在这些牙齿上制作外形凸度过大的修复体，那样的话要再进行菌斑控制几乎是不可能的。所以，医师有以下几种可能的选择：①使用超薄瓷贴面，但降低美观要求；②牙体预备中牙髓暴露；③选择性牙齿拔除。

多颗上颌切牙缺失后的美学修复及固位对我们来说是一个巨大的挑战。牙弓形态有一定弯曲度，𬌗力直接作用于上颌切牙桥体上，使切牙向外运动。与下颌切牙不同，上颌切牙排列并不是一条直线（尤其是窄的或突出的牙弓）。在固定长桥的两端增加额外基牙可以抵抗倾斜力。这样一来，修复上颌 4 颗切牙，需要将尖牙与第一前磨牙作为基牙[43]。

使用固定义齿修复上颌多颗切牙时，想恢复前牙美学是有一定难度的。获得理想的牙齿外形达到美学效果和语音修复对医师来说是一个巨大的挑战。制作诊断蜡型是预先评估修复效果的一个很好的方法。在治疗过程中，一般会制作一个临时修复体（见第 15 章）。可以通过临时修复体观察修复体外形，唇支持情况及语音功能情况。修改调整前牙的外观直到患者满意，然后最终修复体也可以参照临时冠制作，这样可以避免固定义齿完成以后出现尴尬的误区。

如果由于外伤或是牙周病导致前牙骨缺失比较严重，这时可能会出现牙槽嵴缺损（图 3-26）。在此类患者身上，应该考虑使用可摘局部义齿修复，尤其在患者笑线高时，因为固定义齿只能修复牙齿缺失，但是无法修复软组织缺损。再者，临时修复体可以协助医师和患者共同制定出合适的方案。虽然手术的效果很难预期，但是必要时选择手术方法修整牙槽嵴[44]。

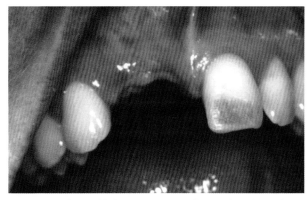

图 3-26 ▪ 外伤后缺失 2 个切牙。丧失了一定量的牙槽骨。修复体很难或是几乎不可能在不进行牙槽嵴重建的情况下进行美学修复（由 Dr. N. Archambo 提供）

可摘局部义齿的适应证

可能的情况下，使用固定义齿修复缺牙区域比可摘局部义齿更好。相较于可摘义齿，一个制作良好的固定义齿更有助于恢复健康及功能，也更为患者所接受[45]。尽管如此，在以下情况使用可摘义齿更适合：

1. 需要缺牙区牙槽嵴提供垂直向支持力，比如，远中基牙缺失（图 3-27）。
2. 对抗对侧牙齿及软组织导致的侧向运动，比如，确保跨度较长缺失区域的稳定性。
3. 可见的前牙区域有一定量的骨丧失，固定义齿修复外观不理想（图 3-28）。

多颗牙齿缺失区常常由固定义齿与可摘局部义齿联合修复（图 3-29）。目的是用固定义齿减少可摘局部义齿修复带来的附加间隙，尤其是消除前牙区的附加间隙，这样，可以让患者在不佩戴可摘局部义齿的情况下，也能保证美丽的笑容。后者对患者心理起到了积极作用。

治疗顺序

当确认患者需求，并制订合理治疗计划之后，必须确定合理的治疗顺序，包括对症治疗，稳定恶化的病情，最终治疗以及随访复诊程序。我们特别强调合理顺序的重要性，因为失误可影响疗效，导致不必要及额外的花费。

对症治疗

治疗计划中缓解不适、急性症状是首要的（图 3-30）。这种不适有可能由牙齿折裂、急性牙髓炎、

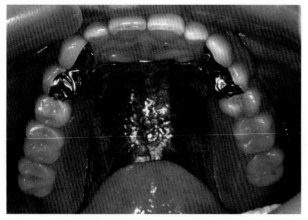

图 3-27 ■ 可摘局部义齿修复上颌双侧游离端缺失牙（由 Dr. J.A. Holloway 提供）

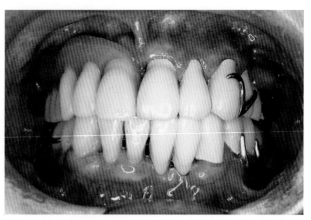

图 3-28 ■ 有较多骨缺损的区域，可摘局部义齿修复效果比固定义齿更自然

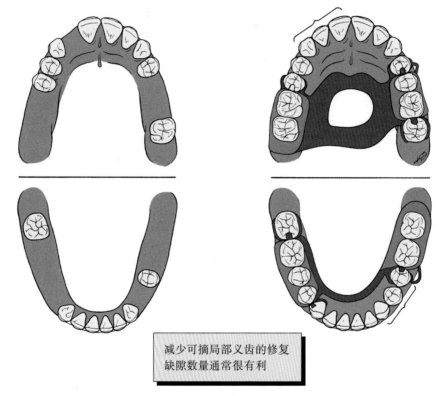

减少可摘局部义齿的修复缺隙数量通常很有利

图 3-29 ■ 多个缺牙区的治疗计划。若干颗牙齿缺失时，可摘局部义齿和固定义齿联合可以取得最好的修复效果，在上颌牙列，缺失侧切牙使用简单三单位固定桥修复，比可摘局部义齿容易清洁。下颌孤立的前磨牙与尖牙连成一个三单位固定桥。在孤立前磨牙上设置卡环的可摘局部义齿通常预后不佳（引自Rosenstiel SF: Fixed bridgework—the basic principles. In Rayne J, ed: General Dental Treatment. London, Kluwer Publishing, 1983.）

慢性牙髓炎急性发作、口腔脓肿、急性牙周或牙龈炎症、肌筋膜痛障碍引起。

临床医师仅通过充分的诊断信息确认一些特殊症状的特征并进行诊断，不能延误治疗。在这些急性症状出现时，全面的检查是不需要并且不太可能实施的。

非紧急症状的紧急处理

令人庆幸的是大多数需要固定修复的患者一般没有急性症状需要治疗；但是，他们可能有些特殊症状要引起注意，比如前牙牙冠缺损，瓷贴面的磨损或折裂，或是可摘义齿的折断（图 3-31）。

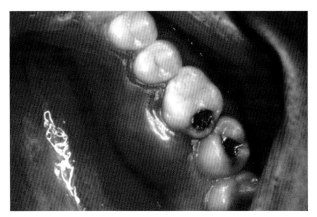

图 3-30 ■ 急性根尖周脓肿造成的肿胀（由 Dr. P.B. Robinson 提供）

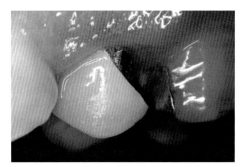

图 3-31 ■ 为了外观及舒适，断裂的瓷修复体需要处理

稳定恶化的病情

治疗的第二阶段包括稳定仍在恶化的病情，比如消除龋坏或牙周疾病的致病因素，加强患者抵抗力，或者两者结合。

龋病

使用传统方法进行龋病治疗，用相应的可塑性材料进行充填。这是固定义齿顺序治疗的基础（见第 6 章）。但是，要避免对进行性龋病患者做冠修复，因为可能由于疾病复发会危害治疗的效果。可以通过饮食建议，口腔卫生措施，氟化物治疗及常规复查监控患者治疗进展来控制风险。

牙周疾病

要通过日常菌斑控制尽早治疗造成持续不可逆性骨吸收的慢性牙周炎。牙齿只有在拥有光滑表面及外形顺滑延伸到龈沟时，方能进行有效的菌斑控制。因此，以下措施很重要（图 3-32）：
- 重新修复不良修复体
- 去除龋病

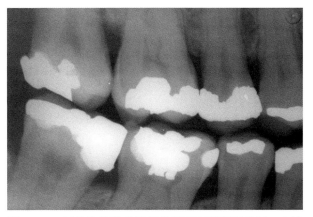

图 3-32 ■ 过凸和缺陷的修复体妨碍正常菌斑控制，应该作为稳定阶段治疗的一部分进行纠正

- 修整外形凸度过大的牙冠（尤其在根分叉区域）
- 恰当的家庭口腔卫生指导及实施

最终治疗

当以上阶段完成后，即可进行提升口腔健康、恢复功能、改善外观的长期治疗。有时这些要花相当一段时间。对于一个患者可能要提出若干个治疗建议，从常规维护修复治疗到涉及正颌正畸的全口修复重建。这些治疗中的利弊必须向患者仔细解释。诊断模型和蜡型是极其有效的沟通工具。当牙医制定最终的治疗计划时，他们应该尽力减少之前问题复发的可能。通常先制订口腔内手术计划，接着是牙周、牙髓、正畸、固定修复，最终活动修复。

口腔手术

治疗计划中应预留伤口愈合及牙槽嵴重建的时间。因此，首先需要拔除预后差、未萌出的牙齿，以及残根残冠。同样的，修复前的手术治疗（如牙槽嵴修整）需在整个治疗的早期阶段进行。

牙周治疗

治疗计划中的稳定阶段包含了大部分的牙周治疗过程。任何手术，如牙周袋切除、膜龈手术、引导骨再生技术或者截根术等在这个阶段进行（见第 5 章）。

牙髓治疗

牙髓治疗有时需要作为治疗计划的一部分，来缓解患牙不适和稳定病情。如果要为铸造修复体提供适当空间、为缺损大的或磨损严重的牙齿提供固位，则可能需要选择性的牙髓治疗。

如果作为固定义齿的基牙牙髓活力异常，需要预防性的进行牙髓治疗，虽然对于单个修复体，定期复诊可能是更合适的方法。

正畸治疗

在进行固定修复时，对牙齿进行微小的正畸移动是常见的做法，不能过分强调在修复序列治疗中将牙齿移动到理想位置方法的优势。技工室经常在基牙位置异常时努力制作"正确"解剖外形的修复体。这会对预后产生相反的不利效果。修复前牙齿已被竖直、旋转、侧移、内收或者外展来改善它们之间的关系。当制订计划时都要考虑正畸治疗的参与，尤其是之前忽略了牙缺失而导致剩余牙齿发生移动的情况。

固定修复

固定修复并不是在所有准备工作完成后才开始。这为在治疗中遇到未预料到的困难后调整原始计划提供可能。例如，一个打算进行牙髓治疗的牙齿因无法治疗被拔除，迫使一开始的固定修复计划做出相应调整。

咬合重建　在固定修复之前常常需要进行咬合重建。其基本原理是双重的：咬合重建可以减轻神经肌肉系统病理状态（见第4、6章），咬合重建还可在综合修复重建之前协助维持正颌的稳定效果。当要进行大范围的固定修复时，必须先消除最大牙尖交错位与正中关系之间的滑动变化，才能获得精确和持久稳定的𬌗关系（见第4章）。设计范围较小的义齿时，可以调整固定义齿，适应现有咬合，达到患者比较满意的功能。但是，任何伸长或移位的牙齿都需要调整，而不是去勉强维持患者现有的咬合关系。

前牙修复体　如果前后牙都需要修复，往往需要先修复前牙，因为它们直接影响下颌边缘移动，并随之影响后牙𬌗面形态（见第4、18章）。如果先修复后牙，上前牙腭侧外形发生的改变可能迫使后牙修复体要进行调整。

后牙修复体　最好同期进行后部修复。通过应用加蜡技术可建立有效的咬合方案（见第18章）。在所有可行方案中，应先修复一侧后牙；同时修复4个区域的后牙会给牙医和患者造成相当大的并发症，包括临时修复体的折裂与损坏，两侧局部麻醉造成的不适，给确定精确颌位关系造成困难。

复杂修复体　在改变垂直咬合距离或固定可摘联合修复时，谨慎制定治疗顺序是至关重要的。推荐使用交叉安装诊断模型的方法（图3-33）。两套诊断模型准确安装使其可以在𬌗架上准确交换。一副模型按照最终的治疗方案进行预备制作蜡型，并将义齿放在需要活动修复的区域。从咬合和外观两方面在𬌗架上评估蜡型。如果前牙被装在可移动记录板上，当前牙修复完成时，可直接在口内评价外形和发音状况。当进行最终治疗时，先预备一侧牙齿，这样对颌牙弓可以作为安装最终模型的参照。最终修复体按照诊断蜡型制作，以建立理想的咬合关系。当单颌牙齿完成时，再修复对颌模型，这样便可以预测结果。

随访复查

随访和定期复查都是治疗计划的基本环节。目的主要是监测口腔健康，早期发现新生疾病，并及早治疗（见第32章）。修复体不会被永久使用；它们有时会发生磨损，需要更换。恰当的随访复查有助于维持口腔长期的健康。

总　结

合理的治疗计划基本组成部分包含：了解患者的需要，知晓患者的预期，并将这些与现有可用的材料与技术相比较。计划中也包括了对治疗技术能否获得较好预后进行评估。然后开始一系列的治疗，消除症状、维持、最终治疗和随访复查。治疗计划随着患者的态度、依从能力及具体的个人目标进行调整。

参 考 文 献

[1] Palomo F, Peden J: Periodontal considerations of restorative procedures. J Prosthet Dent 36: 387, 1976.

[2] Karmaker AC, et al: Continuous fi ber reinforced composite materials as alternatives for metal alloys used for dental appliances. J Biomater Appl 11: 318, 1997.

[3] Rosenthal L, et al: A new system for posterior restorations: a combination of ceramic optimized polymer and fi ber-reinforced composite. Pract Periodontics Aesthet Dent 9 (5 suppl): 6, 1997.

[4] Zanghellini G: Fiber-reinforced framework and Ceromer restorations: a technical review. Signature 4 (1): 1, 1997.

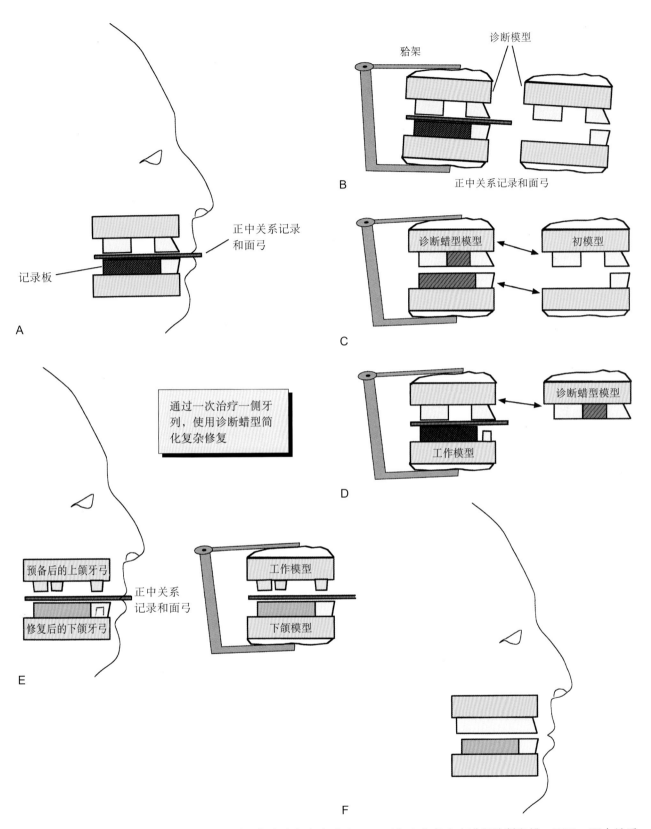

图 3-33 ■ 使用交叉安装诊断模型的方法进行复杂修复顺序治疗。A. 对复杂修复患者进行诊断印模、面弓、正中关系记录（CRR）。在此过程中，为安装下颌模型，需要一个记录基底；B. 复制诊断模型，通过面弓及正中关系记录将模型沿着准确的方向上殆架；C. 制作一副最终治疗效果的诊断蜡型。如果设计了可摘局部义齿，此步骤中义齿应就位，另一副模型不处理；D. 一次处理一侧牙弓。在此例中，下颌准备做冠。最终模型通过正中关系记录，根据（未处理）上颌牙上殆架。移除上颌模型，使用交叉诊断蜡型模型替代。下颌修复体使用这副模型制作以保证理想的殆平面；E. 一旦修复下颌牙列，则使用新的修复后的下颌牙作为对颌使用来预备上颌牙齿；F. 完成的修复体与诊断蜡型一致

[5] Frese C, et al: Fiber-reinforced composite fi xed dental prostheses in the anterior area: A 4.5-year follow-up. J Prosthet Dent 112 (2): 143, 2014.

[6] Claus H: Vita In-Ceram, a new procedure for preparation of oxideceramic crown and bridge framework. Quintessenz Zahntech 16: 35, 1990.

[7] Magne P, Belser U: Esthetic improvements and in vitro testing of In-Ceram Alumina and Spinell ceramic. Int J Prosthodont 10: 459, 1997.

[8] Zimmer D, et al: Survival rate of IPS-Empress 2 all-ceramic crowns and bridges: three years' results. Schweiz Monatsschr Zahnmed 114: 115, 2004.

[9] Denry IL: Recent advances in ceramics for dentistry. Crit Rev Oral Biol Med 7: 134, 1996.

[10] Sorensen JA, et al: IPS Empress crown system: three-year clinical trial results. J Calif Dent Assoc 26: 130, 1998.

[11] Denry IL, et al: Effect of cubic leucite stabilization on the fl exural strength of feldspathic dental porcelain. J Dent Res 75: 1928, 1996.

[12] Fabbri G, et al: Clinical evaluation of 860 anterior and posterior lithium disilicate restorations: retrospective study with a mean follow-up of 3 years and a maximum observational period of 6 years. Int J Periodontics Restorative Dent 34: 165, 2014.

[13] Dhima M, et al: Practice-based clinical evaluation of ceramic single crowns after at least fi ve years. J Prosthet Dent 111: 124, 2014.

[14] Walton TR: An up to 15-year longitudinal study of 515 metalceramic FPDs: Part 1. Outcome. Int J Prosthodont 15: 439, 2002.

[15] Adell R, et al: A 15-year study of osseointegrated implants in the treatment of the edentulous jaw. Int J Oral Surg 10: 387, 1981.

[16] Saunders TR, et al: The maxillary complete denture opposing the mandibular bilateral distal-extension partial denture: treatment considerations. J Prosthet Dent 41: 124, 1979.

[17] Brewer AA, Morrow RM: Overdentures, 2nd ed. St. Louis, Mosby, 1980.

[18] Sarita PTN, et al: Chewing ability of subjects with shortened dental arches. Community Dent Oral Epidemiol 31: 328, 2003.

[19] Nam DH, et al: Change in masticatory ability with the implant restoration of second molars. J Prosthet Dent 111: 286, 2014.

[20] Shugars DA, et al: Survival rates of teeth adjacent to treated and untreated posterior bounded edentulous spaces. J Am Dent Assoc 129: 1089, 1998.

[21] Gragg KL, et al: Movement of teeth adjacent to posterior bounded edentulous spaces. J Dent Res 80: 2021, 2001.

[22] Cheung GS, et al: A clinical evaluation of conventional bridgework. J Oral Rehabil 17: 131, 1990.

[23] Glickman I, et al: Photoelastic analysis of internal stresses in the periodontium created by occlusal forces. J Periodontol 41: 30, 1970.

[24] Wright KWJ, Yettram AL: Reactive force distributions for teeth when loaded singly and when used as fi xed partial denture abutments. J Prosthet Dent 42: 411, 1979.

[25] Yang HS, et al: Stress analysis of a cantilevered fi xed partial denture with normal and reduced bone support. J Prosthet Dent 76: 424, 1996.

[26] Briggs P, et al: The single unit, single retainer, cantilever resinbonded bridge. Br Dent J 181: 373, 1996.

[27] Christensen GJ: When to use fi llers, build-ups or posts and cores. J Am Dent Assoc 127: 1397, 1996.

[28] Miller TE: Orthodontic therapy for the restorative patient. I. The biomechanic aspects. J Prosthet Dent 61: 268, 1989.

[29] Holmgren K, et al: The effects of an occlusal splint on the electromyographic activities of the temporal and masseter muscles during maximal clenching in patients with a habit of nocturnal bruxism and signs and symptoms of craniomandibular disorders. J Oral Rehabil 17: 447, 1990.

[30] Ante IH: The fundamental principles of abutments. Mich State Dent Soc Bull 8: 14, 1926.

[31] Dykema RW, et al, eds: Johnston's Modern Practice in Fixed Prosthodontics, 4th ed, p 4. Philadelphia, WB Saunders, 1986.

[32] Tylman SD, Malone WFP: Tylman's Theory and Practice of Fixed Prosthodontics, 7th ed, p 15. St Louis, Mosby, 1978.

[33] Shillingburg HT, et al: Fundamentals of Fixed Prosthodontics, 2nd ed, p 20. Chicago, Quintessence Publishing, 1981.

[34] Jepsen A: Root surface measurement and a method for x-ray determination of root surface area. Acta Odontol Scand 21: 35, 1963.

[35] Nyman S, Ericsson I: The capacity of reduced periodontal tissues to support fi xed bridgework. J Clin Periodontol 9: 409, 1982.

[36] Freilich MA, et al: Fixed partial dentures supported by periodontally compromised teeth. J Prosthet Dent 65: 607, 1991.

[37] Decock V, et al: 18-Year longitudinal study of cantilevered fi xed restorations. Int J Prosthodont 9: 331, 1996.

[38] Penny RE, Kraal JH: Crown-to-root ratio: its signifi cance in restorative dentistry. J Prosthet Dent 42: 34, 1979.

[39] Nyman S, et al: The role of occlusion for the stability of fi xed bridges in patients with reduced periodontal tissue support. J Clin Periodontol 2 (2): 53, 1975.

[40] Laurell L, et al: Long-term prognosis of extensive polyunit cantilevered fi xed partial dentures. J Prosthet Dent 66: 545, 1991.

[41] Smyd ES: Dental engineering. J Dent Res 27: 649, 1948.

[42] Napankangas R, et al: Longevity of fi xed metal ceramic bridge prostheses: a clinical follow-up study. J Oral Rehabil 29: 140, 2002.

[43] Dykema RW: Fixed partial prosthodontics. J Tenn Dent

Assoc 42: 309, 1962.

[44] Olin PS, et al: Improved pontic/tissue relationships using porous coralline hydroxyapatite block. J Prosthet Dent 66: 234, 1991.

[45] Aquilino SA, et al: Ten-year survival rates of teeth adjacent to treated and untreated posterior bounded edentulous spaces. J Prosthet Dent 85: 455, 2001.

思考题

1. 讨论影响固定义齿设计的 12 点考量，及它们对修复的影响。
2. 讨论至少 4 个可摘局部义齿的适应证，与固定义齿的相比较。
3. 在什么情况下考虑在固定义齿上使用非固定连接体？什么时候不能用？
4. 如果一个患者的口腔问题需要口腔多学科治疗，一般建议采用什么顺序？为什么？咬合治疗各阶段顺序是怎样的？为什么？
5. 比较固定义齿修复上颌前牙与下颌前牙，该怎么处理？
6. 什么样的咬合力最不用担心？为什么？什么样的𬌗力最需要引起重视？为什么？
7. 固定义齿的长度与设计对弯曲程度有怎样的影响？什么时候稳定是最关键的？为什么？
8. 列出有广泛修复需要患者的治疗步骤，采用交叉式模型法解决复杂固定修复问题。简述治疗顺序的重要性。

第 4 章

殆学原则

大多数的修复过程影响殆面外形。恰当的牙科治疗可以确保在动态及静态情况下和谐的功能性咬合接触关系。咬合时上、下颌牙齿应均匀接触，以获得理想的功能，降低对支持组织的创伤，并使殆力均匀分布到牙列上。整齐排列的牙齿位置稳定性对长期维持牙弓完整性和恰当的功能非常关键。

大多数牙列达不到理想的排列和咬合。许多患者对欠理想的咬合适应得很好，但是错殆畸形可能与牙齿、肌肉系统、颞下颌关节，或是牙周组织的不良改变相关。为了帮助诊断咬合紊乱，可以参照"理想"殆的概念来评估患者咬合的解剖特征和功能特点。根据与这个概念的差距，可以进行客观判断，并且其是治疗计划及各项治疗阶段中的有效指南。

长久以来，许多有关"理想"咬合的概念被提出。在文献中，"理想"、"可接受的"、"有害的"这些观念一直在不断更新发展。

本章就解剖结构对殆学研究的重要性进行了回顾，并包含了对下颌运动的相关讨论。殆学理论的发展史给我们介绍了理想殆与病理殆的概念。本章总结了咬合治疗初始阶段的一般性原则。

解 剖

颞下颌关节

颞下颌关节主要由颅底、下颌骨、咀嚼肌及支配它们的神经血管组成。颞下颌关节是一种屈戌样摩动关节，即它们可以做铰链运动也可作滑动运动。关节盘将下颌窝、颞骨关节结节和下颌骨髁状突分隔开。

髁状突关节面和关节窝被无血管纤维组织覆盖（与大多数其他具有透明软骨的关节比较）。关节盘由致密结缔组织构成；也是通常关节所在的无血管神经区域。其次，它与富含神经血管的疏松结缔组织相连：盘后区或双板区（被称作双板区是因

为由两层组织构成：弹性优良层和胶原非弹性层）。盘后区与关节周围关节囊的后壁相连（图 4-1）。关节盘牢固地附着于髁突的内极和外极。在前方，它与关节囊和翼外肌上头融合。关节盘上、下有两个间隙：上、下滑膜腔。它们被关节囊和滑膜包绕并充满了滑膜液。由于其牢固连接到髁突的两极，关节盘会随髁突进行铰链和转动运动，这可能是由后方结缔组织的疏松附着实现的。

韧带

下颌骨体通过肌肉和 3 对韧带与颅底相连：颞下颌韧带（也称为外侧韧带），蝶下颌韧带和茎突下颌韧带（表 4-1）。韧带不能过度伸展，因此关节的运动是有限度的。颞下颌韧带限制下颌旋转，限制边缘运动，保护关节结构[1]。蝶下颌和茎突下颌韧带（图 4-2）限制髁状突和关节盘之间的分离；茎突下颌韧带同时也限制下颌前伸运动。

肌肉组织

下颌运动由一组肌肉完成。这些肌肉被分成咀嚼肌和舌骨上肌群（图 4-3）。前者包括颞肌、咬肌、翼内肌、翼外肌；后者包括颏舌骨肌、下颌舌骨肌和二腹肌。表 4-2 总结了它们的起始走行、神经支配和血管供应。

肌肉功能

下颌肌肉的功能是复杂的协同合作和 3 对咀嚼肌控制下颌上提及侧向运动：颞肌、咬肌和翼内肌。每侧翼外肌具有两个肌腹可以作为两块独立的肌肉行使功能，开、闭口时在水平方向上收缩；下腹（翼外肌下头）在下颌做前伸后退侧方运动时活跃；上腹（翼外肌上头）在闭口运动时活跃。由于上头与关节盘和髁状突颈部相连，被认为是在牵拉髁突向关节盘相反方向运动，帮助保持盘 - 髁复合体的协调统一。

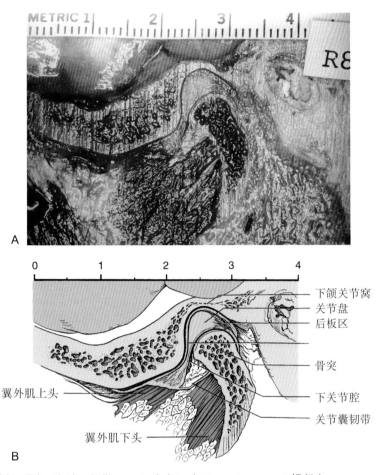

图 4-1 ■ 颞下颌关节（侧面观）。此时下颌做开口运动（A. 由 Dr. K.A. Laurell 提供）

表 4-1　下颌骨韧带

韧　带	起　点	止　点	作　用
颞下颌			
浅层	关节结节外侧面	髁突颈后部	张口时限制下颌旋转
深层	关节结节顶端	髁突颈外侧	限制后退运动
蝶下颌	蝶棘	下颌小舌	辅助颞下颌韧带；影响限制下颌运动
茎突下颌	茎突	下颌角、翼内肌表面	限制下颌过度前伸；影响限制下颌运动

　　舌骨上肌群有两方面的作用：它们可以上提舌骨或是下降下颌骨。它们收缩时的结果取决于其他颈部及下颌肌群的收缩。当咀嚼肌处于收缩状态时，舌骨上肌群上提舌骨。但是，舌骨下肌群（将舌骨连接至胸骨和锁骨上）收缩，舌骨上肌群下拉下颌骨。颏舌骨肌、下颌舌骨肌发起开口运动，二腹肌上腹下拉下颌。尽管茎突舌骨肌（也属于舌骨下肌群）通过固定舌骨，间接作用于下颌运动，但其在下颌运动中的作用不明显。

牙列

　　上、下颌牙齿的相对关系会影响下颌运动。文献中曾描述很多种"理想"殆关系[2]。大多数认为，当髁状突刚好位于关节窝正中时，上、下颌牙齿同时接触，牙齿不干扰下颌协调的功能运动。理想情况是，双侧盘髁复合体完全复位时，上、下颌牙齿达到最大牙尖交错位。这表示上颌后牙舌尖和下颌后牙颊尖均匀分布并且与对颌殆面窝形成稳定的接触。不需要施力于任何一颗牙齿，当双侧颞下颌关节同时处于松弛位置时这些功能尖可以作为垂直运动的止点。

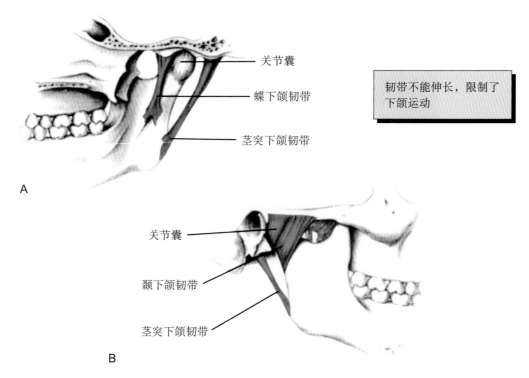

关节囊

蝶下颌韧带

茎突下颌韧带

韧带不能伸长，限制了下颌运动

A

关节囊

颞下颌韧带

茎突下颌韧带

B

图 4-2 ■ 颞下颌关节韧带。A. 内侧观；B. 外侧观

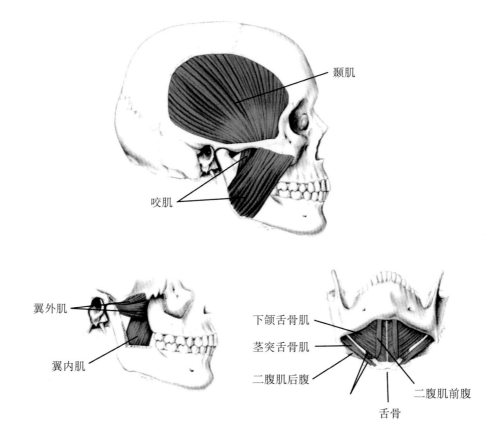

颞肌

咬肌

翼外肌

翼内肌

下颌舌骨肌

茎突舌骨肌

二腹肌后腹

二腹肌前腹

舌骨

图 4-3 ■ 咀嚼肌和舌骨上肌群

表 4-2　咀嚼肌

肌 肉	起 点	止 点	神经支配	血液供应	功 能
颞肌	颅骨外侧面	喙突、颧弓下缘前部	颞神经（下颌神经分支）	颞中、深动脉（颞浅动脉、上颌动脉分支）	上提、后退下颌，辅助旋转；紧咬牙时活跃
咬肌	颧弓	下颌角	咬肌神经（三叉神经分支）	咬肌动脉（上颌动脉分支）	上提、前伸下颌、辅助侧方运动、紧咬牙时活跃
翼内肌	翼外板内侧面、翼肌窝	下颌角内侧面	翼内肌神经（三叉神经分支）	上颌动脉分支	上提上颌骨，辅助侧方／前伸运动
翼外肌上头	蝶骨大翼颞下面	关节囊和关节盘，髁突颈	咬肌神经分支或颊神经	上颌动脉分支	闭口时定位关节盘
翼外肌下头	翼外板的外侧面	髁突颈	咬肌神经分支或颊神经	上颌动脉分支	前伸、降低下颌，做侧方运动
下颌舌骨肌	下颌骨内侧面	下颌舌骨线、舌骨	下颌舌骨肌神经分支（三叉神经分支）	颏下动脉	上提、稳定舌骨
颏舌骨肌	下颌骨颏嵴	舌骨	第一颈神经通过舌下神经	舌动脉分支	上提，使舌骨向前
二腹肌前腹	中间腱借筋膜附于舌骨	二腹肌窝（下颌骨下缘）	下颌舌骨肌神经分支（三叉神经分支）	面动脉分支	上提舌骨，降低下颌骨

但是，许多患者的最大牙尖接触发生在髁状突轻微转动的位置。这个位置被称为最大牙尖交错位，定义为与对颌牙的牙尖完全交错，独立于髁状突的位置；这有时就忽略了髁状突位置情况而只考虑了牙齿的最佳匹配。

如果上颌第一磨牙的近中颊尖正好咬在下颌第一磨牙的颊沟上，这时被称为安氏Ⅰ类殆（图4-4）；这被认为是一种正常的咬合关系。在这种位置时，前牙具有覆殆覆盖。我们认为这种关系时颌骨的前后向关系是正常的，上下颌磨牙的牙尖交错关系也是正确的，传统正畸教科书[3]认为 2 mm 水平覆盖和 2 mm 垂直覆殆是理想的。但是对大多数患者来说，为防止后牙不良接触，更深的前牙覆殆是我们期望看到的。咀嚼过程中，下颌运动也可能造成这种不良接触。凭经验来看，前牙覆殆更深的义齿预后似乎好于覆殆较浅的义齿。

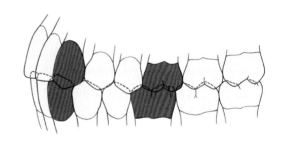

图 4-4 ■ 安氏Ⅰ类殆关系

临床上可通过引导下颌向前向上，使其局限于横向水平轴单纯旋转运动进行辨别。

正中关系被认为是可靠可重复的参考（和治疗）位置。如果最大牙尖交错位和正中关系位一致，修复治疗通常简单些。当最大牙尖交错位与正中关系位不一致，有必要决定在修复治疗开始前是否采取纠正咬合的治疗。

正中关系

正中关系的定义是髁状突与关节盘最薄的无血管区相对，复合体处于关节结节的前上位时的上、下颌位置关系。这个位置独立于牙齿接触存在。在

下颌运动

与其他任何空间运动一样，下颌三维复合运动可以分为两个基本运动：滑动，指的是整体上的所有点呈现一致的运动；转动，指的是整体沿一条

轴运动（图4-5）。每种可能的三维运动都可以用这两种运动描述。我们通过描述其在三个垂直平面上的投影很容易理解下颌运动：矢状面、水平面、冠状面（图4-6）。

参考平面

矢状面

在矢状面上（图4-7），下颌可以做单纯的旋转运动或滑动。旋转通常围绕终末铰链轴，即一根想象的贯穿左右髁状突旋转中心的水平线。旋转运动局限于切牙分离12mm的范围之内，发生在颞下颌韧带和乳突前结构强制下颌做滑动运动前。最初的旋转或铰链运动发生在髁状突与关节盘之间。在滑动运动中，翼外肌下头收缩使盘髁复合体沿结节后斜面移动。髁状突运动与下颌前伸运动类似。

水平面

在水平面上，下颌可以沿若干个垂直轴旋转。举个例子，侧向运动沿工作侧（侧方运动）髁状突（图4-8）形成的轴转动，并同时伴随小的幅度滑动。在水平面上工作侧髁状突经常出现小幅度侧向滑动——如侧向运动，Bennett运动[4]，或者下颌侧方运动（图4-9）。这可能伴随小幅度的往前运动（侧方前伸）或是小幅度的往后运动（侧方后退）。轨道侧（非工作侧）髁状突向前向内的运动被下颌窝和颞下颌韧带内侧部分所限制。此外，下颌可以做直线前伸运动（图4-10）。

冠状面

在冠状面做侧方运动时，非工作侧（向内运动）髁状突向下向内运动，而工作侧（侧向运动）髁突围绕垂直于该平面的矢状轴旋转（图4-11）。

同样地，非工作侧由于下颌窝内侧壁解剖结构限定，可能观察到滑动运动；工作侧由于下颌窝的解剖结构限定，运动可能向一侧和向上（一侧上移）或向一侧和向下（一侧下移）。如图4-12所示，在冠状面上观察到的前伸运动，双侧髁状突沿关节结节同时向下滑动。

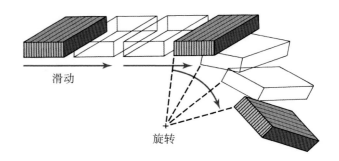

图4-5 ■ 物体的三维运动看成是滑动（物体上所有点的运动一致）和转动（所有点沿一根轴运动）联合构成

滑动

旋转

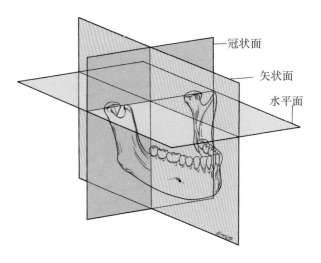

冠状面
矢状面
水平面

图4-6 ■ 参考平面

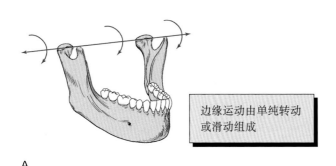

边缘运动由单纯转动或滑动组成

A

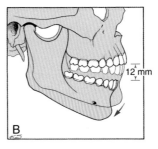

12 mm

B

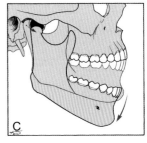

C

图4-7 ■ A. 在矢状面，下颌可以围绕终末铰链轴旋转；B. 切牙分开12mm左右后，下颌被迫做滑动；C. 最大开口位：髁突滑动至前方

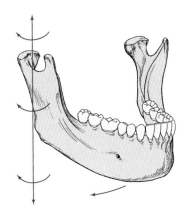

图 4-8 ■ 下颌侧方运动是发生在水平面上的旋转（垂直轴在髁状突内），这时通常会有小幅度滑动（侧移）

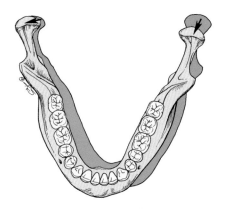

图 4-9 ■ 水平面上向右做侧方移动

边缘运动

下颌运动受到颞下颌关节及韧带、神经肌肉系统和牙齿的限制。Posselt[5] 是第一个描述解剖结构限制下颌运动的学者，这可以在一个平面上观察到，并称为边缘运动（图 4-13）。他的经典方法值得回顾来帮助理解这些决定因素是怎样控制运动的范围。

Posselt 使用三维图表示下颌骨能够达到的极限运动轨迹（图 4-13B）。下颌可能发生的所有运动都在其边界之内。在示意图的顶端，水平轨迹代表下颌切牙切缘前伸运动轨迹（图 4-13B 中的实线）。

做前伸运动时，从最大牙尖交错位开始，下切牙起始运动由上颌前牙舌侧窝引导。后牙接触随切牙到达切对切位置逐渐消失。在 Posselt 的示意图中表示为起始向下的斜线。当下颌继续前伸时，切牙在表示切对切位置的水平轨迹上滑动（该示意图中的平坦部分），此后，下切牙继续向上移动直到新的后牙发生接触。没有明显的牙齿接触时下颌通常继续做前伸运动。

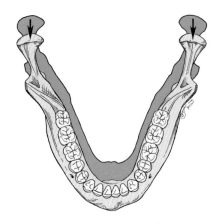

图 4-10 ■ 水平面上、下颌做前伸运动

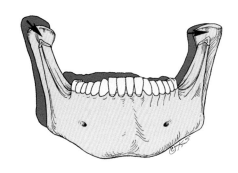

图 4-11 ■ 冠状面上的侧方运动

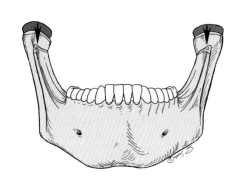

图 4-12 ■ 冠状面上的前伸运动

如图 4-13B 所示，Posselt 立方体右侧最远的边缘运动，表示最大前伸位时的开口及闭口途径。示意图的最低点代表下颌骨开口的最大位置。示意图左界代表最后退位的闭口运动。这个运动分为两个阶段：下颌滑动和转运，直到髁状突回到关节窝。大多数闭口运动的第二阶段用 Posselt 图表的最左侧上段边界表示。该过程是纯旋转运动。

下颌运动的前后决定因素

这些决定因素（表 4-3）是指决定或是限制下颌运动的解剖结构。下颌运动的前方决定因素是牙齿的咬合。下颌运动后方的决定因素是颞下颌关节

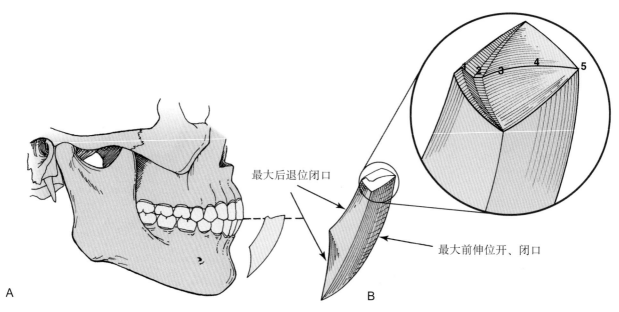

图 4-13 ■ A. 矢状面下颌边缘运动；B. 下颌运动总路径的 Posselt 三维示意图。1. 下颌切牙沿上颌前牙舌窝运动；2. 切对切位置；3. 下颌切牙继续向前移动直到后牙接触；4. 前伸路径；5. 最大前伸位

表 4-3　选择不同的变量对修复体𬌗面形态的影响

决定因素	变量	修复影响
后牙		
关节结节斜面	较陡	后牙牙尖可能较高
	偏平	后牙牙尖必须短
关节窝内侧壁	允许更多侧向滑动	后牙牙尖可能高
	允许小范围侧向滑动	后牙牙尖必须短
髁突间距离	较长	向外向内侧运动角度较小
	较短	向外向内侧运动角度增大
前牙		
前牙水平覆盖	增加	后牙牙尖必须短
	减少	后牙牙尖可能高
前牙垂直覆𬌗	增加	后牙牙尖可能高
	减少	后牙牙尖必须短
其他		
𬌗平面	与髁导更平行	后牙牙尖必须短
	与髁导平行度减小	后牙牙尖可能长
前后曲线	凸度大（半径短）	最后一颗牙牙尖必须短
	凸度小（半径长）	最后一颗牙牙尖可能长

及其相关结构。后方决定因素（图 4-14）——关节结节的形态，下颌窝内侧壁的解剖，下颌骨髁状突的外形——这些医师无法改变，只能通过间接影响患者神经肌肉系统改变（例如，改变接触牙齿外形或是咬合装置）。如果患者关节结节较陡，侧方及前伸运动过程中使髁状突快速向下的运动可导致后牙分离过早。同样，关节窝内侧壁在正常情况下使髁状突向前运动同时稍向内（下颌侧方移动或滑动），其解剖变化会影响向内运动的程度。侧方移动随着向内运动程度的增加而变大。关节解剖结构

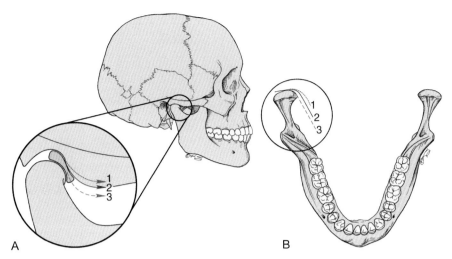

图 4-14 ■ 咬合关系后部决定因素。A. 关节结节的角度（髁导角度）。1. 平缓；2. 平均；3. 陡；B. 关节窝内侧壁的解剖结构。1. 大于平均；2. 平均；3. 最小侧移

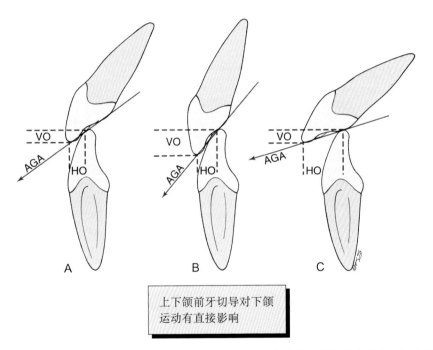

上下颌前牙切导对下颌运动有直接影响

图 4-15 ■ 咬合关系前部决定因素。不同的覆殆（VO）覆盖（HO）关系产生的不同切导角度（AGA）时不同的切牙关系。A. 安氏 I 类；B. 安氏 II 类，2 分类（覆殆增加，切导角度增加）；C. 安氏 II 类，1 分类（覆殆减小，切导角度减小）

决定了髁状突实际运动的轨迹及时间。工作侧髁突的侧方运动主要由下颌窝侧壁的解剖决定。侧方滑动量是髁状突向内运动所产生；然而，在工作侧，关节窝侧壁的结构引导工作侧髁突直线上升或下降。侧方滑动量并不会随咬合丧失而增加[6]。

前牙决定因素（图 4-15）包括前牙的覆殆、覆盖及上颌前方牙舌侧窝的形态。这些因素有时可以通过修复或正畸治疗改变。更大的覆殆使得前伸运动早期，下颌切牙向下运动的距离增加，咀嚼末期垂直向运动距离也会增大。增大的覆盖允许下颌做更大幅度的水平运动。

尽管后方和前方决定因素共同影响下颌运动，但是它们之间并没有相互关系[7]；就是说，前牙切导斜度大的患者后牙殆分离不一定快，那些后牙殆分离快的患者也不一定前牙切导斜度大。

功能运动

功能性下颌运动是指下颌在语音、咀嚼、吞咽、打哈欠及其他相关活动时，正常的、适当的或是具有特征性的运动。下颌大多数功能运动（咀嚼和说

话）发生在牙齿、关节、咀嚼肌、韧带建立的生理范围内，因此，这些运动很少与边缘运动同时发生。

咀嚼

咀嚼是后天学习获得的过程。在出生时，没有咬合平面存在，只有在第一颗牙齿萌出并相互接触时，才会有信息从受体发送至大脑皮层，从而控制对咀嚼肌的刺激。舌头和颊，或从肌肉本身和牙周组织发出的刺激，都可能会影响这种反馈模式。

当切割食物时，成人先张开嘴巴至一舒适距离后移动下颌骨向前直到前牙达到切对切的位置开始切割食物。然后下颌前牙切缘顺着上颌前牙舌侧窝滑回起始位置，食物团块进入口腔（图 4-16）。接着嘴巴微微张开，舌头将食物推到𬌗面，然后下颌闭合咬住食物直到引导牙（通常是尖牙）接触[8]。下颌再回到它的起始位置，这算一个循环周期[9]。这种运动不断重复，直到食物块减小到足以吞咽，然后此过程重新开始。下颌闭合路径的方向受牙齿咬合平面倾斜度，与下颌达到最大牙尖交错的𬌗引导的影响[10]。

我们观察到儿童的咀嚼模式不同于成人。直到 10 岁左右，儿童出现侧向运动的咀嚼方式。10 岁之后，他们开始像成人一样咀嚼，垂直向咀嚼运动加强[11]（图 4-17）。压力感受器发出的刺激在功能性咀嚼循环过程中起到重要作用[12]。

说话

牙齿、舌头、嘴唇、口底和软腭形成共振腔影响发音。在发音时，牙齿通常是不接触的，虽然前牙在发轻音"c""ch""s"和"z"靠得非常近，形成"言语区域：说话时上、下颌牙齿切缘和（或）𬌗面之间的空间"[13]。当在发擦音"f"时，空气从下唇内侧唇红缘与上颌切牙切缘之间流出。语音在固定和可摘修复时对纠正垂直距离与牙齿位置起重要引导作用[14-17]。

副功能运动

下颌骨的副功能运动可描述为超过正常咀嚼，吞咽和言语功能之外持续的活动。副功能活动形式有许多，包括磨牙症、紧咬牙、咬指甲、咬笔。通常表现为长时间的肌肉收缩增加和过度运动。同时，出现𬌗力过大和牙齿接触时间延长，这与正常咀嚼周期是不一致的。在一个相当长的时间段后，副功能可以导致过度磨损、牙周韧带增宽、牙齿的移位或牙折。也可能会发生肌功能紊乱，如肌张力升高、肌痉挛、肌炎、肌痛和从触发点引起的牵涉痛（头痛）。个体之间的症状程度有很大差异。副功能活动最常见的两种形式是夜磨牙和紧咬牙。一个长期副功能运动活跃的患者，影像学通常可见牙槽突处骨密度增高。

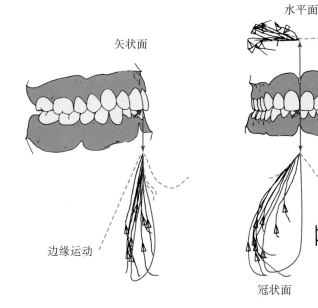

图 4-16 ■ 中切牙边缘运动和咀嚼软食时的比较：正交投影中的矢状面、冠状面、水平面观（引自 Gibbs CH, et al: Chewing movements in relation to border movements at the first molar. J Prosthet Dent 46:308, 1981.）

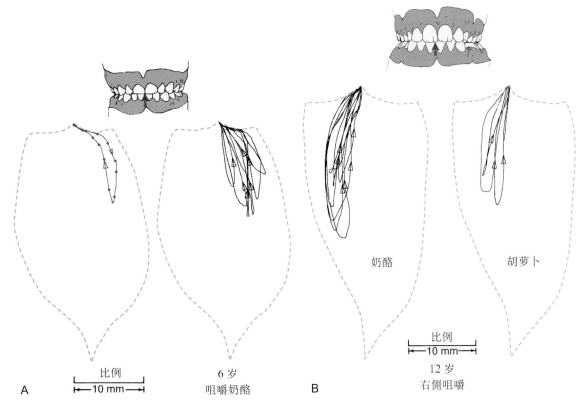

图 4-17 ▪ 咀嚼时冠状面观。虚线表示边缘运动。A. 年轻人咀嚼时，张口时较大的侧向运动，闭口时减小的侧向运动；B. 大龄儿童，咀嚼模式与成人类似（引自 Wickwire NA, et al: Chewing patterns in normal children. Angle Orthod 51:48, 1981.）

磨牙症

下颌咀嚼运动外的无意识的节奏性或间歇性非功能的咬牙、磨牙或紧咬牙，可能导致咬合创伤，这些口腔习惯统称为磨牙症（图 4-18）。这种活动可能发生在白天、夜间或全天。虽然潜意识引发磨牙症，但由于患者在睡觉时没有意识，夜间磨牙可能更加有害。因此，很难发现，但是当患者出现非正常牙齿磨损或疼痛时均应怀疑该疾病。磨牙症发病率大概是 10%，并随年纪增大而减少[18]。磨牙症的病因往往不明。一些理论将磨牙症与错殆畸形、神经肌肉干扰、失落情绪反应或是以上综合因素联系起来[19]。在对双胞胎的队列研究表明存在大量的遗传因素[20]，并且与睡眠干扰[21]相关。磨牙症的症状在吸烟的人群更常见，是一般人的 3 倍[22]。在磨牙症受试者中可以观察到改变的咀嚼运动[23, 24]，这可能是为了避免早接触（咬合干扰）导致。也有可能是神经肌肉功能尝试"磨除"一个干扰的牙尖。后牙磨除干扰的支点效应能引起前伸或侧方运动时前牙受力过大，导致前牙过度磨损。尖牙至中切牙和侧切牙的前牙磨损是很常见的且逐渐加重。一旦由于磨损导致覆殆减小，通常可以观察到后牙磨损

面。然而，正常人的咀嚼模式互不相同，并且即使相同，改变的咀嚼和咬合障碍的关系也不明了[25]。

根据某种理论[26]，磨牙症是潜意识的反射控制水平与情绪反应和咬合干扰共同作用的表现。错殆畸形时，咀嚼过程中神经肌肉系统进行精细的控制，以避免个别咬合干扰。为避免干扰范围变大，所需的肌肉活动程度，肌肉紧张程度可能增强，而过度活跃的肌肉会带来疼痛，这反过来又会导致运动受限。磨牙症和颞下颌关节紊乱症即使有关系，它们之间的关系仍不清楚[27]。

磨牙症患者能够施加相当大的力量于牙齿，大部分可能有侧向力。后牙无法像承担牙长轴方向的垂直力那样承担侧向力。特别是颊舌向力，可导致牙齿的牙周韧带快速变宽和松动度增大。

紧咬牙

紧咬牙的定义是与急性神经紧张或生理疾病有关的颌骨和牙齿的频繁紧咬。因此，产生的压力可以维持相当长的时间，在此之间可以有短暂的放松。造成原因可能与压力、愤怒、体力消耗，或对任务的注意力高度集中有关，而与咬合疾病无关。

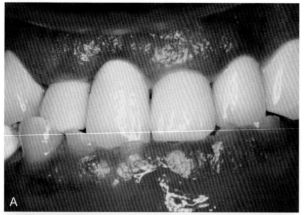

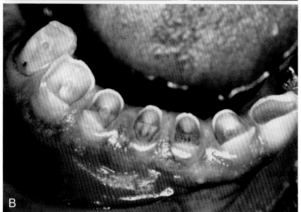

图 4-18 ▪ 副功能磨牙导致的广泛磨耗（牙齿磨损）（由 Dr. M. Padilla 提供）

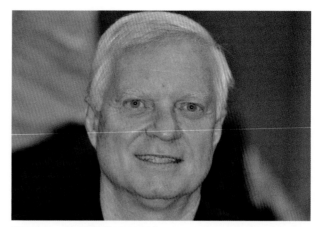

图 4-19 ▪ 下颌角处咬肌肥大

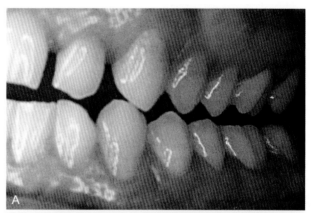

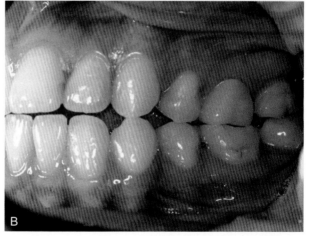

图 4-20 ▪ A. 相互保护（尖牙引导）𬌗。侧方运动过程中，向内运动（非工作侧）的牙齿没有接触；所有的接触发生在向外侧（工作侧）尖牙；B. 单侧平衡（组牙功能）𬌗。侧方运动过程中，向内运动（非工作侧）的牙齿没有接触；但是在向外侧（工作侧）牙齿均匀接触

与磨牙症相比，紧咬牙不一定造成牙齿损伤，其原因是压力或多或少地是沿着后牙长轴方向，而没有有害的侧向力参与。楔状缺损——颈部釉牙骨质界缺损——可能是由于持续紧咬牙造成的[28,29]。同样，增加的力量可能造成牙周膜、颞下颌关节、咀嚼肌的损伤。一般情况下，升颌肌群会变得过于发达，可发现患者下颌角处咬肌明显肥大（图 4-19）。还可能出现肌肉痉挛、固定、肌炎，患者常因此就医。与磨牙症相似，紧咬牙很难诊断，即使诊断了，患者也很难自主控制。

𬌗学研究史

在之前，咬合与关节的研究经历了一个概念的演变阶段。这些概念在广义上被分为双侧平衡𬌗[30]，单侧平衡𬌗，相互保护𬌗。当前固定修复及修复齿科教学一直强调相互保护的概念（图 4-20）。然而，由于修复治疗的要求各不相同，临床医师应该了解咬合方案可能的组合及其优缺点和适应证。

在大多数患者中，最大牙齿接触发生在下颌正中关系位的前方。通常，在正中关系前的最大牙尖交错位被称为正中咬合，但是这个术语也被用来指正中关系时的咬合接触。为了避免混淆，本文使用最大牙尖交错位和正中关系两个术语。

双侧平衡殆

可摘义齿修复的早期工作集中在双侧殆平衡的概念。这需要在最大牙尖交错位和所有随意运动中都有最大数目的牙齿接触。制作全口义齿时，这种牙齿排列有助于义齿稳定，因为非工作侧殆接触可以防止义齿移动。然而，当双侧平衡殆原则运用于天然牙列及固定义齿时，即便是特别注意细节，并使用精细殆架也很难达到双侧平衡殆，且失败率很高。咬合磨损速率增加，加速牙周破坏，发生神经肌肉系统的紊乱。当去除非工作侧后牙接触，消除不利的力量后，所述的情况就消失了。于是便出现了单侧平衡殆（组牙功能）的概念[31]（图 4-21）。

单侧平衡殆（组牙功能）

在单侧平衡殆时，接触只发生在工作侧所有上、下颌后牙之间。这种咬合排方式列也被称为组牙功能殆。在非工作侧，下颌骨达到正中关系前都没有咬合接触发生。因此，殆力分布于工作侧所有

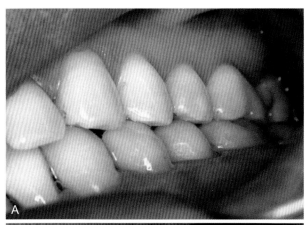

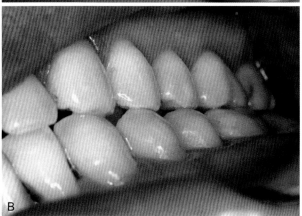

图 4-21 ■ 单侧平衡（组牙功能）殆。侧方运动过程中，向内运动（非工作侧）的牙齿没有接触；（A）但是向外侧（工作侧）牙齿均匀接触（B）

后牙的牙周支持组织。这可能是有利的，比如，尖牙牙周支持力欠缺时。在工作侧，功能运动时的咬合力量由一个象限的所有牙齿牙周膜承担，而非工作侧后牙不接触。在前伸运动中，没有后牙接触发生。

长正中

随着单侧平衡殆概念的发展，有人提出允许在前后方向的一个自由运动是有利的。这个概念被称为长正中。Schuyler[32] 是第一个主张这样殆排列的学者。他认为当下颌从正中关系滑动至前牙接触的过程中，后牙协调的滑动接触是相当重要的。其他学者[33]提倡长正中是因为在健康的天然牙列中，正中关系很少和最大牙尖交错位一致。但是，其长度是变化的。对于确定的垂直距离，我们建议长正中长度范围为 0.5~1.5mm。这个理论的前提是髁状突在向下滑动之前可以沿下颌窝水平运动相当一段距离。它还需要上、下颌前牙之间有更多的水平空间（更深的舌侧窝），这允许后牙咬合分离前前牙可以进行水平运动（下颌非正中运动时相对的牙齿的分离）。

相互保护殆

1963 年，Stuart 和 Stallard[34] 基于 D'Amico[35] 的早期研究提出一种殆关系称为相互保护殆。在这种排列方式下，正中关系与最大牙尖交错位一致。6 颗上前牙，加上 6 颗下前牙，共同引导下颌所有运动，在侧方或前伸运动时后牙没有咬合接触。

前牙关系，或前牙引导，是这种咬合方案成功的关键。在相互保护殆中，后牙只有在每次咀嚼结束时才接触，最大限度地减少牙齿上的水平力量。同时，后牙是下颌返回到最大牙尖交错位时垂直向的止点。为最大限度发挥咬合功能，后牙牙尖应锐利，且相互交错而不接触。通过对咀嚼器官的神经肌肉生理学研究显示相互保护殆具有一定的优势[8]。然而，对未修复过的牙列的研究显示，几乎没有咬合关系可被归类为相互保护[36]。

理想殆

在一个理想殆排列中，牙列的力量适宜地被分配到牙齿上。Bakke 和同事[37] 的研究表明咀嚼过程中咬合接触影响肌肉活动。任何不利于咬合稳定性的修复过程可能会影响升颌肌群活动的时间和强度。应尽量避免水平向力或使其最小化，力量的方

向应尽量与牙长轴平行。这样有利于功能尖就位于牙根中心上方，便于咬合力作用于𬌗面窝而非边缘嵴。如果运动过程中可以避免后牙接触，那么也可以减小水平向力。然而，为了提高咀嚼效率，后牙应有足够的高度。稳定接触主要包括下颌牙颊尖，McDevitt 和 Warreth [38] 建议咬合治疗的目标包括维持或增加这种接触的数量。

如果在咀嚼动作结束时工作侧的对颌牙尖相互交错，那么可以提高牙齿的咀嚼和研磨作用。相互保护𬌗比其他类型可能更加符合这个要求。

相互保护𬌗有如下特征[39]：

1. 当下颌骨髁突位于最上位置时，牙弓上所有牙齿均匀接触。
2. 垂直向𬌗力下后牙稳定接触。
3. 正中关系与最大牙尖交错位（牙尖交错𬌗）一致。
4. 在侧向运动或前伸运动中后牙不接触。
5. 下颌功能运动时前牙协调接触。

为了实现这些标准，它要求：①牙列完整；②支持组织健康；③没有反咬合（反𬌗）；④安氏I类𬌗关系。

理论基础　乍看之下，在咀嚼时使单根前牙受力，而非多根的后牙似乎是不合逻辑的。然而，尖牙和切牙对于后牙具有一个明显的力学优势[40]：前牙所承受的力量越往后，咀嚼肌所具有的效能越低。

下颌骨是一个III类杠杆时（图4-22），在杠杆系统中效能最低。一个明显的例子，第III类杠

杆是钓鱼竿。鱼竿越长，从水里拉出鱼所需的力量越大。这同样适用于咀嚼肌和牙齿：牙齿之间的接触部位越后（即杠杆臂越长），肌肉产生的力量效能越低，这样牙齿承担的力量也越小。尖牙由于牙根很长，牙根表面积较大，及其在牙弓中的位置，所以很适合引导运动。这个功能由牙周膜的压力感受器调控：其受体对于机械刺激非常敏感[41]。

消除运动过程中的后牙接触可以减少后牙所受的侧向力。因此，单侧平衡（组牙功能）𬌗的磨牙和前磨牙的排列关系使其比相互保护𬌗受到的水平力更大，潜在的病理性受力也增加。

患者的适应能力

每个患者对咬合异常的适应反应明显不同。有些人无法忍受看似较小的咬合缺陷，而有的人能够忍受明显的咬合错乱并且不出现临床症状（图4-23）。大多数患者似乎能够适应小的咬合缺陷，且不出现急性症状。

降低阈值

对于疼痛阈值低的患者，诊断通常不难。他们很容易识别每种疼痛。然而一种疼痛阈值低，不能与忧郁症混淆，它仅仅预示咬合缺陷适应能力差。每个患者的耐受性或适应性有所不同：在情绪、压力和全身不适时会变低，这时就会出现临床症状，如严重的头痛，肌肉痉挛和肌肉疼痛。

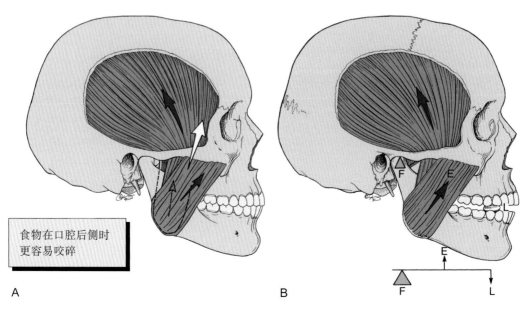

A

B

图4-22 ■ 下颌杠杆系统。A.下颌升颌肌群向前向颞下颌关节施力、向后向牙齿施力，构成III类杠杆；B.颞下颌关节是支点，咀嚼肌施加作用力，牙齿间的食物产生抵抗或受力。当杠杆臂增长时力量减小。因此，前牙处的受力小于后牙

食物在口腔后侧时更容易咬碎

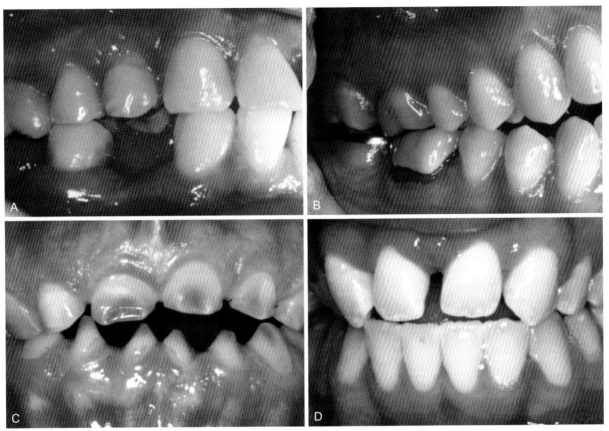

图 4-23 ■ 患者适应力：4 个患者没有人表现出对咬合功能的担心。A. 尽管后牙咬合接触丧失造成前牙间隙，但该 45 岁女性是因为前牙美观问题寻求治疗；B. 一个 26 岁女性没有不适及神经肌肉症状，尽管她只有第一磨牙和第二磨牙接触；C. 一个釉质发育不全的患者因为美观原因就诊，主诉没有提到功能问题；D. 先天缺失侧切牙的 21 岁男性患者正畸治疗后寻求固定修复，并没有功能与疼痛方面的主诉

升高阈值

适应了现有错殆畸形的患者，认为他们的牙齿行使功能时非常舒适，尽管大量迹象表明其口腔中存在病理进程。然而，即使没有疼痛及其他主诉，仍然建议殆治疗以预防或减少牙齿的磨损，防止对肌肉及关节造成进一步损害。

病理性殆

病理性咬合是一种造成口颌系统病理变化的咬合关系。这种咬合会造成牙齿与颞下颌关节之间的失调，并需要进行干预治疗的症状。

体征及症状

病理性咬合的存在有许多迹象。诊断往往较复杂，因为患者几乎都是同时有多种症状。虽然往往不能证明具体的症状和错殆畸形之间直接的相关性，但如下症状可以帮助确认诊断。

牙齿

牙齿可能会出现动度过大，接触丧失，或异常磨损。单颗牙齿或一对对颌牙齿的动度过大往往提示咬合力过大。这可能由正中关系或运动时的早接触引起。为检查这样的接触关系，医师可以将示指指尖放置于活动牙齿冠部，并让患者反复叩齿。这样可以发现不易发觉的小范围运动（震颤）。

邻接丧失可能是由于咬合不稳定导致牙齿移位引起的，应该及时进行检查（图 4-24）。治疗前使用诊断模型，可以帮助牙医评估咬合稳定性的变化。异常的牙齿磨损、牙尖折裂或切缘缺损都提示可能存在副功能运动[42, 43]。然而，广泛的牙齿破坏往往是由酸蚀和磨损综合造成的[44-46]。在这些病例中，酸可能存在于食物中（例如，进食过多的柑橘类水果）或是内源性的（反流病或频繁呕吐）。

牙周组织

没有令人信服的证据表明慢性牙周疾病是因

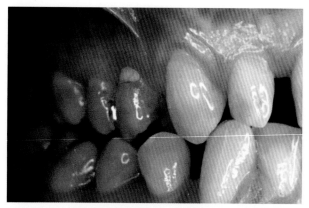

图 4-24 ▪ 不稳定的咬合关系。拔牙后未修复导致牙齿倾斜和移位

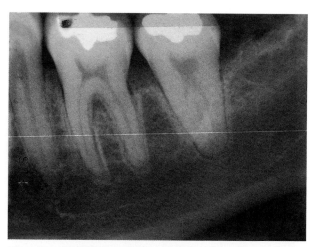

图 4-25 ▪ 下颌磨牙牙周膜间隙增宽，松动度增加。注意其在侧方与前伸运动中存在早接触

为咬合力量过大直接引起的。然而，牙周膜间隙增宽（影像检查）提示可能存在早接触，且常常伴随牙齿松动（图 4-25）。同样，孤立的或圆周形的牙周缺损常与咬合创伤相关。有广泛骨吸收的晚期牙周病患者，即使是轻微的咬合缺陷都可能导致牙齿迅速移位。牙齿的移动可能会使这些患者更难实施恰当的口腔卫生措施，进而可能导致牙周疾病的复发。相对于有更好牙周支持组织的患者，冠根比欠佳患者的精确咬合调整更加重要（见第 31 章）。

肌肉系统

触诊发现的急性或慢性肌肉疼痛可以提示与肌肉紧张有关的习惯，如磨牙症、紧咬牙。慢性肌肉疲劳可导致肌肉痉挛和疼痛。在一项研究中[47]，指示受试者磨牙约 30 min。他们出现了肌肉疼痛，大多数是在副功能运动后 2 h 达到高峰并可持续长达 7 d。在冠状面观察患者开、闭口动作，可以诊断不对称的肌肉活动。一般会有几毫米的偏差，但任何大于这个数值的偏差可能是功能障碍的体征，需要进一步检查(图 4-26)[48]。张口受限或牙关紧闭，可能是下颌升颌肌群无法放松造成的后果。

颞下颌关节

颞下颌关节疼痛、弹响，或运动障碍可以提示颞下颌关节紊乱病。但患者可能意识不到弹响。可用听诊器辅助诊断。一项研究显示，关节弹响通常可作为颞下颌关节紊乱的可靠指标[49]，患者主诉的颞下颌关节疼痛可能是肌源性的，且与关节相关。

弹响也可能与关节内部的紊乱有关，开、闭口时单侧弹响伴随中线偏移的患者（连续弹响）可能有关节盘错位。中线偏移通常发生在受累侧关节，

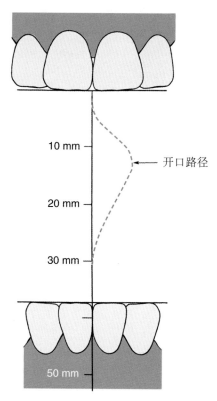

图 4-26 ▪ 开、闭口运动中中线偏移提示存在不对称的肌肉活动与关节障碍。在此示意图中，开口时，患者左侧的滑动不太理想

因为关节盘错位可以阻碍（或延缓）髁突正常前移。检查关节弹响时，在下颌角部触诊比在髁突外极触诊有效，因为临床医师手指与骨组织之间组织相对较少。

肌筋膜疼痛功能障碍

肌筋膜疼痛功能障碍（MPD）表现为单侧耳

前区弥漫性疼痛，伴随对侧颞下颌关节肌肉紧张、弹响、绞锁声音，及下颌功能受限。发生部位经常是肌肉，而不是关节，但随着时间的推移，功能性问题可能会导致关节器质性变化。关于 MPD 发生的原因主要有三种学说：①根据心理生理学理论[50]，磨牙症、紧咬牙造成的 MPD，是因为慢性肌肉疲劳导致肌肉痉挛和下颌运动改变。这可能会出现牙齿移位，当痉挛缓解时，错殆畸形已变得明显。根据这一理论，治疗应着眼于情绪调节，而不是物理疗法；②根据肌肉相关的理论[51]，持续的肌肉过度活动可导致 MPD，疼痛发生在关节和头颈部其他区域；③根据机械位移理论[52]，错殆畸形使髁突移位、牙列反馈改变，从而导致肌肉痉挛。

正确的诊断和处理往往由于多种原因的同时存在而变得相当复杂。MPD 患者可能需要多学科综合治疗，涉及咬合治疗、药物疗法、生物反馈、物理疗法。应推迟广泛的固定修复治疗，直到患者的条件稳定在可接受的水平。

咬合治疗

当一个患者表现出与殆干扰相关的症状和体征时（见第 6 章），则要考虑进行咬合治疗[53]。这样的治疗包括正畸治疗移动牙齿，选择性调殆消除不良殆接触，或修复缺失牙使咬合力更好的分布。

咬合治疗的目的如下：

1. 使咬合力沿牙齿长轴方向。
2. 正中关系时所有牙齿同时接触。
3. 消除牙尖斜面上的任何咬合接触，提高牙齿的位置稳定性。
4. 使正中关系与最大牙尖交错位一致。
5. 获得为患者选择的咬合关系（例如，单侧平衡殆与相互保护殆）。

在短期内，这些目标可以通过一个活动的咬合装置（图 4-27）实现，该装置由透明丙烯酸树脂制作，覆盖单颌牙弓的殆面。从一个更长远的角度出发，可以通过选择性调殆、牙齿移动、修复体佩戴或综合以上方法达到目的。最终的咬合治疗包括对下颌骨的精确控制，特别是正中关系位。由于患者可能会因为防御性肌反射，而抵抗这些操作，这时就可能需要某些解除反射的装置（如，咬合装置）。

咬合装置治疗

咬合装置（有时称为殆板、殆垫或矫治器）广

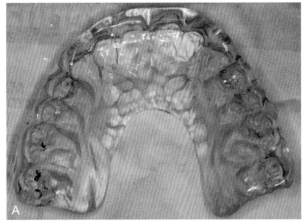

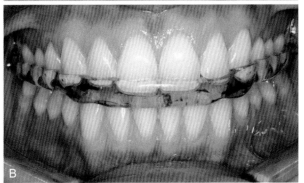

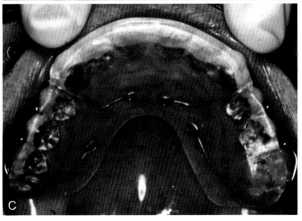

图 4-27 ■ 咬合装置。A. 装置外观；B 和 C. 装置口内就位（由 Dr. W.V. Campagni 提供）

泛应用于颞下颌关节紊乱病及磨牙症的治疗[1]。在临床对照试验中，他们可以有效地控制肌筋膜疼痛（即接受装置治疗的患者报告阳性变化结果）。然而，没有该机制的明确假设得到证明，也没有科学研究持续支持各种假说（髁状突或关节盘重新定位，或两者兼有；减少咀嚼肌活动；纠正"不良"口腔习惯；患者咬合变化）[54]。从固定修复的角度来看，咬合装置在确定患者是否能承受咬合状况的改变时是特别有帮助的。预期的咬合设计通过制作丙烯酸树脂覆盖装置来模仿，这样可以使用可逆的手段测试患者的接受程度，虽然轻微地增加了垂直距离。

如果一个患者对咬合装置反应良好，我们可以合理假设其修复治疗效果也是积极的。因此，咬合装置治疗可以作为固定修复治疗开始前一个重要的诊断程序。该装置可用于上颌或下颌牙弓。一些医师表达了对上颌或下颌牙弓的偏爱并列举了优点，但是，上颌骨和下颌骨都被证明可以达到满意效果。

装置制作

有若干种方法可以制作咬合装置[45]。热凝丙烯酸树脂制作的装置具有经久耐用的优势，但自凝树脂单独使用或结合真空成型模板也可以达到同样的效果。当医师需要椅旁制作一个装置时，自凝树脂是非常有用的。在框图4-1，对直接法和间接法进行了比较。

使用真空成型模板的直接法

1. 用真空成型机将一张透明热凝树脂压制在一个诊断模型上。使用硬树脂（厚1 mm）比较合适。确认已填平多余的倒凹。修剪多余的树脂，使唇面软组织暴露。在牙齿唇面，该装置必须有清晰的牙龈边缘（图4-28A）。在上颌装置舌侧，树脂片应覆盖硬腭1/3以保证强度。

2. 试戴模板检查适合性和稳定性。在切牙区添加少量的自凝丙烯酸树脂。采用双手操作，引导下颌至正中关系（见第2章）。然后引导下颌骨做铰链运动在树脂上形成浅凹槽（图4-28B）。

3. 在切牙和尖牙区添加树脂，指导患者在软树脂上做后退、前伸、侧方运动。然后等待树脂固化。要注意树脂应在诊断模型或口腔中固化。否则，聚合收缩所产生的热量可能会使热凝树脂模板变形。

4. 使用咬合纸，抛光树脂形成光滑表面，前伸和侧方运动接触平衡，以及在正中关系时每个切牙都有明确的咬合止点（图4-28C）。使前伸运动时切牙接触，侧方运动时工作侧尖牙接触（图4-28D）。在这个阶段后牙均无接触。

5. 让患者在诊室里戴上装置几分钟。重复前伸和侧方运动处理下颌运动中的大部分问题。有时，患者必须整晚佩戴以克服获得性保护性肌肉模式。在这种情况下，避免后牙伸长，患者必须在24~48 h内复诊。

6. 添加自凝丙烯酸树脂至装置的后牙区，并引导患者咬合呈正中关系。在丙烯酸树脂完全固化前始终保持正中关系。

7. 取出装置，在树脂上检查对颌牙弓的印记（图4-28E）。将装置放在模型上，然后放入装有温水的压力锅里可以加速固化速度（图4-28F）。

8. 铅笔标记对颌功能尖形成的印记。如果牙尖记号消失，则需添加新的树脂，复位装置。

9. 使用车针和抛光轮去除多余树脂，仅留下铅笔标记的地方（图4-28G）。如果要后牙无接触，必须去除其他所有接触点。

10. 在口腔中检查装置正中关系接触情况，用色带标记。继续调整接触较重的区域直到功能尖的标记平衡均匀。

11. 用不同颜色的咬合纸标记前伸和侧向偏移。必要时调整过度接触，注意不要去除功能尖止点。

框图 4-1	两种咬合装置制作方法的比较

间接法（热凝）
- 更美观：塑料是透明的
- 更致密，较少折断，变形，或磨损
- 使用𬌗架达到更精确的咬合接触
- 较短的椅旁时间
- 与牙齿和软组织更合适
- 增加了技工费用（蜡型，装盒，完成）
- 便于大量控制
- 减少稳定所需的覆盖面
- 可使用球形卡环固位

直接法（自凝）
- 一次就诊完成
- 使用口腔作为𬌗架，可能造成失误
- 真空形成基质厚度薄，灵活性好，但是为了稳定需要增加覆盖面积
- 破碎和损坏后，需要椅旁修补
- 因为丙烯酸的孔隙较大，易染色，有异味，过度磨损
- 复制热凝树脂装置提高耐用性

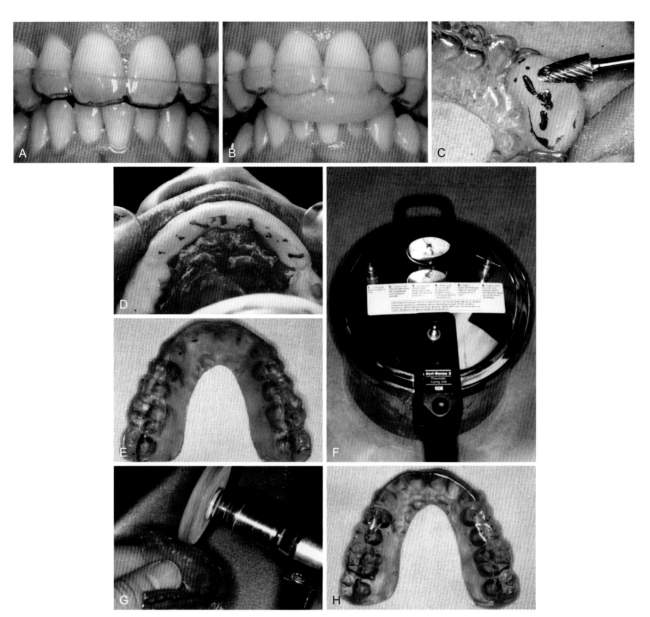

图 4-28 ■ A~H. 直接法制作咬合装置

12. 抛光装置，注意不改变功能面（图 4-28H）。

13. 使用一段时间觉得满意后，使用热凝树脂复制该装置并细致地进行重衬。

自凝丙烯酸树脂间接法

准确安装诊断模型很重要。一个较小的安装误差可以导致试戴时耗费较多的时间。需特别注意模型上的咬合缺陷或软组织突起的干扰点，这可能会导致安装失误。

1. 确保该装置是在同一正中关系和垂直距离下制作的。这减少了使用面弓后的转移安装误差。

2. 将殆架上的切导盘片调整为平的。

3. 降低切导针直到后牙之间有 1 mm 的间隙（图 4-29A）。记录正中关系时保证咬合垂直高度相同。

4. 根据殆架的类型，步骤 3 后可能要重新调整切导盘。

5. 用殆架检查上、下颌模型前伸运动时的间隙。当小于 1 mm 时，增加切导盘的斜度。

6. 提高切导盘平台的翼侧，使侧方运动时至少有 1 mm 的间隙（图 4-29B）。必要时提高切导针保证适宜的间隙。

7. 在模型上标记每颗牙齿的外形高度，使用蜡填充倒凹（图 4-29C）。

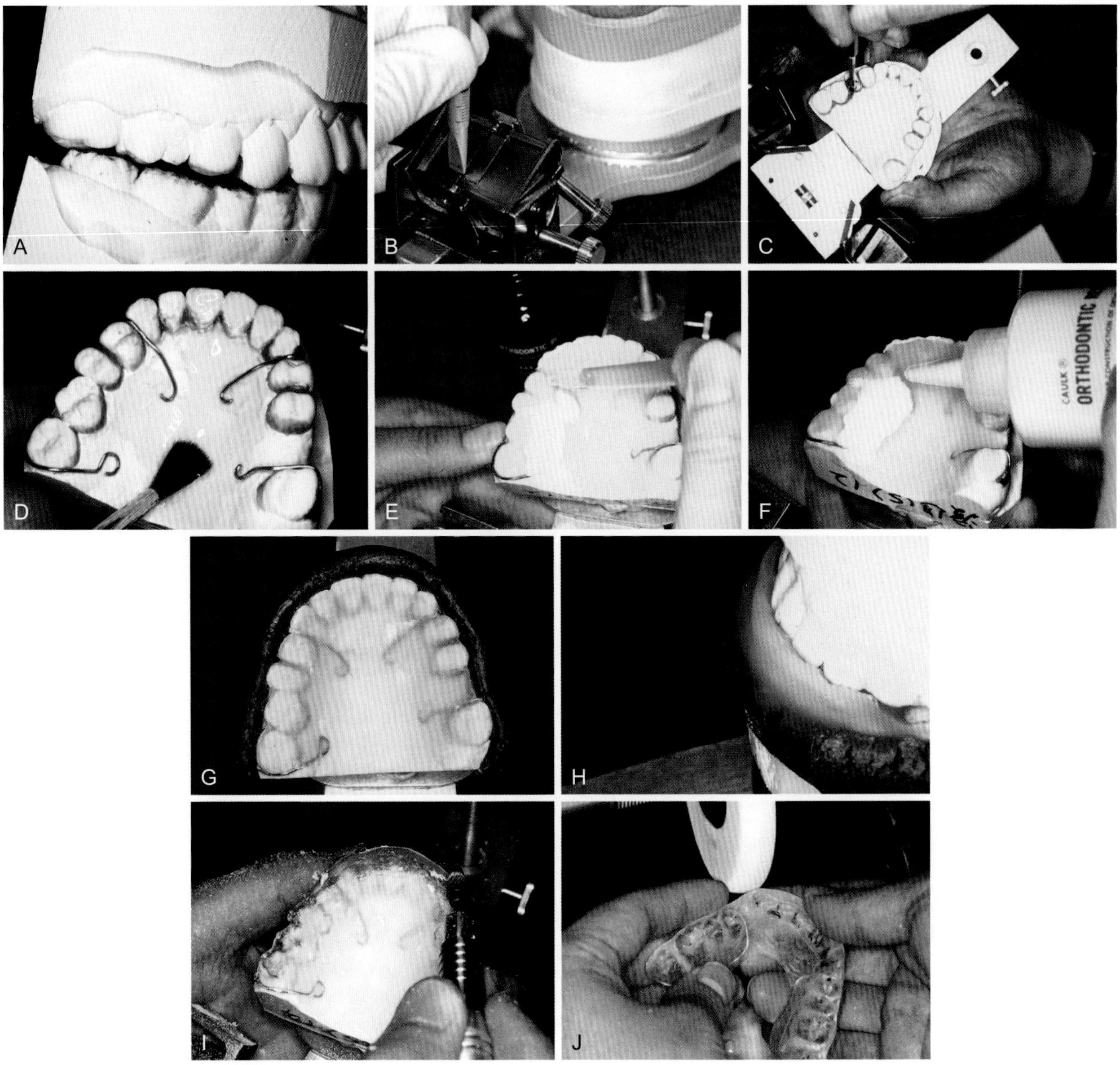

图 4-29 ■ A~J. 自凝丙烯酸树脂间接法制作咬合装置

8. 按照唇侧倒凹线制作冷弯卡环，在模型上涂抹分离剂（如 Al-Cote），并等其干燥（图 4-29D）。对颌模型可以在水中浸泡，防止丙烯酸树脂粘在模型上。
9. 使用粉液混合的透明自凝丙烯酸树脂制作装置（图 4-29E 和 F）。为了避免孔隙产生，树脂应始终保持湿润，并逐步少量添加（图 4-29G）。
10. 当树脂未固化时，合上𬌗架（图 4-29H）。在必要的地方添加树脂直到每一个功能尖都形成一个轻微的印记。
11. 在树脂仍然较软时，合上𬌗架做侧方及前伸运动。添加或去除树脂直到接触稳定，并且切导针与切导盘相接触。调整只需要大概合适即可，因为丙烯酸树脂的工作时间有限，而且在树脂固化后还要精细调整咬合。
12. 将装置放置在模型上，浸泡于盛有温水的压力容器中使之聚合。完成这步后，用开水冲去模型上的蜡。
13. 在𬌗架上调整咬合（图 4-29I）：
    ① 正中关系时每一个功能尖接触均匀；
    ② 正中关系时每颗前牙存在止点；
    ③ 切牙前伸接触光滑均匀；
    ④ 侧方𬌗（工作侧）尖牙接触也应当光滑均匀。

14. 从模型上取下装置，打磨抛光，注意不要改变功能表面（图 4-29J）。

15. 试戴过程中，检查适合性和稳定性。同时检查咬合接触，必要时进行调整，使用不同颜色的咬合纸检查正中及非正中咬合。

自凝树脂间接法（另一种方法）

1. 获得准确模型和咬合记录（图 4-30A 和 B）。

2. 用正中关系上殆架，并调整切导针，直到颌间间距约 2 mm（图 4-30C～E）。

3. 在上颌模型上制作冷弯卡环（图 4-30F），铺两片基底蜡（图 4-30G）。

4. 制作前牙殆堤（图 4-30H），建立下颌牙均匀分布的咬合接触（图 4-30I）。

5. 在完整蜡型后方区域制作蜡殆（图 4-30J）。

6. 在蜡型上添加技工用硅橡胶（图 4-30K 和 L）。

7. 蜡在模型上烫掉以后，重新确定卡环位置并使用粘接蜡将它们固定（图 4-30M 和 N）。

8. 模型上涂分离剂（图 4-30O）。

9. 根据制造商说明混合自凝树脂；使用流动树脂填充模型与硅橡胶之间的空间（图 4-30P 和 Q）。

10. 将模型放置在压力锅中，使树脂固化（图 4-30R）。

11. 将模型重新上殆架，标记和调整咬合接触，直到建立相互保护殆（图 4-30S 和 T）。

12. 从模型上拆下完成的咬合装置（图 4-30U），然后先抛光，再临床试戴，交给患者。

热凝丙烯酸树脂间接法

用热凝丙烯酸树脂制作的装置更耐用。在诊断模型上用蜡堆成所需的殆面形状，或直接使用真空成型模板制作。装盒并用类似全口义齿的方式进行处理。因为制作过程中的失误，重新安装模型，并在完成和抛光前进行必要的调整很重要。

1. 模型以正中关系位上殆架。在模型基底上刻痕便于重新安装。

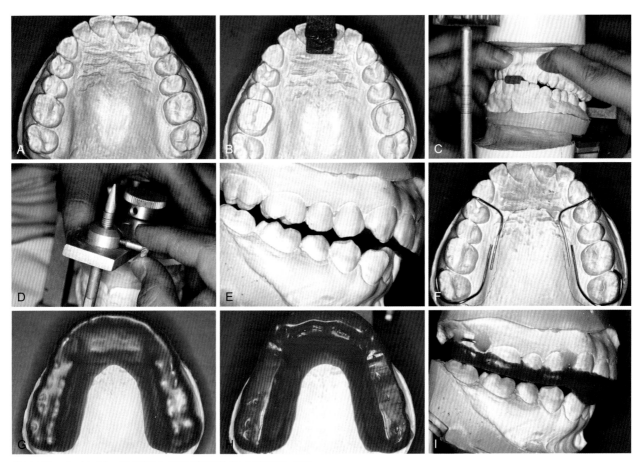

图 4-30 ■ A~U. 另一种使用自凝树脂制作咬合装置的方法

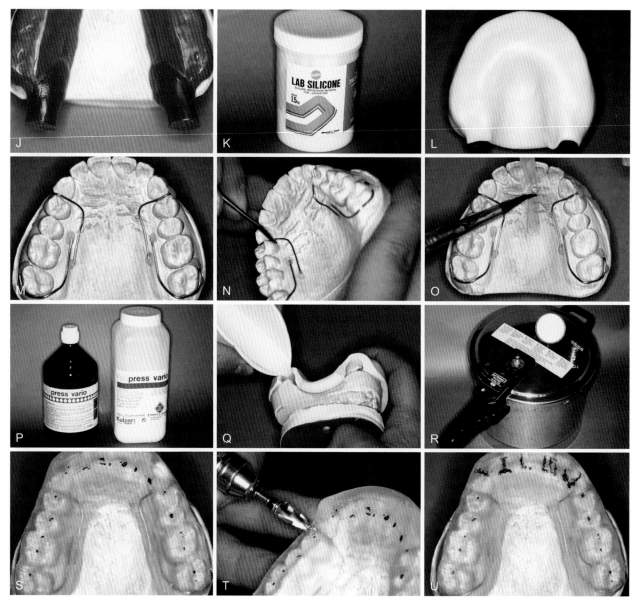

图 4-30（续）

2. 用蜡型雕刻理想的装置外形，获得正中止
   点和前伸切导。使用机械切导盘用于制作
   自凝树脂装置。

3. 模型分离，装盒方法与全口义齿的常规过
   程相同。

4. 透明热固化树脂固化过程。

5. 重新上𬌗架和调整咬合。

6. 去除石膏。使用带浮石的车床和合适的抛
   光材料处理外表面。

7. 存储于湿度 100% 的环境。

细节上的注意点

无论选择哪种方法，成功都取决于制作和佩

戴过程中的细节。直接法制作时，应当使用适合和
稳定的真空成型基底，并严格按照步骤进行。例如，
临床医师必须确保在树脂被添加到后牙区域记录咬
合止点前已经正确建立前牙切导，并且保证可以轻
松引导患者的下颌进入正中关系位。当使用间接法
时，模型必须依照在正确的垂直距离下获得的准确
正中关系记录上𬌗架。安装不准确是最常见的失败
原因，并会导致临床试戴时过度调整。

随访

患者佩戴装置之后，必须保证咬合均匀并在
必要时调整其咬合。必须告知患者除了进行口腔卫
生维护时应每天 24 h 佩戴该装置，并每周或每两

周（如果察觉到问题可以更早）定期复诊调改。不适感觉逐渐变少提示最终咬合调整（见第 6 章）或修复治疗，或同时进行的两者，将可能获得成功。如果装置治疗不能缓解不适，应当继续进一步评估，诊断原因及主诉情况。一个潜在诊断的"危险信号"是，在治疗初期患者认为治疗有改善作用，而接下来则变得比原先的主诉更糟糕。很多这种情况发生，可能是患者依从性差的原因。临床医师应谨慎为这样的患者制订复杂固定修复治疗计划。

数字系统

制造商在捕获动态下颌运动及对其数字化重建方面取得了巨大的进步（见第 2 章）。但面临的挑战依然存在，比如正确地捕捉前后决定因素的联合作用和准确地再现运动。CT、磁共振成像和锥形束 CT 成像获得的有限数据是静态的代表。SICAT 功能软件系统用于从三维影像分析、光学捕获和动态下颌运动记录来结合数据。此信息可以用于诊断目的，或产生一个与所获得数据集一致的下颌复位装置（图 4-31）。目前支持的科学数据仍很有限。

总　结

下颌运动被一定的解剖结构限制。极端运动，又称为边缘运动，受关节、韧带和牙齿的限制。发音和咀嚼是功能运动的例子。磨牙症、紧咬牙是副功能运动的例子。这些运动没有明确目标并存在潜在的危害。

佩戴全口义齿的患者，平衡骀可以提供义齿稳定性，因为每种运动所有牙齿均匀接触。这对于有天然牙的患者有潜在危害，禁用于固定修复治疗。在单侧平衡（组牙功能）骀，非正中咬合只发生在向外（工作）侧的后牙。当需要多数牙齿分担骀力时，这种咬合排列十分重要。相互保护骀可以提供最理想的力量分布。在这种排列时，正中关系与最大牙尖交错位一致，上、下颌前牙关系（前牙切导）可以在所有运动中使后牙咬合分离，对成功起到重要作用。

与错骀畸形治疗有关的病理过程存在时，提示我们可能需要咬合治疗。咬合装置可以作为有用的诊断和辅助治疗手段。对于这样的患者，咬合治疗应在开始任何实质性的修复治疗前完成。

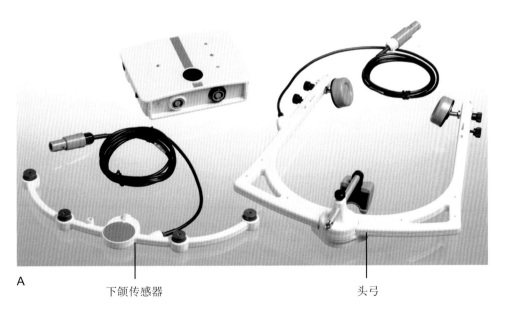

A
　　　　下颌传感器　　　　　　　　　　　　头弓

图 4-31 ◦ SICAT 功能软件系统综合了三维影像系统、光学印模系统（CEREC），和动态的下颌运动跟踪系统。A. SICAT 下颌运动跟踪记录系统

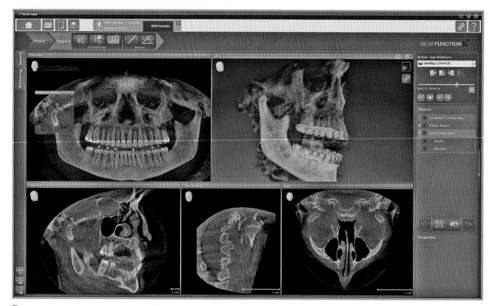

B

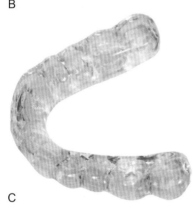

C

图 4-31（续）▪ B. SiCAT 功能软件样品显示屏。厂商说明其可以三维展示下颌上任一点的运动，并动态再现髁突 - 关节窝关系；C. SICAT 基于影像三维数据、光学表面扫描数据和记录的移动数据的基础制作治疗装置（由 SICAT GmbH & Co. KG. Bonn, Germany 提供）

参 考 文 献

[1] Okeson JP: Management of Temporomandibular Disorders and Occlusion. 7th ed, St. Louis, Mosby, 2013.

[2] Schweitzer JM: Concepts of occlusion: a discussion. Dent Clin North Am 7: 649, 1963.

[3] Proffi t WR, Fields HW Jr: Contemporary Orthodontics, 3rd ed. St. Louis, Mosby, 1999.

[4] Bennett NG: A contribution to the study of the movements of the mandible. Odontol Sec R Soc Med Trans 1: 79, 1908. (Reprinted in J Prosthet Dent 8:41, 1958.)

[5] Posselt U: Movement areas of the mandible, J Prosthet Dent 7: 375, 1957.

[6] Goldenberg BS, et al: The loss of occlusion and its effect on mandibular immediate side shift. J Prosthet Dent 63: 163, 1990.

[7] Pelletier LB, Campbell SD: Evaluation of the relationship between anterior and posterior functionally disclusive angles. II. Study of a population. J Prosthet Dent 63: 536, 1990.

[8] Hayasaki H, et al: A calculation method for the range of occluding phase at the lower incisal point during chewing movements using the curved mesh diagram of mandibular excursion (CMDME). J Oral Rehabil 26: 236, 1999.

[9] Lundeen HC, Gibbs CH: Advances in Occlusion. Boston, John Wright PSG, 1982.

[10] Ogawa T, et al: Inclination of the occlusal plane and occlusal guidance as contributing factors in mastication. J Dent 26: 641, 1998.

[11] Wickwire NA, et al: Chewing patterns in normal children. Angle Orthod 51: 48, 1981.

[12] Lavigne G, et al: Evidence that periodontal pressoreceptors provide positive feedback to jaw closing muscles during mastication. J Neurophysiol 58: 342, 1987.

[13] Burnett CA, Clifford TJ: Closest speaking space during the production of sibilant sounds and its value in establishing the vertical dimension of occlusion. J Dent Res 72: 964, 1993.

[14] Pound E: The mandibular movements of speech and their seven related values. J Prosthet Dent 16: 835, 1966.

[15] Pound E: Let /S/ be your guide. J Prosthet Dent 38: 482, 1977.

[16] Howell PG: Incisal relationships during speech. J Prosthet Dent 56: 93, 1986.

[17] Rivera-Morales WC, Mohl ND: Variability of closest speaking space compared with interocclusal distance in dentulous subjects. J Prosthet Dent 65: 228, 1991.

[18] Duckro PN, et al: Prevalence of temporomandibular symptoms in a large United States metropolitan area. Cranio 8: 131, 1990.

[19] Hathaway KM: Bruxism. Defi nition, measurement, and treatment. In Fricton JR, Dubner RB, eds: Orofacial Pain and Temporomandibular Disorders. New York, Raven Press, 1995.

[20] Hublin C, et al: Sleep bruxism based on self-report in a nationwide twin cohort. J Sleep Res 7: 61, 1998.

[21] Macaluso GM, et al: Sleep bruxism is a disorder related to periodic arousals during sleep. J Dent Res 77: 565, 1998.

[22] Madrid G, et al: Cigarette smoking and bruxism. Percept Mot Skills 87: 898, 1998.

[23] Mongini F, Tempia-Valenta G: A graphic and statistical analysis of the chewing movements in function and dysfunction. J Craniomandib Pract 2: 125, 1984.

[24] Faulkner KD: Preliminary studies of some masticatory characteristics of bruxism. J Oral Rehabil 16: 221, 1989.

[25] Mohl ND, et al: Devices for the diagnosis and treatment of temporomandibular disorders. Part I: introduction, scientifi c evidence, and jaw tracking. J Prosthet Dent 63: 198, 1990.

[26] Rugh JD, Solberg WK: Electromyographic studies of bruxist behavior before and during treatment. J Calif Dent Assoc 3 (9): 56, 1975.

[27] Lobbezoo F, Lavigne GJ: Do bruxism and temporomandibular disorders have a cause-and-effect relationship? J Orofac Pain 11: 15, 1997.

[28] Grippo JO: Abfractions: a new classifi cation of hard tissue lesions of teeth. J Esthet Dent 3: 14, 1991.

[29] Owens BM, Gallien GS: Noncarious dental "abfraction" lesions in an aging population. Compend Contin Educ Dent 16: 552, 1995.

[30] Sears VH: Balanced occlusions. J Am Dent Assoc 12: 1448, 1925.

[31] Schuyler CH: Considerations of occlusion in fi xed partial dentures. Dent Clin North Am 3: 175, 1959.

[32] Schuyler CH: An evaluation of incisal guidance and its infl uence in restorative dentistry. J Prosthet Dent 9: 374, 1959.

[33] Mann AW, Pankey LD: Concepts of occlusion: the P.M. philosophy of occlusal rehabilitation. Dent Clin North Am 7: 621, 1963.

[34] Stuart C, Stallard H: Concepts of occlusion. Dent Clin North Am 7: 591, 1963.

[35] D'Amico A: Functional occlusion of the natural teeth of man. J Prosthet Dent 11: 899, 1961.

[36] Ogawa T, et al: Pattern of occlusal contacts in lateral positions: canine protection and group function validity in classifying guidance patterns. J Prosthet Dent 80: 67, 1998.

[37] Bakke M, et al: Occlusal control of mandibular elevator muscles. Scand J Dent Res 100: 284, 1992.

[38] McDevitt WE, Warreth AA: Occlusal contacts in maximum intercuspation in normal dentitions. J Oral Rehab 24: 725, 1997.

[39] Dawson PE: Evaluation, Diagnosis, and Treatment of Occlusal Problems, 2nd ed. St. Louis, Mosby, 1989.

[40] Stuart CE, Stallard H: Diagnosis and treatment of occlusal relations of the teeth. Texas Dent J 75: 430, 1957.

[41] Ramfjord S, Ash MM: Occlusion, 4th ed. Philadelphia, WB Saunders, 1994.

[42] Ekfeldt A: Incisal and occlusal tooth wear and wear of some prosthodontic materials: an epidemiological and clinical study. Swed Dent J Suppl 65: 1, 1989.

[43] Imfeld T: Dental erosion. Defi nition, classifi cation and links. Eur J Oral Sci 104: 151, 1996.

[44] Lewis KJ, Smith BGN: The relationship of erosion and attrition in extensive tooth loss. Case reports. Br Dent J 135: 400, 1973.

[45] Rytomaa I, et al: Bulimia and tooth erosion. Acta Odontol Scand 56: 36, 1998.

[46] Simmons JJ 3rd, Hirsh M: Role of chemical erosion in generalized attrition. Quintessence Int 29: 793, 1998.

[47] Christensen LV: Facial pain and internal pressure of masseter muscle in experimental bruxism in man. Arch Oral Biol 16: 1021, 1971.

[48] Ishigaki S, et al: Clinical classifi cation of maximal opening and closing movements. Int J Prosthod 2: 148, 1989.

[49] Leader JK, et al: The infl uence of mandibular movements on joint sounds in patients with temporomandibular disorders. J Prosthet Dent 81: 186, 1999.

[50] Mikami DB: A review of psychogenic aspects and treatment of bruxism. J Prosthet Dent 37: 411, 1977.

[51] Schwartz LL: A temporomandibular joint pain-dysfunction syndrome . J Chron Dis 3: 284, 1956.

[52] Gelb H: An orthopedic approach to occlusal imbalance and temporomandibular dysfunction. Dent Clin North Am 23: 181, 1979.

[53] Dawson PE: Position paper regarding diagnosis, management, and treatment of temporomandibular disorders. J Prosthet Dent 81: 174, 1999.

[54] Dao TT, Lavigne GJ: Oral splints: the crutches for temporomandibular disorders and bruxism? Crit Rev Oral Biol Med 9: 345, 1998.

思考题

1. 讨论下颌韧带的作用，起、止点。
2. 讨论下颌肌肉的作用，起、止点。
3. 什么是边缘运动？画图并标注 Posselt solid。
4. 什么是咬合的决定因素？它们决定了什么？
5. 说明病理性𬌗的例子，列举 5 种类型，并且简述每种的相关症状。
6. 描述相互保护𬌗，优点及适应证。什么时候不能使用相互保护𬌗？为什么？
7. 讨论典型的下颌骨功能性运动及副功能运动。年龄对咀嚼模式有何影响？
8. 双侧平衡𬌗与单侧平衡𬌗、相互保护𬌗的区别？
9. 制作咬合装置的目的是什么？描述它们的作用，并且解释如何设计。解释设计的理论基础。

第 5 章

牙周考量

牙周病教科书综合阐述了牙周疾病发生、诊断、治疗计划、治疗方法并详细解释口腔与系统疾病之间的相互作用[1, 2]。本章节着重描述关于牙周诊疗与固定修复治疗相关的部分。

牙周治疗是切实有效的。目前，很少有人因为未治疗的牙周疾病而导致牙齿缺失（图 5-1）。这个数据可能与人们常说的牙周疾病往往是导致牙齿缺失的最主要原因相悖。然而，恰当维护口腔卫生的患者可以延长某些患牙的保留时间[3-7]。2009－2010 年国民健康与营养调查中心（NHANES）[8]的结果显示，在美国仅有 38.5% 的成年人只有 1 颗或多颗牙齿有中到重度牙周病。中重度牙周炎的诊断标准是有一个位点有 3 mm 及以上的附着丧失，和超过 4 mm（包括 4 mm）的牙周袋深度。

长期的牙周维护研究显示中、重度牙周炎患者在牙周治疗后的 20 年里，50% 以上的患者未发生缺牙，75% 的患者缺牙少于 3 颗[3, 6]。这提示我们经适当的牙周治疗后，大多数成人（90%～95%）可避免因牙周病而缺牙。尽管有牙周炎的牙齿可长

时间保留，但是它们无法为固定义齿修复提供可靠的支持作用。

牙周病患牙缺失，通常是由于缺乏有效的治疗。这与经济状况差、缺乏教育、牙周病等因素紧密相关[8, 9]。经济状况较差的患者牙周病发生率比总体发生率高 6%[10]。治疗费用是预防牙齿缺失的主要阻碍，患者常常因为经济原因忽略牙周疾病治疗。

发病原因

牙周病的发病机制十分复杂，不仅仅包括牙龈、牙周韧带、牙表面、牙槽骨的局部症状，还包括由细菌感染引起的一系列复杂的宿主反应和患者的"行为因素"[11]。与致病机制有关的还有吞噬细胞、淋巴系统、抗体、免疫复合体、补体、凝血性连锁反应、免疫反应以及微循环。

牙周病中菌斑所致的初始病损最开始为牙龈炎，之后可分为数个移行阶段：初期病损、早期病损、确立期病损及晚期病损。每个阶段的突出特征及时间范围如下所述。

初期病损

初期病损（图 5-2）局限于龈沟区域，在健康牙龈缘菌斑聚集 2～4 d 后逐渐确立。牙龈血管扩张，发生局部血管炎症，多形核白细胞的分泌液充满龈沟。血管周转胶原减少，生成的空隙被蛋白及炎症细胞取代。结合上皮冠部开始出现变化。

早期病损

尽管炎症发展的每个阶段没有明确的界限，但是早期病损（图 5-3）通常发生在菌斑聚集后 4～7 d。这个阶段牙龈缘的胶原继续减少。龈沟液流量增加，更多的炎症细胞与淋巴细胞往结合上皮下

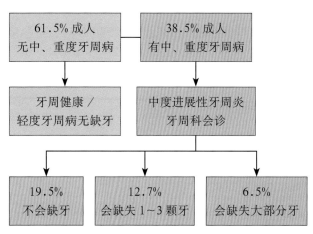

图 5-1 ■ 结合 2010 年国民家健康与营养调查中心（NHANES）[8]，和 Hirschfeld 及 Wasserman[3] 关于牙周维护随访 22 年的报道。大约 6.5% 美国人口患有严重牙周病，且现有治疗无明显作用

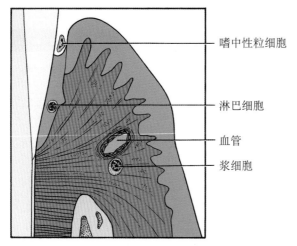

图5-2 ▪ 牙龈炎 – 牙周炎初期龈病损示意图。炎症起始阶段多核巨细胞占主导作用

方聚集。结合上皮的基底细胞增生，纤维结缔组织开始发生可见的显著变化。

病损确立期

菌斑聚集 7~21 d 后，逐渐进入病损确立期（图5-4）。炎症仍然局限于龈沟底部，并且集中于一个相对小的范围内。结缔组织继续减少，早期病损阶段的特征性改变持续发生。这个阶段以浆细胞为主，结缔组织中出现免疫球蛋白，以及结合上皮继续增生（图 5-5），此期不一定有牙周袋的形成。

晚期病损

很难界定病损确立期结缔组织导致附着丧失、进入晚期病损或是明显的牙周炎阶段的准确时间（图 5-6）。在进入晚期病损之后，确立期的特征性改变仍在继续。结缔组织胶原成分继续减少，成纤维细胞进一步改变。牙周袋形成，探诊深度加深，病变延伸至牙槽骨。骨髓向纤维结缔组织转化，牙根附着显著丧失。这种转变伴随了免疫病理组织反应及牙龈的炎症反应。

牙周炎

当出现结缔组织附着丧失时，病变由牙龈炎向牙周炎转变（图 5-7），可以被分为静止期和活动期。治疗前病变的发展程度取决于骨量及结缔组织附着丧失的程度。它也会影响随后要进行修复的牙齿的预后。

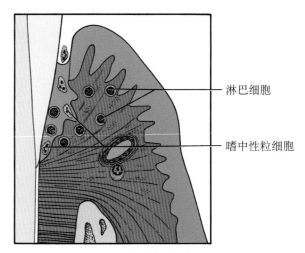

图5-3 ▪ 牙龈炎 – 牙周炎早期病损示意图。主要作用的炎症细胞是结合上皮下方的淋巴细胞。上皮开始增殖呈网状上皮嵴（引自Schluger S, et al: Periodontal Disease: Basic Phenomena, Clinical Management, and Occlusal and Restorative Interrelationships, 2nd ed. Philadelphia, Lea & Febiger, 1990.）

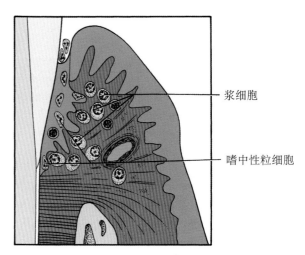

图5-4 ▪ 牙龈炎 – 牙周炎确立期病损示意图。结合上皮转变成袋内上皮。牙周袋开始形成。主要的炎症细胞是浆细胞（引自Schluger S, et al: Periodontal Disease: Basic Phenomena, Clinical Management, and Occlusal and Restorative Interrelationships, 2nd ed. Philadelphia, Lea & Febiger, 1990.）

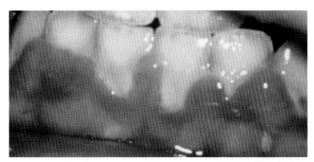

图5-5 ▪ 晚期牙龈病损。邻间牙龈乳头炎症浸润呈球形。注意红肿组织延伸至侧切牙唇侧

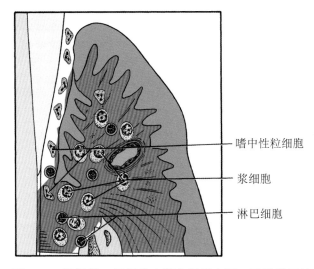

图 5-6 ◾ 牙龈炎 – 牙周炎晚期病损示意图。牙周袋开始形成，釉牙本质界根方出现结合组织附着丧失。牙槽骨逐渐吸收被纤维结缔组织取代。这时主要的炎症细胞是浆细胞，并有散在的淋巴细胞

嗜中性粒细胞

浆细胞

淋巴细胞

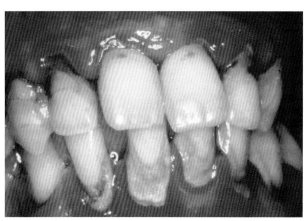

图 5-7 ◾ 牙周炎。菌斑和牙石堆积导致釉牙本质界根方结合组织附着丧失

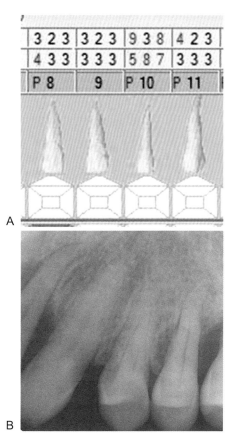

图 5-8 ◾ 牙周疾病的位点特异性。A. 右上中切牙至左上尖牙的牙周袋深度；B. 左上侧切牙可见严重的骨丧失，而左上尖牙的近中只显示微小的变化

有效的牙周治疗包含以下三个部分：①患者日常有效的菌斑控制；②积极治疗以去除牙根面及牙周袋中的牙结石和致病菌；③每 2～6 个月进行预防性牙周维护治疗（支持性牙周治疗 SPT）[12]。很少有患者可以持续去除所有聚集的菌斑。但是，有研究证实健康的免疫系统可以抵抗剩余的少量牙菌斑[13]。

牙周疾病具有位点特异性，即使牙齿的近中面是健康的，牙齿的远中面可以呈现疾病状态（图 5-8）[14]。因此诊断与治疗也具有位点特异性。先进的唾液诊断检测可以显示出活动性骨丧失[15]和致病细菌[16]。但是，大多数这样的检测都是总体性的，提示我们口腔的总体情况，并且花费较高也阻碍了其日常应用。而最具性价比、可靠、具有位点

特异性的方法是长期对比牙周袋深度、附着水平、探诊出血（BOP）、牙齿松动度（图 5-9）[17-19]。

牙周刮治及根面平整（SC/RP）是大部分患者最后的治疗方法[12, 20]。在所有的治疗方法中，牙周刮治及根面平整可以获得最理想的附着水平，牙周袋深度减小，探诊出血减轻，牙周微生物组成的改善。与其他方法相比较，牙周刮治及根面平整性价比高而且副作用最小[21, 22]。其目的是通过手工器械、超声或是激光的方法获得一个光滑平整的牙根表面。重要的是牙根表面清创的效果，而非使用的器械。有时可以使用抗生素清除机械方法无法清除的致病菌。

牙周刮治及根面平整适用于大多数患者。任何有助于清除炎症的方法——比如加强口腔卫生，抗生素治疗，牙周刮治及根面平整，激光治疗，或者手术——在有骨丧失的情况下都会造成牙龈退缩。由于修复体精确的边缘位置与牙龈的协调对修复体的美观非常重要，修复医师需要特别注意以上情况（图 5-10）。

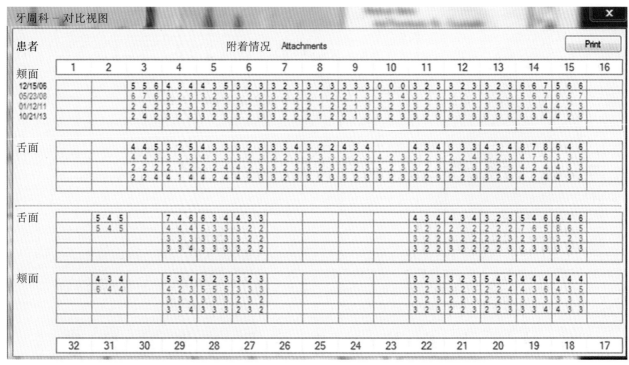

图 5-9 ■ 牙周支持治疗 7 年后附着水平稳定程度比较

牙周手术常见的适应证有：①牙周刮治及根面平整的患者，在经历 2~3 月的牙周维护治疗后，仍有骨吸收发生[23]；②后牙区固定义齿制作的龈下边缘的冠修复体对清洁造成不便，或是临床冠过短导致固位形和抗力形较差的牙齿[24]。手术的目的是为了更精细的清洁牙齿根面和通过牙龈移植及骨再生减小牙周袋的深度。但是，除非通过定期的牙周支持治疗，否则菌斑会在手术位点再次聚集，使牙周病复发，附着丧失会进一步发生[25]。各种手术方法治疗之后，都可带来短期的改善。7 年后，所有的治疗结果均相似，包括牙周刮治及根面平整，会出现牙周袋深度减小，附着水平更好，牙齿固位力增强[26, 27]。常规定期牙周支持治疗是牙周治疗成功的基础。否则，几乎所有的牙周治疗都可能失败。

牙周支持治疗的时间间隔根据患者个人情况而定。在大多数治疗成功的长期研究中，2~3 个月是比较标准的间隔周期[4, 28]。根据患者的个人情况增加或者减少复诊时间。每次牙周支持治疗约诊必须记录牙周袋深度、附着水平、探诊出血情况、牙齿松动度的变化并与之前的记录比较（图 5-11）。牙周袋加深或者 2mm 的附着丧失是牙周继续破坏的可靠依据[19]。探诊不出血是牙周健康的提示[29]。某一位点持续的探诊出血提示我们有进一步的附着丧失发生[30]（图 5-12）。如果牙周袋深度和附着水平没有改变，而有松动度增加则提示我们要仔细分析咬合和牙髓状况。每次牙周支持治疗就诊时完整的牙周数据可帮助我们从全部牙齿的清洁治疗过渡到更加准确地针对特异位点的治疗，维持牙周健康。

牙周支持治疗的另一个常被忽视的好处是在维护牙周健康的同时可以减少龋病的发生。有些研究者对青少年窝沟龋进行研究[31, 32]。他们发现每两周进行一次口腔卫生措施、洗必泰漱口、氟化物治疗对于新发生的龋损基本没有影响（表 5-1）。而每两周进行专业的洁治可显著减少龋坏的发生。在另一项研究中[33]，对成年牙周病患者家的儿童（3~13 岁）进行了调查。20 年来，这些儿童每半年定期接受牙周洁治。这 20 年没有人发生牙周破坏，而且这些孩子龋病发生率是 1 颗／每人。

表 5-1　减少龋病发生

干预措施	邻间隙龋损是否显著减少
每两周口腔卫生宣教	否
每两周洗必泰漱口	否
每两周氟化物漱口	否
每两周专业洁牙	是

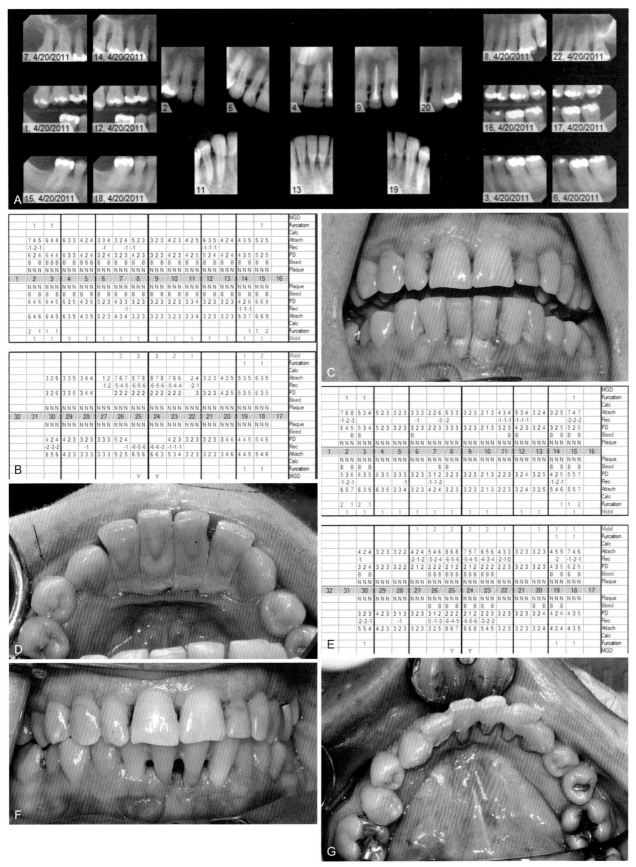

图5-10 ■ 使用牙周刮治和根面平整（SC/RP）控制牙周感染后，炎症减轻，牙龈退缩。A和B. 牙周刮治及根面平整前影像学表现及广泛性中重度牙周病的数据资料；C和D. 治疗前照片；E. 牙周刮治及根面平整后重新统计数据，显示牙周袋深度减少，牙龈退缩；F和G. 牙周刮治及根面平整后照片显示，临床观察炎症减轻，牙龈退缩（C、D、F和G.由 Dr. Spencer Shoff提供）

	1	2	3	4	5	6	7	8	9 N	10 N	11	12	13	14 N	15	16	
																	MGD
																	Furcation
			1														Calc
			2 4 2	3 2 3	3 2 3	3 2 3	3 2 2	2 1 2	2 1 3	3 2 3	3 2 3	3 3 3	3 3 3	3 3 4	4 2 3		Attach
			-2									-1	-1	-1			Rec
			2 2 2	3 2 3	3 2 3	3 2 3	3 2 2	2 1 2	2 1 3	3 2 3	3 2 3	3 2 3	3 2 3	3 2 4	4 2 3		PD
																	Bleed
			N N N	N N N	N N N	N N N	N N N	N N N	N N N	N N N	N N N	N N N	N N N	N N N	N N N		Plaque
			N N N	N N N	N N N	N N N	N N N	N N N	N N N	N N N	N N N	N N N	N N N	N N N	N N N		Plaque
																	Bleed
			2 2 4	4 1 4	4 2 4	4 2 3	3 2 3	3 2 3	3 2 3	3 2 3	3 2 3	2 2 3	3 2 3	4 2 4	4 3 3		PD
																	Rec
			2 2 4	4 1 4	4 2 4	4 2 3	3 2 3	3 2 3	3 2 3	3 2 3	3 2 3	2 2 3	3 2 3	4 2 4	4 3 3		Attach
																	Calc
																	Furcation
																	Mobil

图5-11 ■ 全面牙周检查组成部分。牙周病稳定患者至少每年1次评估，对于有活动性牙周病的患者在每一次进行牙周维护时都需要进行评估。Calc. 牙结石；MGD. 牙龈黏膜缺损；PD. 牙周袋深度；Rec. 牙龈萎缩

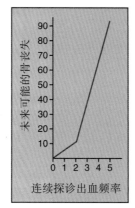

连续探诊出血频率	未来骨缺损预测精度
0	2%
2	12%
5	93%

图 5-12 ■ 探诊出血（BOP）消失是牙周健康的可靠指示。相同位点持续探诊出血提示骨丧失的风险增加

Axelsson 及同事[34]评估了成人每2~3月进行牙周支持治疗的效果。15年前，他们对375名成人进行了牙周刮治和根面平整，以及龋病控制。随后6年中，所有的患者每2~3月进行一次复诊。这些患者中，95%的人情况稳定，没有新发龋病或牙周破坏，每年复诊间隔时间延长至1~2次。5%有牙周破坏或有新的龋病发生，患者继续每2~3月复诊。15年后，完成指定复诊计划的所有患者维持了极低的龋病发生率，并且几乎没有进一步发生牙周破坏[34]。一种预防龋病及牙周病的可行方法是对有活动性龋病或牙周病的患者每2~3月进行一次牙周支持治疗。如果这些患者在两年之后没有新的龋病及牙周破坏发生，牙周支持治疗的间隔时间可以延长到4~6个月。牙周支持治疗的关键部分是准确记录当前龋病、牙周袋深度、附着水平、探诊出血和松动度，与之前的情况进行比较，并且在必要时修改治疗方案。

预 后

当需要修复缺牙时，对于剩余牙齿预后的判断是很重要的。预后判断指的是对于牙周疾病进程及结果的推测，包括以下几个部分：①总体牙列的预后；②个别牙齿的预后。根据患者病史、牙科治疗史与临床检查的综合结果判断预后（框图5-1）。总体来说，患者有明确的预后——预后好或差——对于介于两者之间的预后情况能更直接地判断结果。现在各种预测牙齿远期效果的指南是不可靠的。根据以往的经验，一颗发生50%的附着丧失或是Ⅱ度根分叉病变的牙齿预后差；而如果有50%以上的附着丧失，Ⅱ度或Ⅲ度根分叉病变，或冠根比不佳或根形态不佳，那么该牙齿预后存在问题（图5-14）[35-38]。

口腔医师一般通过观察患者对初始牙周治疗的反应来改善牙齿的预后。初始治疗一般包括牙周刮治及根面平整、口腔卫生改善、不良修复体的重新修复以加强菌斑控制。通过这些治疗可以减少龈沟中的细菌、降低牙根表面的毒力、清除聚集细菌和微环境比如牙石和不良修复体。如果不在初始治疗中纠正不良修复体，会妨碍治疗效果。为确保最大程度恢复牙龈健康，应在进行牙周刮治和根面平整时或之前对牙龈边缘的龋坏、边缘悬突和开放邻接进行纠正（图5-13）。初始治疗后牙周袋深度减小及探诊出血改善的患者，预后明显会更好[39, 40]。

总体临床因素

　　患者年龄

　　疾病程度

　　菌斑控制

　　患者依从性

　　经济因素

局部因素

　　菌斑和牙石

　　龈下修复体

　　牙列拥挤度

　　牙根吸收

牙齿松动度

全身及环境因素

　　吸烟

　　全身疾病或全身状况

　　遗传因素

　　压力

　　口干

　　解剖因素

　　　　短的锥形牙根

　　　　根面龋

　　　　延伸的发育沟

　　　　牙根间距

　　　　根分叉

　　修复及充填因素

　　　　基牙选择

　　　　龋病

　　　　死髓牙

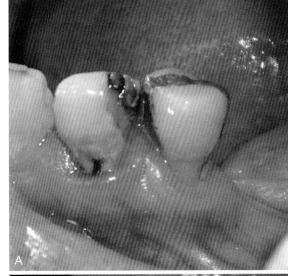

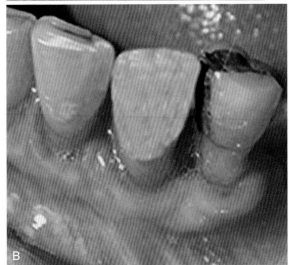

图 5-13 ■ 为促进牙周刮治及根面平整后最大化的牙龈健康，邻接开放、不良充填体及龋损（A）必须在牙周治疗的初始阶段进行纠正（B）

　　对于牙医来说进一步判断整体牙列及某颗牙齿的状况需要时间。在条件允许的情况下，在初始治疗开始的第一年内需每 2~3 个月即进行一次牙周支持治疗。记录所有口腔急症的处理情况，评估这一年中患者的口腔卫生维持情况。记录牙周变化情况并与以前的数据作比较。三次改善预后之后可以开始更精确的治疗计划，并且可以在此时启动综合性的修复治疗[41]。

　　预后不佳或是有问题的牙齿有时可保留很长时间。牙周病具有位点特异性，大多数情况下，牙周情况不太好的牙齿不一定影响邻牙的健康[42]。可以用修复治疗保留这种牙齿，预后良好的牙齿或种植体可以作为修复缺失牙的基牙（图 5-14）。但只

在完整的牙列需要维持较长时间时，才考虑适当保留这些牙周状况不佳的牙齿。此外，同一个患者有缺牙并且现在就需要综合性的修复治疗时，则必须使用策略性拔牙提高修复的预期效果（图 5-15）。

　　准备使用策略性拔牙时，还应考虑这些牙齿是否可以用作临时基牙[43, 44]（图 5-16），或是通过正畸治疗被动萌出[45]（图 5-17）作为种植位点。两种措施都可以促进骨和牙龈组织的增长。牙拔除通常伴随牙槽嵴顶的骨缺失和牙龈退缩（图 5-18）。在种植义齿出现之前，预后无望的牙齿通常被轻易地拔除。相比较，保留牙齿，即使是暂时的，也有助于预期种植点组织的保留和增长，提高美观效果及种植的可能[46]。

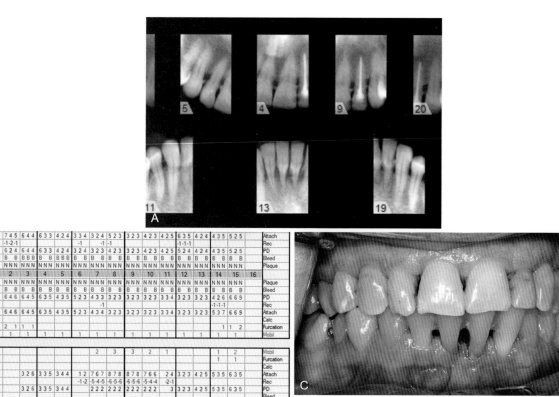

图5-14　■　预后无望/较差/有问题的牙齿有时可成功保留很长时间。A. 影像学显示需要小面积充填的牙齿在保守的非手术刮治及根面平整术后稳定地行使功能；B. 制作下颌前牙树脂粘接牙弓夹板；C. 在最终牙周治疗开始前可以进行数年的口腔卫生及牙周维护治疗，并及时评估效果(由Spencer J. Shoff提供)

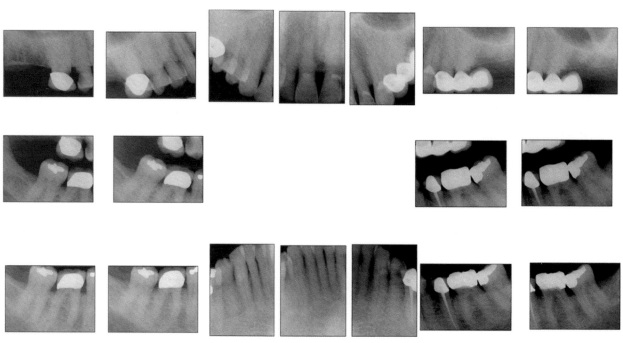

图5-15　■　预后较差/有问题的牙齿。右上第一磨牙、右上第一前磨牙和左上第二前磨牙、左下第二前磨牙需要拔除。为了总体治疗计划顺利进行，拔除这些牙齿十分关键

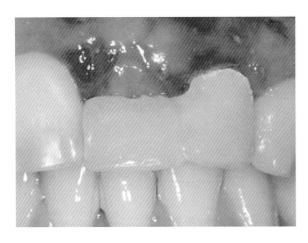

图5-16 ■ 右上中切牙和左上侧切牙作为临时基牙支持过渡性固定修复体。暂时固定修复体可以保护植骨位点的术后愈合过程（引自Misch CE: Contemporary implant dentistry, 3rd ed. St. Louis, Mosby, 2008. ）

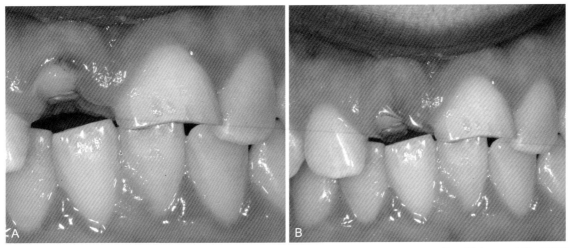

图 5-17 ■ 预后无望的右上中切牙可以在拔牙前使用正畸方法助其萌出，使牙槽骨及牙龈位置增高。A. 最初牙龈退缩；B. 3 个月正畸治疗后模拟的牙龈位置

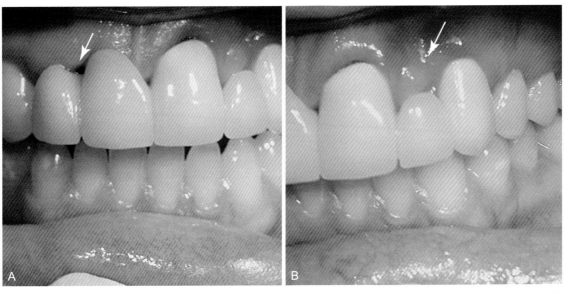

图 5-18 ■ 上颌侧切牙先天缺失。A. 右上中切牙被拔除。注意右上颌两颗邻牙缺失处牙槽骨缺损及牙龈退缩情况（箭头所示）；B. 左上前牙区牙槽骨和牙龈保存情况较好（箭头所示），只有一颗牙缺失。患者属于薄龈生物型，因此牙龈与骨的变化严重

生物学宽度

正常的牙龈附着包括了1 mm结缔组织和1 mm结合上皮[47]。结缔组织与结合上皮一起被称为生物学宽度。2 mm是牙龈附着于根面所需的最小空间。健康状况下，龈沟深度在唇颊及舌腭侧变化范围大约为1 mm，在邻面大概是2~3 mm（图5-19）。这些数值是个平均值，在每个患者身上都差不多[48]。这个平均值一般拥有普遍意义，除非患者是薄龈生物型且前牙美学修复时需要将修复体边缘置于龈下。通过探诊骨水平附着并减去牙周袋深度，口腔医师可以确定一个患者的生物学宽度。

边缘位置设计

预备体的边缘可以位于龈缘以上、齐龈或是龈缘以下。龈上及齐龈边缘更容易预备、取模、制成光滑磨光的表面，有助于菌斑控制及牙龈健康的维护。在某些情况下，修复体治疗史、现有龋病、美观需求、固位／抗力形的要求需要我们设计龈下边缘。

与牙齿光滑的表面相比，所有修复体都有利于菌斑聚集的开放、粗糙表面。边缘线离牙龈的距离越远，菌斑越容易清除，牙龈组织越健康。龈上边缘对牙龈状况最有利[49,50]。牙刷只能清洁到牙龈下0.5 mm的距离，牙线可以清洁到龈下2.5 mm，冲牙器则能达到龈下4 mm（图5-20；表5-2）。但是大多数患者将牙刷作为他们维护口腔卫生的唯一方式[51]。

龈下边缘可能带来各种各样的问题，应该尽量避免[52]。从牙周角度来看，龈下边缘可导致牙周反应性炎症[53]。这种炎症反应可能是亚临床的轻度炎症，也可能是肿胀、充血、出血、松软、骨丧失等严重的炎症。炎症反应的程度由很多因素决定。其中，患者全身系统健康状况和患者牙龈生物类型是医师无法控制的。但是，了解患者健康状况及牙龈生物类型后，医师可以在设计龈下边缘前做出选择。可以被医师控制的因素有修复体边缘离开龈缘的距离，边缘适合性，龈下边缘修复材料的光滑程度[54]。

在合理的范围内设置于自洁区的边缘仅仅会造成亚临床的轻度炎症反应。而边缘间隙超过200 μm会造成大量细菌增殖并引发较强的炎症反应（图5-21）。金属、瓷、树脂边缘抛光达到相同的光滑度时，则与健康牙龈相容性差不多。修复体的凸度应该根据牙根至边缘的解剖形态制作。牙冠

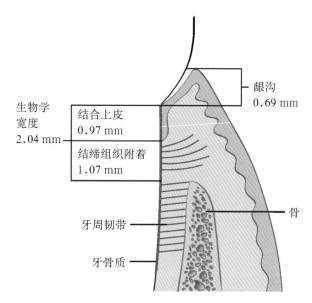

图5-19 ▪ 生物学宽度的平均值。对这2.04 mm范围的任何侵犯都将导致炎症反应（引自Newman MG, et al: Carranza's clinical periodontology, 10th ed. St. Louis, Saunders, 2006.）

表5-2　修复咬合形态选择变化的影响

工具	龈下清洁深度
牙刷	0.5 mm
牙线	2.5 mm
冲牙器	4.0 mm

外形凸度稍不足比凸度过大的牙齿更有利于牙龈健康[55]。牙冠外形过凸最常见的原因是牙齿预备量不足使得技工过度修复。当修复体边缘在龈下时需要至少需要3 mm的角化龈区域来保证牙龈健康[56]。

龈下边缘设置指南

一般原则是龈下边缘不超过龈沟深度的1/2。健康牙周探诊时，探针尖端可以伸入上皮附着大约0.5 mm。健康的龈沟底部位于上皮附着的最冠方，修复体边缘不能伸入其中。因此，如果龈沟探诊深度超过1 mm，修复体边缘不能超过龈下0.5 mm，否则会破坏上皮附着（生物学宽度）。健康牙龈出现牙龈退缩的可能性比炎症的牙周组织小。3 mm健康邻接龈沟可以使边缘放置在龈下1.0~1.25 mm（图5-22）。龈沟深度越深，治疗后牙龈退缩可能性越大。

齐龈边缘是维持牙龈健康和达到修复体美观及功能需要的折中选择。有时可能需要更大程度的

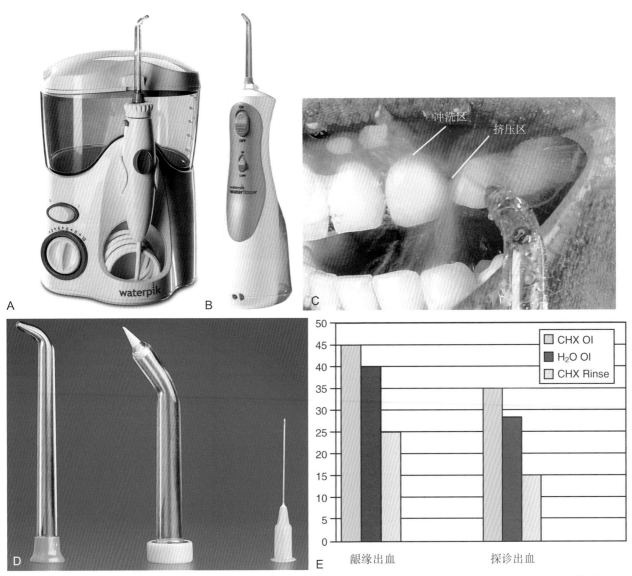

图5-20 ■ 各种深度清除菌斑的口腔卫生维护措施。清水龈下冲洗比洗必泰龈上漱口更有效。A. Waterpik®经典冲牙器；B. Waterpik®无线冲牙器；C. 脉冲产生两个区域流体运动；D. 冲洗头。从左至右：标准喷嘴尖端，袋内龈下冲洗头，以及套管；E. 研究表明使用洗必泰或是清水冲洗口腔比单独使用洗必泰漱口在减轻龈缘出血及探诊出血方面更有效（A和B. 由Water Pik, Inc., Fort Collins, Colo提供；C~E. 引自Newman MG, et al: Carranza's clinical periodontology, 10th ed. St. Louis, Saunders, 2006. ）

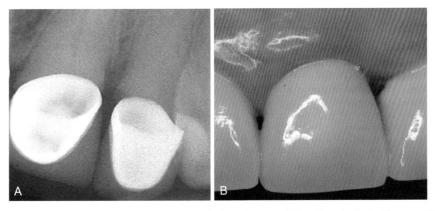

图5-21 ■ 左上中切牙和侧切牙之间龈缘开放造成明显的炎症反应，导致骨吸收、龈乳头破坏。A. 影像学表现；B. 外观照片

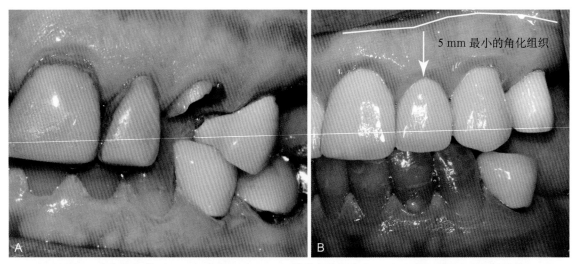

图5-22 ▪ 当采用龈下边缘修复体时，必须存在至少3mm附着角化龈组织。左上前牙唇面，龈沟深度2mm。因此，必须存在5mm的角化组织

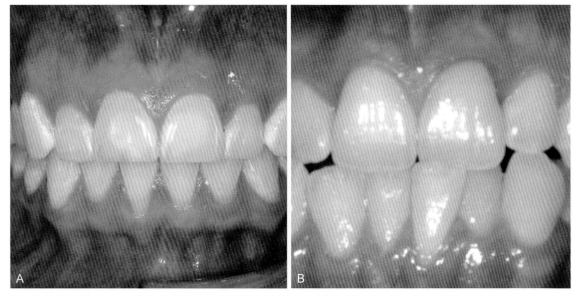

图5-23 ▪ A.厚龈生物型；B.薄龈生物型。注意薄龈生物型中角化组织的量最少，并且血管可见

折中使边缘放置在龈下0.5~1.0mm。关于龈下边缘的修复考虑包括：①制备合适的抗力形和固位形；②保证边缘放置在龋损及现存修复体之下的健康牙体组织上；③为了掩饰修复体与牙齿之间的颜色变化，隐藏牙齿/修复体交界面。修复体边缘位于龈下1mm以上时，不仅边缘难以预备光滑，还给制取印模、评估边缘适合性带来困难；这些也妨碍了将来的菌斑控制，并且侵犯了生物学宽度。

在附着范围内的牙体边缘预备会造成生物学宽度的破坏（BWV）。侵犯生物学宽度后会引起牙槽骨厚度改变。生物学宽度的破坏往往发生在固定修复的上颌前牙的近颊或远颊轴角[47, 57]。

牙龈生物型

侵犯生物学宽度后的反应，因不同牙龈生物型对创伤反应的不同而不同。薄的牙槽骨与薄牙龈覆盖组合成为薄龈生物型[58]。炎症反应表现为肿胀、水肿、红肿、出血，但会出现牙龈萎缩、牙槽骨吸收及在更加根方的位置形成新的生物学宽度。2/3的人群表现为厚龈生物型，且多见于男性（图5-23）。薄龈生物型常见于女性。同一个口腔中可能同时出现两种类型的牙龈。使用探针探诊龈沟，薄型牙龈可透过龈沟看见探针尖端。在牙科治疗中薄型牙龈的患者更容易出现牙龈退缩（表5-3）[59~62]。

纠正 / 预防生物学宽度破坏

可以采用手术方法去除修复体边缘下的骨质和根向移动附着（图 5-24）或者通过正畸方法向冠方牵引牙齿纠正被破坏的生物学宽度（及预备边缘）（图 5-25）。其中手术方法解决生物学宽度破坏的问题更快速。新建的牙龈位置在 3 个月左右变得稳定。在后牙区域，术后 3 个月可以成功获得新的牙龈缘。前牙区域，由于更高的美学要求，建议等 6 个月后牙龈边缘完全稳定再行修复[24]。单颗牙极少采用手术方法纠正生物学宽度。骨修整必须循序渐进，不能一次造成过大变化。为了纠正单颗牙齿的生物学宽度，往往要去除相邻 3 颗牙齿的牙槽骨。在前牙区，除非所有牙齿都可以受益于临床牙冠变长时才能进行手术（图 5-26）。在后牙区，手术通常是一种治疗方案。由于临床冠较短，后牙常常面临固位形和抗力形不足的问题[63]。因此常常看到已经存在的修复体边缘位于龈下。超过 3 颗牙的骨修整有助于增加牙冠长度，并使冠边缘从龈下位置向冠方或龈上方向移动，这样更利于口腔卫生维护。

选择最佳治疗方法

选择性前牙牙冠延长术可以采用激光和外科手术方法。牙龈切除术必须要有足够的角化龈宽度。牙槽骨通过手工器械、机用器械或是激光去除，以在修复体边缘下方 3 mm 重建健康生物学宽度。这种微创方法有技术敏感性。这使得牙根表面更粗糙，并在较厚的骨质上形成了凹槽。临床上，对于某些前牙，这些方法并不会与传统的翻瓣术结果有显著不同[64, 65]。

采用翻瓣术延长牙冠会导致牙根微生态环境的改变。如果之前保守预备了边缘，可以用金刚砂车针彻底清除旧边缘线重新预备[66]。这种方法可以抛光粗糙的釉牙本质界[67]，使根、根面沟、根分叉最小化。如果牙根经过修整，那么去除的骨质可以显著减少。因为后牙具有更大的横截面，这种方法对后牙效果更好。

需要牙冠延长的牙齿必须在术前去除所有龋损，填充基底核，制作临时冠。完全去除龋坏组织有助于医师确定最终修复体边缘位置。在基底修复体上制作的临时冠，在去除后可以使手术者直接进入邻间骨。牙冠延长术使牙根暴露的根截面更窄，冠根比变小，这会使牙齿更容易发生折裂。这与计划美学修复的上前牙密切相关。这时肩台预备距牙髓组织更近，并且增大的邻间外展隙成为新的挑战。

表 5-3　薄龈生物型 VS 厚龈生物型特点

薄龈生物型	厚龈生物型
边缘骨薄	边缘骨厚
潜在的骨开裂及骨开窗	厚骨板
角化龈窄	角化龈范围大
牙龈厚度：<1.5 mm；宽度：3.5~5 mm	牙龈厚度：≥ 2 mm；宽度：5~6 mm
明显的扇形牙龈及牙槽骨	扁平形牙龈及牙槽骨
龈缘位于釉牙本质界水平或以下	龈缘在釉牙本质界水平以上
三角牙齿形态	矩形牙齿形态
靠近切缘的小面积邻面接触	靠近根方的大面积邻面接触
牙冠颈缘稍凸	牙冠颈缘明显凸起
疾病后牙龈退缩	疾病后深牙周袋及骨内缺损形成
拔牙后牙龈退缩 >2 mm	拔牙后轻度牙龈退缩（2 mm）
拔牙后颊侧骨丧失 ≥ 2 mm	拔牙后轻度颊侧骨丧失（1 mm）
牙龈翻瓣提升后骨丧失和牙龈萎缩明显	牙龈翻瓣提升后骨丧失和牙龈萎缩不明显
种植后牙龈乳头萎缩	种植后保留短而厚的牙龈乳头
修复后或种植后颜色改变：可见	修复后或种植后颜色改变：隐蔽在原组织中

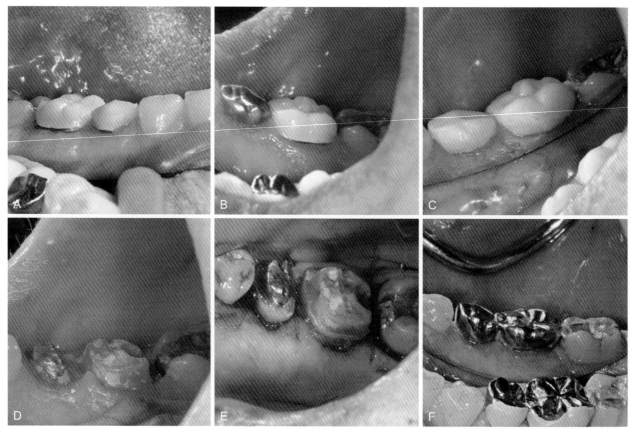

图5-24 ■ 手术方法纠正被破坏的生物学宽度：右上第二前磨牙和第一磨牙的邻接区。A和B. 初诊照片；C. 术前临时修复；D. 临床牙冠短预备时缺乏牙本质肩领；E. 牙冠延长术后即刻照片；F. 最终修复体安装完成

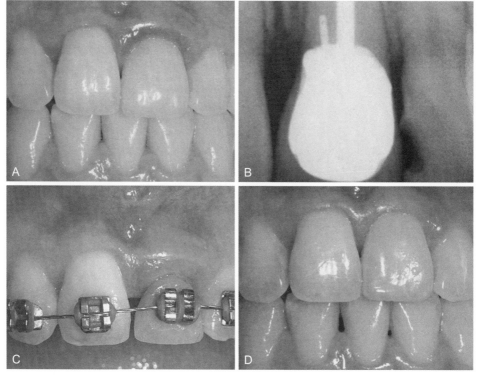

图5-25 ■ 正畸纠正被破坏的生物学宽度。A. 新冠修复的左上中切牙附近牙龈红肿；B. 骀翼片证实生物学宽度被破坏；C. 正畸治疗将牙龈和牙槽骨向切方牵引；D. 手术切除新生的牙龈和牙槽骨，纠正破坏的生物学宽度，维护牙龈美观（引自Newman MG, et al: Carranza's clinical periodontology, 10th ed. St. Louis, Saunders, 2006. ）

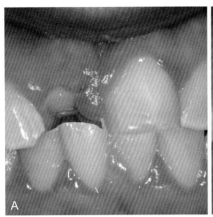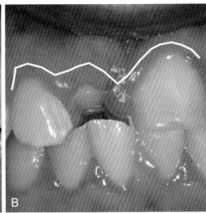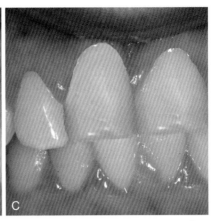

图5-26 ■ A. 右上中切牙齐龈折断；B. 需要进行牙冠延长术切除邻近3颗牙齿的牙龈和牙槽骨（白线标注）；C. 结果会造成冠更长，牙齿比例不协调

在美学区域，正畸牵引可以在纠正生物学宽度时将牙龈发生显著变化的风险降到最低[68]。它是使用一缓慢的（每月1mm）、微小的（15~50g）力量作用于患牙的牙龈及牙槽骨。牙齿被牵引出超出邻牙牙槽骨若干毫米，维持2个月稳定。然后手术去除多余的牙龈及牙槽骨[69]。另一种方案是快速正畸牵引，几周内通过外力使牙齿从理想位置萌出。它使用较强的正畸力，每周行嵴上纤维环切术（龈沟内切断根面附着的牙周韧带）防止牙槽骨和牙龈与牙齿粘连。牙齿稳定3个月后，在制作最终修复体前评估牙槽骨与牙龈情况[70]。

牙龈乳头

理想情况下牙间龈乳头应充满邻间隙，由以下构成：①相邻牙齿的侧壁；②冠方是邻间接触基底部；③根方是附着的冠方区域。临床医师可以通过修复、正畸或两者结合改变右上第二磨牙和右上第三磨牙。理想的邻间隙，龈乳头的前端会延伸至邻间骨水平的上方5mm（附着上方3mm）[71]。

Spear 和 Clooney[2] 建议：

"…将牙龈乳头看成位于附着上的有一定体积的气球。牙齿外展隙决定这种气球组织的形态和高度。外展隙过宽，气球则变平，呈现一种生硬的形态并出现小沟槽。如果外展隙宽度理想，牙龈乳头形成尖锐的健康形态，并有2.5~3mm的龈沟。如果外展隙过窄，牙龈乳头可能向颊舌侧生长，形成一个凹坑，出现炎症。"

这个比喻可以用来评估不能完全充满邻间隙的龈乳头。首先，医师测量龈乳头顶端到牙槽嵴顶的距离。如果这个距离小于5mm，医师通过将修复材料填充至龈乳头两侧牙齿近远中轴壁挤压气球样组织。这可以将气球样组织（龈乳头）推压至牙槽嵴顶上5mm处。如果牙槽骨至龈乳头距离超过5mm，接触点必须向根方移动至龈乳头的顶端（图5-27）。当相邻牙根分离时，接触点向冠方移动，邻间隙增大。平行于牙根方向的正畸移动会改善接触位置，缩窄外展隙，获得更高、更尖锐的龈乳头（图5-28）。

卵圆形桥体

拔牙会引起接触点的丧失并且使邻间隙缩小一半；结果会使龈乳头不是受压缩小，而是变扁平，从而影响美观。但是如果在拔牙时制作卵圆形桥体，则不仅可以维持龈乳头形态，还可以提供接触点及龈乳头所需的外展隙支持[2, 72]，卵圆形桥体可以嵌入拔牙位点的2.5mm。它的大小及形态应该与拔除的牙齿一致。骨移植位点保存应该在拔牙时进行。如果牙槽骨水平维持稳定，那么牙龈乳头也可以保持稳定。一个形态理想的桥体可以封闭拔牙窝，帮助进行袋内的骨移植。4周之后，卵圆形桥体伸入牙周袋的距离应该减少到1.5mm，方便口腔卫生维护（图5-29）。

足够的缺牙区牙槽嵴可以修整用来支持卵圆形桥体。可使用金刚砂车针、电刀或放射外科手术或激光修整受区。在前牙区应修整成凹型，而在后牙区应轻微的扁平。为了美观，颊侧深度应有1.0~1.5mm，形成牙齿从龈沟中生长出来的外观。牙

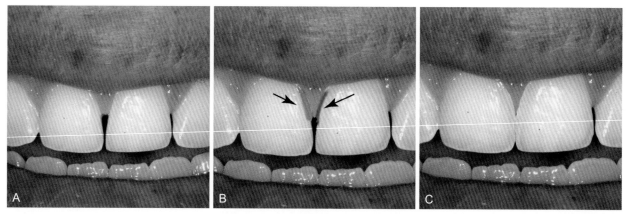

图5-27 ■ A. 牙龈乳头未充满邻间隙；B. 箭头显示贴面侧向推压龈乳头会使牙龈向下延伸；C. 贴面形成长的切牙接触。最终的结果是迫使龈乳头形成较小的外形，形成一个更高、更尖的龈乳头

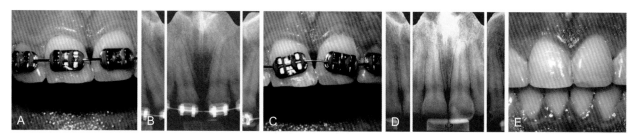

图5-28 ■ A. 右上中切牙和左上中切牙间的龈乳头未充满外展隙；B. 影像学显示两牙根外展分离，使龈乳头上缺乏压力；C. 重新粘接托槽拉拢牙根；D. 影像学显示牙根重新平行排列；E. 现在龈乳头可充满外展隙（引自Newman MG, et al: Carranza's clinical periodontology, 10th ed. St. Louis, Saunders, 2006. ）

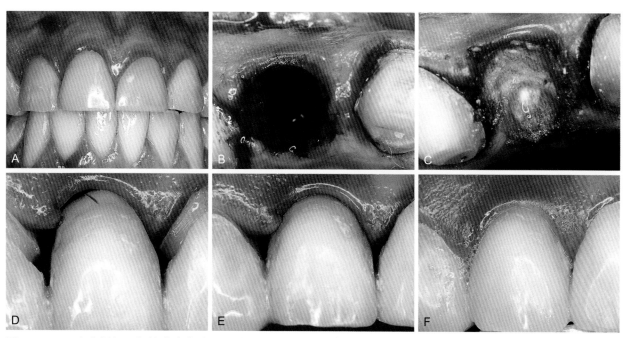

图5-29 ■ A. 右上侧切牙根管治疗失败；B. 微创拔牙后的牙槽窝；C. 骨移植使牙槽窝被填满；D. 制作临时固定修复体。卵圆形桥体向牙槽窝内延伸2.5mm，形成良好的移植骨封闭，同时为龈乳头提供侧向支持；E. 8周后拔牙窝愈合；F. 最终修复体及理想的龈乳头形态（引自Newman MG, et al: Carranza's clinical periodontology, 10th ed. St. Louis, Saunders, 2006. ）

槽骨与卵圆形桥体间新形成的位点之间的牙龈组织厚度应该至少有 2 mm，不然牙龈可能会回弹。如果厚度变薄，必须去除骨质。

种植位点保存和扩展

在骨组织不足的区域进行发展种植手术位点的方法，包括牙龈瓣提升、游离骨移植、膜覆盖骨移植区，以及松弛切口，这样游离瓣可以提升至移植骨上方并且膜可以促进初期愈合。发展种植位点技术敏感性很强（图 5-30）。游离瓣的初期愈合得维持 10~12 个月确保最大程度的骨生长。变薄的牙龈和血供有利于初期伤口闭合。可摘义齿的佩戴可能造成局部组织额外的压力。同样，咀嚼时龈瓣若无保护则会增加膜暴露和骨移位的风险。预后差的牙齿通常可以作为基牙支持临时固定修复体保护牙龈瓣[45]。

拔牙后果

常规拔牙之后，上颌前牙平均骨质和牙龈丧失量包含垂直向骨和牙龈组织丧失 2.0~3.5 mm，颊舌向骨和牙龈丧失 1~2 mm。这种丧失使修复区人工牙和相邻牙齿牙龈边缘水平发生改变[47, 73-76]。薄龈生物型的患者可能面临更多的牙龈退缩和骨丧失，有时高达 7.5 mm；厚龈生物型的患者骨、牙龈丧失较少[77]。单纯骨移植，或者联合膜覆盖骨移植，有利于在拔牙后减少骨和牙龈吸收；这些技术统称为位点保存术。这些再生方法可以成功减少部分骨和牙龈的吸收[78]。理想的情况下，厚龈生物型的患者在上颌前牙区进行位点保存术后，仅仅发生 1~2 mm 的垂直骨及牙龈吸收[79]。

尽管采取位点保存术，薄龈生物型患者上颌前牙微创拔牙后，可能会发生比较严重的骨和牙龈吸收（5~7 mm）[80]。薄龈生物型患者的唇颊侧骨厚度小于 1 mm，在愈合过程中形成的血液供应难以维持牙槽骨的活性。最困难的情况是，薄龈生物型患者拥有高笑线，微笑时露出 2~4 mm 牙龈，且需要拔除上颌前牙。这种情况如果拔牙后没有进行位点保存或组织再生以预防牙龈及骨吸收，则极有可能导致美学修复的失败。

在这种情况下，正畸牵引萌出方法（OFE）的使用可以让"无保留希望"的牙齿被动萌出 3 mm 或是更多。这种方法使牙齿周围牙龈及骨组织向冠方移动并松弛牙周韧带。结果是，牙齿更容易拔除，比正常的拔牙后骨和组织吸收少 2~4 mm，牙龈水平与相邻牙齿协调。因此，OFE 可以在牙槽骨不足的区域进行位点保存，尤其是垂直方向（图 5-31）。Amato 和他的同事们[69]运用 OFE 牵引 32 颗被认为是保留无望的牙齿，平均牵引量为 6.2 mm。它们获得了 4.0 mm 的垂直骨高度和 3.9 mm 的垂直牙龈移动量。伴随垂直向牙龈升高，还观察到牙龈乳头冠方的移动。在持续的微小力量作用下每月将牙齿拉出 1~2 mm。完成 OFE 后，组织应该维持稳定 2~3 个月，以允许骨组织成熟和矿化后再拔牙[69]。

对于"无保留希望"的牙齿采用 OFE 辅助种植区位点保存术可以获得与手术方法相同的疗效[81, 82]。缺牙区牙槽嵴宽度增宽至 3 mm 可以通过微量骨移植结合屏障膜的手术方法实现。除非使用部分自体骨，否则增加缺牙区牙槽嵴的高度是很难实现的[83-87]。自体骨移植来源有下颌升支、颏部、髂骨、股骨。覆盖大块移植区的大块组织通常取自自身腿部。OFE 可以获得角化牙龈组织及垂直骨高度的增加。而厚角化牙龈组织使得新生垂直骨高度的横向增加变得更加简单。

正畸牵引可以使牙龈及骨组织冠向迁移[69]。如果牵引的目的是牵出牙齿但留下骨和牙龈，则应每 1~2 周进行嵴上牙周纤维环切术，并结合剩余牙周韧带纤维的牙周刮治和根面平整。轻微持续应力应该可以有每月 1~2 mm 的正畸牵出量。如果要拔牙，牙齿应当多牵出 2 mm，以防拔牙后的骨和软组织吸收[70]。

总　结

大多数患者的牙周治疗是可以获得成功的。牙列缺失或多数牙齿缺失的患者可能对于最初的牙周治疗反应不佳。同样的，牙周修复最困难的是薄龈生物型的患者。这些患者对于牙周治疗会出现过度的反应：常常很小的治疗即会造成牙龈退缩，简单的拔牙会造成严重的牙龈和骨组织吸收。尽快发现这些困难的情况，可以让临床医师采取相应计划使破坏最小化。

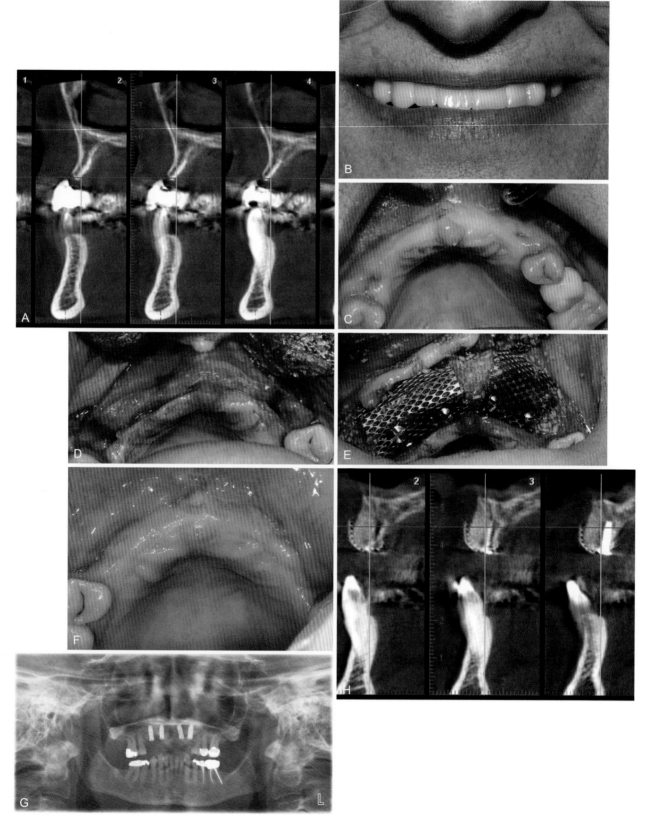

图5-30 ■ A. 上颌前牙牙槽骨严重吸收的影像学表现；B和C. 治疗前的微笑照和缺牙区牙槽嵴；D. 翻全厚瓣；E. 缺牙区牙槽嵴去皮质骨，放置移植骨，螺丝固定两张钛网提供空间及稳定，覆盖上可吸收膜，分层缝合龈瓣；F. 术后4个月的口内观；G. 重建牙槽嵴后种植4颗植体的全景片；H. 与A比较，影像学显示骨增量明显

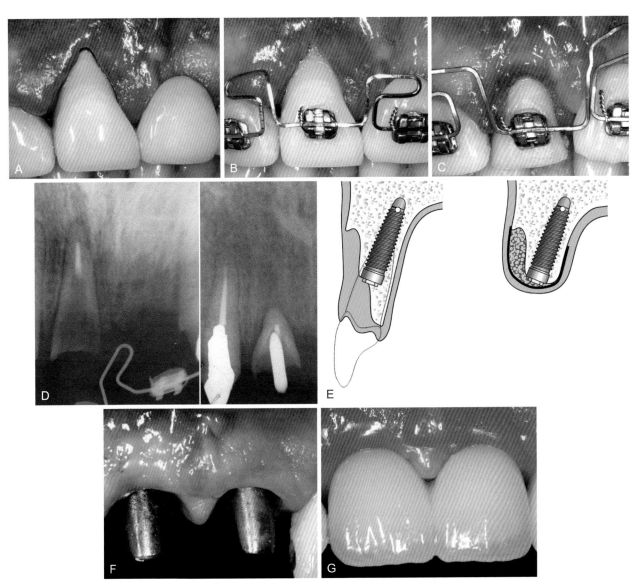

图5-31 ▪ A. 薄龈生物型的患者右上中切牙牙龈萎缩。拔出后将面临严重的美观问题；B. 开始正畸牵引，使牙齿向切端、腭侧移动；C. 注意改善的牙龈外形；D. 影像学显示被动牵出10 mm；E. 通过正畸牵引使骨冠向移动和增宽的示意图；F. 即刻种植结合侧方牙槽嵴增宽；G. 如果不使用正畸牵引，很难获得最终的这种美观效果（引自Watanabe T, et al: Creating labial bone for immediate implant placement: a minimally invasive approach by using orthodontic therapy in the esthetic zone. J Prosthet Dent 110:435, 2013.）

参 考 文 献

[1] Lindhe J, et al: Clinical Periodontology and Implant Dentistry, 5th ed, vol 2. Oxford, U.K., Wiley-Blackwell, 2008.

[2] Newman MG, et al, eds: Carranza's Clinical Periodontology, 11th ed. St. Louis, Elsevier/Saunders, 2012.

[3] Hirschfeld L, Wasserman B: A long-term survey of tooth loss in 600 treated periodontal patients. J Periodontol 49 (5): 225, 1978.

[4] Bostanci HS, Arpak MN: Long-term evaluation of surgical periodontal treatment with and without maintenance care. J Nihon Univ Sch Dentistry 33 (3): 152, 1991.

[5] Svärdström G, Wennström JL: Periodontal treatment decisions for molars: an analysis of influencing factors and long-term outcome. J Periodontol 71 (4): 579, 2000.

[6] McFall WT Jr: Tooth loss in 100 treated patients with periodontal disease. A long-term study. J Periodontol 53 (9): 539, 1982.

[7] Wood WR, et al: Tooth loss in patients with moderate periodontitis after treatment and long-term maintenance care. J Periodontol 60 (9): 516, 1989.

[8] Eke PI, et al: Prevalence of periodontitis in adults in the United States: 2009 and 2010. J Dent Res 91 (10): 914, 2012.

[9] Kim JK, et al: Prevalence of oral health problems

in U.S. adults, NHANES 1999-2004: exploring differences by age, education, and race/ethnicity. Spec Care Dentist 32 (6): 234, 2012.

[10] Dye BA, et al: Trends in oral health status: United States, 1988-1994 and 1999-2004. Vital Health Stat 11 (248): 1, 2007.

[11] Schroeder HE, Listgarten MA: Fine structure of the developing epithelial attachment of human teeth. Monogr Dev Biol 2: 1, 1971.

[12] Slots J: Low-cost periodontal therapy. Periodontol 2000 60 (1): 110, 2012.

[13] Drisko CH: Nonsurgical periodontal therapy. Periodontol 2000 25: 77, 2001.

[14] Reddy MS, et al: Periodontal disease progression. J Periodontol 71 (10): 1583, 2000.

[15] Kinney JS, et al: Oral fl uid-based biomarkers of alveolar bone loss in periodontitis. Ann N Y Acad Sci 1098: 230, 2007.

[16] Belstrøm D, et al: Differences in bacterial saliva profi le between periodontitis patients and a control cohort. J Clin Periodontol 41 (2): 104, 2014.

[17] Weinberg MA, Hassan H: Bleeding on probing: what does it mean? Gen Dent 60 (4): 271, 2012.

[18] Goodson JM: Diagnosis of periodontitis by physical measurement: interpretation from episodic disease hypothesis. J Periodontol 63 (4 Suppl): 373, 1992.

[19] Listgarten MA: Periodontal probing: what does it mean? J Clin Periodontol 7 (3): 165, 1980.

[20] Heitz-Mayfi eld LJA, Lang NP: Surgical and nonsurgical periodontal therapy. Learned and unlearned concepts. Periodontol 2000 62 (1): 218, 2013.

[21] Sanz I, et al: Nonsurgical treatment of periodontitis. J Evid Based Dent Pract 12 (3 Suppl): 76 - 86, 2012.

[22] Hallmon WW, Rees TD: Local anti-infective therapy: mechanical and physical approaches. A systematic review. Ann Periodontol 8 (1): 99, 2003.

[23] McLeod DE: A practical approach to the diagnosis and treatment of periodontal disease. J Am Dent Assoc 131 (4): 483, 2000.

[24] Hempton TJ, Dominici JT: Contemporary crown-lengthening therapy: a review. J Am Dent Assoc 141 (6): 647, 2010.

[25] Nyman S, et al: Periodontal surgery in plaque-infected dentitions. J Clin Periodontol 4 (4): 240, 1977.

[26] Rylander H: Changing concepts of periodontal treatment: surgical and non-surgical. Int Dent J 38 (3): 163, 1988.

[27] Pihlstrom BL, et al: Comparison of surgical and nonsurgical treatment of periodontal disease. A review of current studies and additional results after 6 12 years. J Clin Periodontol 10 (5): 524, 1983.

[28] Dentino A, et al: Principles of periodontology. Periodontol 2000 61 (1): 16, 2013.

[29] Lang NP, et al: Absence of bleeding on probing. An indicator of periodontal stability. J Clin Periodontol 17 (10): 714, 1990.

[30] Lang NP, et al: Bleeding on probing. A predictor for the progression of periodontal disease? J Clin Periodontol 13 (6): 590, 1986.

[31] Axelsson P, et al: The effect of various plaque control measures on gingivitis and caries in schoolchildren. Community Dent Oral Epidemiol 4 (6): 232, 1976.

[32] Axelsson P, Lindhe J: Effect of oral hygiene instruction and professional toothcleaning on caries and gingivitis in schoolchildren. Community Dent Oral Epidemiol 9 (6): 251, 1981.

[33] Chambrone L, Chambrone L: Results of a 20-year oral hygiene and prevention programme on caries and periodontal disease in children attended at a private periodontal practice. Int J Dent Hyg 9 (2): 155, 2011.

[34] Axelsson P, et al: On the prevention of caries and periodontal disease. J Clin Periodontol 18 (3): 182, 1991.

[35] Persson GR: Perspectives on periodontal risk factors. J Int Acad Periodontol 10 (3): 71, 2008.

[36] Page RC, Beck JD: Risk assessment for periodontal diseases. Int Dent J 47 (2): 61, 1997.

[37] Garcia RI, et al: Risk calculation and periodontal outcomes. Periodontol 2000 50: 65, 2009.

[38] Halperin-Sternfeld M, Levin L: Do we really know how to evaluate tooth prognosis? A systematic review and suggested approach. Quintessence Int 44 (5): 447, 2013.

[39] Aimetti M: Nonsurgical periodontal treatment. Int J Esthet Dent 9 (2): 251, 2014.

[40] Segelnick SL, Weinberg MA: Reevaluation of initial therapy: when is the appropriate time? J Periodontol 77 (9): 1598, 2006.

[41] Claffey N, Egelberg J: Clinical indicators of probing attachment loss following initial periodontal treatment in advanced periodontitis patients. J Clin Periodontol 22 (9): 690, 1995.

[42] Wojcik MS, et al: Retained "hopeless" teeth: lack of effect periodontally-treated teeth have on the proximal periodontium of adjacent teeth 8-years later. J Periodontol 63 (8): 663, 1992.

[43] Chronopoulos V, et al: Tooth- and tissue-supported provisional restorations for the treatment of patients with extended edentulous spans. J Esthet Restor Dent 21 (1): 7, 2009.

[44] Cortes A, et al: Transition from failing dentition to full-arch fi xed implant-supported prosthesis with a staged approach using removable partial dentures: a case series. J Prosthodont 23 (4): 328, 2014.

[45] Rokn AR, et al: Implant site development by orthodontic forced eruption of nontreatable teeth: a case report. Open Dent J 6: 99, 2012.

[46] Horowitz F, et al: A review on alveolar ridge preservation following tooth extraction. J Evid Based Dent Pract 1 (3 Suppl): 149, 2012.

[47] Schmidt JC, et al: Biologic width dimensions—a systematic review. J Clin Periodontol 40 (5): 493, 2013.

[48] Smith RG, et al: Variations in the clinical sulcus depth of healthy human gingiva: a longitudinal study. J Periodont Res 31 (3): 181, 1996.

[49] Valderhaug J, Heloe LA: Oral hygiene in a group of supervised patients with fi xed prostheses. J Periodontol 48 (4): 221, 1977.

[50] Moretti LAC, et al: The Infl uence of restorations and prosthetic crowns fi nishing lines on infl ammatory levels after non-surgical periodontal therapy. J Int Acad Periodontol 13 (3): 65, 2011.

[51] Drisko CL: Periodontal self-care: evidence-based support. Periodontol 2000 62 (1): 243, 2013.

[52] Schätzle M, et al: The infl uence of margins of restorations on the periodontal tissues over 26 years. J Clin Periodontol 28 (1): 57, 2001.

[53] Reeves WG: Restorative margin placement and periodontal health. J Prosthet Dent 66 (6): 733, 1991.

[54] Felton DA, et al: Effect of in vivo crown margin discrepancies on periodontal health. J Prosthet Dent 65 (3): 357, 1991.

[55] Kosyfaki P, et al: Relationship between crowns and the periodontium: a literature update. Quintessence Int 41 (2): 109, 2010.

[56] Maynard JG Jr, Wilson RD: Physiologic dimensions of the periodontium signifi cant to the restorative dentist. J Periodontol 50 (4): 170, 1979.

[57] Nugala B, et al: Biologic width and its importance in periodontal and restorative dentistry. J Conserv Dent 15 (1): 12, 2012.

[58] Sanavi F, et al: Biologic width and its relation to periodontal biotypes . J Esthet Dent 10 (3): 157, 1998.

[59] Esfahrood ZR, et al: Gingival biotype: a review. Gen Dent 61 (4): 14, 2013.

[60] Cook DR, et al: Relationship between clinical periodontal biotype and labial plate thickness: an in vivo study. Int J Periodontics Restorative Dent 31 (4): 345, 2011.

[61] Lee A, et al: Soft tissue biotype affects implant success. Implant Dent 20 (3): e38, 2011.

[62] De Rouck T, et al: The gingival biotype revisited: transparency of the periodontal probe through the gingival margin as a method to discriminate thin from thick gingiva. J Clin Periodontol 36 (5): 428, 2009.

[63] Sharma A, et al: Short clinical crowns (SCC)—treatment considerations and techniques. J Clin Exp Dent 4 (4): e230, 2012.

[64] Braga G, Bocchieri A: A new fl apless technique for crown lengthening after orthodontic extrusion. Int J Periodontics Restorative Dent 32 (1): 81, 2012.

[65] McGuire MK, Scheyer ET: Laser-assisted fl apless crown lengthening: a case series. Int J Periodontics Restorative Dent 31 (4): 357, 2011.

[66] Tucker LM, et al: Combining perio-restorative protocols to maximize function. Gen Dent 60 (4): 280, 2012.

[67] Satheesh K, et al: The CEJ: a biofi lm and calculus trap. Compend Contin Educ Dent 32 (2): 30, 2011.

[68] Sabri R: [Crown lengthening by orthodontic extrusion. Principles and technics]. J Parodontol 8 (2): 197, 1989.

[69] Amato F, et al: Implant site development by orthodontic forced extraction: a preliminary study. Int J Oral Maxillofac Implants 27 (2): 411, 2012.

[70] Kozlovsky A, et al: Forced eruption combined with gingival fi berotomy. A technique for clinical crown lengthening. J Clin Periodontol 15 (9): 534, 1988.

[71] Tarnow DP, et al: The effect of the distance from the contact point to the crest of bone on the presence or absence of the interproximal dental papilla. J Periodontol 63 (12): 995, 1992.

[72] Zitzmann NU, et al: The ovate pontic design: a histologic observation in humans. J Prosthet Dent 88 (4): 375, 2002.

[73] Malchiodi L, et al: Evaluation of the esthetic results of 64 nonfunctional immediately loaded postextraction implants in the maxilla: correlation between interproximal alveolar crest and soft tissues at 3 years of follow-up: esthetic evaluation of 64 immediately loaded postextraction implants. Clin Implant Dent Relat Res 15 (1): 130, 2013.

[74] Den Hartog L, et al: Treatment outcome of immediate, early and conventional single-tooth implants in the aesthetic zone: a systematic review to survival, bone level, soft-tissue, aesthetics and patient satisfaction. J Clin Periodontol 35 (12): 1073, 2008.

[75] Thalmair T, et al: Dimensional alterations of extraction sites after different alveolar ridge preservation techniques—a volumetric study. J Clin Periodontol 40 (7): 721, 2013.

[76] Wang RE, Lang NP: Ridge preservation after tooth extraction. Clin Oral Implants Res 23 (Suppl 6): 147, 2012.

[77] Chen ST, Buser D: Clinical and esthetic outcomes of implants placed in postextraction sites. Int J Oral Maxillofac Implants 24 (Suppl): 186, 2009.

[78] Cardaropoli D, et al: Relationship between the buccal bone plate thickness and the healing of postextraction sockets with/without ridge preservation. Int J Periodontics Restorative Dent 34 (2): 211, 2014.

[79] Ferrus J, et al: Factors infl uencing ridge alterations following immediate implant placement into extraction sockets. Clin Oral Implants Res 21 (1): 22, 2010.

[80] Chappuis V, et al: Ridge alterations post-extraction in the esthetic zone: a 3D analysis with CBCT. J Dent Res 92 (12 Suppl): 195S, 2013.

[81] Eliasova P, et al: Implant site development in the distal region of the mandible: bone formation and its stability over time. Am J Orthod Dentofacial Orthop 145: 333, 2014.

[82] Barros L, et al: Six-year follow-up of maxillary anterior rehabilitation with forced orthodontic extrusion: achieving esthetic excellence with a multidisciplinary approach. Am J Orthod Dentofacial Orthop 144: 607, 2013.

[83] Khojasteh A, et al: Clinical importance of recipient site characteristics for vertical ridge augmentation: a systematic review of literature and proposal of a classifi cation. J Oral Implantol 39 (3): 386, 2012.

[84] Zakhary IE, et al: Alveolar ridge augmentation for

implant fi xation: status review. Oral Surg Oral Med Oral Pathol Oral Radiol 114 (5 Suppl): S179, 2012.

[85] Urban IA, et al: Vertical ridge augmentation using guided bone regeneration (GBR) in three clinical scenarios prior to implant placement: a retrospective study of 35 patients 12 to 72 months after loading. Int J Oral Maxillofac Implants 24 (3): 502, 2009.

[86] Jensen SS, Terheyden H: Bone augmentation procedures in localized defects in the alveolar ridge: clinical results with different bone grafts and bone-substitute materials. Int J Oral Maxillofac Implants 24 (Suppl): 218, 2009.

[87] Chiapasco M, et al: Bone augmentation procedures in implant dentistry . Int J Oral Maxillofac Implants 24 (Suppl): 237, 2009.

思考题

1. 讨论并比较外科牙周袋缩小术与刮治及根面平整的 10 年成功率。

2. 对于大多数患者来说 2~3 个月的牙周维护对于减少牙周病复发都是有效的。定期的牙周维护治疗还有哪些好处？

3. 不确定牙周预后的牙齿常常保留进行一段观察期。讨论这对修复治疗选择的影响。

4. 讨论前牙拔除后薄龈生物型和厚龈生物型对患者预期牙龈退缩量的影响。

5. 描述冠延长手术与正畸牵引对冠根比的影响。

6. 拔除上颌中切牙时，牙槽窝骨移植术是否足够保存牙龈乳头？

第 6 章

口腔准备

随着固定修复适应证逐渐放宽，我们越来越认识到不合理或是不充分的口腔准备可导致修复失败。为顺利完成修复治疗，相关的口腔检查必须提前完成。由于多学科性质，极少有在制作冠或固定修复体之前不需要初期治疗的情况，因为导致修复的病因同时也激发了其他致病过程（最常见的是龋病或牙周疾病）。必须在早期的准备阶段通过治疗稳定剩余牙列预防病情进一步恶化。只有以无龋病、充填密合的牙齿作为健康的环境，固定修复才能成功，一件很危险的事情是想帮助患者尽早进行固定修复治疗；不幸的是，这种举动往往导致不应发生的或早期的失败。举个相关的例子，在全冠预备之前没有事先修复已损坏的银汞或树脂充填体。在预备过程中，原先的修复材料发生移位，发现了放射学检查不易发现的较大龋损，且提示需要根管治疗。但是最终的结果是不太可能预测的。相应地，最好的结果是和患者进行一场不算愉快的交流，然而更坏的后果是造成牙齿缺失，需要对之前已经定好的计划做大的调整。而后者会使患者对医师的信心会大大减少。

本章回顾了与固定修复相关的其他口腔学科的治疗方法。特殊方法的具体描述超出本书的范围，但是我们只对一些常见的方法进行讨论。

综合治疗计划可以保证口腔准备遵从一个合理有效的秩序，旨在使牙齿及其牙周组织维持理想的健康状态。同样重要的是要教育并鼓励患者通过仔细的口腔卫生措施维持口腔健康长期稳定。作为一个整体计划，治疗步骤需要遵循以下顺序：

1. 缓解症状（主诉）。
2. 去除病因（比如停止龋病进展，清除牙结石）。
3. 修复缺损。
4. 口腔健康维护。

以下列举了有多种口腔疾病患者的一般治疗顺序，包括牙齿缺失，残根，龋病，不良修复体：

- 初步评估（图 6-1A）。

- 现有症状的紧急治疗（图 6-1B）。
- 口腔手术（图 6-1C）。
- 龋病控制和现有充填体重新修复（图 6-1D）。
- 牙髓治疗（图 6-1E）。
- 最终的牙周治疗，根据需要结合初步咬合治疗（图 6-1F）。
- 正畸治疗。
- 最终咬合治疗。
- 固定修复（图 6-1G 和 H）。
- 活动修复（图 6-1I）。
- 随诊复诊。

但是，准备治疗的顺序是可以灵活变动的。往往可以同时进行两个或两个以上的步骤。龋病、缺损、过高的充填体往往不利于口腔卫生的维护，纠正这些因素必须作为准备治疗中的一部分。如果治疗龋病时出现牙髓暴露或是慢性牙髓炎的症状，需要尽早进行牙髓治疗。当消除初始症状后，再通过临床检查和对以正中关系上𬌗架的诊断模型进行研究来评估患者的咬合情况（见第 2 章）。

口腔手术

软组织处理

在初期及影像学检查中，医师应该发现可能需要通过手术治疗软组织异常以利于修复治疗。如果必要，可将患者转给口腔外科医师会诊，进一步处理或治疗。病理状态诊断有一定难度，在有疑问的时候，全科医师需要向有关专科医师进行请教。可能还需要其他信息比如 CBCT 影像以帮助做出更好的选择（图 6-2）。

选择性的软组织手术可能包括改变肌肉附点或增加前庭沟深度以利于可摘义齿治疗，去除磨牙远中楔状软组织以便于牙体预备过程中车针通过来提高远期预后，或修整缺牙区的形态，以更好地适应固定或可摘局部义齿（图 6-3）。

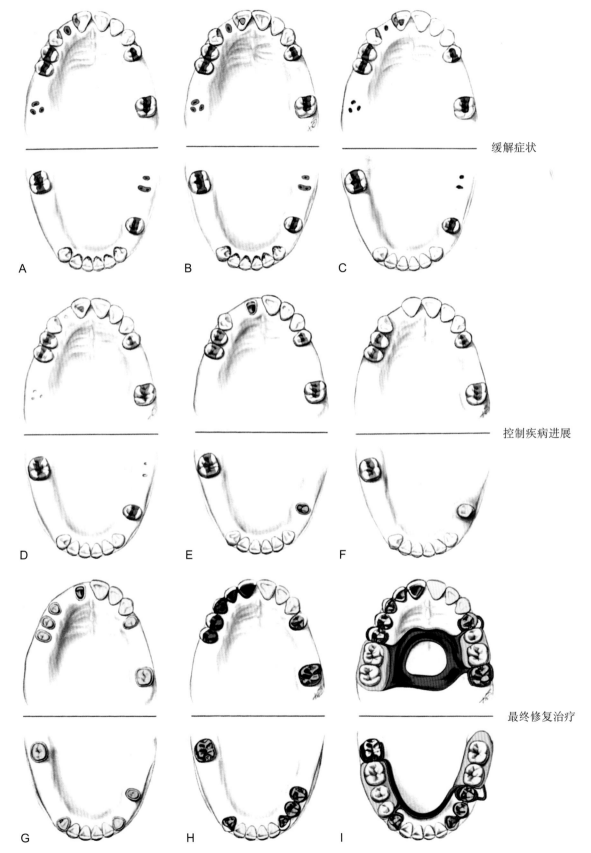

缓解症状

控制疾病进展

最终修复治疗

图6-1 ■ 治疗顺序示意图。A. 这种情况下的疼痛似乎起源于右上颌中切牙。另外，还有若干颗牙齿缺失，残根、龋病、牙结石以及不良修复/充填体存在；B. 切牙行根管治疗（牙髓治疗）解决急症；C. 拔除残根、残冠及无法保留的牙齿；D. 控制龋病进展，重新修复不良修复体，疾病进展已停止；E. 根管治疗。进行桩核及临时修复；F. 最终牙周治疗；G. 最终修复前牙体预备；H. 完成固定修复；I. 治疗期结束。固定和可摘复杂修复的预期处理方法见第3章

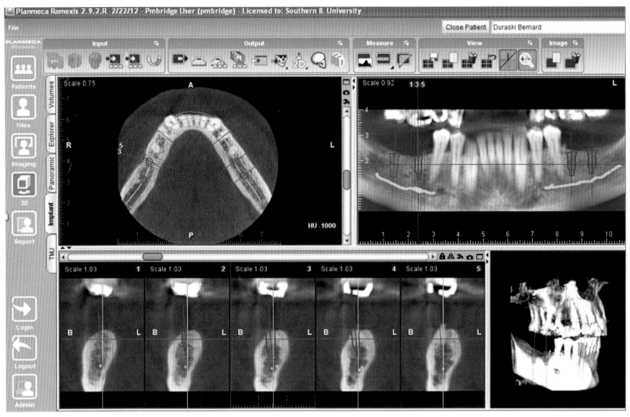

图 6-2 ▪ CBCT 对评价缺牙区骨量是否适宜种植特别有帮助

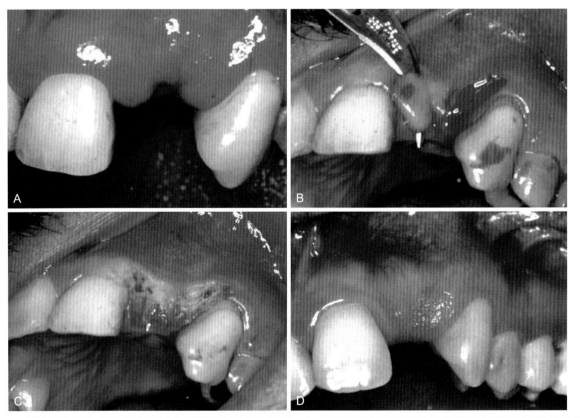

图6-3 ▪ 制作固定义齿之前软组织手术修整不合适的缺牙区。A. 增生组织具有不佳的牙槽嵴部外形不利于最佳的桥体设计；B. 软组织手术；C. 切除后立即重新评估轮廓外形；D. 愈合后，改变的牙槽嵴轮廓允许最佳的桥体形式

硬组织处理

牙拔除术是硬组织处理最常见的手术。为减少总体治疗时间，拔牙越早进行越好，这样可以尽早在拔牙创愈合过程中进行其他的治疗和骨修整。

上颌结节成形术（图6-4）也很常见，尤其是当空间不足以容纳义齿时。虽然上、下颌的骨突（图6-5）较少影响固定义齿的制作，但切除后可摘局部义齿设计更容易，有时还有利于口腔卫生措施的实施。

阻生牙或是埋伏多生牙往往应该拔除，避免影响邻近结构。

正颌手术

综合修复治疗之前，可能需要手术结合牙齿移动来矫正严重骨畸形。对于这样需正颌外科手术的患者，在任何治疗前部需要进行修复评估及密切观察。治疗团队所有专家成员之间的交流是成功的关键。否则，原本预期改善面部骨骼，可能最后伴随意想不到的咬合功能障碍。手术后，要向患者特别强调菌斑控制、龋齿预防、牙周健康之间的联系。

种植支持式固定义齿

种植支持式修复已成为口腔全科的常规部分。这部分要想成功需要患者细致耐心和熟练操作选择的技术（图6-6）。在美学区实现良好的性能，同时满足其他所有患者的期望是特别具有挑战性的。

强烈建议治疗团队共同协作，专科医师之间密切配合（见第13章）。

龋病与现有修复体

冠和固定义齿是最终的修复体。它们由于费时和费用昂贵，一般不推荐，除非修复体要使用很长一段时间。许多需要冠修复的牙齿受损严重或有大的存留修复体。这样的牙齿上任何已有的修复体一定要仔细检查，并确定它的可用性。如果存在任何问题，应该重新修复。虽然更换现有的修复体花费时间，但其更加耐用，并保证了基牙是无龋且经过良好修复的，这是值得的。有研究表明，不完全移除充填物，很难准确检测其下方的龋损[1-3]。即使存留修复体的无龋牙，作为冠或固定义齿的基牙也是不合适的。

特别在考虑基牙固位形时，基牙的预备设计与传统的充填体是不同的。总的来说，若需要冠修复体，牙医应该计划重新修复现有的充填物。尽管大多数需要修复的牙齿都需要进行充填修复，但是

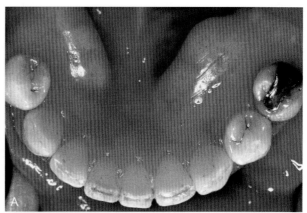
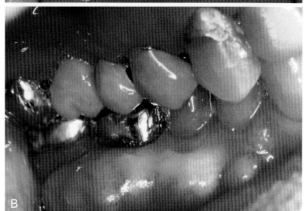

图6-5 ■ A. 在制作可摘局部义齿前进行下颌骨隆突修整手术；B. 下颌骨骨突影响口腔卫生

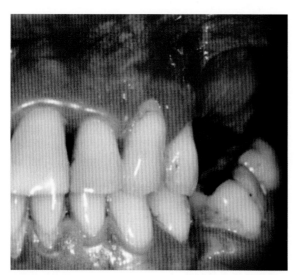

图6-4 ■ 这个病例建议行上颌结节修整术以进行下颌可摘局部义齿修复（由 Pr. J. Bergamin 提供）

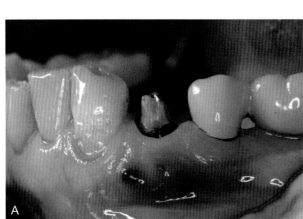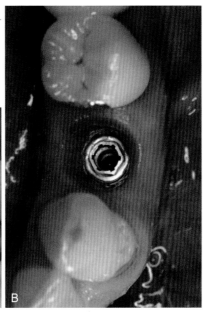

图6-6 ▪ A. 下颌前磨牙修复失败，使其必须无创拔除；B. 在适当手术处理后，健康组织包绕骨结合的人工牙根

小范围龋病造成的小的龋损可以通过修复体设计或用水门汀充填来解决（图 6-7）。后者在牙体轴面出现倒凹时较常使用。如果𬌗面有小缺损，可以直接制作最终修复体，而不必填平。当然，在准备治疗阶段考虑这么多是极其困难的。而对现有修复体必需重新修复的患者的预测则是更加困难的。在这样的病例中，在拆除原有修复体后才可看见损坏程度。所以在治疗之前与患者良好的沟通是至关重要的。

基底修复体

　　基底修复体，或称为"核"，是在牙体预备前制作，以恢复缺损牙齿理想的解剖外形。在制作最终修复体之前基底核可能要使用一段时间并行使一定的功能。它们完成后的外形应有利于口腔卫生，如果它们恢复了牙齿的理想外形，那么基牙预备将会简单些。它可以当做一颗完整牙齿来预备。可以使用定深沟确定𬌗面及轴面的预备量（见第 8 章），这样牙齿之间的牙体预备设计也可以变得较为一致。

选择标准

　　合适基底材料的选择取决于牙齿缺损程度、整体治疗计划及操作者的个人偏好（图 6-8）。要认真考虑基牙预备对基底材料固位和抗力的影响。固

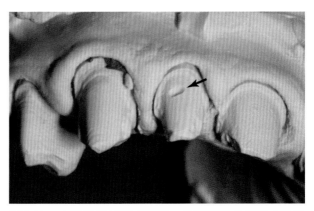

图 6-7 ▪ 小缺损容易形成倒凹，最好使用水门汀或是树脂充填

位型如沟、槽、针道应远离髓腔，以保证最终修复体预备量足够的同时，无固位形丧失。在牙体预备过程中，粘接型固位的基底材料有助于减少脱落的可能性。

牙科银汞材料

　　尽管有一定局限性，但银汞合金一直是许多后牙基底修复所选择的材料之一。因其可以很好地抵抗微渗漏，所以建议在牙齿预备时不要超过基底 - 牙齿结合处 1 mm 范围[4]。它可以塑形成理想的形态并可作为一种长期临时修复体使用。它强度高于玻璃离子，并且可以通过制作倒凹、针道、沟槽形成固位型。还可以使用一些像以 4- 甲基丙烯酰

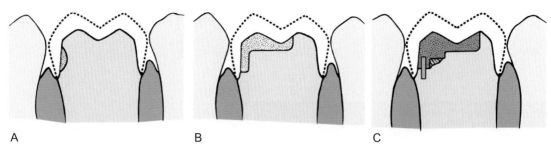

图6-8 ■ 基底修复的位置取决于牙齿损害的程度，并且应该在脑中事先设计好最终修复体。A. 水门汀，适当缺损小时使用；B. 复合树脂，适合充填较大缺损；C. 针道固位的银汞充填体，适合广泛的缺损充填。常常使用一种固位沟代替针道

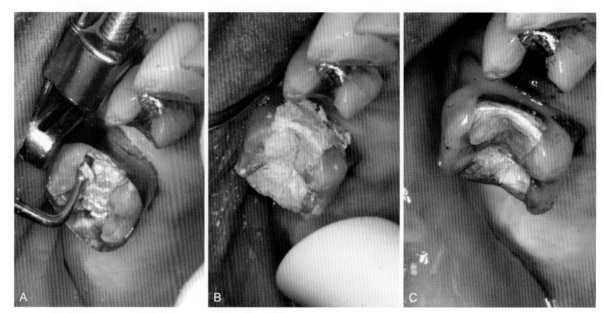

图6-9 ■ 常使用成形片进行基质银汞基底充填。A. 压缩合金；B. 移除成形片；C. 完成基底修复体

氧乙基偏苯三酸酐（4-META）[5-8] 作为基质的粘接系统，进一步降低充填物的微渗漏[9, 10]。银汞合金结合系统及聚合物微球增加固位力[11]。

　　银汞合金因为要压密实所以要用到成形片，否则基底部分可能折裂。由于材料压密实了，所以可以直接获得邻面接触。当修复的牙齿仅剩非常少的冠部组织时，需要放置成形片（图6-9）。具体步骤会在第6章进行讨论。当冠部组织显著缺损时，重衬后内部中空的氧化铝内冠可以作为基底使用。银汞材料比树脂基材料有更长的固化时间。因此一般会推迟到患者复诊时进行牙体预备。要解决这个问题，可选择一种快速固化、高铜球形合金。它在恢复外形后30 min即可预备牙齿。球状银汞合金早期强度高于其他类型的银汞合金，有利于基底修复；减少了备牙后折裂的可能[12]。

树脂改良型玻璃离子水门汀

　　它是充填小范围缺损的合适选择。这种材料固化迅速，可以尽快进行牙体预备。正确使用的情况下，玻璃离子可以与牙本质粘接，尽管需传统的倒凹型辅助固位。选择能放射显影的材料很重要。不应使用比牙本质阻射性低的材料，因为后面影像学检查会误认为是继发龋[13]。树脂改良型玻璃离子水门汀中所含的氟离子有利于防龋。它最大的缺点是强度较低，在大面积缺损和远期运用上不如银汞合金及复合树脂[14, 15]。

复合树脂

　　复合树脂相对于玻璃离子来说有许多优势。树脂一般不收缩且固化速度快。它可以释放氟离子，有一定预防龋病的能力[16]。通过牙本质粘接剂或酸

蚀玻璃离子衬洞剂进行粘接。这些方法不能加强粘接力以承受较大咀嚼力，并且仍需要传统的倒凹固位型。一般来说，釉质粘接比牙本质粘接更容易，并且可以长时间保持更强的粘接力[17]。但是，树脂持续的聚合收缩及高热膨胀系数可能造成牙冠微渗漏[18]。同时也要注意复合树脂的吸水性能会导致延迟膨胀，使树脂核制作的冠轴面连接[19, 20]。传统玻璃离子不会发生延迟膨胀[21]，但是树脂加强型的玻璃离子和复合材料会有这个问题[22]。许多医师喜欢使用特殊颜色核材料替代传统牙色复合树脂，便于更好分辨树脂与牙齿的分界。

钉道固位的铸造金属核

修复大面积缺损的牙齿考虑使用铸造金属核。水门汀粘接的金属核由锥形钉道固位。预备时需要谨慎设置钉道的位置且应呈直线。这些基底核通过间接法在技工室加工制作。虽然步骤复杂而且花费较高但是可以得到较好的预备体形态。

各种材料的优、缺点总结如表 6-1 所示。

具体步骤
银汞合金核

1. 分离牙齿。推荐使用橡皮障隔湿，控制感染，获得最佳视野。接着进行传统银汞合金充填，但是在大面积缺损的牙齿安装橡皮障比较困难，有时需要棉卷辅助隔湿。

2. 根据想要的冠的形态设计牙体预备，完成充填。确保将来的牙体预备不会影响基底核的固位。备牙方法和传统银汞合金充填的方法可能不太一样。接下来的讨论中会着重叙述这些差别[22]。

3. 限制外形的范围。与传统银汞充填基底修复体，需要去除剩余的无基釉和深的点隙相比，建议使用更加保守的外形，因为这些点隙和接触点在冠预备过程中最终会被磨除。虽然缩小基底预备的外形可以保留更多的牙体组织，但应当充分扩展去除所有龋损（图 6-10A）。

4. 如果方便，保留部分无基釉。在预备传统银汞合金洞形时，必须移除所有的无基釉；不然，这些釉质极易在行使功能时折裂，造成边缘缺损。但是，对于基底核预备，只要釉牙本质结合处没有龋坏，如果无机釉足以承受应力，那么是可以保留的。保留部分无基釉利于放置成形片和压缩充填银汞合金（图 6-10B）。

5. 完成窝洞表面边缘。传统的银汞充填体，需要制备90°的窝洞边缘，降低釉质及材料行使功能时折裂的可能性。但是，对于基底核来说，银汞和牙齿交界界面不需要承受过大的压力（被冠保护），边缘不容易发生折裂。因此，也可以接受尖锐的边缘。

表 6-1 基底充填材料

材料	优点	缺点	使用建议	注意事项
银汞合金	强度好 中间充填物	预备延迟 收缩 腐蚀 无粘接力*	大多数基底	支持力好的成形片
玻璃离子	快速固化 粘接好 释放氟离子	强度低 湿度敏感+	较小的缺损	控制湿度
复合树脂	快速固化 使用方便 粘接好	受热膨胀 固化收缩 延迟膨胀	较小的缺损 前牙	控制湿度
铸造黄金	强度最高 间接法	二次诊疗 需要临时修复体	广泛缺损	针道方向

* 通过 4-META 实现粘接
+ 树脂改性后敏感性降低

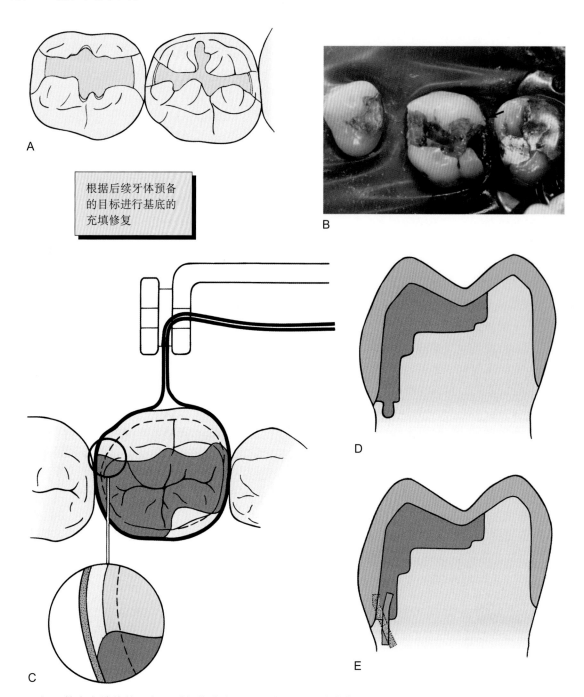

根据后续牙体预备的目标进行基底的充填修复

图6-10 ■ 银汞基底充填体的预备原则与传统的大面积的银汞充填体有些微小不同。A. 如果龋损能够完全去除，则基底外形不需要扩展裂隙，邻面或殆面接触；B. 基底充填体预备时可以保留部分无机釉（箭头所示）。它有利于放置成形片并会在冠预备时磨除；C. 尖锐的洞形边缘可以在基底充填时使用，但是不能用于最终的银汞修复体；D. 在垂直于殆力方向制备一系列台阶可以增强抗力；E. 与传统大面积银汞合金的修复方式比较（虚线轮廓），使用针道固位形时，针道应略远离牙髓并与牙根表面呈一个角度（实线），这确保了冠预备后基底的保存

并且这种边缘可以保存牙体组织利于压实材料（图6-10C）。

6. 使用手用挖匙或慢速手机大球钻仔细去除龋损腐质。髓壁上变色但坚硬的牙本质可以保留，但在釉牙本质界的龋损必须清除干净。使用龋病指示剂可以显示龋损范围。

无论是因为龋病或是机械原因，导致在预备过程中出现牙髓暴露，都需要进行牙髓治疗或是拔除牙齿。当制作固定修复体时，不宜选择直接盖髓；但是，选择牙髓治疗后，如果未立即拔髓，则需要佩戴合适的临时冠。

7. 制作理想的抗力形。与传统充填一样，针对咬合应力的抗力形对基底核是很关键的。只要有可能，牙体预备应与𬌗力垂直。如果轴壁是一个斜面，应该将其修整成一系列的台阶来增加抗力（图 6-10D）。

8. 确保基底核有适当的固位（必要时可以用针道、沟、槽加强）。恰当的固位形对于成功基底的预备是很重要的。注意在牙体预备过程中不要破坏这些形态（图 6-10D 和 E）。

烤瓷或是全瓷修复体需要更多的预备量，要做到上面这些可能是个不小的挑战。可以根据根分叉及髓腔大小选择针道的部位。通常，针道要放在比传统银汞合金针道离髓腔更远些的位置；为了防止穿髓，它们应该与牙体长轴呈一个小的角度。

也可以通过沟槽来进行固位。与针道相比，这两种形态对牙本质产生的残余应力较小，并减少了暴露或损伤牙髓的可能[23-27]。它们应该放置在目标冠边缘的髓侧，用小钨钢车针制备，深度约 1 mm。将银汞合金压缩入沟槽以保证加强充填体的固位。

粘接剂可以辅助银汞材料固位，但是粘接不足以抵抗咬合力量。目前固位最好采用传统方式。图 6-11 展示了一个使用粘接剂的例子。使用粘接剂时，临床医师应该仔细阅读厂商说明并按照说明进行存放和操作。

垫底和抛光

当牙体预备接近牙髓时，有必要进行垫底阻挡温度刺激。应该选择一种具有良好物理性能的材料，例如树脂改良型玻璃离子，因为其他强度较低的材

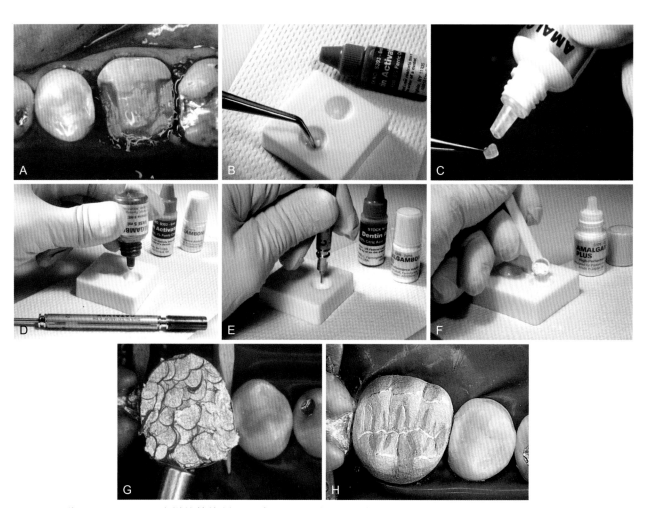

图6-11 ■ 像AmalgamBond这样的粘接剂，一种4-META产品，可能对保留银汞基底有所帮助。A. 牙齿结构广泛丧失的上颌磨牙进行基底充填的预备；B. 根据厂商说明使用牙本质处理剂（10%柠檬酸，3%氯化铁），冲洗吹干；C. 引发处理剂，操作者等待20 s。如果处理剂有残留，用气枪清除。不一定要吹干引发剂；D~F. 混合粘接剂，调拌粉末垫底，涂刷于预备后的龋洞；G. 当垫底湿润时压紧银汞合金；H.完成的修复体（由Parkell Inc., Edgewood, N.Y.提供）

料可能在压缩银汞合金时发生折裂。垫底不能过厚，避免牙齿预备后银汞材料厚度不足。在全冠修复时一般建议银汞合金厚度不小于1mm。当怀疑在深龋洞中有小穿髓孔时应该使用氢氧化钙衬洞。氢氧化钙强度一般较低，且抵抗收缩的能力较差。

成形片放置

一个坚固的、外形良好的成形片利于压缩银汞合金并进行塑形。但是，在牙齿结构大范围缺损时，使用有一定的困难。传统的成形片，比如Tofflemire，在颊舌侧壁都缺损时不稳定。圆环形成形片（如 the AutoMatrix Retainerless Matrix System，DENTSPLY Caulk）可以在大范围充填时使用。还可以选择铜环或是正畸带环。在充填银汞合金后，可以使用车针将其磨断去除。通过邻牙的楔力、形态束缚、模型塑料或自凝塑料加强成形片的稳固[28, 29]（图6-12A）。也可以使用铜制带坏和重衬后合适的氧化铝冠作为成形片。

压缩

常规手法进行压缩，注意将材料压向各个壁及针道。如果在本次治疗中一次性预备基底核，那么选择球形高铜合金。对于大块的银汞充填体可以使用机械压缩器械。

塑形及完成

移除成形片时要特别注意防止银汞折裂。材料固化后，医师修整成形片𬌗面边缘多余的银汞合金，去除楔子和成形片。可以用剪刀剪断靠近牙齿颊侧成形片。然后将成形片从邻面接触区的舌侧取出。因为通过𬌗面方向取出很有可能使刚充填的银汞合金折断。

如果基底核要使用一段时间，则使用常规方法塑形。这样的基底核同样需要符合菌斑控制的要求。如果很快就进行牙体预备，𬌗面只要基本成形即可。但是，𬌗面形态必须合理设计使牙齿稳定。并且，所有边缘必须适当成形，因为过量的残留可

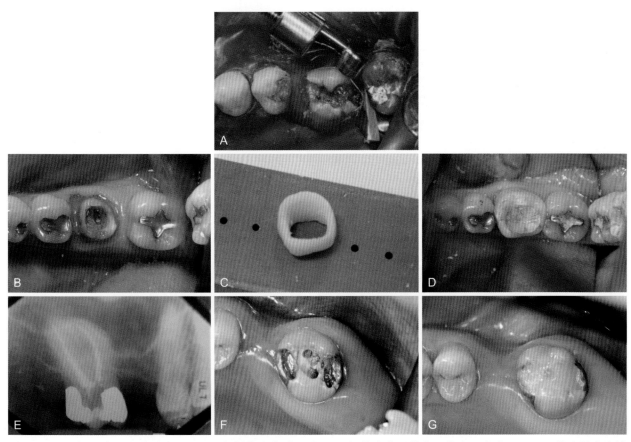

图6-12 ■ A. 银汞合金充填时，可以用自凝树脂稳定成形片；B. 根管治疗后的磨牙临床冠高度不足，不能为基底充填体提供足够的支持；C. 制作中空的临时冠作为成形片；D. 银汞基底充填入临时冠成形片；E. 有过大面积充填的磨牙需要根管治疗；F. 移除大部分的旧合金材料，留银汞薄壁作为成形片；G. 充填复合树脂材料

能导致菌斑堆积，会对牙体预备尤其冠的边缘位置带来阻碍。

玻璃离子核

1. 分离牙齿。与银汞合金类似，对玻璃离子充填来说隔湿也是很关键的（图 6-13 和图 6-14）。这种材料对湿度特别敏感。当进行操作时，不能吹干，否则会迅速变性。光固化树脂改良型玻璃离子对早期湿润敏感度较低[30]。

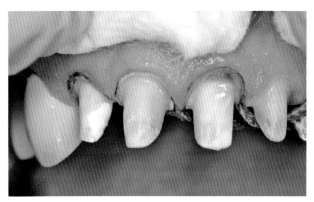

图 6-13 ▪ 上颌侧切牙小的基底充填使用树脂改良型玻璃离子

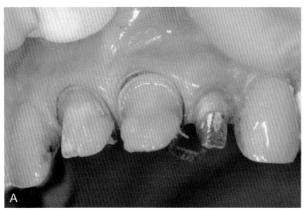

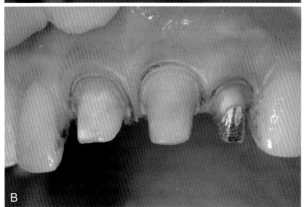

图 6-14 ▪ A. 中切牙去龋后，用玻璃离子充填邻面小缺损；B. 完成预备（由 Dr. R.D. Douglas 提供）

2. 预备牙齿；去除充填体、垫底材料及龋损，制作固位倒凹。有两个及两个以上牙本质轴壁完整存在时，玻璃离子是作为小范围充填体的最好选择。目前玻璃离子用于大范围针道固位的基底时强度仍欠佳（常用于一次就诊即完成基底充填及牙冠预备者）。如果牙体预备时产生了倒凹，若缺损较小，可以用玻璃离子来恢复良好的预备体外形。使用化学试剂可以去除部分玷污层以增强牙本质粘接力。但是，不建议过多地去除玷污层，因为那样可能激惹牙髓。使用含有 10% 聚丙烯酸的牙本质处理剂处理 20 s 就已足够。用脱脂棉球擦干牙面再充填，不要用气枪吹干。

3. 使用注射器将玻璃离子输送至牙面，注意不要在结合处产生空隙。传统的自固化材料混合后放到牙齿上，会迅速与牙体组织粘接；所以应该留有 10 s 的时间装入注射器，10 s 操作塑形。有些制造商用胶囊输送系统辅助迅速充填。小的窝洞不需要成形片，因为材料不会塌陷。注射后，快速成型水门汀。但是要避免超过 3~4 s 的时候还在操作，因为这会影响粘接。充填体最好能稍高出𬌗面，这在固化后可以调𬌗（含有金属的水门汀小于 5 min）。如果使用树脂加强玻璃离子，应根据厂家推荐的时间进行光照固化。

4. 同其他类型核一样完成预备。传统的玻璃即使在固化之后，离子对干燥非常敏感，无论是备牙、临时修复还是印模时医师都得牢记这条。树脂加强玻璃离子湿度敏感性略低。活髓牙对干燥也很敏感，所以不能改变正规的操作。

复合树脂

复合树脂基底核（图 6-15）比玻璃离子强度高很多，是因为复合材料具有更大直径的拉伸强度。其更适合大范围的树脂核[31]。但是，现有的材料存在缺陷，特别是吸水性和高温度膨胀性。这些因素可能影响树脂 - 牙本质粘接的持久性，在某些老化实验中也证实了随时间推移粘接性降低[32]。基于这些考虑，有些医师不再使用复合树脂做基底核。

湿度控制　复合树脂对液体污染很敏感，强烈建议使用橡皮障隔湿。

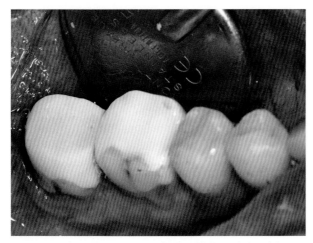

图 6-15 ■ 全冠预备前，使用复合树脂作为基底材料

预备　树脂核的预备与银汞合金类似。去除所有旧充填体，去净腐质。尽管有粘接作用，但仍然需要固位形。

充填　光固化和化学固化材料都可以使用。光固化树脂使用方便，有较长的操作时间，但是有时材料深部的固化不足。化学固化的材料需要调拌并且操作时间短，最好使用注射器（C-R syringes，Centrix，Inc.）。可以使用聚酯薄膜成形片限制边缘使形态更加适合。

用常规的牙体预备金刚砂车针即可预备复合树脂核材料，但是要力度要轻，避免表面被过度磨削。

牙髓治疗

评估

在开始收集资料阶段，要特别关注那些可能需要行牙髓治疗的患者。临床检查包括对整个牙弓所有牙齿进行牙髓活力测试。可使用气溶胶制冷喷雾，或是"冰笔"（用水充入麻醉针帽，冷冻后形成），加热的牙胶，或是电活力测试仪进行检查。一般认为温度测试比电活力测试更有效，因为其可以检查牙髓炎症程度，而后者只能说明牙髓有或没有活力。同时应注意叩诊反应。任何异常的敏感、软组织肿胀、瘘管、牙齿变色都提示牙髓状况异常。

有明确症状的患者很少在进行诊断时才发现，通常疼痛就是他们的主诉。怀疑牙齿牙髓情况异常时，应在口腔准备阶段进行影像学检查，并且仔细检查有无发生根尖疾病的迹象（透射影或是牙周膜增宽）。对根管预后有疑问时，通过影像学检查（图 6-16）结合叩诊及压力测试的结果进行评价。

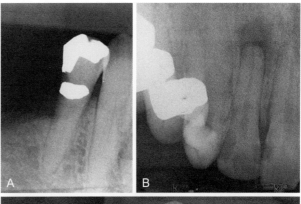
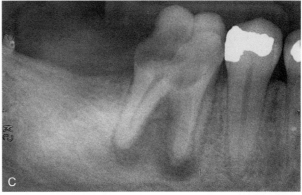

图 6-16 ■ 常见的根尖周病损。A. 增宽的牙周膜间隙；B 和 C. 大面积透射影像（已形成的肉芽肿或囊肿）（由 Dr. G. Taylor 提供）

治疗

一般来说，尽可能采用传统的（或直行）牙髓治疗方法，而不是手术（逆行）治疗：因为手术过程不仅会带来额外创伤，还会因为根尖切除术而影响预定修复体的冠根比和牙周支持力。如果根管中的桩阻碍了根尖周病治疗，则需要拆除。纤维桩最容易拆除，而使用超声震动有助于去除铸造桩周围的水门汀（Masserann 系统有时也能做到，见第 12 章）。牙髓治疗后的牙齿需要桩核冠修复时，必须保证 3～5 mm 的根尖封闭（见第 12 章）。

为了便于获得多颗基牙的共同就位道，而不侵犯牙髓，或是在大面积缺损或磨损的牙齿上需要获得足够的抗力形时，有时需要选择性进行牙髓治疗。

最终牙周治疗

Robert F. Baima・Rick K. Biethman

除非患者现有的牙周疾病得到恰当的诊治，否则固定修复肯定会失败。对患者牙列牙周健康状况的准确评估是进入稳定治疗阶段的先决条件。只有牙周重新恢复健康后才能制订最终的固定修复计划。在各项检查中，记录患者的探诊深度、附着水平、松动度、冠根比、根分叉情况、组织健康、牙结石存在情况及菌斑控制能力（见第 1 章）。在第 5 章叙述的治疗方法是控制慢性牙周炎的基本有效措施。此外，为提高固定修复的功能与美观效果，还得采取一些特别的牙周措施。以下是对第 5 章中各种治疗方法更具体的补充说明。

角化龈组织

需要多少角化龈才能维护长期牙周健康一直是个有争议的问题[33, 34]。健康的口腔中，在几乎不受力的情况下，完全缺失角化龈也是可以的[35]。而在一个需要固定义齿修复的口腔环境中，则需要受到一定的力。牙齿或是种植体上部的修复如果要延伸至龈沟处，则要有约 5 mm 的角化龈区域，其中至少应有 3 mm 的附着龈。在角化龈减少或有局部牙龈退缩的区域，应该考虑进行移植或是其他增加牙龈组织的措施[36, 37]。干预措施包含消除病因、口腔卫生宣教，及重建稳定牙周状况的手术。

黏膜修复治疗

治疗的具体细节根据具体的病理进程决定。黏膜修复治疗旨在通过手术移植增加角化龈宽度。移植方法如下。

侧向转位带蒂移植术[38, 39]（图 6-17）用于单颗牙牙龈退缩或附着龈丧失，而邻牙或缺牙区的角化龈量正常。带蒂移植是最好的方法，因为蒂组织有血液供给的维持。这在 1956 年首次提出。

自体游离（分离）牙龈移植（图 6-18）用于增加需要部位的附着龈宽度。尽管任何具有角化龈的区域，比如缺牙区牙槽嵴顶或磨牙后区，但最常见的供区是硬腭，供区与移植区大约经过 6 周愈合[40-43]，恢复正常形态。游离龈瓣移植术可以同时治疗多颗牙齿。这项技术在 1963 ～ 1990 年间是金标准[44-46]。目前在角化组织质量和数量重要的非美学区域仍然会采用这种方法。

冠向（推进）带蒂移植术[47, 48]（图 6-19）用于单颗牙或数颗牙出现牙龈退缩和敏感时。如果附着的角化龈宽度不够，可以在冠向移动前先进行游离龈瓣移植以增加宽度。

自 1990 年以来最常用的牙龈增加技术是结缔组织移植术（图 6-20）。从腭部取中厚的上皮下结缔组织，取完皮瓣后的伤口应可以拉拢缝合。这种方法可以减轻患者供区不适，提高颜色匹配度。结缔组织移植结合带蒂及隧道技术可增强血液供应，提高成功率。结缔组织移植可以用于覆盖暴露的牙根、提高塌陷的牙槽嵴，及恢复龈乳头的形态[49-51]。

牙冠延长术

当临床冠较短无法提供足够的固位，修复部位缺乏正常软组织附着时（生物学宽度，见第 5 章）*[52-55]，使用手术方法延长牙冠。牙冠延长可改善多颗牙冠较短牙齿的外观。有些患者有延伸至龈下的龋病、龈下牙体折断或牙髓病造成的根穿孔，这些明显无法挽救的牙齿可在牙冠延长后成功保留。冠延长术可以提高冠根比并会造成邻牙牙龈萎缩和骨丧失。必须在治疗前决定牙齿是否应该保留。

牙冠延长可通过手术或是正畸 - 牙周联合技术[56-60]实现，这取决于患者意愿及其口腔状况。

冠延长手术

有时通过单纯牙龈切除术或电刀切除牙龈即可能延长牙冠（图 6-21），尽管常常需要修整骨外形防止修复体破坏生物学宽度。

在这个过程中，需要翻起全厚黏骨膜瓣，修整牙槽嵴使牙龈顶与已有的修复体或龋洞边缘有 3.5 ～ 4 mm 的距离[52, 61]。在这种情况下，需要考虑以下因素：

1. 美观。延长临床牙冠（图 6-22）时，要达到患牙与邻牙之间软组织和谐过渡是有难度的。还可以选择其他方法，包括正畸牵引或拔除后修复。如果手术治疗，则多在舌腭侧去除骨质，这样不涉及美学问题，只有非常必要时才在唇颊侧去骨。

2. 骨内牙根长度。如果骨支持有限，最好拔除患牙后修复，而不是对预后可能不佳的患牙做手术。

3. 对邻牙的影响。患牙的折断面或缺损很深，想获得正常生物学深度肯定严重危害邻牙。这时，拔除牙齿或者正畸牵引可能更合适。

4. 后牙根分叉暴露。如果不能通过骨成形术或是正畸方法解决，可能需要拔除患牙。

---

* 生物学宽度指结缔组织 - 结合上皮附着牙槽嵴顶至龈沟底的距离。

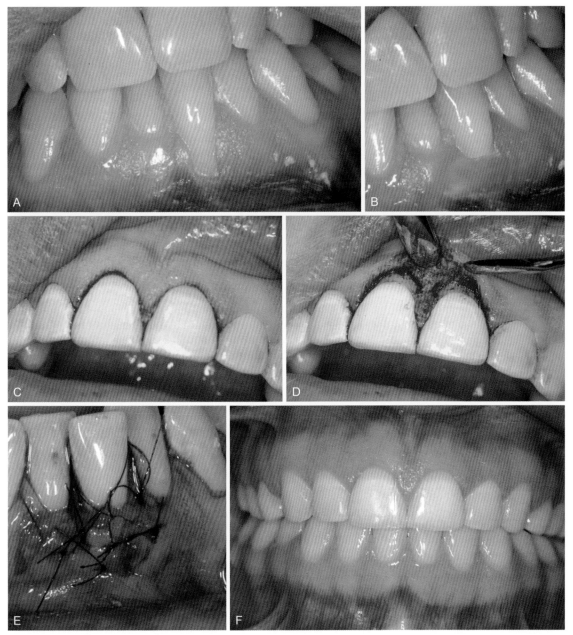

图6-17 ▪ 侧向转位带蒂移植术。A和B. 左上颌中切牙牙龈局部退缩。侧切牙角化龈宽度比较合适，所以可以作为合适供区；C. 受区准备。切口斜向此区域；D. 供区的远中位点做松弛切口。移植瓣向受区旋转就位；E. 皮瓣缝合就位。可用自体游离瓣覆盖供区；F. 移植瓣愈合。供区往往有一定的附着丧失（平均1 mm）

5. 松动度。应注意牙根较小或锥形根牙齿的术后松动度，如果患牙自身支持力不足或不能被邻牙支持时需要拔除患牙。

6. 缺损程度。牙折、根龋、颈部磨损的严重及复杂程度必须在制定治疗计划时谨慎评估。

7. 牙根穿孔。这不太常见，但是如果在牙髓治疗中发生，穿孔的部位决定了患牙是否需要拔除、正畸牵引或是手术冠延[62]。

8. 软组织厚度。在一些病例中，厚的牙龈组织可能促进冠向的组织再生。在行冠延长术时可能需要多去除一些骨质以解决这个问题[63]。

通常在手术延长牙冠后4～6周行牙齿修复治疗。一项临床研究[64]显示生物学宽度及牙龈边缘位置在术后3～6个月内变化很小。因此，我们建议患牙应在术前或术后尽快行临时修复，3个月后再行最终修复。

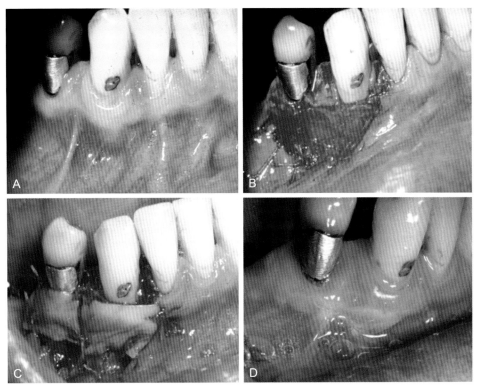

图6-18 ■ 自体游离龈瓣移植术。A. 基牙周围缺乏足够的角化龈；B. 受区准备；C. 移植瓣缝合到位。应用手术敷料前，前磨牙根尖方需要一些调整；D. 愈合后的移植瓣（比较这里与A中的附着角化龈宽度）在这个阶段可以治疗不良修复体

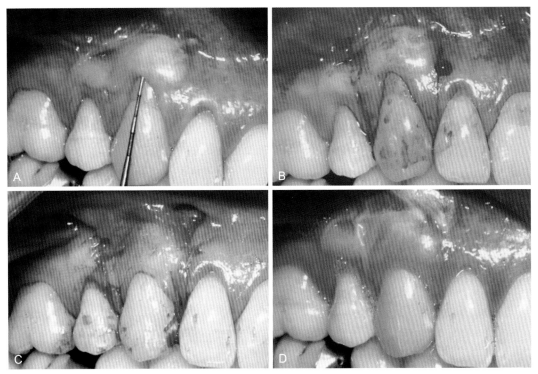

图6-19 ■ 冠向（推进）带蒂移植术。A. 自体移植后游离龈龈缘位置。大约发生4 mm的退缩；B. 蒂的切口。分离切口使瓣的基底部较宽以确保充足血供；C. 使用水平和悬吊缝合法将蒂部冠向就位并且紧密缝合于釉牙本质界；D. 愈合的移植瓣（由Dr. S.B. Ross提供）

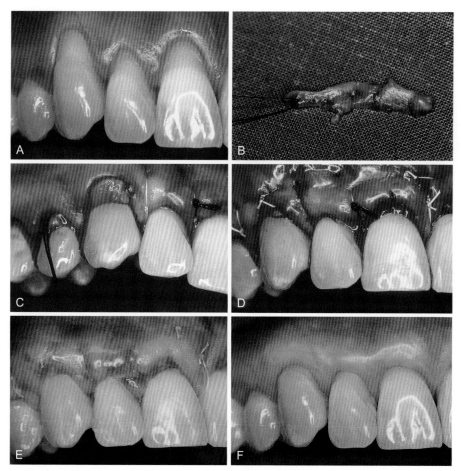

图6-20 ■ 袋成型及隧道技术用于覆盖牙根。A. 术前观。注意牙龈退缩情况；B. 腭部供区结缔组织；C. 安放于袋及隧道的供区组织；D. 颊侧牙龈冠向缝合覆盖供区组织；E. 术后2周愈合情况；F. 3周后的愈合情况。注意牙根覆盖及厚的边缘龈状况（由Dr. Robert R. Azzi提供）

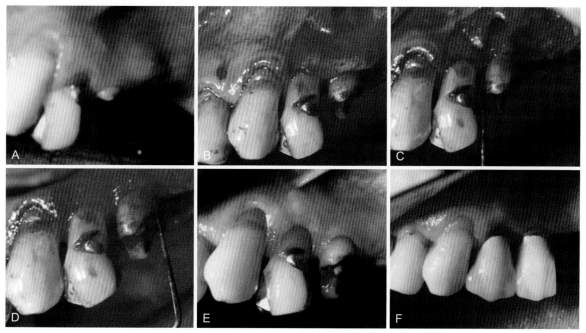

图6-21 ■ 冠延长手术。A. 折断且大面积龋坏的第二前磨牙；B. 翻瓣去除肉芽组织；C. 去除近中区域部分骨质，使其距断面的高度达到3.5 mm；D. 去除远中骨质使龋损位置到牙槽嵴顶距离达到3.5 mm；E. 冠延长术后愈合；F. 最终修复体粘接后，可摘局部义齿修复前

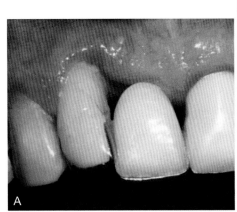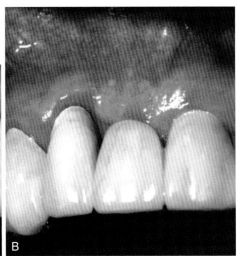

图6-22 ■ 前牙冠延长术后产生美观问题。A. 侧切牙行冠延术后出现近中牙周组织缺损；B. 如果手术范围包含远中区域，并且牙龈外形呈坡形过渡，则会更美

尽管牙冠延长术可能不是解决牙折、穿孔、严重龋坏的灵丹妙药，但是恰当的临床判断有助于解决复杂、困难的修复问题。

牙龈乳头的维护与重建

邻接处牙龈乳头的存在与否，尤其是上颌前牙区，是修复医生、牙周医生及患者都关心的问题。多种方法被用于维护及重建牙龈乳头，可以使用或不使用引导骨组织再生技术（图 6-23～图 6-25）[65-71]。这些过程的结果是难以预计且不能重复的。牙龈乳头的重建依赖于多种因素，比如这个区域附着丧失量，新生乳头的血液供应情况[72]，以及邻接接触区至牙槽嵴顶的距离[73]。大多数重建牙间乳头的方法是手术与修复相结合的，因此手术与修复过程应密切配合及计划。保存现有的龈乳头比重建吸收的龈乳头预后更好。

正畸治疗

牙少量移动的正畸技术[74-78]可以显著提高序列修复治疗的预后。竖直错位牙可以排齐牙齿，创造更多的桥体空间，改善最终修复体的外展隙形态。牙齿移动有助于均匀分散𬌗力，使𬌗力与牙齿长轴平行，进而最大程度的保留牙齿结构（图 7-12B 和 C），尽可能将牙齿预备成理想的形态。

评估

临床检查应该注意颊舌向及近远中向的错位。

异常的牙齿关系比如前后牙的反𬌗要引起足够重视并尽可能通过正畸治疗纠正。特别要注意的是，想要仅通过修复治疗纠正牙齿异常关系或是排齐牙列往往会以失败告终；正畸治疗是口腔准备环节的一部分，远期效果一般更好。

是否需要正畸会诊治疗，常常通过分析诊断模型决定，最好使用观测仪（图 6-26）。翻制模型分割代型（图 6-27），并模仿其正畸调整后的情况重新安装也是一种有用的方法[79]。这种方法可以评估任何牙齿微小移动的有效性（比如，关闭间隙，竖直磨牙，排齐倾斜牙），并且可以在向患者说明治疗建议时起到很大的作用。在翻制模型上进行诊断性预备和蜡型制作可以清晰表现牙齿微小移动的优势。许多医师使用计算机成像技术完善美学治疗计划，并加强与患者之间的沟通[80-83]（图 6-28）。

治疗

全科治疗中，在进行固定义齿修复之前进行微小牙齿移动，可以不需要正畸科医师会诊。但是，如果是较复杂的治疗，不仅仅是简单的翻转，或牵出基牙，则可能需要请相关专科医师会诊。

翻转或是牵出单颗前牙，可以使用正畸弹性弓丝与粘接带环结扎实现期望的牙齿移动。移动前牙时，谨慎评估前牙唇侧骨量，在治疗前确认骨量充足。用修复体关闭间隙前也可以考虑正畸治疗。将中线间隙均匀分布于所有的前牙常常达到惊人的美学效果（图 6-29A～C）。诊断蜡型有助于确定最佳的牙齿位置。使用推簧可以实现远中倾斜磨牙

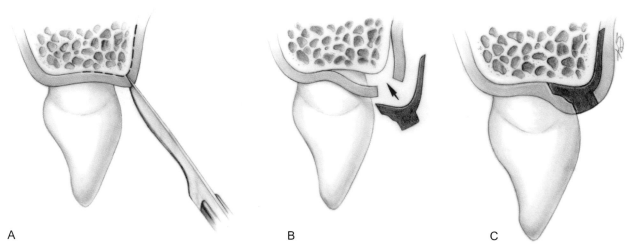

A   B   C

图6-23 ■ 牙龈乳头手术再生技术。A. 牙龈乳头行沟内及颊侧切口；龈乳头与腭部龈瓣相连；B. 中厚瓣用于提升颊腭侧。结缔组织瓣准备安置在颊腭侧瓣下方；C. 磨牙后区结缔组织瓣放置在龈瓣下方后，缝合颊腭侧瓣（引自Azzi R, et al: Surgical reconstruction of the interdental papilla. Int J Periodontics Restorative Dent 18:467, 1998.）

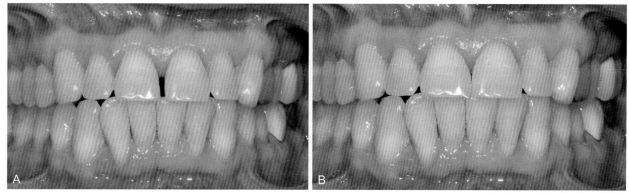

图6-24 ■ 计算机成像技术用于预测贴面治疗对美观的改善效果。龈乳头进入邻接触区可以改进美学效果。该图像使用照片编辑软件，如Adobe PS图像处理软件编辑处理。A. 修复前外观；B. 模拟关闭前牙间隙后效果图

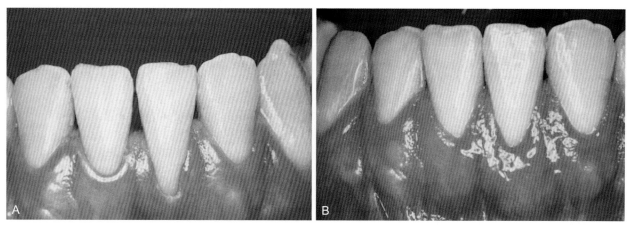

图6-25 ■ 龈乳头重建。A. 左下中切牙、右下中切牙邻间区域龈乳头缺损术前观；B. 龈乳头移植后最终组织外形（引自Azzi R, et al: Surgical reconstruction of the interdental papilla. Int J Periodontics Restorative Dent 18:467, 1998.）

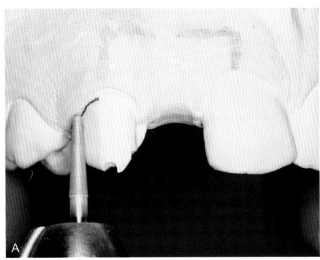
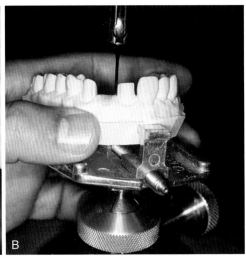

图 6-26 ▪ 固定修复前用诊断模型预备（A）及观测仪（B）评估正畸治疗的必要性

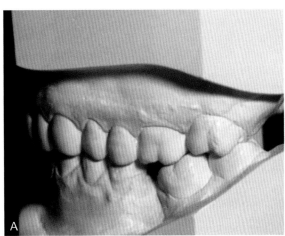
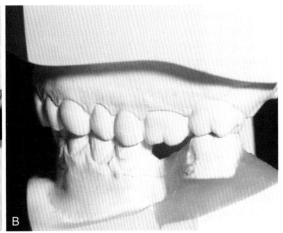

图 6-27 ▪ 分割诊断模型（A 和 B）确定理想的正畸牙齿移动情况

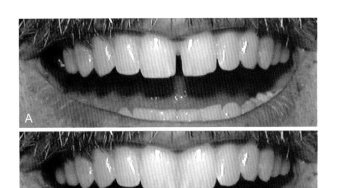
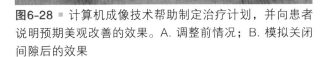

图6-28 ▪ 计算机成像技术帮助制定治疗计划，并向患者说明预期美观改善的效果。A. 调整前情况；B. 模拟关闭间隙后的效果

的竖直（图 6-29D~G），但是牙齿应该先进行调𬌗使其脱离咬合接触。有疏忽的牙冠预备可以使用简单的正畸方法补救（图 6-30）。所有正畸治疗需要稳定的支抗，避免其他牙齿不必要的移动。

最终咬合治疗

口腔准备中常包含患者的咬合重建，一般是使患者最广泛的牙尖交错与正中关系变成一位，消除异常𬌗干扰（见第 4 章）。这个治疗是有意义的，原则上可以缓解肌筋膜症状，或是作为大范围修复治疗的第一步，确保修复治疗过程中有可重复的稳定的颌位关系。正中关系与最大牙尖交错位一致时，更容易精确地将患者咬合关系转移到𬌗架上。咬合

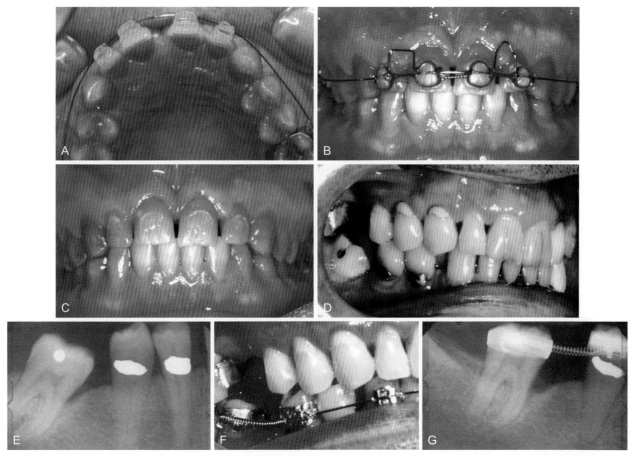

图6-29 ■ 正畸牙齿移动作为固定修复的辅助手段。A~C. 纠正间隙前使用微量牙齿移动方法；D~G. 固定修复前使用推簧竖直近中倾斜的磨牙（D~G, 由Dr. P. Ngan提供）

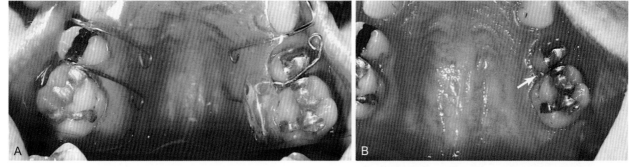

图6-30 ■ A. 上颌前磨牙（箭头所示）进行烤瓷冠牙体预备，但是临时修复不当。遗憾的是，患者在临时修复体脱落后未及时复诊。牙齿向远中移动，且与第一磨牙接触，使冠修复困难；B. 在取模前使用可摘矫治器复位牙齿（由Dr. P. Ngan提供）

重建作为治疗方法目前充满了争议。根据目前研究，殆关系对颞下颌关节及相关肌肉紊乱病有一定影响[84, 85]。并且有临床证据不反对采用咬合重建[86-88]。但是，在固定修复之前应该诊断导致病理变化的咬合问题，并减轻症状。这通常可以使用无害性、可逆性方法实现[89]。殆力在牙周疾病中的作用同样是有争议的。目前研究表明咬合力不是牙周炎的始动因素，但是会影响菌斑引起的牙周炎症所造成的附着丧失[90]。

如果准备自然牙列的选择性咬合调整，必须记住这不仅仅是一种减法治疗（切除组织），还受釉质厚度的限制。在对牙列进行不可逆的治疗前，无论是否结合咬合重建，必须建立一份详细严谨的治疗计划。

诊断调𬌗

诊断调𬌗需要两副以正中关系上𬌗架的诊断模型（𬌗架模型）（图 6-31）。一套作为参考；另一套作为试验性调整和评估磨除的牙量。通过比较两套模型，确定为达到治疗目的需要的牙体预备量。或者，诊断性重建还可以显示为了获得矫治后的稳定止点，必须用冠进行恢复的牙齿。由此可以在进行各种临床操作前检查治疗的有效性[91]。

需要调整的模型𬌗面使用水彩（不会渗透入石膏）标记，来显示计划修改调𬌗的范围。调𬌗前，在𬌗架上记录正中关系起始时𬌗接触的切导针位置，操作者可以更好地观察釉质磨除量。也可以记录最大牙尖交错位的切导针位置。接着使用合适的手工器械调整模型；盘状－爪状雕刻刀可以获得理想的结果。在调𬌗表单或是模型侧面顺序标记调整的每一步。完成时，仔细检查调𬌗的结果。标记釉质被渗透的区域，以便告知患者潜在需要修复治疗的牙齿。

选择性的咬合调整基本目的如下：

- 去除斜面上的咬合接触、建立尖窝交错𬌗，平均分配𬌗力并使其平行于牙长轴
- 消除不良𬌗接触，使最终正中关系与最大牙尖交错位一致
- 改善磨损𬌗面解剖形态，建立牙尖形态，𬌗面减径，使平坦牙面上有适当的沟槽
- 使边缘嵴高度一致以便容易进行口腔卫生维护
- 通过选择性调磨，纠正牙列中不整齐的牙齿

选择性咬合调整并不会总能达到每一个目的。如果必须做一个选择，不应在功能面进行调整，而破坏任何功能性接触。在自然牙列，后牙接触多位于下颌后牙颊尖[92]。

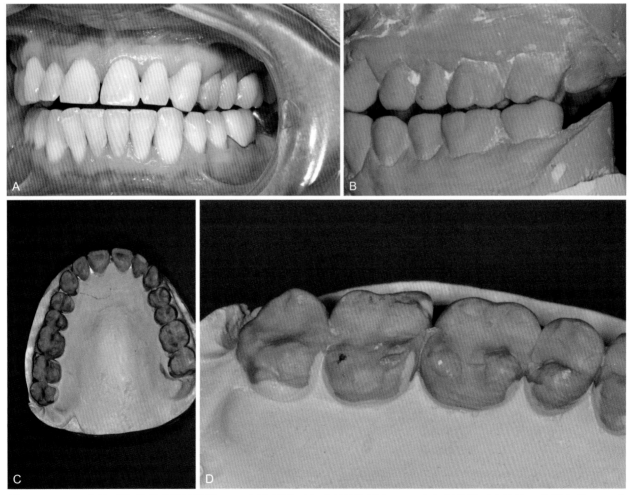

图6-31 ■ A. 正中关系位后牙明显早接触；B. 在诊断模型上重现早接触点；C. 在翻制的模型上涂抹一薄层水彩；D. 咬合纸标记早接触点

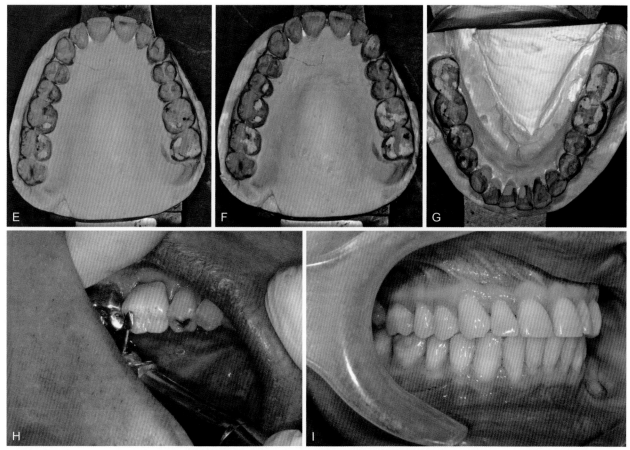

图6-31（续）■ E. 按顺序调改直到滑动消失；F和G. 诊断调整完成后的模型与调整前的模型比较。这有助于医师确定调整的有效性，判断是否需要其他的治疗步骤（比如，充填釉质穿孔、牙本质暴露的牙齿部分）；H. 临床调整过程；I. 完成调整：正中关系位与最大牙尖交错位一致

临床调𬌗

患者的选择

诊断性调𬌗时的仔细分析，在决定患者是否是一个不可逆的消减治疗的合适人选时至关重要。总的来说，最初的接触接近中央窝的情况，比起接触发生在牙尖斜面或者靠近对颌牙尖的情况，调整效果更容易预见。谨慎小心地调磨是很重要的。如果磨除了过多牙体组织，是不能恢复的。以下是最终调𬌗的禁忌证：

1. 患者有磨牙症且不能（部分的）控制
2. 诊断蜡型显示过多牙体组织要磨除
3. 复杂的空间关系（如安氏Ⅱ类错𬌗或骨性Ⅲ类错𬌗）
4. 上颌牙腭尖及下颌牙颊尖接触
5. 前牙开𬌗
6. 过度磨损
7. 正畸或正颌治疗前期
8. 物理或咬合矫治器治疗前期
9. 有颞下颌关节疼痛症状
10. 无法简单控制的下颌运动

咬合调节需要按照合理顺序进行，避免不必要的重复，提高治疗效率。尽管可能提出一些不同的方案顺序，但应选择成功率较高且结果易预测的。从神经肌肉系统的角度来说，患者可以被引导进行可重复的铰链运动，并且不需很困难即可完成侧方运动。如果这些运动做不到，则需要改变旧的习惯，调𬌗也是禁忌的。

消除正中𬌗干扰

下颌围绕终末铰链轴旋转时（见第4章），每颗下颌牙齿遵循自身弧形闭合。如果牙尖交错位和正中关系位不一致，则会产生正中关系时的早接触。首先要去除这些早接触。

详细步骤

1. 让下颌做铰链运动，并标记在整个路径上任何存在滑动的牙齿：正中关系时的接触以及下颌运动范围和方向，到最大牙尖交错位的接触都要标记。这种运动(或滑动)，可能出现在前伸或侧方运动方向上。使用对比色（在红色上面使用黑色效果不错）标记下一步接触的起始点。

2. 找到任何会造成前伸髁突运动路径的干扰（前伸𬌗干扰）。其经常发生在上颌牙近中斜面和下颌牙齿的远中斜面（图 6-32）。

3. 持续调𬌗直到所有牙齿接触均衡（切牙除外）。如果尖牙已经可以引导侧方运动，那么当两侧尖牙都可以接触时，最好不要再调整，即使其他牙齿可能没有接触（更好的选择是使用合适的充填体修复这些牙齿）。

4. 当侧方早接触存在时，调整上颌牙齿颊斜面及下颌牙齿舌斜面。这种早接触常常出现在下颌侧方或是向内运动时（侧方或内向滑动）。

5. 对于侧向滑动，调整上牙舌尖颊斜面与下牙颊尖舌斜面直到牙尖有接触（图 6-33）。

6. 对于内侧向滑动，调整下牙颊尖颊斜面或上牙舌尖舌斜面直到牙尖有接触。这时，通过磨改上牙颊尖与下牙舌尖的内斜面增宽对颌中央沟来进一步调整（图 6-34）。

评估

应当尽量遵循之前所说的调𬌗规则，并且维持正常牙解剖式形态。当纠正了正中关系及最大牙尖交错位间的不一致后，后牙应该存在均匀接触。这个可以通过持物钳夹住聚酯薄膜进行验证（图 6-35）。

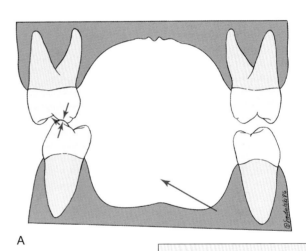

早接触将造成牙齿咬合成最大牙尖交错位时下颌向前滑动

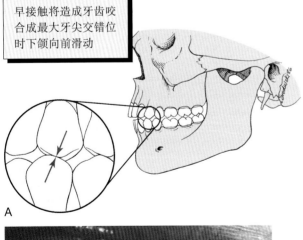

对颌牙尖斜面发生早接触，将造成牙齿向最大牙尖交错位滑动时，下颌向箭头方向偏移

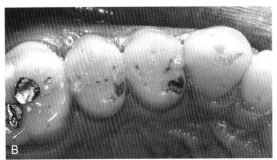

图 6-32 ▪ A 和 B. 下颌前牙干扰（前伸𬌗干扰）发生于上颌牙近中斜面与下颌牙远中斜面之间

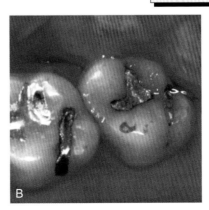

图 6-33 ▪ 上颌舌尖颊斜面与下颌颊尖舌斜面的侧方运动接触情况。MI，最大牙尖交错位

消除前伸与侧方𬌗干扰

调𬌗的第二阶段集中在前伸、侧方的𬌗干扰。牙医使用红色和蓝色的咬合纸区分正中和非正中咬合。

第二阶段的调𬌗目标是消除前伸过程中的𬌗干扰，以及消除非工作侧（向中线运动）的任何干扰，以及工作侧（侧向运动）的干扰。对这些患者应当多多考虑工作侧的组牙功能，这比更加理想的交互保护𬌗更重要（比如，当尖牙有松动或骨支持力差）。对于其他患者，可能需要维持组牙功能𬌗，因为尖牙的磨损或者错位（见第 4 章）。

在调𬌗阶段，不能去除正中接触。总的来说，侧方和前伸𬌗干扰的去除通过创造沟槽，来引导非正中运动时的功能尖运动（图 6-36，图 6-37）。

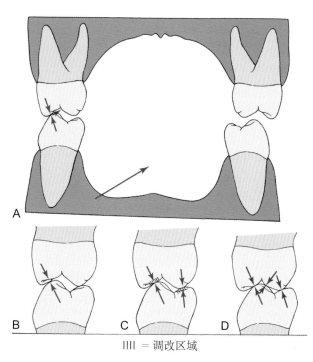

IIII = 调改区域

图 6-34 ■ 选择性磨除纠向内的滑动。调整接触斜面（A）直到牙尖顶端接触（B）。之后加宽对颌中央沟（C 和 D）

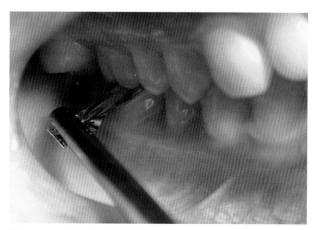

图 6-35 ■ 用聚酯薄膜片检查咬合

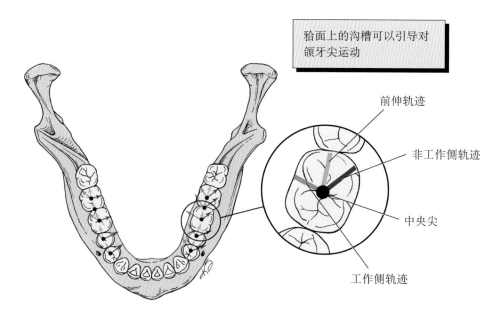

𬌗面上的沟槽可以引导对颌牙尖运动

前伸轨迹

非工作侧轨迹

中央尖

工作侧轨迹

图 6-36 ■ 理解异常干扰常发生的部位有助于对异常干扰的检查。箭头代表每种运动中对颌牙功能尖的运动路径（向内、前伸、向外侧）。例如，向内运动干扰点在正中接触的远颊侧。在上颌牙列相反

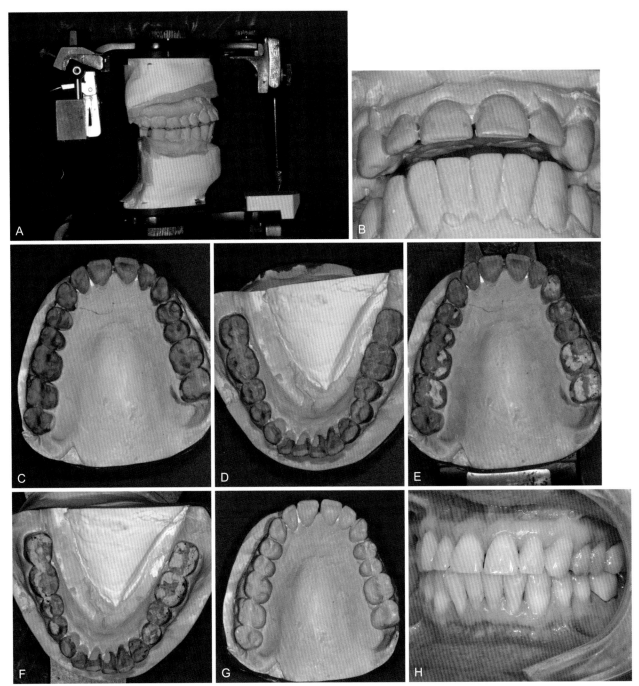

图6-37 ■ 诊断性咬合重建。A. 诊断模型使用正中关系上𬌗架，观察发现早接触发生在右下颌磨牙；B. 注意正中关系位前牙无咬合；C和D. 复制的模型上𬌗架后涂抹水彩；E和F. 在诊断性咬合重建过程中去除水彩，观察重建过程中进行调整的部位；G. 以原始未修改模型作为参考，评估牙齿的磨除量；H. 一旦医师确定咬合重建可以改进预后，取得患者知情同意，告知患者注意釉质穿孔后需要额外修复的情况后，便可以重建自然牙列，将诊断模型作为重要参考（由Dr. Rick Biethman提供）

总 结

在任何固定修复干预之前应当设计一个合理的治疗顺序。必须先解决不稳定、恶化中的病情，比如治疗龋病与去除不良修复体。这种口腔准备工作往往是多学科的：口腔外科、牙槽外科、牙体牙髓科、牙周科、正畸科、咬合治疗或者综合以上学科。在固定修复中口腔准备尤其重要，与所有口腔治疗相同，通过谨慎仔细的准备治疗可以加强治疗的效果。

参 考 文 献

[1] Kidd EM: Caries diagnosis within restored teeth. Oper Dent 14:149, 1989.

[2] Murat S, et al: Visibility of artificial buccal recurrent caries under restorations using different radiographic techniques. Oper Dent 38:197, 2013.

[3] Bilgin MS, et al: Post-treatment diagnosis of caries under fixed restorations: A pilot study. J Prosthet Dent 112(6):1364, 2014.

[4] Tjan AHL, Chiu J: Microleakage of core materials for complete cast gold crowns. J Prosthet Dent 61:659, 1989.

[5] Fischer GM, et al: Amalgam retention using pins, boxes, and Amalgambond. Am J Dent 6:173, 1993.

[6] Worskett P: A comparative study of bonded and non-bonded amalgam restorations in general dental practice. Br Dent J 214:E19, 2013.

[7] Gupta I, et al: Revisiting amalgam: a comparative study between bonded amalgam restoration and amalgam retained with undercuts. J Contemp Dent Pract 12:164, 2011.

[8] Olmez A, et al: Clinical evaluation and marginal leakage of Amalgambond Plus: three-year results. Quintessence Int 28:651, 1997.

[9] Tarim B, et al: Marginal integrity of bonded amalgam restorations. Am J Dent 9:72, 1996.

[10] Korale ME, Meiers JC: Microleakage of dentin bonding systems used with spherical and admixed amalgams. Am J Dent 9:249, 1996.

[11] Ratananakin T, et al: Effect of condensation techniques on amalgam bond strengths to dentin. Oper Dent 21:191, 1996.

[12] Schulte GA, et al: Early fracture resistance of amalgapin-retained complex amalgam restorations. Oper Dent 23:108, 1998.

[13] Antonijevic D, et al: An in vitro radiographic analysis of the density of dental luting cements as measured by CCD-based digital radiography. Quintessence Int 43:421, 2012.

[14] Plasmans PJ, et al: A preliminary study on a resin-modified glass-ionomer cement for transitional restorations and subsequent core buildups. Int J Prosthodont 13:373, 2000.

[15] Wilson NH, et al: A short-term clinical evaluation of a tricure glass-ionomer system as a transitional restoration and core buildup material. Quintessence Int 30:405, 1999.

[16] Cohen BI, et al: A five year study. Fluoride release of four reinforced composite resins. Oral Health 88:81, 1998.

[17] Fennis WM, et al: Randomized control trial of composite cuspal restorations: five-year results. J Dent Res 93:36, 2014.

[18] Hormati AA, Denehy GE: Microleakage of pin-retained amalgam and composite resin bases. J Prosthet Dent 44:526, 1980.

[19] Oliva RA, Lowe JA: Dimensional stability of composite used as a core material. J Prosthet Dent 56:554, 1986.

[20] Martin N, Jedynakiewicz N: Measurement of water sorption in dental composites. Biomaterials 19:77, 1998.

[21] Cooley RL, et al: Dimensional stability of glass ionomer used as a core material. J Prosthet Dent 64:651, 1990.

[22] Lambert RL, Goldfogel MH: Pin amalgam restoration and pin amalgam foundation. J Prosthet Dent 54:10, 1985.

[23] Outhwaite WC, et al: Pin vs. slot retention in extensive amalgam restorations. J Prosthet Dent 41:396, 1979.

[24] Shavell HM: The amalgapin technique for complex amalgam restorations. J Calif Dent Assoc 8:48, 1980.

[25] Bailey JH: Retention design for amalgam restorations: pins versus slots. J Prosthet Dent 65:71, 1991.

[26] Irvin AW, et al: Photoelastic analysis of stress induced from insertion of self-threading retentive pins. J Prosthet Dent 53:311, 1985.

[27] Felton DA, et al: Pulpal response to threaded pin and retentive slot techniques: a pilot investigation. J Prosthet Dent 66:597, 1991.

[28] Bonilla ED, et al: A customized acrylic resin shell for fabricating an amalgam core on the coronally debilitated, endodontically treated posterior tooth. Quintessence Int 26:317, 1995.

[29] Livaditis GJ: Crown foundations with a custom matrix, composites, and reverse carving. J Prosthet Dent 77:540, 1997.

[30] Nicholson JW, Croll TP: Glass-ionomer cements in restorative dentistry. Quintessence Int 28:705, 1997.

[31] Kerby RE, Knobloch L: Strength characteristics of conventional and silver-reinforced glass-ionomer cements. Oper Dent 17:170, 1992.

[32] Peumans M, et al: Clinical effectiveness of contemporary adhesives: a systematic review of current clinical trials. Dent Mater 21:864, 2005.

[33] American Academy of Periodontology: Guidelines for periodontal therapy. J Periodontol 69:405, 1998.

[34] American Academy of Periodontology: Parameter on mucogingival conditions. J Periodontol 71:861, 2000.

[35] Wennström JL: Lack of association between width of attached gingiva and development of soft tissue recession. A 5-year longitudinal study. J Clin Periodontol 14(3):181, 1987.

[36] Maynard JG, Wilson RDK: Physiologic dimensions of the periodontium significant to the restorative dentist. J Periodontol 50:170, 1979.

[37] Wilson RDK, Maynard JG: Intracrevicular restorative dentistry. Int J Periodontics Restorative Dent 1:34, 1981.

[38] Grupe HE, Warren RF: Repair of gingival defects by a sliding flap operation. J Periodontol 29:92, 1956.

[39] Bjorn H: Coverage of denuded root surfaces with a lateral sliding flap: use of free gingival grafts. Odontol Rev 22:37, 1971.

[40] Sullivan HC, Atkins JH: Free autogenous gingival

grafts. I. Principles of successful grafting. Periodontics 6:121, 1968.

[41] Dordick B, et al: Clinical evaluation of free autogenous gingival grafts placed on alveolar bone. Part I. Clinical predictability. J Periodontol 47:559, 1976.

[42] Oliver RC, et al: Microscopic evaluation of the healing and revascularization of free gingival grafts. J Periodontal Res 3:84, 1968.

[43] Staffileno H Jr, Levy S: Histological and clinical study of mucosal (gingival) transplants in dogs. J Periodontol 40:311, 1969.

[44] Holbrook T, Ochsenbien C: Complete coverage of the denuded root surface with a one-stage gingival graft. Int J Periodontics Restorative Dent 3:9, 1983.

[45] Miller PD Jr: Root coverage using the free soft tissue autograft following citric acid application. III. A successful and predictable procedure in areas of deep wide recession. Int J Periodontics Restorative Dent 5:15, 1985.

[46] Raetzke PB: Covering localized areas of root exposure employing the "envelope" technique. J Periodontol 56:397, 1985.

[47] Bernimoulin JP, et al: Coronally repositioned periodontal flap. Clinical evaluation after one year. J Clin Periodontol 2:1, 1975.

[48] Maynard JG: Coronal positioning of a previously placed autogenous gingival graft. J Periodontol 48:151, 1977.

[49] Chambrone L, et al: Evidence-based periodontal plastic surgery. II. An individual data meta-analysis for evaluating factors in achieving complete root coverage. J Periodontol 83(4):477, 2012.

[50] Chambrone L, et al: Root-coverage procedures for the treatment of localized recession-type defects: a Cochrane Systematic Review. J Periodontol 81(4):452, 2010.

[51] Thoma DS, et al: A systematic review assessing soft tissue augmentation techniques. Clin Oral Implants Res 20(Suppl 4):146, 2009.

[52] Davarpanah M, et al: Restorative and periodontal considerations of short clinical crowns. Int J Periodontics Restorative Dent 18:5, 1998.

[53] Palomo F, Kopczyk RA: Rationale and methods for crown lengthening. J Am Dent Assoc 96:257, 1978.

[54] Ochsenbien C, Ross SE: A reevaluation of osseous surgery. Dent Clin North Am 13:87, 1969.

[55] Maynard JG: Personal communication, 1993.

[56] Ross SB, et al: Orthodontic extrusion: a multidisciplinary treatment approach. J Am Dent Assoc 102:189, 1981.

[57] Brown IS: The effect of orthodontic therapy on certain types of periodontal defects: clinical findings. J Periodontol 44:742, 1973.

[58] Ingber JS: Forced eruption. I. A method of treating isolated one and two wall infrabony osseous defects: rationale and case report. J Periodontol 45:199, 1974.

[59] Delivanis P, et al: Endodontic-orthodontic management of fractured anterior teeth. J Am Dent Assoc 97:483, 1978.

[60] Potashnik SR, Rosenberg ES: Forced eruption: principles in periodontics and restorative dentistry. J Prosthet Dent 48:141, 1982.

[61] Baima RF: Extension of clinical crown length. J Prosthet Dent 55:547, 1986.

[62] Rosenberg ES, et al: Tooth lengthening procedures. Compend Contin Educ Dent 1:161, 1980.

[63] Pontoriero R, Carnevale G: Surgical crown lengthening: a 12-month clinical wound healing study. J Periodontol 72:841, 2001.

[64] Lanning SK, et al: Surgical crown lengthening: evaluation of the biological width. J Periodontol 74:468, 2003.

[65] Evian C, et al: Retained interdental procedure for maintaining anterior esthetics. Comp Contin Educ Dent 6:5, 1985.

[66] Han TJ, Takei HH: Progress in gingival papilla reconstruction. Periodontol 2000 11:65, 1996.

[67] Cortellini P, et al: The modified papilla preservation technique with bioresorbable barrier membranes in the treatment of intrabony defects. Case reports. Int J Periodontics Restorative Dent 16:547, 1996.

[68] Beagle JR: Surgical reconstruction of the interdental papilla: case report. Int J Periodontics Restorative Dent 12:145, 1992.

[69] Azzi R, et al: Surgical reconstruction of the interdental papilla. Int J Periodontics Restorative Dent 18:467, 1998.

[70] Tarnow DP, et al: The effect of the distance from the contact point to the crest of bone on the presence or absence of the interproximal papilla. J Periodontol 63:995, 1992.

[71] Pini Prato GP, et al: Interdental papilla management: a review and classification of the therapeutic approaches. Int J Periodontics Restorative Dent 24:246, 2004

[72] Johnson GK, Sivers JE: Forced eruption in crown-lengthening procedures. J Prosthet Dent 56:424, 1986.

[73] Tuncay OC: Orthodontic tooth movement as an adjunct to prosthetic therapy. J Prosthet Dent 46:41, 1981.

[74] Pegoraro LF, et al: Resolution of complex esthetic problems in abnormal anterior teeth: A clinical report. J Prosthet Dent 112(2):94, 2014.

[75] Miller TE: Orthodontic therapy for the restorative patient. I. The biomechanic aspects. J Prosthet Dent 61:268, 1989.

[76] Celenza F, Mantzikos TG: Periodontal and restorative considerations of molar uprighting. Compendium 17:294, 1996.

[77] Shaughnessy TG: Implementing adjunctive orthodontic treatment. J Am Dent Assoc 126:679, 1995.

[78] Proffit WR: Contemporary orthodontics, 2nd ed. St. Louis, Mosby, 1993.

[79] Ackerman JL, Proffit WR: Communication in orthodontic treatment planning: bioethical and informed consent issues. Angle Orthod 65:253, 1995.

[80] Grubb JE, et al: Clinical and scientific applications/advances in video imaging. Angle Orthod 66:407,

1996.

[81] Levine JB: Esthetic diagnosis. Curr Opin Cosmet Dent 9, 1995.

[82] Goldstein RE, Miller MC: The role of high technology in maintaining esthetic restorations. J Esthet Dent 8:39, 1996.

[83] Clark GT, et al: The validity and utility of disease detection methods and of occlusal therapy for temporomandibular disorders. Oral Surg Oral Med Oral Pathol Oral Radiol Endod 83:101, 1997.

[84] Fricton JR, et al: Critical appraisal of methods used in randomized controlled trials of treatments for temporomandibular disorders. J Orofac Pain 24:139, 2010.

[85] Kirveskari P: The role of occlusal adjustment in the management of temporomandibular disorders. Oral Surg 83:87, 1997.

[86] Kirveskari P, et al: Occlusal adjustment and the incidence of demand for temporomandibular disorder treatment. J Prosthet Dent 79:433, 1998.

[87] Kerstein RB, et al: A comparison of ICAGD (immediate complete anterior guidance development) to mock ICAGD for symptom reductions in chronic myofascial pain dysfunction patients. Cranio 15:21, 1997.

[88] McNeill C: Craniomandibular disorders: guidelines for evaluation, diagnosis, and management. In American Academy of Craniomandibular Disorders: Oral and facial pain. Chicago, Quintessence Publishing, 1990.

[89] Gher ME: Changing concepts. The effects of occlusion on periodontitis. Dent Clin North Am 42:285, 1998.

[90] Meng JC, et al: The effect of equilibrating mounted dental stone casts on the occlusal harmony of cast metal complete crowns. J Prosthet Dent 104:122, 2010.

[91] Okeson JP: Management of temporomandibular disorders and occlusion, 7th ed. St. Louis, Elsevier, 2013. pp 399-420.

[92] McDevitt WE, Warreth AA: Occlusal contacts in maximum intercuspation in normal dentitions. J Oral Rehabil 24:725, 1997.

思考题

1. 讨论在最终固定修复前推荐进行的顺序及准备治疗的具体细节。
2. 讨论各种基底充填材料优点、缺点、适应证及应用注意事项。
3. 牙体预备所需的大范围银汞基底充填体与传统大面积银汞充填体的区别是什么？为什么？
4. 讨论3种类型的牙周转移瓣的步骤、适应证及局限性。
5. 在固定修复前，微小牙齿移动的适应证是什么？
6. 综合性调𬌗的适应证及禁忌证是什么？如果可以使用，推荐的步骤和顺序是什么？

第二部分

临床操作：篇1

第 7 章

牙体预备的原则

牙齿与其他大部分组织不同，不具有再生功能。因此，一旦牙釉质或牙本质由于龋坏、创伤或者磨耗等原因导致缺损，必须使用修复材料才能重建外形及恢复功能。几乎所有牙齿都需要经过预备才能安装修复体，而牙体预备必须要遵循一定的基本原则，这些原则是由能够促进修复治疗成功的基本标准演化而来。在牙体预备过程中，必须专注每个细节，良好的牙体预备能够保证后续步骤（如临时修复体的制作，印模的制取，代型、铸型以及蜡型的制作等）的完成质量。

牙体预备包括三个总原则：

1. 生物学原则，与口腔组织的健康相关。
2. 机械力学原则，与修复体的整体性及耐用性相关。
3. 美学原则，与患者的外观相关。

成功的牙体预备及其修复取决于对三个原则的综合考虑。某一方面的加强常常导致另一个方面的不足，单纯追求某一方面的完美，可能导致另一方面的失败。比如，制作一个金属烤瓷冠（见第24章），足够的瓷层厚度有利于形成逼真的外形，但如果通过磨除过多的牙体组织获得更大的瓷层厚度来达到美学效果，牙髓组织将会受到创伤（生物学原则），而且也会过度地削弱牙体组织（机械力学原则）。深刻理解和掌握这些不同的标准，是提升牙体预备技能的前提条件。对于牙医来说，在三项原则间的相互协调下完成最佳的牙体预备（图7-1），无疑是一个挑战。

生物学考量

活体组织的手术治疗必须十分小心，以避免不必要的损伤。在牙体预备过程中，邻牙、软组织、牙髓很容易受到损伤。若牙体预备不足，会导致修复体边缘的适应性不佳或者外形恢复不当，不利于固定修复体的菌斑控制，从而阻碍牙齿长期健康的维持。

牙体预备过程中的损伤预防
邻牙

医源性的邻牙损伤是临床上常见的错误。即使损伤后的邻面接触区被仔细地打磨和抛光，其龋坏易感性也远远大于未受损伤的牙齿表面。这可能是由于原始的牙釉质表面含有更高浓度的氟，而这层釉质表面被破坏后更容易吸附菌斑[1]。完善的牙体预备可以阻止和避免对相邻牙齿邻面的破坏。

金属带环放置于邻牙可以对邻牙起到一定的保护作用。然而，薄的带环容易被磨穿，导致邻牙釉质面受损。更好的方法是使用即将预备的牙齿邻面的釉质作为屏障。牙齿邻面接触区的牙体组织比釉牙骨质界处宽 1.5~2.0 mm。因此，使用一根细锥形的金刚砂车针即可通过邻面接触区（图7-2），并在邻面保留一薄层片状牙釉质，这样不会导致牙体组织的过度磨除。同时车针预备时也不会被迫形成不良的进入角度。后者是由于在牙体预备过程中将金刚砂车针头部偏离邻面牙体组织而造成的，这是一种临床常见的错误。

软组织

通过使用吸引器的头、口镜（图7-3）或者带翼吸唾器来避免对颊及舌等软组织的损伤。在预备下颌磨牙舌侧时，要注意保护舌体组织。

牙髓

在固定修复过程中，需十分小心地保护牙髓组织，尤其是需要磨除大量牙体组织时。有文献报道牙体预备多年后，仍有可能发生牙髓变性[2]。过高的温度、化学刺激或微生物的存在都能够引起不可逆性牙髓炎[3]，尤其当牙体预备发生在新鲜的牙本质小管区时。为了避免对牙髓的损伤，在牙体预备过程中必须慎重选择预备技术和材料，以降低牙髓损伤的风险[4]。

167

牙体预备必须考虑到髓室的几何外形。髓室的大小可以通过 X 线片评估，其大小随年龄增加而减小。当年纪增长到大约 50 岁时，髓室的殆龈向距离比颊舌向降低得更多。髓室的平均尺寸与牙冠外形有关[5]，表 7-1 及图 7-4 展示了两者之间的关系。

牙髓损伤的原因

温度　预备过程中，车针与牙体表面摩擦产生大量的热量（图 7-5），过度的施压，较高的转速，以及车针的类型、形状和性状（图 7-6），都可能增加产热量[6]。使用高速手机施加轻力，采用间断磨除的方法即可预备出足够的修复空间，并产生较少的热量。然而，即使施加最小的力，牙体组织也会过热，除非使用冷水冷却。冷水必须准确喷在车针与牙体组织接触的区域才能有降温效果。此外，喷射冷水冲洗碎屑也很重要，因为碎屑可会阻碍车针旋转从而影响切削效率（图 7-7）。冲洗也可以避免牙本质干燥，牙本质干燥可能会引起严重的牙髓激惹症状[2,7]。碎屑的堆积随车针形状的不同而不同。预备肩台型和凹形边缘的车针，产生的碎屑沉积较少。但是即使是使用超声波清洗 5 min，这些碎屑也不能被完全清除[8]。

如果喷水降低了操作能见度，那么进行边缘修整时，则慢速马达或者手用器械也许是最安全的

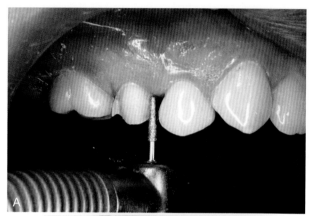

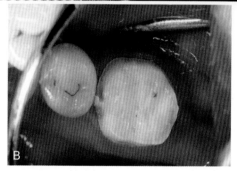

图 7-2　■　当车针预备邻面时，为了避免损伤邻牙，可在车针与邻牙间留下一薄层牙釉质。A. 注意保持车针的方向与这颗前磨牙牙体长轴平行；B. 邻面预备接近完成。注意在预备过程中，车针近中始终保留有薄层牙釉质

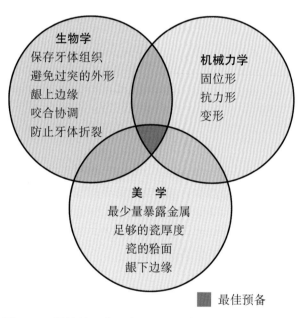

■ 最佳预备

图 7-1　■　最佳的牙体预备需要使修复体同时满足生物学原则、机械力学和美学原则

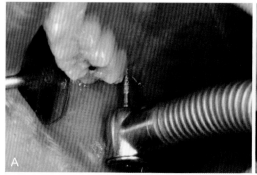

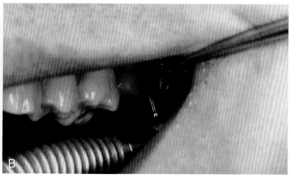

图 7-3　■　软组织的保护。口镜在预备过程中用来保护舌体组织（A），拨开颊黏膜来减少损伤风险（B）

表 7-1　髓室尺寸和冠部外形

年龄段（岁）	冠长	长度 (mm)							
		切缘至近中髓角距离	切缘至远中髓角距离	近中面至近中髓角距离	远中面至近中髓角距离	唇面至近中髓角距离	唇面至远中髓角距离	舌面至近中髓角距离	舌面至远中髓角距离
上颌中切牙									
10～19	12.1	4.7	4.8	1.7	2.1	1.8	1.8	1.4	1.3
20～29	11.5	4.8	5.1	2.2	2.3	1.9	1.9	1.4	1.2
30～39	11.2	5.3	5.5	2.1	2.5	2.3	2.4	2.1	2.0
40～49	10.8	6.3	6.2	2.5	2.9	2.0	2.1	2.0	1.8
50～59	12.3	6.3	6.2	2.6	2.6	2.8	2.3	2.2	2.1
平均值 ± 标准差	11.58±0.34	5.5±0.25	5.6±0.28	2.2±0.16	2.5±0.14	2.2±0.12	2.1±0.12	1.8±0.16	1.7±0.19
范围	9.70-14.00	4.0-6.2	4.0-6.2	1.2-3.3	1.4-3.5	1.5-2.9	1.5-2.9	1.0-2.9	1.1-2.9
上颌侧切牙									
10～19	10.1	3.9	4.3	2.4	2.6	2.0	2.1	1.3	1.3
20～29	10.2	4.8	5.2	2.5	3.2	2.4	2.4	1.9	1.9
30～39									
40～49									
50～59									
平均值 ± 标准差									
范围									

年龄段（岁）	冠部	长度 (mm)				
		切端至髓角距离	近中面至髓角距离	近中面至髓角距离	唇面至髓角距离	舌面至髓角距离
上颌尖牙						
10～19	10.7	4.4	3.4	4.0	2.7	2.3
20～29	10.6	4.6	3.3	3.7	3.1	2.6
30～39	10.5	4.8	3.0	4.0	2.9	2.5
40～49	9.5	4.8	3.0	3.6	2.8	2.8
50～59	9.5	5.4	2.8	3.4	2.9	3.0
平均值 ± 标准差	10.23±0.26	4.8±0.20	3.1±0.13	3.7±0.12	2.9±0.11	2.6±0.15
范围	8.29-12.7	3.8-7.2	2.3-3.6	2.9-4.8	2.5-3.5	1.9-3.7

引自 Ohashi Y: Research related to anterior abutment teeth of fixed partial denture. Shikagakuho 68:726, 1968
DPH. 远中髓角；MPH. 近中髓角；PH. 髓角

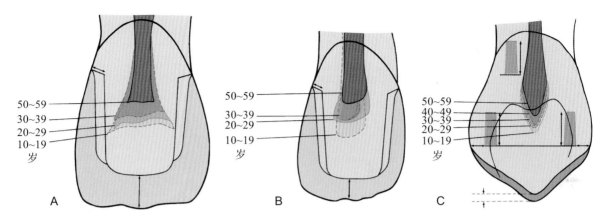

图 7-4 ■ 髓室大小与牙体预备之间的关系图。虚线表示髓室结构随年龄增长的变化。A. 行金属烤瓷冠修复的上颌中切牙的牙体预备；B. 行金属烤瓷冠修复的上颌侧切牙的牙体预备；C. 上颌尖牙固位钉的牙体预备（引自 Ohashi Y: Research related to anterior abutment teeth of fixed partial denture. Shikagakuho 68:726, 1968.）

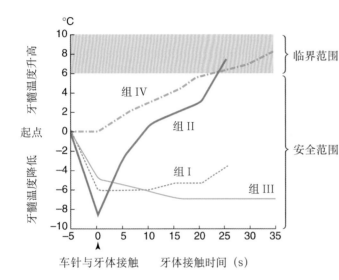

图 7-5 ■ 牙体预备过程中牙髓温度的升高图。组 I，气动涡轮手机，水冷却；组 II，气动涡轮手机，干燥；组 III，低速，水冷却；组 IV，低速，干燥（引自 Zach L, Cohen G: Pulp response to externally applied heat. Oral Surg Oral Med Oral Pathol 19:515, 1965.）

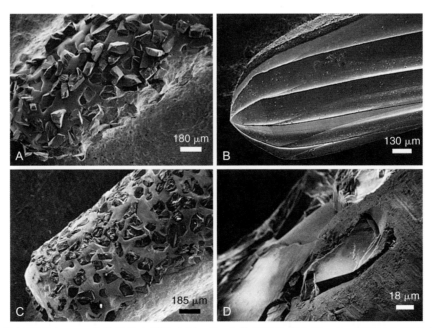

图 7-6 ■ 车针的电镜扫描形态。A. 未使用的金刚砂车针；B. 未使用的钨钢车针；C. 磨损的金刚砂车针；D. 车针结合层上金刚砂颗粒形成的裂缝（由 Dr. J.L. Sandrik 提供）

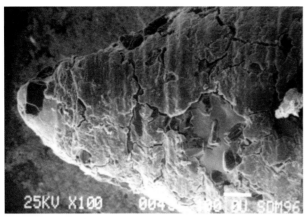

图 7-7 ■ 一颗磨牙预备完后，车针圆锥形尖端上的沉积物降低了磨削效率

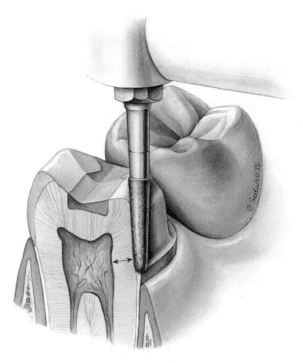

图 7-8 ■ 全冠修复体的牙体预备需要更充分的考量，因为牙体预备范围较大，伴随着许多牙本质小管被切割，每一个牙本质小管都与髓腔直接相通，所以，应该保存最大的牙本质厚度（箭头）

选择。使用高速涡轮手机通过空气冷却是非常危险的，因为牙齿很容易过热导致牙髓受损[9]。使用高速手机在干燥下修整边缘时需要施加的力量很小及更频繁的间断牙体磨除。

预备沟及钉洞时需要特别小心，因为冷水不能到达车针的刃部。为了避免热量的累积，预备这些固位形时需要采用低转速或者高转速轻接触的方式进行。

化学作用 一些牙科材料（如垫底材料、修复树脂、溶剂、粘固剂等）的化学反应能够导致牙髓损伤[10]，特别是应用在刚刚切割过的牙本质表面时。牙本质粘接剂可以在大多数情况下形成有效的屏障，但是它们对粘固型修复体固位效果的影响存在争议[11-13]。

化学溶剂和表面活性剂偶尔会用于牙体预备表面的清洁和去污。然而，这些材料中的一部分被证实会激惹牙髓[14]。因此一般是禁止使用的，尤其是它们会影响粘固型修复体的固位效果[15]。

细菌作用 修复后的牙髓损伤是因为牙体组织残留细菌或后期通过微渗漏进入牙本质的细菌所致[16,17]。许多牙科材料，包括磷酸锌水门汀，都有抗菌效果[18]。然而有活力的牙齿是能够抵御感染的[19]，所以抗菌剂的常规使用并不具有优势。目前许多牙医在牙体预备后及粘固前使用抗菌剂如洗必泰葡萄糖酸消毒溶液（洗必泰，Ultradent Products, Inc.），但尚未有临床试验报道其有效性[20]。

修复体就位前，最重要的步骤是将所有的龋坏牙体组织去除干净。总之，对将要戴铸造修复体的牙齿来说，间接盖髓术是禁忌的，因为若后期盖髓术失败，可能会使昂贵的修复治疗付之东流。

牙体组织的保存

牙体修复的一条基本准则是在遵循机械力学及美学原则的同时，尽可能地保留牙体组织。牙体组织的保存降低了不同的修复步骤及材料对牙髓的有害刺激。剩余牙本质厚度被证实[21]与牙髓的反应呈反比例关系，此外应该避免在邻近牙髓的牙体组织上进行预备。Dowden[22]认为任何对成牙本质细胞突的损害，无论损伤位置距离细胞核多远，都会对牙髓牙本质界面处的细胞核产生不利影响。因此在评估对牙髓可能的不利影响时，剩余牙本质厚度必须纳入考虑，尤其是进行活髓牙齿的全冠修复牙体预备时必须特别小心（图 7-8）。

牙体组织的保存应遵循以下指导原则：

1. 尽量使用部分冠修复体而不是全冠修复体[23]（图 7-9）。
2. 牙体预备形成的轴向聚合度（锥度）应尽可能小（图 7-10）。
3. 牙合面的牙体预备应遵循牙齿的解剖外形，使修复体厚度均一。
4. 预备牙齿轴面时，应最大程度保留牙髓组织周围的剩余牙本质；如果牙齿的轴向预

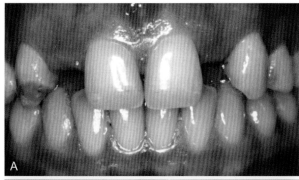

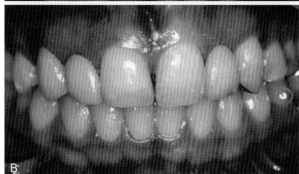

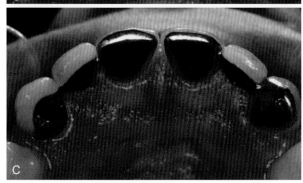

图 7-9 ■ 通过使用部分覆盖修复体来保存牙体组织。在本例中，它们被用于固定桥修复的基牙，来修复先天缺失的侧切牙

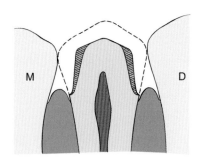

图 7-10 ■ 聚合度过大导致过多的牙体组织丧失（图中交叉线阴影区）

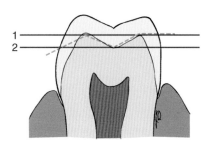

所需最小预备量：
颊尖：1.5 mm
舌尖：1.0 mm
边缘嵴和窝：1.0 mm

图 7-11 ■ 殆面按照牙体解剖形态进行预备，在不过度减少牙体组织的情况下，产生了足够的牙体预备量。殆面预备成一平面，会导致（1）牙体的预备量不足，或者（2）牙体的过度预备

备不能满足固定义齿固位的需要，在可行的情况下，可以通过正畸治疗将牙齿重新排列，来获得最小的牙体轴向聚合度（图7-12；见图3-22）。

5. 边缘几何形状的选择应尽量保守，并与牙体预备的其他原则相协调（图7-13）。

6. 避免不必要的根向延伸，这会导致额外的牙体组织丧失（图7-14）。

影响未来牙体健康的考量

不恰当的牙体预备会对牙体组织的长期健康产生不利影响，如牙体轴面预备不足会不可避免地导致修复体过突的外形，妨碍了菌斑控制，进而可能引发牙周疾病[24]或龋病。另外，殆面预备不足可能导致修复体外形较差和随后的咬合功能异常。修复体边缘位置选择不当，如放置在咬合接触区，可能引起牙釉质的剥脱或牙尖折断。

轴面预备

牙龈的炎症常与冠桥修复体基牙轴面外形过突有关，这可能是由于龈缘的菌斑对于患者来说更加难以控制[25]（图7-15）。成功的牙体预备应该为正确的轴面解剖外形恢复提供足够的空间。牙齿与修复体之间的对接必须是光滑连续的，没有任何的台阶或凸起。

在大部分情况下，冠修复体应该重现天然牙的外形和轮廓（除非需要修复体来纠正畸形牙或错位牙）。如果存在误差，修复体最好采用平坦点的外形，以便于控制菌斑，但前牙冠需要增加邻面外形突度来保持牙间乳头形态[26]（见第5章），这对美观是有利的。必须磨除足够的牙体组织以获得正确的轴面外形（图 7-16），特别是在后牙的邻间隙和根分叉区，这些区域的牙周疾病常常会产生非常严重的后果。

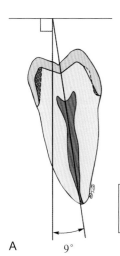

各处均匀的牙体预备可以保存牙体组织

9°

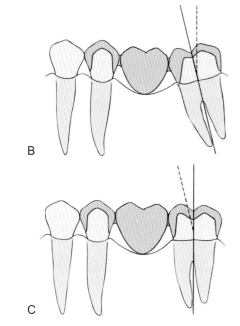

图 7-12 ■ 为保存牙体组织，轴壁的预备应尽可能地均匀一致。A. 就位道应与牙体长轴一致，对于下颌磨牙来说牙体长轴通常向舌侧偏斜 9°~14°。如果垂直于下颌牙弓𬌗平面来预备就位道，会导致牙体不必要的过度磨削（交叉线阴影区），这在临床上是常见的错误；B. 倾斜牙如近中倾斜的磨牙作为固定局部义齿的基牙时，必需过度磨除磨牙的近中部分，以获得协调的就位道；C. 若此磨牙在修复前通过正畸治疗扶正，就可以在预备过程中保存更多的牙体组织

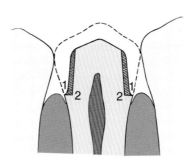

图 7-13 ■ 在美学修复时推荐使用肩台边缘（2），因为这样可以获得足够的材料厚度来达到逼真的外形，但与凹形边缘（1）相比，会磨除更多的牙体组织

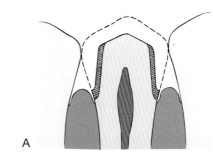

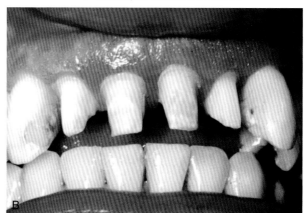

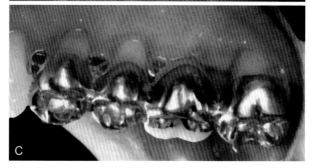

图 7-14 ■ A. 根向延伸会磨除更多的牙体组织，因为这样使冠方直径变得更小了；B. 牙周病牙齿的预备，如果为了美观将边缘置于龈下，需要磨除大量的牙体组织；C. 尽可能采用龈上边缘

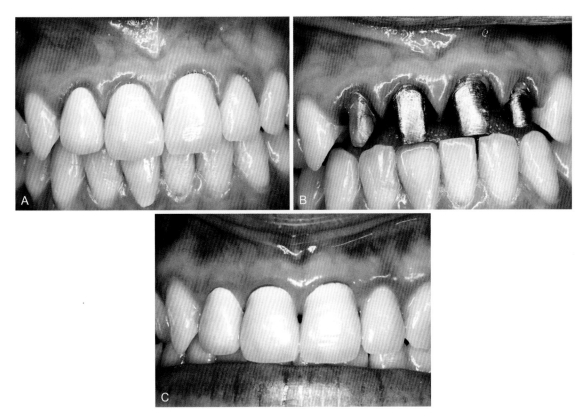

图 7-15 ■ A. 过突的修复体外形引起牙龈组织问题；B. 牙体的预备量不足；C. 修复体外形重建后，牙龈健康得到恢复

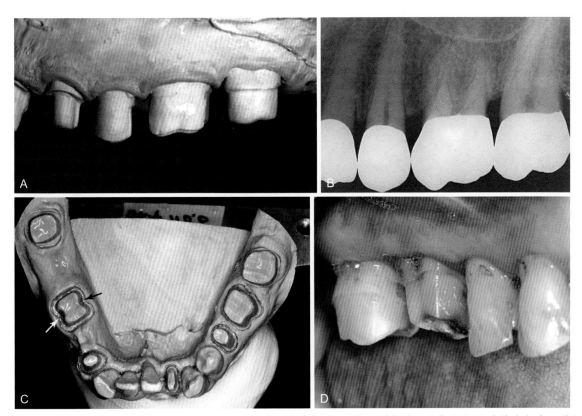

图 7-16 ■ A 和 B. 轴面足够的牙体预备，保证正确形成外展隙外形。尽可能通过部分冠修复和龈上边缘来保存牙体组织；C. 根分叉区充足的牙体预备是非常重要的（箭头）；否则会使得修复体的外形过突，导致菌斑控制困难；D. 注意第一磨牙颊壁的额外预备，可以改善根分叉区菌斑控制的通路

边缘位置

边缘位置应尽可能地放在龈上。有证据显示，采用龈下边缘的粘固型修复体是引发牙周疾病的一个主要致病因素[27-32]，特别是当龈下边缘侵犯生物学宽度时（见第 5 章）。龈上边缘更容易精确预备，并且不损伤软组织，有利于印模的制取和直视下操作。同时龈上边缘通常终止于坚硬的牙釉质上，而龈下边缘通常终止于牙本质或牙骨质上。

龈上边缘有如下优点：

1. 能够在不损伤软组织的情况下轻易完成。
2. 更容易控制菌斑。
3. 容易制取印模，对软组织损伤的可能性小。
4. 修复体的状态在就位及随访时容易被评估。

龈下边缘（图 7-17）应用在以下情况：

1. 龋坏去除、颈部磨损需要将修复体边缘延伸到龈下，但牙冠延长术后的牙齿禁止使用（见第 6 章）。
2. 邻面接触区根向延伸到龈缘水平。
3. 需要辅助固位形、抗力形或两者兼具（见

本章的机械力学原则）。

4. 将美学修复体的边缘隐藏在唇侧龈缘下。
5. 无法利用其他更保守的方法（如使用牙本质粘接剂）来控制牙根敏感时。
6. 需要修整牙体轴面外形时：如为可摘局部义齿卡环提供倒凹来获得固位力（见第 21 章）。

年轻健康成人临床牙冠高度及龈沟深度的平均尺寸见图 7-18。

边缘适合性

因为粘固剂的溶解及固有的界面粗糙度，粘固型修复体与牙齿之间的结合处是经常发生继发龋的潜在位点。修复体与牙齿之间的适合性越精确，继发龋或牙周疾病发生的可能性越小[33]。尽管可接受的边缘间隙宽度尚不明确，但一个技艺纯熟的技师能够为恰当预备的牙齿提供一个间隙小于 10 μm 的铸造金属边缘，和一个间隙小于 50 μm[35] 的陶瓷边缘。合理设计的牙体预备拥有光滑、均一的边缘。牙齿和修复体之间粗糙的、不规则的或台阶式

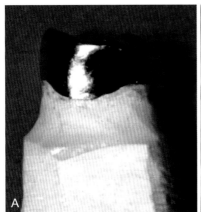
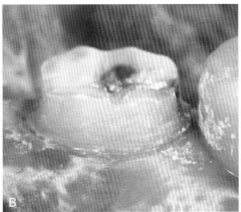
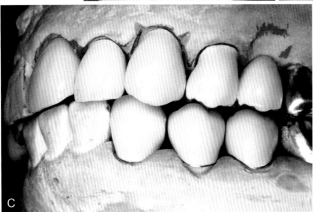
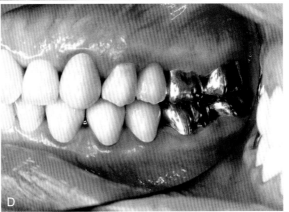

图 7-17 ▪ 设计龈下边缘的实例。A. 包含已存在的修复体；B. 邻面接触区向根方延伸（足够的邻面预备量）；C 和 D. 隐藏金属烤瓷冠的金属颈圈

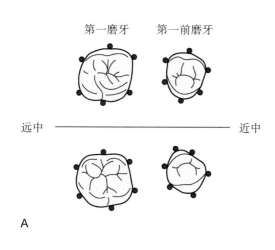

远中 ———————————————— 近中

A

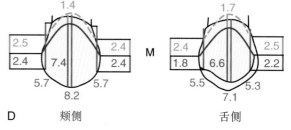

—— 石膏模型上测量的临床牙冠高度
—— 相关临床探诊深度
—— 离体牙从釉牙质骨质界到牙尖嵴顶
间距离的平均测量值
---- 结合上皮附着位置
—— 游离龈缘

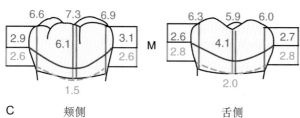

—— 石膏模型上测量的临床牙冠高度
—— 相关临床探诊深度
—— 离体牙从釉牙质骨质界到牙尖嵴顶
间距离的平均测量值
---- 结合上皮附着位置
—— 游离龈缘

—— 石膏模型上测量的临床牙冠高度
—— 相关临床探诊深度
—— 离体牙从釉牙质骨质界到牙尖嵴顶
间距离的平均测量值
---- 结合上皮附着位置
—— 游离龈缘

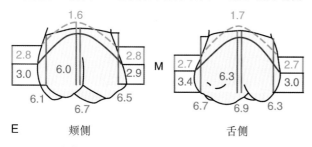

—— 石膏模型上测量的临床牙冠高度
—— 相关临床探诊深度
—— 离体牙从釉牙质骨质界到牙尖嵴顶
间距离的平均测量值
---- 结合上皮附着位置
—— 游离龈缘

图 7-18 ■ 临床牙冠高度和龈沟深度的正常平均值。A. 测量位置的𬌗面观；B. 下颌第一前磨牙；C. 下颌第一磨牙；D. 上颌第一前磨牙；E. 上颌第一磨牙。CEJ，釉牙骨质界；DF，远中唇面；DL，远中舌面；F，唇面；L，舌面；M，近面；MF，近中唇面；ML，近中舌面（数据引自 Land MF：未发表数据）

的对接大大增加了边缘线的长度并大幅度降低了修复体的适合精度（图 7-19）[36,37]。预备光滑边缘的临床意义是值得再三强调的。获得光滑边缘所花费的时间可以让随后的排龈、印模制取、医技交流、代型制作、蜡型及最后完成变得更容易，最终使得修复体能够被长期使用。牙体光滑的、准确的边缘预备在计算机辅助设计和计算机辅助制造（CAD/CAM）的过程中也是非常重要的。

边缘几何形态

边缘的横断面结构一直是口腔医学界广泛分析和讨论的问题[39-46]，且经研究后一些专家提出了多种边缘形态（表 7-2）[47,48]。以下几条可以作为医师评估边缘形态的指南：

1. 便于预备，在轴缘线角上无过度伸展或没有无基釉形成。
2. 在随后的印模、光学印模以及代型上容易分辨。
3. 边界清楚，便于蜡型的设计和制作。
4. 为修复材料提供足够的空间（使蜡型容易

制作而不变形，赋予修复体足够的强度，当使用陶瓷时达到美学效果）。

5. 保存牙体组织（如果以上条件已经满足）。

表 7-3 展示了建议使用的边缘设计。

尽管预备羽状边缘或无肩台边缘可以保存牙体组织，但因其不能在边缘处提供足够的预备空间（图 7-20A），应该避免使用。这些边缘设计在弹性印模材料发展之前曾被频繁使用。然而，因为羽状边缘不能提供足够的预备空间，修复没有恢复正常解剖外形所需的足够厚度，常导致外形过突。当作铸造修复体时，为了保证蜡型不变形，技师只能在自然外形之外增加蜡。对大多数切削成形的美学材料来说，其修复体所需的最小厚度需要达到 1 mm。羽状边缘不能达到这个厚度。当预备后的轴面与未预备的牙体组织之间的角度增加时，即形成羽状边缘的变体——刃状边缘（图 7-20B）。不幸的是，刃状边缘常常导致基牙的聚合度过大，以及轴面预备的方向与牙体长轴不一致的情况。

羽状边缘可能是长石质陶瓷贴面牙体预备的最好选择（见第 11 章），牙釉质保留越多，粘接修

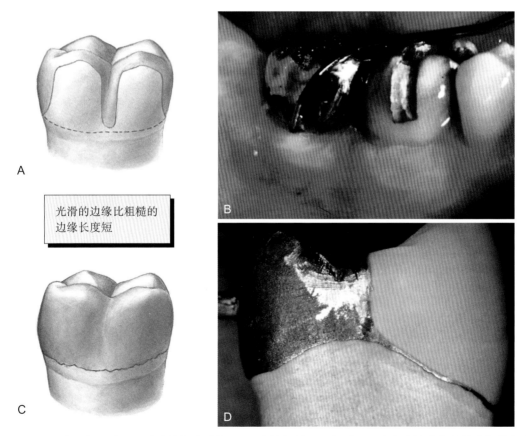

光滑的边缘比粗糙的边缘长度短

图 7-19 ■ A 和 B. 牙体预备不佳，导致边缘长度增加；C. 边缘粗糙、不规则，无法完成精确密合的修复体制作；D. 只有当边缘光滑时才能与修复体精确密合

表 7-2　不同类型车针所预备的边缘

车针外形	预备边缘的低倍放大	预备边缘的高倍放大

浅凹形边缘
浅凹形钨钢车针（高速）

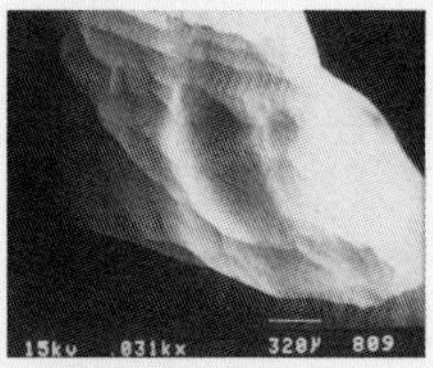

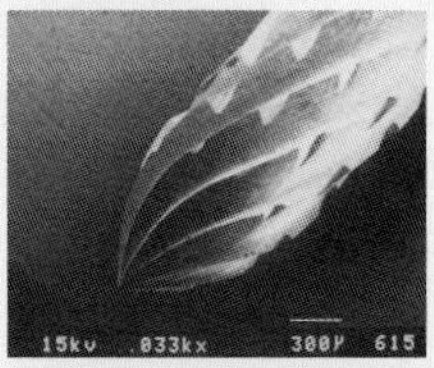

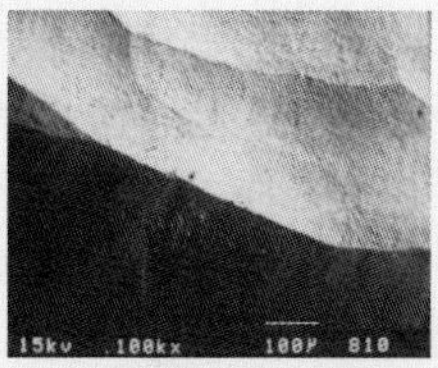

浅凹形钨钢车针（高速）
精修钨钢车针（高速）

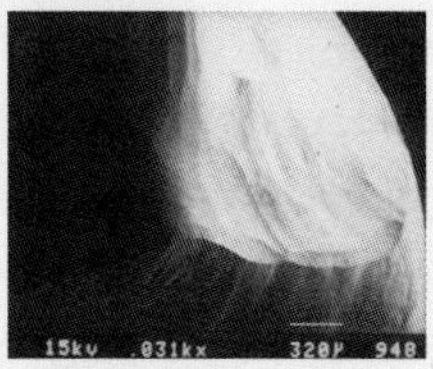

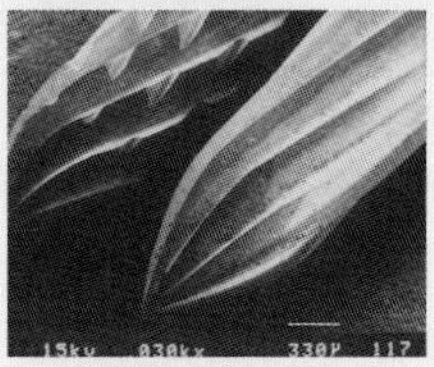

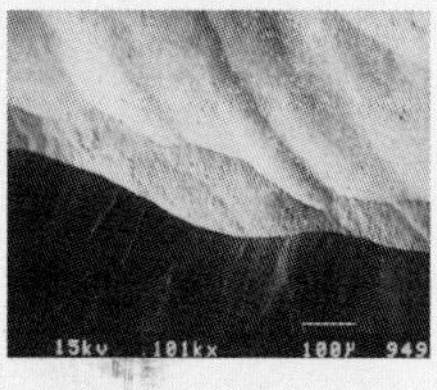

浅凹形钨钢车针（高速）
精修钨钢车针（高速）

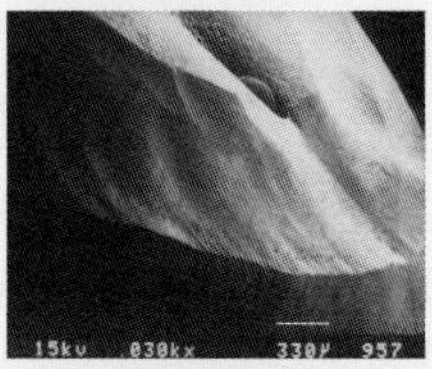

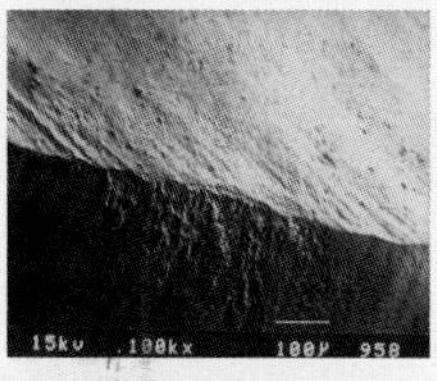

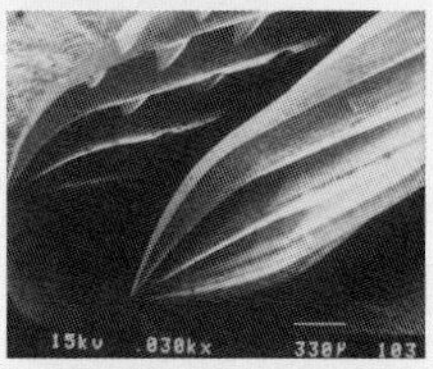

浅凹形粗砂金刚砂车针（高速）

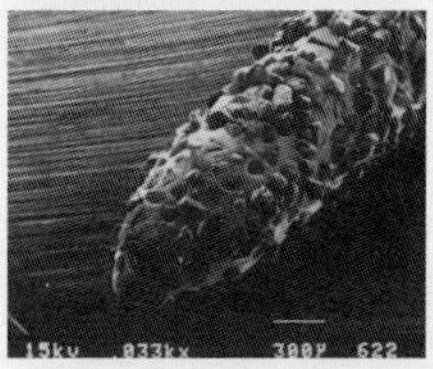

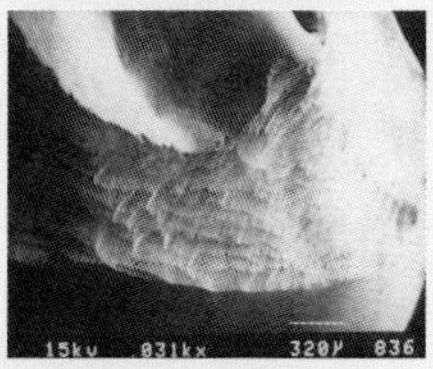

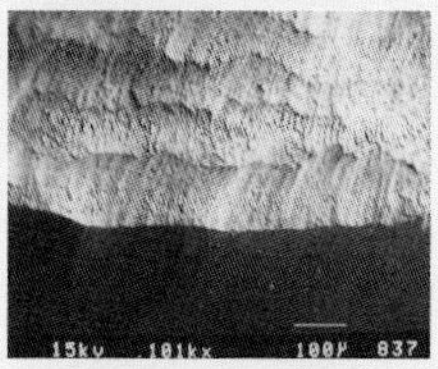

浅凹形粗砂金刚砂车针（高速）
细砂金刚砂车针（高速）

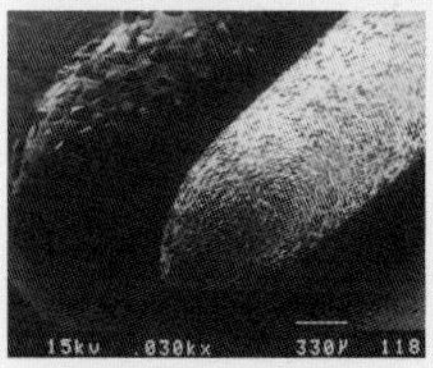

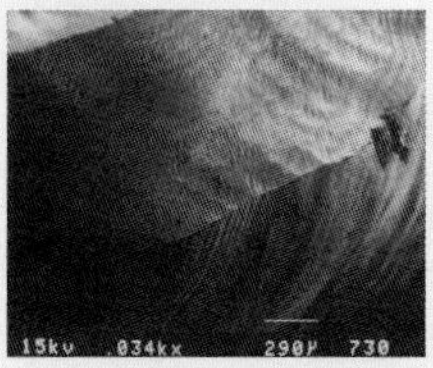

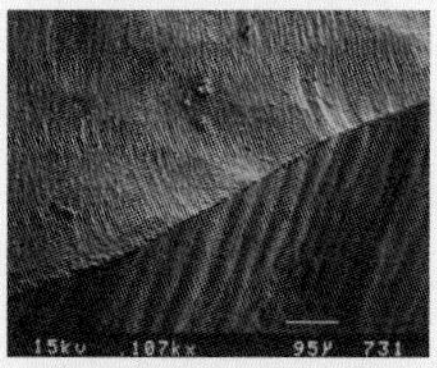

浅凹形粗砂金刚砂车针（高速）
浅凹形细砂金刚砂车针（低速）

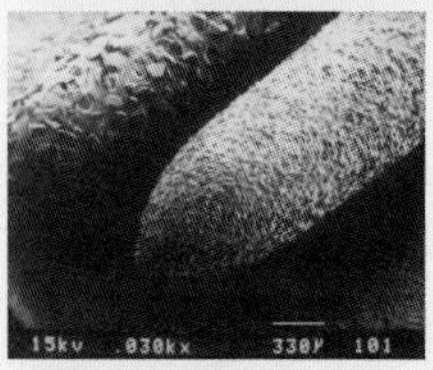

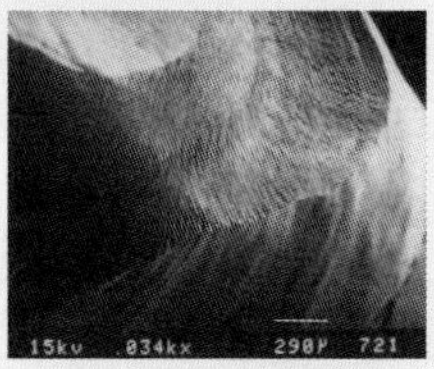

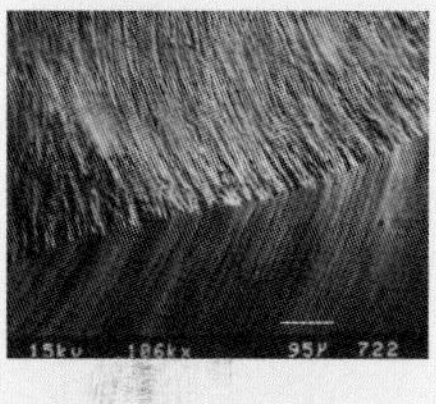

肩台边缘
交叉锉型裂钻（高速）

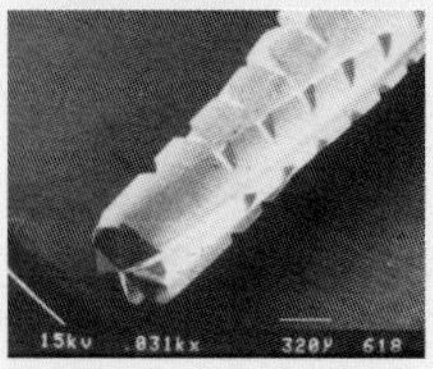

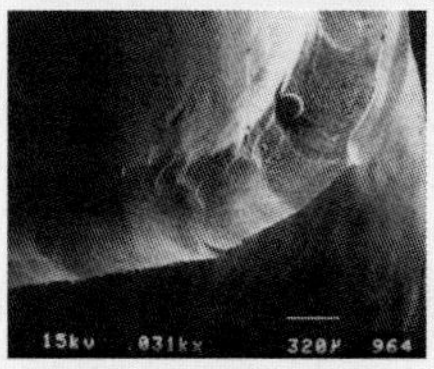

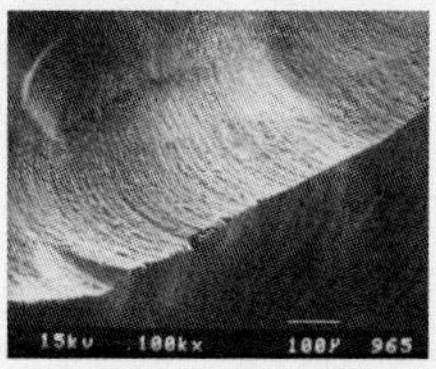

表 7-2（续） 不同类型车针所预备的边缘

车针外形	预备边缘的低倍放大	预备边缘的高倍放大

肩台边缘（续）

交叉锉型裂钻（高速）

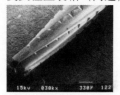 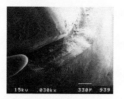 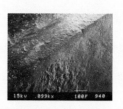

交叉锉型钨钢车针（高速）
精修钨钢车针（高速）

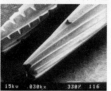 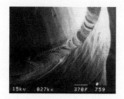 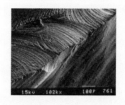

交叉锉型裂钻（高速）
精修钨钢车针（高速）

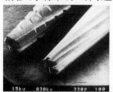 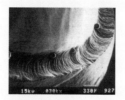 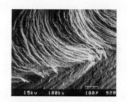

平头粗砂金刚砂车针（高速）

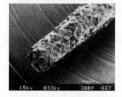 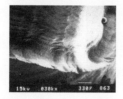 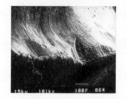

平头粗砂金刚砂车针（高速）和锄

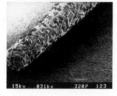 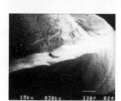 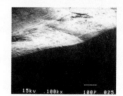

平头粗砂金刚砂车针（高速）
细砂金刚砂车针（高速）

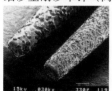 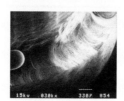 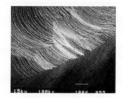

平头粗砂金刚砂车针（高速）
细砂金刚砂车针（低速）

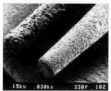 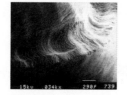 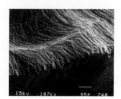

由 Dr．H．Lin 提供

表7-3 不同边缘设计的优缺点

边缘设计	优　点	缺　点	适应证
羽状边缘	保存牙体组织	不能为材料提供足够的修复空间	不推荐
刃状边缘	保存牙体组织	边缘位置难以控制	偶尔用于倾斜牙齿
斜面形边缘	去除无基釉，便于金属材料抛光	边缘如果需要拓展延伸，会伸进龈沟内	上颌部分冠及嵌体／高嵌体的颊面边缘
浅凹形边缘	边缘清楚，足够的预备空间，容易控制	需避免无基釉的形成	铸造金属修复体，金属烤瓷冠的舌面边缘
肩台边缘	充足的材料空间	牙体组织保存不足	金属烤瓷冠的唇面边缘，全瓷冠
斜坡形肩台边缘	充足的材料空间，斜面对接优势	牙体组织保存不足	金属烤瓷冠的唇面边缘
带斜面90°肩台边缘	充足的材料空间，斜面对接优势	不够保守，预备形根向延伸	后牙金属烤瓷冠的唇面龈上边缘

复体的寿命越长。在粘接出现之后，全瓷修复体所需的边缘厚度可以减少（见第25章），因为患者可以清洁到全瓷贴面的边缘，控制菌斑，这一点与全冠修复体相反。

然而在大多数情况下，羽状边缘和刃状边缘是不可接受的。在以前，它们的主要优点是便于结合铜圈的固定印模的制取（现在已很少使用的一项技术）。它们的作用在于无肩台边缘可以放置铜圈。凹形边缘（图7-20C）特别适用于铸造金属冠和金属烤瓷冠的纯金属部分（图7-21）。其清晰，容易识别，并可为材料提供足够的修复空间，利于恢复轴面正确的解剖外形。凹形边缘便于精确就位，但需要避免形成无基釉薄片（图7-24）。

形成凹形边缘最合适的器械是圆头的锥形金刚砂车针；形成的边缘恰好就是车针的轮廓（图7-22）。边缘精确度依赖于高质量的金刚砂车针和正确运转的涡轮手机。预备龈边缘形态时，金刚砂车针需要与修复体预定的就位道方向保持一致（图7-23）。

车针偏离牙齿时会产生倒凹，而当车针倾向牙齿时会导致聚合度过大，固位力下降甚至丧失。预备凹形边缘时宽度绝不能超过车针尖端宽度的一半，否则会形成无基釉薄片（图7-24）。一些专家建议使用一种仅尖端具切削功能的金刚砂车针，来帮助制备精确的凹形边缘位置[49]。然而，该类型车针被证实会超过边缘以外的牙体组织[50]。

在某些情况下，斜面形边缘（图7-20D）对铸造金属修复体来说更合适，尤其是当龋坏、楔状缺损或以前的修复体已经在牙齿上形成了斜面或肩台边缘时。预备斜面边缘有以下3个目的：①铸造金属修复体的边缘可以根据预备好的牙体形态弯曲成形及抛光；②尽可能增加全冠就位后的边缘密合性（然而，Pascoe[44]指出一个尺寸大的人造冠会增加其与牙体间的不密合，而非降低，图7-25）；③避免未预备牙体组织剥脱（如去除无基釉）。值得注意的是当斜面延伸成为龈下边缘或者边缘位置在牙本质上而非牙釉质上时，其抛光受到了限制，斜面形边缘几乎无优势可言。上颌牙齿的部分覆盖修复体的颊面应预备成斜面，以消除所有的无基釉，防止剩余牙体组织折裂，方便铸件的抛光。

由于肩台边缘（图7-20E）可以为瓷修复提供足够的空间，常用于金属烤瓷冠的唇面边缘，尤其当采用了瓷边缘技术时。肩台边缘为90°的直角，但锐利的边缘角度容易导致崩瓷（图7-26A）。因此牙医在实际操作中会倾向于减少唇面肩台边缘的预备量[51,52]，这会导致美学效果较差或（过度的）轴面外形不佳。

一些作者建议采用深凹边缘代替肩台边缘，并认为凹边缘易于精确预备。早期技工在上瓷时，发现采用肩台边缘时金属支架形变较小，然而即使采用现代的合金，这些结果也无法重复[53-56]。

120°斜坡肩台边缘（图7-20F）可代替90°肩台作为金属烤瓷冠的唇面边缘。斜坡肩台边缘消除了无基釉，可以使金属支架边缘薄如刀刃，较为美观。

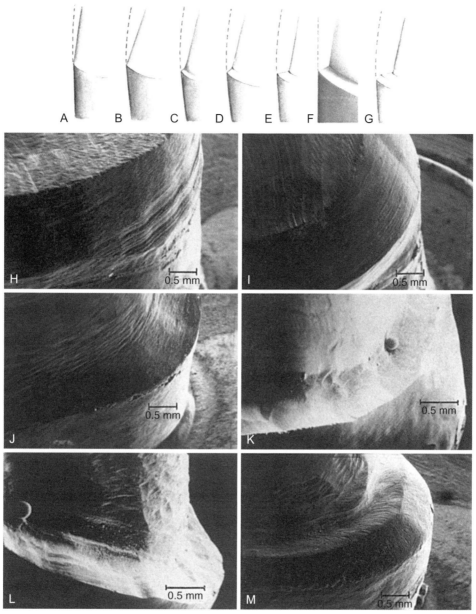

图 7-20 ■ 边缘设计：插图（A~G）和扫描电镜图（H~M）。A. 羽状；B. 刃状；C. 浅凹形；D. 斜面形；E. 90° 肩台；F. 斜坡肩台；G. 带斜面 90° 肩台；H. 羽毛或刃状边缘；I. 斜面形；J. 浅凹形；K. 90° 肩台；L. 斜坡肩台；M. 带斜面 90° 肩台（由 Dr. H. Lin 提供）

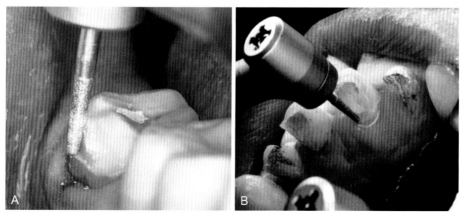

图 7-21 ■ 浅凹形边缘建议用于铸造金属冠（A）和金属烤瓷冠的舌侧边缘（B）

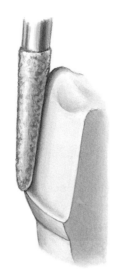

图 7-22 ■ 圆头锥形金刚砂车针预备的凹形边缘

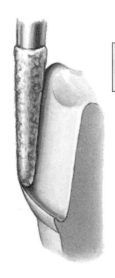

所有无基釉都必须被去除

图 7-24 ■ 预备凹形边缘的宽度不能超过车针尖端宽度的一半，否则会形成无机釉

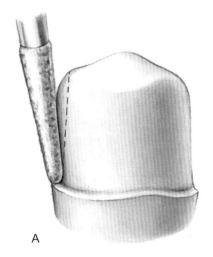

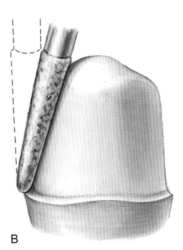

左图，金刚砂车针偏离就位道方向，导致倒凹形成；右图，车针太过偏向牙体，导致预备聚合度过大

A   B

图 7-23 ■ 车针方向的精确控制十分重要。A. 偏离牙体会形成倒凹；相对轴面的预备与牙合面方向不一致；B. 车针朝向牙齿导致过大的聚合度

如果金属烤瓷冠设计为金属颈边，则推荐使用斜面肩台边缘（图 7-20G）（与陶瓷唇面边缘相反）。斜面边缘消除了无基釉，在一定程度上便于金属的精确加工。但从生物学和美学角度考虑，90°肩台或斜坡肩台边缘是首选。由于金属边缘可以削薄成刀刃一般，并隐藏在龈沟内，且边缘不影响生物学宽度（图 7-26B），因此能够改善美观。表 7-2 展示了预备凹形及肩台边缘所需的合适器械。

一篇关于全冠牙体预备的最新文献综述指出，边缘设计的选择应建立在冠的类型、美观要求、操作便利性、操作者经验的基础上。但没有研究证实选择哪种类型边缘线形态能提供更好的修复体的适合性[57]。

咬合方面的考量

成功的牙体预备可以为功能性咬合设计提供足够的空间。有时患者的咬合会受过长或倾斜牙齿的干扰（图 7-27；见图 3-14）。这样的牙齿在预备前，必须仔细地分析最终形成的牙合面，再对牙齿进行相应的预备。过度伸长的基牙需要磨除大量的牙体组织。这会降低基牙的轴向高度，并影响其机械性能如固位形和抗力形（见后面关于机械性能的考量部分），因此需要辅助的内置固位形，如固位沟或箱状固位形。

为了获得足够的修复空间有时需要对基牙进行根管治疗。但是，在这种情况下，可以在牙体保

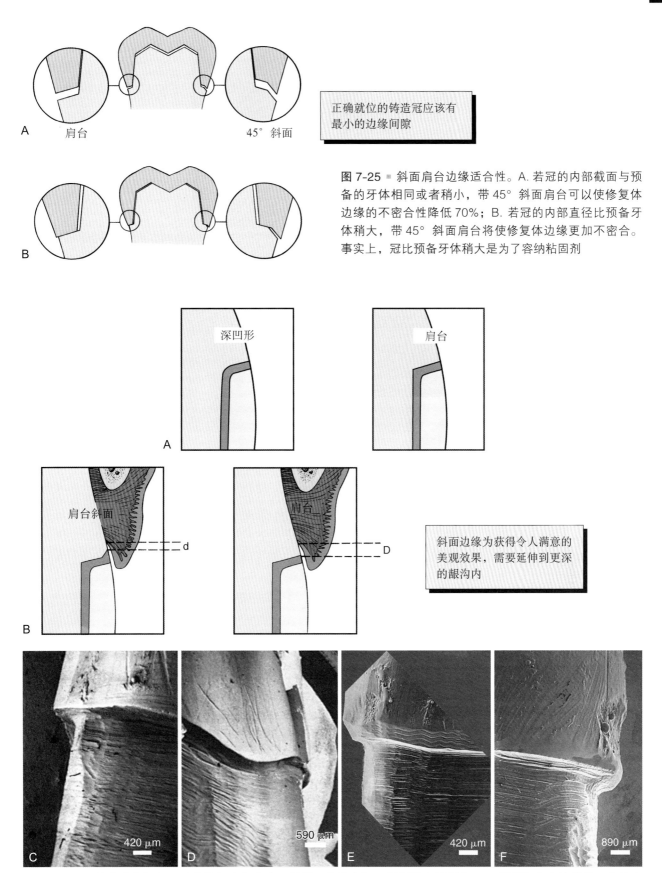

正确就位的铸造冠应该有最小的边缘间隙

图 7-25 ■ 斜面肩台边缘适合性。A. 若冠的内部截面与预备的牙体相同或者稍小，带 45° 斜面肩台可以使修复体边缘的不密合性降低 70%；B. 若冠的内部直径比预备牙体稍大，带 45° 斜面肩台将使修复体边缘更加不密合。事实上，冠比预备牙体稍大是为了容纳粘固剂

斜面边缘为获得令人满意的美观效果，需要延伸到更深的龈沟内

图 7-26 ■ A. 肩台边缘与深凹形边缘相比能为金属提供更多的空间，便于技师的制作；B. 带斜面肩台边缘的一个缺点是为了隐藏较宽的金属圈边缘需较深地进入龈沟内（比较 d 与 D 的深度）；C. 金刚砂车针高速预备的肩台边缘扫描电镜图；D. 精修后的扫描电镜图；E. 钨钢车针预备的斜面边缘扫描电镜图；F. 锐利的手用器械预备的斜面边缘扫描电镜图（电镜图来自 Dr.J. Sandrik；牙体预备由 Dr.G. Byrne 提供）

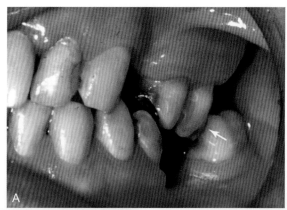

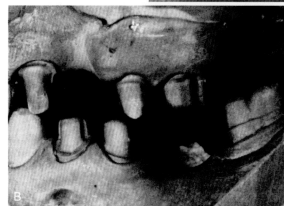 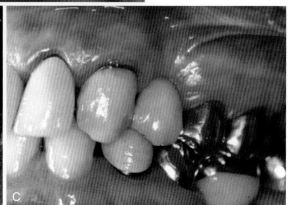

图7-27 ▪ A. 牙齿长期缺失导致的牙齿伸长和咬合干扰（箭头）；B. 通过模拟牙体预备和诊断蜡型来指导牙体预备；C. 修复体恢复前导

存原则上稍作让步，以免造成修复体咬合创伤的潜在危害。这些需要认真判断。诊断性牙体预备和诊断蜡型有助于确定形成最佳咬合所需要的牙体预备量（见第4章）。

防止牙折

　　没有牙齿是坚不可摧的。牙齿如果猛然受力（如车祸、运动损伤、咬硬物），牙尖可能断裂。牙尖损伤也可以由不良咬合习惯如磨牙症所造成。

　　若牙体预备能将潜在破坏应力降低至最小（图7-28），那么基牙折断的可能性就会减小。比如一个冠内铸造修复体（嵌体）基牙折断的可能性较大，因为当修复体受到咬合力时，嵌体在相对的轴壁间充当楔子。楔入的力量只能靠剩余的牙体组织去抵抗；若余留牙体组织较薄弱（如峡部预备得较宽），牙齿则可能在行使功能时折裂。而一个覆盖牙尖的修复体（高嵌体）能够降低牙折的风险[58]。全冠则是更好的选择，因为其包裹了所有的牙尖，能为牙体组织提供最大的保护。

机械力学考量

　　固定修复体的牙体预备设计要遵循机械力学原则，否则可能导致修复体移位、变形或折裂。这些原则由理论到临床观察不断发展，并且有实验室的研究支持。

　　机械力学考量主要有以下3条：
　　1. 提供固位形
　　2. 提供抗力形
　　3. 防止修复体的变形

固位形

　　当一定的脱位力（如咬黏性食物下颌移开时）沿着就位道方向作用在粘固的修复体上时，抵抗修复体沿着就位道脱位的牙体预备形态即为固位形。冠桥修复体失败的病例中，由龋环和崩瓷导致的失败要高于固位力不足[59,60]。

　　医生在判断固定修复体的固位力是否足够时，需从以下几个方面考虑：

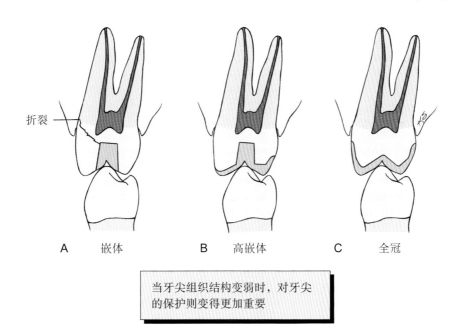

折裂

A 嵌体　　　　B 高嵌体　　　　C 全冠

当牙尖组织结构变弱时，对牙尖的保护则变得更加重要

图 7-28 ▪ A. 冠内铸造修复体（嵌体）在粘固或行使功能时，会起到楔子的作用，如果牙尖薄弱，将会导致折裂发生；B. 牙尖覆盖的高嵌体为牙尖提供更好的保护，但是缺乏固位力；C. 全冠抵抗折裂的性能最好，同时固位力最佳，但可能引起牙周疾病和降低美观效果（引自 Rosenstiel SF: Fixed bridgework—the basic principles. In Rayne J, ed: General dental treatment. London, Kluwer Publishing, 1983.）

1. 脱位力的大小
2. 牙体预备的几何形态
3. 修复体内表面的粗糙度
4. 粘固材料
5. 粘固剂的厚度和特性

脱位力的大小

粘固修复体沿着就位道的脱位力与下沉力和侧向力相比要小很多。固定修复或夹板可以承受牙线牵拉连接体的力，而更大的脱位力来自于食用异常黏的食物（如焦糖）。升颌肌群产生的脱位力大小取决于食物表面的黏度及修复体表面的质感。

牙体预备的几何形态

大部分固定修复义齿的固位取决于牙体预备后的几何形态而非粘固剂，因为大部分传统的粘固剂（如磷酸锌水门汀）是无粘接性的（它们的作用在于增加牙齿与修复体之间的摩擦力）。粘固剂颗粒阻碍两个面之间的滑动，然而并不妨碍一个面从另一个面上脱离。这与沙子或灰尘进入机械装置的效果是一样的，它们并不黏附于机械部件上，但它们增加了金属部件之间的滑动摩擦。若沙子或灰尘进入相机或手表内，增加的摩擦力会影响机械的运转。

当修复体仅有一个就位道时，传统的粘固剂是有效的（如牙体的形状可以约束修复体的自由移动）。螺母或螺栓之间的关系可以作为约束运动的一个例子（图 7-29）：螺母不能随便进行任何方向移动；它只能循着螺栓上精确设定的螺纹移动。

两个物体间的关系用数学方法研究，如果存在一个物体（本例指牙体预备）限制了另一个（修复体）的运动，二者在分析力学中称为"闭合低副运动原件"[61]。封闭的低副运动原件对在固定修

非常小的锥度可以有效制止全冠在不同方向上的脱位

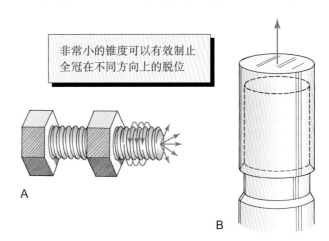

图 7-29 ▪ A. 螺母和螺钉之间的关系可作为约束运动的一个例子：螺母只能沿着设定的螺纹进行运动（箭头）；B. 为了有效固位，牙体预备必须限制修复体的运动；因此预备体一定是柱形（图 7-30）

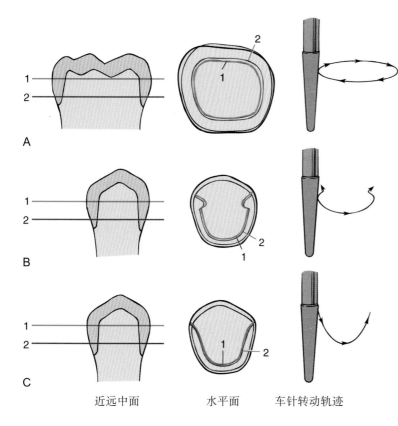

近远中面　　　　水平面　　　车针转动轨迹

图 7-30 ▪ 如果牙体预备后轴面的两条水平断面（1 和 2）是一致的，那么此预备形态就是圆柱形。A. 全冠修复体的预备体是圆柱形，因此具有固位力；B. 部分冠如果断面是一致的，而修复体垂直于轴面的运动被固位沟所限制时，则是有固位力的；C. 尽管预备形态为圆柱形（1 和 2 重叠），但如果修复体可以沿垂直于轴面的方向运动，则没有固位力（引自 Rosenstiel E: The retention of inlays and crowns as a function of geometrical form. Br Dent J 103:388, 1957.）

复中，可滑动原件是唯一关联元件，通过两个圆柱形表面限制了彼此间的滑动。当圆柱形表面运动轨迹被关闭或与圆柱轴向形成一定的角度来阻碍其运动时，就形成了二者间的约束（图 7-30）。

　　若以一个恒定的角度使用一个圆柱形的车针进行牙体预备，则预备后的牙体轴面是圆柱形的。形成的固定曲线就是预备的龈边缘，而牙体预备的𬌗轴线角则为龈边缘几何形态的复制。全冠预备的曲线是封闭的，而部分冠固位沟的预备是与圆柱轴向形成恰当的角度来阻止其运动。然而，如果全冠下的预备体某一轴壁预备得过多，预备体将不再是圆柱形，修复体就会有很多的脱落途径，粘固的修复体将不再被预备体所约束。在这些情况下，粘固剂颗粒倾向于远离而非滑行于预备体，唯一的固位力将是水门汀有限的粘接力（图 7-31）。

　　锥度　锥度被定义为预备体相对轴壁间的聚合度（如冠预备体近远中面的锥度或颊舌面的锥度）。这些面延伸形成一定的角度，称为聚合度。理论上，若预备体的两个面是平行的，可获得最大的固位力。然而这样的预备既没有必要也不符合实际，因为：①需要适当的聚合度来允许冠就位，并利于多余的粘固剂溢出；②预备严格的圆柱形容易出现轻微的倒凹，会阻碍修复体的就位。

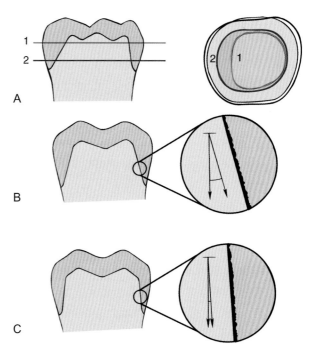

图 7-31 ▪ A. 预备体轴面的横断面 1 和 2 不一致，固位力会很小；B. 这种情况下，粘固剂与轴壁间摩擦力很小，而且粘固剂承受的是拉应力；C. 轴壁接近平行的预备体的固位来的摩擦，粘固剂承受的是剪切力（A 图引自 Rosenstiel E: The retention of inlays and crowns as a function of geometrical form. Br Dent J 103:388, 1957.）

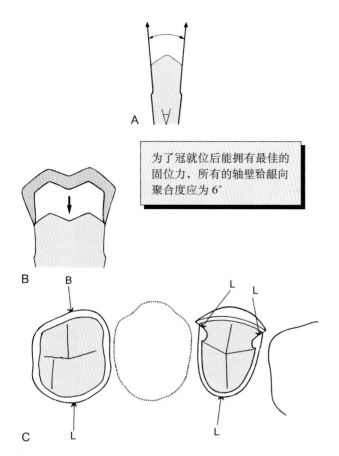

图 7-32 ■ A. 相对轴壁的方向不一致会形成倒凹；B. 预备体若有倒凹存在，冠将无法就位，因为冠无法经过预备体方向不一致的轴壁；C. 在一些如固定局部义齿或者轴面有固位沟或箱固位形的情况下，倒凹是允许存在的。在本例中，与舌面（L）相对的颊面（B）是可以有倒凹的，在一些带有固位沟或箱固位形特征的固定修复体上，倒凹在一定的位置上是允许出现的

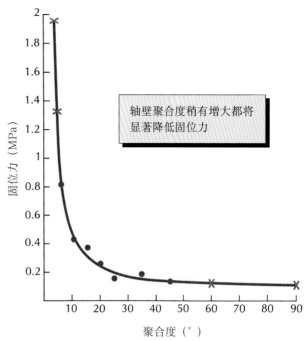

图 7-33 ■ 固位力与聚合度之间的关系。•，实验值；x，实验范围外的测量值（引自 Jørgensen KD: The relationship between retention and convergence angle in cemented veneer crowns. Acta Odontol Scand 13:35, 1955.）

全冠预备过程中的倒凹被定义为基牙轴面上任何阻碍蜡型或冠取戴的不规则形态。即在相对面向外部的轴面或在骀龈方向上的不一致（图 7-32A）。换句话说，若预备体在颈部边缘处的直径比骀轴转角处的直径更狭窄（倒锥度），一个形态相似的铸造冠就无法就位（图 7-23A，图 7-23B）。只要相对的两轴壁呈相反方向，就会存在倒凹（图 7-32C）。因此，预备体的近中面可以称为远中面的倒凹，颊面可以称为舌面的倒凹，近颊面可以称为远舌面的倒凹。贴面的预备遵循相同的原则，邻面固位沟的舌面可以是预备舌面的倒凹，但相同固位沟的颊面则不是预备体舌面的倒凹，但这些面中的任何一个面都可以限制铸造冠的就位方向。

轻微的聚合度对于全冠预备来说是必要的。只要聚合度较小，粘固修复体的运动就可以有效地被预备体所限制，并会形成明确的就位道。但是当聚合度增大时，修复体自由运动的可能性也增大，最终会导致修复体固位力降低。

1955 年，聚合度和固位力大小之间的关系用 Jørgensen [62] 的实验方法得到了第一次证实。他将黄铜帽粘固在锥形乳石上，这些乳石有不同的聚合度，然后使用一个拉力测试器测量固位力。结果随着聚合度的增加，固位力急剧下降（图 7-33），不过当黄铜帽的内表面经过粗糙处理后，变化就不再是曲线了。当聚合度为 10°时，黄铜帽的固位力仅有 5°聚合度时的一半。其他作者也相继报道了类似的结果 [63-65]。

选择合适的预备体聚合度需要两方面的协调。聚合度太小容易形成倒凹；聚合度太大会使固位力大大下降。推荐的聚合度是 6°，这对磷酸锌水门汀来说可以获得最佳的固位力 [66]。在牙体预备过程中，观察出这个角度是非常重要的（图 7-34）。预备过程中必须迅速确定大致的聚合度。刻意将车针倾斜来获得聚合度，因为这容易导致过度预备。选择合适锥度的车针在同一个角度上运转，就可以轻松预备出预定的聚合度。有锥度的车针沿着圆柱形的轨道移动，车针的锥度即可形成所需的轴面聚

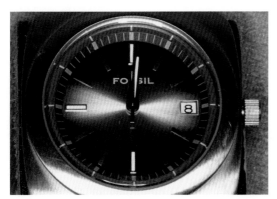

图 7-34 ▪ 推荐的聚合度大小为 6°；这是一个很小的度数。如图所示，表针指示 12:01，两指针间角度是 5.5°

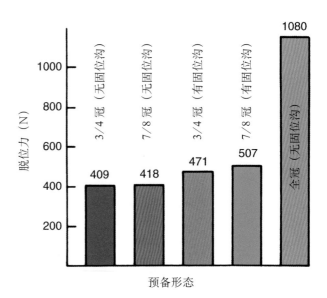

图 7-35 ▪ 不同预备体设计的固位力（引自 Potts RG, et al: Retention and resistance of preparations for cast restorations. J Prosthet Dent 43:303, 1980. ）

合度。事实上，许多医生在避免过大聚合度上经常遇到困难，尤其当预备后牙，车针运动受到限制时，很难避免过大的聚合度[67-69]。

　　相对于近远中向，临床医生容易在颊舌向预备出较大的聚合度；相对于单冠修复体，固定局部义齿修复的基牙更容易预备出较大的聚合度[70]。

　　一些专家建议常规使用固位沟，以减少修复体脱位的发生率。然而获得固位沟之间的精确平行，也许不比获得精确的轴面聚合度更容易。巧妙地预备出较小的轴面聚合度从机械力学角度来说是必要的，因为它保存了牙体组织。

　　表面积　如果修复体有确定的聚合度，并有限制的就位道，则固位取决于就位道的长度，或者更准确地说，是滑动接触中的表面积。因此轴壁较高的牙冠相比于短牙冠来说更容易获得固位[71]；在同样的聚合度下，磨牙牙冠比前磨牙牙冠的固位力更好，因为磨牙的直径更大。与修复体脱离的牙体表面（不存在牙体表面的滑动），如𬌗面，是不能显著增加整体固位的。

　　应力集中　当固位失败时，粘固剂既黏附在牙体表面，也黏附在修复体的内表面。在这些情况下，粘固剂因为强度低于脱位力而出现内聚破坏。计算机分析显示应力并不是在粘固剂内均匀分布，而是集中在轴面和𬌗面的转角处。尖锐的𬌗轴线角可能导致突发的固位失败[72,73]，因此线角需要磨圆钝来减少应力。固位形的几何形状改变可间接增加修复体的固位力。

　　预备形态　不同的预备形态有不同的固位能力，当其他因素（如高度、聚合度）保持不变时，预备后的轴面总面积与固位形有直接关系。因此全冠的固位力是部分冠的两倍多[74]（图 7-35）。

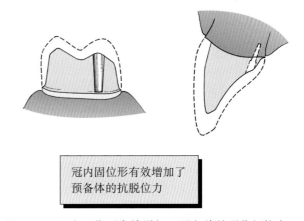

> 冠内固位形有效增加了预备体的抗脱位力

图 7-36 ▪ 冠内固位形有效增加了预备体的脱位抵抗力

　　在预备体确定的就位道上增加沟或箱固位形（图 7-36）并不能显著增加固位力，因为表面积并未显著增大。但固位沟的增加限制了就位道，固位力则大大增加[75,76]。

粘固表面的粗糙度

　　修复体内表面十分光滑时，可能导致固位失败，固位失败并非出现在粘固剂内部，而是在粘固剂和修复体之间的界面。在这些情况下，若修复体内表面粗糙或带有纹路，则可增加固位力[77-79]。50 μm氧化铝颗粒喷砂处理是金属铸件内表面粗化处理的最有效方法，但处理时需小心谨慎以免破坏磨光面或边缘。喷砂处理可以增加 64% 的固位力[80]。同样地，修复体内表面进行酸蚀处理后，再配合特定粘固剂使用也可增加固位力。

粘固剂和牙面之间很少发生固位失败，因此对预备牙体表面进行刻意的粗化处理并会不增加固位力，也不推荐，因为预备牙体表面的粗糙会增加随后的技术难度，比如成像、印模制取及蜡型制作等（见第 14 章和第 18 章）。

被粘固的材料

修复体的固位力不仅受到铸造合金等修复材料的影响，也受到预备牙上的核或堆聚材料的影响。实验室结果已经被长期临床研究证实，合金越活泼，其在特定的粘固剂下的粘固效果越好。贱金属比贵金属的固位更好[81]。不同核材料的粘固力测试结果也不太一致[82]。研究者测试了粘固剂与核材料之间的粘固力，发现银汞合金的粘固效果优于复合树脂或铸造金属核。而另一些研究者[83]发现复合树脂核的固位力要高于银汞合金核。实验结果的差异可能是由于核材料尺寸上的变化，但这个发现的临床意义还没有得到证实。

粘固剂

类型 粘固剂类型的选择影响修复体的固位力，但使用哪种粘固剂还取决于其他的因素[84-86]。总的来说，数据显示树脂水门汀固位力是最好的[87,88]（图 7-37），尽管粘固的耐久性尚无长期临床证据支持。可以明确的是，长期体外实验结果表明树脂－牙本质粘接层的退化与所谓的纳米渗漏（小离子或分子渗透混合层的能力）有关[89,90]。

膜厚 粘固层厚度增加是否会增加粘固力有不同的结论[91-94]。若修复体略大（当使用了间隙涂料技术；见第 18 章），或是切削成形的冠修复体，则粘固层的厚度是重要的。影响粘固修复体固位力的因素总结如表 7-4 所示。

抗力形

预备体上必须有一定外形来避免粘固修复体的移位。咀嚼和副功能运动可以使修复体承受水平力或侧向力。这些力通常远远大于固位力，尤其当修复体与后牙的非正中接触出现异常时。侧向力可以在龈边缘处通过转动来使修复体移位，从而使修复体从基牙上翘起。预备体上产生压应力的每一个区域，都是阻止修复体转动的抗力区。预备牙体上阻止修复体转动的区域，也称抗力区（图 7-38）。多个固位区域累积成预备体的抗力形，它的形态能够稳定修复体，使修复体能够抵抗任何轴向以外的力所产生的移动。

是否有足够的抵抗力取决于以下几条：

1. 脱力力的大小和方向。
2. 牙体预备的几何形状。
3. 粘固剂的物理性能。

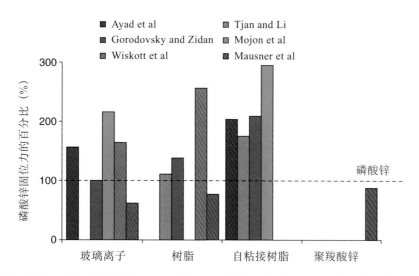

图 7-37 ■ 冠的固位力研究。粘固剂的效果。6 个体外实验评估了粘固剂对冠固位力的影响。磷酸锌水门汀所产生的固位力被作为百分比标准。粘接性树脂水门汀固位力总是显著大于磷酸锌水门汀。但传统树脂水门汀与玻璃离子水门汀的固位力大小不同（引自 Rosenstiel SF, et al: Dental luting agents: a review of the current literature. J Prosthet Dent 80:280, 1998.）

表 7-4　影响粘固修复体固位力的因素

因素	固位力大 ──────────────────────────────────→ 固位力小
聚合度	平行 ──────────────→ 6° ──────────────→ 过大
表面积	大 ──────────────────────────────→ 小
预备类型	磨牙全冠 ────→ 前磨牙全冠 ────→ 部分冠 ────→ 冠内修复体
表面性状	粗糙 ──────────────────────────────→ 光滑
膜厚度	效果不明
粘固剂	自粘接树脂 ──→ 玻璃离子 ──→ 聚羧酸锌／氧化锌-丁香酚 ──→ 磷酸锌

当考虑修复体抵抗力大小时，可以思索以下问题：为了让修复体脱位，需要多少牙体组织发生折断，或冠需要变形多少

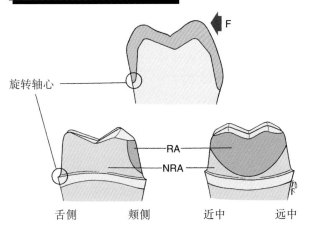

图 7-38 ▪ 全冠的抗力区（RA）是在受到侧向力（F）时，能够承受压力的区域。NRA, 非抗力区（引自 Hegdahl T, Silness J: Preparation areas resisting displacement of artificial crowns. J Oral Rehabil 4:201, 1977.）

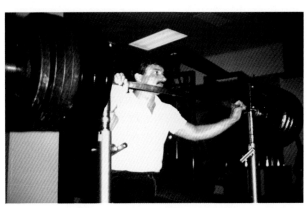

图 7-39 ▪ H 先生坐在健身房 443 kg 的杠铃旁边，以说明他的咬合力量有多么大（引自 Gibbs CH, et al: Limits of human bite strength. J Prosthet Dent 56: 226, 1986.）

脱位力的大小和方向

　　一些患者有极大的咬合力。Gibbs 和他的同事[95] 发现了一个咬合力有 4340 N（443 kg）的人 *。尽管这听起来比较离奇，但修复体的设计也不需考虑到要能承受如此大的力。一个实验室研究发现将全冠粘固在镍铬合金钢模上[72]，修复体能够承受超过 13 500 N（1400 kg）的力，这远远大于在口腔内的力（图 7-40）。

_____

　　* 相比之下，世界纪录超重量级（＞105 公斤）抓举重量达到 213 公斤

　　在正常咬合过程中，咬合力分布在所有的牙齿上；大部分的力是轴向的。若固定修复体的咬合设计得当，力将沿着轴向方向分布（见第 4 章）。但如果患者有不良咬合习惯如使用烟斗抽烟或磨牙症，这样很容易给修复体施加较大的侧向力。因此，成功的牙体预备和修复体在承受正常的轴向力时，还必须能够承受很大的侧向力，而且从临床耐用性的观点来看，足够的抗力形可能要比牙体预备整体的固位形更重要[96,97]。

牙体预备的几何形状

　　就固位力来说，预备体几何外形在获得足够的固位形上有至关重要的作用。牙体预备必须在轴壁上形成特定的区域来抵抗冠的旋转。确定牙体的几何预备体外形是否能够提供足够的抗力形，一个有效的办法是思考一个问题："冠修复体从牙齿上脱落需要破坏多少牙体组织？"

　　抵抗力受轴壁聚合度、预备体直径、预备体

高度之间关系的影响。当聚合度增加、直径增大或预备体高度减少时，抵抗力就会下降[98]。预备体高度、直径与抵抗力之间大致呈线性关系[99]。

　　5°~22°的聚合度在牙体预备时属于可接受的范围。但是，聚合度越大，铸造修复体粘固后抗力则会较低，而聚合度减小时，抗力会显著增加。

研究发现大直径的短预备体的抗力形较差[103]。磨牙相对于前磨牙或前牙来说牙体预备需要更平行，以获得足够的抗力形[103]。当聚合度限制在10°或更小时，3 mm 的预备体高度即可提供足够的抗力[102]；若预备体直径增加，则需要额外的高度。磨牙冠过度预备抵抗力下降，但最小的预备体高度应该在 3.5~4 mm[104]。一个比较简单的椅旁评估方法是评估预备体的高宽比是否在 4∶10 之间或更大。如果是，抗力形则差不多是足够的。

　　Hegdahl 和 Silness[104] 分析了抗力区是如何随着牙体预备的几何外形调整而产生变化的。他们证实预备体聚合度的增加，线角的圆钝会降低抗力；金字塔形的预备体要比圆锥形的预备体有更大的抗力。预备体邻面的沟和箱固位形如果安放在健康牙体组织上，能够增强冠预备体的抗力形，因为它们阻止了冠修复体的旋转运动，并使之后的粘固层主要承受压应力。因此，聚合度过大的预备体可以通过增加固位沟或箱固位形来提高抗力。作为替代，也可以预备钉洞固位形，利用钉洞周围的牙本质来达到同样的效果。

　　如临床失败数据所提示，预备形修整并不被常用。

　　部分冠修复相比于全冠抗力较小，因为它没有颊面抗力区（图 7-41）。在这种情况下，抗力通

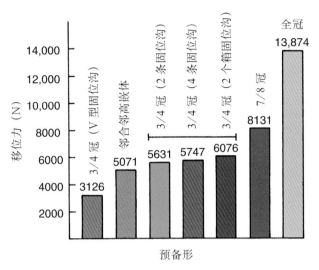

图 7-40 ■ 不同预备形设计的抵抗力。连线表示线下的 3 种预备形的移位力数据无显著性差异（*P*>0.05）。MOD，邻𬌗邻（改编自 Kishimoto M, et al: Influence of preparation features on retention and resistance. Part II: three-quarter crowns. J Prosthet Dent 49:188, 1983.）

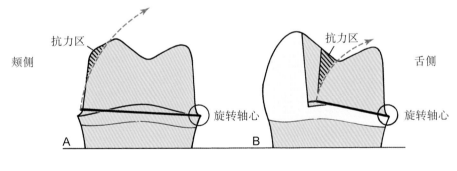

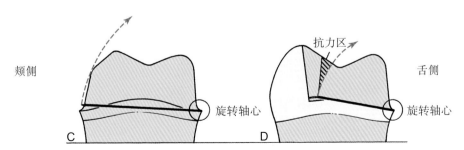

图 7-41 ■ 部分冠和全冠的抗力形。A. 全冠的颊轴壁应该是一个良好的抗力区（RA），它可以阻止冠围绕舌侧轴心旋转；B. 部分冠必须预备近远中固位沟作为抗力形；C. 在较短或聚合度过大的全冠预备体中，由于大量的颊侧轴壁丧失，抗力形很小，应预备近远中固位沟以增加抗力形；D. 在较短的部分冠预备体中，如果固位沟足够明确，则抗力形不会太差。然而，如果缺乏固位形则意味着需要进行全冠修复

过邻面箱形或沟固位形提供（图 7-42），如果固位沟、箱形或两者与受力方向垂直，那么抗力将达到最大。因此，U 形沟或向外展开的箱形比 V 形沟能够提供更大的抗力[74]。如果预备体较短，可以采用相反的方案：短的全冠预备体缺乏抗力，但相对而言，在部分冠上预备邻面沟可以获得更大的抗力。一般理想的沟高度是 4 mm，但这很难达到。邻面沟离邻面原有的接触点越近，获得牙本质的支持越大，因为接触点区域是牙体近远中直径最大的地方。预备后的固位沟和箱形的颊壁和舌壁应该位于健康的牙体组织上。

同样地，为了更有效地增加抵抗力，过度倾斜的预备面上应该预备固位沟，且沟在颈部的深度要比𬌗面的深。若聚合度过大的冠预备体能够控制颈部的聚合度，则可以比固位沟提供更大的抵抗力[105]。

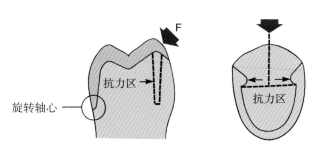

图 7-42 ■ A. 部分冠的固位沟应能最大程度地抵抗以舌侧龈边缘为轴心的旋转；B. 固位沟的舌轴壁——抗力区的预备应垂直于受力方向（F）

粘固剂的物理性能

粘固剂的物理性能够影响修复体抵抗变形的能力，比如抗压强度和弹性模量[106]。按照美国牙科学会／美国国家标准协会的第 96 条标准（国际标准化组织规范第 9917 条），磷酸锌水门汀的抗压强度在 24 h 后必须超过 70 MPa（图 7-43）[118-121]。玻璃离子水门汀和大部分树脂材料有更高的抗压强度，而聚羧酸锌与磷酸锌水门汀的抗压强度与磷酸锌水门汀相近。

温度升高对粘固剂的抗压强度有很大的影响，尤其会减弱加强型氧化锌丁香酚水门汀的抗压强度（图 7-44）。从室温（23℃）升至体温（37℃），加强型氧化锌丁香酚的抗压强度降低了一半，当温度升高至 50℃（相当于热食物），抗压强度降低超过了 80%[107]。其他现代粘固剂的类似测试还未有报道。

磷酸锌水门汀比聚羧酸锌水门汀有更高的弹性模量，表明其有相对较大的塑性变形能力[108]。这可以解释临床上的回顾分析结果，聚羧酸锌水门汀相比于磷酸锌水门汀，其固位力更多地取决于预备体的聚合度[109]。

影响粘固修复体抵抗脱位的因素总结见表 7-5。

防止变形

修复体在使用过程中必须具有防止永久变形的能力（图 7-45），否则会导致修复体失败（典型

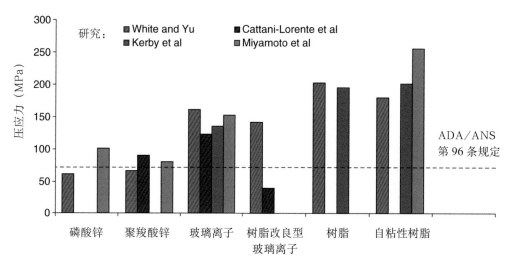

图 7-43 ■ 粘固剂的压应力。在这些研究中，树脂水门汀和玻璃离子水门汀有较高的压应力值，磷酸锌水门汀及聚羧酸锌水门汀的压力值则较低。树脂改良型玻璃离子水门汀相比于其他粘固剂显示出较大的变动。ADA，美国牙科学会；ANSI，美国国家标准局（引自 Rosenstiel SF, et al: Dental luting agents: a review of the current literature. J Prosthet Dent 80:280, 1998.）

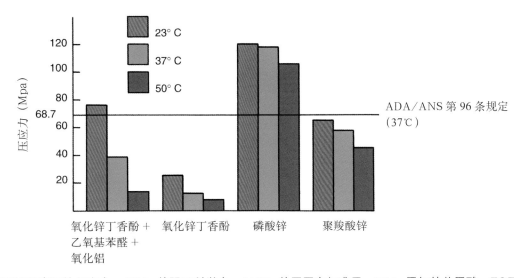

图 7-44 ■ 粘固剂在不同温度下的压应力。ADA，美国牙科学会；ANSI，美国国家标准局；EBA，甲氧基苯甲酸；ZOE，氧化锌－丁香酚（引自 Mesu FP: The effect of temperature on compressive and tensile strengths of cements. J Prosthet Dent 49:59, 1983.）

表 7-5　影响粘固型修复体抵抗力的因素

因素	抗力高 —————————————————————→ 抗力低		
脱位力	不良习惯 ————————→	非正中干扰 ————→	前导
聚合度	很小 ————————→	6° ————→	过大
直径	小（前磨牙）————————————————→		大（磨牙）
高度	长 ————————→	平均 ————→	短
预备形	全冠 ————————→	部分冠 ————→	高嵌体
粘固剂（水门汀）	自粘接树脂 → 玻璃离子 →	聚羧锌 → 聚羧酸锌 →	氧化锌－丁香酚

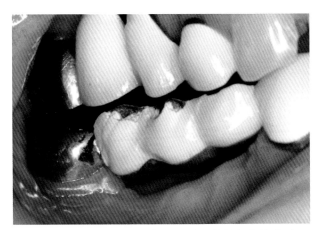

图 7-45 ■ 金属基底结构的变形导致金瓷修复体的失败

的失败位于修复体－水门汀界面或金－瓷结合界面）。这可由合金选择不恰当导致，也可由牙体预备量不足或金属－瓷支架设计不佳引起（见第 19 章）。

合金选择

尽管 I 类和 II 类金合金（见第 22 章）对冠内铸造修复体是足够的，但对于全冠和固定局部义齿来说则相对较为柔软，这时可以选择 III 类和 IV 类金合金(或者低金含量的替代材料)。它们更坚硬一些，而且强度和硬度可通过热处理进一步增强。

贵金属含量高的金－瓷修复体有类似于 IV 类金合金的硬度，而镍铬合金更坚硬。尽管它们的应用可能存在问题，但这些材料可以用在承受较大咬合压力的修复体如长跨度固定桥体上（见第 19 章）。

足够的预备量

即使是坚硬的合金也需要足够的体积来承受咬合压力（图 8-4，图 9-1B，图 32-13）。

根据实验数据，位于功能尖的合金厚度（上颌在舌侧，下颌在颊侧）至少需要 1.5mm，承受压力较小的非功能尖的合金厚度可以较小（大部分情况下1mm足够）。𬌗面预备应尽可能均匀一致，循着牙尖斜面预备，在尽可能保存牙体组织的情况下保证足够的𬌗面间隙。此外，因为平面的"皱褶效应"[110]，沿着解剖外形预备的𬌗面（图7-46）能够为冠提供足够的刚性。

如果是错位牙或伸长牙，𬌗面预备时需要时刻注意最终修复体所需的𬌗面厚度。例如，一个伸长的牙需要预备超过1.5mm厚的牙体组织量来提供足够的𬌗面间隙，这样才能重建𬌗面的最佳外形和合适的𬌗平面，并保证足够的修复体厚度（图7-47）。牙体模拟预备和诊断蜡型有助于确定最合适的预备量。较为实际的方法是在诊断模型上重新调整伸长牙，以形成预期的𬌗面。也可以雕出对颌牙或目标牙的最终外形，然后按照诊断蜡型制作一个硅橡胶导板，将导板切开，作为口内牙体磨除量的参照物，这样既保证了最佳外形的获得，又保存了牙体组织（图7-48）。

边缘设计

为了防止咬合过程中修复体边缘的变形，牙医应预备出边缘的大致轮廓形态，避免边缘位于咬合接触区。预备体的边缘需要离开咬合接触区1~1.5mm的距离。

牙体颈部的预备量必须为修复材料提供足够的厚度来防止变形。如先前所讨论的，羽状边缘的缺点在于形成的边缘过薄，导致强度不足，而凹形边缘可形成相对较厚的边缘。如果牙体预备需要增加聚合度，建议减少边缘宽度以保证轴壁至髓室之间有足够的牙本质厚度[111]。

牙体颈部一部分的预备量取决于修复材料的性能。对于铸造金属或者高强度氧化锆来说，0.3~0.5mm宽的边缘厚度是足够的，但对于金属烤瓷冠来说，1~1.2mm宽的肩台形边缘是必需的，但在牙体较小或牙齿髓腔较大的情况下这是很难获得的。低强度全瓷冠需要预备肩台形边缘，宽度在0.8~1.0mm，但是其最小尺寸也可能根据某些材

料和制作工艺而有所增加[112]。随着CAD/CAM修复技术的出现，切削系统的局限性可能对预备量产生影响，这需要与生物学原则仔细权衡后进行选择，正如本章开头讨论的那样。

尽管部分冠在本质上要弱于同等条件下的全冠修复体，但部分冠预备体中包含的固位沟和台阶能够对诸如铸造类的修复体提供足够的强度，尤其是前牙钉沟固位体，由于在牙体预备中设计了壁架，其强度能够获得横梁似的加强。

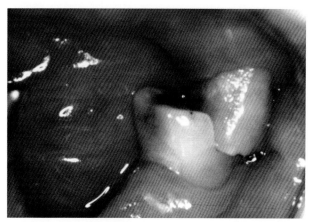

图7-47 ■ 𬌗面过度磨耗的磨牙咬合图。在进行牙体预备设计时，必须考虑到最终的𬌗平面。可以通过牙体模拟预备和诊断蜡型来辅助设计

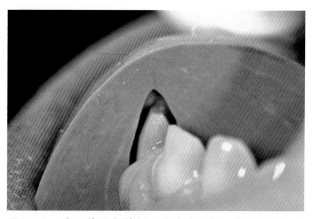

图7-48 ■ 在牙体预备前制取硅橡胶导板，有助于评估牙体预备的均一性

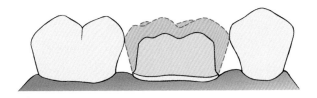
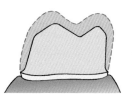

图7-46 ■ 𬌗面沿解剖形态进行预备可以保存牙体组织，并为修复体提供刚性

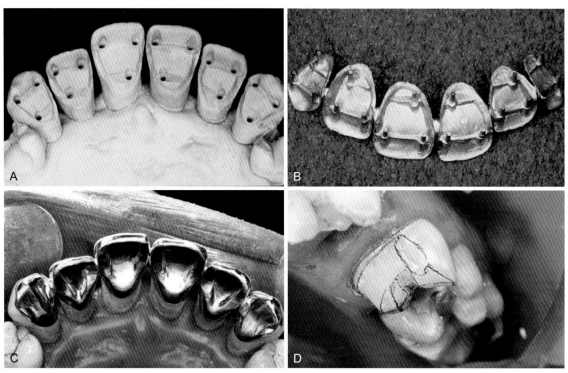

图 7-49 ■ A~C. 固位沟和肩台为钉洞修复体增加了刚性；D. 部分冠通过预备中央沟和近远中邻面的固位沟增加了材料的厚度

美学原则

修复医生应具备确定患者美观期望的能力，大部分患者希望他们的修复体越像天然牙越好。然而对美学的追求不应以牺牲患者口腔长期的健康或功能为代价。

在初期检查时，医生要评估每个患者的外貌，需要注意到哪颗牙齿的哪个位置会在演讲、微笑、大笑时显露出来（图 7-50）。患者的美观期望必须与口腔卫生需要以及未来潜在的疾病威胁相联系。可以简单询问这样的问题"你对你的牙齿的形态满意吗"，并仔细地观察患者并聆听患者的反应。制作恰当的修复体的最终决定，需要患者的同意和配合。

美学修复可以选择部分冠：保留唇面或颊面原来的牙体组织；还有金属烤瓷冠，在金属铸造基底的可见区覆盖陶瓷；以及全瓷修复体（图 7-51）。

全瓷修复体

最佳的美学修复体包括全瓷冠、嵌体、高嵌体和贴面（见第 25 章）。它们可以更逼真地模拟天然牙的颜色。尽管全瓷修复体容易破裂，但最新的全瓷材料有更好的物理性能，并可以通过树脂粘接得到加强。

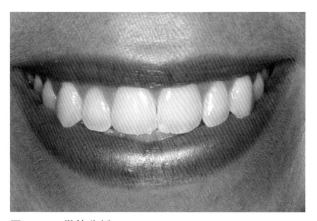

图 7-50 ■ 微笑分析

并不是所有的全瓷修复体都能够保存牙体组织，全瓷冠需要在整颗牙齿周围预备一个宽的 90° 深凹形边缘，以保证瓷材料的厚度和强度。因此，金瓷冠舌面也必须充分预备。为了保证最佳的美观效果，材料的最小厚度应该在 1~1.2 mm。这限制了全瓷修复体在唇舌径窄和髓室大的年轻人牙齿上的应用。

金属烤瓷修复体

一些金属烤瓷修复体的美学效果（见第 19 章和第 24 章）经常因瓷层厚度不足而被破坏。另一方面，一般要通过一定的轴向预备来获得足够的瓷

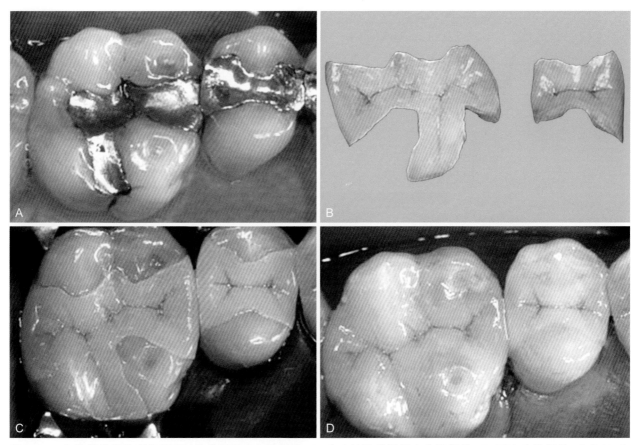

图 7-51 ▪ 全瓷嵌体从美观角度可以替代银汞合金修复体。A. 存在缺陷的银汞合金修复体；B. 两个全瓷嵌体；C 和 D. 全瓷嵌体修复的牙齿（引自 Freedman G: Contemporary esthetic dentistry. St. Louis, Mosby, 2012.）

层厚度（修复体外形过突会导致牙周疾病）。另外，金属烤瓷冠唇面边缘的位置无法一直精确设定。为了克服这些缺点，在牙体预备中需要遵循一些原则，来保证瓷层拥有足够的修复空间，以及正确的边缘位置。否则，美观外形的获得只能以牺牲牙周健康为代价了。

唇面预备

要获得足够的瓷层体积和金属厚度，必须有足够的唇面预备。具体的预备量取决于基底合金的物理性能，以及陶瓷的品牌和颜色。年长患者比年轻患者需要更厚的瓷层来获得良好的色彩匹配。为了获得最佳的外观，唇面至少需要 1.5 mm 的牙体预备量。足够的瓷层厚度（图 7-52）可以产生颜色的深度和半透性感。颜色问题经常发生在上颌切牙修复体的切和颈 1/3 处，在此处直射光被遮色层反射，使得修复体变得十分显眼。由于遮色瓷的颜色通常与体瓷不同，因此经常需要在这些地方进行特殊的染色处理[113]（见第 24 章）。

一些非常薄的牙齿（比如上颌切牙）是不可

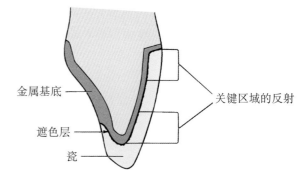

金属基底 —
遮色层 —
瓷 —
关键区域的反射

图 7-52 ▪ 为了防止高彩度的遮色瓷对直射光的反射，必须要有足够的瓷层厚度，最关键的区域是龈 1/3 和切 1/3；实际上，不透光的染色剂常被应用于此处（引自 McLean JW: The science and art of dental ceramics, vol 1. Chicago, Quintessence Publishing, 1979.）

能在获得足够牙体预备量的同时又不暴露髓腔的，它们的牙体预备会严重削弱牙体组织。在这种条件下，只能接受不太理想的外形。

金属烤瓷冠修复时，前牙唇面应按照两个平面分别进行预备（图 7-53），若以一个平面进行预备，则颈部和切端部分的预备量就会不足。

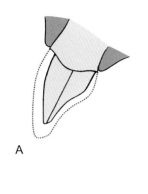
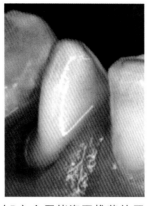

图 7-53 ■ 上颌（A）和下颌（B）金属烤瓷冠推荐的牙体预备。在每一例中，唇面分为两个不同的面进行预备

图 7-54 ■ 最佳的美观需要邻面的光线穿过邻面美学饰瓷。舌侧的金属殆面需要延伸进入邻面

切端预备

金属烤瓷修复体的切缘没有金属背景，是类似于天然牙的半透性结构。为了达到良好的美观效果，切端应该有 2 mm 的预备量。但要避免过度的切端预备，以免降低牙体预备的抗力形和固位形。

邻面预备

邻面预备的程度取决于修复体金属与瓷交界的预设位置。前牙金属烤瓷冠的邻面和切端一样，因为没有金属背景，看起来更加自然。它可以允许少量的光穿过修复体，类似于天然牙（图 7-54）。但是如果修复体作为固定局部义齿的一部分，连接体的存在将使这种美观效果无法实现。

唇面边缘位置

龈上边缘具有生物学优势，且容易正确地预备，便于清洁。但龈下边缘由于美观因素可能更合适，尤其是唇线较高的患者，或唇侧使用金属颈圈时。

初步检查的重要一项是观察患者的微笑（见第 1 章），记录哪颗牙齿以及每颗牙齿的哪个部分能够暴露是很重要的。患者唇线高，暴露较多的牙龈组织，是全冠修复的最大难题。若牙齿根面没有变色，可以使用金属烤瓷修复体，唇面采用龈上瓷边缘（见第 24 章）。如果患者的唇线低，在日常功能活动中金属不容易暴露，可以采用金属颈圈设计。金属边缘一般来说比瓷边缘更精确和密合。

虽然日常活动中不暴露金属，但患者未必就对金属颈圈满意。一些患者对暴露的金属仍然在意，那么在治疗前一定要向患者仔细解释金属龈上边缘设计的优点。

金属颈圈可以隐藏在龈缘下，但如果牙龈组织较薄，金属能够透过牙龈使牙龈颜色改变。龈沟内边缘位置的设定应该避免或降低牙龈的炎症和牙龈退缩的风险，牙龈的退缩可能导致金属暴露。在牙体预备前牙周组织必须是健康的。若需要进行牙周手术，也不能完全去除龈沟的空间，需要将龈沟的术后深度控制在 2 mm 左右。手术后应让牙周组织有足够的时间获得稳定。Wise[114] 发现至少要在术后 20 周，龈缘才会获得稳定（见第 5 章）。

边缘位置不能向根方过度延伸，否则会侵犯附着上皮，延伸至距离牙槽嵴顶 1.5 mm 以内会导致骨质的吸收[115]。边缘形态应符合游离龈的外形，在牙体中部向根方延伸一些，在邻面中部应向切端延伸一些。一个常见的错误（图 7-55）是预备后的边缘几乎在同一平面上，其代价是会暴露出唇面的颈圈，或者导致不可逆的骨质和牙间乳头损伤。

部分冠修复体

只要条件允许，尽量在不采用全冠修复的情况下达到美观效果，因为没有修复材料能够达到天然牙釉质的外观，同时必须考虑到牙体组织的保存。美观的部分冠修复体（见第 10 章）取决于唇面和邻面边缘位置的准确设定。金属暴露是不美观的，这也是很多患者难以接受的。若部分冠修复体预备得较差，患者可能要求用金属烤瓷冠代替，这会导致不必要的牙体组织损失，增加了组织损伤的风险。

邻面边缘

准确的邻面边缘位置（特别是更为醒目的近中边缘）对部分冠修复体的美学效果来说是至关重要的。原则上将边缘放置在邻面接触区的颊侧，利

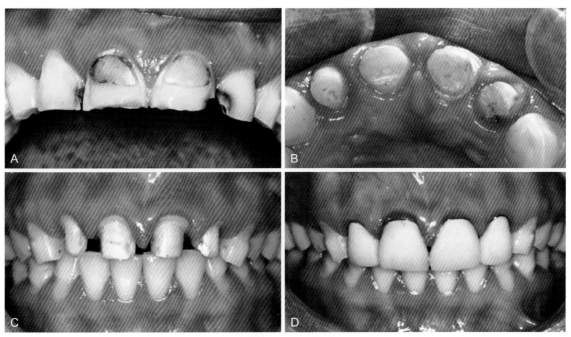

图 7-55 ▪ 牙体预备设计不佳。A. 严重损坏的中切牙制订金属烤瓷冠的修复治疗计划；B 和 C. 没有沿着游离龈外形进行边缘预备；D. 修复体唇面暴露出了金属颈圈，且邻面的边缘位置较深，引起了牙周疾病

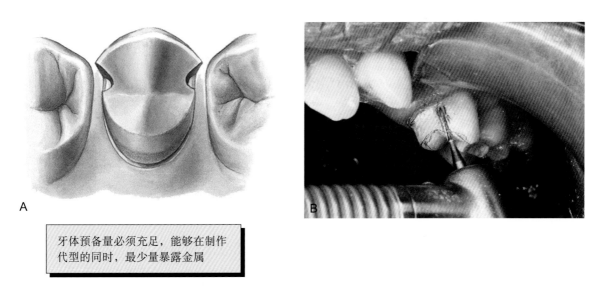

牙体预备量必须充足，能够在制作代型的同时，最少量暴露金属

图 7-56 ▪ A. 部分冠修复体近中边缘位置的正确安放对于良好的美观是必要的。为了获得合适的抛光路径，修复体应该刚好越过接触区，但是必须隐藏金属；B. 牙齿应沿着牙体长轴进行预备，否则会显露金属

用邻牙的远中线角来遮挡金属，且这样能够将牙体与修复体间的界面充分暴露，便于菌斑控制。牙体预备的角度也很关键，通常应沿着后牙的牙体长轴和前牙唇面切 2/3 的方向预备。若在牙体预备过程中，产生颊倾或舌倾，金属暴露的可能性会大大增加（图 7-56）。

后牙部分冠修复体的远中边缘相对于近中边缘来说不容易暴露。在这个区域，边缘位置可预备在离邻面接触点更远的位置，这样既便于牙体预备和修整，也便于口腔清洁。

唇面边缘

上颌部分冠修复体的唇颊边缘的扩展应恰好超过唇切或颊𬌗线角的位置，并预备短斜面以阻止牙釉质剥脱。可在美观性不重要的牙位上预备（如磨牙）凹形边缘，因为其可为金属提供更大的体积

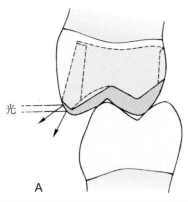

光

A

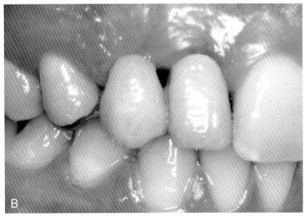

B

图 7-57 ■ A. 部分铸造冠的唇边缘形态不会将光直接反射到观察者眼中；B. 一个三单位固定桥。近中基牙为尖牙，形状看起来像侧切牙。远中基牙是一个部分铸造冠，金属形成了牙冠的正确外形，结果显示部分铸造冠在美观上是可以接受的

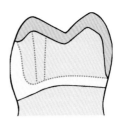

图 7-58 ■ 下颌部分铸造冠在功能颊尖处建议预备明显的凹形边缘，因为凹形边缘在应力区可以提供更大的金属体积

计划和评估牙体预备

牙体预备是一个精确的、富于技巧的、不可逆的过程，因此医生有责任正确地进行每一次的牙体预备。出现了错误往往是不可能或是很难纠正的。在诊断模型上可以进行牙体预备方案的演练，这样有利于获得最佳质量的牙体预备。

模拟牙体预备

模拟牙体预备是在真正的临床预备之前，通过安装在𬌗架上的模型来完成的，它能够提供如下信息：

- 为固定局部义齿选择恰当的就位道，特别适用于倾斜牙、扭转牙，以及冠部外形不佳的情况（图 7-60，图 7-61）。
- 确定能够完成预期𬌗面改变所需的牙体预备量。
- 决定部分冠修复体唇颊和邻面边缘的最佳位置，以避免暴露金属。

牙体模拟预备的一个显著优势是操作者可以模拟预备中的每一个步骤。这样即使出现错误也可以挽回。牙体模拟预备也可用于过渡修复体的预加工，可大大减少复诊的时间（间接／直接法过渡义齿制作工艺见第 15 章）。

诊断蜡型步骤

除了最简单直接的牙体修复治疗以外，一般都需实施诊断蜡型步骤（图 7-62）。诊断蜡型有助于确定最终修复体最佳的外形和咬合。这个步骤对于需要咬合设计或前导要求改变的患者特别有益处。

牙体预备中的评估步骤

预备的每一步应该在直视或间接通过口镜反照来仔细地评估。多颗基牙获得共同就位道也许是

来保证强度。

如果金属的唇颊边缘外形设计正确（图 7-57）是不会反光的。因此，尽管颊尖是金属轮廓，但修复体从外观上要比正常牙齿稍微短一点或差不多。如果按照原始的牙尖外形对颊边缘位置进行设定，最终修复体的外观是能够接受的。

当制作下颌部分冠铸造冠时，显露金属是不可避免的，因为下颌牙齿的𬌗平面会在讲话时显露。与斜面边缘相比，凹形边缘更适用于颊侧边缘的设计，因为它能在应力高的功能尖周围提供更大的金属体积（图 7-58）。如果患者不能接受金属暴露，那𬌗面可以通过金属烤瓷冠来修复。

前牙部分冠修复体不应该暴露金属（图 7-59），预备时需要十分小心。唇边缘的延伸恰好越过切缘外形的最高点，但没有到达切唇线角处。在此病例中，金属既保护了牙齿防止其剥脱，又没有显露出来。

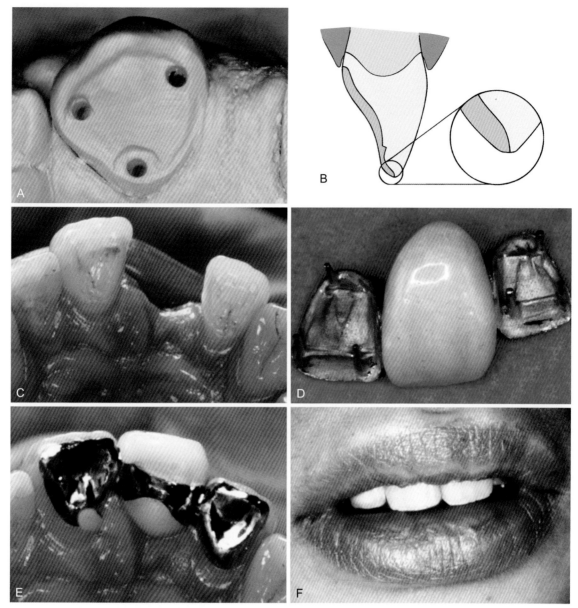

图 7-59 ▪ A. 牙齿能够被预备成部分冠修复体，而且不暴露金属。成功取决于非常细心的边缘位置设定；B. 切缘没有完全覆盖。修复体的边缘应该安放在切端的外形最高点与切唇线角之间；C. 缺牙区每一边都是完整的牙齿；D. 包括钉洞固位体和金属烤瓷桥体的三单位固定局部义齿；E. 固定局部义齿的𬌗面观；F. 获得可接受的美观效果

一个难题，但可以使用口镜帮助邻近基牙的镜像重叠。为了评估复杂的牙体预备，牙医应该制取藻酸盐印模，并注入快速凝固型石膏。观测仪（图 7-63）能够精确测量预备牙体的轴向倾斜度。制作这样一个印模似乎是在浪费时间，但其中获取的信息常可以在随后的步骤中节省时间，且可以及时发现问题并处理。牙体预备时，可以用反角涡轮机头来测量和切割。使用时注意力可以集中在涡轮机头顶部表面，因为其与涡轮手机轮轴部垂直。若顶端平面与预备牙体𬌗面保持平行，车针自然而然会处于正确的方向（图 7-64）。为了防止出现聚合度过大或倒凹，机头必须保持在相同的角度。金刚砂车针赋予了预备体正确的聚合度。如果一开始就保持涡轮机头部在正确的角度上，并通过对侧手的一个手指支撑，可以最有效地保证正确聚合度的获得。

患者和操作者位置

学会患者和操作者的正确位置，与学会正确的预备步骤一样重要。预备时获得直视的视野是特别重要的，它总是优于口镜的间接观察。然而口腔内的某些位置（如上颌磨牙的远中面）是不能直接观察到的。

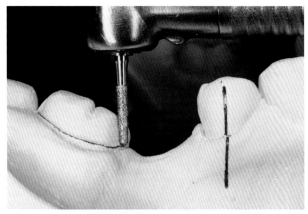

图 7-60 ▪ 牙体模拟预备有助于选择固定局部义齿的最佳就位道

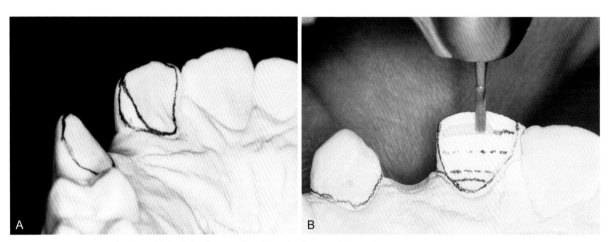

图 7-61 ▪ A 和 B. 在部分冠美学修复中，牙体模拟预备有助于确定理想的预备量

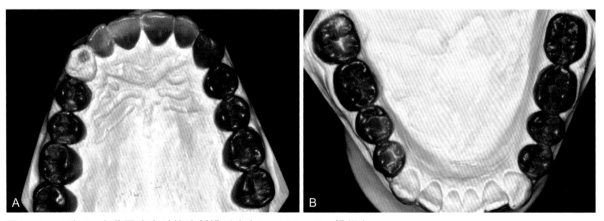

图 7-62 ▪ A 和 B. 大范围治疗时的诊断蜡型（由 Dr. M Padilla 提供）

如果操作者经验不足，并且不能将患者头部移动至合适的位置时，可能会使牙体预备变得复杂。比如，让患者的头部转到左侧或右侧可以显著提高磨牙的可见度。在大部分情况下，巧妙地改变操作者或患者的位置能够使牙体预备在直视下进行。患者最大张口时并不一定就有最佳的视野。如果下颌只是部分张开，则颊部更容易牵开（图 7-65），牙齿的远颊线角和远中面的颊 1/3 就可以直视了。实际上，口镜只对观察远中面的很小一部分有用。在预备全冠时，最容易观察的牙体部分应该先预

备，其余部分可以在最后阶段通过口镜的帮助进行预备。

对患者来说，长时间大张口是很疲劳的。这不仅在治疗过程中会产生不适，还可能在治疗后引起不适。这时可以在牙弓的对侧放置𬌗垫，让患者闭口至𬌗垫并保持适度的正压力，使患者放松，从而消除或减小患者的不适。

总　结

牙体预备的原则可以总结为生物学、机械力学和美学原则。这些原则间常有冲突，需要操作者决定修复体应该如何设计。若过度强调某一方面，那么修复体的长期效果可能由于其他因素的考虑欠缺而不佳。

经验可以帮助判断预备是否"完善"。每一次牙体预备都必须通过清晰明确的原则来检查、发现或纠正问题。采用牙体模拟预备和印模评估也是很有用的。接下来的章节将介绍各种类型的牙体预备的规范步骤。理解每个步骤相关的理论非常关键。系统地遵循这些步骤容易获得成功的牙体预备。在上一步骤被充分评估之前，不要直接跳到下一步。若临床医生只追求速度，就会浪费宝贵的椅旁时间，也会影响最终预备的质量。

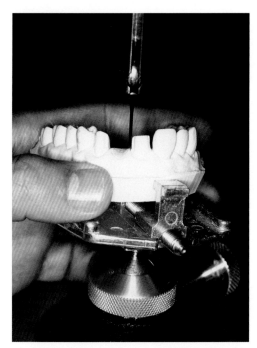

图 7-63 ■ 牙科观测仪可以用来评估预备牙体轴向是否平行

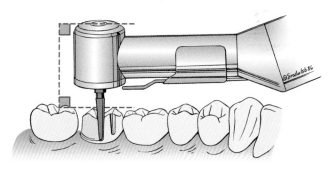

通过保持金刚砂车针环绕牙齿平行运转，可以形成正确的聚合度

图 7-64 ■ 保持手柄的顶端平面平行于𬌗面。在本图中，涡轮机头处于正确的轴向位置

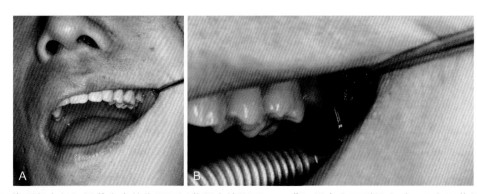

图 7-65 ■ 在牙体预备中仔细调整患者的位置可以获得直接视野。A. 嘴巴没有张开到最大时，更容易获得预备的路径，因为部分张开时更容易拉开颊部；B. 后牙颊面的预备路径

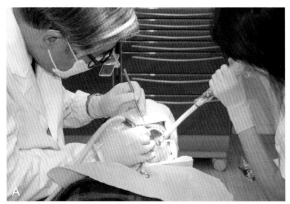
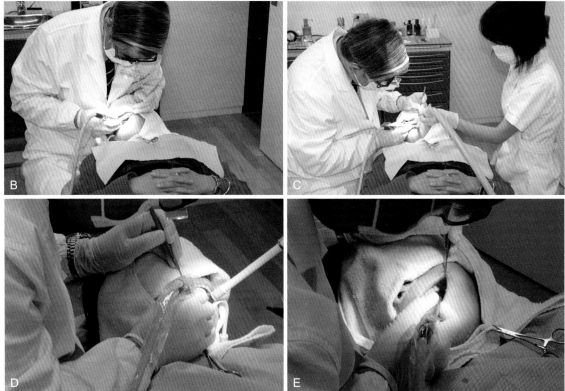

图 7-66 ▪ 惯用右手的牙医在进行上颌后牙牙体预备时，患者和牙医的位置图。A. 右上后牙的六分位。颊面或𬌗面的颊侧一半的牙体预备。牙医位于牙椅的9~11点钟的位置。患者转动头部至左侧，可以帮助牙医获得更佳的直接视野。B. 右上后牙六分位。腭侧或𬌗面的腭侧一半的牙体预备，包括功能尖斜面的预备。牙医处于牙椅的 11 点钟位置。患者转动头部至右侧以使牙医有更佳的直接视野。C. 左上后牙六分位。颊侧或𬌗面颊侧一半的牙体预备。牙医位于牙椅的9点钟位置。患者向右转动头部以使牙医获得更佳的直接视野。D. 左上后牙六分位。腭侧或𬌗面的腭侧一半的牙体预备，包括功能尖斜面的预备。牙医位于牙椅的 9 点钟位置。患者转动头部至左侧，以使牙医获得更佳的直接视野。E. 左上后牙六分位。远中面的牙体预备。牙医位于牙椅的 9 点钟位置。让患者倾斜头部，部分闭合，并让下颌向左侧向移位，牙医可以获得更好的操作路径

参 考 文 献

[1] Qvist V, et al: Progression of approximal caries in relation to iatrogenic preparation damage. J Dent Res 71:1370, 1992.

[2] Zoellner A, et al: Histobacteriology and pulp reactions to long-term dental restorations. J Marmara Univ Dent Fac 2:483, 1996.

[3] Langeland K, Langeland LK: Pulp reactions to crown preparation, impression, temporary crown fixation, and permanent cementation. J Prosthet Dent 15:129, 1965.

[4] Baldissara P, et al: Clinical and histological evaluation of thermal injury thresholds in human teeth: a preliminary study. J Oral Rehabil 24:791, 1997.

[5] Ohashi Y: Research related to anterior abutment teeth of fixed partial denture. Shikagakuho 68:726, 1968.

[6] Morrant GA: Dental instrumentation and pulpal injury. II. Clinical considerations. J Br Endod Soc 10:55, 1977.

[7] Brännström M: Dentinal and pulpal response. II. Application of an air stream to exposed dentine, short observation period: an experimental study. Acta Odontol Scand 18:17, 1960.

[8] Land MF, et al: SEM evaluation of differently shaped diamond burs after tooth preparation. Abstract #344 (oral presentation), AADR General Session. J Dent Res 76(Special Issue):56, 1997.

[9] Laforgia PD, et al: Temperature change in the pulp chamber during complete crown preparation. J Prosthet Dent 65:56, 1991.

[10] Hume WR, Massey WL: Keeping the pulp alive: the pharmacology and toxicology of agents applied to dentine. Aust Dent J 35:32, 1990.

[11] Johnson GH, et al: Crown retention with use of a 5% glutaraldehyde sealer on prepared dentin. J Prosthet Dent 79:671, 1998.

[12] Felton DA, et al: Effect of cavity varnish on retention of cemented cast crowns. J Prosthet Dent 57:411, 1987.

[13] Mausner IK, et al: Effect of two dentinal desensitizing agents on retention of complete cast coping using four cements. J Prosthet Dent 75:129, 1996.

[14] Going RE: Status report on cement bases, cavity liners, varnishes, primers and cleansers. J Am Dent Assoc 85:654, 1972.

[15] Dahl BL: Effect of cleansing procedures on the retentive ability of two luting cements to ground dentin in vitro. Acta Odontol Scand 36:137, 1978.

[16] Brännström M, Nyborg H: Cavity treatment with a microbicidal fluoride solution: growth of bacteria and effect on the pulp. J Prosthet Dent 30:303, 1973.

[17] Watts A: Bacterial contamination and the toxicity of silicate and zinc phosphate cements. Br Dent J 146:7, 1979.

[18] Dahl BL: Antibacterial effect of two luting cements on prepared dentin in vitro and in vivo. Acta Odontol Scand 36:363, 1978.

[19] Mjör IA: Bacteria in experimentally infected cavity preparations. Scand J Dent Res 85:599, 1977.

[20] Quarnstrom F, et al: A randomized clinical trial of agents to reduce sensitivity after crown cementation. Gen Dent 46(1):68, 1998.

[21] Seltzer S, Bender IB: The dental pulp: biologic considerations in dental procedures, 2nd ed, p 180. Philadelphia, JB Lippincott, 1975.

[22] Dowden WE: Discussion of methods and criteria in evaluation of dentin and pulpal responses. Int Dent J 20:531, 1970.

[23] Al-Fouzan AF, Tashkandi EA: Volumetric measurements of removed tooth structure associated with various preparation designs. Int J Prosthodont 26:545, 2013.

[24] Sorensen JA: A rationale for comparison of plaque-retaining properties of crown systems. J Prosthet Dent 62:264, 1989.

[25] Perel ML: Axial crown contours. J Prosthet Dent 25:642, 1971.

[26] Han TJ, Takei HH: Progress in gingival papilla reconstruction. Periodontol 2000 11:65, 1996.

[27] Silness J: Periodontal conditions in patients treated with dental bridges. III. The relationship between the location of the crown margin and the periodontal condition. J Periodont Res 5:225, 1970.

[28] Karlsen K: Gingival reactions to dental restorations. Acta Odontol Scand 28:895, 1970.

[29] Newcomb GM: The relationship between the location of subgingival crown margins and gingival inflammation. J Periodontol 45:151, 1974.

[30] Bader JD, et al: Effect of crown margins on periodontal conditions in regularly attending patients. J Prosthet Dent 65:75, 1991.

[31] Block PL: Restorative margins and periodontal health: a new look at an old perspective. J Prosthet Dent 57:683, 1987.

[32] Ackerman MB: The full coverage restoration in relation to the gingival sulcus. Compendium 18:1131, 1997.

[33] Felton DA, et al: Effect of in vivo crown margin discrepancies on periodontal health. J Prosthet Dent 65:357, 1991.

[34] Byrne G, et al: Casting accuracy of high-palladium alloys. J Prosthet Dent 55:297, 1986.

[35] Belser UC, et al: Fit of three porcelain-fused-to-metal marginal designs in vivo: a scanning electron microscope study. J Prosthet Dent 53:24, 1985.

[36] Ayad MF: Effects of tooth preparation burs and luting cement types on the marginal fit of extracoronal restorations. J Prosthodont 18:145, 2009.

[37] Asavapanumas C, Leevailoj C: The influence of finish line curvature on the marginal gap width of ceramic copings. J Prosthet Dent 109:227, 2013.

[38] Renne W, et al: Predicting marginal fit of CAD/CAM crowns based on the presence or absence of common preparation errors. J Prosthet Dent 108:310, 2012.

[39] Rosner D: Function, placement, and reproduction of bevels for gold castings. J Prosthet Dent 13:1160, 1963.

[40] Rosenstiel E: The marginal fit of inlays and crowns. Br Dent J 117:432, 1964.

[41] Hoard RJ, Watson J: The relationship of bevels to the adaptation of intracoronal inlays. J Prosthet Dent 35:538, 1976.

[42] Shillingburg HT Jr, et al: Preparation design and margin distortion in porcelain-fused-to-metal restorations. J Prosthet Dent 29:276, 1973.

[43] Faucher RR, Nicholls JI: Distortion related to margin design in porcelain-fused-to-metal restorations. J Prosthet Dent 43:149, 1980.

[44] Pascoe DF: Analysis of the geometry of finishing lines for full crown restorations. J Prosthet Dent 40:157, 1978.

[45] Gavelis JR, et al: The effect of various finish line preparations on the marginal seal and occlusal seat of full crown preparations. J Prosthet Dent 45:138, 1981.

[46] Hunter AJ, Hunter AR: Gingival crown margin configurations: a review and discussion. I. Terminology and widths. J Prosthet Dent 64:548, 1990.

[47] Dykema RW, et al: Johnston's modern practice in crown and bridge prosthodontics, 4th ed, p 27. Philadelphia, WB Saunders, 1986.

[48] Shillingburg HT, et al: Fundamentals of fixed prosthodontics, 3rd ed, p 128. Chicago, Quintessence Publishing, 1997.

[49] Dimashkieh MR: Modified rotary design instruments for controlled finish line crown preparation. J Prosthet Dent 69:120, 1993.

[50] Ramp MH, et al: Tooth structure loss apical to preparations for fixed partial dentures when using self-limiting burs. J Prosthet Dent 79:491, 1998.

[51] Seymour K, et al: Assessment of shoulder dimensions and angles of porcelain bonded to metal crown preparations. J Prosthet Dent 75:406, 1996.

[52] Hoffman EJ: How to utilize porcelain fused to gold as a crown and bridge material. Dent Clin North Am 9:57, 1965.

[53] Richter-Snapp K, et al: Change in marginal fit as related to margin design, alloy type, and porcelain proximity in porcelain-fused-to-metal restorations. J Prosthet Dent 60:435, 1988.

[54] Byrne G: Influence of finish-line form on crown cementation. Int J Prosthodont 5:137, 1992.

[55] Syu JZ, et al: Influence of finish-line geometry on the fit of crowns. Int J Prosthodont 6:25, 1993.

[56] Hamaguchi H, et al: Marginal distortion of the porcelain-bonded-to-metal complete crown: an SEM study. J Prosthet Dent 47:146, 1982.

[57] Goodacre CJ, et al: Tooth preparations for complete crowns: an art form based on scientific principles. J Prosthet Dent 85:363, 2001.

[58] Farah JW, et al: Effects of design on stress distribution of intra¬coronal gold restorations. J Am Dent Assoc 94:1151, 1977.

[59] Walton JN, et al: A survey of crown and fixed partial denture failures: length of service and reasons for replacement. J Prosthet Dent 56:416, 1986.

[60] Lindquist E, Karlsson S: Success rate and failures for fixed partial dentures after 20 years of service. I. Int J Prosthodont 11:133, 1998.

[61] Rosenstiel E: The retention of inlays and crowns as a function of geometrical form. Br Dent J 103:388, 1957.

[62] Jørgensen KD: The relationship between retention and convergence angle in cemented veneer crowns. Acta Odontol Scand 13:35, 1955.

[63] Kaufman EG, et al: Factors influencing the retention of cemented gold castings. J Prosthet Dent 11:487, 1961.

[64] Dodge WW, et al: The correlation of resistance and retention to convergence angle [Abstract no. 880]. J Dent Res 62:267, 1983.

[65] Hovijitra S, et al: The relationship between retention and convergence of full crowns when used as fixed partial denture retainers. J Indiana Dent Assoc 58(4):21, 1979.

[66] Wilson AH, Chan DC: The relationship between preparation convergence and retention of extracoronal retainers. J Prosthodont 3:74, 1994.

[67] Nordlander J, et al: The taper of clinical preparations for fixed prosthodontics. J Prosthet Dent 60:148, 1988.

[68] Ohm E, Silness J: The convergence angle in teeth prepared for artificial crowns, J Oral Rehabil 5(4):371, 1978.

[69] Ayad MF, et al: Assessment of convergence angles of tooth preparations for complete crowns among dental students. J Dent 33:633, 2005.

[70] Mack J: A theoretical and clinical investigation into the taper achieved on crown and inlay preparations. J Oral Rehabil 7:255, 1980.

[71] Reisbick MH, Shillingburg HT: Effect of preparation geometry on retention and resistance of cast gold restorations. Calif Dent Assoc J 3:51, 1975.

[72] Nicholls JI: Crown retention. I. Stress analysis of symmetric restorations. J Prosthet Dent 31:179, 1974.

[73] Nicholls JI: Crown retention. II. The effect of convergence angle variation on the computed stresses in the luting agent. J Prosthet Dent 31:651, 1974.

[74] Potts RG, et al: Retention and resistance of preparations for cast restorations. J Prosthet Dent 43:303, 1980.

[75] Kishimoto M, et al: Influence of preparation features on retention and resistance. Part II: three-quarter crowns. J Prosthet Dent 49:188, 1983.

[76] Galun EA, et al: The contribution of a pinhole to the retention and resistance form of veneer crowns. J Prosthet Dent 56:292, 1986.

[77] Worley JL, et al: Effects of cement on crown retention. J Prosthet Dent 48:289, 1982.

[78] Smith BGN: The effect of the surface roughness of prepared dentin on the retention of castings. J Prosthet Dent 23:187, 1970.

[79] Arcoria CJ, et al: Effect of undercut placement on crown retention after thermocycling. J Oral Rehabil 17:395, 1990.

[80] O'Connor RP, et al: Effect of internal microblasting on retention of cemented cast crowns. J Prosthet Dent 64:557, 1990.

[81] Saito C, et al: Adhesion of polycarboxylate cements to dental casting alloys. J Prosthet Dent 35:543, 1976.

[82] Chan KC, et al: Bond strength of cements to crown bases. J Prosthet Dent 46:297, 1981.

[83] DeWald JP, et al: Crown retention: a comparative study of core type and luting agent. Dent Mater 3:71, 1987.

[84] McComb D: Retention of castings with glass ionomer cement. J Prosthet Dent 48:285, 1982.

[85] Arfaei AH, Asgar K: Bond strength of three cements determined by centrifugal testing. J Prosthet Dent 40:294, 1978.

[86] Tjan AHL, Li T: Seating and retention of complete crowns with a new adhesive resin cement. J Prosthet Dent 67:478, 1992.

[87] el-Mowafy OM, et al: Retention of metal ceramic crowns cemented with resin cements: effects of preparation taper and height. J Prosthet Dent 76:524, 1996.

[88] Ayad MF, et al: Influence of tooth surface roughness and type of cement on retention of complete cast crowns. J Prosthet Dent 77:116, 1997.

[89] Prati C, et al: Permeability of marginal hybrid layers in composite restorations. Clin Oral Investig 9(1):1, 2005.

[90] Chersoni S, et al: Water movement in the hybrid layer after different dentin treatments. Dent Mater 20:796, 2004.

[91] Jørgensen KD, Esbensen AL: The relationship between the film thickness of zinc phosphate cement and the retention of veneer crowns. Acta Odontol Scand 26:169, 1968.

[92] Hembree JH, Cooper EW: Effect of die relief on retention of cast crowns and inlays. Oper Dent 4:104, 1979.

[93] Gegauff AG, Rosenstiel SF: Reassessment of die-spacer with dynamic loading during cementation. J Prosthet Dent 61:655, 1989.

[94] Carter SM, Wilson PR: The effect of die-spacing on crown retention. Int J Prosthodont 9:21, 1996.

[95] Gibbs CH, et al: Limits of human bite strength. J Prosthet Dent 56:226, 1986.

[96] Wiskott HW, et al: The relationship between abutment taper and resistance of cemented crowns to dynamic loading. Int J Prosthodont 9:117, 1996.

[97] Trier AC, et al: Evaluation of resistance form of dislodged crowns and retainers. J Prosthet Dent 80:405, 1998.

[98] Weed RM, Baez RJ: A method for determining adequate resistance form of complete cast crown preparations. J Prosthet Dent 52:330, 1984.

[99] Wiskott HW, et al: The effect of tooth preparation height and diameter on the resistance of complete crowns to fatigue loading. Int J Prosthodont 10:207, 1997.

[100] Dodge WW: The effect of convergence angle on retention and resistance form. Quintessence Int 16:191, 1985.

[101] Shillingburg HT, et al: Fundamentals of fixed prosthodontics, 3rd ed, p. 120. Chicago, Quintessence Publishing, 1997.

[102] Woolsey GD, Matich JA: The effect of axial grooves on the resistance form of cast restorations. J Am Dent Assoc 97:978, 1978.

[103] Parker MH, et al: New guidelines for preparation taper. J Prosthodont 2:61, 1993.

[104] Hegdahl T, Silness J: Preparation areas resisting displacement of artificial crowns. J Oral Rehabil 4:201, 1977.

[105] Proussaefs P, et al: The effectiveness of auxiliary features on a tooth preparation with inadequate resistance form. J Prosthet Dent 91:33, 2004.

[106] Rosenstiel SF, et al: Dental luting agents: a review of the current literature. J Prosthet Dent 80:280, 1998.

[107] Mesu FP: The effect of temperature on compressive and tensile strengths of cements. J Prosthet Dent 49:59, 1983.

[108] Branco R, Hegdahl T: Physical properties of some zinc phosphate and polycarboxylate cements. Acta Odontol Scand 41:349, 1983.

[109] McLean JW: Polycarboxylate cements: five years' experience in general practice. Br Dent J 132:9, 1972.

[110] Guyer SE: Multiple preparations for fixed prosthodontics. J Prosthet Dent 23:529, 1970.

[111] Doyle MG: The effect of tooth preparation design on the breaking strength of Dicor crowns: 3. Int J Prosthodont 3:327, 1990.

[112] Seydler B, et al: In vitro fracture load of monolithic lithium disilicate ceramic molar crowns with different wall thicknesses. Clin Oral Investig 18:1165, 2014.

[113] McLean JW: The science and art of dental ceramics, vol 1, p 136. Chicago, Quintessence Publishing, 1979.

[114] Wise MD: Stability of gingival crest after surgery and before anterior crown placement. J Prosthet Dent 53:20, 1985.

[115] Palomo F, Kopczyk RA: Rationale and methods for crown lengthening. J Am Dent Assoc 96:257, 1978.

[116] Gorodovsky S, Zidan O: Retentive strength, disintegration, and marginal quality of luting cements. J Prosthet Dent 68:269, 1992.

[117] Mojon P, et al: Maximum bond strength of dental luting cement to amalgam alloy. J Dent Res 68:1545, 1989.

[118] Kerby RE, et al: Some physical properties of implant abutment luting cements. Int J Prosthodont 5:321, 1992.

[119] Cattani-Lorente M-A, et al: Early strength of glass ionomer cements. Dent Mater 9:57, 1993.

[120] Miyamoto S, et al: [Study on fatigue toughness of dental materials. I. Compressive strength on various luting cements and composite resin cores]. Nippon Hotetsu Shika Gakkai Zasshi 33:966, 1989.

[121] White SN, Yu Z: Compressive and diametral tensile strengths of current adhesive luting agents. J Prosthet Dent 69:568, 1993.

思考题

1. 讨论设备的操作方法和状态是如何导致损伤的？

2. 讨论理想的殆龈边缘线的位置，什么原因导致的不理想？为什么？

3. 讨论固位力和抵抗力之间的差异。提高牙体预备的固位形和抗力形的措施有哪些？

4. 讨论6种不同的边缘形态设计及其它们的优点、缺点、适应证、禁忌证。

5. 什么是倒凹？如何去除倒凹？颊面和舌面能够成为彼此的倒凹吗？为什么能和为什么不能？

6. 在同样的牙齿上，部分冠修复和铸造全冠修复的固位形和抗力形有什么不同？临床牙冠的长度和牙齿的大小是如何互相影响的？为什么？

7. 在牙体预备设计中，列举6种不同的牙体组织保存方法，并解释它们要达到的目的。

8. 诊断蜡型的目的是什么？给出采用诊断蜡型的4个适应证。

第 8 章

铸造全冠的牙体预备

尽管美观因素会限制其应用，但是对于后牙重度缺损仍需要修复的患者来说，还是应该考虑使用全金属铸造全冠。铸造全冠的使用寿命优于所有其他的固定修复体。这种全冠可以用于修复单颗牙或作为固定义齿修复的固位体。正如它的名字一样，它覆盖牙体所有的轴壁和𬌗面（图 8-1）。

为确保修复牙齿原有外形和修复材料有足够的厚度，任何修复体都要在预备过程中去除足够的牙体组织。无论何时，在牙体磨除量足以保证牙医所制作的全冠具有足够强度以及最佳外观形态的情况下，要尽量保留牙体组织（见第 7 章）。

优　点

因为预备体包含牙体的所有轴面，所以在相同牙齿上，与更保守的修复方法相比 [7/8 或 3/4部分冠（图 7-35）]，铸造全冠的固位力更大。

一般来说，铸造全冠牙体预备比在相同牙体上的部分冠预备具有更好的抗力形。如果铸造全冠要预备出高度合理的轴壁和恰当的聚合度，那么在全冠戴入前，要去除大量的牙体组织。

相比之下，为了避免部分饰面冠在牙齿上旋转脱位，只需在牙体舌面或者𬌗面部分预备邻面沟洞（图 7-41）。铸造全冠的强度高于其他修复体，呈圆柱状包绕牙齿且有高低不等的𬌗面加强。就如锁链中"O"形环抗变形能力比"C"形环好一样，这种修复体比部分饰面冠更不易变形，虽然后者能保留更多的牙体组织。

铸造全冠可以合理改善牙齿轴面外形。这非常适用于倾斜牙，即使可重新调整的程度会受到牙周因素的限制。同样地，通过改变牙齿颊舌壁外形，做成沟槽状或者是高度抛光可以改善牙齿根分叉处的口腔卫生状况（图 8-2）。当轴面外形有特殊要求时，比如可摘局部义齿修复的固位体需要一定的

外形高度，全冠一般是唯一一个可以在要修复的牙齿上获得合适观测线、导平面和𬌗支托的修复体（图8-3）（见第 21 章）。

全冠在改善牙齿𬌗面外形方面比保守的修复更具优势。这在伸长牙或者需要重建咬合平面时显得尤为重要。

缺　点

铸造全冠的牙体预备涉及牙冠全部表面，因此牙体组织去除量很大，这可能会对牙髓和牙周组织有不良影响。由于边缘离牙龈很近，所以牙龈组织会经常出现炎症（但是有良好轴面外形的铸造全冠可以减少这个情况）。

铸造全冠露出来的金属可能会引起患者的不满，所以在有正常笑线的患者中，这种修复体应限于上颌磨牙、下颌磨牙及前磨牙。

适应证

铸造全冠适用于因龋坏或外伤导致的大面积冠部缺损的牙体修复。当需要最大固位力和抗力形时，它是最佳选择：如不易看见的却又需要承担较大负荷的后牙。为了提高预后，应在临床牙冠较短或者需要承担较大负荷（如长期固定义齿修复的固位体）的牙齿上制备沟槽来提高抗力形。

当想要改变轴面外形，又无法运用比较保守的方法时，可采用这种修复体。同样地，铸造全冠可用于可摘局部义齿的修复。偶尔可能用部分冠修复体，但这样更难获得所需的外形。有时虽然可通过简单的釉质预备获得导平面，但通过釉质成形术获得合适的具有一定方向的导平面和观测外形通常是不切实际的。可摘局部义齿修复支架的𬌗支托所需的最小空间要去除大量的釉质，若牙本质暴露，

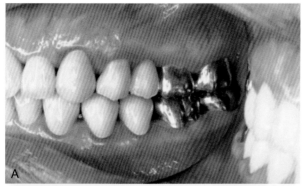

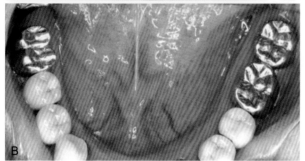

图 8-1 ■ A 和 B. 铸造全冠用于修复承担高负荷的磨牙，而由于美观要求和承担负荷较少，尖牙和前磨牙则用烤瓷冠修复

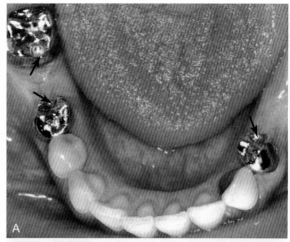

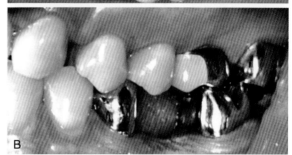

图 8-3 ■ 铸造全冠作为下颌可摘局部义齿修复的固位体。烤瓷冠置于下颌左尖牙（A）和上颌第一磨牙（B）。注意殆支托（A 箭头处）和用来建立导平面的观测外形（B）（见第 21 章）

禁忌证

　　如果患者可以使用更保守的修复体治疗，那么就不应选择铸造全冠。当牙齿的颊面或舌面完整时，应该考虑使用部分冠。若不需要最大固位形和抗力形（如短期固定义齿修复），应在预备时尽量保留牙体组织。同样地，如果计划使用可摘局部义齿修复时，颊侧有足够的外形支持或者可以通过釉质改良预备（釉质成形术）来获得，那么就不建议使用全冠。若美观需求高(如前牙或美学区的后牙)，铸造全冠也不应使用。

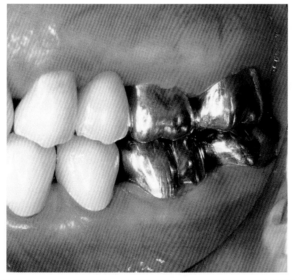

图 8-2 ■ 上、下颌第一磨牙颊壁的沟槽能够更好地控制根分叉处的菌斑，提高修复体的预后

还要用铸造冠修复该牙齿。*

　　全冠适用于根管治疗后的后牙。因原有修复体、龋损和根管治疗所致的牙体组织丧失，可由铸造全冠所具有的优越强度来补偿。

标　准

　　殆面的预备要留出放置铸造冠材料的足够空间。因此，用于制作修复体的材料对减少牙体组织的磨除量有直接影响。通常，会用Ⅲ型或Ⅳ型的铸造金合金或含金量低的材料来制作铸造全冠。相对于铸造金属冠，解剖式氧化锆冠（见第 11 章和第 25 章）能提供更好的美学效果。解剖式氧化锆冠

_____

　　* 下颌前磨牙的殆支托有时可放置于调改后的殆面的顶端，而不致于影响咬合或关节。

的预备除了需要更多的殆面间隙，其他与铸造金属冠类似。殆面间隙和磨除量的主要区别在于：间隙是完整预备体和对颌牙之间的空间量；磨除量是指为了建立想要的空间所去除的牙体组织量。

建议非功能（非正中）尖的最小间隙是 1 mm，功能（正中）尖是 1.5 mm。殆面预备时通常在尽可能保留牙体组织情况下，顺着自然解剖外形磨除。轴面磨除应该平行于牙体长轴，但建议有 6°的聚合度或有总体聚合的趋势，通过测量相对轴面的角度所得。

预备体边缘应该呈浅凹形，且其理想位置在龈上。浅凹边缘应当光滑连续，还要使得金属在边缘有约 0.5 mm 的厚度。一般以车针进入一半为准来预备边缘（推荐的磨除量见图 8-4）。

特殊考量
功能（正中）尖斜面

均匀合理的牙体预备可以使预备体与临床牙冠的原先形态相似（见图 7-46）。

恰当的功能尖斜面的位置可以获得这个效果。因为功能尖需要额外磨除量（以提供最小 1.5 mm 的咬合间隙），功能尖斜面的角度一定比原先牙齿外表面的角度更小（图 8-5）。大多数后牙牙体预备时，功能尖斜面应与牙体长轴呈 45°。

非功能尖（非正中）斜面

全冠预备体在非功能尖轴殆线角处应有足够的

磨除量。在这个位置，金属一定要有至少 0.6 mm 的厚度来保证足够的强度。特别是上颌磨牙的这个区域，一般需要更多的磨除量（图 8-6）。通常，磨除靠近殆方 1/2 的颊壁时，应平行于原有牙齿的颊面外形。如果颊面不作为两个面进行预备，结果可能会导致修复体过薄，甚至可能制作出超过预备体颈缘线且不符合正常牙体解剖形态的修复体。然而，下颌磨牙一般不需要这样的额外磨除量，因为它近似直立或稍舌倾，这使得其可以制作有良好的解剖形态和最小金属厚度的修复体。

浅凹形边缘宽度

足够的浅凹形边缘宽度（最少 0.5 mm）对于良好的轴面外形非常重要。凹槽边缘宽度不足时，会使得齿科技师制作的修复体过宽超过预备体颈缘线。全冠唇舌向宽度的增加是临床操作中常见的错误，也是导致修复体相关性牙周疾病的原因。然而对于较小的牙（如前磨牙），预备更保守的浅凹形边缘可以更好地保留牙体组织。这要求在制作修复体蜡型时更加仔细，并且在临床检查时仔细评估（见第 29 章）以保证冠形态不至于过宽、过大而超过预备体边缘线。

牙体预备

除所需器械外（图 8-7 和表 8-1），铸造全冠的临床牙体预备包括以下步骤：

- 殆面定深沟
- 殆面预备和功能尖斜面制备
- 轴面定位沟
- 轴面预备
- 修形和检查

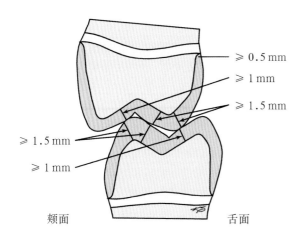

图 8-4 ▪ 铸造全冠推荐的最小空间。在功能尖（下颌颊尖和上颌舌尖），殆面间隙应该为 1.5mm 或更大。在非功能尖，磨除量应至少为 1mm。浅凹形边缘应使得边缘处有约 0.5mm 的金属厚度。注意上颌磨牙的颊壁使用两步法预备

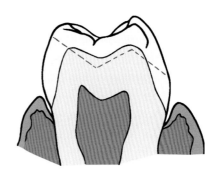

图 8-5 ▪ 功能尖斜面预备时，车针倾斜的角度（虚线）应比牙尖角度小。这样可以确保功能尖区域处有必要的间隙

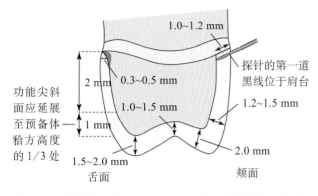

功能尖斜面应延展至预备体——𬌗方高度的1/3处

1.0~1.2 mm

探针的第一道黑线位于肩台

2 mm　0.3~0.5 mm

1.0~1.5 mm

1 mm

1.5~2.0 mm

舌面

1.2~1.5 mm

2.0 mm

颊面

图 8-6 ▪ 上颌磨牙唇面在𬌗方 1/2 处应额外预备，以防止修复体的过度形态恢复。这可作为两步法的第二个面来预备

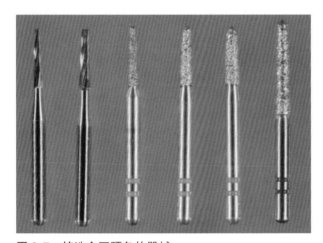

图 8-7 ▪ 铸造全冠预备的器械

步骤

在本章，牙体预备步骤以位置良好的下颌第二磨牙为例。由于预备的牙齿不同（如前磨牙与磨牙），定深沟的具体深度也不同。同样，倾斜牙齿的实际定深沟深度也与我们所描述的不同。但是其他步骤还是一样的。

𬌗面引导沟制备

一旦确定了理想的磨除深度，建议使用锥形钨钢车针，或窄锥形或小的圆头金刚砂车针来预备𬌗面定深沟。只有在预备前有良好咬合关系的牙齿，定深沟才有助于指导𬌗面的磨除。在口内治疗准备阶段，当基础修复治疗完成后，即可确定深沟的位置（见第6章）。当此法不可行时（比如纠正咬合差异如伸长牙，或替代现有冠修复体），可用诊断蜡型（见图 2-41 和图 7-62）来指导牙体预备，这样可以评估是否已经达到合适的预备量。

1. 在中央窝、近中窝和远中窝制备约 1 mm 深

表 8-1　铸造全冠的设备	
器　械	使　用
锥形钨钢车针或金刚砂车针	𬌗面定深沟
	额外的固位形
圆头金刚砂车针	𬌗面定深沟
窄的圆头锥形金刚砂车针（常规粒度）（0.8 mm）	𬌗面磨除
	轴面定位沟
	轴面磨除
	浅凹形边缘预备
宽的圆头锥形金刚砂车针（细粒度）（1.2 mm）	修形
蜡和蜡卡尺	检查𬌗面间隙
𬌗面磨除测量仪	
高速和低速手持反角手机	

的定深洞，然后连接这些洞，便可形成沿着中央沟方向的凹槽并延伸至近远中边缘嵴。

2. 在颊舌发育沟和每个三角嵴处制备定深沟；大致从牙尖顶延伸到中央基底部（图 8-8 和图 8-9）。

3. 为了确保有足够厚度的金属保护正中尖或功能尖，应在与对颌牙有咬合接触的功能尖斜面区域放置定深沟。在正中止接触区域这些沟深度应该稍小于 1.5 mm（便于抛光），且深度向牙颈部应逐渐减少。

4. 使用定深沟可以确保𬌗面预备大致顺应了解剖形态，从而在保证足够间隙的同时，减少牙体组织损失，间隙的大小则取决于用于制作修复体的合金的机械性能。定深沟必须准确放置；操作者要注意每条沟的位置、深度和角度。从近远中向来看，定深沟应该通过每个牙尖的最低点和最高点。最低点是中央沟和发育沟；最高点是牙尖和三角嵴。为了获得适宜的深度——0.8 mm 的中央沟和非功能尖深度以及 1.3 mm 的功能尖深度（保留约 0.2 mm 以修整和抛光）——临床医师必须清楚所使用器械的尺寸。牢记车针的直径，便于预备中检查磨除量是否足够。必要的话，可以使用牙周探针测量已磨除量的多少。正确的定深沟角度有利于保证𬌗面磨除量可以制作外形良好、厚度合适的牙冠。对于

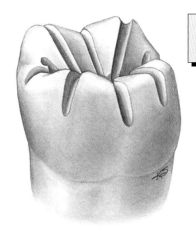

注意定深沟在功能
尖处更深

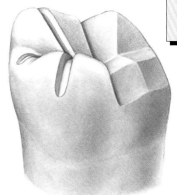

𬌗面一半已经磨除，剩
下的一半作为参考

图 8-8 ■ 𬌗面制备引导沟。由于要预备功能尖斜面，在功能尖处的引导沟较深。从牙尖顶向颈部边缘深度逐渐减小

图 8-10 ■ 预备引导沟后，开始磨除𬌗面。保留近中或远中部分便于评估磨除量是否足够

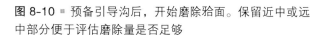

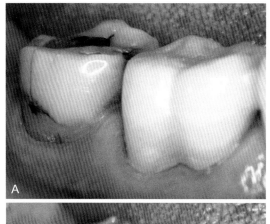

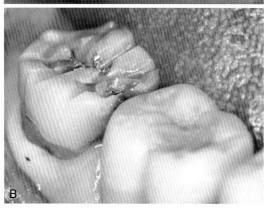

图 8-9 ■ A. 铸造全冠用于𬌗面、邻面和颈部缺损，以及颊侧纵折的下颌第二磨牙；B. 初始的定深沟可用于引导𬌗面预备。注意它们还未延伸至即将预备功能尖斜面的颊面

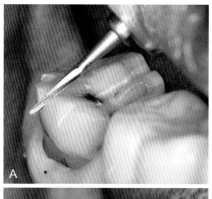

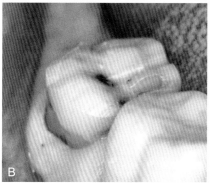

图 8-11 ■ A. 注意制备功能尖斜面时车针的角度，比原有牙尖角度稍平，来提供正中尖比轴面所需的更多间隙；B. 𬌗面预备完成。注意保持自然𬌗面形态。颊舌向可以看到 3 个明显的斜面

非功能尖，定深沟平行于预设的牙尖斜度；而功能尖，定深沟角度应稍小以便获得功能尖所需的额外间隙。

𬌗面磨除

一旦确定了符合要求的定深沟，则可以使用钨钢车针或窄的圆头锥形金刚砂车针磨除定深沟之间的牙体组织。合适的定深沟可以很自然地获得足够的𬌗面间隙。

5. 𬌗面磨除分为两步（图 8-10）。先磨除𬌗面的一半，保留另一半作为参考。当第一部分预备完成以后，开始磨除剩下的部分（图 8-11）。

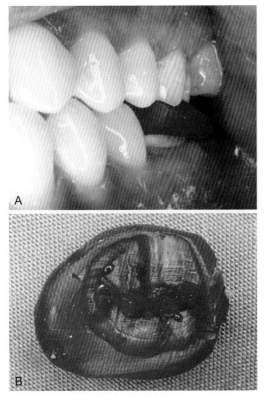

图 8-12 ▪ 检查𬌗面间隙是否足够。A. 患者咬住软蜡；B. 取出蜡后，可以肉眼评估或者用蜡卡尺测量其厚度

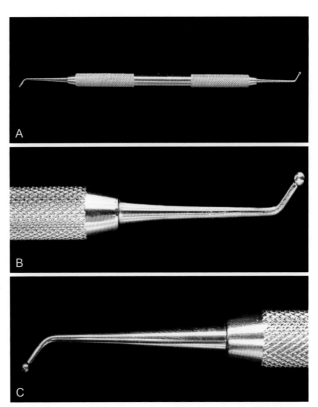

图 8-13 ▪ 口内咬合间隙可以使用磨除测量尺判断。器械（A）有两个球形头部：一个直径是 1.5 mm（B），另一个直径是 1.0 mm（C）

6. 完成时，应确保咬合区功能尖间隙至少有 1.5 mm，非功能尖间隙至少有 1.0 mm。这些间隙在患者做侧方运动时也要确保足够。有任何不确定性，如在评估牙体预备的舌侧间隙时，可以要求患者在最大牙尖交错位时咬住几层深色专用蜡片（图 8-12A）。

7. 取出蜡后用蜡卡尺测量薄点（图 8-12B）。或者，蜡的厚度也可以在口内用牙周探针测量。

8. 将蜡放回患者口中，嘱患者咬住。指导患者做下颌前伸和侧方运动。取出蜡后，和之前在最大牙尖交错位一样，再次测量蜡的厚度，但这次可以检查在动态运动范围中间隙是否足够。另一个简易方法是使用𬌗面磨除测量尺（Hu-Friedy Mfg. Co.）（图 8-13）。

轴面磨除的定位沟

𬌗面磨除完成后，用窄的圆头锥形金刚砂车针在颊舌面上制备定位沟。磨牙可以在轴壁的中央、近中轴角、远中轴角各制备一条定位沟（图 8-14）。

> 当制备定位沟时，保持金刚砂头部磨除的牙体组织量最少

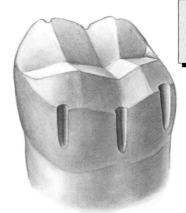

图 8-14 ▪ 用于轴面磨除的定位沟通常位于牙齿的颊舌面，并在颊舌向及近远中向与牙体长轴平行。注意它们是𬌗方深，向颈部边缘逐渐变浅

1. 当制备定位沟时，保证金刚砂车针的柄与修复体的就位道平行。这样放置可以使轴壁间的定位沟形成的聚合度与金刚砂车针的锥度一致。如果所使用的金刚砂车针锥度为 6°，那么预备体的轴间聚合度也是 6°。

2. 金刚砂车针头部进入牙体部分不应超过其

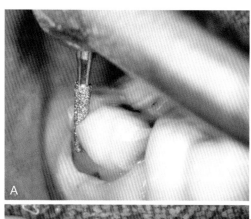

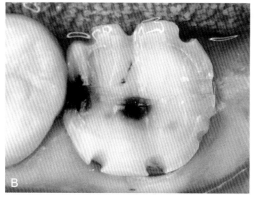

图 8-15 ■ A. 当预备颊面定位沟时，金刚砂车针应平行于牙体长轴；B. 6 条定位沟预备完成

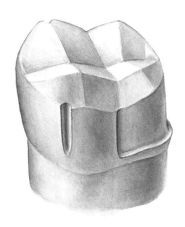

图 8-16 ■ 若首先磨除轴面远中或近中一半，则可以简化检查过程，用余留的一半完整的牙齿作为参考

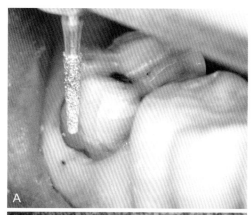

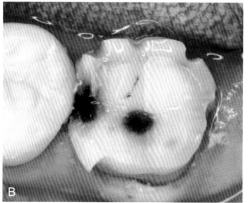

图 8-17 ■ A. 注意在磨除定位沟间牙体组织时金刚砂车针的方向；B. 轴面磨除。远中颊侧轴面磨除已经完成

中点，否则会形成无基釉边缘（图 7-24）。因此在龈方，定位沟的深度应该不超过金刚砂车针头部的一半。从𬌗颈方向来看，金刚砂车针头部的位置决定了边缘的位置（图 8-15）。

3. 注意定位沟决定了修复体的就位道。它们应该与设想的就位道，即与牙体长轴方向平行。

4. 用牙周探针来检查定位沟之间是否相互平行，如果预备牙要用作固定义齿修复的基牙，还要观察与第二个固位体是否有共同就位道。当不确定定位沟位置是否准确时（如长期固定义齿修复的基牙），可选用不可逆性藻酸盐印膜材料取模（见第 2 章）。用速凝石膏灌制，所得模型用观测仪分析（图 7-63）。（同样的模型可以用于制作过渡性修复体；见第 15 章）。这样，在产生不可逆且不必要的牙体磨除前，可以用简单的方式纠正。

轴面磨除

轴面磨除方法与𬌗面相似，即磨除定位沟之间

的剩余牙体组织，同时用一样的窄的圆头金刚砂车针预备出浅凹形边缘（图 8-16，图 8-17）。

5. 与预备𬌗面时相同，一次可以先磨除一半轴面，保留另一半作为评估磨除量是否足够的参考。

6. 当磨除邻面时，要特别注意避免邻牙损伤。这通常会发生在操作者试图迅速地使金刚

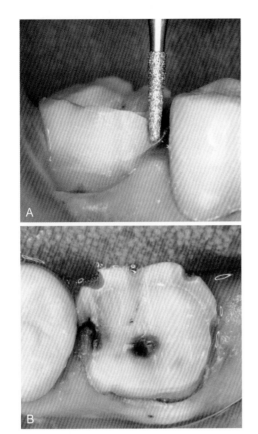

图 8-18 ▪ A. 近中颊侧轴面磨除时，预备出颈部浅凹形边缘；B. 浅凹形边缘应当宽度均匀且预备外形保持近乎直角来提高抗力形

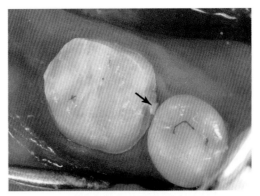

图 8-19 ▪ 在轴面磨除完成时，釉质"薄边"（箭头）避免邻牙受到医源性损伤

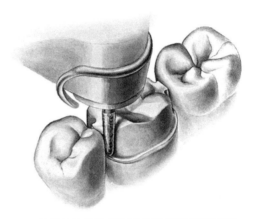

> 轴面预备时，最后会在邻接区域留有一小块牙体组织。当磨除这个区域时，保持金刚砂车针和邻牙间有薄薄的牙体组织以保护后者免受损伤

图 8-20 ▪ 磨除邻接

砂车针进入邻面时。一定要足够耐心，逐渐制备出可以让切削器械通过的空间。一般来说，如果器械轴向定位适当，颈部边缘位置合适，可以在金刚砂车针和邻牙间保留薄薄的一层牙釉质以避免邻牙受到医源性损伤（图 8-19）。

7. 如果需要，可放置金属基环来保护邻牙。邻面区域最难磨除的是那些颊舌径较大和牙根相近的牙齿。但是，困难区域一般只有几毫米长度。

8. 从两侧进入邻面直到相邻区域只剩几毫米（图 8-20）。必要的话，可以用更细的锥形金刚砂车针磨除这个区域（破坏邻面接触区）。如果不小心损伤到相邻牙的邻面，在取模前一定要用白砂石、橡胶头等抛光。理论上，可以用氟剂提高抗龋性，避免釉表面质脱矿。

9. 轴面磨除时预备颈部浅凹形边缘。精修后的浅凹形边缘宽度大约为 0.5 mm，以保证边缘有足够的金属厚度。浅凹形边缘的

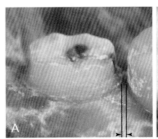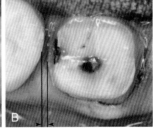

≥ 0.6 mm　　≥ 0.6 mm

图 8-21 ▪ A. 注意邻面浅凹形边缘的外侧面和邻牙之间存在足够间隙（≥ 0.6 mm）；B. 预备体的𬌗面观

近远中向必须要光滑、连续，当用探针尖端探诊边缘时应该可以明显感觉到垂直向抗力形。浅凹形边缘与邻牙邻面应至少有 0.6 mm 的距离（图 8-21）；更宽的距离可以简化接下来的步骤。浅凹形边缘不能有

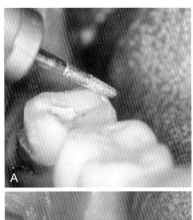
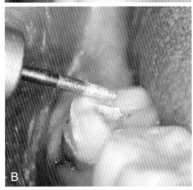
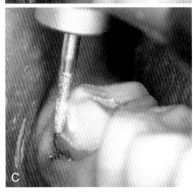

图 8-22 ▪ A.用细粒度的金刚砂车针将舌骀面过渡处磨圆钝；B.骀面和功能尖斜面所有的锐利线角也都要磨圆钝；C.边缘精修，去除余留的不规则部分

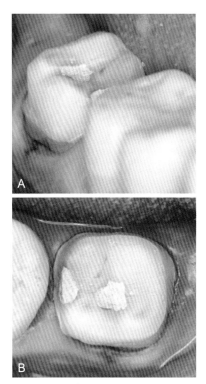

图 8-23 ▪ 完成的预备体。去除龋损，用银汞合金充填修复不规则部分。A.颊面；B.骀面

无基釉，因为这可能会在修复体检查或粘接时引起折裂。如果被漏检，将会导致开放性边缘使得修复体过早失败。

修整外形

预备体光滑、连续的表面有助于修复体制作的各个阶段。骀面和轴面过渡应圆滑。由于降低了气泡形成的概率，这将有利于接下来的许多技工室操作步骤，如制取印模、蜡型制作、包埋和铸造（图 8-22）。

1. 用直径稍大的细粒度金刚砂车针或钨钢车针修整浅凹形边缘。在高速手机稍低速运转状态下（见总结表）使其尽可能的光滑。

有些临床医生更喜欢用低速反角手机修整外形。适当的修形后，用探针尖端检查边缘时，应该像玻璃一样光滑。

2. 修整所有预备面，同时磨圆钝所有线角。在边缘修整时，可单独使用气枪提高可视度。然而，当用气枪时，应间歇性喷水，既防止牙齿过于干燥，来避免可能导致的牙髓损伤，也可以冲刷碎屑。可以用直径较大的金刚砂车针消除轴面预备时的凸起以及边缘的无基釉（图 8-23）。

3. 必要时，用锥形钨钢车针和低速手机制作额外的固位形（如沟固位形或箱状固位形）（图 8-24）。

决定是否需要提高固位力和抗力的标准在第 7 章有描述。

评估

完成后，评估预备牙以确保满足所有的标准（图 8-25）。建议按照以下步骤：

1. 确保获得足够的咬合间隙。

2. 分别从颊、舌面检查预备牙近远中向聚合度是否恰当。两个方向的检查有助于减少倒凹漏查的可能性。

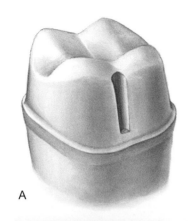

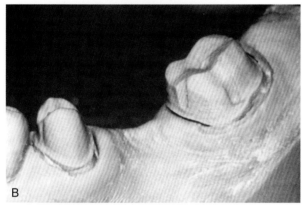

图8-24 ■ A.当相对轴壁的聚合度过大时，图中的颊沟可用于提高抗力形；B.通常沟形或箱形或两者同时运用利于近中倾斜的磨牙和短的前磨牙的预备设计

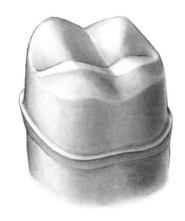

图8-25 ■ 完成的预备体应有平滑的浅凹形边缘；6°的聚合度；所有预备面逐渐过渡平缓，形成最小的聚合度（6°）

3. 从近中面检查预备牙：这可以评估颊舌向就位道。与牙齿原先排列方向类似，舌面应该垂直于殆平面或者略舌倾。接下来检查颊舌向聚合度和功能尖斜面的角度。最后，检查靠近邻牙边缘嵴的殆面磨除量是否足够。

4. 从殆面检查预备牙来评估轴向上颈部外形线和殆面轮廓是否一致（图7-30和图7-31）。如果从殆面看，预备牙的一边可以看到轴壁过多，聚合度可能过大。相反，如果有部分轴壁看不到，则可能存在倒凹。

铸造全冠预备的一个常见错误是相对轴壁的聚合度过大。这会明显降低全冠修复体的固位力。如果因轴向聚合度过大，不经意造成过度牙体预备，要仔细考虑如何修正。如果能够预备出聚合度约6°，几毫米宽的环状结构，可能就不需要过多的修整预备牙来补偿殆方1/3过度磨除的区域。否则，可能需要一种牙体组织损伤略大的方法：①磨除聚合度过大的轴壁的部分牙体组织使其直立，以增加固位力；②使用沟、箱状或钉洞固位形。

任何相对轴壁间应没有倒凹。平行于就位道方向，将金刚砂车针抵在预备牙轴壁上时，环绕一圈，整个预备体应总是和金刚砂车针接触。移动过程中，金刚砂车针头部应该始终在浅凹形边缘上，且车针和轴面之间应密合。

5. 检查边缘的宽度、光滑性以及连续性。探针环绕适当修形后的凹槽边缘，不应该感到任何凸起或不规整，当向根方施力时，应明显感受到垂直向的抗力。边缘可以向根方延伸以得到足够的邻面间隙（图8-21）。有时可能需要将预备体向根方延伸更多，以获得与邻牙邻面间最小的间隙。

任何缺隙一定要在制作临时修复体（图8-26）和取终印模前纠正。有时候，用厚度测量仪来测量有适当外形的临时修复体的厚度，有助于评估完成的预备体是否已经达到足够的磨除量。

总　结

铸造全冠是一种全金属修复体，通常用于单颗后牙修复或作为固定义齿修复的固位体，相比于其他类型的修复体，它具有更高的强度、固位力或抗力。但是，它并不适用于所有修复情况。如果牙体颊壁或舌壁完整或不需要最大固位力时，则不需要使用。其在牙体预备时牙体组织的大量磨除可能会对牙髓和牙周产生不利影响。铸造全冠的高强度特别适用于修复第二磨牙和根管治疗后的后牙，虽然有些患者因不想金属部分显露，而倾向于金属烤瓷全冠或更保守的部分冠。

铸造全冠有序的预备方法，就是基于所选的

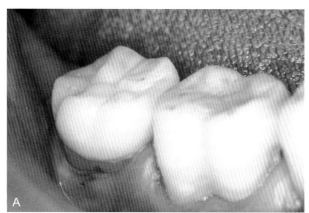

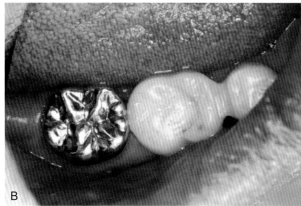
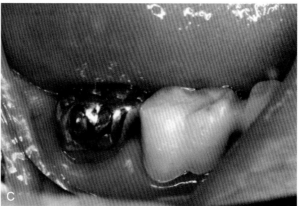

图 8-26 ■ A.粘接丙烯酸类树脂过渡性修复体；B 和 C.粘接铸造全冠

修复材料的性能，来决定使用定深沟和定位沟的尺寸。殆面应充分磨除且与自然解剖形态一致，同时轴面磨除也应符合牙齿的自然外形，形成最小的聚合度（6°）。任何情况下，邻面不应存有倒凹。否则一定要再次进行牙体预备来去除倒凹或用适当的材料充填。铸造全冠一般会选择浅凹形边缘。它必须明显且有足够的宽度，不能有无基釉。从殆颈向来说，理想的边缘应在龈上且光滑、连续。当牙医评估浅凹形边缘是否充足时，探针或牙周探针应该可以明显感到垂直向的抗力。

思考题

1. 铸造全冠的适应证和禁忌证是什么？
2. 铸造全冠的优点和缺点是什么？
3. 铸造全冠牙体预备推荐使用的器械是什么，预备下颌磨牙是什么顺序？
4. 问题 3 中每一步的最低标准是什么？

表格摘要

铸造全冠			
适应证	禁忌证	优　点	缺　点
• 因龋损或创伤导致的大面积破坏的牙齿	• 不需要最大固位力	• 强度高	• 去除大量牙体组织
• 根管治疗后的牙齿	• 美观	• 固位好	• 对组织有不良影响
• 原有修复体	• －	• 通常容易获得足够的抗力形	• 不易行活力测试
• 需要最大固位力和强度	• －	• 改善外形和咬合关系	• 金属暴露
• 为可摘义齿提供合适外形	• －	• －	• －
• 其他轴面外形重塑（纠正微小的不良倾斜）	• －	• －	• －
• 纠正𬌗平面		• －	

铸造全冠（续）			
预备步骤	推荐器械	标　准	
𬌗面定深沟	锥形钨钢钻或金刚砂车针	非正中牙尖最小间隙：1 mm	
功能尖斜面	锥形钨钢车针或金刚砂车针	正中牙尖最小间隙：1.5 mm	
𬌗面磨除（每次一半）	标准粒度圆头金刚砂车针	比牙尖平面略平，功能尖额外磨除	
轴面定位沟	锥形金刚砂车针	顺应𬌗面的自然解剖形态	
轴面磨除（每次一半）	锥形金刚砂车针	浅凹形边缘可容纳0.5 mm厚度的蜡	
修整浅凹形边缘	锥形金刚砂车针	与牙体长轴平行	
必要的额外固位形	宽的圆头金刚砂车针或钨钢车针	近远中向和颊舌向光滑；探针或牙周探针头部感到垂直向的抗力	
修形	锥形钨钢车针； 　细粒度金刚砂车针或修形钨钢车针	部分冠所用的沟、箱状和钉洞固位形	
		磨圆钝所有锐利线角以利于制取印模、灌制模型、制作蜡型和铸造	

第 9 章

金属烤瓷冠的牙体预备

在很多牙科临床中，金属烤瓷冠仍是最常用的固定修复体之一。该修复体提供了可预测的美学效果，同时具备良好的物理性能。金属烤瓷冠是由一层烤瓷覆盖在金属冠（或基底）上而成，来模仿天然牙齿外形。饰面瓷的种类繁多。比起铸造冠牙体预备，成功的金属烤瓷冠预备需要磨除更多的牙体组织，因为它需要牙科陶瓷来遮饰金属基底。只有当冠足够厚时，才能遮盖深层的金属基底，饰面瓷才可以仿造天然牙的形态。饰面瓷要有一定最小厚度才会美观。因此，由于需要磨除更多的牙体组织，金属烤瓷牙体预备是牙体组织最不保守的方法之一（图 9-1）。

过去，对金属修复体饰以陶瓷的尝试有各种问题。一个最大的挑战是研发一种具有兼容物理性能的合金和陶瓷材料，以提供足够的粘接强度。另外，最初很难获得天然牙齿外观。

这种修复体的制作技术方面的问题在第 19 章和第 24 章有详细论述。在本章，仅提供一个概要：金属基底是由一种特殊金属烤瓷合金制成的，这种合金比传统金合金的熔点更高，热膨胀系数更低。预备修形后，这种基底或支架会用多层牙科陶瓷饰盖。与给家庭用品上釉的方法相似，将陶瓷熔附到支架上。现在牙科陶瓷熔瓷量的温度大约是 960℃（1760°F）。由于传统金合金在此温度时会熔化，所以需要特殊合金。

适应证

金属烤瓷冠适用于需要全覆盖且有美观需求（如前牙）的牙齿。如果优先考虑美观，那么全瓷冠（见第 11 章和第 25 章）比金属烤瓷冠有更大的美学优势。然而，作为固定义齿修复的固位体，金属烤瓷冠可能是更好的选择，因其金属基底可以用来铸造或焊接连接体。特别是长期的固定义齿修复，相对于远期效果不太理想的全瓷冠，烤瓷冠可以提供相对可预测的预后。而且，全瓷修复体不能用于放置可摘修复义齿的支托。金属烤瓷冠可改良金属基底用于放置𬌗支托及舌支托，且可磨改邻面作为导平面（见第 21 章）。

除了额外考虑美学方面，适应证主要与金属全冠相似：龋坏、外伤或曾有修复体造成的大量牙体缺损，且不能使用更保守的修复体；需要更高的固位力和强度；有合适支持结构（桩和核）的根管治疗后牙齿；需要重塑轴面形态或纠正略倾斜的牙齿。在一定条件下，金属烤瓷修复体也可用于改变𬌗平面。

禁忌证

如同所有固定修复体一样，金属烤瓷冠的禁忌证包括有活动性龋损或牙周疾病未治疗的牙齿。髓腔大的年轻患者，因为暴露牙髓的危险性高，禁止使用金属烤瓷冠（见图 7-4）。如果可能，推荐更保守的修复选择，如复合树脂、瓷贴面（见第 25 章）或轴面预备量较少的全瓷冠。

当有更保守的固位体可采用时，不应该考虑烤瓷修复体，除非作为长期固定义齿修复且需要最大固位力和抗力时。如果唇颊面完整，牙科医生要考虑预备时是否真的需要包含所有牙体轴面。尽管可能会对技术要求更高并且更加耗时时，但是可以找到更保守的解决方法，满足患者需求的同时还能长期使用。

优 点

很大程度上，金属烤瓷修复体结合了铸造金属的强度和陶瓷的美观。基本原则是通过强度更好的金属基底来强化脆但美观的材料。优良的技术可以制作出接近天然牙齿形态的修复体，如果有需要，可以通过内在或外在染色来改变修复体使其个性化。因为预备了所有轴面，所以固位质量非常好，且牙体预备过程中可直接获得足够的抗力形。烤瓷冠的全覆盖外形可以很容易矫正轴面形态。同时，预备体的技术要求比部分覆盖固位体小。总体来说，烤瓷冠预备的难度与后牙铸造全冠预备相当。

缺 点

烤瓷冠预备体需要较多的牙体磨除量来为修复材料提供足够的空间。为了更加美观，前牙修复体的唇侧边缘通常位于龈下，这会增加牙周疾病发生的可能性。但是，如果不需要特别考虑美观或者修复体有唇侧瓷边缘（图 9-1A 和第 24 章），也可以使用龈上边缘。

与全瓷冠相比，烤瓷冠在美观上稍差一点：比起全瓷冠可以达到的半透性，它们可能会呈现出浅灰色。同时，全瓷冠可以获得更大的亮度范围。但是，烤瓷冠的高强度，允许它们用于承受更大负荷的区域以及不能为全瓷修复体提供足够支持的牙齿。

因为饰面材料的玻璃属性，烤瓷冠容易由于脆性而断裂（尽管这种失败通常是因为基底设计问

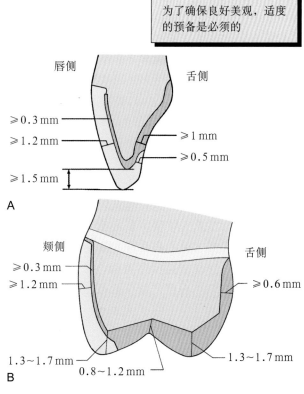

> 为了确保良好美观，适度的预备是必须的

图 9-1 ▪ 推荐前牙（A）和后牙（B）烤瓷冠最小空间。注意比铸造全冠或部分贴面冠需要更多牙体磨除量（图 8-4）

题或较差的制作技术）。一个常见的问题是明暗度准确选择的困难性以及将其正确地传达给技师。准确选择一个匹配的明暗度，这一问题的难度常被经验不足的牙医低估。因为金属铸造和上瓷需要许多步骤，所以技工室成本致使金属烤瓷冠成为花费较高的牙科临床治疗之一。

牙体预备

以右上中切牙（图 9-2）为例来论述推荐的预备步骤；当然，此步骤也可用于其他牙齿（图 9-3）。同所有牙体预备一样，系统有序的预备方法可以节约时间。

器械

烤瓷冠牙体预备所需器械如下（图 9-4）：
- 圆头金刚砂车针（常规粒度用于大量磨除，细粒度用于修形）或钨钢车针。
- 橄榄球形或轮形金刚砂车针（磨除前牙舌侧）。
- 平头、锥形金刚砂车针（肩台边缘预备）。
- 修形砂石。
- 探针或牙周探针。
- 斜角牙釉斧（图 9-4B~D）。

根据术者喜好，实际步骤程序可稍有不同。

步骤

预备主要分为 5 个步骤：定深沟，切端或殆面磨除，瓷饰面区域的唇颊侧磨除，邻面及舌面的轴面磨除，所有预备面的最后修形。

定深沟

1. 预备 3 个定深沟（图 9-5），唇面正中一条，近远中唇轴线角各一条（图 9-2A~E）。应分两个平面预备：颈部部分平行于牙体长轴，切端（殆面）部分与自然唇面形态一致（图 9-2D~E）。

2. 唇侧分为颈部和切端两个平面磨除。颈部平面决定了最终修复体的就位道。切端或殆方平面提供瓷饰面所需的空间；唇面磨除量要均匀一致，深度大约是 1.3 mm，理论上修形时还要额外磨除一些。根据牙齿的外形，切端定深沟通常向龈方延展至唇面的 1/2~2/3。颈部 1/3 的唇面磨除平

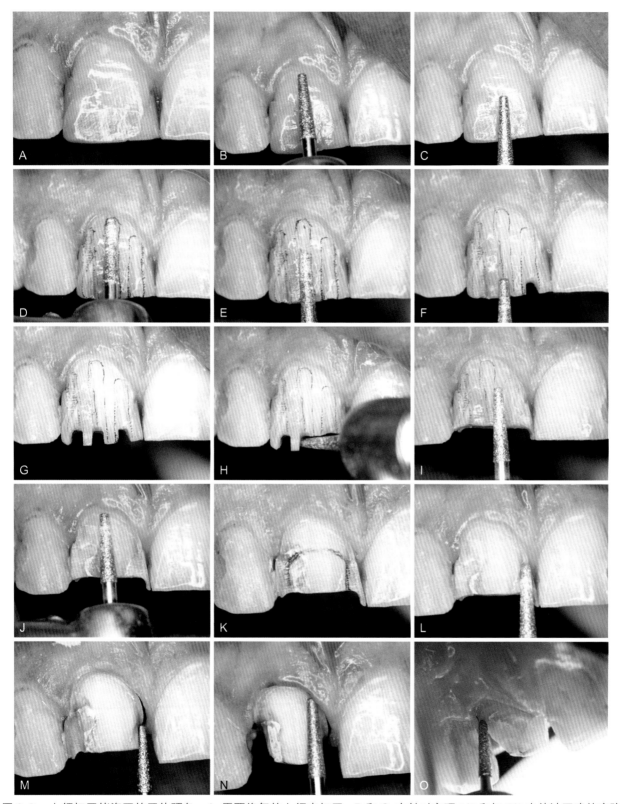

图 9-2 ■ 上颌切牙烤瓷冠的牙体预备。A. 需要修复的上颌中切牙；B 和 C. 车针对齐颈 1/3 和切 2/3 来估计正确的磨除平面；D 和 E. 分两个平面预备定深沟。颈部定深沟要平行于就位道，通常与牙体长轴一致。第二部分的定深沟与牙体唇面外形平行；F 和 G. 预备切端定深沟；H. 切缘磨除；I~K. 唇面磨除分两个平面进行；L. 破坏邻面接触区，保留薄层釉质以避免损伤邻牙；M 和 N. 邻面磨除；O. 舌侧预备 0.5 mm 浅凹形边缘

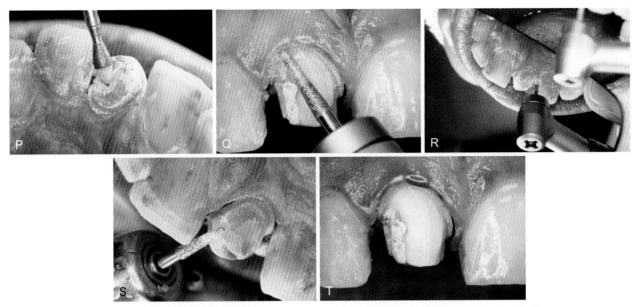

图 9-2（续）■ P. 用橄榄球形金刚砂车针磨除舌侧；Q~S. 用细粒度金刚砂车针修形；T. 完成的预备体

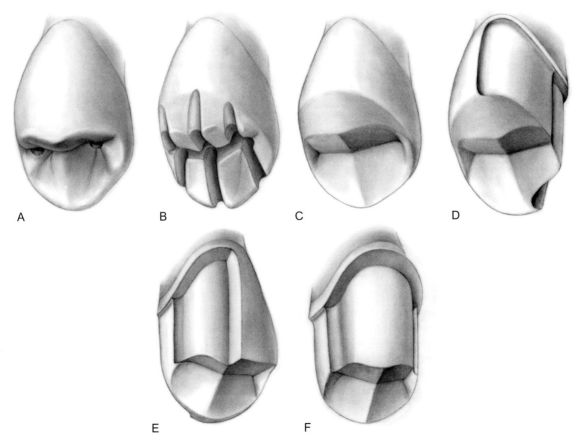

图 9-3 ■ 上颌前磨牙烤瓷冠的牙体预备。A. 定深洞；B. 殆面定深沟；C. 殆面磨除完成；预备一半的舌侧浅凹形边缘（D）与唇侧肩台边缘（E）；F. 完成的预备体

行于牙体长轴。这些仅供参考，可稍作调整；例如，舌隆突不明显的牙齿可稍唇倾来增加固位力。对于较小的牙齿，可以使颈部近边缘的定深沟稍浅于 1.3 mm；唇面颈 1/3 处仅磨除 1.0 mm 仍然可制作出美观接受范围内的修复体。

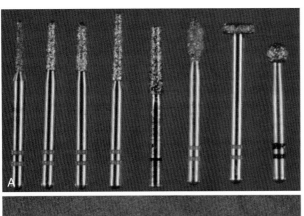
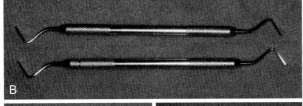
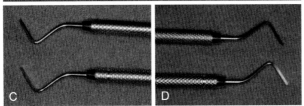

图 9-4 ■ 烤瓷冠牙体预备的器械。A. 金刚砂车针；B~D. 斜角牙釉斧。这些有利于烤瓷冠牙体预备时制备光滑的肩台边缘

3. 如果前牙位置正常，为了获得前牙切端 2 mm 的间隙，可以在切缘预备 3 条定深沟（约 1.8 mm）（图 9-2F 和 G）。用牙周探针判断定深沟深度。对于后牙，如果殆面要饰瓷，最小也要有 2 mm 的间隙。如果后牙殆面用金属修复，那么需要的最小间隙与铸造全冠一样。对于上颌牙，后牙殆面以及舌侧功能尖斜面的磨除量，与铸造全冠相似。前牙最初放置金刚砂车针时，观察最大牙尖交错位时对颌牙牙体长轴方向，调整车针方向使其垂直于该长轴（图 9-6）。定深沟不必太深，要避免过度磨除和形成高低不平的表面。

切端（殆面）磨除

前牙切缘预备完成后要有 2 mm 的间隙，来保证足够材料厚度，形成最终修复体的半透性。后牙可以减少磨除量，因为美观因素不是关键。在殆面预备时，要注意过度的殆面磨除会缩短预备体轴壁高度，而导致最终修复体固位形和抗力形的不足。尤其是前牙固位形的丧失会造成引起严重的问题（由于牙体外形，使得固位力主要来自邻面轴壁）。

4. 去除剩余的牙体组织。对于前牙，操作通常没有限制，可以用切削器械最粗的部分来增大切削效率（图 9-2H）。对于后牙，

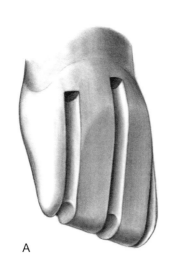
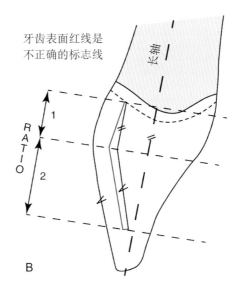

图 9-5 ■ A. 唇面的定深沟预备分两个方向：切端平行于牙体外形，颈部平行于牙体长轴（或者就位道）。最初定深沟要预备约 1.3 mm；B. 颈部定深沟常见的错误是位置过于唇侧（红线）。这可能会导致无法提供足够的瓷空间，以及产生倒凹

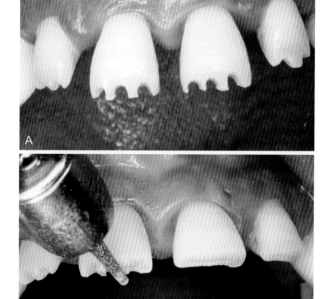

图 9-6 ■ A. 切缘定深沟深度为 1.8 mm 以确保足够均匀的磨除量；B. 左中、侧切牙切端磨除完成。注意金刚砂车针角度，垂直于下前牙的受力方向

定深沟预备与铸造全冠方法一样（见第 8 章）。包括预备功能尖斜面，虽然饰瓷区域需要磨除更多的牙体组织（图 9-3A～C）。

唇（颊）面的磨除

当唇颊面预备完成时，唇面磨除量应该足以提供金属基底和饰面瓷所需制作令人满意的修复体外形的空间。烤瓷技师最少需要 1.2 mm 来获得满意的烤瓷修复体（1.5 mm 更佳）。这要求磨除大量的牙体组织。作为对比，上颌中切牙的颈部直径控制在 6～7 mm。

在较小牙齿的颈部区域，难以获得理想的预备量（图 7-4）。常见的折中办法是在颈部肩台边缘减少磨除量。

5. 去除余留在定深沟间的牙体组织（图 9-2 I～L），在颈缘预备出肩台边缘（图 9-7）。如果准备制作狭窄的带有龈下金属颈圈的修复体，并且龈沟深度足够时，可在距离龈顶端的根方约 0.5 mm 处预备肩台边缘。修整将使得边缘更加偏向龈下。因为需要磨除大量的牙体组织，预备全程应有足够的水雾，充分冲洗（伴随间断气体）可以减少预备时间，同时减少牙髓损伤。肩台边缘宽度大约 1 mm，并且从切（𬌗）

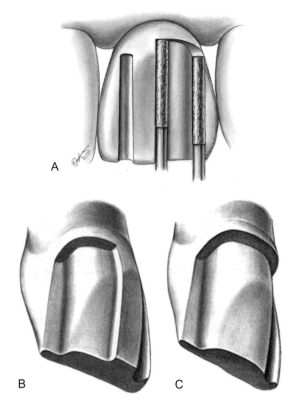

图 9-7 ■ A. 磨除定深沟间牙体组织，预备颈部肩台边缘。此过程车针平行于预定的就位道。B. 唇面磨除分两步完成；首先，保持一半完整来评估磨除量是否充足。注意唇面应分成两个平面来预备。邻面平行于唇面颈部磨除的方向。C. 唇面预备完成。邻壁间建立 6° 的聚合度

面看，应很好地延伸到邻面外展隙（图 9-8）。在条件允许时，可以从邻面龈缘顶端移向唇面中央来再次修形。这样可以降低预备最初肩台边缘时太靠近上皮附着的风险。如果边缘是从唇面向邻面预备，那么可能会"遮挡"器械而损伤上皮附着。合适的边缘位置应该保持在游离龈顶端（见图 7-55）。唇面边缘的位置和外形取决于几个因素：所选择的金属烤瓷修复体类型、患者的美观需求和操作者的喜好。

为了避免牙周病，建议使用龈上边缘。但是，出于力学和美观的考虑，限制了它的使用。力学上来说，它可能需要向根方预备，以确保轴壁垂直向高度。患者通常反感看到可见的金属颈圈和变色的牙根表面。这种反对很常见，即使患者唇线较低，正常行使功能时看不到边缘。总的来说，这个美观上的缺点限制了龈上边缘的应用，使其只能用于后牙（图 9-9）和未变色的前牙（这种情况下建议唇面采取瓷边缘；见第 24 章）。最佳边缘位置应该

因美观要求，肩台边缘
应延伸至邻间隙

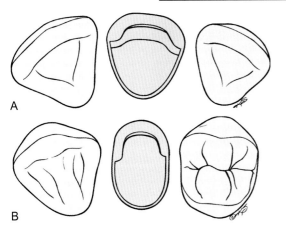

A

B

图 9-8 ▪ A. 唇侧肩台边缘预备要包绕邻面外展隙，并在邻面接触区至少向舌侧延伸 1 mm；B. 肩台边缘预备时向邻面接触的舌侧充分延伸。注意，牙体预备在近中侧（可见）比远中侧（美观要求小）要扩展更多

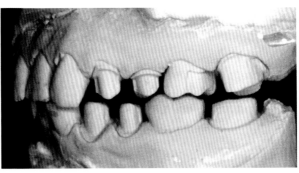

图 9-9 ▪ 上颌前磨牙的龈上边缘。由于唇线可以遮挡这些后牙的颈部，所以可以使用。下颌前磨牙仅当之前有过修复体时才预备龈下边缘

与患者共同决定。在预备龈下边缘时，必须小心处理；否则，导致的损伤将引起永久的牙龈退缩，以致于牙 - 修复体界面暴露。最有效的避免方法是在龈缘放置排龈线（图 9-10），然后修整边缘外形（图 9-11）。

邻面和舌面的轴面磨除

　　磨除足够的牙体组织，形成清晰、光滑的大约 0.5 mm 宽的浅凹形边缘（图 9-2M~P）。

6. 车针平行于修复体就位道方向预备邻轴面与舌轴面。这些轴壁要从颈部切（𬌗）方略微聚拢。建议相对轴面的聚合度为 6°左右。将前牙舌侧预备成凹面为修复材料提供足够的间隙。通常，若使正中接触点位于最终修复体的金属上，一般需要 1 mm 的厚度。如果正中接触点在瓷面上，就需要额外的磨除量了。前牙通常在舌面中央仅预备一条定深沟。对于磨牙，则如全金属铸造全冠一样，预备 3 条定深沟（见第 8 章）。

7. 用金刚砂车针，平行于唇侧颈部的预备平面，预备舌侧定位沟。选用恰当尺寸和形态的圆头金刚砂车针正确对位，进入牙体组织的深度为直径的一半。检查定向沟的

方向，然后沿着舌侧表面定位沟向邻面移动，磨除轴面；始终保持金刚砂车针顺着预定方向。

8. 预备出舌侧浅凹形边缘时，向颊侧扩展至邻面区域，使其与之前预备的邻面肩台边缘相连（图 9-12）。或者，也可以从唇侧预备。尽管刚开始操作可能会有难度，但在熟练后可以一步完成舌侧定向沟预备与邻轴面和舌轴面的磨除；然而，这要求握持时使金刚砂车针平行于就位道。肩台边缘预备后形成的邻面凸缘可作为评估车针方向的参考（图 9-13）。

　　邻面边缘不能太过于深入龈下，否则会侵犯附着组织。它必须顺应软组织外形。在后牙咬合时，舌侧壁磨除后应与𬌗面磨除时形成的功能尖斜面相连。前牙需要一个额外的步骤：舌隆突预备后，在舌侧面预备一条或多条定深沟。在正常咬合接触的牙齿，定深沟深度约 1 mm。

9. 用橄榄球形金刚砂车针来磨除前牙舌面（图 9-2P）。当磨除完成一半时，最好停下来检查最大牙尖交错位和侧方运动时的间隙。可用余留完整的牙体组织作为参考。一旦间隙合适，则可完成舌面预备。

　　修形　当探针或牙周探针尖端垂直向施力时，边缘应可以感受到明显的抗力，而且必须光滑、连续（合理修形后的边缘在探针滑动时，应感受像在光滑玻璃表面移动一样）。其他所有线角要圆钝，预备体完成后要抛光修形，不应有明显的金刚砂车针痕迹。排龈有助于龈下边缘的修形（图 9-14）。有时，修形可以延迟到排龈后的最终印模制取前（见第 14 章）。

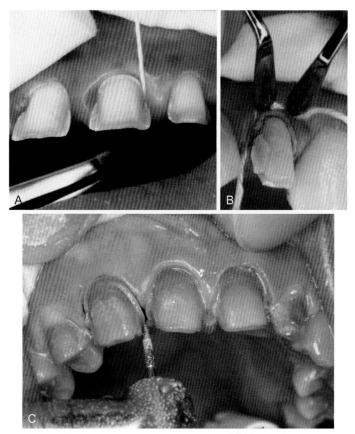

图 9-10 ▪ A. 排龈线（张力状态下）置于邻面龈沟；B. 使用另一个器械加压，可在排龈线压入后防止其回弹；C. 边缘预备向根方延伸。排龈线不能妨碍金刚砂车针，因为可能会导致广泛的组织损伤

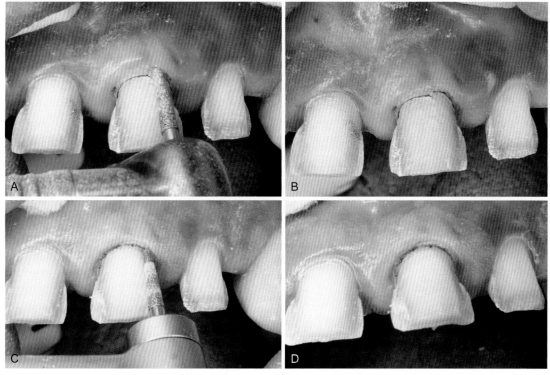

图 9-11 ▪ A. 排龈后，向根方预备唇面边缘。此时应小心，防止金刚砂车针将排龈线扯出龈沟且损伤上皮组织；B. 注意远中面的肩台边缘向根方额外延伸；C. 整个唇面肩台边缘在牙龈组织回弹后应位于龈下；D. 唇面边缘预备到先前排龈线的位置

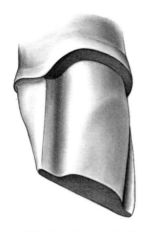

图 9-12 ■ 舌侧浅凹形边缘应可以提供足够的金属空间。邻面肩台边缘与浅凹形边缘的过渡要光滑

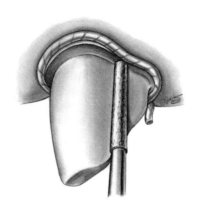

图 9-14 ■ 排龈有利于细粒度金刚砂车针或其他车针修形

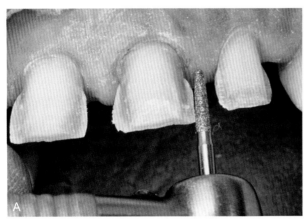
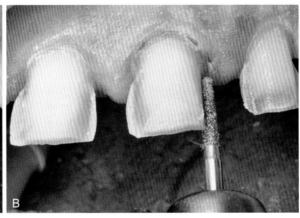

图 9-13 ■ A. 从唇面开始磨除邻面；B. 足够的牙体组织磨除后，磨除舌侧轴面同时预备颈部浅凹形边缘。远舌面预备完成后，近中浅凹形边缘应和肩台边缘圆滑过渡。牙医要特别小心不要破坏邻面的生物学宽度。从邻面向唇面进行边缘预备最简单，从唇面向邻面预备则容易使边缘过于龈下

10. 用金刚砂车针、手持器械如断角斧（图 9-2B），或钨钢车针（图 9-2Q 和 R）修整边缘。所有内线角要圆钝，以便于制取印模和灌制模型（图 9-2S）。唇面边缘的修形步骤取决于所选择的边缘设计（图 9-15 和图 9-16；也可见表 7-13）。具有唇侧瓷边缘的肩台必须适当成形以支持脆性陶瓷。建议预备成轴面角 90° 的肩台边缘。这种肩台边缘也可以用于传统的带有金属颈圈的冠修复体，或者是制作具有比预备斜边肩台时颈圈更窄的修复体（图 7-26）。但是，如果存在无基釉，则可能在粘接过程中折裂，从而影响修复体使用寿命。由此，边缘可以预备斜面或斜坡来形成一个稍圆钝的洞面角（图 9-16）。用

低速手机的平头金刚砂车针预备 90° 肩台边缘。一定要去除全部无基釉，然后仔细用锐利器械磨平整。车针围绕牙齿移动时，要小心调整车针方向以避免在不经意间形成倒凹。当准备制作有金属颈圈的烤瓷冠时，就不一定要预备 90° 肩台边缘了。建议用斜面边缘来消除无基釉，并且减少边缘宽度（见第 7 章）。这样的肩台边缘（洞面角大约是 120°）可以通过改变平头金刚砂车针的方向来完成，要特别注意牙齿颈部到边缘的外形。或者用牙釉斧平整边缘至想要的角度。注意在肩台边缘修形时，避免在轴面形成倒凹。获得斜面边缘最为有效的方法是使用火焰状钨钢车针或者手持器械，这也取决于所需要的

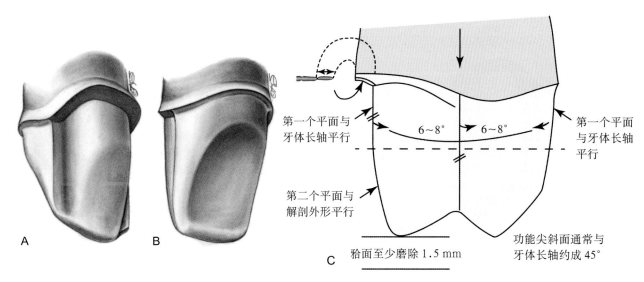

图 9-15 ■ A.预备体完成。注意切端到轴面的过渡应圆滑，并建立 90° 或稍斜面的肩台边缘。邻轴面磨除时，肩台与凹槽边缘应在同一平面上；B.均匀的浅凹形边缘宽度，舌面与轴面过渡光滑。浅凹形边缘明显，并与唇面肩台边缘平滑过渡；C.当上颌磨牙预备烤瓷冠时，注意颊侧预备分为两个平面，加强固位，并为瓷材料提供足够的空间

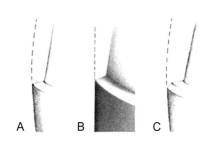

图 9-16 ■ A.90° 肩台边缘；B.120° 肩台边缘；C.斜边肩台边缘

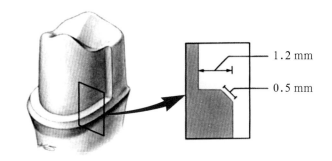

图 9-17 ■ 斜边肩台边缘

斜边长度（图 9-17）。总的来说，建议使用洞面角为 135° 的短斜面边缘，但是更长的斜面边缘有利于提高边缘密合性。斜面边缘和邻面凹槽边缘汇合处要特别注意。两者应相互连续。在预备斜面时，要注意保护上皮结合；预备龈下斜边边缘前建议先排龈。

11. 获得满意的唇面边缘后，预备体的所有锐利线角都要磨圆钝（图 9-2S）。这利于表面润湿和加快后续步骤（印模制取，模型灌制，制作蜡型和包埋）。此时，细粒度金刚砂车针低速下操作更有效率。推荐使用稍大锥度的金刚砂车针，因为头部直径更大可以避免在凹槽边缘形成无基釉（图 7-24）。连接所有的面，去除锐利的过渡部分（图 9-18 和图 9-19；或图 9-2T）。

评估　在修形时经常忽略的部分，包括前牙预备体切缘和后牙预备体𬌗面向轴面的过渡区。切（𬌗）端 2 mm 的磨除量可提供足够间隙。如果𬌗面为金属设计，则磨除量可以更保守。间隙要在静态咬合位置和下颌非正中运动位置进行验证。

轴壁要有一定的聚合度。特别是前牙，邻壁之间一定的聚合度，对固位形有很大的作用。因为前牙直径相对较小，通常可获得抗力形。对于直径更大的后牙，更建议翼状边缘预备体，因为相对于无翼状边缘，它有更好的抗力形。

美观区域的上颌牙唇颊面要分两个面预备。对于切牙和尖牙，一般颈部平面是预备体高度的 1/3，而第二个平面大约是预备体高度的 2/3，最终修复体要求遵循理想解剖外形。对于前磨牙和磨牙，颈部和𬌗方平面高度通常大致相等。同样注意不要在唇舌壁形成倒凹。对预备体进行全面评估。

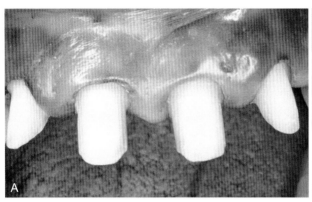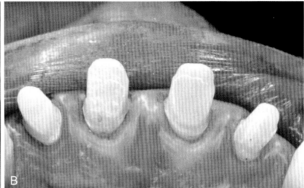

图 9-18 ■ 烤瓷预备体的颊侧观（A）和舌侧观（B）

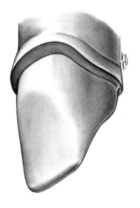

要避免形成过大的聚合度，因为这可能会导致牙髓暴露。

完成的浅凹形边缘应该可以在边缘处为修复体提供 0.5 mm 的空间。浅凹形边缘必须光滑、连续，当检查时，牙医要感觉到探针或牙周探针尖端受到明显的垂直向抗力。浅凹形边缘要和邻面肩台边缘或斜面肩台边缘相连续。其洞面角要稍圆钝或呈 90°。任何情况下都不应有无基釉残余，特别是唇面边缘。彻底冲洗，去除所有残余碎片。更多烤瓷预备体的示例见图 9-20。

图 9-19 ■ 在图 9-15 中，"无翼"状边缘设计使浅凹形边缘与肩台边缘没有明显的过渡。这样肩台边缘逐渐向舌侧缩窄。对于邻面来说，翼状或凸起状肩台边缘预备的最小延伸标准与"无翼"状一样

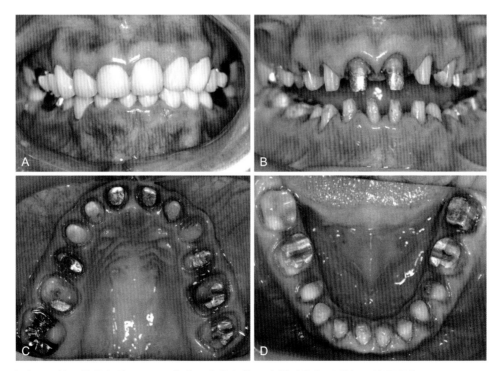

图 9-20 ■ A. 失败、不美观的修复体；B~D. 去除原有修复体，在基础修复后进行牙体再预备

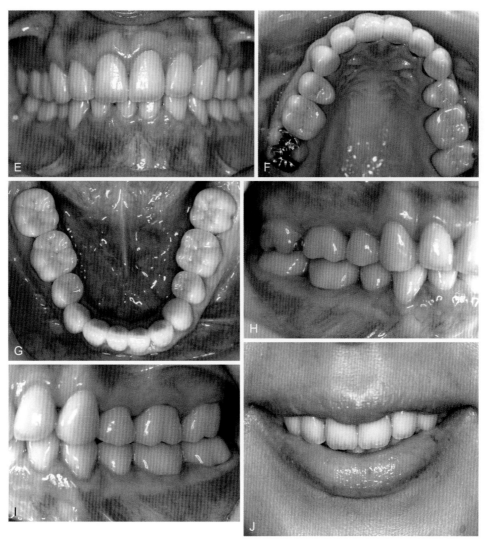

图 9-20（续） ■ E~J. 完成的烤瓷冠

思考题

1. 烤瓷冠的适应证和禁忌证有哪些？

2. 烤瓷冠的优点和缺点有哪些？

3. 上颌中切牙金属烤瓷冠牙体预备时推荐使用什么器械和步骤？

4. 步骤 1、2 和 3 的最小标准是什么？为什么？

5. 讨论如何确定邻面沟的颊舌向位置来准确获得理想的唇面终止线的位置。

表格摘要

金属烤瓷冠			
适应证	禁忌证	优　点	缺　点
• 美观	• 髓腔大	• 比铸造全冠更美观	• 去除大量牙体组织
• 禁用全瓷冠时	• 颊壁完整	• —	• 因为瓷有脆性而易于折裂
• 涉及牙龈	• 可使用更保守的固位体	• —	• 釉瓷难以获得正确咬合
			• 明暗度选择困难
			• 美观不如全瓷冠
			• 昂贵

预备步骤	推荐器械	标　准
预备切缘（𬌗面）引导沟	锥形圆头金刚砂车针	牙尖交错位和所有运动时要有 1.5~2 mm 的间隙
磨除切缘（𬌗面）	锥形圆头金刚砂车针	为金属和瓷提供 1.2~1.5 mm 的空间（图 9-1）
预备唇面引导沟（两个平面）	锥形圆头金刚砂车针	相对轴壁之间聚合度为 6°
磨除唇面（两个平面）	锥形平头金刚砂车针	牙尖交错位和所有运动时要有 1 mm 的间隙（如果𬌗面为瓷则 1.5 mm）
磨除轴面	锥形圆头金刚砂车针	肩台边缘向邻面接触区至少扩展 1 mm；如果选择斜面边缘，要尽量偏切端来避开上皮附着
磨除舌面	橄榄球形金刚砂车针	所有线角要圆钝且预备体表面光滑
肩台（或斜面肩台）边缘的修形	锥形平头金刚砂车针	—
修形	手持器械 锥形圆头金刚砂车针或钨钢车针	—

第 10 章

部分冠、嵌体、高嵌体的牙体预备

部分冠是覆盖于部分临床牙冠表面的冠外金属修复体，也称为部分覆盖修复体。嵌体是嵌入牙冠内部的铸造金属修复体，若修复一个或多个牙尖则称高嵌体。这些修复体的实例如图 10-1 所示。部分冠一般可以覆盖除颊面或唇面之外的所有牙面。因此，这些修复体能够比全冠修复体保存更多的牙冠组织。但是部分冠对牙体预备的要求更高，并不是操作者的常规选择。某些内部的辅助形态(如邻面箱形或轴沟）可以阻止修复体的颊舌向脱位。部分冠可用作单颗牙齿修复或固定桥（FDP）的固位体。既可用于前牙也可用于后牙。由于部分冠比全冠覆盖更少的牙冠表面，因此固位力及抗脱位能力较小。嵌体和高嵌体比部分冠的固位力更小，但其具有铸造修复体的优势，而且磨除的牙釉质比全冠修复体较少。边缘通常更开放，以利于修形和患者自我清洁。若制作严谨，嵌体和高嵌体也能够成为临床长期使用的修复体（图 10-1）。

部分冠

部分冠的类型：后牙部分冠包括 3/4 冠，改良型 3/4 冠，7/8 冠；前牙部分冠包括 3/4 冠及钉洞固位形修复体。

部分冠的适应证、禁忌证，以及优、缺点将在下文讨论，每一种类型都有其特定的预备方式或安放位置。

适应证

若后牙牙体组织中度缺损，而颊面完整且有足够的牙体组织支持时，可用部分冠修复。后牙部分冠可作为固定桥的固位体，也可用于修复或调整殆面。部分冠很少用于前牙牙体缺损的修复，但可以作为一种较为保守的固位方式来重建前牙的前导功能，也可用于制作固定夹板。部分冠特别适用于牙体组织量充足的牙齿，因为可以在这些牙齿上可以制备必需的固位形。

禁忌证

临床牙冠较短的牙齿因固位力不足，禁止使用部分冠修复。部分冠不适合作为长桥的固位体，也不适合修复根管治疗后的牙齿，尤其是前牙，因剩余牙体组织不足以提供固位形。同样，根管治疗后的后牙如果因开髓洞形削弱了颊尖，或者后牙牙冠大面积缺损，也不适合进行部分冠修复。部分冠和所有的铸造修复体一样，不适合修复存在活动性龋或牙周疾病的牙齿。

牙齿的形状和排列是部分冠修复是否可行的重要决定因素，应评估牙齿轴面的外形，部分冠不能在邻面呈球形的牙齿上进行预备，因为在这样的牙齿上制备必要的邻面轴沟时，会形成无基釉。同样，在颊舌径狭窄的牙齿上也无法制备出足够的轴沟。

部分冠通常需要平行于牙体长轴进行预备，而排列不整齐的基牙一般不适合进行部分冠修复，因为常会导致无基釉的形成。

优点

部分冠的主要优点是能够保存牙体组织，另一个优点是在牙体预备过程中，可以减少对牙髓和牙周组织的损害。由于龈上边缘易于获得，操作者也能进行既定的修形步骤，而这在全冠修复中是相当困难甚至是不可能的。口腔卫生也更容易维护，因为部分冠边缘进入龈下的部分要比全冠少，对牙龈的影响也更小。

与铸造全冠的粘固相比，部分冠粘固时，粘固剂更容易排溢出去以便于修复体的就位。因为可以在直视下操作，使得就位道的确认和粘固剂的去除变得更简单。修复体在使用过程中，剩余完整的唇面或颊面的牙体组织还可以进行牙髓的电活力测试。

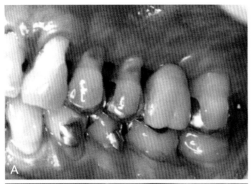

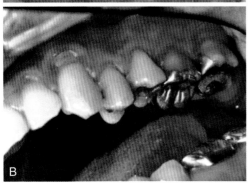

图 10-1 ■ A. 上颌第一磨牙缺失的四单位固定桥修复，前磨牙使用部分冠作为固定桥的固位体；B. 上颌前磨牙和磨牙分别采用金合金嵌体和高嵌体的修复形式。这是这些修复体使用大约 35 年后的照片

缺点

部分冠的固位力和抗力小于铸造全冠。牙体预备要求更高，因为就位道没有较多的调整余地。制备轴沟、箱状固位形和钉洞固位形时，需要更多的操作技巧。完成的修复体可能会暴露金属，这也许使部分患者难以接受。

牙体预备

以下讨论的是部分冠最常用的预备方式。因为部分冠难以获得美观外形，故很少用于前牙。以下阐述的技巧更适用于后牙，少数情况下，也适用于其他牙齿。部分冠若要成功替代全冠修复，细致、谨慎、精确的操作是必不可少的。

器械

以下是部分冠牙体预备必要的器械（图 10-2）：

- 细尺寸（约 0.8 mm）、圆头、锥形金刚砂车针（标准粒度或粗粒度）
- 标准尺寸（约 1.2 mm）、圆头、锥形金刚砂车针（细粒度）或钨钢车针

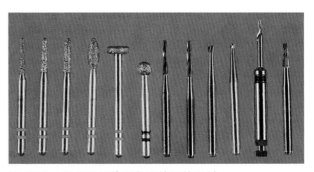

图 10-2 ■ 部分冠牙体预备所使用的器械

- 橄榄球形或轮状金刚砂车针（标准粒度）
- 锥形和柱形钨钢裂钻
- 小的球形钨钢车针
- 小直径螺纹钻
- 倒锥形钨钢车针
- 抛光石
- 口镜
- 探针和牙周探针
- 凿

标准粒度或粗粒度金刚砂车针用于磨除大量的牙体组织，细粒度金刚砂车针或钨钢车针用于精修。使用螺纹钻制备钉洞，然后用锥形钨钢裂钻成形。推荐使用钨钢裂钻预备箱形和台阶，使用倒锥形钨钢车针预备切沟。手持器械用来完成邻面的敞开和斜面的制备。牙周探针对于检查多种预备体外形的平行度和尺寸相当重要。

后牙部分冠的牙体预备
上颌前磨牙 3/4 冠

3/4 冠牙体预备（图 10-3）的名称来源于牙体预备所包含的轴壁数量。除了在颊𬌗线角处制备的小斜面或浅凹形边缘，颊面仍然是完整的。其余的牙面（包括𬌗面）按照全冠预备的方式进行预备（见第 8 章）以安装铸型，唯一的不同是需要在邻面预备出轴沟以加强固位。

𬌗面预备 在完成𬌗面预备时，功能尖位置至少需要磨除 1.5 mm，非功能尖和中央沟位置至少需要磨除 1.0 mm。同时，牙体预备应减少金属暴露，并尽可能地保留牙齿颊面的原始轮廓。

1. 开始预备前，在牙齿上用铅笔标记修复体预期的边缘位置（图 10-4）。
2. 预备𬌗面定深沟。使用锥形钨钢车针或细的金刚砂车针在牙齿近、远中窝处的发育沟以及三角嵴上制备定深沟。在中央沟的

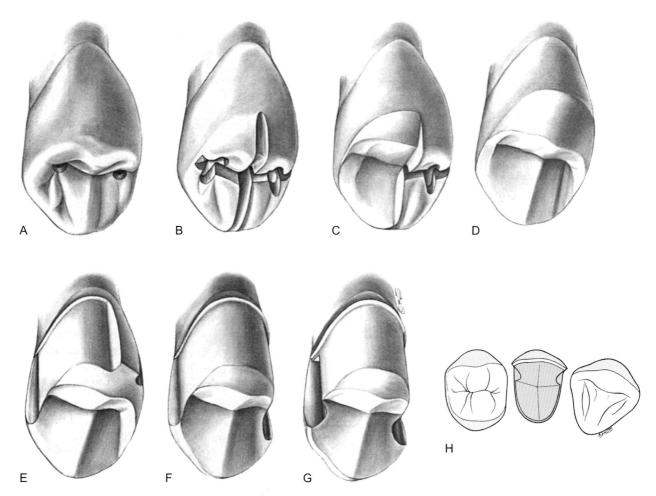

图 10-3 ▪ 上颌前磨牙 3/4 冠。A. 在近、远中窝位置预备大约 0.8 mm 深的初始定深孔。B. 使用类似于铸造全冠的牙体预备方式，连接两个定深孔，沿着中央沟的位置预备成一条引导沟（图 8-8），并在舌尖位置预备额外的引导沟。在颊尖的三角嵴位置上预备定深沟，并在靠近牙尖顶点处变浅。C. 殆面一半的牙体预备已经完成，注意功能尖斜面的预备，但在该步骤中，颊面殆龈高度没有降低。D. 完成殆面预备。E. 在牙齿的舌面平行于预定的就位道方向预备引导沟，开始近远中轴面和舌轴面的牙体预备。与此同时，在牙颈部形成光滑的宽度均匀一致的浅凹形边缘。F. 当前半部分的轴面预备认为合适后，再预备另一半。G. 垂直于预备后的轴面，进行邻面轴沟的预备，敞开每一条轴沟的颊侧壁，直至没有无基釉存留。两侧轴沟敞开的颊侧壁通过一条狭窄的反斜面进行连接，使线角圆钝，完成牙体预备。H. 预备与邻牙相关的邻间隙时，向邻面轴沟敞开颊壁的根方和殆面延伸

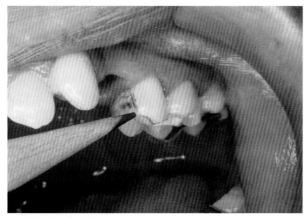

图 10-4 ▪ 使用灭菌过的铅笔在牙齿上标记预定的牙体预备的边缘位置

位置，定深沟应稍浅一些，留出修整的空间；同样在功能牙尖（舌尖）上的咬合接触区，定深沟的深度略小于 1.5 mm。

3. 在颊尖的舌斜面上预备 3 条定深沟，首先在接近颊尖嵴的位置，定深沟要相对浅一些（图 10-3B）。而在咬合接触区，定深沟的深度应能保证预备完成后至少有 1 mm 的咬合空间。

4. 使用牙周探针测量定深沟的深度，若深度适宜，开始磨除定深沟之间剩余的牙体组织（图 10-3C 和 D）。

5. 在最大牙尖交错位及下殆非正中运动时，

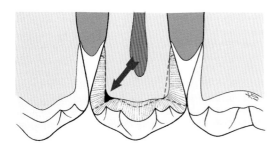

图 10-5 ■ 如箭头所示，边缘嵴处的牙体组织量磨除不足是常见错误

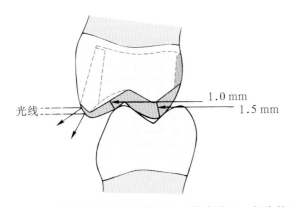

图 10-6 ■ 部分冠预备建议的最小牙体磨除量。颊尖的舌斜面在预备时可以形成轻微的凹陷，在产生合适预备量的同时，尽可能地减少金属暴露。同时，完成的修复体保留了牙尖嵴的正常外形，使得入射光不会被反射回来，从而隐藏了修复体

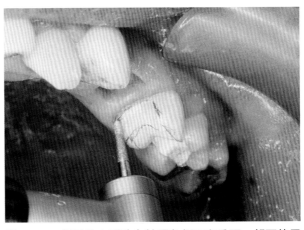

图 10-7 ■ 用圆头金刚砂车针预备邻面和舌面。邻面的牙体预备应止于邻近预定的颊侧边缘位置

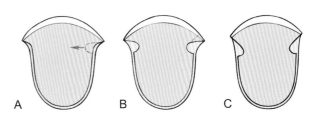

图 10-8 ■ A. 在邻面轴壁预备完成时，垂直于预备后的表面磨出一条轴沟；B. 需要注意洞面角处有一些无基釉残留；C. 正常敞开邻面轴沟的颊侧壁，去除无基釉。注意：重要的是预测邻轴面预备时的颊侧扩展（A）对于最终修复体边缘位置的影响（C）

评估𬌗面的磨除量（图 10-5）。颊尖舌斜面应预备成凹面，这有助于在保持牙齿颊面原始𬌗龈高度的同时，获得足够的修复空间（图 10-6）。

轴面预备

6. 在舌面中央和近舌、远舌线角处预备轴面定深沟。定深沟与牙体长轴平行，开始应预备较浅，以避免形成无基釉。

7. 由于部分冠的就位道要求严格，必须在还能够调整时，仔细评估定位沟的方向。常见的错误就是就位道方向偏向颊侧，导致固位力下降，或暴露过多的金属。使用牙周探针仔细地从近远中和颊舌面观察每一条定位沟，来帮助评估就位道的方向。将快速成型的石膏倒入印模中形成石膏模型，使用观测仪来评估模型的就位道方向，特别是当多个部分冠作为固定桥的固位体时，这种方法很有帮助。

8. 确认定位沟的方向，若有需要，则进行调整，然后磨除定位沟间的牙体组织，并修整至光滑、连续，同时在牙齿颈部形成浅凹形边缘（图 10-7）。

9. 金刚砂车针进入邻面外展隙预备邻面时（图 10-3E 和 F），了解哪些因素会影响邻面轴沟的正确位置是很重要的，这样才能正确地预备邻面。邻面轴沟应与就位道平行。通常，在轴沟的颊侧壁有无基釉残留，需要敞开轴沟以去除无基釉。图 10-8 展示了初始的轴面预备、轴沟位置以及轴沟与完整颊壁交接的洞面角位置之间的关系。当要求部分冠的牙体预备暴露最少量的金属时，洞面角就显得尤为重要。边缘越偏向颊面，金属显露得就越多。影响颊侧边缘最终位置的一个细微但重要的因素是牙体预备的根向延伸。颈部浅凹形边缘向釉牙骨质界延伸得越多，轴向牙体组织磨除得越多。因此，轴沟最深的部位即它的髓壁可能更接近牙体近远中径的中心。这使得

轴沟敞开的边缘位置比预想的离唇面或颊面更远。用灭菌的铅笔在牙齿上标记预定轴沟的唇面边缘位置，对于邻面的预备是有帮助的。该标记与预备的邻面的交点可作为参考点（图 10-4）。

10. 邻面预备应止于铅笔标记线或破坏的邻面接触区之前（图 10-9）。敞开的轴沟颊侧壁应平行于预备后的舌面，并且浅凹形边缘位置应该向颈部充足延伸以获得与邻牙间至少 0.6mm 的间隙和轴壁高度，要保证轴沟的𬌗龈向高度至少为 4mm（图 10-3F）。

轴沟的位置　最好使用锥形钨钢车针预备邻面轴沟。

11. 将车针放置于邻面轮廓凸起处，平行于就位道方向，垂直于轴面制备一条轴沟。轴沟在颈部的深度不应超过 1mm，但在𬌗

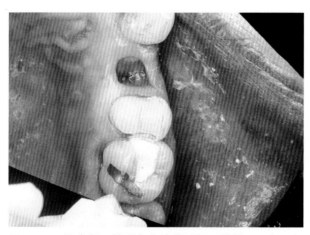

图 10-9 ▪ 远中邻面的预备应该接近邻面接触区，但不打开接触区。在邻面预备轴沟并敞开颊侧壁，形成邻面间隙

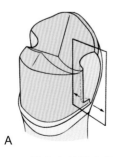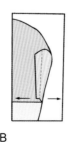

图 10-10 ▪ 因为车针具有锥度，邻面轴沟在𬌗方更深一些（A）。轴沟的龈壁应光滑、平坦。邻面浅凹边缘稍向颈部延伸到达沟底。如果只存在很小的差异（B），颈部邻接轴沟的边缘可制备成斜面。建议邻面轴沟的𬌗龈高度为 4mm

方可以深一些（图 10-10）。在此步骤中，必须保持车针准确地平行于就位道方向。若车针轴向倾斜会造成两条相对的轴沟间聚合度过大，这是经常出现的错误。轴沟的预备标准如下（图 10-9）：

• 轴沟应能抵抗牙周探针的舌向脱位力（图 10-11）。
• 轴沟的各个壁在就位道的方向上不应存在倒凹。
• 轴沟的颊侧壁应敞开，以去除无基釉（图 10-3G 和 H）。

使用制备轴沟的器械来敞开轴沟颊侧壁更为便利（图 10-12），不过，用凿去除最后的无基釉是更好的选择，这样可以将邻牙损伤的风险降到最低。

颊𬌗线角的反斜面预备

12. 使用金刚砂车针、钨钢车针，甚至手用器械沿着颊尖牙尖嵴，预备一条窄的反斜面连接近远中轴沟敞开的颊侧壁。其主要目的是去除所有残留的无基釉，保护颊尖，避免颊尖咀嚼时的折裂。若设计组牙功能𬌗（与互相保护𬌗相反），由于下颌非正中运动时此处为咬合接触区，因此需制备较深的斜面、浅凹边缘或𬌗面补偿。斜面应顺着牙尖嵴的弧度预备，不要扩展到颊壁上（图 10-13），可以形成一个圆凸的修复体外形，避免光线反射到普通观察者的眼中（图 10-6）。这样修复体既不明显，并且保存了剩余颊侧釉质的外形轮廓，可作为修复后的牙体外形。

修形

13. 除了轴沟与邻面的交界处，所有的尖锐内线角都需要磨圆钝，并使用细粒度金刚砂车针或钨钢车针抛光牙体表面（图 10-14）。

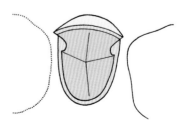

图 10-11 ▪ 邻面轴沟的舌侧壁与邻轴壁应成直角，以抵抗舌向脱位。轴沟的颊侧壁充分敞开，因此没有无基釉残留

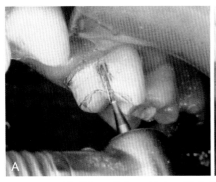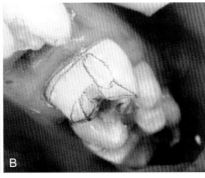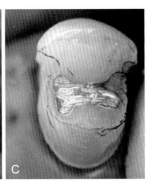

图 10-12 ▪ A. 开始预备近中邻面轴沟，注意钨钢车针需要平行于就位道的方向，而就位道的方向由牙齿的舌面决定；B. 轴沟最初的敞开已经去除了大部分无基釉；C. 使用手持器械或车针精修邻面轴沟敞开的颊侧壁，并去除所有的无基釉

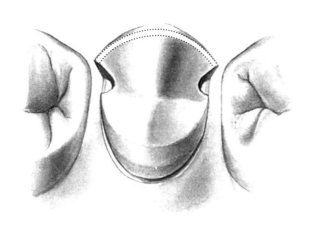

图 10-13 ▪ 颊𬌗反斜面的预备保持在牙尖顶的弧度范围内，不能扩展到颊面

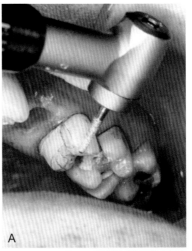

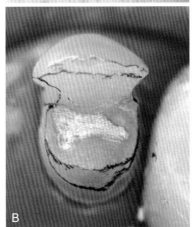

14. 重新检查轴沟的敞开，特别注意牙体预备后有无必须要去除的残余的倒凹。轴沟敞开的颊侧壁应呈一个平面，平直、光滑，与邻牙间有足够的间隙。建议该间隙至少0.6 mm。近中轴沟敞开的颊侧壁不能超过近颊线角转折处。不过，因为远中边缘不显眼，为了预备更方便，可以向颊侧边缘稍微扩展一些。

图 10-14 ▪ A 和 B. 使用低速反角手机和细粒度金刚砂车针，预备颊𬌗反斜面，以连接近远中邻面轴沟敞开的颊侧壁

上颌磨牙 3/4 冠

前磨牙的牙体预备原则也适用于上颌磨牙（图10-15 和图 10-16）。但磨牙的牙体组织量比前磨牙多，因此轴沟有很多的位置选择。同时，磨牙的位置在牙弓中不是很显著，也不容易被看到，因此在不影响美观的情况下，近中邻面轴沟的敞开可以进一步向颊侧延伸。

上颌磨牙 7/8 冠

7/8 冠的牙体预备（图 10-17）除了 3/4 冠覆盖的牙面以外，还包括颊面的远中 1/2。因此，近中部分的牙体预备类似于 3/4 冠；远中部分类似于

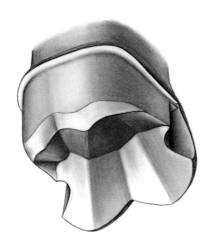

图 10-15 ■ 上颌磨牙 3/4 冠的牙体预备。注意按照正常的解剖外形预备殆面

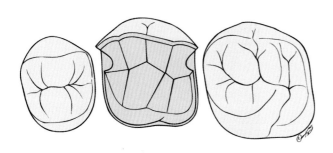

图 10-16 ■ 上颌第一磨牙 3/4 冠的牙体预备

全冠。颊面的近中 1/2 保留完整，正如前面所描述的 3/4 冠一样，通过预备一个狭窄的反斜面或凹槽边缘来保护近中颊尖，远中轴沟一般不需要。在颊面中央平行于就位道方向预备一条轴沟。沟的远中，颊面分为两个预备面，类似于铸造全冠描述的（见第 8 章）；颈部平面平行于就位道的方向，而殆方平面平行于牙齿原有的解剖外形。牙齿舌面也分为两个面预备，因为必须预备功能尖斜面来保证修复体在此处有足够的厚度。

　　殆面预备　在完成殆面预备时，必须保证在下颌所有非正中运动都应该有足够的间隙。最小预备量与 3/4 冠是一样的。

1. 在中央沟和发育沟处，以及三角嵴上，预备定深沟。为了勾画出舌尖功能尖斜面的范围，定深沟应延伸至牙齿的舌面。在近中颊尖的舌斜面处，定深沟的预备类似于 3/4 冠的牙体预备。在远中颊尖处，预备深约 0.8 mm 的定深沟，来为此非功能尖

提供足够的咬合间隙（图 10-17A）。

2. 去除定深沟之间的牙体组织。再次证实将近中颊尖的舌斜面修整为凹面是有利的，因为在预备出足够间隙的情况下，能够保持牙尖的殆龈向高度。殆面预备完成后，近中颊尖舌斜面应在最大牙尖交错位及下颌所有非正中运动时预备出 1.5 mm 的间隙（图 10-17B 和 C）。

　　轴面预备　原则上，完成殆面预备后，再进行轴面预备。

3. 在舌面预备 3 条平行的定深沟，并将预定的就位道转移至远颊线角转折处，在此处预备第 4 条与之平行的定深沟。

4. 从舌面的中央开始预备。舌面的近中 1/2 按照 3/4 冠牙体预备的方法进行预备，远中 1/2 按照全冠的方法预备（图 10-17D）。

5. 向近中充分预备颊面，直至包含颊沟。从殆面看，上颌磨牙颊面相对平坦。因此，殆 1/2 必须磨除额外的牙体组织，并且要按照牙齿正常的解剖外形预备，但与舌尖的功能尖斜面的预备角度是不同的。若操作正确，以此制作出的修复体外形从近中侧观察，中 1/2 部分能够被隐藏在完整近中颊尖的后面。常见的错误是颊壁聚合度预备得过大，导致固位形和颊舌壁抗力形丧失。

　　轴沟的预留、轴沟壁的敞开和反斜面的预备

6. 近中轴沟的预备方式同 3/4 冠（图 10-17E 和 F）。

7. 预备颊面轴沟，使其平行于近中轴沟，并垂直于颊轴壁。颊面轴沟通常没有必要进行沟壁的敞开，因为该处牙齿平坦的外形避免了在轴沟预备过程中无基釉的形成。颊面轴沟应能抵抗探针向近远中方向脱位的力。

8. 沿着近中颊尖的牙尖嵴预备一条光滑的反斜面连接近中轴沟和颊面轴沟（图 10-17G）。该反斜面应满足 3/4 冠牙体预备中阐述的标准。牙体预备完成时，必须与邻牙间形成足够的间隙（图 10-18）。按照前述的牙体预备规范来精修所有牙齿的表面（图 10-19）。

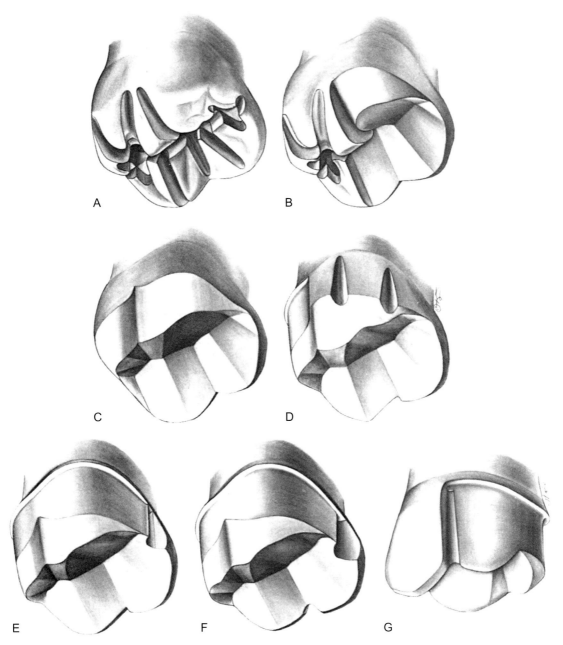

图 10-17 ▪ 上颌磨牙 7/8 冠的牙体预备。A. 殆面定深沟。在近中颊尖的舌侧，定深沟的预备与其他功能尖一样。在颊侧部分，注意其与三角嵴上定深沟的不同。近中定深沟在靠近牙尖嵴处变浅；远中沟扩展至牙尖嵴。B. 殆面预备的近中 1/2 已经完成。预备过的牙体表面可以识别出正常殆面的形态。C. 完成殆面预备。D. 轴面远中 1/2 预备完成，其与铸造全冠的牙体预备相似，车针的方向平行于舌面上预备的引导沟。E. 轴面近中 1/2 预备完成，并预备出邻面轴沟。F. 预备颊侧轴沟，并敞开近中轴沟的颊侧面。注意呈单面敞开，从轴沟的最深处延伸到洞面角处。G. 预备反斜面连接颊侧轴沟和近中轴沟的敞开部分。颊侧轴沟的近中壁光滑，洞面角为 90°，没有无基釉残留

改良型下颌前磨牙 3/4 冠

下颌部分冠牙体预备（图 10-20）在前磨牙的应用要多于磨牙。与上颌磨牙 3/4 冠牙体预备存在以下两个方面的不同：①由于下颌牙齿的临床冠较短，需要增加额外的固位力。固位力可以通过牙体预备向颊侧延伸获得，但其在牙弓的位置相对明显，因此这些牙齿的牙体预备改良成仅在颊侧远中达到牙齿颊面的外形高点（图 10-21）。②轴面（颊侧部分）包括功能尖是不预备的。这意味着需要磨除更多的牙体组织，以达到足够的金属厚度和强度。

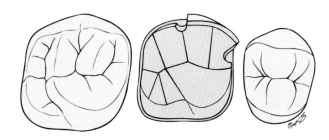

图 10-18 ■ 7/8 冠的牙体预备，显示了足够的修复空间。从这个视角可以明白颊沟不需要敞开的原因，这一点与近中轴沟颊侧壁需要相当大的敞开相反

𬌗面预备

1. 在舌尖的颊斜面上预备深度为 0.8 mm 的定深沟，并在颊尖的舌斜面上预备深度为 1.3 mm 的定深沟（图 10-20A 和 B）。引导沟应按照𬌗面基本的沟裂形态来进行预备。只需在颊尖的远中牙尖嵴的远中部分预备一条定深沟来形成功能尖斜面。

2. 去除定深沟之间的牙体组织，完成𬌗面预备（图 10-20C）。

轴面预备

3. 平行于预定的就位道和牙体长轴的方向，预备舌面的引导沟。

4. 按照已阐述的 3/4 冠和 7/8 冠的预备方法预备近中 1/2（图 10-20D）

5. 按照全冠的预备方式预备远中面，并越过远颊线角至颊面。但是，在颊面向近中的延伸不应超过颊面远中 1/4，并且浅凹边缘不应向颈部延伸太多，否则会对远颊线角产生不必要的磨除，导致抗力形的下降（图 10-20E）。

精修　改良型 3/4 冠牙体预备包括 2~3 条轴沟。

6. 按照之前阐述的 7/8 冠的预备方式预备近中轴沟和颊轴沟（图 10-20F）。若有需要也可预备额外的远中轴沟。一般来说，为了获得尽可能长的轴沟，3/4 冠的近中轴沟应位于邻面的颊 1/3 处。必须注意远中轴沟的位置应稍微靠近远中壁的中央，这样可以避免远颊线角被破坏。

7. 在预备完轴沟及其近中颊侧壁敞开后，进行评估，然后在功能尖处预备深凹形边缘连接近中和颊面的轴沟。深凹形边缘必须有足够的宽度，使咬合接触区有 1.5 mm 的间隙（图 10-20G）。使用标准粒度或粗粒度金刚砂车针预备深凹形边缘，连接轴

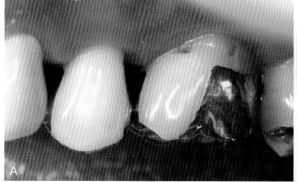
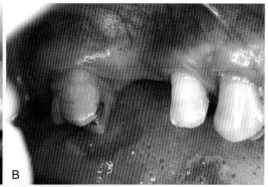
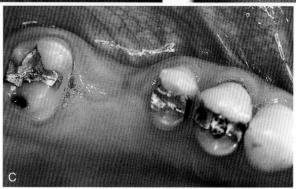

图 10-19 ■ A.上颌前磨牙 3/4 冠修复和上颌磨牙 7/8 冠修复；B 和 C.固定桥的固位体：7/8 冠作为远中固位体，3/4 冠作为近中固位体

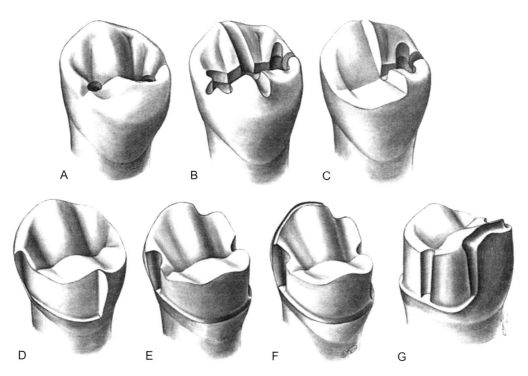

图 10-20 ■ 下颌前磨牙改良型 3/4 冠的牙体预备。A. 在近中窝和远中窝处制备深度约为 0.8 mm 的定深孔。B. 沿着中央沟预备一条引导沟，连接两个定深孔，并向两侧延伸至近远中边缘嵴。在颊舌尖的三角嵴上也预备两条引导沟，并沿牙尖嵴向两侧扩展。C. 𬌗面的一半预备完成。D. 𬌗面和轴面近中 1/2 的牙体预备完成。E. 完成轴面的牙体预备，预备邻面轴沟。注意远中轴沟应位于牙齿颊舌径中央附近，保留远颊线角处大量的牙体组织，增强预备体的抗力形。F. 敞开近中轴沟的颊侧壁，预备功能尖深凹形边缘。G. 唇面观。功能尖处应有足够宽度的深凹形边缘。注意远颊线角处的颈部边缘在向近中移行的过程中逐渐向𬌗方移动。远颊线角处的改良设计可以改善抗力形，并能够保存更多的牙体组织

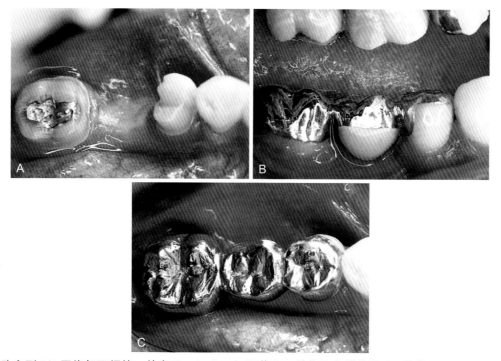

图 10-21 ■ 改良型 3/4 冠修复下颌第二前磨牙。A~C. 3/4 冠作为三单位固定桥的前端固位体。因为远颊线角处的改良设计保持颊面预备至远中 1/4 处，因此其被隐藏在正常牙齿颊面外形高点的后面。注意合金厚度要足够来保护颊尖

沟以使完成后的修复体形成一个保护性的环样结构。在深凹形边缘与轴沟敞开的颊侧壁的交界处，出现牙体预备不足是常见错误。最后，抛光所有预备过的表面，并将内线角磨圆钝。

前牙部分冠牙体预备

随着金属烤瓷和全瓷修复体的出现，前牙部分冠的修复形式逐渐减少。然而，两个前牙部分冠的预备形式，包括上颌尖牙3/4冠和钉固位形仍然是值得学习的（图10-22和图10-23）。

上颌尖牙3/4冠

上颌尖牙3/4冠可能是所有牙体预备形式中要求最高的（图10-24和图10-25）。和其他牙齿的部分冠一样，上颌尖牙3/4冠覆盖了邻面和舌面，唇面完好。但是不同的尖牙外形导致预备的难度增加。除非提前非常精确地设定轴沟的位置，否则一不小心就会在邻面外展隙处暴露金属（图10-25，A和B）。尖牙邻面相对较短，一旦开始预备轴沟，就不允许过多的修整。同样地，与邻面接触区相接的邻面壁弧度较大，将对邻面轴沟敞开的唇面边缘位置产生显著影响。

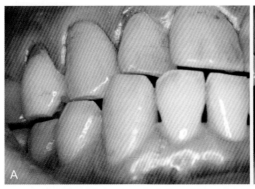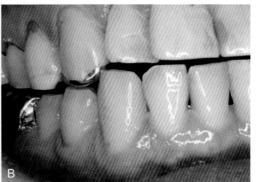

图10-22 ■ A.常年的功能异常行为导致前导作用的丧失；B.前牙部分冠修复重建前导，使完整健康的唇面牙体组织得以保留，与金属烤瓷冠相比，这是一种更保守的修复方式

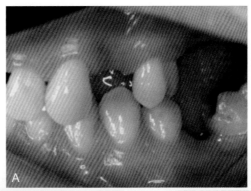

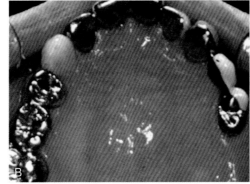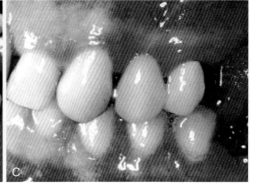

图10-23 ■ A.尖牙无槽环侧切牙体积较大；是前牙部分冠修复的极佳适应证；B.尖牙3/4冠作为三单位固定桥的固位体，修复第一前磨牙；侧切牙改良型固位钉修复，作为前牙四单位固定桥的固位体；C.暴露最少量的金属，获得令人满意的美观效果

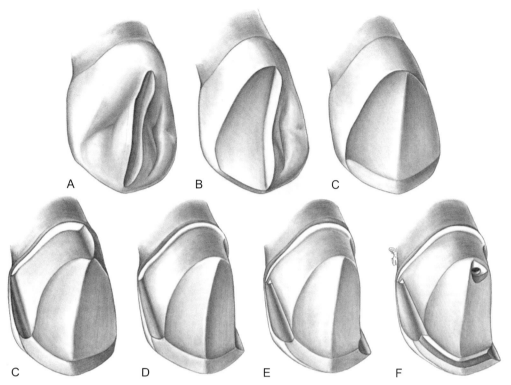

图 10-24 ■ 上颌尖牙 3/4 冠的牙体预备。A. 预备舌面引导沟。B. 预备一半的舌面。确定预备量合适后再磨除另一半。C. 预备出切缘斜面，完成舌面预备。切龈向高度基本不变。D. 在舌隆突中央处预备定位沟，完成一半的轴面预备。注意就位道平行于唇面的切或中 1/3。舌面深凹形边缘要宽，甚至可以模仿肩台边缘的宽度，由此使舌隆壁分唇面的切或中 1/3 平行，并通过预备邻面轴沟和钉洞提供额外的固位力。E. 完成轴面预备。在开始邻面轴沟预备之前，需要完成最终就位道的调整。F. 邻面轴沟。较为明显的近中轴沟，其颊侧壁已经敞开，但在轴沟与切缘斜面交界处仍残余少量无基釉。G. 预备完成。舌侧的钉洞固位形周围有足够的牙本质包绕。注意在制备钉洞前预备水平台阶

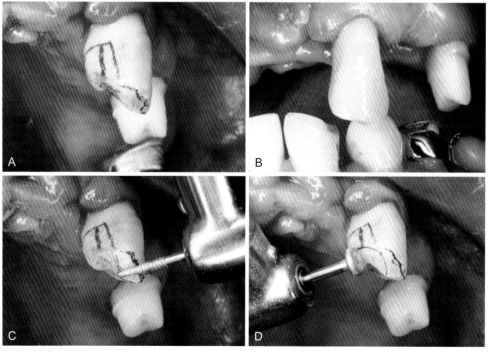

图 10-25 ■ A. 用铅笔在牙齿上标出预定的边缘位置；B. 此刻必须从尽可能多的方向仔细评估预期的预备体外形；C. 预备切缘斜面，通常与牙体长轴成 45°，预备向舌侧倾斜的斜面；D. 用轮状或橄榄球形金刚砂车针预备舌面

切端和舌面预备

1. 需要磨除足够的牙釉质以容纳1mm厚的金属。应预备切缘斜面，使得对颌牙与切缘之间避免接触。然而，切端预备应该保留原始的唇面外形，而没有大量磨除切端的牙体组织。使用铅笔标记出预定的边缘位置有助于牙体预备。

2. 舌面制备定深沟以预备切缘斜面和预备舌面（图10-24A）。斜面的角度根据牙齿的外形而变化。一般而言，斜面与牙体长轴大约呈45°。

3. 确认好深度后，进行牙体预备。使用橄榄球形或轮状金刚砂车针预备舌面窝（图10-24B和图10-25D）。完成后的牙体预备见图10-24C。

轴面预备和轴沟的放置 在轴面预备前必须准确确定修复体的就位道方向。近远中向应平行于牙体长轴；颊舌向在理想情况下应平行于唇面的中1/3或切2/3。这可以使邻面轴沟在牙体组织量充足的区域拥有足够的长度。

4. 为了增强预备体的固位形和抗力形，需在牙齿舌侧预备出较宽的深凹形边缘（图10-24D），并在舌面中央预备引导沟。确认了沟的方向与就位道一致后，就可以按照其他修复体的牙体预备方式进行轴面的预备（图10-26）。需要理解的是，尖牙由于舌侧体积较小，所以牙体预备与前磨牙及磨牙略有不同。轴面预备完成后，应在邻面形成轮廓边缘；来引导车针预备轴沟（图10-24E和图10-26B）。邻面轴沟的牙体预备方式类似于其他部分修复体（图10-27和图10-28）。其主要差别在于轴沟预备的方向。因为轴沟垂直于邻面预备，在邻轴面预备完成后，轴沟的最深处稍偏向邻面边缘的唇侧。因此，邻面轴间的敞开需要稍向唇面足伸。内外程度根据邻面凸度的增加而加大（图10-29）。需要仔细考量轴面初期预备需要达到的范围，因为这是牙体预备成功的前提条件（图10-30和图10-24F）（邻面所需预备量见图10-31）。

切沟和舌面钉洞预备 为了保证修复体的完整性，前牙部分冠修复还需要一种增加修复体强度的方法。后牙3/4冠通常不需要很多额外的强化，

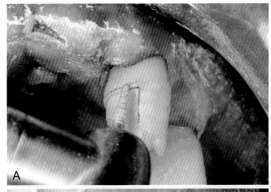
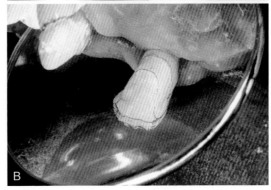

图10-26 ■ A. 使用标准粒度金刚砂车针完成轴面预备。车针应平行于牙体长轴的方向预备近远中邻面。B. 完成预备后，会在近远中邻面形成轮廓边缘，其可作为邻面轴沟预备过程中的参照物

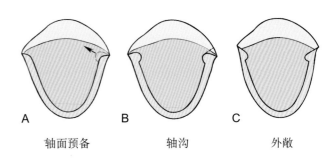

轴面预备　　　轴沟　　　外敞

图10-27 ■ A. 因为轴沟的预备是垂直于牙齿的邻面，其最深的部分比轴面预备的止点稍偏向颊侧。B. 黑色虚线表示轴沟敞开后的边缘预期位置。注意由于牙齿存在一定的凸度，轴沟最终的边缘位置比最初预备的轴面边缘更偏向唇侧。C. 完成轴沟的敞开

因为坚固的"高低不平"的𬌗面可以提供足够的强度。而对于前牙来说，需要预备切端沟或轴沟，来形成增厚的金属增力环，提供额外的强度和抗力，防止铸型变形。

5. 预备V形切端沟，并连接近远中轴沟。这在总体上增强了预备体的抗力形，以抵抗舌向脱位。切端沟与唇面之间一定要保留有足够的牙本质，避免金属透过半透性的

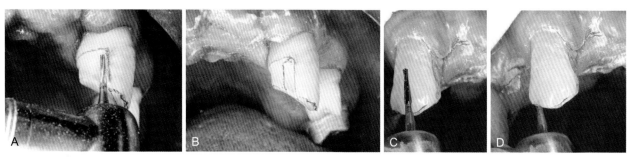

图 10-28 ■ A.锥形钨钢车针用于预备邻面轴沟；B.轴沟最初预备完成；C.钨钢车针保持平行运转；D.近远中轴沟必须严格平行排列

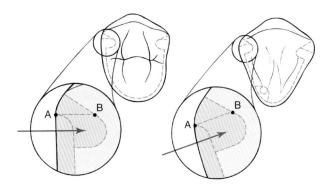

图 10-29 ■ 尖牙（右）与前磨牙（左）间邻面敞开的差异。在两张图中，标记 A 代表最初邻面预备的中止点。与前磨牙不同的是，由于尖牙唇侧中止点 A 与外缘敞开的起始点 B 的连线应位于轴沟方向，则 B 应更偏向唇面。尖牙邻面突度较大，最初的邻面预备应该远离唇侧，否则最终边缘会向唇侧延伸过多，会导致大量金属暴露

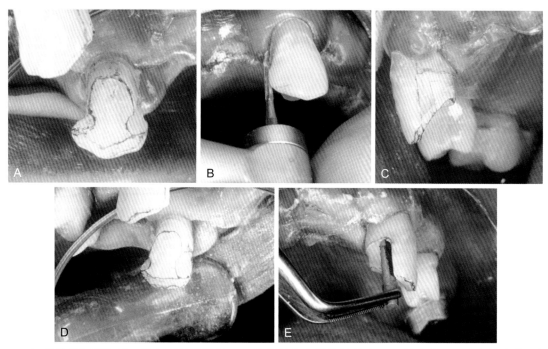

图 10-30 ■ A.轴沟的初预备后，仍有无基釉残留；B.使用钨钢车针敞开轴沟；C.轴沟敞开。注意轴沟的颈部边缘是不规则的；D.近中轴沟敞开后，实际预备的是箱固位形，而非轴沟。这样冠内附着体设计是为了给可摘局部义齿提供支托；能够抵抗舌向脱位的力；E.在箱形内放置一个特制的芯棒，以保证修复体的密合性。其大小与可摘局部义齿的附着体（阳模）是一致的（见第 21 章）

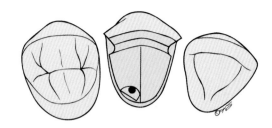

图 10-31 ▪ 完成的 3/4 冠牙体预备。注意唇面边缘的位置与邻牙的关系。形成足够的邻间隙，可以避免不必要的金属暴露

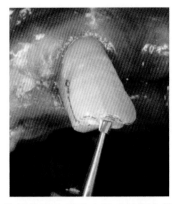

图 10-32 ▪ 使用锥形金刚砂车针或钨钢车针预备切端沟。注意车针的唇舌向倾斜

唇面牙釉质显露出来。在预备切端沟时，使唇舌径比切龈径稍微狭窄一些，就可以有效达到以上目的。切端沟的形态与切嵴的外形一致，并且向两侧光滑地过渡到邻面轴沟敞开的边缘内。使用锥形的金刚砂车针或钨钢车针（图 10-32）预备切端沟。

6. 为了增强预备体的抗力形和固位形，需要在舌隆突稍微远离中央的位置上预备一个钉洞。钉洞分 5 步预备：①用大的锥形或圆柱形钨钢钻预备一个小的水平台阶；②使用一个小的圆头钻在钉洞的预定位置制备一个小窝；③使用小直径螺纹钻预备一个定位孔（必须精确地平行于修复体的就位道方向）；④用锥形钨钢钻预备大约 2 mm 深的钉洞固位形，完成预备；⑤钉洞和台阶之间的连接需要相对下沉或制备成斜面。

仔细评估完成的预备体（图 10-33），确认是否有余留的倒凹。边缘有倒凹的位点需要敞开，并如前文所述，所有表面都应抛光。

固位钉的牙体预备

固位钉（图 10-34）可以作为单独的修复形式来修复牙齿，通常用于重建前牙前导。在此情况下，只需要进行舌面预备。固位钉曾经成功地用于固定桥的固位体（图 10-35），或用作牙周病患牙的固定夹板（图 10-36）。在这些病例中，需要预备一个或多个邻面，以安装一个或多个连接体。固位力和抗力主要由深入牙本质内 2 mm 的钉固位形来提供。与其他的固位体相比，固位钉的牙体预备是保

存牙体组织最多的预备方式之一。

牙体预备步骤本身并不复杂，但必须预先设计和彻底理解这些步骤的不同。在设计阶段，可以在精确制作的石膏模型上进行诊断性的牙体预备。这是很有帮助的。预备若干具有共同就位道的平行钉洞是相当有挑战的。不过，大多数操作者经过反复练习后也可以徒手完成，若使用锥形金刚砂车针更能达到事半功倍的效果。对于不擅于预备多个钉洞的操作者，可以使用平行辅助设备。一般而言，固位钉是美观性很高的修复体。由于其边缘长度较短，且大部分位于龈上，修复后的菌斑控制较为容易。

适应证

固位钉适用于牙列无缺损且几乎无龋坏的前牙。但小的邻面龋坏并不妨碍它的使用。固位钉适用于对美观要求非常高的情况，因为这种修复形式的优点就是可以保留牙齿唇面的完整，尽管有时在切端会有很少量的金属暴露。圆凸的牙齿因在预备时邻接面会产生大量的无基釉，不适合使用 3/4 冠，可采用固位钉修复。固位钉可以较好地改善上颌前牙舌侧的开殆（图 10-22），来建立或重建理想的前牙前导功能。

禁忌证

对任何形式的冠修复来说，口腔卫生状况差以及存在广泛龋坏的患者都不是良好的适应证。年轻患者髓腔宽大，更适合采用树脂粘接固定桥修复（见第 26 章）。唇舌径狭窄的牙齿不利于制备足够直径和长度的钉洞（图 10-37）。固位钉不适用于死髓牙，以及基牙方向与固定桥预定的就位道方向不一致的

---

* 配有螺纹钉的螺纹钻适用于银汞合金充填的固位形制备

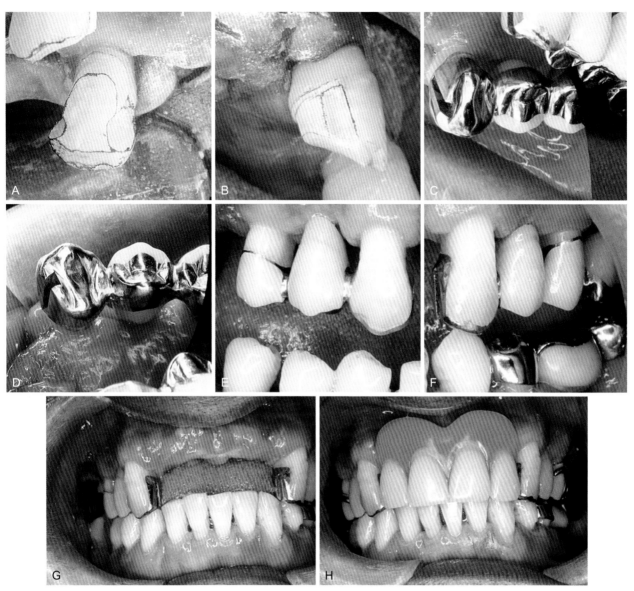

图 10-33 ■ A. 完成的上颌尖牙 3/4 冠的牙体预备；B. 对侧尖牙；C. 该 3/4 冠作为三单位固定桥的前端固位体；冠内附着体（阴模）与近中箱形嵌合（见第 21 章）；D. 注意对侧的连接体和敞开的邻间隙；E~G. 粘接固定桥的唇面观；H. 最后完成的可摘局部义齿

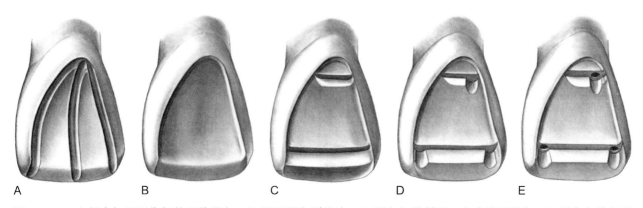

图 10-34 ■ 上颌中切牙固位钉的牙体预备。A. 舌面预备引导沟；B. 预备切缘斜面，完成舌面预备；C. 预备切缘和颈缘的台阶；D. 制备凹槽，注意台阶彼此之间的距离以及至髓腔的距离，所有钉洞需位于健康牙本质上；E. 钉洞预备深度为 2 mm。台阶和钉洞之间的连接需要相对下沉

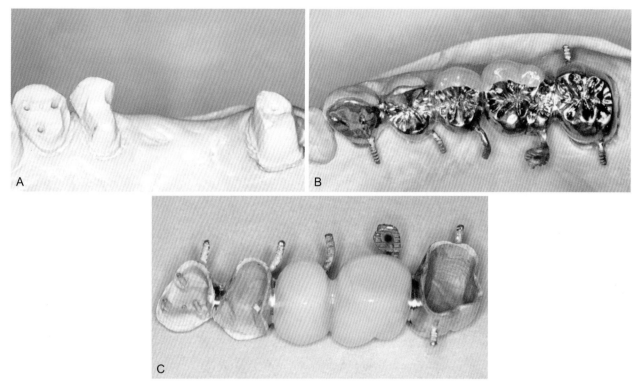

图 10-35 ▪ A. 改良型固位钉作为四单位固定桥的固位体。在舌隆突和邻面轴沟的颈部预备额外的钉洞，这么做是因为剩余牙体组织没有足够的抗力形抵抗舌向脱位；B. 石膏工作模型上的固定桥；C. 一个四单位固定桥，包括一个改良固位钉，两个金属烤瓷桥体和一个金属烤瓷冠

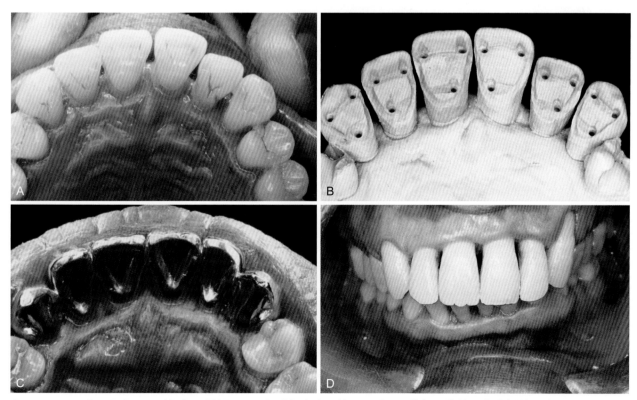

图 10-36 ▪ A. 患牙虽有牙周破坏但无龋损，而且颊舌向宽度足够，是采用固位钉固位的固定夹板的最佳适应证；B. 石膏工作模型；C. 包含 6 个独立铸件的固位钉夹板焊接在一起同时就位；D. 金属暴露最少。固位钉的牙体预备可以使全部的 6 颗前牙唇侧釉质保持完整

牙齿。因为固位钉在预备过程中涉及牙面较少，相比于保留牙体组织较少的修复体，其固位力较差。因而在固位力要求高时，不应使用固位钉修复。

上颌中切牙固位钉

固位钉预备的 3 种设计形式如下：常规固位钉（图 10-34），仅涉及牙齿的舌面；带有邻面薄壁的固位钉（图 10-38）；带有邻面轴沟的固位钉（图 10-39A）。后面两者还可作为固定桥的固位体；3 种形式的选择主要取决于牙齿的形态以及有无龋损。邻面有轻微凸度的牙齿通常可以设计带有邻面薄壁的固位钉，而有微小龋损的牙齿通常更适合采用带有邻面轴沟的固位钉。首先介绍带有邻面薄壁的固位钉的牙体预备。

设计

1. 在牙齿上画出拟预备的固位钉轮廓（图 10-40）。沿着切缘的外形高点以及在邻面用于安装连接体的区域标记出一条线。舌面的深凹形边缘紧贴边缘嵴。颈缘位于舌隆突的外形高点处，并在其后的预备过程中向颈部稍加延伸至邻面。

邻面磨除

2. 用锥形金刚砂车针预备邻面薄壁。车针的方向可以与就位道平行或者稍微舌倾。这个步骤的主要目的是保证有足够的磨除量来为其后的连接体预留出足够的金属修复空间。邻面预备还包括邻面接触区，但是一定要注意预备时不能过于向外侧面伸展，因为这可能会改变牙齿的外形。出于美观的原因，邻面预备不应扩展到唇面。

切端和舌面预备

3. 金刚砂车针稍向舌侧倾斜预备切端斜面。磨除的范围稍微超过先前在切缘处画的铅笔线，但是一定要保持在切缘弧度范围内

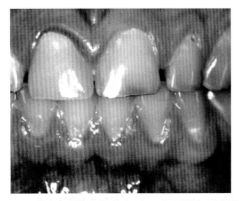

图 10-37 ▪ 当切牙唇舌径窄小时，舌面预备后唇面至铸型之间的剩余牙本质不足，采用固位钉修复破坏了美观

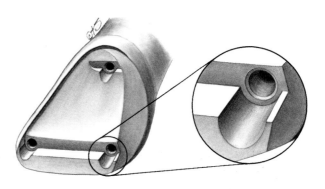

图 10-38 ▪ 带邻面薄壁的固位钉的牙体预备。该薄壁可以为固定桥的连接体提供空间。在薄壁与邻近的钉洞间应保留足够的牙体组织。注意将钉洞和台阶之间的连接预备成斜面或相对下沉

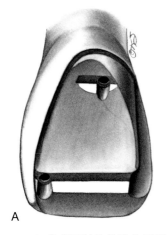
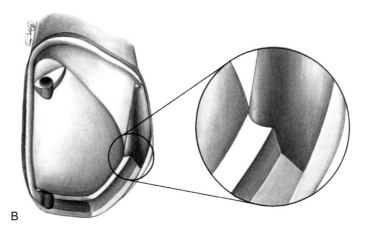

图 10-39 ▪ A. 带邻面轴沟的改良型固位钉的牙体预备。轴沟的就位道既与预备形一致，也与钉洞一致；B. 上颌尖牙类似的牙体预备，与 3/4 冠的相似之处：舌侧为深凹形边缘，切沟向两侧延伸入轴沟内，以提供额外体积强度（见放大图）

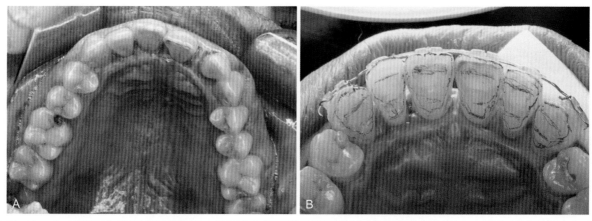

图 10-40 ▪ A. 尽管存在牙周破坏及移位，但是这 6 颗无龋前牙是预备固位钉最佳适应证；B. 牙齿经过正畸治疗重新排列后，在牙齿上画出预期的预备轮廓线

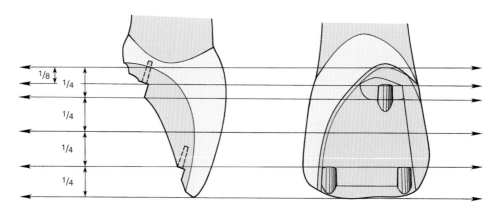

图 10-41 ▪ 牙冠高度与台阶位置关系的邻面观和舌面观。切缘台阶的底距离切缘有 1/4 的牙冠高度。颈部台阶的底平分牙颈 1/4 的高度。注意就位道平行于唇面的切 2/3。颈部钉洞应向近中或远中移行以避免暴露牙髓

以减少金属的暴露。足够的间隙保证咬合接触位于金属上而不是金属与牙齿交界处。所需金属的厚度是 1 mm。

4. 如前所述，使用橄榄球形或轮状金刚砂车针定深后车针开始预备舌面。保证在最大牙尖交错位时有 1 mm 的金属厚度。沿着舌侧边缘嵴磨除，并在颈部形成凹形边缘，直至与邻面预备相接。为方便后续预备步骤，注意尽可能保留切 1/3 的牙体结构。

5. 在预备台阶和钉洞之前，使用细粒度金刚砂车针和砂石打磨和抛光切端及舌侧预备面。

台阶和浅凹形边缘 预备两条贯穿舌面的台阶。这些将为金属提供额外的空间以保证修复体的强度。如果没有预备台阶，则金属只有一层薄片将无法保证其有足够的强度。

从舌面和切端观察，这些台阶平行于牙齿的切缘，并且彼此平行。在选定区域，拓宽台阶形成足够大小的浅凹形边缘以容纳钉洞。台阶在切龈向的位置取决于髓腔外形以及可利用的牙体组织量（图 10-41）。切端台阶预备在距离切缘 2~2.5 mm 位置上，或者是牙冠总体高度的切 1/4 位置。而颈部的台阶位于舌隆突上，相当于牙冠颈部 1/4 中线位置。

6. 使用柱形钨钢车针预备这两个台阶。建议最小边缘宽度是 0.7 mm。可在牙齿舌面上画出预期的边缘位置。边缘的设计一定要与修复体的就位道一致，平行于牙齿唇面的切 2/3。

7. 在切端台阶边缘的左右两侧制备浅凹形边缘，稍微偏离颈部台阶的中心，防止预备钉洞时牙髓腔暴露。切端浅凹形边缘应尽可能拓宽，以在钉洞和牙髓间保留更多的牙本质。因为完成的钉洞必须被健康的牙

本质包绕并且远离髓腔，故不能在轴角处设置洞形。推荐的钉洞位置与髓腔的关系在图 10-42 中有描述。总体上，浅凹形边缘应该在近远中边缘嵴的范围内，大约在牙齿外形轮廓内 1.5 mm 处。同样的钨钢车针可以预备浅凹形边缘。完成后的浅凹形边缘外形要类似于半圆柱形。浅凹形边缘的方向要平行于预定的就位道方向，而且浅凹形边缘平滑，与台阶的底相延续。两者的交界处，要形成一个 1.0~1.2 mm 宽的颊向的平坦区域。

钉洞预备

8. 使用一个小球钻或小螺纹钻在牙体上预备出下延的引导槽。这样在预备钉洞时，形成浅凹形边缘可以阻止车针滑动。完成的钉洞深度在完成时应该至少有 2 mm，但不超过 3 mm。当钉洞的位置和方向合适时，使用锥形钨钢钻扩大和加深引导槽。在此阶段，可以做一些小的方向修整。经验不足的操作者可能要花大量的时间来确定正确的车针方向。然而，钉洞的设计和位置在预备浅凹形边缘和台阶的时候就已经确

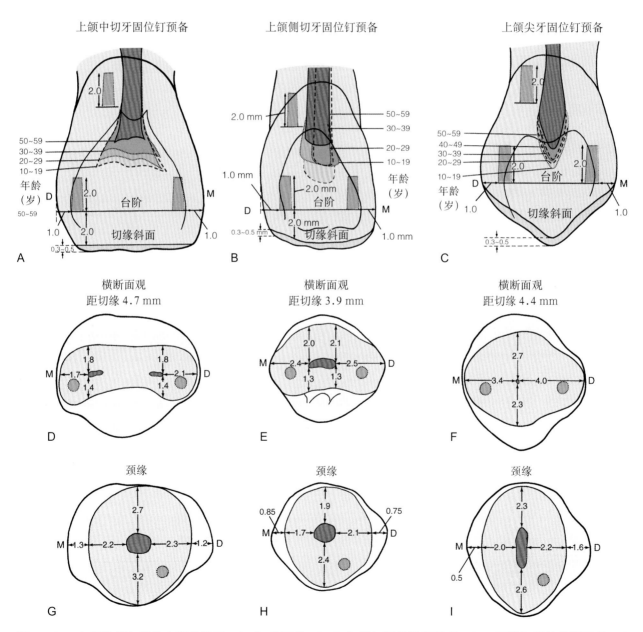

图 10-42 ■ 钉洞位置与髓腔之间的关系。A~C. 舌面观；D~F. 切缘钉洞的横断面观；G~I. 颈缘钉洞的横断面观。虚线表示不同年龄段的髓室平均大小；D. 远中；M. 近中（数据引自 Ohashi Y: Research related to anterior abutment teeth of fixed partial denture. Shikagakuho 68:726, 1968.）

定了，余下的问题应该只是核实车针的位置，达到钉洞的最小深度。一些操作者发现在已经预备好的钉洞中放一根车针可以帮助传递就位道的路径，不过必须采取防护措施来避免误吞或误吸。若预备多个钉洞，每个钉洞每次各预备一点——从一个钉洞移到另一个，逐渐加深——有助于确认钉洞方向是否一致。

9. 使用比钉洞最大直径稍大的球钻在牙齿上磨出凹痕，之后将钉洞与浅凹形边缘相接的区域预备成斜面（图1-43）。邻面所需预备量见图10-44。

10. 检查预备体的所有表面是否光滑，评估边缘形态。修整不清晰的外形轮廓地方（图10-45）。

嵌体和高嵌体

适应证

患龋率低，有足够牙本质支持的患牙，当要求邻接区修复体较小时，嵌体可用来替代银汞合金充填体。嵌体是最容易制作的铸造修复体之一，制作精良的情况下非常耐用。高嵌体是以最保守的方式，通过铸造的形式修复缺损的𬌗面。当牙列缺损严重，但牙齿本身破坏很小的情况下可以考虑高嵌体修复；或者在有足够的余留牙体组织形成固位形和抗力形的情况下，高嵌体可以替代邻𬌗邻（MOD）银汞合金充填。

禁忌证

因为这些修复体依赖于冠内（楔形）固位力，需要有足够的牙体组织提供抗力形和固位形，否则嵌体和高嵌体是禁止使用的。邻𬌗邻嵌体可能增加牙尖折断的风险，一般不推荐使用。有龋损或原有修复体超出唇舌线角的患牙也禁止使用大范围的高嵌体，除非能够使用钉洞来提供辅助固位和抗力。

优点

金合金优良的机械性能使得铸造嵌体和高嵌体成为使用寿命较长的修复体。如果嵌体和高嵌体的边缘精密铸造成形，金合金的低蠕变率和抗腐蚀性能能够保证修复体不老化。而且低腐蚀性也有利于美观。金合金与牙科银汞合金相比，不会导致牙齿变色。不像嵌体或银汞合金充填体，高嵌体可保护牙尖，降低牙齿折断的风险。

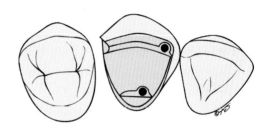

图10-44　■　带邻面轴沟的改良钉洞的牙体预备。邻面轴沟敞开后获得足够的邻间间隙

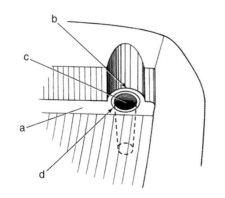
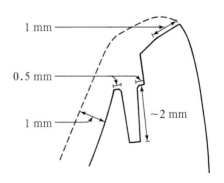

图10-43　■　注意台阶、凹槽、钉洞之间的关系。右图从颊舌断面观，显示建议的预备尺寸。a.台阶；b.凹槽；c.钉洞；d.沉孔

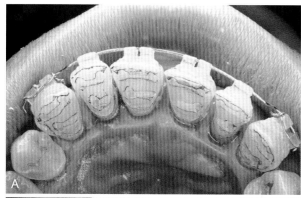

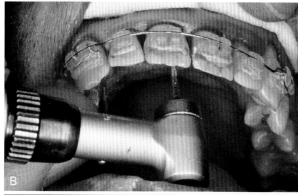

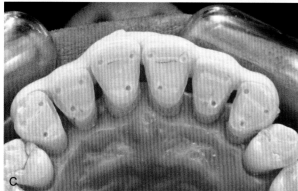

图 10-45 ■ A. 预备台阶和浅凹形边缘预备完成；B. 使用低速涡轮于机预备钉洞；C. 完成钉洞预备。使用蜡封盖正畸托槽，以便于制取印模

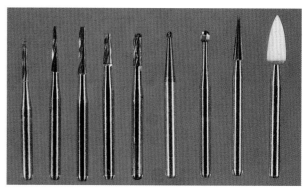

图 10-46 ■ 嵌体和高嵌体牙体预备的器械

牙体预备
器械

通常使用碳化钨钢车针进行嵌体或高嵌体的牙体预备（图 10-46），如果愿意，也可以使用金刚砂车针：

- 锥形钨钢车针
- 圆头钨钢车针
- 圆柱形钨钢车针
- 抛光石
- 口镜
- 探针和牙周探针
- 凿
- 斧
- 龈缘修整器械
- 挖匙
- 高速和低速涡轮手机
- 咬合纸

近中邻𬌗（MO）嵌体或远中邻𬌗（DO）嵌体的牙体预备

MO 或 DO 嵌体按照以下步骤进行牙体预备（图 10-47）。

咬合分析

1. 仔细评估咬合接触关系，并用咬合纸记录。修复体边缘不应过于接近咬合接触的中心（≥1.0 mm）；否则，会在金合金 – 牙釉质交界处产生破坏应力。
2. 使用橡皮障。在预备牙体和去除龋损的过程中，良好视野和水汽控制是很有必要的，因此强烈建议使用橡皮障。

缺点

在修复小的龋损时，使用嵌体在保存牙体组织量上是不够保守的。这是因为除了对龋损周围进行最小量的扩展外，还要磨除额外的牙体组织来获得一个没有倒凹的窝洞预备形，便于印模材料进入窝洞制取印模。洞形的扩展可能会导致金属过度暴露，并侵犯牙龈，不利于牙周组织健康。由于嵌体并不包绕牙齿，颊尖和舌尖的牙体组织必须提供固位形和抗力形。需要注意的是，由于嵌体的楔入，在咬合力较高的情况下可能会导致牙尖折断。

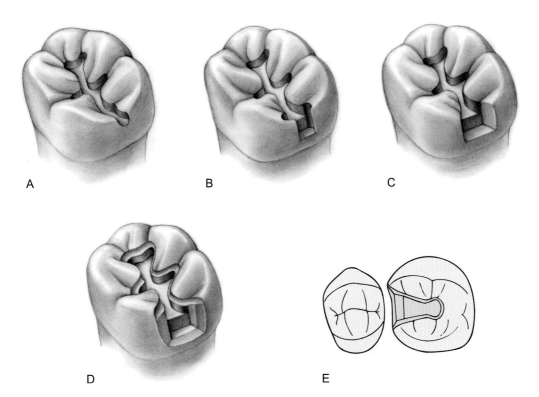

图 10-47 ▪ 近中邻殆嵌体的牙体预备。A. 沿中央沟预备殆面的外形，并向邻面扩展；B. 在去除龋损的过程中，向邻面龈方扩展，逐渐破坏边缘嵴；C. 去除无基釉，使邻面箱型的洞壁保持清晰，这个步骤用手持器械很容易完成；D. 预备殆面斜面或浅凹形边缘，完成牙体预备；E. 完成的牙体预备的殆面观

轮廓形态

3. 使用小的圆头或锥形钨钢车针在嵌体就位道方向预备中央沟，深达牙本质（通常约1.8mm）。一般而言，就位道方向与一条连接颊舌尖的假想线垂直，而不是垂直于整个殆平面，因为每颗牙齿长轴的方向是不同的，如下颌前磨牙向舌侧倾斜。

4. 使用锥形钨钢车针沿着中央沟扩展殆面的轮廓。车针应保持与就位道方向一致，并保持一致的预备深度：正好深达牙本质。颊舌向的扩展应尽可能地保守，来保存颊舌尖的牙体组织。在殆面制备小的鸠尾或钉洞固位形来抵抗邻面脱位。轮廓边缘应避开咬合接触区。

5. 切邻面扩展预备，逐渐破坏边缘嵴，终止于边缘嵴的外形高点处（图10-48A）。

6. 先使用车针向龋坏的颈部扩展，然后是舌侧和颊侧，注意保持车针与确定的就位道方向一致。在预备的过程中，车针与邻牙之间保留一薄层牙釉质（图10-48B），这样可以避免邻牙的意外损伤。车针应平行于未预备的原始邻面，形成圆凸或呈箱形

的轴壁。相对的颊、舌壁主要用来提供固位。因此，在此步骤中必须十分注意不要倾斜车针。车针应始终保持与就位道方向一致。箱固位形龈壁的近远中向宽度约为1.0mm。在该步骤中正确的根向、舌向、颊向的扩展应刚好越过邻面接触区。完成的嵌体至少需要0.6mm的邻面间隙，以便在制取印模时保证印模材料的进入，但也可通过邻面洞缘的敞开和龈方斜面的制备来形成邻面间隙。同时，殆面与邻面箱形之间的尖锐线角应磨圆钝（图10-48C）。

去除龋坏组织

7. 在邻面箱形预备过程中需要确认是否有尚未去除的龋坏组织，并使用挖匙或球钻低速去除。

8. 在轴壁、髓壁或两者上都涂布垫底材料，以填平具有倒凹的牙体组织。如有必要，预备形可以向颊侧或舌侧延伸。龋坏面积较大的情况不适合采用嵌体修复，因为扩展预备超过线角时将导致固位形和抗力形的大量丧失。

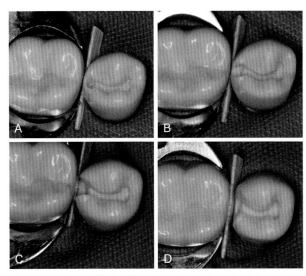

图 10-48 ■ 下颌前磨牙远中邻𬌗嵌体的牙体预备。A. 𬌗面外形；B. 最初的邻面箱形；C. 扩展邻面箱形以消除邻面接触；D. 完成的牙体预备（由 Dr. H. Bowman 提供）

龈轴固位沟和斜面的预备

9. 在箱形基底部轴壁和龈壁的交界处预备一条界限清楚的小固位沟，可以增强抗力形和避免蜡型处理过程中的变形。使用一个龈边缘修整器在与轴壁保持接触的情况下进行预备，这个方法既容易操作，也可避免形成倒凹。

10. 使用细锥形钨钢车针或细粒度金刚砂车针预备一个 45° 的龈边缘斜面。保持车针平行于邻牙邻面的龈 1/3，可以保证方向的正确。车针不应向就位道方向的颊侧或舌侧倾斜；否则会在箱形的转折处会形成倒凹，这是嵌体预备中常见的错误。

11. 使用锥形车针按照就位道的方向在邻面箱形的颊舌壁上预备斜面。颊舌壁和龈壁斜面之间应圆滑过渡。

12. 为了提高修复体的边缘适应性，并有利于修形，也需要在𬌗面上预备一个斜面。若牙尖外形陡峭，常用的平直斜面不能在边缘附近提供足量的金属，这会导致其强度和耐久性不足。相比之下，凹形斜面或凹槽边缘可以作为首选，并方便使用球钻或砂石进行制备。

13. 最后抛光预备体的所有表面，特别注意边缘的抛光（图 10-48D）。

MOD 高嵌体的牙体预备

高嵌体的𬌗面外形和邻面箱形（图 10-49）的牙体预备类似于嵌体。附加步骤是预备𬌗面和功能（中央）尖台阶。

轮廓形态

1. 使用锥形钨钢车针预备𬌗面外形，深度刚好超过釉牙本质界（约 1.8 mm 深），并沿中央沟扩展，包含其他较深的颊沟或舌沟。若已有银汞合金充填体，在此步骤中将一并去除（图 10-50A）。

2. 向近远中方向扩展𬌗面外形，直至边缘嵴的外形高点。正如嵌体的牙体预备，MOD 高嵌体的箱形预备也是先向龈方再向颊舌向扩展，始终注意保持车针平行于确定的就位道方向。在车针运行过程中始终保留一薄层的邻面牙釉质，以避免对邻牙的损伤（图 10-50B）。正确的龈向、颊向、舌向的预备扩展通常取决于邻面接触区的位置。邻面应至少有 0.6 mm 的间隙以便于印模材料进入来制取印模。有时由于旧修复体或龋坏的存在，在最佳的外形之外还需要进行箱形扩展。然而如果箱形扩展超过了线角转折处，预备体的抗力形将所剩无几，这时应该考虑其他的修复方式如全冠修复。采用高嵌体修复的一个关键步骤是箱形的预备（图 10-50C 和 D）。锥形车针应始终精确地保持在预定的就位道方向上。车针转速过快常常会导致车针倾斜，并且很难纠正产生的误差。

3. 将𬌗面外形和邻面箱形之间的尖锐线角修整圆钝。

去除龋坏组织

4. 使用挖匙或球钻低速下去除所有残留的龋坏组织。

5. 涂布垫底材料以去除牙体组织的倒凹。准确评估牙体组织以保证轴壁有足够的健康牙本质，来提供固位力和抗力。

𬌗面预备

6. 在功能尖上预备定深沟。为了在牙尖顶点处获得足够的修复空间，车针的角度必须

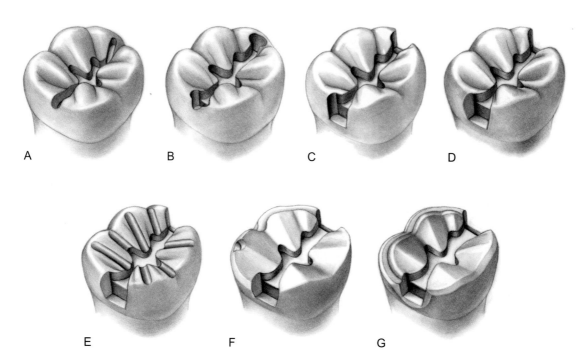

图 10-49 ▪ 邻𬌗邻（MOD）高嵌体的牙体预备。A. 沿中央窝预备𬌗面外形；B. 逐渐去除边缘嵴；C 和 D. 修整邻面箱形，使其恰好扩展至超过邻面接触区；E. 在𬌗面预备定深沟：非功能尖 0.8 mm，功能尖 1.3 mm；F. 注意制备颊制功能尖斜面，作为𬌗面预备的一部分，大约在髓室顶水平的高度预备颊侧肩台型边缘；G. 制备一个连续的斜面。颊侧肩台边缘斜面应光滑转入邻面箱形的斜面，在箱形的舌侧洞面角边缘处预备一个小的反斜面

比预期修复体的牙尖方向更水平一些。定位沟应有 1.3 mm 深，并预留 0.2 mm 的预备量以供后期的抛光（图 10-50E）。

7. 在非功能尖上预备 0.8 mm 的定深沟。车针平行于牙尖倾斜的方向。正如所有的定深沟预备，在预备前假定牙齿的咬合关系良好。若并非如此，建议利用诊断蜡型制作一个真空成形的导板作为参考。

8. 磨除定深沟之间的牙体组织完成𬌗面预备，保留天然牙的大致解剖形态。

9. 使用圆柱形钨钢车针预备宽约 1.0 mm 的功能尖台阶（图 10-50F）。为承受高负荷的咬合区域提供足够的修复空间，避免了修复体的功能性变形。台阶应位于相对于正中咬合接触的根方 1 mm 处，并延伸至邻面箱形内，但不要向根方扩展过多，否则箱形的抗力形将会丧失。

10. 将所有锐利的线角磨圆钝，特别是台阶与𬌗面的连接处。

11. 让患者闭口咬住软蜡，使用厚度测量仪检测软蜡厚度来确认𬌗面预备量是否足够。

边缘位置

12. 在所有边缘处制备出连续光滑的斜面。就嵌体而言，使用细钨钢车针或金刚砂车针与就位道方向保持 45° 预备龈缘斜面，或者大致平行于邻牙的外形。沿着就位道的方向运转车针，使洞形龈缘斜面与颊舌侧边缘斜面平滑连接。

13. 在非功能尖及功能尖上预备斜面。边缘位置需要附加空间时，应采用浅凹形边缘替代平直斜面边缘。这需要使用圆头金刚砂车针来预备。

14. 重新检查下颌所有运动位置上𬌗面是否有足够的预备量，评估预备体的光滑度，完成牙体预备（图 10-50G 和 H）。

一个使用了 66 年的修复体见图 10-50I。

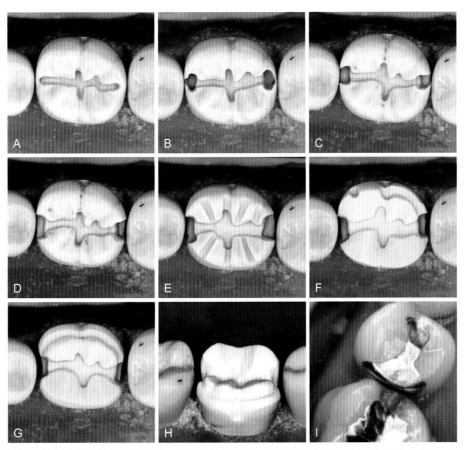

图 10-50 ■ 下颌磨牙邻𬌗邻高嵌体的牙体预备。A. 预备体轮廓；B. 制备邻面箱形，破坏邻面接触；C. 用手持器械去除无基釉；D. 扩展邻面箱形，形成 90° 的洞面角；E. 预备𬌗面定深沟；F. 首先预备颊侧远中 1/2 处的功能尖台阶；G 和 H. 完成预备；I. 已使用 66 年的邻𬌗铸造嵌体（A~H. 由 Dr.H.Bowman 提供）

思考题

1. 部分冠的适应证和禁忌证是什么?

2. 部分冠的优点和缺点是什么?

3. 上颌前磨牙部分冠牙体预备建议使用的器械有哪些? 按照什么顺序进行预备?

4. 上一个问题每一步牙体预备量的最小标准是什么?

5. 嵌体／高嵌体修复体的适应证和禁忌证是什么?

6. 嵌体／高嵌体修复体的优点、缺点是什么?

7. 下颌磨牙行嵌体／高嵌体修复时，建议使用的器械有哪些? 按照什么顺序进行预备?

8. 牙体预备第 5，6，7 步的最小标准是什么? 为什么?

总结表

部分冠的牙体预备			
适应证	禁忌证	优 点	缺 点
后牙 • 临床冠坚固，高度适中或较长 • 颊面完整，不必行外形修整，并有健康牙体组织支持 • 牙齿轴面和预定就位道的方向不冲突	• 临床冠短 • 大面积龋损 • 大面积的牙体缺损 • 牙齿排列不整齐 • 牙齿呈球形 • 牙齿薄	• 保存牙体组织 • 边缘容易制备 • 比铸造全冠更少波及牙龈 • 粘固剂容易排溢，就位良好 • 易于检查是否完全就位 • 允许牙髓电活力测试	• 固位力比铸造全冠小 • 脱位道的调整余地少 • 金属暴露
前牙 • 临床冠坚固，高度适中或较长 • 唇面完整，不必行外形修整，并有健康牙体组织支持 • 牙齿轴面和固定义齿预定的就位道方向不冲突	• 临床冠短的牙齿 • 死髓牙 • 大面积龋损 • 大面积的牙体缺损 • 牙齿排列不整齐，与固定质脱位的方向不一致 • 颈部龋坏 • 牙齿呈球形 • 牙齿薄	• 保存牙体组织 • 便于边缘修整（牙医）和清洁（患者） • 比铸造全冠更少波及牙龈 • 粘固剂容易排溢，就位良好 • 易于检查是否完全就位 • 允许牙髓电活力测试	• 固位力比铸造全冠小 • 就位道的调整余地少 • 金属暴露 • 不适用于死髓牙

预备步骤	推荐使用的器械	预备标准
𬌗面预备定深沟	锥形钨钢裂钻或锥形圆头金刚砂车针	非功能尖定深沟深 0.8 mm，功能尖定深沟深 1.3 mm
预备𬌗面	圆头金刚砂车针	非功能尖降低 1 mm，功能尖降低 1.5 mm
轴面预备定深沟	圆头金刚砂车针	深凹形边缘（不超过金刚砂车针直径的一半）
预备轴面	圆头金刚砂车针	
修整深凹形边缘	大的，圆头金刚砂车针	边缘应光滑连续，深 0.5 mm 长度最小，并便于修整；有明显的抵抗牙周探针垂直方向脱位的力
预备邻面轴沟	锥形钨钢裂钻	有明显的抵抗探针舌向脱位的力；平行于修复体的就位道方向；轴沟的颊壁或舌壁与轴面相交处为直角
颊面与𬌗面预备斜面边缘（上颌），或深凹形边缘（下颌）	圆头金刚砂车针	上颌牙齿：斜面扩展应恰好越过牙尖顶，但保持在牙尖顶的弧度范围内
精修	大的，圆头金刚砂车针或钨钢车针	下颌牙齿：在正中止点处至少要有 1 mm 的铸造金合金修复空间
		所有尖锐的内线角（除了轴沟）应该磨圆钝，使线角转折处光滑
舌面预备定深沟	圆头金刚砂车针	应有 1 mm 的预备量
预备舌面	橄榄球形金刚砂车针	应有 1 mm 的预备量
预备切缘斜面	圆头金刚砂车针	至少有 0.7 mm 的金属修复空间
轴面预备定深沟	圆头金刚砂车针	边缘处预备出 0.5 mm 的金属修复空间
	圆头金刚砂车针	扩展至邻面接触区舌侧 0.4 mm 处，平行于唇面的切 2/3
预备轴面	锥形钨钢裂钻和半圆钻	平行于唇面切 2/3 预备轴沟；应能抵抗舌向脱位；钉洞应深 2～3 mm
预备固位形（邻面轴沟和舌面钉洞）	细粒度锥形金刚砂车针（大或小的）或钨钢车针	轴沟的舌侧壁与轴壁相接处成直角
精修及敞开轴沟	细粒度锥形金刚车针或抛光石	抛光预备体所有表面；敞开轴沟的颊侧壁，以打开邻面接触区；洞面角呈直角；没有无基釉残留

总结表

固位钉的牙体预备

适应证	禁忌证	优 点	缺 点
• 口腔内牙体无缺损、无龋损的前牙 • 上颌前牙的舌面外形或咬合需要调整 • 前牙固定夹板	• 髓腔大 • 牙齿薄 • 死髓牙 • 龋坏牙齿 • 很难获得固定义齿预定的就位道	• 磨除牙体组织量最少 • 边缘长度最小 • 牙龈波及最少 • 有利于边缘精修和口腔卫生 • 足够的固位力	• 固位力小于全冠 • 获得共同就位道比较困难 • 对技术要求高 • 不能用于死髓牙

预备步骤	推荐使用的器械	预备标准
预备邻近缺牙间隙侧的边缘嵴和接触区	圆头锥形金刚砂车针	在连接体处为金属提供足够的修复空间
预备舌面	橄榄球形金刚砂车针	预备量至少有 0.7 mm
预备台阶	柱形钨钢裂钻	当从舌侧或切端观察时，台阶必须互相平行；最大宽度为 1 mm
预备深凹形边缘	柱形钨钢裂钻	钉洞周围的凹槽应至少提供 0.5 mm 的金属加固空间
预备引导槽和钉洞	锥形钨钢车针	钉洞应 2~3 mm 深；钉洞周围的台阶最小宽度为 0.5 mm
修整精修	抛光石或钨钢车针	所有表面抛光至尽可能的光滑（使用细粒度金刚砂车针）以便从代型上取下精细的蜡型

总结表

近中邻𬌗或远中邻𬌗嵌体的牙体预备

适应证	禁忌证	优 点	缺 点
• 龋损较小的健康牙齿 • 足够的牙本质支持 • 患龋率低 • 患者要求行金合金修复，代替银汞合金或复合树脂充填	• 大面积龋 • 菌斑控制不当 • 牙齿较小 • 青少年 • 邻𬌗邻修复体 • 缺乏牙本质支持，需要预备范围大	• 材料性能卓越 • 使用寿命长 • 不易被腐蚀变色 • 最简单的铸造修复体 • — • —	• 相比银汞合金充填体，在牙体组织保存上不够保守 • 有金属暴露的可能 • 龈向扩展超出理想范围 • 楔形固位力 • — • —

预备步骤	推荐使用的器械	预备标准
预备𬌗面轮廓	锥形钨钢车针	包括中央沟，需避开正中咬合接触区，制备鸠尾或钉洞来加强抗力形；深度约 1.8 mm
预备邻面箱型	锥形钨钢车针	遵循天然牙表面的弧度进行预备
去除龋坏组织	挖匙或球钻	使用垫底材料填平倒凹
预备轴龈固位沟	龈缘修整器	用探针尖端检测（深度为 0.2 mm）
预备龈缘斜面和邻面斜面	细锥形钨钢车针或金刚砂车针	斜面与牙体表面呈 45°；宽约 0.8 mm
预备𬌗面斜面	圆头钨钢车针或抛光石	预备为凹面，避开正中咬合接触区

总结表

邻𬌗邻高嵌体的牙体预备			
适应证	禁忌证	优　点	缺　点
• 颊舌尖完整的磨损牙齿或龋坏牙齿	• 大面积龋	• 对牙尖的支持	• 缺乏固位力
• 需要替换 MOD 银汞合金充填体	• 菌斑控制不当	• 强度高	• 相对于银汞合金在牙体组织量保存上不够保守
• 患龋率低	• 临床冠短或伸长牙	• 使用寿命长	• 有金属暴露的可能
• 患者要求金合金修复体替代银汞合金充填体	• 缺损范围超出线角转折处	• －	• 龈向扩展超出理想范围
	• －	• －	• －

预备步骤	推荐使用的器械	预备标准
预备𬌗面轮廓	锥形钨钢车针	包括中央沟，颊沟和舌沟，深约 1.8 mm
预备邻面箱型	锥形钨钢车针	遵循天然牙齿表面的弧度预备
去除龋坏组织	挖匙或球钻	使用垫底材料填平倒凹
预备𬌗面	锥形钨钢车针	有足够的牙本质提供固位力和抗力
预备功能尖的台阶	锥形钨钢车针	遵循牙体解剖外形
预备龈缘斜面和邻面斜面	细锥形钨钢车针	功能尖处 1.5 mm 宽；非功能尖处 1.0 mm 宽约 1.0 mm 宽（在制备斜面前）
		斜面与牙体表面呈 45°角，位于正中咬合接触区的根方 1.0 mm；宽约 0.8 mm

第 11 章

全瓷修复的牙体预备

全瓷的嵌体、高嵌体、贴面和全冠修复体已成为最符合美学要求的修复体。其内部没有金属来阻挡光线的穿透，因此在颜色和半透性方面比其他修复体能够更好地模拟天然牙的结构。尽管全瓷修复体的主要不足仍是易碎性，但可以通过树脂粘接技术和使用强度更高的陶瓷材料来减少陶瓷折裂。

全瓷修复体的制作工艺多种多样。最初的技术（发明于 100 多年前），需要一个与代型完全贴合的铂箔基底。它不仅能在烧结时支撑陶瓷，并能防止陶瓷变形。这层铂箔片会在修复体粘接前被除去。

如今，常用的全瓷修复体的制作工艺包括热压铸瓷法，粉浆涂塑法和研磨法。针对不同材料的制作技术将会在第 25 章讨论。

全瓷冠

全瓷冠的各个部位均都应有合理均一的厚度，对于热压铸全瓷冠 [e.max press (Ivoclar Viuadent)] 或 OPC (Pentron Ceramics, inc) 来说（图 11-1），通常需要 1.0~1.5 mm 的空间来制作符合美学要求的修复体。切端需要更大的瓷层厚度，尤其是需要展现修复体的半透性时。

由各种制作方法完成的修复体在牙体预备设计上只存在细微的差异。因此，这里仅详细描述热压铸全瓷冠的牙体预备，并讨论必需的相关变化。

优点

全瓷冠的优点包括：比金属烤瓷冠更优异的美学效果，极佳的半透性（与天然牙的结构相似）以及与软组织良好的生物相容性。与烤瓷冠不同的是，全瓷冠由于缺少内部金属结构的支持，需要更加保守地预备唇面。而牙齿舌面需要足够的切削量来保证材料的厚度以提高强度。根据所选材料本身的半透性不同，粘固剂的颜色可以影响和改变全瓷冠的外观。然而全瓷冠若采用如氧化锆基底冠或全

氧化锆冠等遮色瓷来增加强度（见第 25 章），粘固剂的颜色就不会产生影响。

缺点

全瓷冠由于缺少金属结构的加强导致修复体强度不够。表 11-1 列出了各种可供选择的材料性能。全瓷冠由于瓷的脆性再加上缺少金属结构的支撑，需要制备成环形肩台边缘为瓷提供足够的强度，所以邻面和舌面必须磨除大量的牙体组织。因此，相比于金属烤瓷冠，全瓷冠的邻面和舌面的牙体预备在牙体组织磨除上不够保守。

全瓷冠在制作过程中，困难之处在于是否获得良好的边缘适合性。若牙体预备量不足无法得到修整，瓷的低弯曲强度可能会导致瓷碎裂。

合理的牙体预备设计对机械力学方面至关重要。为了避免不利的应力分散，减少瓷碎裂的风险，洞面角需预备成直角（图 11-2）。除非选用含高强度基底冠的全瓷修复系统（见第 25 章），否则预备体预备时需要沿着整个切缘为瓷提供支持。

全瓷修复体的对颌天然牙功能面可观察到磨耗，这也同样发生在金属烤瓷修复体的对颌天然牙上，尤其是下颌切牙，在修复体使用一段时间后可观察到较严重的磨损（图 19-1）。

适应证

全瓷冠适用于美观要求高，无法使用其他保守修复方式的情况（图 11-3），如复合树脂不能够有效修复的邻面龋、唇面龋或两者都有的患牙。

牙齿应相对完整，有足够的冠部牙体组织量以支持修复体，尤其是在切端，瓷的厚度一定不能超过 2 mm，否则会导致全瓷修复体的失败。

由于全瓷修复体相对来说较为脆弱，修复体的设计应该能够良好地分散咬合力（图 11-4）。总的来说，全瓷修复体的咬合接触中心处（舌面的中 1/3）必须要有足够的牙体组织支持。

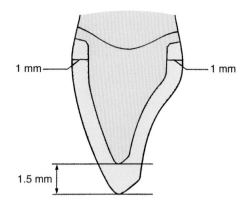

图 11-1 ▪ 建议的全瓷冠牙体预备量

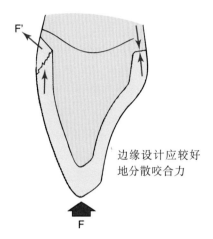

边缘设计应较好
地分散咬合力

图 11-2 ▪ 全瓷冠不建议使用斜坡形肩台边缘。该边缘形态不能够支持陶瓷。切端加载在边缘区产生的应力如果不能形成反作用力（箭头）与之抗衡，会产生拉应力，这可能导致崩瓷而失败。F：力

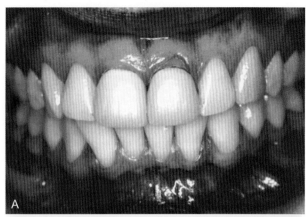

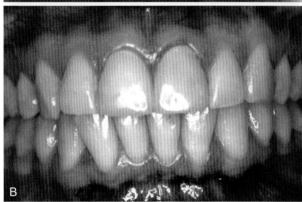

图 11-3 ▪ A. 中切牙全瓷冠边缘适合性不良引起了继发龋和牙龈退缩，而该患者对美观要求较高；B. 通过简单的牙周重建手术改善了牙龈退缩，并对牙齿进行了重新预备，戴上了新的全瓷冠

表 11-1　3种瓷的性能

性能	白榴石	二硅酸锂	氧化锆（Y-TZP）
结晶度（百分比含量）	35	70	≥ 97.5（可能还包括 HfO_2，Al_2O_3，Na_2O，SiO_2，Fe_2O_3 结晶，等）
挠曲强度（Mpa）	85~112	215~400	900
断裂韧性（MPa·$m^{1/2}$）	1.3~1.7	2.2~3.3	8~10.3
维氏硬度（GPa）	5.9	6.3	8.8~11.8
热膨胀系数（10^{-6}/K）	15.0~15.4	9.7~10.6	10.0~11.0
弹性模量（GPa）	65~86	95~103	210
化学稳定性（$\mu g/cm^2$）	100~200	30~50	30

引自 Anusavice KJ: Phillips'science of dental materials, 12th ed. St. Louis, Saunders, 2013.

禁忌证

能够选择更保守的修复方式时，不要使用全瓷冠。尽管某些陶瓷材料相比于早期能够提供更高的强度，但对于磨牙来说，更好的修复方式还是铸造金属修复。如果当患者微笑时磨牙可见，可利用陶瓷材料来遮饰暴露的部分金属。对于咬合力较大，美学需求较低的牙齿来说，金属烤瓷修复体是很好的选择。如果咬合功能异常（图 11-5）或没有足够的牙体组织支持，甚至无法制备至少 1 mm 宽的环形肩台边缘时，应考虑采用金属烤瓷冠修复。理想情况下，全瓷冠在咬合接触区（如前牙的舌面中 1/3）要有足够的牙体组织支持。临床牙冠短的牙齿通常不能为全瓷冠提供足够的支持。

预备

器械

全瓷冠牙体预备所需要的器械如下（图 11-6）：

- 圆头锥形金刚砂车针，标准粒度和粗粒度（0.8 mm）
- 平头锥形金刚砂车针，标准粒度或端切金刚砂车针（1.0 mm）
- 橄榄球形金刚砂车针
- 细粒度抛光金刚砂车针或钨钢车针
- 口镜
- 牙周探针
- 探针
- 凿 / 斧
- 高速及低速涡轮手机

步骤

全瓷冠的牙体预备顺序（图 11-7）与金属烤瓷冠类似；主要的区别在于全瓷冠需要制备 1 mm 宽的环形深凹形边缘（图 11-8）。

切端（拾面）预备 牙体预备完成后，切端应在下颌运动中的任意位置为陶瓷材料提供 1.5~2.0 mm 的修复空间。这能够保证修复体的半透性、令人满意的美观效果和足够的强度。如果全瓷修复体用于后牙（较罕见），所有牙尖都需要预备出 2 mm 的间隙。

1. 在切缘预备 2~3 条定深沟，初始深度约为 1.3 mm，为后期留出修整空间。定深沟的方向应与对颌牙牙体长轴垂直，为全瓷冠提供足够的支持。

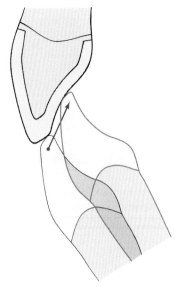

图 11-4 ■ 为了避免折裂，全瓷冠的咬合设计至关重要。咬合接触的中心最好局限于舌面的中 1/3。前牙引导面应尽可能光滑，并与邻牙的咬合接触相一致。不建议修复体设计成开𬌗形式。将来对颌牙伸长可能会引起新的前伸𬌗干扰，造成全瓷修复体的折裂

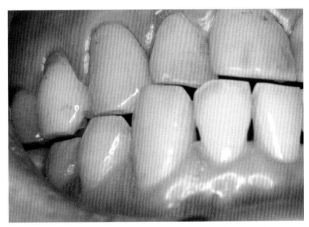

图 11-5 ■ 咬合功能异常是全瓷冠修复的禁忌证。如本图，侧切牙呈对刃关系，多颗牙可见磨损面

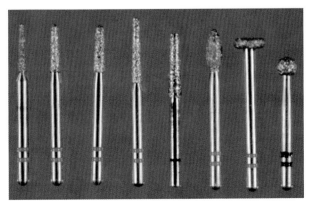

图 11-6 ■ 全瓷冠牙体预备所需的器械

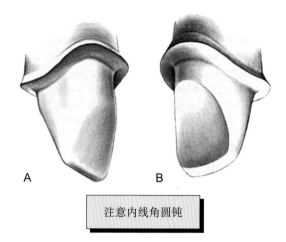

注意内线角圆钝

图 11-7 ■ 全瓷冠牙体预备。A. 唇面观；B. 舌面观。为了避免应力集中在陶瓷上，所有的内线角必须修整圆钝，肩台边缘应尽可能的光滑，以便于完成制作过程中的技术步骤

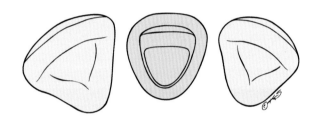

图 11-8 ■ 全瓷冠牙体预备时注意形成 1 mm 宽的均匀一致的深凹形边缘

2. 一次磨除切缘的一半来分次完成切端预备。切端预备完成后须确认是否获得足够的修复间隙。

唇面预备

3. 在唇颊面制备定深沟，进行牙体预备，并检查是否能为全瓷材料提供 1 mm 厚的修复空间。一条定深沟放置于唇面的中央，另外两条分别放置于近唇线角和远唇线角转折处。然后平行于就位道方向对牙颈部进行预备（通常是牙体长轴），切端则平行于牙齿唇面的原始外形。这些部位的定深沟深度大约为 0.8 mm，同样需要为修形和抛光步骤余留出空间。先预备唇面的一半区域，评估修复空间是否足够，再完成另一半。

4. 用圆头锥形金刚砂车针磨除大量的牙体组织（形成深凹形边缘），整个预备过程中须保证有大量的水来冲洗降温。

舌面预备

5. 预备深度约为 0.8 mm 的舌侧定深沟，然后用橄榄球形金刚砂车针进行舌面预备。舌面的预备过程与其他前牙预备相似（见第 9 章和第 10 章），在下颌运动的任意位置都应有 1 mm 的间隙，为所有承力区域提供足够的全瓷材料修复空间。

6. 将唇面颈部预备的就位道方向转移到舌面，在舌隆突的中央放置一条定深沟。

7. 重复肩台边缘的预备，这次从舌隆突的中央进入邻面，直到舌侧肩台边缘与唇侧相连接。边缘预备应顺着游离龈缘，不应向龈下伸展过多。一般推荐初始位置要比预期的完成位置略微高一些。这可以使车针进入邻接区，精修边缘并将其延伸至最终位置，按照由邻面至舌面中部的方向（下坡方向）预备，能够降低侵犯上皮附着的风险。

深凹形边缘预备　对于龈下边缘来说，需在预备之前利用排龈线从牙面分开牙龈组织。边缘预备的最终目标是使全瓷修复体在边缘处有最佳的应力分散。当深凹形边缘或环形肩台边缘能够完全支持全瓷冠时，牙冠外部的应力将沿着就位道方向进行平行传导，从而获得最佳的应力分散。斜坡型肩台边缘会在陶瓷上产生不良负荷，导致陶瓷内部产生拉应力的可能性更大，进而导致修复体的失败。90°肩台边缘最佳，但是应注意去除无基釉。

完成后的深凹形边缘宽度应有 1 mm，内部线角圆钝，边缘光滑、连续，没有不规则的部分。

精修

8. 如其他牙体预备，预备后的牙体表面需要修形和抛光。将所有锐利的线角磨圆钝，以避免产生应力集中，导致修复体折裂。

9. 使用金刚砂或钨钢车针修整其他需要精修的边缘。

全瓷嵌体与全瓷高嵌体

Christa D. Hopp

瓷修复体的应用不仅仅局限于全冠和美学贴面。牙体中度缺损的后牙也可采用全瓷嵌体或高嵌体修复，来替代银汞合金、金合金和复合树脂修复。对于美学修复而言，相比于后牙复合树脂修复充填，全瓷嵌体、高嵌体使用更加持久。作为最接近天然

牙外观结构的材料，瓷材料的美学性能很少引发争议。与直接法相比，修复体的间接制作方法能减少操作失误，以及复合树脂的聚合收缩、分层等可能性。全瓷修复体与牙体的粘接能够加固牙齿的薄弱区域，使得更加保守的牙体预备成为可能。

通过酸蚀粘接技术粘接全瓷修复体与基牙，其粘接机制依赖于釉质的酸蚀以及复合树脂的使用，就像树脂粘接的固定义齿一样（见第 26 章）。在陶瓷粘接之前，应使用氢氟酸酸蚀陶瓷，然后使用硅烷偶联剂（材料与市售的陶瓷修补套装是一致的）。相似的修复情况也见于使用技工室间接制作的复合树脂修复体来替代全瓷修复体。

粘接固位的全瓷嵌体有着广阔的应用前景：临床寿命可达 8~10 年。IPS Empress 嵌体一项前瞻性研究显示 10 年成功率为 80%~95%。

适应证

对于患龋率较低，需行 II 类洞修复的患者，如果希望恢复牙齿原有的外观，可采用全瓷嵌体代替银汞合金充填体或金合金嵌体。这是最保守的瓷修复方式且能够保留大部分余留牙釉质。当后牙要求美学修复，但缺损较大不能使用复合树脂充填，而缺损范围也不足以使用全冠修复时，建议采用全瓷嵌体或者高嵌体修复。总的来说，当牙尖需要修复时，复合树脂不是一个可行的远期修复材料。

禁忌证

口腔卫生状况不佳或者有活动性龋的患者不适合采用瓷嵌体修复，因为这样的修复方式耗时且昂贵。由于瓷的脆性，咬合力过大如有磨牙症的患者也不宜采用全瓷嵌体修复。当牙合面超过 2/3 的部分需要修复时，与全瓷高嵌体相比，更倾向于使用全冠修复。

优点

与其他修复材料相比，全瓷嵌体和高嵌体在美学效果上具有明显的优势。全瓷修复体的美观持久性优于易着色的复合树脂修复体。尽管可以通过椅旁操作以及诊室内的切削系统制作全瓷修复体（见第 25 章），但通常还是在技工室采用间接法制作全瓷嵌体和高嵌体。后牙全瓷修复体比复合树脂更耐磨。由于粘接层相对较薄，故可减少树脂聚合收缩引起的边缘微渗漏以及高膨胀系数带来的不利影响。在某些情况下，全瓷修复体能帮助临床医生保存更多的牙体组织。当大量牙体组织丧失，缺乏固位形时，全瓷修复体将体现出其粘接修复的优势。比如，牙尖折断的前磨牙需要修复时，通常该类型缺损需要行全冠修复，有时还需要预行根管治疗以及适当的充填治疗（见第 12 章）。这样的治疗需要去除大量的牙体组织，损害了牙齿的长期修复效果。而采用全瓷高嵌体修复，牙尖缺失的部分仅需要用全瓷材料与周边牙釉质粘接即可修复。相比于之前描述的方法，即使需要额外的固位形，还是能够最大限度地保存牙体组织（图 11-9）。

缺点

陶瓷材料具有耐磨性。如果没有对瓷修复体进行高度抛光，表面不光滑，对颌牙牙釉质会在与修复体滑动接触过程中产生磨耗。粗糙的陶瓷表面会对对颌牙牙釉质产生较大的磨损。铸造玻璃陶瓷修复体（见第 25 章）比传统长石质陶瓷对牙齿的磨耗更少。复合树脂粘接剂的磨耗也是一个问题，会导致边缘出现间隙，最终引起导致修复体的碎裂或继发龋的发生。

对于全瓷嵌体或高嵌体来说，达到精准的咬合关系非常困难。由于其易碎性，咬合的调整需在粘接后在口内进行。使用粘接树脂完成修复体的粘接后才能进行精确的调磨。这时修复体的任何粗糙表面需要在口内进行最后的抛光，这一过程非常耗时。同样，邻面因车针较难进入，边缘的修整也很困难。树脂悬突难以探查，容易引起牙周疾病。

陶瓷材料是自脆性。瓷层较薄区域易于折裂。因此，在一些临床病例中，为确保修复体有足够的强度，必须磨除一些健康的牙体组织。

牙体与陶瓷材料之间能够实现良好的粘接，但粘接过程具有很高的技术敏感性，实际操作并不容易。牙科医生须在严格隔湿的条件下，按照树脂粘接要求将全瓷修复体精确地粘接于没有缺陷的牙体组织上（如硬化、矿化等）。

修复体的精确性非常重要，适合性良好的修复体（边缘间隙小于 100 μm）被证明能够提高临床使用效果。有研究表明，热压铸和可切削陶瓷嵌体、高嵌体在粘接前后的边缘间隙变化最小，变化范围为 136~278 μm。同样，对于切削而成的全瓷嵌体、高嵌体所面临的过度切削问题也逐渐受到重视。相比于传统的铸造金合金嵌体，全瓷嵌体内部及边缘处与牙体组织面的间隙更大，仍待进一步研究。

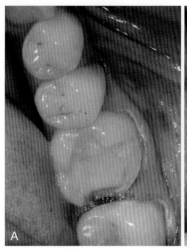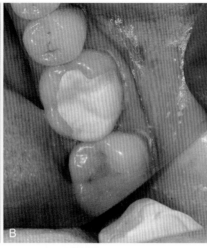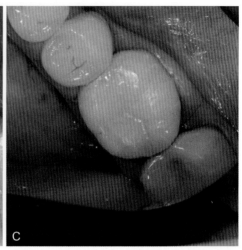

图 11-9 ▪ 非常规牙体预备设计的全瓷部分冠修复体。对于该高嵌体的牙体预备，宽的牙釉质边缘带可以提供粘接。A. 牙体预备；B. 二硅酸锂陶瓷修复体在结晶步骤前的临床评估；C. 完成的修复体

预备

　　和其他间接修复体的牙体预备一样，必须形成一条修复体的脱位道，并且边缘连续，无倒凹。使用锥形金刚砂车针预备出轴壁所需的聚合度，产生清晰的 90° 洞缘边缘，以保证修复体获得必要的强度及修复空间。使用圆头或平头带锥度的柱形车针便于形成没有锐角的内表面。圆钝的内表面可以避免应力集中，以及树脂粘接层出现空隙。这也有助于牙科医生能够获得清晰明确的洞面边缘。

器械

　　和金属嵌体一样，金刚砂车针或钨钢车针可用于牙体预备（图 11-10 和图 11-11），但金刚砂车针可被替换。

- 锥形钨钢车针
- 圆头钨钢车针
- 柱形钨钢车针
- 抛光石
- 口镜
- 探针和牙周探针
- 凿
- 龈缘修整器
- 挖匙
- 高速和低速涡轮手机
- 咬合纸

步骤

　　推荐使用橡皮障进行隔湿，以提高视野清晰度及控制水雾。上橡皮障之前，医生应用咬合纸标记并评估咬合接触关系。为了避免树脂粘固层的断裂或磨耗，修复体的边缘不能位于咬合接触中心。为能获得足够的瓷层厚度来降低折断的风险，所需的最小预备量见表 11-2。总的来说，越脆的材料需要越多的牙体预备量。

外形轮廓

1. 预备外形轮廓。与传统金属嵌体、高嵌体类似（见第 10 章），预备体的外形大体上由原有修复体以及龋坏波及的范围决定。由于采用树脂粘接，轴壁的倒凹有时可以用树脂玻璃离子复合体充填，这能保留更多的牙釉质用于粘接。不过需要去除潜行性龋及薄弱的釉质。中央沟（一般为 2 mm）应按照牙齿原有解剖外形进行预备，

表 11-2　全瓷嵌体和高嵌体的预备要求	
内部尺寸	外部尺寸
髓壁宽度： 　1.5～2.0 mm	洞面边缘：90°
圆钝的内线角	峡部宽：2 mm
轴壁聚合度： 　10°～12°	𬌗面预备量：2 mm
轴壁预备量（箱形）： 　1.0～1.5 mm	边缘光滑，过渡平缓

引自 Hopp CD, Land MF: Considerations for ceramic inlays in posterior teeth: a review. Clin Cosmet Investig Dent 18; (5): 21, 2013.

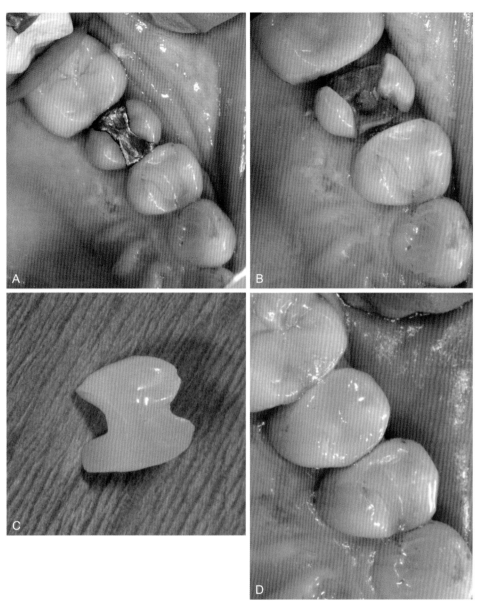

图 11-10 ■ A. 上颌前磨牙大面积的邻𬌗邻（MOD）银汞合金充填体需要被替换；B. 去除有缺陷的充填体和龋坏组织；C. 数字椅旁切削系统对白榴石增强陶瓷材料进行加工（见第 14 章和第 25 章）；D. 粘接后的全瓷修复体（由 Dr. James L. Schmidt 提供）

而非预备成一个平面。这可以为全瓷材料提供更多的修复空间。外形轮廓线应避开咬合接触区，高嵌体的牙体预备需要在下颌所有运动过程中都保证有 1.5 mm 的空间，使陶瓷材料有足够厚度，防止折裂。

2. 扩展邻面箱形，形成至少 0.6 mm 的邻面间隙，使印模材料进入制取印模。边缘应位于龈上，以便于隔湿，从而有利于关键的粘接步骤和修形的完成。如有必要可使用电刀修整龈缘或行冠延长术，使修复体边缘位于龈上。箱形的龈壁宽度约 1 mm。

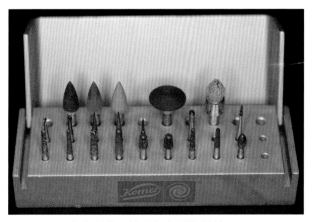

图 11-11 ■ 全瓷嵌体牙体预备所需的器械

3. 将所有内线角磨圆钝。锐利线角会导致应力集中，并且在粘接过程中更容易出现空隙。

去除龋坏组织

4. 用挖匙或球钻低速去除预备过程中遇到的所有龋坏组织。

5. 龈壁在去除龋坏组织后，使用树脂玻璃离子复合体垫底。

边缘设计

6. 全瓷嵌体的边缘采用直角对接的方式，由于瓷材料需要足够的厚度以防折裂，不宜采用斜面边缘。全瓷高嵌体建议预备成清晰的深凹形边缘。

精修

7. 使用抛光车针和手持器械修整边缘，以及玻璃离子垫底区域。位于釉质上的边缘必须光滑、清晰，以利于全瓷修复体与牙体精确密合。

𬌗面预备（高嵌体）

8. 取下橡皮障后检查𬌗面的预备量。为避免下颌运动过程中全瓷材料折裂，𬌗面必须有最少1.5 mm的预备空间。可以用游标卡尺测量临时树脂修复体的厚度来评估𬌗面的预备量是否足够。

检查

9. 预备完成后，确认是否已达到所需的最小预备量，以保证材料有足够的厚度。尽管可以通过充填来消除一些小的倒凹，但还是应该避免倒凹的形成。𬌗龈壁的聚合度为10°~12°，这与铸造嵌体和高嵌体的预备要求是相同的，方便预备体外形及边缘的观察。峡部宽度应该至少是2 mm，以减少折裂风险（图11-12）。

全瓷贴面

全瓷贴面可以用于修复变色、有点状凹陷或折裂的前牙（图11-13），是一种比较保守的修复方式。贴面修复是将薄的全瓷贴面粘接于牙齿唇面，除了需要使用光固型脂水门汀以外，其他与全瓷嵌体的粘接过程是一样的。

优点以及适应证

全瓷贴面修复最主要的优势是对牙体组织的保存。通常唇面只需要预备0.5 mm。由于牙体预备局限于釉质层，所以一般不需要局部麻醉。而最主要的缺点是难以获得外形突度正常的修复体。若需要保留牙齿颈部的釉质用于粘接，将很难避免修复体颈部外形过突的问题。目前很少报告显示，修复体对牙龈长期健康的影响或是患者一生中应该多久更换一次修复体。

美学贴面一直作为粘固型冠修复的保守替代选择。在很多临床实践中，特别是治疗多个变色且健康的前牙，全瓷贴面修复已经取代金属烤瓷冠修复，但大部分牙体缺损、缺乏有效粘接面积的牙齿不宜采用贴面修复。

牙体预备

器械

全瓷贴面的牙体预备所需器械如下：

- 直径1 mm的球钻或0.5 mm的定深车针
- 细的圆头锥形金刚砂车针，标准粒度和粗粒度（0.8 mm）
- 抛光条
- 抛光石
- 口镜
- 牙周探针
- 探针

步骤

由于修复体的龈1/3和邻面线角处常常形成过凸的外形，因此应在远离牙本质的情况下获得最大的预备量（图11-14和图11-15）。

1. 使用自限性车针可初步预备定深沟，且避免意外穿透过薄的釉质层。所需的预备量由牙齿变色的程度决定。通常预备0.5 mm就足够了。应按照牙体的解剖外形进行预备。当牙齿的唇面外形需要调整时，应首先在诊断蜡型上制作出精密的导板，以此来决定最佳的预备量（图11-16）。

2. 磨除定深沟之间的剩余牙体组织，形成长的沟槽边缘（图11-17）。这样的设计可以使洞面角圆钝，并且使边缘处暴露的釉柱末端获得更好的酸蚀效果。颈部边缘应沿着龈缘的外形进行预备，这样可以在没有过度侵犯龈沟的情况下遮饰所有着色的釉柱。

3. 尽可能将预备体边缘设定在邻面接触区的唇面，以保证其位于牙釉质内。然而，少

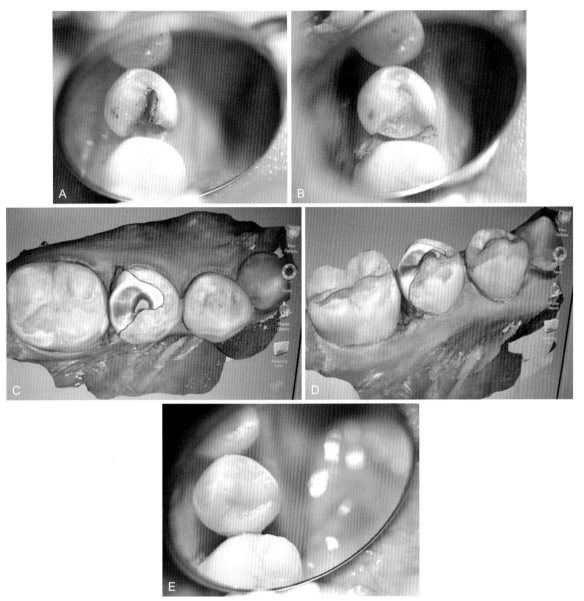

图 11-12 ■ 下颌第一前磨牙全瓷嵌体。A. 有缺陷的充填体和龋坏的牙体组织；B. 远中邻𬌗面嵌体的牙体预备；C 和 D. 计算机辅助设计的预期全瓷修复体的颊面和𬌗面观；E. 粘接后的最终修复体（由 Dr. James L. Schmidt 提供）

量的邻面预备是必要的，以便于工作模型与代型的分离和邻面边缘的修形和抛光。可用金刚砂抛光条制备这一必要的间隙。有时邻面边缘需延伸至舌侧，以覆盖牙齿上已有的充填物。这需要磨除大量的牙体组织以避免倒凹形成。有些专家建议将瓷边缘放置于复合树脂材料上，而不是延伸至釉质上。

4. 切缘最好不要预备（图 11-18），但也不是完全避免的；保留切缘可以支持瓷修复体，减少瓷折裂的概率。如果切缘长度需要调整或增加时，预备应延伸至舌面，此时应注意避免形成倒凹。仔细观察修复体的就位道，若存在倒凹，将阻碍贴面的就位。

5. 为避免全瓷修复体中出现应力集中区域，应确保所有完成的预备表面是圆钝的。

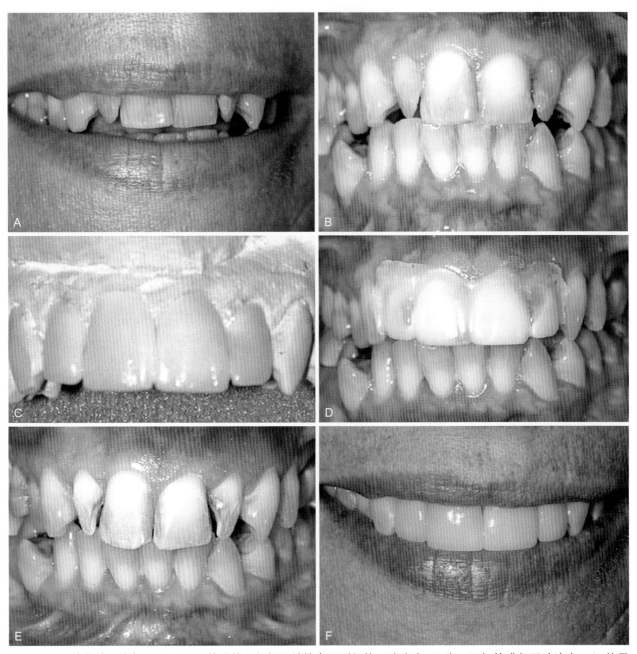

图 11-13 ■ 美学贴面修复。A 和 B. 不美观的上颌切牙并伴有牙列拥挤。该患者 50 岁，不打算进行正畸治疗；C. 使用诊断蜡型制作出最佳的切牙外形；D. 在真空成形的聚酯薄膜模具中注入暂时性修复的树脂材料，直接按压在未预备的牙齿上，以模拟最终的美学效果；E. 牙体预备；F. 就位后的修复体

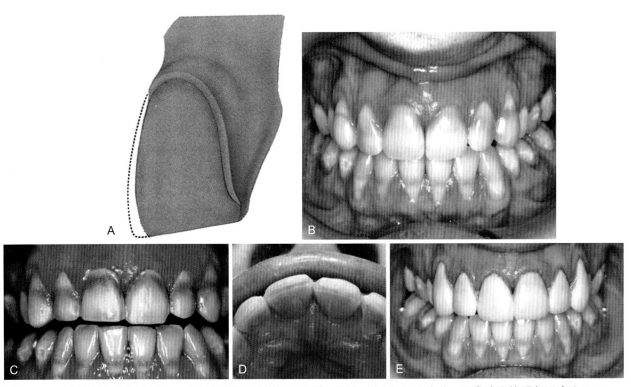

图 11-14 ■ 全瓷贴面的牙体预备。A. 保留邻面接触区和切缘，预备应局限于牙釉质。通常建议的预备深度为 0.5 mm 左右，注意使用球钻制备一系列的定深孔，以防穿透过薄的釉质层。B. 四环素变色牙，曾采用复合树脂修复，但不能完全遮饰变色牙面，美观效果不佳。拟采用 6 个上颌全瓷贴面修复变色牙。C 和 D. 完成的牙体预备。E. 使用复合树脂直接制作过渡性修复体，通过牙釉质表面点状酸蚀处理来粘接于牙体表面（见第 15 章）

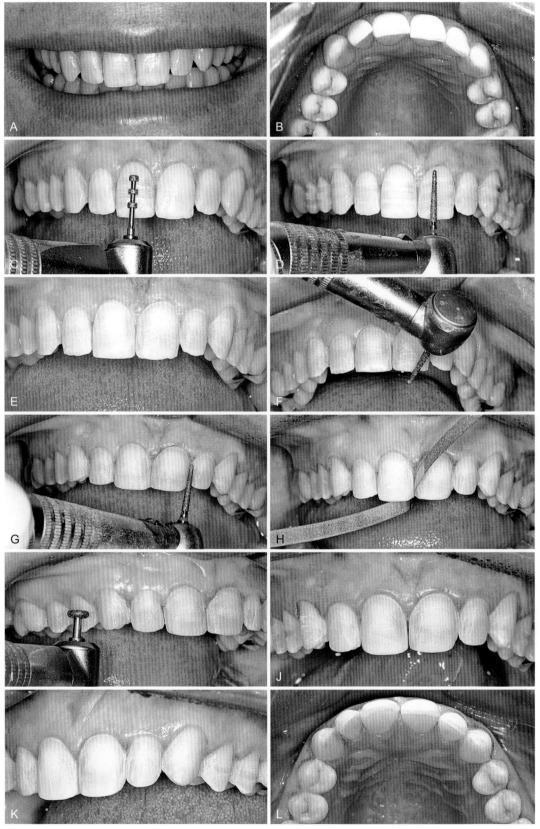

图 11-15 ▪ A. 全瓷贴面修复前的患者微笑相；B. 待修复的上颌牙齿切面观；C. 用 0.5mm 的车针制备定深沟；D. 使用圆头锥形金刚砂车针磨除定深沟间的牙体组织；E. 唇面预备完成；F. 切缘预备 1.5mm；G. 将唇面预备扩展至邻面接触区；H. 使用金刚砂抛光条形成邻面间隙；I. 制备水平就位沟；J. 完成的牙体预备唇面观；K. 完成的牙体预备侧面观；L. 完成的牙体预备切面观（由 Dr. Ross Nash. In Freedman G: Contemporary esthetic dentistry. St. Louis, Mosby, 2012. 提供）

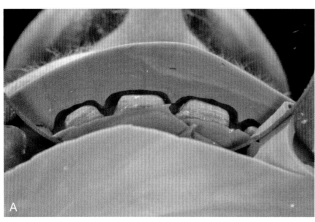 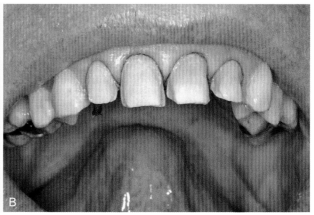

图 11-16 ■ A. 在唇面外形需要修整的情况下，必须使用重体硅橡胶牙体预备导板，以保证全瓷贴面获得足够且均匀一致的修复空间；B. 全瓷贴面修复的上颌切牙的牙体预备（由 Dr.R.D. Douglas 提供）

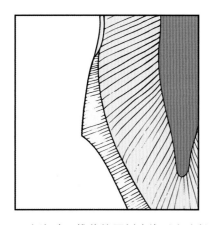 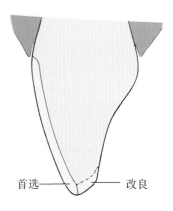

图 11-17 ■ 全瓷贴面推荐的唇侧边缘形态（长的浅凹形）及圆钝的洞面角，这样釉柱的末端可以用特定的酸蚀方式处理

图 11-18 ■ 全瓷贴面的首选设计是保留牙釉质的切缘部分。若全瓷贴面的切缘需要延长，改良的预备方法是向舌侧延伸（虚线）

参 考 文 献

[1] Stoll R, et al. Survival of inlays and partial crowns made of IPS Empress after a 10-year observation period and in relation to various treatment parameters. Oper Dent 21:262, 2007.

[2] Krämer N, Frankenberger R: Clinical performance of bonded leucite-reinforced glass ceramic inlays and onlays after eight years. Dent Mater 21:262, 2005.

[3] Otto T, De Nisco S: Computer-aided direct ceramic restorations: a 10-year prospective clinical study of Cerec CAD/CAM inlays and onlays. Int J Prosthodont 15:122, 2002.

[4] Federlin M, et al: Controlled, prospective clinical split-mouth study of cast gold vs. ceramic partial crowns: 5-year results. Am J Dent 23:161, 2010.

[5] Beier US, et al: Clinical long-term evaluation and failure characteristics of 1,335 all-ceramic restorations. Int J Prosthodont 25:70, 2012.

[6] Heymann H, et al: Sturdevant's art and science of operative dentistry, 6th ed, p 287. St. Louis, Mosby, 2013.

[7] Addi S, et al. Interface gap size of manually and CAD/CAM-manufactured ceramic inlays/onlays in vitro. J Dent 30:53, 2002.

思考题

1. 全瓷冠和全瓷贴面的适应证、禁忌证是什么？

2. 全瓷冠和全瓷贴面的优点、缺点是什么？

3. 全瓷冠和全瓷贴面建议使用的器械是什么？上颌中切牙牙体预备的步骤是什么？

4. 牙体预备步骤1~步骤3的最低标准是什么？为什么？

5. 讨论全瓷嵌体、高嵌体的优点、缺点、适应证以及禁忌证。

6. 全瓷嵌体、高嵌体建议使用的器械是什么？下颌磨牙的预备顺序是什么？

7. 牙体预备步骤5和步骤6的最低标准是什么？为什么？

总结表

全瓷冠牙体预备			
适应证	禁忌证	优点	缺点
• 美观要求高	• 需要保证极高的强度，金属烤瓷冠更为合适	• 美观性极佳	• 比金属烤瓷冠强度低
• 邻面龋坏较大	• 龋坏范围过大	• 即使采用龈下边缘也有良好的组织相容性	• 正确的牙体预备极其关键
• 切缘较为完整	• 冠部牙体组织支持力不足	• 比金属烤瓷冠的牙体预备更保守	• 是牙体预备最不保守的修复形式之一
• 根管治疗后进行桩核修复的牙齿	• 唇舌径较小的牙齿	• –	• 材料具有脆性
• 咬合力分散良好	• 咬合力分散不佳	• –	• 只能作为单个修复体使用
	• 磨牙症	• –	• –

预备步骤	推荐使用的器械	预备标准
预备切端定深沟	锥形金刚砂车针	深约1.3mm，留下额外修整的空间；与对颌牙牙体长轴垂直
预备切端	锥形金刚砂车针	1.5mm的预备量，检查下颌非正中运动时的空间
预备唇面定深沟	锥形金刚砂车针	深约0.8mm，留下额外修整的空间
预备唇面	锥形金刚砂车针	需要1.2mm的预备量；正如金属烤瓷冠的牙体预备，唇面分两个平面预备
预备舌面定深沟	锥形和橄榄球状金刚砂车针	初始深度0.8mm；重塑凹面形态；避免任何凸起的外形（即应力集中）
预备舌隆突定深沟	锥形金刚砂车针	平行于唇面颈部进行预备；1mm的预备量；肩台边缘与游离龈外形一致
按照定深沟预备舌面	方头金刚砂车针	肩台边缘圆钝，宽1mm；边缘将"峰谷"形态降为最小；洞面角为直角
按照定深沟预备舌隆突	细粒度金刚砂车针或钨钢车针	所有表面光滑连续；没有无基釉；洞面角为直角
预备舌面肩台边缘		
修整		

总结表

瓷嵌体和高嵌体的牙体预备			
适应证	禁忌证	优　点	缺　点
• 美观需要 • 低患龋率 • 颊舌面牙釉质完整	• 大面积龋 • 菌斑控制不当 • 磨牙症	• 美观良好 • 保存牙体组织 • 耐用	• 对颌牙的磨耗 • 调𬌗困难 • 粘固剂的磨耗 • 昂贵 • 长期成功率不明

预备步骤	推荐使用的器械	预备标准
预备外形轮廓	锥形钨钢车针	去除原有修复体和龋坏组织；约深 1.8 mm；可以容许小的倒凹
预备邻面箱形	锥形钨钢车针	龈壁宽 1 mm
去除龋坏	挖匙或球钻	0.6 mm 的间隙，以便印模制取
预备边缘	抛光车针	玻璃离子充填垫平倒凹
预备𬌗面圆头金刚砂车针	手持器械	90° 对接
抛光	圆头金刚砂车针	高嵌体采用深凹形边缘
	抛光车针	下颌所有运动位置上𬌗面保持 1.5 mm 空间，边缘光滑
	细粒度金刚砂车针	

总结表

瓷贴面			
适应证	禁忌证	优　点	缺　点
• 变色或缺损的前牙	• 大面积龋 • 菌斑控制不当 • 原有修复体范围大 • 磨牙症	• 美观良好 • 耐磨，不易着色 • —	• 增加牙齿外形突度 • 昂贵 • —

预备步骤	推荐使用的器械	预备标准
预备定深沟	直径 1 mm 球钻或 0.5 mm 的定深车针	一系列定深沟避免牙本质暴露
预备唇面	圆头金刚砂车针	沿着原始牙齿表面的外形弧度
预备邻面	圆头金刚砂车针	扩展至龈缘处，保留邻面接触区完整
预备切端和舌面	圆头金刚砂车针	增加切端高度时，仅切端边缘可以延伸至舌侧
预备边缘	圆头金刚砂车针	长的浅凹形边缘
抛光	细粒度金刚砂或钨钢车针，或抛光石	内部边缘圆钝

第 12 章

根管治疗牙齿的修复

根管治疗后的牙齿预后应该较好。当它作为固定或可摘义齿的基牙时，可以恢复全部的功能并能取得满意的效果。但是需要特殊的方法来修复这样的牙齿。龋坏、原先修复体的放置及牙髓治疗通常会导致相当多的牙体组织丧失。这些牙体缺损会使后续的修复复杂化，增加了牙齿在功能运动时折裂的可能。

两个因素会影响方法的选择：牙齿类型（切牙、尖牙还是前磨牙或磨牙）和冠部剩余的牙体组织。后者是决定预后的最重要因素。

解决这些问题有许多不同的临床技术、观念和选择。实验数据提高了对修复根管治疗牙齿过程中存在困难的理解。本章针对这些难题提出了合理的和实用的方法。

治疗计划

对于广泛的龋坏或牙周疾病的牙齿，拔除可能比根管治疗更有意义，虽然这种严重损坏的牙齿偶尔可以通过正畸牵引或根尖切除术恢复（图 12-1 和图 16-7）。仅当拔除该牙后会严重地危害患者的咬合功能和整体的治疗计划，尤其是无法种植修复时，才通过上述方法尽力保留牙齿。只有确认牙齿能恢复功能，才能决定进行根管治疗。在修复前，根管治疗的牙齿须仔细评估以下几个方面[1]：

- 根尖封闭良好
- 对压力不敏感
- 无渗出物
- 无瘘管
- 无根尖敏感症状
- 无活动性炎症

根管充填不完善的牙齿在固定修复开始前应进行根管再治疗。如果对充填是否到位存疑，或根管再治疗后牙齿仍然敏感，应观察数月，直到能明确治疗成功与否。

因为前牙比磨牙离支点更远，如果冠部结构基本完整，受力良好（见第 4 章），则在开髓口处简单充填即可（图 12-2A）。如果冠部牙体结构大量丧失，则需铸造桩核冠修复（图 12-2B）。磨牙经常用银汞合金或复合树脂修复，很少需要桩修复（图 12-2C 和 D）。

尽管曾经制作过桩冠一体的修复体，而且最近在计算机辅助设计 - 辅助制作（CAD/CAM）后牙的瓷修复体方面重提了这个观念[2]。但是通常牙医还是使用两步法技术（图 12-3），先粘固桩核基础修复体，然后再分开制作的冠。以前经常使用金属桩，但是由于美观原因而增加了牙色玻璃纤维桩和锆瓷桩的应用[3, 4]，它们也能为核提供必要的固位。核替代了缺失的冠部牙体结构，使之能制备出理想的预备体形态。因此，剩余的冠部牙体结构和核相结合，产生了理想的预备体外形（图 12-4）。

预成桩一般与复合树脂、玻璃离子或银汞合金等可塑性材料联合使用，分为两步进行：先粘固桩，然后再使用选定的核材料。核成形后和剩余的牙体组织预备成理想的冠外形，随后取模并制作冠。

为了获得理想的内部封闭，铸造桩核修复体应该比根管稍细一点，相反的，冠部应该稍粗以利于就位。两步法由于能分别控制两个铸件的膨胀率，因而简化了获得满意的边缘适合性的过程。另外一个益处是冠需要更换时，不需要拆除桩，而拆桩不仅困难并且可能危及牙齿的预后。而且桩核和冠分开制作，允许改变冠的就位道，这在作为固定桥（FDP）的基牙时更为有利。

临床失败

前牙和后牙因形态和功能的不同，在根管治疗后的处理方式也不同，这主要因为它们的受力不同。

一份回顾性研究[5]包括了 638 名患者，评估了 788 个桩核修复：其中 456 个铸造桩核，332 个预成 Paraposts 桩核修复。指出在粘固 4~5 年

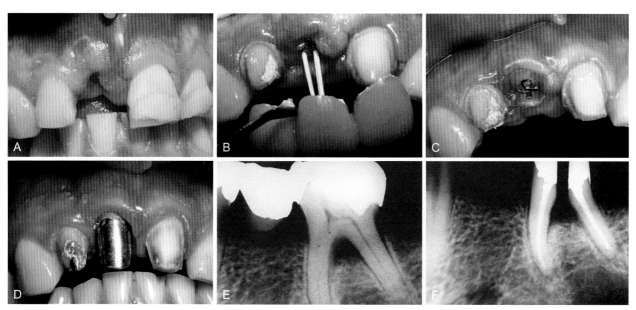

图 12-1 ■ A 和 B. 严重损坏的牙齿有时可通过正畸牵引保留（见第 6 章）；C. 桩的顶端带有固位装置，用橡皮圈牵引牙齿；D. 铸造桩核就位在牵引出的牙根上；E 和 F. 有牙周损伤的牙齿半切术后菌斑控制得到提高（见第 5 章）（E 和 F. 由 Dr. H. Kahn 提供）

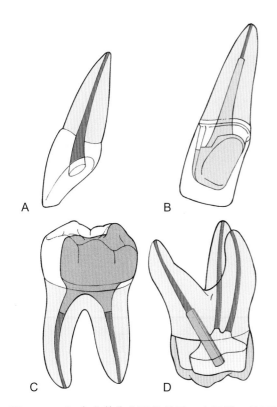

图 12-2 ■ A. 有完整临床冠的前牙，在开髓口处用树脂充填修复也能获得很好的预期效果；B. 当大量冠部牙体组织丧失时，需要铸造桩核修复体以获得理想的预备体外形；C 和 D. 磨牙很少需要桩来提供固位，使用复合树脂或银汞合金核即可

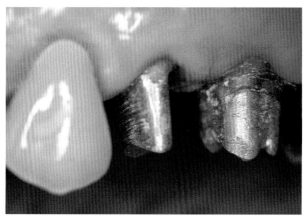

图 12-3 ■ 第一磨牙和第二前磨牙的桩核修复体，边缘最好放置在健康的牙体组织上

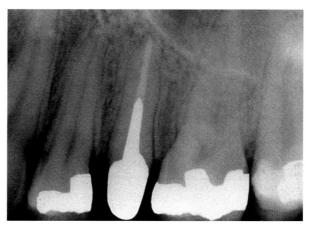

图 12-4 ■ 用铸造桩核修复的第二前磨牙，进行了金属烤瓷冠的牙体预备（由 Dr. R. Webber 提供）

后，男性患者的失败率明显高于女性，60岁以上患者的失败率比年轻患者高3倍，上颌牙的失败率（15%）是下颌牙（5%）的3倍，侧切牙、尖牙和前磨牙的失败率高于中切牙和磨牙。固定桥的桩核修复体的失败率小于单冠。该结果可能是由于固定桥减少了受力而导致的。临床失败和周围骨高度的降低之间没有明显相关性。定制铸造桩核修复体的失败率比银汞合金核的失败率稍高，Sorensen 和 Martinoff [6] 得出同样的结论。然而，Torbjorner 和同事 [5] 建议定制铸造桩核应更多地用于根部结构很薄弱的牙齿。因此，不管后续选择何种修复体，牙齿本身可能更易导致失败。根管治疗牙作为基牙时支持悬臂桥，远中的悬臂梁易导致基牙桩核修复体的失败。

大多数的失败是因为受力的影响。一般情况下，随着受力的增加，失败率同时增加。当牙齿受到斜向力而不是平行于牙长轴的力时，即使很小的力也会导致失败 [7]。这表明在侧向力下更易发生临床失败。桩材料的选择影响到临床失败率：玻璃纤维桩的失败率比金属桩稍高。

在根管治疗牙的修复规划上，医师要充分评估剩余牙齿结构的强度，仔细比较修复后受力的情况。

前牙的考虑

根管治疗后的前牙不一定都需要全冠修复，除非可塑性充填材料的面积影响了它的预后（例如：牙齿轴面较大的复合树脂修复体和唇侧无支持的牙体结构）。其他情况，复合树脂修复一般就能获得满意的效果（图12-2A）。

尽管普遍认为根管治疗后的牙齿比活髓牙更薄弱和易折，但这个观念并没有被实验证实。然而它们的水分含量可能减少 [9]，实验表明在前牙中，未治疗和根管治疗后牙齿的抗折性相近 [10]。尽管如此，临床上牙折仍会发生，往往需要去除部分根充物，并用金属桩替代加强牙齿。实际上放置桩会额外去除牙体组织，反而削弱了牙齿（框图12-1）。

根管治疗后的牙齿用桩来提高预后是相当普遍的临床治疗方法，尽管缺乏数据支持它的成功率。事实上，一个实验研究 [11] 和两个压力分析 [12, 13] 表明其没有明显的效果。这可以通过以下的假说解释：当牙齿受力时，根的颊舌表面应力最大，而内部的桩应力很小，这并不能阻止牙折（图12-5）。也有其他的一些研究结论否认了这个假说 [10, 14]。桩粘固后使根管再治疗复杂化，因为要拆除桩很困难。

另外，如果桩粘固后出现了额外的冠部牙体丧失，则必须要拆除桩来为后续的核提供足够的支持。

因为这些原因，对不需要全冠修复的前牙，不推荐使用金属桩。一份回顾性的研究 [15] 结果显示根管治疗的前牙桩修复后预后没有提高。其他的一些研究表明桩的放置没有影响根折的位置和角度 [16]。然而与之冲突的一份报告表明，根管治疗后，没有冠修复的牙齿的丧失率是冠修复牙齿的6倍 [17]。

没有明显牙体缺损的变色牙，漂白比冠修复更有效 [18]，尽管不是所有变色牙都可以成功漂白。无髓牙漂白的一个缺点是吸收 [19]。但是，当冠部牙体结构广泛缺损或者要作为固定桥或可摘局部义齿的基牙时，全冠修复是必须的。全冠预备后剩余冠部牙本质的量较少，必须从根内获得固位和支持。加上因根管治疗丧失掉的内部牙体结构，会导致剩

框图 12-1　常规桩的缺点

- 放置桩需要额外的操作步骤
- 预备牙齿来容纳桩必须要去除额外的牙体组织
- 如果桩无法给核材料提供充足的固位，当牙齿后期需要全冠修复时可能比较困难
- 桩可能会阻碍必要的根管再治疗或使其复杂化

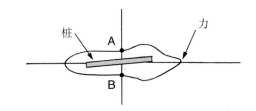

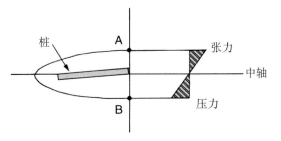

图 12-5 ▪ 根管治疗的牙齿粘固桩后的应力分布实验。当牙齿受力时，舌面（A）受张力，颊面（B）受压应力，在中心位置粘固的桩位于中轴处（即：既不受张力也不受压应力）（绘自 Guzy GE, Nicholls JI: In vitro comparison of intact endodontically treated teeth with and without Endo-Post reinforcement. J Prosthet Dent 42: 39, 1979.）

余牙体组织的壁薄而易折（图 12-6），常需其降低高度。

后牙的考虑

后牙比前牙承受的力更大，因为它更接近横向水平轴。加上它们自身的形态特点(有楔状牙尖)，使得它们更易折裂。需仔细地进行验面修形减少运动时潜在的破坏性侧向力。根管治疗的后牙的牙尖修复时应被覆盖，防止因咬合力导致折裂。边缘嵴完整和洞形保守、不承受过大验力的下颌前磨牙和第一磨牙可以例外（在正常的肌肉活动下后牙验接触分开）。

有高折裂风险的牙齿推荐进行全冠修复。尤其是有两面或三面银汞合金修复体的上颌前磨牙有相当高的折裂风险[20]。全冠修复的牙齿完全被修复体包绕能更好地抵抗牙折。然而，金属烤瓷冠修复时，需磨除大量的颊侧牙体组织，这进一步削弱了剩余牙体结构。通常，当大量的冠部牙体缺损时，需要铸造桩核修复（图 12-7）或银汞合金核修复。

牙体预备的原则

第 7 章讨论的牙体预备原则同样适用于根管治疗牙齿的预备，但是为了避免风险，必须了解一些其他的概念。

> 评估冠外修复体牙体预备后剩余的轴壁厚度需要一些经验

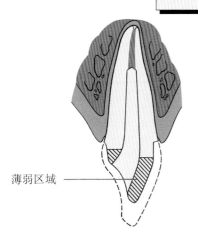

薄弱区域

图 12-6 ■ 中切牙的横切面。虚线代表金属烤瓷冠预备前的牙齿外形轮廓。牙齿即使进行最少量的预备，颊侧壁也被削弱而不能成功地支持修复体。尖锐的舌侧壁使桩模的制作复杂化

牙体组织的保存
根管的预备

桩道预备时应该仅去除少量根管内的牙体组织（图 12-8）。过度的预备会削弱根或导致穿孔，从而在桩粘同时或后续的使用中折裂。抵抗根折的最主要因素是剩余牙本质的厚度。对不同直径的桩[9]粘固的牙齿的冲击实验表明：粗桩（1.8 mm）（薄的牙本质壁）比细桩（1.3 mm）（厚的牙本质壁）修复的牙齿更易折裂。

光弹压力分析证实纤细的桩修复牙齿的内部应力更小。可以把根比做一个环：环的强度和它的内外半径的四次方的差异成比例。这意味着，预备

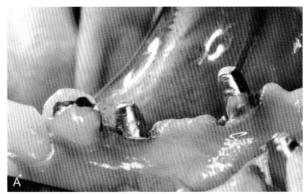

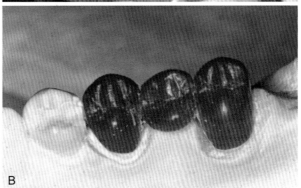

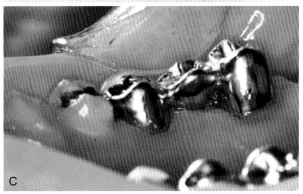

图 12-7 ■ A. 铸造桩核修复后的下颌前磨牙和半切术后的磨牙；B. 三单位固定桥的蜡型（FDP）；C. 固定桥就位粘固后（由 Dr. F. Hsu 提供）

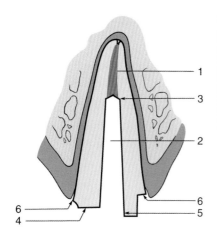

- 根尖封闭
- 最小的根管扩大
- 长度
- 止点
- 抗旋转
- 边缘伸展

图 12-8 ■ 上颌中切牙进行桩核修复体制备后的唇舌向截面观。成功的设计有 6 个特征：1. 足够的根尖封闭；2. 最少的根管扩大（没有倒凹残留）；3. 足够的桩长；4. 有效的水平止点（降低楔力）；5. 阻止旋转的垂直壁（和箱子类似）；6. 最终修复体的边缘延伸在健康的牙体组织上

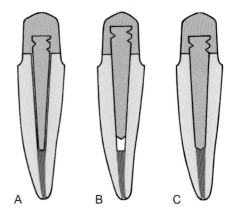

图 12-9 ■ 使用预成桩时需要扩大根管 1~2 尺寸，才能使之与预设深度的桩道很好地吻合。A. 不正确，预成桩过窄；B. 不正确，预成桩没有达到根尖封闭处；C. 正确，预成桩和轻微扩大的根管吻合

的根强度来源于其周围，不是来自其内部，所以大小合理的桩不应明显地削弱根强度[21]。然而，很难均匀地扩大根管、精准地判断已磨除的牙体的量及剩余牙本质的厚度。大多数根近远中径比颊舌径窄，且常有不能在根尖片中发现的邻面凹陷。在实验室测试中，大部分根折起源于这些剩余牙本质厚度较小的凹陷处[22]。因此，根管只要扩大到能使桩精确吻合，并保证其强度和固位就可以了。锥形仅需扩大到比完成根管治疗时使用的最大的锉大 1~2 个尺寸的空间。因为要维持根尖封闭的长度以及冠方桩需要更多的空间，锉的尺寸需要比完成根管治疗时的大些（图 12-9）。

冠部的预备

根管治疗后的牙齿常常丧失了大量的冠部牙体结构，主要由于以下几个方面的原因：龋环、大面积的修复体、根管治疗入口的制备。然而，如果使用铸造核，则需要进一步的预备，内部去除髓室和内壁的倒凹以容纳桩核修复体，外部预备以放置全冠。这些预备可能会产生高而薄的壁，剩余少量的冠部牙本质。应尽可能保存冠部牙体组织，这样可减少颈缘的应力集中[23]。剩余牙体组织的量是临床成功最重要的预测因素。然而，当计划使用铸造桩核时，牙本质壁必须有足够的结构完整性，以防止在试戴过程中折裂。通常，这意味着必须使牙本质壁缩短，以确保强度。如果有超过 2 mm 的冠方牙体结构保留，桩在抵抗牙折方面的作用可能有

限[24, 25]。在制作桩核之前，降低临床冠壁的高度到龈缘水平，应该避免这种行为（图 12-10）。冠缘到缺失牙体之间的轴壁的伸展为修复体提供了牙本质肩领，它被定义为适合于牙齿根或冠的金属带状环或圈（图 12-11），使冠完全包绕核材料。这有助于将剩余的牙体组织结合在一起，同时防止功能运动中根折[26-28]。尽管有证据表明，保留尽可能多的牙体结构会提高预后，但广泛破坏而行牙冠延长术获得牙本质肩领的牙齿的预后是否改善仍不清楚。在后一种情况下，虽然通过牙冠延长术可以获得牙本质肩领，但也导致了冠根比失调，增加了根在功能活动时的杠杆作用（图 12-12）。

一个实验室的研究结果表明，通过牙冠延长术产生的牙本质肩领，并不能使修复的牙齿更坚固[29]。相反，通过正畸牵引产生的牙本质肩领可能效果更好，因为尽管根明显地缩短了，但冠没有延长（图 12-12B），这样产生的冠根比更好。

固位形
前牙

前牙冠及桩核修复体常由于固位形不足而同时脱落[15, 30]。正常前牙唇舌向的聚合度及较小的体积，难以获得很好的固位形。桩的固位受预备体的形态、桩的长度、桩的直径、桩的表面结构和粘接剂的影响。

预备的形态　一些根管，尤其是上颌中切牙的根管，横截面近似圆形（表 12-4）。可以用螺旋

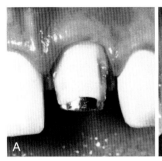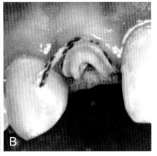

图 12-10 ■ A. 如果冠部牙体组织健康并有一定的强度，应尽可能多地保存牙体组织；B. 大面积的龋坏导致所有的冠部牙体组织丧失，它的修复效果不会像 A 一样令人满意，因为根部承受更大的力

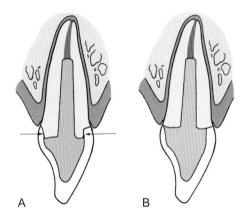

图 12-11 ■ 预备体向根尖方向延伸产生牙本质肩领，防止根管治疗牙齿在功能负荷下的牙折。A. 有牙本质肩领的预备体（箭头处）；B. 无牙本质肩领的预备体

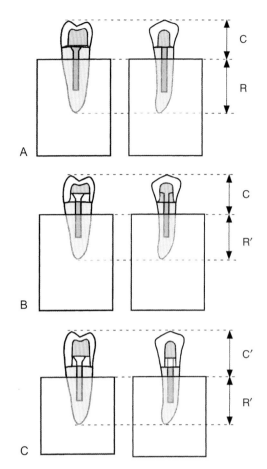

图 12-12 ■ 冠边缘的预备对冠根比的影响。A. 广泛破坏的前磨牙的示意图。边缘向牙龈的延伸将侵犯生物学宽度（见第 5 章）。这个预备体没有牙本质肩领。C– 冠长；R– 根长。B. 正畸牵引产生了牙本质肩领，根长减少（R'），然而冠长维持不变。C. 外科冠延长术（见图 6-21）也减少了根长（R'），但增加了冠长（C'），这产生了不利的冠根比，看实际上削弱了修复体（由 Dr. A.G. Gegauff 提供。引自 Gegauff AG: Effect of crown lengthening and ferrule placement on static load failure of cemented cast post-cores and crowns, J Prosthet Dent 84:169, 2000.)

钻或扩孔钻预备出平行或最小锥度的根管腔，以使用相应大小和形态的预成桩。相反，椭圆形横截面的根管去除倒凹后，要想获得理想的固位，锥度不能过大（通常为 6°~8°），这类似于冠的预备（见第 7 章）。冠预备时冠的固位随着轴壁聚合度的减小而显著增加（见第 7 章）。

　　和这种解释一致，实验研究[31-33]证实平行桩比锥形桩固位更好，而与根部牙本质紧密结合的螺纹桩固位最好（图 12-13）。这些比较是基于桩与根管很好地吻合的情况，因为固位是和总的表面积成正比的。

　　圆形平行桩仅在桩道的最根尖端有作用，因为绝大部分预备后的桩道在殆 1/2 端是向外敞的。同样，当根管为椭圆形时，平行桩是不能使用的，除非根管再次扩大，而这势必严重地且不必要地削弱根管（图 12-14）。

　　螺纹桩尽管能增加固位，但螺纹旋进牙本质

会在牙本质内产生残留应力，因此也是不推荐的。如果使用螺纹桩，必须回旋以确保被动就位，否则会引起牙折。

　　桩的长度 实验[31, 33, 34]表明，桩越长，固位越好，然而这种关系并不一定呈线性关系（图 12-15）。桩过短易失败（图 12-16），但桩过长可能会破坏根管的封闭，而且当根尖 1/3 弯曲或过细时易造成穿孔（图 12-17）。理想的桩的长度没有绝对的数值（表 12-1）。理想情况下，桩在不危及根尖封闭和剩余根管强度及完整性的基础上应尽可能长。大部分牙髓病学的教科书提倡保留 5 mm 的根

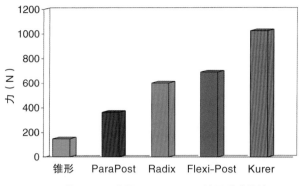

图 12-13 ▪ 不同的预成桩系统所需的力的比较（引自 Standlee JP, Caputo AA: The retentive and stress distributing properties of split threaded endodontic dowels. J Prosthet Dent 68:436, 1992.）

长 8 mm，直径 1.5~1.65 mm 桩用磷酸锌粘固

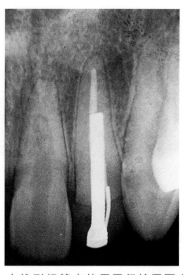

图 12-14 ▪ 在锥形根管中使用平行桩需要大量地扩大桩腔，从而明显地削弱了根的强度（由 Dr. R. Webber 提供）

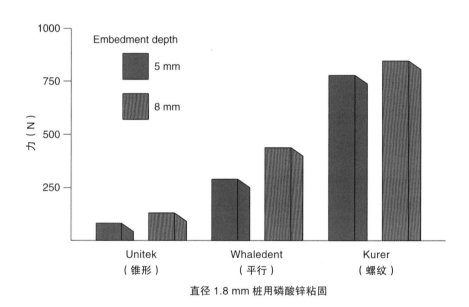

直径 1.8 mm 桩用磷酸锌粘固

图 12-15 ▪ 直径 1.8 mm，磷酸锌粘固桩埋入的深度对固位力的影响（数据引自 Standlee JP, et al: Retention of endodontic dowels: effects of cement, dowel length, diameter, and design. J Prosthet Dent 39:401, 1978.）

尖封闭。然而，如果桩比临床冠的高度短，预后是不容乐观的，因为应力会分布于较小的表面，增加了根折的风险。短的牙根和长的牙冠常让医生在选择是在力学，还是根尖封闭，还是二者同时让步时感到困难。在这种情况下，根尖保留最小 3 mm 的封闭也是可以接受的。

桩的直径　不推荐通过增加桩的直径来增加固位，因为这样获得的固位力很小且削弱了剩余的根管壁。尽管一项研究[35]报告称增加桩的直径能增加固位，但其他的报告并没有证实这一点[31, 32]。

经验表明桩的直径只要不超过根径的 1/3，预后一般是好的。

桩的表面结构　锯齿状或粗糙的桩的固位力较光滑的桩大[32]，桩和根管的沟槽[36]（图 12-18）能增加锥形桩的固位。

粘固剂　关于传统水基水门汀，粘固剂的选择似乎对桩的固位[37, 38]或牙本质抗折力的影响不大[39]。然而，树脂粘接剂（见第 30 章）有可能改善桩核修复体的表现；实验室研究显示其提高了固位[40, 41]。如果桩脱位，推荐使用树脂水门汀。树

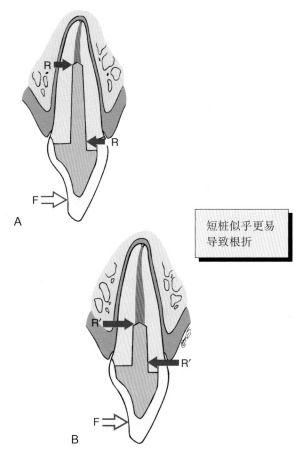

短桩似乎更易导致根折

图 12-16 ■ 上颌中切牙唇舌向的纵剖面。A. 正确长度的桩，接近冠部切端施加的外力（F）产生合力偶（R）。B. 当桩过短时，合力偶增大（R'），增加了根折的可能

脂水门汀会受到含丁香酚的根管封闭剂的影响，应该用乙醇冲洗或用 37% 磷酸酸蚀[42]，这样树脂水门汀才能发挥作用。根管内的树脂随着时间的推移固位效果会下降[43]。磷酸锌和玻璃离子水门汀有类似的固位特点，而聚羧酸和复合树脂水门汀较少[44]。已经证明一些树脂和玻璃离子水门汀的固位比树脂玻璃离子水门汀高[45]，如果桩与根管的适合性差，粘固剂的选择就显得尤为重要[46]，桩核修复体如果存在任何摇摆、旋转或晃动都应该重新制作。

后牙

在前牙，相对长的圆形截面的桩提供了良好的固位和支持，但后牙应避免使用，因为后牙的根管经常弯曲、呈椭圆形或带状（图 12-19）。对于这些牙齿，可以通过两个或多个相对短的位于不同根管的桩来提供固位。

当用银汞作为核材料时，可以将其压缩在粘固的金属桩周围或直接注入短的桩道内。如果仍有

一定量的冠部牙体组织，则最粗大的根管内放置一个金属桩就能给核材料提供充足的固位。当有超过 3~4 mm 且有一定厚度的冠部牙本质壁时，则不需要根管内桩提供固位，也不需要预备桩道以减少穿孔的风险[47]。当不使用桩时，髓腔必须给核材料提供充足的固位。预备几个短的、分散的桩道，使核材料可以延伸进入对固位是有利的。使用根管固位可以提供良好的效果[48]，但是一旦全冠修复后，方法的差异对牙齿强度没有明显的影响[49]。

有一定量冠部牙体结构剩余的下颌前磨牙和磨牙，如果有 2 mm 的牙本质颈环，则可以直接用复合树脂或银汞合金充填髓腔。

固位形
应力分布

桩核修复体的一个作用是将应力分布在尽可能大的面积上，以提高抵抗侧向力的能力。然而，过度的内部预备削弱了根管，增加了失败的风险。桩的设计应使应力的分布尽可能均匀。玻璃纤维桩的弹性模量（弹性）和牙本质相似，应力集中比金属桩或瓷桩低，这个概念称为"一体化"结构（monoblock）[50]。

桩的设计对压力分布的影响可以通过光弹材料[22, 34, 51-53]、应变仪[54, 55]和有限元分析[56, 57]等试验来测试。这些体外研究的结果对基础临床决策有一定的影响，研究得出如下结论：

- 最大的应力集中在肩台边缘，尤其是邻面，以及根端。如果可能的话，这些区域的牙本质应尽可能保留。
- 应力随着桩的长度增加而减小。
- 平行桩比锥形桩应力分布更均匀，锥形桩会产生楔效应。然而，平行桩的应力在根端变大。
- 应避免尖锐的角度，因为它们在受力时应力会提高。
- 桩在就位过程中会产生高应力，尤其是没有粘固剂排溢道的光滑平行的桩。
- 螺纹桩在就位和受力时会增加应力集中，但如果就位后回旋半圈，应力分布就会比较均匀[40]。
- 粘固层在根面产生的应力比较均匀，应力集中较低。
- 玻璃纤维桩在体外试验中显示产生的应力较小，很少有彻底性失败：折裂可能发生在桩上而不是剩余牙体上[58]。

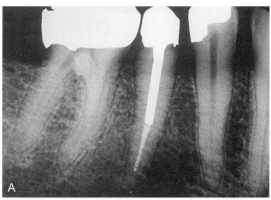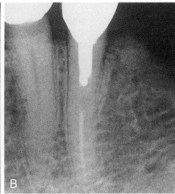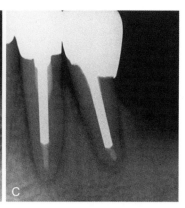

图 12-17 ■ A. 正确的桩长；B. 桩过短，固位不充分，并增加了牙折的风险；C. 桩过长，破坏了根尖封闭

表 12-1　桩的长度研究回顾

桩的长度	年 代	参 考
应和冠的骀龈距等长	1839	Harris C: The dental art, a practical treatise on dental surgery. Baltimore, Armstrong & Berry, 1839.
	1871	Austen PH: The principles and practice of dentistry, including anatomy, physiology, pathology, therapeutics, dental surgery and mechanism, 10th ed. Philadelphia, Lindsay & Blakiston, 1871.
	1940	Tylman SD: Theory and practice of crown and bridge prosthesis. St. Louis, Mosby, 1940.
	1977	Kantor ME, Pines MS: A comparative study of restorative techniques for pulpless teeth. J Prosthet Dent 38:405, 1977.
	1979	Guzy GE, Nicholls JI: In vitro comparison of intact endodontically treated teeth with and without Endo-Post reinforcement. J Prosthet Dent 42:39, 1979.
	1985	Trope M, et al: Resistance to fracture of restored endodontically treated teeth. Endod Dent Traumatol 1:108, 1985.
	1987	Eissmann HF, Radke RA Jr: Postendodontic restoration. In Cohen S, Burns RC, eds: Pathways of the pulp, 4th ed, pp 640-643. St. Louis, Mosby, 1987.
	1989	Ziebert GJ: Restoration of endodontically treated teeth. In Malone WF, et al, eds: Tylman's theory and practice of fixed prosthodontics, 8th ed, pp 407-417. St. Louis, Ishiyaku EuroAmerica, 1989.
	1989	Barkhordar RA, et al: Effect of metal collars on resistance of endodontically treated teeth to root fracture. J Prosthet Dent 61(6):676, 1989.
根长的 2/3	1959	Hamilton Al: Porcelain dowel crowns. J Prosthet Dent 9:639, 1959.
	1966	Larato DC: Single unit cast post crown for pulpless anterior tooth roots. J Prosthet Dent 16:145, 1966.
	1967	Christy JM, Pipko DJ: Fabrication of a dual-post veneer crown. J Am Dent Assoc 75:1419, 1967.
	1968	Bartlett SO: Construction of detached core crowns for pulpless teeth in only two sittings. J Am Dent Assoc 77:843, 1968.
	1969	Dewhirst RB, et al: Dowel-core fabrication. J South Calif Dent Assoc 37:444, 1969.
根长的 4/5	1984	Sorensen JA, Martinoff JT: Intracoronal reinforcement and coronal coverage: a study of endodontically treated teeth. J Prosthet Dent 51(6):780, 1984.
止于牙槽嵴顶和根尖的 1/2 处	1984	Sorensen JA, Martinoff JT: Intracoronal reinforcement and coronal coverage: a study of endodontically treated teeth. J Prosthet Dent 51(6):780, 1984.
	1986	Randow K, Glantz PO: On cantilever loading of vital and non-vital teeth. An experimental clinical study. Acta Odontol Scand 44(5):271, 1986.
	1992	Gutmann JL: The dentin-root complex: anatomic and biologic considerations in restoring endodontically treated teeth. J Prosthet Dent 67:458, 1992.

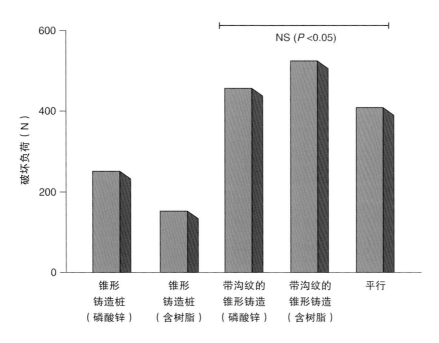

图 12-18 ■ 水平沟槽对锥形桩固位的影响。NS，没有显著差异（引自 Wood WW: Retention of posts in teeth with nonvital pulps. J Prosthet Dent 49:504, 1983. ）

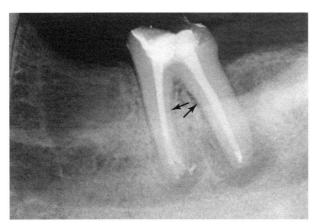

图 12-19 ■ 当预备后牙的冠内固位型时，医生要避免穿孔，尤其在近中根的远中面和远中根的近中面，通常这些部位剩余牙齿组织是最薄的，并且经常存在凹陷（箭头处）

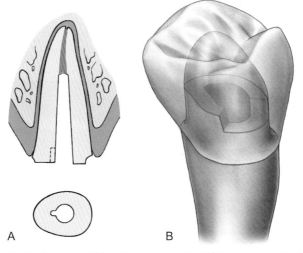

图 12-20 ■ 广泛缺损的牙齿可以在根管内预备一个沟槽来抵抗旋转。这必须与桩核修复体的就位道一致

抗旋转

为了减少脱落风险，预备一定的几何形状对防止圆形横截面的桩在功能运动中发生旋转很重要（图 12-20）。对于有足够牙体组织的剩余牙齿来说不存在这个问题，因为垂直的冠方的壁能阻止旋转。当冠部牙本质完全丧失时，可以在根管内壁设置小轴沟抵抗旋转。轴沟通常位于根最粗大的部位，一般在舌面。另外，根面的辅助钉也能阻止旋转。可通过增加小洞来阻止（一半在桩，一半在根管）螺纹桩的旋转[33]，桩粘固后在小洞内填入银汞合金。

步　骤

牙体预备

根管治疗后牙齿的牙体预备分三步进行：

1. 去除适当深度的根充材料。
2. 根管扩大。
3. 冠部牙体的预备。

去除根管充填材料

首先根管系统要彻底充填确保侧支根管的封闭；然后预备桩道。如果根管是用全长的银尖充填，不能放置桩，则必须先去除银尖重新牙胶充填。不建议磨短已粘固的银尖，因为即使去除很少的部分也会导致微渗漏[59, 60]。

去除牙胶通常有两个方法（图 12-21）：①加热的根管充填器；②旋转器械，有时联合使用化学试剂。尽管耗时，但更推荐使用加热的根管充填器，因为旋转器械可能会不可避免地破坏牙本质。如果方便，可以在充填后立即用加热的充填器去除牙胶，这不会破坏根尖封闭[61, 62]。它的另外一大优势是操作者对根管的解剖比较熟悉。

过程如下：

1. 在去除牙胶之前，计算出合适的桩的长度。在保证足够的固位力和抗力的情况下而不破坏根尖封闭。一般建议桩的长度与解剖冠的高度相等（或根长的 2/3），但根尖要保留 5 mm 的牙胶。对于长度较短的牙齿，不可能同时满足这些条件，必须做出一定的妥协。根尖最少要有 3 mm 的封闭，如果不能满足这个要求，则桩会很短。那牙齿的预后很差，这时拔牙是最好的选择。

2. 如果可能，应避开根尖 5 mm，此处根管弯曲，侧支根管丰富。冠和根的长度平均值见表 12-2。如果知道根管的工作长度，那么桩的长度很容易确定。因此，在预备冠部牙体组织时不能过早地去除切端或𬌗面的参考点。

3. 为了防止根管器械误吸，预备桩道前应前使用橡皮障。

4. 选择一个足够大能很好地保留热量的根管充填器，但也不能过大以免被根管壁制约。

5. 标记适当的长度（通常根管工作长度减去 5 mm），加热、放入根管内软化牙胶。

6. 如果牙胶已充填时间较久，已经失去了它的热塑性，则可使用旋转器械，要确保它顺着牙胶的方向，且不进入牙本质，以免导致根管穿孔（因此，禁止使用高速器械和常规车针）。可以用专用的桩道预备器械（图 12-22）。P 钻和 G 钻常用。G 钻较少的凸的足球形切割头会切割小部分的桩道。而头部偏圆柱形的 P 钻则会避免这种情况。

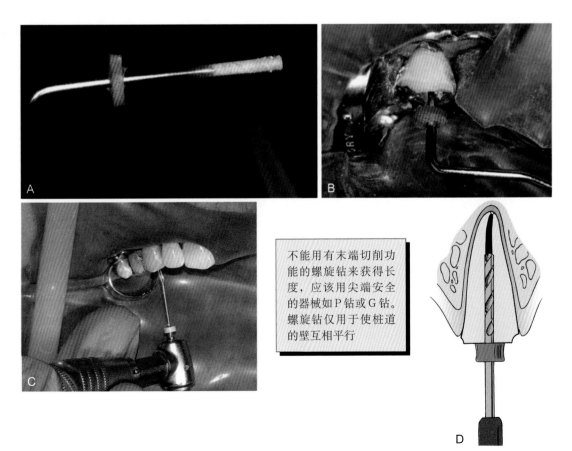

不能用有末端切削功能的螺旋钻来获得长度，应该用尖端安全的器械如 P 钻或 G 钻。螺旋钻仅用于使桩道的壁互相平行

图 12-21 ■ 牙胶可以用加热的根管充填器（A 和 B）或无末端切削功能的钻如 G 形螺纹钻（C）去除。ParaPost 螺纹钻（D）可以使桩道的壁相互平行（橡皮垫可以确保预备深度的精确）（A 和 B，由 Dr. D.A. Miller 提供）

表 12-2 冠长和根长的平均值（mm）

牙齿	冠长的平均值*	根长的平均值*	根长的 2/3	根长（根尖留 4 mm）
上颌牙				
中切牙	10.8±0.7	12.5±1.6	8.3	8.5
侧切牙	9.7±0.9	13.1±1.4	8.7	9.1
尖牙	10.2±0.8	15.8±2.1	10.5	11.8
第一前磨牙	8.6±0.8	12.7±1.7	8.5	8.7
第二前磨牙	7.5±0.6	13.5±1.4	9.0	9.5
第一磨牙	7.4±0.5			
近颊		12.5±1.2	8.3	8.5
远颊		12.0±1.3	8.0	8.0
腭侧		13.2±1.4	8.8	9.2
第二磨牙	7.4±0.5			
近颊		12.8±1.5	8.5	8.8
远颊		12.0±1.4	8.0	8.0
腭侧		13.4±1.3	8.9	9.4
下颌牙				
中切牙	9.1±0.5	12.4±1.4	8.3	8.4
侧切牙	9.4±0.7	13.0±1.5	8.7	9.0
尖牙	10.9±0.9	14.3±1.4	9.5	10.3
第一前磨牙	8.7±0.7	13.4±1.3	8.9	9.4
第二前磨牙	7.8±0.6	13.6±1.7	9.1	9.6
第一磨牙	7.4±0.5			
近中		13.5±1.3	9.0	9.5
远中		13.4±1.3	8.9	9.4
第二磨牙	7.5±0.5			
近中		13.4±1.2	8.9	9.4
远中		13.3±1.3	8.9	9.3

数据来源于 Shillingburg HT, et al: Root dimensions and dowel size. Calif Dent Assoc J 10(10):43, 1982.
每颗牙，n=50。
* 标准差列于平均长度之后。

两者都被认为是安全尖器械，因为两者都没有切割功能。填充物和钻尖端之间产生的摩擦软化了牙胶，使得旋转器械能按预期的方向进入根管。一个关于旋转器械比较[63]的调查者认为，G 钻比 ParaPost 钻更适合原始的根管，后者是有末端切割功能的器械，是螺纹钻，只应用于平行桩壁的预备。旋转器械使用时会产生相当大的热量，尤其是 ParaPost 的预备过程中[64]。但不要使用有末端切削功能的器械预备桩长，因为这会致根穿孔。

7. 如果使用旋转器械，应选择比根管稍窄的器械。

8. 确保器械顺着牙胶中心前进，不切割牙本质。许多情况下，只有一部分的根管充填物需要用旋转器械去除，其余的可以用加热的充填器去除。

9. 当牙胶去除到适当的深度，需要修整根管的形态时，可以用根管锉或低速螺旋钻完成。在这一过程中去除倒凹，但不要过度地扩大根管，只要预备到能容纳合适大小的桩即可。用锉修整根管壁是一个相对保守的方法，它能同时去除桩道内的一些小倒凹。如使用平行桩，应先用 P 钻预备后再用匹配大小的低速螺旋钻预备到同样的深度。

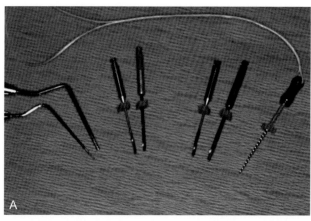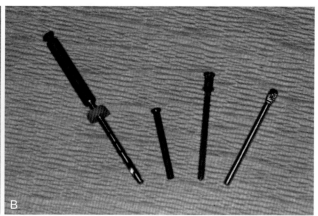

图 12-22 ■ 去除牙胶和根管扩大的常用器械。A. 根管充填器、两种尺寸的 P 钻和相应的螺纹钻、根管锉，注意系在锉上的绳作为安全防护措施；B. ParaPost 螺纹钻的大小应和用于过渡性修复体的铝桩、桩模的塑料桩、不锈钢桩或钛桩一致（由 Dr. J.A. Nelson 提供）

桩的直径不要超过根径的 1/3 [1, 65]，周围的根管壁至少要有 1 mm 的厚度。显然，对于决定适当的桩的直径，必须要了解根径的平均值。这些数据见表 12-3。根管横截面的有关信息对桩的选择也很重要。预成桩的横截面是圆形的，但许多根管是椭圆形的，所以有时不能均匀地预备根管。根管的形状见表 12-4。

根管扩大

在扩大根管前必须选择好桩核的类型。

各类桩的优、缺点见表 12-5。由于没有一个系统是普遍适用的，因此必须熟悉一个以上的系统。预成桩有各种不同的形状和大小，对 X 线的阻射也不同，这有助于摄片中对桩的识别（表 12-6；图 12-23 和图 12-24）。

常用的预成桩的直径见表 12-7。保守预备的圆形横截面的根推荐使用平行的预成桩。喇叭口状的根管（如年轻恒牙或根管治疗失败后再治疗的牙齿）用定制的桩更合适。每一种情况应评估它自身的优点。

预成桩 许多预成桩是成套的，包括用于桩道预备的和桩的大小对应的旋转器械。另外，有些预成桩是和根管锉的标准尺寸匹配的。

1. 用和桩的形态匹配的钻、根管锉或扩孔钻扩大根管 1~2 个尺寸（图 12-25）。当使用旋转器械时，P 钻和相应大小的螺纹钻交替使用。先用 P 钻获得所需的深度，然后用

螺纹钻使根管壁平行。

2. 使用和标准的根管器械匹配的预成钻。锥形桩比平行桩更符合根管的形态，仅需要去除较少的牙体就能很好地吻合。但是应力集中有所增加，固位稍有下降，尽管可以增加轴沟提高固位 [36]。

3. 尤其注意不要过多去除桩道根端的牙本质（图 12-14 和图 12-25）。

如果根管预备的长度已测算好，就没必要常规拍摄 X 线片来判断。

大多数时候，预成的平行桩仅在最根端部分和根管吻合。桩的末端可调改成锥形，以便能和根管的形状更加吻合，但和平行桩相比固位性会轻微地降低，尤其是较短的根 [34]。健康的牙齿上如果缺乏垂直止点，锥形桩会产生不利的楔效应。

定制的桩

1. 横截面非圆形或过度锥形的根可使用定制的桩（图 12-26）。扩大这种根管使之符合预成桩的形态可能会导致穿孔。通常定制桩仅需少量的预备。但必须去除根管内的倒凹，另外需要增加一些附加的形态。

2. 磨牙的预备尤其要避免穿孔。在下颌磨牙，根间的凹面使得近中根的远中面和远中根的近中面尤其容易侧穿。在上颌磨牙，近颊根的弯曲增加了近中或远中侧穿的概率 [67]（图 12-27）。因此，桩的大小和长度都应适当。

表 12-3 根径的平均值和推荐的桩的尺寸（mm）*

牙 齿	CEJ	根分叉 †	中 点	距根尖 4 mm 处的直径 ‡	推荐的桩的直径
上颌牙					
中切牙					1.5
近远中	6.3±0.5	−	5.2±0.5	3.8±0.4	
颊舌向	6.4±0.4	−	5.8±0.4	4.3±0.4	
侧切牙					1.3
近远中	4.9±0.5	−	4.0±0.5	3.2±0.5	
颊舌向	5.7±0.5	−	5.4±0.5	4.2±0.4	
尖牙					1.5
近远中	5.4±0.5	−	4.4±0.5	3.3±0.5	
颊舌向	7.7±0.6	−	7.2±0.6	4.8±0.6	
第一前磨牙					
近远中	4.1±0.3	颊 MD	3.6±0.4	2.6±0.4	0.9
颊舌向	8.1±0.7	−FL−	3.4±0.4	2.4±0.4	
		舌 MD	3.3±0.3	2.5±0.4	0.9
		−FL−	3.3±0.4	2.4±0.5	
第二前磨牙					
近远中	4.9±0.3	−	3.8±0.4	3.2±0.6	1.1
颊舌向	7.9±0.5	−	7.0±0.7	5.0±0.7	
第一磨牙					
近远中	7.7±0.4	近中 -MD 3.4±0.3	3.1±0.3	2.9±0.4	1.1
颊舌向	10.5±0.5	颊 FL 6.8±0.5	5.8±0.7	4.8±0.7	
		远中 -MD 3.1±0.2	2.8±0.3	2.6±0.4	1.1
		颊 FL 5.0±0.4	4.4±0.5	3.8±0.5	
		舌 MD 5.7±0.5	5.0±0.5	4.4±0.5	1.3
		FL 4.3±0.4	3.7±0.4	3.3±0.4	
第二磨牙					
近远中	7.3±0.4	近中 -MD 3.4±0.3	3.1±0.3	2.7±0.4	1.1
颊舌向	10.4±0.6	颊 FL 6.6±0.5	5.6±0.7	4.5±0.7	
		远中 -MD 3.1±0.4	2.8±0.3	24±0.4	0.9
		颊 FL 4.3±0.4	3.8±0.4	3.2±0.4	
		舌 MD 4.9±0.5	4.2±0.5	3.6±0.5	1.3
		FL 4.5±0.4	3.9±0.4	3.1±0.4	
下颌牙					
中切牙					
近远中	3.3±0.3	−	2.7±0.3	2.1±0.2	0.7
颊舌向	5.5±0.5		5.6±0.4	4.3±0.6	
侧切牙					
近远中	3.6±0.3	−	2.7±0.4	2.0±0.2	0.7
颊舌向	5.9±0.4		5.7±0.5	4.3±0.5	
尖牙					
近远中	5.2±0.6	−	4.0±0.5	3.2±0.7	1.5
颊舌向	7.8±0.8		7.3±0.6	5.0±0.5	

表 12-3（续） 根径的平均值和推荐的桩的尺寸（mm）*

牙 齿	CEJ	根分叉[†]	中 点	根尖 4mm 处的直径[‡]	推荐的桩的直径
第一前磨牙					
近远中	5.1±0.4	–	4.0±0.4	3.2±0.4	1.3
颊舌向	6.6±0.4		6.0±0.5	4.3±0.5	
第二前磨牙					
近远中	5.3±0.3	–	4.3±0.3	3.5±0.5	1.3
颊舌向	7.0±0.5		6.0±0.6	4.4±0.5	
第一磨牙					
近远中	8.9±0.6	近中 -MD 3.7±0.2	3.2±0.3	2.8±0.3	1.1
颊舌向	8.3±0.6	颊 FL 3.4±0.3	3.1±0.3	2.8±0.4	
		近中 -MD 3.4±0.3	2.9±0.3	2.5±0.3	0.9
		舌 FL 3.5±0.4	3.2±0.3	2.7±0.4	
		远中 MD 3.6±0.3	2.8±0.3	2.6±0.3	0.9
		颊 FL 3.2±0.3	2.8±0.3	2.4±0.4	
		近中 -MD 3.6±0.4	3.0±0.4	2.5±0.4	0.9
		舌 FL 3.2±0.5	2.8±0.4	2.3±0.4	
		远中 MD 4.1±0.4	3.5±0.4	3.0±0.4	1.1
		FL 6.8±0.8	5.9±0.9	4.7±0.7	
第二磨牙	MD 9.3±0.7	近中 -MD 3.6±0.3	3.1±0.3	2.6±0.3	0.9
	FL 8.3±0.7	颊 FL 3.2±0.3	2.8±0.3	2.4±0.4	
		近中 -MD 3.6±0.4	3.0±0.4	2.5±0.4	0.9
		舌 FL 3.2±0.5	2.8±0.4	2.3±0.4	
		远中 MD 4.1±0.4	3.5±0.4	3.0±0.4	1.1
		FL 6.8±0.8	5.9±0.9	4.7±0.7	

数据引自 Shillingburg HT, et al: Root dimensions and dowel size. Calif Dent Assoc J 10(10):43, 1982.

CEJ，釉牙骨质界；FL，颊舌向；MD，近远中向。

*每颗牙齿，n=50。

[†] 从 CEJ 到根分叉的距离：上颌第一磨牙，4.1mm；上颌第二磨牙，3.2mm；下颌第一磨牙，3.1mm；下颌第二磨牙，3.3mm。

[‡] 因为上颌尖牙牙根较长，距离根尖平均5.1mm

表 12-4　根管的形态

圆 形	椭圆形	
	颊舌向	近远中向
上颌中切牙	上颌侧切牙	
	上颌尖牙	
	下颌切牙	
	下颌尖牙	
上颌第一前磨牙（两个根）	上颌第一前磨牙（一个根）	
	下颌第一前磨牙	
下颌第二前磨牙	上颌第二前磨牙	
上颌磨牙（远颊根）	上颌磨牙（近颊根）	上颌磨牙（腭根）
	下颌磨牙（近中和远中根）	

来源于 Weine FS: Endodontic therapy, 4th ed, pp 225-269. St. Louis, Mosby, 1989.

表 12-5　可用的桩核修复系统

材　料	优　点	缺　点	推荐使用	注意事项
银汞合金	保护牙体组织； 操作简单	抗拉强度低； 贱金属的腐蚀	有充足的冠部牙体组织的磨牙	不推荐使用于承受侧向力的牙齿（前牙）
玻璃离子	保护牙体组织； 操作简单	填压困难； 强度低	少量的牙体缺损	不推荐使用于承受侧向力的牙齿
复合树脂	保护牙体组织； 操作简单	强度低； 聚合收缩； 微渗漏	少量的牙体缺损	不推荐使用于承受侧向力的牙齿
定制的桩核修复体	高强度； 比预成的修复体更密合	刚度比锻造材料低； 费时，操作复杂	椭圆根管或外敞根管	试戴前小心去除小金属瘤
金属丝桩铸造核	高强度； 高刚度	贱金属的腐蚀； Pt-Au-Pd 金属丝价格昂贵	—	在预备过程中避免穿孔
锥形的预成桩	牙体组织预备保守；	固位比平行桩和螺纹桩低	小的圆形根管	不推荐使用于过分外敞的根管
平行的预成桩	高强度和高刚度 高强度； 固位好；	贵金属桩昂贵； 不锈钢桩的腐蚀； 牙齿组织预备不保守	小的圆形根管	预备过程中要小心
螺纹桩	综合系统 固位好	根管内产生的应力可能导致根折； 冠根的牙体组织不保守	仅用于需要较好固位的情况	在就位过程中小心避免根折
碳纤维桩	牙本质粘接； 易于去除	强度低； 微渗漏； 黑色	牙体缺损少； 根管的预后不明	不推荐使用于承受侧向力的牙齿
氧化锆瓷桩	美观； 高刚度	临床表现不确定	对美观要求高	—
编织纤维桩	美观； 牙本质粘接	强度低； 临床表现不确定	对美观要求高	不推荐使用于承受侧向力的牙齿
玻璃纤维桩	美观； 牙本质粘接	强度低； 临床表现不确定	对美观要求高	不推荐使用于承受侧向力的牙齿

Pt-Au-Pd：铂 - 金 - 钯

冠部牙体的预备

　　桩道预备后，要进行剩余冠部牙体的冠外修复体的牙体预备。具体的预备方法取决于冠的类型。当有美观需求时，如前牙，需要金属烤瓷冠或全瓷冠修复（见第 9、11、24、25 章）。

　　1. 忽略缺失的牙体组织（由于原来的修复过程、龋坏、牙折或根管治疗的入口等原因造成的），把冠部当成是完整的牙来预备。预备应满足相同的技术规范（即：如果设计金属烤瓷冠的唇侧为瓷边缘，唇侧则预备直角肩台，舌侧预备浅凹形边缘）。预备

的壁是核材料的起点，并确保该界面有助于核获得正确的预备形。

　　2. 为了美观，唇侧的牙体预备要充分。

　　3. 去除所有内、外面阻碍就位的倒凹。

　　4. 去除一些无支持的牙体，但尽可能多地保留牙体组织。因为内、外侧的部分牙体被去除，剩余的壁通常薄且脆弱。要限定剩余牙体组织的绝对尺寸很困难，理想的情况是至少 1mm 厚。壁高和剩余的牙壁厚度要同比例减少，因为高而薄的壁在去除过渡性修复体、试戴和铸件就位时易折断。

表 12-6　目前常用的预成桩 [a]

例　子 [b]	产品（供应商）	桩			
		成分 [c]	密度 (%) [d]	直径（mm）[e]	特　征
锥形光滑桩					
	EndoSequence Fiber post (Brasseler USA)	ZGF（单向，LT）	20	0.8～1.4	平头，0.04 和 0.06 锥度 [f]
	FibreKleer 4X Tapered Fiber Post (Pentron)	GF（单向，LT）	44	1.2～1.5	平头，0.04 锥度 [f]
	LuxaPost (DMG America)	GF（单向，LT）	20	1.2～1.5	平头
	FRC Postec Plus (Ivoclar Vivadent)	GF（单向，LT）	42	1.5～1.7	平头
	Glass Fibre post (Ellman International)	GF（单向，LT）	15	0.9～2.0	平头
	EUROPOST FIBIO Aesthetic Post (Dental Anchor Systems)	GF（单向）	29	1.2～1.5	平头
	EXACTA Fiber post (EXACTA Dental Direct)	GF（编织）	30	1.2～1.5	平头
	C-I White Glass Fiber post (Parkell)	GF（编织）	12	1.3和1.6	钝头
	C-I Plastic Pattern post (Parkell)	PB [g]		1.3和1.6	钝头
	Master Endopost (Sterngold)	PB [g]		1.7和1.8	钝头
	Filpost (Filhol Dental USA)	Ti	62	1.3和1.6	钝头
	ER C-Post (Komet USA)	ZrO_2	92	1.1～1.7	钝头
	RelyX Fiber post (3M ESPE Dental)	ZGF（单向，LT）	50	0.8～1.3	钝头
	FluoroPost (Dentsply Caulk)	ZGF（单向，LT）	48	1.3～1.7	钝头
	ER DentinPost X (Komet USA)	GF（单向，LT）	51	1.1～1.7	钝头
	ER DentinPost (Komet USA)	GF（单向，LT）	50	1.1～1.7	钝头
	Achromat-THP (Axis SybronEndo)	GF（单向，LT）	51	1.0～1.4	钝头
	Achromat-THP Arrow Head (Axis SybronEndo)	GF（单向，LT）	31	1.0～1.4	钝头
	Rebilda Post (VOCO America)	GF（单向，LT）	52	1.0～2.0	钝头，尖端 8 mm 锥形

表 12-6（续） 目前常用的预成桩[a]

例 子[b]	产品（供应商）	桩			
		成分[c]	密度 (%)[d]	直径（mm）[e]	特 征
	Luscent Anchors (Dentatus USA)	GF（单向，LT）	12	1.1 ~1.6	尖头
	Twin Luscent Anchors (Dentatus USA)	GF（单向，LT）	11	1.4 ~1.8	尖头，沙漏形
	D.T. Light-Post (Bisco)	QF（单向，LT）	31	1.0 ~1.6	尖头，双锥度
	D.T. Light-Post ILLUSION X-RO (Bisco)	QF（单向，LT）	50	1.0 ~1.6	尖头，双锥度
	UniCore (Ultradent Products)	QF（单向，LT）	39	1.1 ~1.7	尖头
	Endowel (Star Dental)	PB		1.0 ~1.6	尖头，ISO[f]大小：80 ~ 140
锥形锯齿桩					
	PeerlessPost (Axis SybronEndo)	GF（单向）	37	1.1 ~1.2	逆向齿，平头
	Macro-Lock Illusion X-RO (Clinician's Choice)	GF（单向，LT）	51	1.3~1.7	螺旋沟槽，钝头
	Mirafit Clear (Hager Worldwide)	GF（单向，LT）	41	0.5 ~1.0	螺旋沟槽，尖头
	Tri-R Post System (Integra Miltex)	SS	90	1.0 ~1.6	螺旋沟槽，尖头
	C-I Stainless Steel Post (Parkell)	SS	91	1.3~1.6	浅窄沟槽，平头
	NuBond (Ellman International)	SS	84	0.9 ~2.0	浅窄沟槽，钝头
锥形螺纹桩					
	Surtex (Dentatus USA)[h]	Ti, SS, 黄铜	93（黄铜）	1.1 ~1.8	致密的螺纹
	Ancorex (E. C. Moore)[h]	Ti	63	1.1 ~1.8	致密的螺纹
平行光滑桩					
	FibreKleer 4X Parallel Fiber Post (Pentron)	GF（单向，LT）	51	1.0 ~1.5	平头
	GT Fiber Post (Dentsply Tulsa Dental)	GF（单向，LT）	23	1.0 ~1.5	平头
	IntegraPost System (Premier)	Ti 合金	66	0.9 ~1.5	细小的钻石形沟槽，平头
	CTH Beta Post (CTH)	SS	90	1.1 ~1.6	垂直向沟槽，平头

表 12-6（续） 目前常用的预成桩[a]

例 子[b]	产品（供应商）	桩			
		成分[c]	密度（%）[d]	直径（mm）[e]	特 征
	CTH R-Series (CTH)	SS	85	1.1～1.6	垂直向沟槽，平头
	GT Post (Dentsply Tulsa Dental)	SS	84	1.0～1.5	平头
	Pro-Post (Dentsply Tulsa Dental)	SS	89	1.0～1.7	锥形尖端，平头
	CosmoPost (Ivoclar Vivadent)	Zro$_2$	96	1.4 和 1.7	锥形尖端，平头
	GC Fiber Post (GC America)	GF（单向，LT）	31	0.8～1.6	锥形尖端，平头
	DentFlex Fiber Post (Brasseler USA)	ZGF（单向，LT）	26	1.0～1.6	锥形尖端，钝头
	Cure-Thru IntegraPost (Premier USA)	ZGF（单向，LT）	30	1.0～1.5	锥形尖端，钝头
	ICELight (Danville Materials)	GF（单向，LT）	31	1.0～1.6	锥形尖端，钝头
	ICEPost (Danville Materials)	GF（单向）	25	1.0～1.6	锥形尖端，钝头
	Core-Post Glass Fiber (DenMat)	GF（单向）	7	1.0～2.0	平头
	Core-Post Carbon Fiber (DenMat)	CF	3	1.0～2.0	平头
	Mirafit White (Hager Worldwide)	GF（编织）	56	1.2～1.6	尖头
	Mirafit Carbon (Hager Worldwide)	CF	3	1.2～1.6	
	GF Glass Fiber Post (J. Morita USA)	GF（编织）	26	1.1～1.6	钝头
	CF Carbon Fiber Post (J. Morita USA)	CF	4	1.1～1.6	钝头
平行锯齿桩					
	ParaPost (Coltene/ Whaledent)	Ti 合金，PB，SS	88(SS)	0.9～1.8	许多浅沟槽，平头
	ParaPost XP (Coltene/ Whaledent)	Ti 合金，PB，SS	63 (Ti 合金)	0.9～1.8	钻石形沟槽，平头
	ParaPost XH (Coltene/ Whaledent)	Ti 合金	54	0.9～1.8	钻石形沟槽，平头
	ParaPost Plus (Coltene/ Whaledent)	Ti 合金，SS	87 (SS)	0.9～1.8	逆向齿，平头

表 12-6（续） 目前常用的预成桩

例 子 [b]	产品（供应商）	桩			
		成分 [c]	密度 (%) [d]	直径（mm）[e]	特 征
	ParaPost Fiber White Coltene/Whaledent)	GF（单向）	19	1.1 ~ 1.5	逆向齿，平头
	FibreKor Post System (Pentron)	GF（单向）	24	1.0 ~ 1.5	逆向齿，平头
	FibreKleer 4X Original Fiber Post (Pentron)	GF（单向，LT）	50	1.0 ~ 1.5	逆向齿，平头
	ParaPost Fiber Lux (Coltene/ Whaledent)	GF（单向，LT）	23	1.1 ~ 1.5	逆向齿，平头
	ParaPost Taper Lux (Coltene/Whaledent)	GF（单向，LT）	30	1.1 ~ 1.5	逆向齿，锥形尖端
	Achromat (Axis SybronEndo)	GF（单向，LT）	27	1.3 和 1.6	宽槽，平头
	Achromat-HP (Axis SybronEndo)	GF（单向，LT）	26	1.1 ~ 1.6	宽槽，平头
	Vlock Passive Post (Brasseler USA)	Ti 合金	56	1.2 ~ 1.6	宽槽，平头
	Luminex (Dentatus USA)	PB		1.1 ~ 1.8	宽槽，锥形尖
	SB Post (J. Morita USA)	SS	82	0.8 ~ 1.6	浅槽，锥形尖
	AccessPost (Essential Dental Systems)	SS	83	0.8 ~ 1.6	深螺旋槽，平头
	AccessPost Overdenture (Essential Dental)	SS	77	1.1 ~ 1.6	深螺旋槽，平头
	ERA Direct Overdenture (Sterngold)	SS	87	1.4 和 1.7	许多浅槽，平头
	LOCATOR Attachment (Zest Anchors)	SS	91	1.8	许多浅槽，平头
	EZ-Fit (Essential Dental Systems)	GF（专用的 S- 玻璃）	7	0.9 ~ 1.4	浅沟槽，平头
平行螺纹桩					
	Surtex (Dentatus USA) [h]	Ti，SS，黄铜	88（SS）	1.1 ~ 1.8	致密的螺纹，螺纹锥形尖
	Ancorex (E. C. Moore) [h]	Ti	62	1.1 ~ 1.8	致密的螺纹，螺纹锥形尖
	AZtec (Dentatus USA)	Ti	68	1.5 ~ 1.8	致密的螺纹，光滑锥形尖
	Boston Post (Roydent Dental Products)	Ti	62	1.0 ~ 1.6	致密的螺纹，尖头

表 12-6（续）　目前常用的预成桩

例　子 [b]	产品（供应商）	桩			
		成分 [c]	密度（%）[d]	直径（mm）[e]	特　征
	Titanium Screw Post (E.C. Moore)	Ti	58	1.1 ~ 1.8	致密的螺纹，尖头
	Golden Screw Post (E.C. Moore)	黄铜	92	1.1 ~ 1.8	致密的螺纹，尖头
	Compo-Post (Sullivan-Schein)	黄铜	92	1.1 ~ 1.8	致密的螺纹，尖头
	Kurer K4 Anchor System — Ready Core (Standard) Anchor (Marie Reiko)	SS，Ti 合金	90（SS）	1.6 ~ 2.0	致密的螺纹，平头
	Kurer K4 Anchor System — Universal (Crown Saver) Anchor (Marie Reiko)	SS，Ti 合金	93(SS)	1.5 ~ 2.0	致密的螺纹，平头
	Kurer K4 Anchor System — Custom Core (Fin Lock) Anchor (Marie Reiko)	SS,Ti 合金	89（SS）	1.7 ~ 2.0	致密的螺纹，平头
	Kurer K4 Anchor System — Denture Anchor (Marie Reiko)	SS，Ti 合金	89（SS）	1.8 ~ 2.0	致密的螺纹，平头
	Cytco-K (Dentsply Maillefer)	Ti 合金	60	0.9 和 1.2	冠部四个螺纹，长锥形尖
	EUROPOST (RVS) Headless Post (Dental Anchor Systems)	Ti 合金	68	1.1 ~ 1.8	稀疏的螺纹，钝头
	EUROPOST (RVS) Headed Post (Dental Anchor Systems)	Ti 合金	67	1.1 ~ 1.8	稀疏的螺纹，钝头
	Vlock Active Post (Brasseler USA)	Ti 合金	77	1.3 ~ 1.8	稀疏的螺纹，钝头
	Vario Active Post (Brasseler USA)	Ti 合金	57	1.3 ~ 1.8	稀疏的螺纹，钝头
	Radix-Anchor (Dentsply Maillefer)	Ti 合金	66	1.2 ~ 1.6	稀疏的螺纹，钝头
	ParaPost XT (Coltene/ Whaledent)	Ti 合金	61	0.9 ~ 1.5	稀疏的螺纹，槽，平头
	Flexi-Post (Essential Dental Systems)	Ti 合金，SS	82（SS）	1.0 ~ 1.9	稀疏的螺纹，拆柄
	Flexi-Flange (Essential Dental Systems)	Ti 合金，SS	81（SS）	1.1 ~ 1.9	稀疏的螺纹，拆柄

表 12-6（续） 目前常用的预成桩

例 子[b]	产品（供应商）	桩			
		成分[c]	密度(%)[d]	直径（mm）[e]	特 征
	Flexi-Overdenture (Essential Dental Systems)	Ti 合金，SS	58 (Ti 合金)	1.4 ~ 1.9	稀疏的螺纹，拆柄
	Flexi-Post Fiber (Essential Dental Systems)	GF （专用的 S- 玻璃）	18	1.2 ~ 1.7	稀疏的螺纹，尖头
	Flexi-Flange Fiber (Essential Dental Systems)	GF （专用的 S- 玻璃）	22	1.2 ~ 1.7	稀疏的螺纹，尖头

芝加哥伊利诺斯的 Brodie Sturm 摄影公司提供摄影服务。

[a] 桩的分类根据距杆的根尖 8 mm 处的影像轮廓来进行。

[b] 桩没有拍尺寸

[c] 主要成分：黄铜，铜和锌的合金（黄铜桩镀金）；CF，树脂包埋的碳纤维；GF，树脂包埋的玻璃纤维（玻璃纤维或编织或单向排列）；LT，光线通过桩传输；PB，铸造桩的熔模塑料；QF，树脂包埋的石英纤维（石英纤维单向排列）；SS，不锈钢；Ti，钛（Ti 表示 99% 的纯钛；钛合金表明钛含量约 90%）；ZGF，树脂包埋的玻璃纤维氧化锆；ZrO$_2$，氧化锆。

[d] 相对密度是用带指示的铂传感器和软件（9.0.4 版）用 JB-70 牙科 X 线系统（70 kVp 的，7 毫安，8 英寸锥，0.233 s，60 Hz）记录的。主要根管的封闭牙胶的密度比为 66。

[e] 杆的直径包括相应桩的螺纹；锥形桩的直径是从根尖 8 mm 处测得的。

[f] 桩形与根管锉锥度相适应（ANSI/ADA 101 号规范的 0.04 和 0.06 锥度是指从尖端起每增加 1 mm，直径分别增加 0.04 mm 和 0.06 mm，ISO [国际标准化组织] 表明常规标准锉锥度 0.02，即从根尖起每增加 1 mm，直径增加 0.02 mm。

[g] 铸造桩的密度随熔模的塑料桩铸造时选择的金属而定。

[h] Surtex and Ancorex 桩分类依据桩的长度：中等的和较长的是平行螺纹桩；短尺寸的是锥形螺纹桩。

表 12-7 8 种常用的预成桩的直径

桩										
直径 (mm)	0.8	0.9	0.95	1.00	1.05	1.15	1.2	1.25	1.35	1.40
Boston[*]				×			×			
Surtex[*]					×		×		×	
Flexi-Post[*]			×		×					×
Endowel, size 80				[†]		[‡]				
Kurer K4 Anchor System—Universal (Crown Saver) Anchor										
ParaPost		×		×				×		
Radix[*]						×			×	
Vlock Passive Post						×			×	

直径 (mm)	1.45	1.50	1.60	1.65	1.75	1.80	1.85	1.90	2.00
Boston[*]			×						
Surtex[*]	×		×		×				
Flexi-Post[*]				×				×	
Stress-free post size 70									
Kurer K4 Anchor System—Universal (Crown Saver) Anchor	×		×	×			×		×
ParaPost		×			×				
Radix[*]			×	×					
Vlock Passive Post			×						

×，可用的尺寸；[*] 直径包括螺纹；[†] 距尖端 5 mm；[‡] 距尖端 10 mm

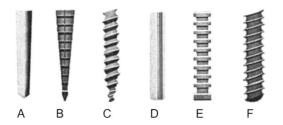

图 12-23 ■ 预成桩的分类。A. 锥形光滑桩；B. 锥形锯齿桩；C. 锥形螺纹桩；D. 平行光滑桩；E. 平行锯齿桩；F. 平行螺纹桩（引自 Shillingburg HT, Kessler JC: Restoration of the endodontically treated tooth. Chicago, Quintessence Publishing, 1982.）

5. 此外，要确保有部分剩余牙体组织垂直于桩就位的方向（图 12-8 的步骤 4），因为这样产生的水平面可充当就位止点，减少楔力和潜在的使牙齿劈开的力。同理，预备一个平面平行于桩可阻止桩的旋转（图 12-8 的步骤 5）。如果剩余牙体组织不足以做出这些形状，可在根管内制备抗旋转的轴沟（图 12-22）。

6. 最后消除锐角，预备光滑的边缘线完成预备。

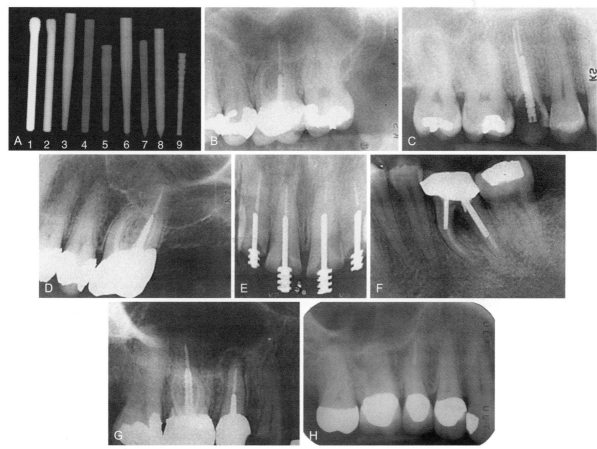

图 12-24 ■ 临床操作中可遇见各种不同的根管桩，它们对射线阻射程度各不相同。习惯于传统的不锈钢和钛桩的牙医可能会被最近推出的系统误导。A. 9 种有代表性的桩：① Parapost，不锈钢桩 (Coltene/Whaledent)；② ParaPost，钛桩 (Coltene/Whaledent)；③ FRC Postec Plus (Ivoclar Vivadent)；④玻璃纤维桩 (Ellman International, Inc.)；⑤ C-I 白色玻璃纤维桩 (Parkell)；⑥ D. T. Light-Post (Bisco, Inc.)；⑦ Twin Luscent Anchors (Dentatus USA)；⑧ UniCore (Ultradent Products, Inc.)；⑨ PeerlessPost (SybronEndo Corporation)。纯碳纤维桩 (A 中未包含) 是完全透射的，使用的粘固剂的类型对桩的阻射性有影响 (图 30-6)；B~H. 6 种类型的 X 线片：B. Endowel(Star Dental)，锥形光滑桩；C. Unimetric (Dentsply Maillefer)，锥形锯齿桩；D. Surtex (Dentatus USA)，锥形螺纹桩；E. CTH Beta Post (CTH)，平行光滑桩；F. ParaPost (Coltene/Whaledent)(2 种尺寸)，平行锯齿桩；G. Flexi-Post (Essential Dental Systems)（右上颌第一磨牙），平行螺纹桩（注意拆柄）；H. ParaPost Fiber Lux (Coltene/Whaledent)，用 RelyX Luting Plus (3M ESPE Dental) 粘固,注意桩的 X 线透射性和根管充填的牙胶的射线阻射性对比 (B. 由 Dr. D.A. Miller and Dr. H.W. Zuckerman, C. 由 Dr. I.A. Roseman, D. 由 Dr. F.S. Weine and Dr. S. Strauss, E. 由 Dr. J.F. Tardera, F. 由 Dr. J.L. Wingo, G. 由 Dr. L.R. Farsakian, H. 由 Dr. D.A. Miller and Dr. G. Freebeck 提供)

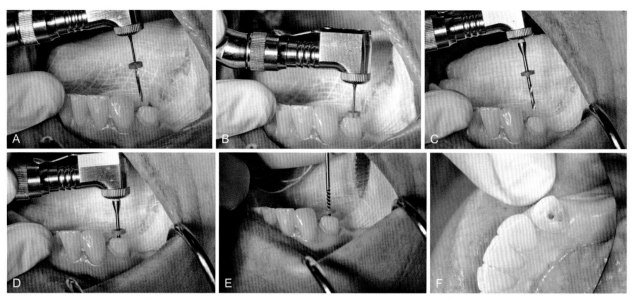

图 12-25 ■ 预成桩的根管扩大。A 和 B. 用 P 钻去除牙胶到达预定的深度；C 和 D. 螺纹钻预备桩道的根尖部分使之平行；不能用螺纹钻预备深度，因为易发生穿孔；E. 用锉扩大桩道的冠部并去除倒凹，锉还可以判断桩道的深度和预成桩的长度；F. 完成桩道预备

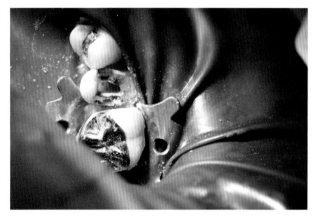

图 12-26 ■ 定制的桩适用于根管的横截面不是圆形或锥度过大的牙齿，通常这些牙齿的根管不需要进一步的扩大（由 C. Poeschl 提供）

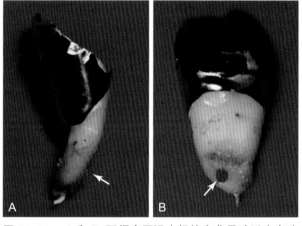

图 12-27 ■ A 和 B. 下颌磨牙远中根的弯曲导致近中穿孔（箭头），远中根必须截除（由 Dr. J. Davila 提供）

桩的制作

预成桩

预成桩的优点是技术简单，治疗方便。选择和根管尺寸匹配的桩，仅需微小的调改就可以完全就位到桩腔的深度。因为根管是外敞的，桩的冠部也许不吻合，但牙医可以通过添加核材料来解决这一问题。

可使用的材料 预成金属平行桩的成分可以是铂 - 金 - 钯（Pt-Au-Pd）、镍铬（Ni-Cr）、钴铬或不锈钢金属丝（表 12-6）。锯齿形的桩是由不锈钢、钛或非氧化的贵金属合金制成的。锥形金属

桩由铂 - 金 - 钯，镍铬和钛合金制作。所有的这些桩都有高弹性模量和延长的晶粒结构，因此比铸造桩更坚硬也更合适。

弯曲是 III 型金铸造的桩在 45° 受力时失败的主要原因[68]。尽管更硬的金（IV 型）和镍铬合金铸造桩能更好地抗弯曲，但预成桩具有更理想的物理性能，虽然当核铸造在锻造的桩上时，这些性能可能会丧失[69]。

纤维桩逐渐普及。这些桩是由包埋于树脂基质中被拉伸沿同一方向排列的玻璃纤维束或碳纤维束（C-Post，Bisco）组成的。这样产生的桩较坚固，但刚度和强度明显地比瓷桩和金属桩小[70]。关于

纤维桩的回顾性研究显示它们比金属桩的使用寿命短[8]，但在许多情况下因美观需要必须使用纤维桩（图12-28）。在一个实验研究中，碳纤维桩复合树脂核修复的牙齿与III型合金铸造的桩核修复的牙相比，铸造桩核修复体有明显更高的抗折阈值[71]。纤维桩的一大优点是需要根管再治疗时，纤维桩容易拆除。拆除时可以先用球钻备一个小引洞，然后用G钻顺着根尖方向钻磨。由于在去除过程中会产生较多的热量，故应同时喷水。高强度的碳纤维，能防止钻头侧向进入牙本质，还能阻止桩轻易破碎成小碎片（图12-29）。包埋于环氧树脂基质的玻璃纤维桩，其性能与碳纤维桩有点相似，它的半透性有助于树脂粘接剂的光聚合。

生产商还开发了高强度的瓷桩[3, 72]（氧化锆）（CosmoPost，Ivoclar Vivadent；图12-30）和陶瓷复合材料（AEstheti-Post，Bisco，Inc；图12-31）以及编织纤维桩（如聚乙烯）（Fibre-Kor，Pentron Clinical），这些都具有优越的美观特性（见第25章和第27章）。瓷桩有很高的强度和刚度；编织纤维桩稍弱，但有更高的弹性[73]。

耐腐蚀性 一些报道[74-76]指出根折与贱金属预成桩核系统的腐蚀性相关。在一份含468颗牙齿垂直向或斜向根折的报告中[72]，调查人员发现这些失败案例的72%归因于桩核所用的不同金属之间的电解反应（反应发生在银汞合金核所含的锡和桩内的不锈钢、银、黄铜之间）。作者认为腐蚀产生的体积改变会导致根裂。虽然已经提出可能的折裂机制[72, 74]，但这些研究似乎混淆了因果：即腐

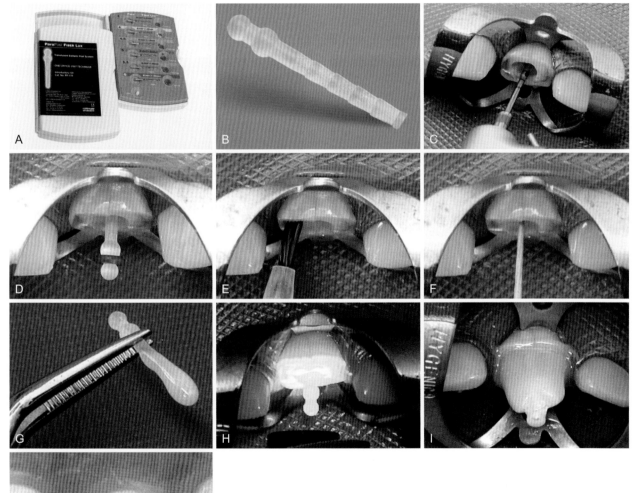

图12-28 ■ 复合纤维桩。A和B. ParaPost Fiber Lux系统有各种尺寸；C. 用加热的器械或G钻去除牙胶，随后用厂商提供的钻预备根管；D. 桩在根管内就位；E. 按厂商的推荐酸蚀根管和涂底涂剂；F. 用纸尖将树脂粘接剂导入根管内；G. 桩上涂树脂粘接剂后就位；H. 树脂聚合，半透性的桩使光线能传输到粘接剂；I. 用推荐的核树脂堆核；J. 预备体最终的外形（由Coltène/Whaledent AG, Altstatten, Switzerland 供图）

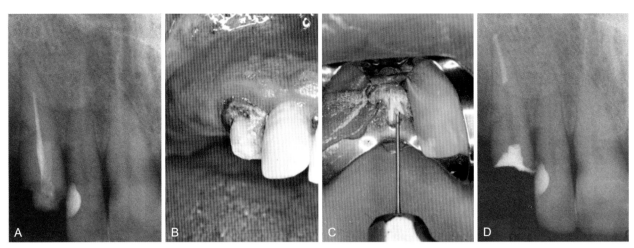

图 12-29 ■ A.上颌尖牙因根管再治疗需去除纤维桩；B.首先去除复合树脂核材料；C.G 钻去除纤维桩；D.根管再治疗，制作新的桩核修复体和新的冠外修复体，如果考虑根管治疗牙的长期预后，可考虑碳纤维桩。它的主要缺点是黑色的外表存在美观问题（像金属桩一样）（由 Dr. D.A. Miller 提供）

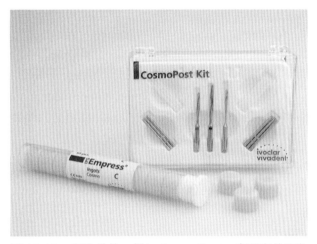

图 12-30 ■ 氧化锆桩，例如 CosmoPost，有配套的预备器械美观而且强度高，可用特殊的压铸瓷形成核（也可用复合树脂）（由 Ivoclar Vivadent, Amherst, N.Y. 提供）

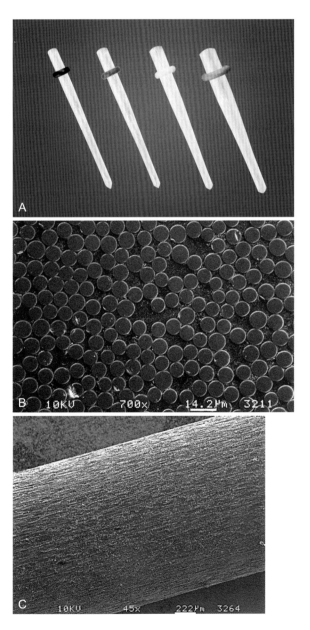

图 12-31 ■ 复合陶瓷纤维桩。A. D.T. Light-Post 系统，石英纤维包埋在环氧树脂中，复合纤维桩的横截面 (B) 和纵剖面 (C) 观（由 Bisco, Inc., Schaumburg, Ill 提供）

蚀可能是根折后导致的而不是造成根折的原因[77]，这需要进一步的研究来确定。然而，在此期间，桩、核和冠应避免使用可能导致腐蚀的异种金属。

定制的桩

定制的桩核修复体可以由金属铸造而成，也可以是用 CAD/CAM 技术制造而成的氧化锆。铸造金属桩核修复体可以在患者口内采用直接法制作，也可在技工室采用间接法制作。以自凝或光敏树脂制作的直接法（图 12-32），适用于单根且根管入口通畅的牙齿。而根管入口不太通畅或多根管的牙齿更适合采用间接法。自凝树脂可用热塑性树脂替代（图 12-33）。

直接法制作方法

1. 选一根与根管适合的预制塑料桩。对于喇叭口状的根管，只要在桩道的根尖 1/2 处适合就可以了（图 12-32A）。它必须可以贯穿预备好的桩道的全长。轻度润滑根管（图 12-32B）。用气枪干燥根管（图 12-32C）。注意不要将空气直接吹进根管，以免空气进入组织内。
2. 使用"刷珠"技术添加树脂于塑料桩的殆 1/2 处（图 12-32D）并导入预备的根管内（图 12-32E）。用小充填器将树脂推入根管内（图 12-32F）。
3. 不要让树脂在根管内完全固化，在橡皮期内多次取出、再就位。
4. 一旦树脂聚合，取出树脂桩（图 12-32G）。
5. 添加自凝树脂（图 12-32H）或光敏树脂（Palavit G LC，Heraeus）完成核的部分。

热塑性树脂制作方法

1. 选一根与预备好的桩道适合的塑料小棒，调改小棒使它的斜面位于核的完成线的殆方 1.5~2 mm。
2. 用牙周探针和凡士林润滑根管（图 12-33A）。
3. 在火焰上加热热塑性树脂直到变透明（图 12-33B），或用低温胶枪加热树脂（Thermogrip，Black & Decker）。
4. 取少量加热的树脂涂到棒的顶端，覆盖预期桩长度的 2/3（图 12-33C）。
5. 将棒完全插入预备的桩道内（图 12-33D）。5~10 s 后取出，再复位。检查桩模的完整性，用刀片去除伸入根管内倒凹的突起。

6. 对于直接法，用常规的自凝树脂（图 12-33E），或使用"刷珠"技术，或者使用光敏树脂注射（更简单的方法）制作核。
7. 如果使用间接技术，则用弹性印模材料取模连同桩模一同取出，并用常规方法灌制模型，将模型浸泡在温水中，取出桩模。再次复位，在其上制作核的蜡型。
8. 包埋铸造（图 12-33F）桩核修复体。推荐使用磷酸盐包埋材料，因为它的强度更高。

间接法制作方法

只要在根管内放置金属增强丝防止变形，任何弹性印模材料都可以取出根管的精确印模（图 12-34A）。

1. 取一截适当长度的矫正丝弯成"J"的形状（图 12-34B）。
2. 检查每个根管内的金属丝匹配情况。它应该大致吻合，并达到桩道的全长。如果吻合过紧，脱模时印模材料将会从金属丝上剥脱。
3. 金属丝上涂托盘粘合剂。如果存在龈下边缘，应先排龈。润滑根管，以防止脱模时变形（可使用代型润滑剂）。
4. 使用螺旋输送器（Dentsply Maillefer）将弹性印模材料填满根管。在注射印模材料前，确认螺旋输送器是使材料向根尖方向传输（顺时针）。取少量的材料，用适合根管尺寸的最大输送器输送。将机头设置在低转速，使螺旋输送器携带材料慢慢导入到桩道的根端部分。然后增加转速慢慢退出螺旋输送器。这种方法可以防止印模材料被掷出。重复这个过程，直到桩腔内填满。
5. 插入金属增强丝至每个桩道的根端，用注射器在预备牙周围注射印模材料，然后用托盘取模（图 12-34C）。
6. 取下印模，（图 12-34D），评估，常规灌制终模型（图 12-34E）（见第 17 章）。通常蜡型的入口是足够的，不需要放置桩钉和分割模型。
7. 选取一根和桩道大致吻合的塑料桩（可使用塑料牙签），用印模作指导，确保它能延伸到整个根管的深度。
8. 塑料桩在根管内涂一薄层黏蜡，润滑石膏模型，在根管内加入软的嵌体蜡（图 12-35），将塑料桩插入根管内最根端的蜡中，

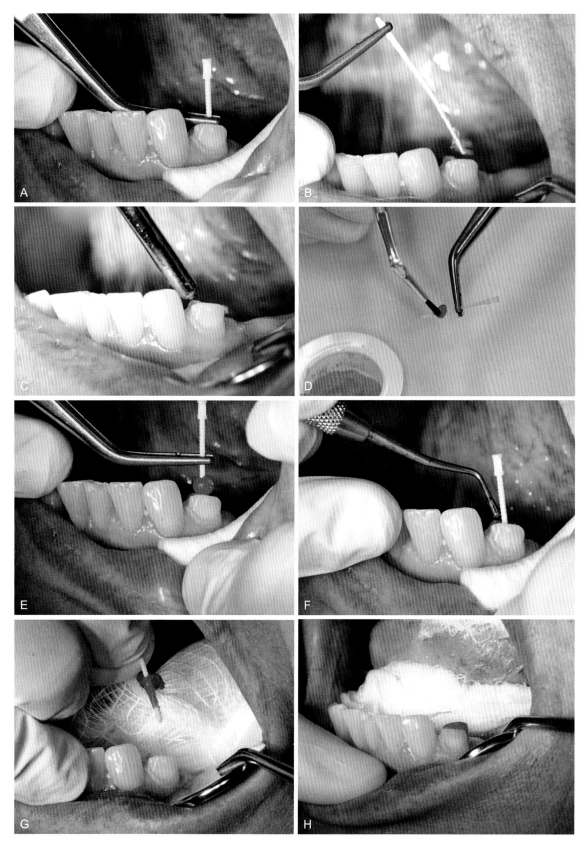

图 12-32 ■ 定制桩的桩模制作。A. 试戴预成的塑料桩,桩应可以上到预备的桩道的全长,用纸尖涂润滑油于桩道内 (B),
压缩空气吹去多余的润滑油 (C);D. 小毛刷蘸取树脂加在髓室的位置,塑料桩就位 (E),用小充填器填压以确保树脂
充分密合 (F);G. 再加入树脂后完成的桩模。注意预成塑料桩的尖端大小和使用的螺纹钻一致。因此,桩模的尖端没
有覆盖树脂;H. 再增加一些树脂完成核的制作

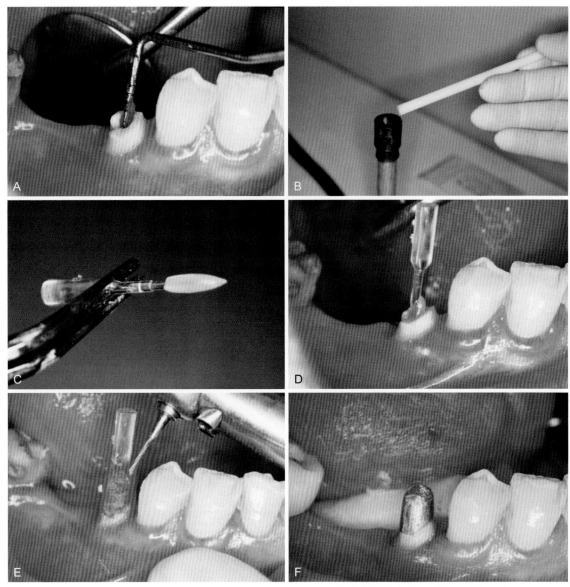

图 12-33 ▪ Merritt EZ 铸造桩系统。 A. 润滑根管，用纸尖吸出多余的润滑剂，修剪桩使它的斜面部分超出预备体的牙合方 1.5~2 mm；B. 加热热塑性树脂小棒；C. 加热的树脂涂布到塑料桩的尖端，约占预设桩长度的 2/3；D. 桩插入根管内，5~10 s 后取出；E. 去除突起的部分，用自凝树脂堆核，并修成理想的预备体外形；F. 完成的铸造桩核修复体（引自 Rosenstiel SF, et al: Custom-cast post fabrication with a thermoplastic material. J Prosthet Dent 77:209, 1997.）

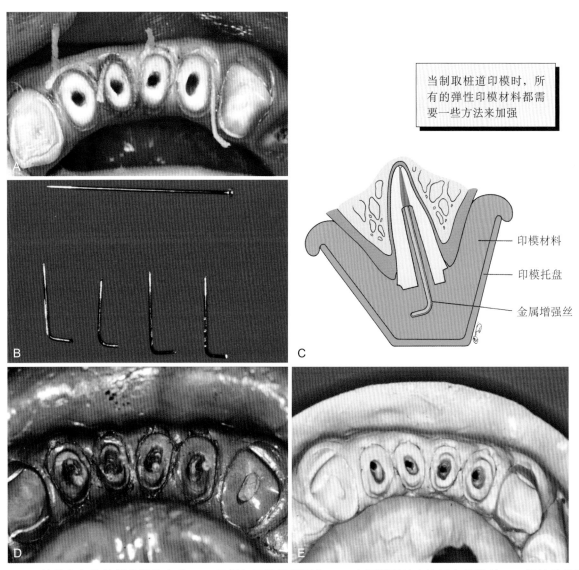

当制取桩道印模时，所有的弹性印模材料都需要一些方法来加强

印模材料
印模托盘
金属增强丝

图 12-34 ▪ 桩核修复体的间接操作方法。A. 下颌切牙的桩道预备；B. 金属增强丝上涂托盘粘接剂；C. 间接法桩道印模的横截面图；D. 完成后的印模；E. 最终的模型

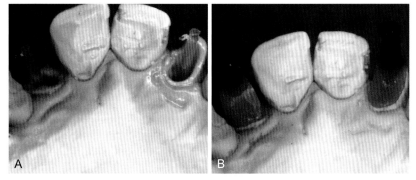

图 12-35 ▪ A 和 B. 在预成的塑料桩上加蜡制作桩核修复体蜡型

确保桩的方向正确。完成桩的部分后加蜡成型，完成蜡核制作。

9. 使用印模评估蜡型是否完全与桩道吻合。

CAD/CAM 氧化锆桩和核修复体

CAD/CAM技术加工氧化锆可以得到高强度、美观的桩核修复体。通常情况下，牙医取预备牙的印模，然后经技工室扫描和数字化，最后切削和烧结[73]。定制切削的锆瓷桩的一大缺点是需要根管再治疗时，拆除困难。

核的制作

桩核修复体的核替代了缺失的冠部牙体结构，核和剩余的牙体一起，形成理想的预备牙外形。可以用树脂或蜡堆在桩上成型。也可以直接在预成桩上铸造。但铸造过程可能会影响锻造金属桩的物理性能。而有1/3的核是用可塑性修复材料，如银汞合金、复合树脂或玻璃离子制作的。

可塑性充填材料

银汞合金、玻璃离子和树脂的优点如下[68,78,79]：

- 因为不需要去除倒凹，能最大限度地保存牙体组织；
- 减少了患者的就诊次数；
- 技工室制作的工序更少；
- 实验表明它们有抗疲劳性良好[80]和强度高的特点[81]，这可能因为它们与牙齿结构密合很好。然而这些可塑料修复材料，尤其是玻璃离子，比铸造金属的拉伸强度低。

缺点如下：

- 银汞合金核的腐蚀，玻璃离子的低强度[82]，或复合树脂核的聚合收缩[83]和高热膨胀系数都影响了它们的长期成功率。
- 复合树脂核和银汞合金核在温度波动（热循环）下的微渗漏比常规冠预备体的微渗漏大[84]（但是，铸造核的微渗漏情况还没确定）。
- 操作过程中使用橡皮障或成形片（尤其大面积缺损的牙）可能有一定难度。

银汞合金核适合修复后牙，尤其是有部分冠部牙体组织存在时。Nayyar及同事[48]描述的操作过程中，银汞合金也可用于桩的制作，是牙体的一种保守治疗（图12-36）。核材料的充填在根管治疗同时进行，因为这时牙齿仍被橡皮障隔离，医生

熟悉根管结构，核材料还可以支持过渡修复体（图12-37）。

银汞合金的操作过步骤 见第6章。

1. 安装橡皮障，用热的根管器械去除髓室内的牙胶，如果冠部牙体组织的高度少于4 mm，则要延伸入每个根管内2~4 mm。
2. 去除存在的修复体、无支持的牙釉质、龋坏或薄弱的牙本质。按固位和抗力形的常规原则预备洞形。即使牙尖缺失，也不需要用钉固位，因为银汞延伸入根管内可获得充足的固位。
3. 如果髓室底过薄，可以用水门汀垫底让它免受压缩力。
4. 安装成形片。当牙齿组织缺失，使传统的成形片应用困难时，可以使用正畸或退火过的铜带。
5. 用根管充填器将第一部分的银汞合金压缩注入根管（选择一种具有早期高强度的材料）。
6. 用常规方法充填髓室和冠部窝洞。
7. 雕刻成形，然后立即取模。另外，也可以用银汞合金堆出牙齿的解剖外形后再行全冠的牙体预备。在这种情况下，患者必须谨慎使用牙齿，避免导致牙折或新的修复体折裂。

铸造金属

铸造金属核有如下优点：

- 可以直接铸造在预成桩上，预成桩为修复体提供了良好的强度。
- 可以使用常规的金含量较高的贵金属合金。
- 可以使用间接法制作，简化后牙的修复。

单根管牙的直接法操作步骤

直接法可以联合使用预成桩和自凝树脂成型。或者也可使用热塑性材料形成桩模[85]，核的部分可用自凝树脂、光固化聚合树脂或蜡成型。

自凝树脂的制作方法

1. 使用预成金属桩或定制的丙烯酸树脂桩。
2. 用"刷珠"技术添加树脂，将小刷子浸入单体后再蘸取聚合物刷在桩上。或者，也可用光固化树脂简化这个步骤[86]。
3. 将核堆的稍大些，让它充分聚合（图12-38A）。

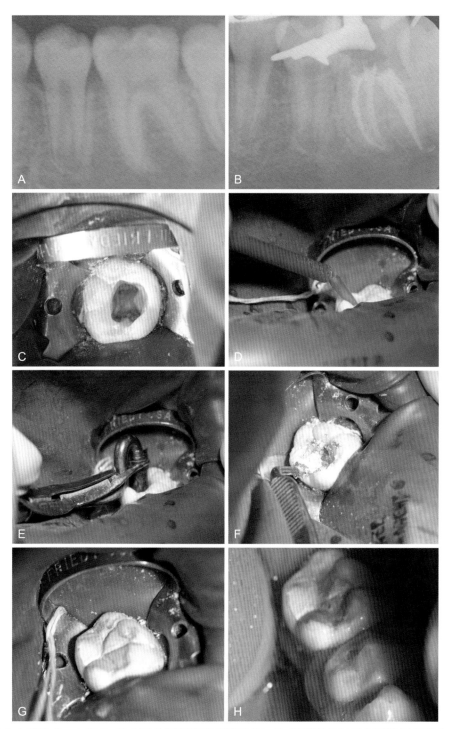

图 12-36 ■ 银汞合金核技术。A 和 B. 因广泛的龋坏需要根管治疗；C. 髓腔预备时轻微延伸至根管内；D. 酸蚀后，橡皮障隔离下涂粘接剂；E. 髓腔内注入银汞合金；F. 充填器压缩合金；G 和 H. 完成后的银汞合金核修复体（由 Dr. R.D. Douglas 提供）

4. 用碳化物抛光车针或金刚砂车针修整核的外形（图 12-38B）。喷水，防止丙烯酸树脂温度过高。小的缺陷可用蜡填补。

5. 取出桩核模型（图 12-38C），立即安插铸道并包埋。

过渡性修复体

为了减少根管再治疗的需要，根管治疗后的牙齿应尽可能快地修复。氧化锌 – 丁香油酚（ZOE）粘接材料已经使用了许多年，在义齿修复的开始阶段良好的封闭性。然而，已经证明 ZOE 材料会在牙本质和材料界面出现渗漏[87]。因此，如果牙齿延

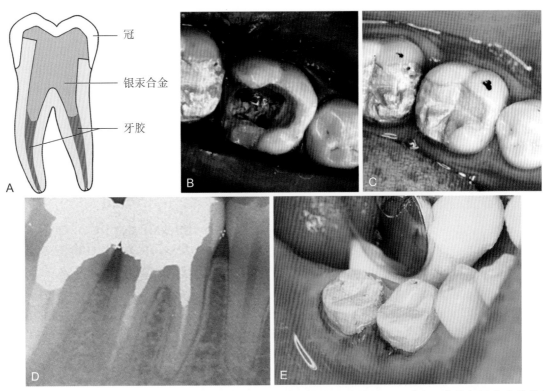

图 12-37 ▪ 银汞合金核的固位可以从根管系统内获得，尽可能多地保存牙齿结构。A. 髓室固位的银汞合金核的截面图；B. 为了银汞合金核的修复，先去除髓室和根管内的牙胶；C. 银汞合金充填并雕刻成形；D. X线片显示银汞合金的延伸范围；E. 牙齿进行全冠预备 (B~D. 由 Dr. M. Padilla 提供)

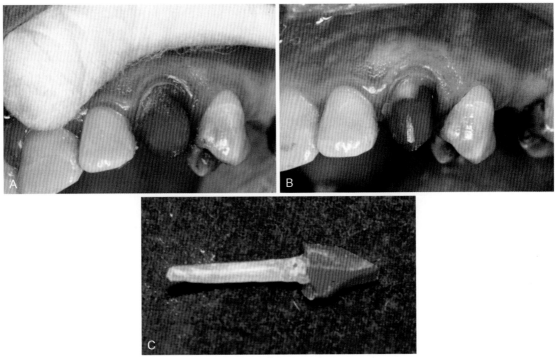

图 12-38 ▪ 直接法制作单根牙的桩模。A. 用刷珠技术制作稍大些的桩模；B. 用碳化钨精修车针修整模型；C. 直接法制作的桩核模型

迟进行最终修复，则应当酸蚀开用粘接树脂封闭根管入口减少微渗漏风险。然而，在美学区的牙齿往往需要一个适合性很好的临时修复体（见第 15 章）。

在根管治疗完成后，这种临时修复体可以阻止牙齿本身或对颌牙或邻牙的移动（图 12-39）。特别重要的是修复体有良好的邻面接触，以防止牙齿迁移，导致不必要的牙根接近。如果制作铸造桩核修复体，则在桩核制作过程中需要使用临时修复体。为了保持牙齿位置，可以用一根合适直径的金属丝

> 过渡性材料不需要充满根管腔，通过金属丝与桩道根端的吻合即可增强过渡性修复体的抗力

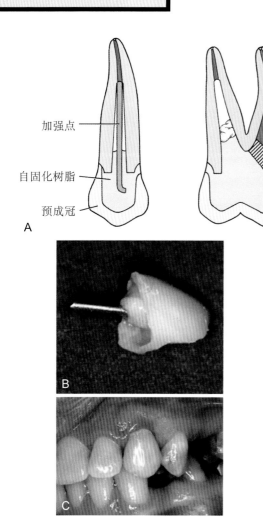

图 12-39 ■ A 和 B. 根管治疗后的牙齿是使用聚碳酸酯预成冠内衬自凝树脂制作的过渡性修复体，桩用金属丝弯制（正畸弓丝或回形针，见第 15 章）；C. 修复体就位后（A. 引自 Taylor GN, Land MF: Restoring the endodontically treated tooth and the cast dowel. In Clark JW, ed: Clinical dentistry, vol 4. New York, Harper & Row, 1985.）

或与桩大小相匹配的临时桩，放置在预备好的根管内。然后采用直接法用自凝树脂制作临时修复体。

铸造与包埋

铸造桩核修复体应比预备的桩道稍小，以确保可以完全就位。然而，两者间空间不应过大，手指轻压时不应出现摇晃、旋转或摆动。另一方面，两者之间接触过紧，可能会导致根折。铸件应稍小，牙医可以通过适当地限制包埋膨胀来实现（例如，通过省略需用的垫圈或在一个较低的模具温度下铸造；见第 22 章）。快速铸造技术可以使加工过程变得容易[88]，CAD/CAM 技术也可用于快速制作桩核修复体（图 12-40）[89]。铸造合金应有合适的物理特性。超硬的部分牙科修复金属（美国牙科协会第 IV 型）或镍铬合金具有很高的弹性模量，推荐作为铸造桩的材料（见第 19 章）。健全的铸造技术是很重要的，因为任何未被发现的气孔可以削弱铸件并导致失败（图 12-41）。

评估

桩就位时，医生必须特别仔细，避免铸件缺陷如小瘤子导致的根折。桩核修复体插入时应用柔和的压力。如果遇到任何阻力，医生必须取出铸件，并判断阻碍完全就位的原因。桩核铸件就位后边缘吻合度没有冠外修复体要求得严格，因为它的最终边缘是被冠覆盖的。空气喷磨铸件表面使其不光滑可以帮助检测试戴过程中的干扰（图 12-42）。

评估和调整预备体的外形直至达到理想外形。

粘固

粘固剂必须填满根管内所有的空间（图 12-43）。空腔可能成为通过侧支根管导致牙周炎的原因。

可以使用螺旋输送器（Lentulo）或粘固剂输送管（图 12-44）使粘接剂填满根管。轻轻插入桩核修复体，以减少会导致根折的静态压力。许多预成平行桩在设计中有纵向槽以利于多余粘接剂的排溢。如果需要，也可用小牙钻增加这样的槽。已证实这种排溢过程能减少必要的就位压力，虽然后者可能是水门汀才具有的特性[90]。

现有桩的拆除

有时现有的桩核修复体必须取出（例如，根管治疗失败的根管再充填）。患者必须了解去除桩是一个高风险的过程，有时会导致根折和牙齿缺失。

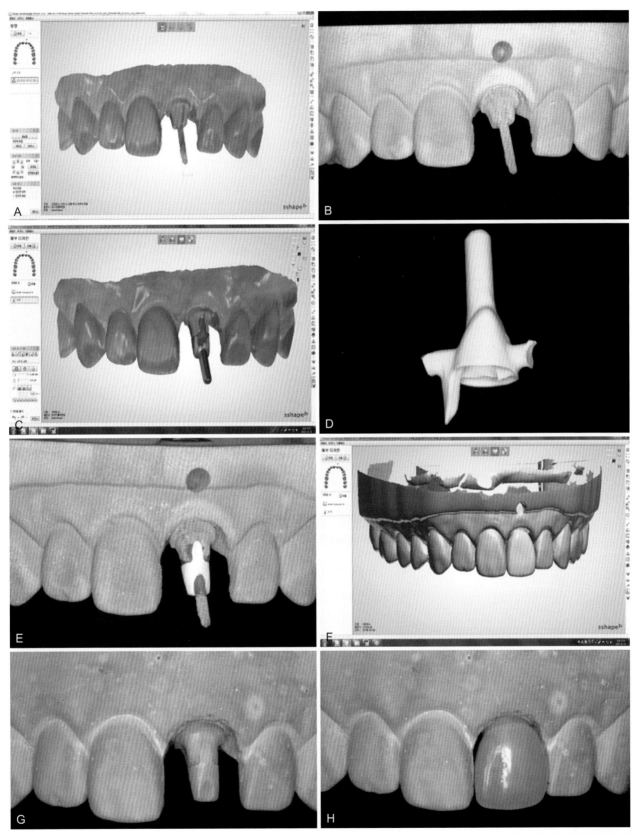

图 12-40 ■ A. 口内数字化扫描印模的软件图；B. 聚氨基甲酸酯模型；C. 参照对侧同名牙用计算机辅助设计符合解剖形态核的软件图；D. 烧结前切削的氧化锆核；E. 氧化锆核在聚氨基甲酸酯模型上就位；F. 参照对侧同名牙用计算机辅助设计符合解剖形态冠的软件图；G. 就位的纤维增强的复合树脂桩和氧化锆核；H. 用高密度的聚合物研磨的过渡性修复体

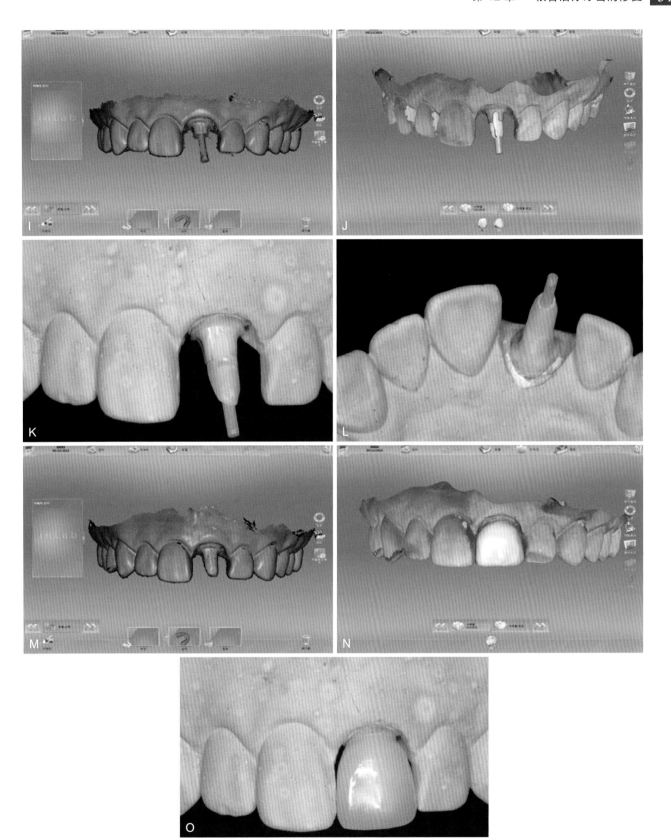

图 12-40（续） ● I. 口内数字化扫描印模的软件图；J. 参照牙齿的解剖数据库用计算机辅助设计符合解剖形态核的软件图；K. 纤维增强的复合树脂（FRC）桩和瓷核就位在基牙上的正面观；L. 纤维增强的复合树脂桩和瓷核就位在基牙上的𬌗面观；M. 口内数字化扫描印模的软件图；N. 参照软件中的牙齿解剖数据用计算机辅助设计符合解剖形态冠外形的软件图；O. 用瓷块研磨切削的永久性修复体（引自 Lee JH: Accelerated techniques for a post and core restoration and a crown restoration with intraoral digital scanners and CAD/CAM and rapid prototyping. J Prosthet Dent 112[5]:1024, 2014.）

如果冠部有足够长度的桩暴露，可以用细嘴钳取出桩。首先用超声波洁牙机振动桩，碎裂水基水门汀以方便去除，推荐使用细的洁牙尖或专用的取桩尖（图12-45）。虽然动物模型的组织学检查显示对牙周组织无伤害[91]，但是超声去除比其他的方式慢，而且会导致根管内和牙本质内的裂纹增加[92]。另一种方法是使用桩牵引器[93]，该设备包含一个能夹紧桩的钳和支撑在根面上的支柱。旋转夹钳可以拔出桩。

如果桩断于根管内而不能用桩牵引器或钳取出，则可能要钻孔取出，但需要非常小心，以避免穿孔。这种方法限用于折断的桩较短的情况（图12-46）。

另外一种处理断于根管内桩的方法（Masserann[94] 1966）是使用特殊的末端带切割的空管（或环锯）在桩的周围预备一细沟（图12-47）。该技术已经很成功[95]。使用粘接剂黏附在空管拔桩器上[96]或使用螺纹拔桩器[97]会使取桩更容易些（图12-48）。

总　结

虽然对于根管治疗后牙齿修复的合理性已得到相当多实验室数据的支持，但长期对照的临床试验数据仍然是必要的，且很难获得。各种不同的临床操作程序，如果正确遵守操作规范可以获得成功治疗。当前牙保存基本完好时，仅用可塑性材料充填也很安全。为了防止后牙折裂，建议使用覆盖牙尖的铸造修复体。

保存尽可能多的牙体组织很重要，特别是在根管内，剩余的牙本质的量是难以评估。

桩核修复体为铸造修复体提供了支持和固位。桩应该有足够的长度以提供好的应力分布，但也不能过长而影响根尖封闭。预备桩道最安全的方法是用加热的根管充填器去除牙胶。前牙，特别是那些有喇叭口状或椭圆形状的根管，应该用定制的强度高的铸造桩核修复体，虽然可塑性材料能提供足够的固位形和抗力形时，预成桩也可以成功修复。有时桩的颜色会影响修复的美观，这时应考虑使用具有美学效果的桩材料。当后牙的一个或两个牙尖缺损时，银汞合金核可以取得满意的效果，但大量的牙体结构丧失时铸造修复体更合适。

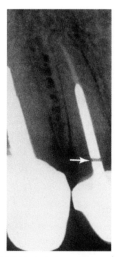

图12-41 ▪ 折断的桩（由Dr. D. Francisco提供）

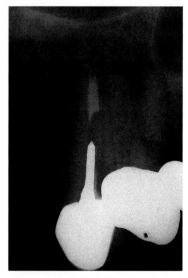

图12-43 ▪ 粘固后残余的空隙会导致炎症（由Dr. D. Francisco提供）

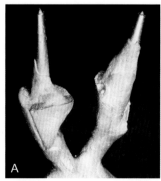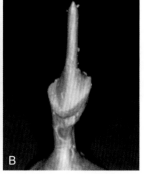

图12-42 ▪ A.铸件组织面必须仔细检查；B.看到的小瘤很容易导致根折和牙齿缺失

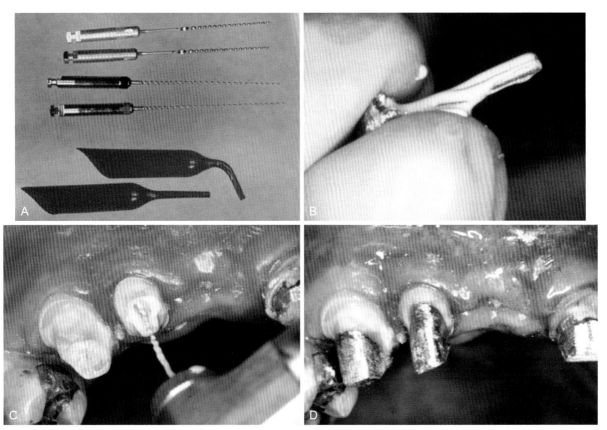

图 12-44 ■ A. 用螺旋输送器或粘固剂输送管使桩道充填密实；B. 桩上涂粘固剂；C. 根管内涂满粘固剂；D. 为避免根折的风险,桩核修复体就位要轻。通常小的粘固剂线没有太大影响,因为最终修复体会阻止粘固剂的溶解(B~D.由 Dr. M. Padilla 提供)

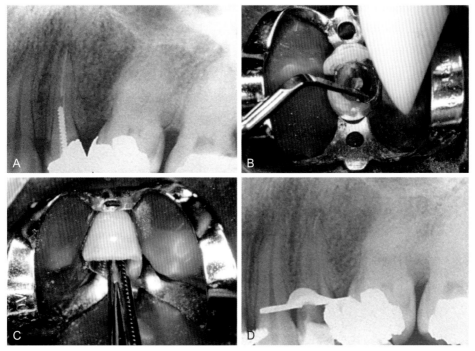

图 12-45 ■ 用超声装置去除桩。A. 左侧上颌第一前磨牙的术前 X 线片,因为根管再治疗的需要,必须拆除平行螺纹桩。B. 桩的冠部被完好地暴露后,超声装置的尖端放置在桩上,增加功率使粘固剂界面破裂。注意用吸引头吸去超声机头喷出的水；C. 一段时间后,根管内的桩变松,可以用钳子夹出；D. 桩取出后的前磨牙 X 线片 (由 Dr. L.L. Lazare 提供)

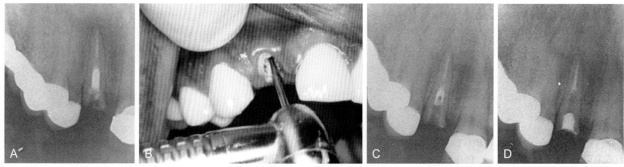

图 12-46 ■ 高速钻头取桩。A. 右上颌侧切牙的术前 X 线片，冠以及部分桩折断。部分平行螺纹桩折断于根管内；B. 因为桩的直径较大，并且在根管内，选择用高速钻头钻出；C. X 线片证实钻头在根管内前进的方向正确。用这种方法去除桩，操作者需格外小心，不能让高速钻头接触根管壁，防止损害牙体组织；D. 取出桩并进行根管再治疗后的 X 线片（由 Dr. D.A. Miller 提供）

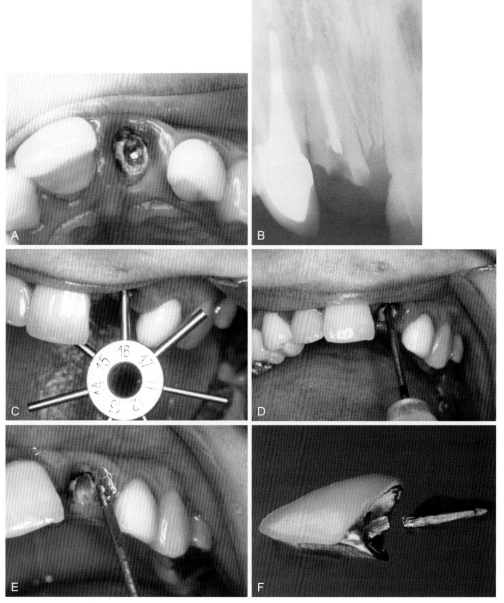

图 12-47 ■ Masserann 技术取出折断的桩。A 和 B. 上颌切牙的桩折断于根管内；C. 用校准刀测量出桩的直径；D. 用选择的环锯在桩的周围仔细地逆时针方向旋转，产生一个狭窄的通道；E. 当器械去除足够的材料时，桩即被取出；F. 折断的冠和取出的桩

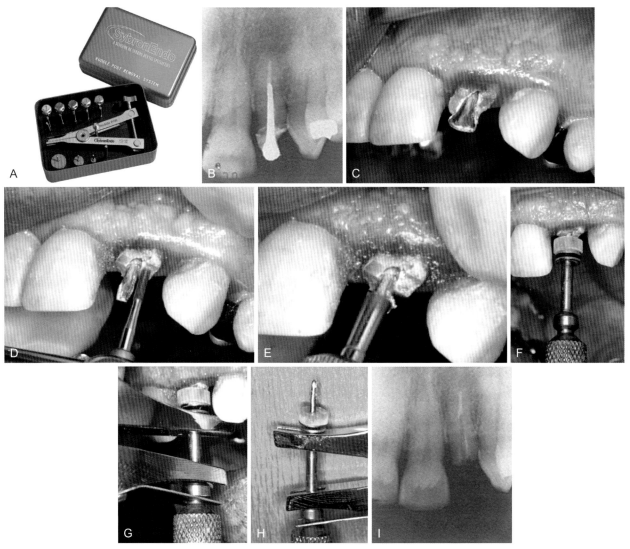

图 12-48 ■ 拔桩器取桩。A. Ruddle 取桩系统，包含钳子、环锯钻、心轴和垫圈；B. 桩修复的左上颌侧切牙的术前 X 线片；C. 注意术前的图片中呈外展形的桩和周围牙体组织的高度；D. 用高速钻头将桩和冠部的牙体组织分离，并修整桩使桩壁平行（注意：这时可以用超声器械破坏粘接界面）；E. 用环锯钻加工桩达到合适的直径后放置心轴；F. 心轴用专用的垫圈穿过桩，垫圈可以使拔桩器的力量均匀地分散在牙面上；G. 钳子的尖嘴夹在心轴上，旋转钳子的把手，钳子的尖嘴分离，桩被拔出；H. 拔出的桩，仍然附着在心轴和钳子上；I. 桩拔出后侧切牙的 X 线片（A. 由 SybronEndo Corporation, Orange, CA. 提供；B~H. 由 Dr. D.A. Miller 提供）

参 考 文 献

[1] Johnson JK, et al: Evaluation and restoration of endodontically treated posterior teeth. J Am Dent Assoc 93:597, 1976.

[2] Decerle N, et al: Evaluation of Cerec endocrowns: a preliminary cohort study. Eur J Prosthodont Restor Dent 22:89, 2014.

[3] Kakehashi Y, et al: A new all-ceramic post and core system: clinical, technical, and in vitro results. Int J Periodontics Restorative Dent 18:586, 1998.

[4] Blitz N: Adaptation of a fiber-reinforced restorative system to the rehabilitation of endodontically treated teeth. Pract Periodont Aesthet Dent 10:191, 1998.

[5] Torbjörner A, et al: Survival rate and failure characteristics for two post designs. J Prosthet Dent 73:439, 1995.

[6] Sorensen JA, Martinoff JT: Clinically significant factors in dowel design. J Prosthet Dent 52:28, 1984.

[7] Loney RW, et al: The effect of load angulation on fracture resistance of teeth restored with cast post and cores and crowns. Int J Prosthodont 8:247, 1995.

[8] Baba NZ, et al: Nonmetallic prefabricated dowels: a review of compositions, properties, laboratory, and clinical test results. J Prosthodont 18:527, 2009.

[9] Helfer AR, et al: Determination of the moisture content of vital and pulpless teeth. Oral Surg Oral Med Oral Pathol 34:661, 1972.

[10] Trabert KC, et al: Tooth fracture: a comparison of endodontic and restorative treatments. J Endod 4:341, 1978.

[11] Guzy GE, Nicholls JI: In vitro comparison of intact endodontically treated teeth with and without Endo-Post reinforcement. J Prosthet Dent 42:39, 1979.

[12] Hunter AJ, et al: Effects of post placement on endodontically treated teeth. J Prosthet Dent 62:166, 1989.

[13] Ko CC, et al: Effects of posts on dentin stress distribution in pulpless teeth. J Prosthet Dent 68:421, 1992.

[14] Kantor ME, Pines MS: A comparative study of restorative techniques for pulpless teeth. J Prosthet Dent 38:405, 1977.

[15] Sorensen JA, Martinoff JT: Intracoronal reinforcement and coronal coverage: a study of endodontically treated teeth. J Prosthet Dent 51:780, 1984.

[16] Lu YC: A comparative study of fracture resistance of pulpless teeth. Chin Dent J 6:26, 1987.

[17] Aquilino SA, Caplan DJ: Relationship between crown placement and the survival of endodontically treated teeth. J Prosthet Dent 87:256, 2002.

[18] Warren MA, et al: In vitro comparison of bleaching agents on the crowns and roots of discolored teeth. J Endod 16:463, 1990.

[19] Madison S, Walton R: Cervical root resorption following bleaching of endodontically treated teeth. J Endod 16:570, 1990.

[20] Hansen EK, et al: In vivo fractures of endodontically treated posterior teeth restored with amalgam. Endod Dent Traumatol 6:49, 1990.

[21] McKerracher PW: Rational restoration of endodontically treated teeth. I. Principles, techniques, and materials. Aust Dent J 26:205, 1981.

[22] Felton DA, et al: Threaded endodontic dowels: effect of post design on incidence of root fracture. J Prosthet Dent 65:179, 1991.

[23] Henry PJ: Photoelastic analysis of post core restorations. Aust Dent J 22:157, 1977.

[24] Assif DF, et al: Photoelastic analysis of stress transfer by endodontically treated teeth to the supporting structure using different restorative techniques. J Prosthet Dent 61:535, 1989.

[25] Milot P, Stein RS: Root fracture in endodontically treated teeth related to post selection and crown design. J Prosthet Dent 68:428, 1992.

[26] Sorensen JA, Engelman MJ: Ferrule design and fracture resistance of endodontically treated teeth. J Prosthet Dent 63:529, 1990.

[27] Libman WJ, Nicholls JI: Load fatigue of teeth restored with cast posts and cores and complete crowns. Int J Prosthodont 8:155, 1995.

[28] Isidor F, et al: The influence of post length and crown ferrule length on the resistance to cyclic loading of bovine teeth with prefabricated titanium posts. Int J Prosthodont 12:78, 1999.

[29] Gegauff AG: Effect of crown lengthening and ferrule placement on static load failure of cemented cast post-cores and crowns. J Prosthet Dent 84:169, 2000.

[30] Turner CH: Post-retained crown failure: a survey. Dent Update 9:221, 1982.

[31] Standlee JP, et al: Retention of endodontic dowels: effects of cement, dowel length, diameter, and design. J Prosthet Dent 39:401, 1978.

[32] Ruemping DR, et al: Retention of dowels subjected to tensile and torsional forces. J Prosthet Dent 41:159, 1979.

[33] Kurer HG, et al: Factors influencing the retention of dowels. J Prosthet Dent 38:515, 1977.

[34] Cooney JP, et al: Retention and stress distribution of tapered-end endodontic posts. J Prosthet Dent 55:540, 1986.

[35] Krupp JD, et al: Dowel retention with glass-ionomer cement. J Prosthet Dent 41:163, 1979.

[36] Wood WW: Retention of posts in teeth with nonvital pulps. J Prosthet Dent 49:504, 1983.

[37] Hanson EC, Caputo AA: Cementing mediums and retentive characteristics of dowels. J Prosthet Dent 32:551, 1974.

[38] Chapman KW, et al: Retention of prefabricated posts by cements and resins. J Prosthet Dent 54:649, 1985.

[39] Driessen CH, et al: The effect of bonded and nonbonded posts on the fracture resistance of dentin. J Dent Assoc S Afr 52:393, 1997.

[40] Mendoza DB, Eakle WS: Retention of posts cemented with various dentinal bonding cements. J Prosthet Dent 72:591, 1994.

[41] O'Keefe KL, et al: In vitro bond strength of silica-coated metal posts in roots of teeth. Int J Prosthod 5:373, 1992.

[42] Tjan AH, Nemetz H: Effect of eugenol-containing endodontic sealer on retention of prefabricated posts luted with adhesive composite resin cement. Quintessence Int 23:839, 1992.

[43] Bitter K, et al: Analysis of resin-dentin interface morphology and bond strength evaluation of core materials for one stage post-endodontic restorations. PLoS One 9(2):e86294, 2014.

[44] Radke RA, et al: Retention of cast endodontic posts: comparison of cementing agents. J Prosthet Dent 59:318, 1988.

[45] Love RM, Purton DG: Retention of posts with resin, glass ionomer and hybrid cements. J Dent 26:599, 1998.

[46] Assif D, et al: Retention of endodontic posts with a composite resin luting agent: effect of cement thickness. Quintessence Int 19:643, 1988.

[47] Kane JJ, et al: Fracture resistance of amalgam coronal-radicular restorations. J Prosthet Dent 63:607, 1990.

[48] Nayyar A, et al: An amalgam coronal-radicular dowel and core technique for endodontically treated posterior teeth. J Prosthet Dent 43:511, 1980.

[49] Bolhuis HPB, et al: Fracture strength of different core build-up designs. Am J Dent 14:286, 2001.

[50] Tay FR, Pashley DH: Monoblocks in root canals: a

hypothetical or a tangible goal. J Endod 33:391, 2007.

[51] Mentink AG, et al: Qualitative assessment of stress distribution during insertion of endodontic posts in photoelastic material. J Dent 26:125, 1998.

[52] Standlee JP, et al: The retentive and stress-distributing properties of a threaded endodontic dowel. J Prosthet Dent 44:398, 1980.

[53] Thorsteinsson TS, et al: Stress analysis of four prefabricated posts. J Prosthet Dent 67:30, 1992.

[54] Dérand T: The principal stress distribution in a root with a loaded post in model experiments. J Dent Res 56:1463, 1977.

[55] Leary JM, et al: Load transfer of posts and cores to roots through cements. J Prosthet Dent 62:298, 1989.

[56] Peters MCRB, et al: Stress analysis of a tooth restored with a post and core. J Dent Res 62:760, 1983.

[57] Yaman SD, et al: Analysis of stress distribution in a maxillary central incisor subjected to various post and core applications. J Endod 24:107, 1998.

[58] Rippe MP, et al: Effect of root canal preparation, type of endodontic post and mechanical cycling on root fracture strength. J Appl Oral Sci 22:165, 2014.

[59] Zmener O: Effect of dowel preparation on the apical seal of endodontically treated teeth. J Endod 6:687, 1980.

[60] Neagley RL: The effect of dowel preparation on the apical seal of endodontically treated teeth. Oral Surg Oral Med Oral Pathol 28:739, 1969.

[61] Schnell FJ: Effect of immediate dowel space preparation on the apical seal of endodontically filled teeth. Oral Surg Oral Med Oral Pathol 45:470, 1978.

[62] Bourgeois RS, Lemon RR: Dowel space preparation and apical leakage. J Endod 7:66, 1981.

[63] Gegauff AG, et al: A comparative study of post preparation diameters and deviations using Para-Post and Gates Glidden drills. J Endod 14:377, 1988.

[64] Hussey DL, et al: Thermographic assessment of heat generated on the root surface during post space preparation. Int Endod J 30:187, 1997.

[65] Caputo AA, Standlee JP: Pins and posts: why, when, and how. Dent Clin North Am 20:299, 1976.

[66] Shillingburg HT, et al: Root dimensions and dowel size. Calif Dent Assoc J 10(10):43, 1982.

[67] Abou-Rass M, et al: Preparation of space for posting: effect on thickness of canal walls and incidence of perforation in molars. J Am Dent Assoc 104:834, 1982.

[68] Perez Moll JF, et al: Cast gold post and core and pin-retained composite resin bases: a comparative study in strength. J Prosthet Dent 40:642, 1978.

[69] Phillips RW: Skinner's science of dental materials, 9th ed, p 550. Philadelphia, Saunders, 1991.

[70] Asmussen E, et al: Stiffness, elastic limit, and strength of newer types of endodontic posts. J Dent 27:275, 1999.

[71] Martinez-Insua A, et al: Comparison of the fracture resistances of pulpless teeth restored with a cast post and core or carbon-fiber post with a composite core. J Prosthet Dent 80:527, 1998.

[72] Ahmad I: Zirconium oxide post and core system for the restoration of an endodontically treated incisor. Pract Periodont Aesthet Dent 11:197, 1999.

[73] Bittner N, et al: Evaluation of a one-piece milled zirconia post and core with different post-and-core systems: an in vitro study. J Prosthet Dent 103:369, 2010.

[74] Sirimai S, et al: An in vitro study of the fracture resistance and the incidence of vertical root fracture of pulpless teeth restored with six post-and-core systems. J Prosthet Dent 81:262, 1999.

[75] Rud J, Omnell KA: Root fractures due to corrosion: diagnostic aspects. Scand J Dent Res 78:397, 1970.

[76] Angmar-Manansson B, et al: Root fracture due to corrosion. I. Metallurgical aspects. Odontol Rev 20:245, 1969.

[77] Silness J, et al: Distribution of corrosion products in teeth restored with metal crowns retained by stainless steel posts. Acta Odontol Scand 37:317, 1979.

[78] Chan RW, Bryant RW: Post-core foundations for endodontically treated posterior teeth. J Prosthet Dent 48:401, 1982.

[79] Lovdahl PE, Nicholls JI: Pin-retained amalgam cores vs. cast-gold dowel-cores. J Prosthet Dent 38:507, 1977.

[80] Reagan SE, et al: Effects of cyclic loading on selected post-and-core systems. Quintessence Int 30:61, 1999.

[81] Foley J, et al: Strength of core build-up materials in endodontically treated teeth. Am J Dent 10:166, 1997.

[82] Kovarik RE, et al: Fatigue life of three core materials under simulated chewing conditions. J Prosthet Dent 68:584, 1992.

[83] Oliva RA, Lowe JA: Dimensional stability of composite used as a core material. J Prosthet Dent 56:554, 1986.

[84] Larson TD, Jensen JR: Microleakage of composite resin and amalgam core material under complete cast crowns. J Prosthet Dent 44:40, 1980.

[85] Rosenstiel SF, et al: Custom-cast post fabrication with a thermoplastic material. J Prosthet Dent 77:209, 1997.

[86] Waldmeier MD, Grasso JE: Light-cured resin for post patterns. J Prosthet Dent 68:412, 1992.

[87] Zmener O, et al: Coronal microleakage of three temporary restorative materials: an in vitro study. J Endod 30:582, 2004.

[88] Lee JH: Accelerated techniques for a post and core and a crown restoration with intraoral digital scanners and CAD/CAM and rapid prototyping. J Prosthet Dent 112(5):1024, 2014.

[89] Campagni WV, Majchrowicz M: An accelerated technique for the casting of post and core restorations. J Prosthet Dent 66(2):155, 1991.

[90] Wilson PR: Low force cementation. J Dent 24:269, 1996.

[91] Yoshida T, et al: An experimental study of the removal of cemented dowel-retained cast cores by ultrasonic vibration. J Endod 23:239, 1997.

[92] Altshul JH, et al: Comparison of dentinal crack

incidence and of post removal time resulting from post removal by ultrasonic or mechanical force. J Endod 23:683, 1997.

[93] Warren SR, Gutmann JL: Simplified method for removing intraradicular posts. J Prosthet Dent 42:353, 1979.

[94] Masserann J: The extraction of posts broken deeply in the roots. Actual Odontostomatol 75:329, 1966.

[95] Williams VD, Bjorndal AM: The Masserann technique for the removal of fractured posts in endodontically treated teeth. J Prosthet Dent 49:46, 1983.

[96] Gettleman BH, et al: Removal of canal obstructions with the Endo Extractor. J Endod 17:608, 1991.

[97] Machtou P, et al: Post removal prior to retreatment. J Endod 15:552, 1989.

思考题

1. 根管治疗的牙齿必须先具备哪些条件才可以进行后续的修复治疗？
2. 铸造桩核修复体牙体预备的 6 个特征是什么？
3. 论述影响铸造桩核修复体固位形的 5 个要素。
4. 论述 4 个不同的桩核修复体系统，它们的优点、缺点，典型的适应证和预防措施。
5. 哪些根管形态是圆形的，哪些是椭圆形的？
6. 描述以下操作步骤：①上颌第二前磨牙定制桩核修复体的直接法铸模的制作过程；②下颌磨牙的银汞合金桩核修复体。
7. 如何制作已行铸造桩核预备的下颌第二前磨牙的过渡性修复体？

第 13 章

种植支持式固定修复

Burak Yilma • Edwin A. McGlumphy

随着口腔骨整合种植体的成功率持续增高，越来越多的患者可以享有固定义齿修复带来的便利，而不再使用传统的可摘式义齿修复[1, 2, 3]。部分缺牙患者进行种植修复的主要适应证包括远中游离端缺失（图 13-1）和长跨度的缺牙间隙。在这两种情况下，传统的口腔治疗计划则采用部分可摘义齿修复。但是，随着口腔种植技术的发展，患者将会从种植固定修复中获得更多的便利。而且，间隙较小的缺牙区行单颗牙种植修复治疗可以保护两侧的邻牙（图 13-2）。

种植体类型

牙科种植体主要包括以下 3 种类型：骨膜下种植体，穿骨种植体和骨内种植体（图 13-3）。骨膜下种植体和穿骨种植体设计的初衷是为全口无牙颌患者的义齿固位，因此不在本章节中讨论。骨内种植体主要放置在牙槽骨或者基底骨内，主要是用来治疗部分牙齿（单颗或者多颗）缺失的患者。从形态上来说，它们还可以被继续分为叶形和根形。叶形是交叉状的楔形或者长方形，宽约 2.5 mm，深 8~15 mm，长 15~30 mm。根型直径为 3~6 mm，长度为 8~20 mm，通常还会有外螺纹（图 13-4）。骨内种植体通常还分为一期种植体和二期种植体。一期种植体设计为种植在骨内并即刻穿龈暴露在口腔中。二期种植体需要两步外科手术。首先，种植体被放置在骨内与骨皮质平行，口腔黏膜严密缝合。经过一段愈合期（下颌骨通常需要 3 个月，上颌骨通常需要 6 个月），根据骨质的不同而有所区别。在二期手术时将种植体上的黏膜翻瓣，在种植体上安装愈合帽或基台。部分学者建议缩短种植体植入后的负荷时间，但是这种建议的长期效果仍需要探索[4, 5]。

叶形种植体

叶形种植体是第一个被用于口腔并取得了大量成功的骨内种植体。在所有的叶形种植体研究中，均采用一期种植系统，成功率远低于现有的根形种植体。经过大量的研究[6]，叶形种植体失败的主要问题可归纳为种植位点的温度过高和常规即刻负荷。这两种情况都会导致叶形种植体周围的纤维包裹。为解决这个问题，埋入型纯钛叶形种植体应运而生。据报道[7]，在最近的叶形种植体研究中，近 5 年的成功率在 80% 以上，但是和根形种植中精确备洞相比，仍存在诸多问题。制备一个精准的凹槽放置叶状种植体安放位置相对困难。如果叶形种植体失败，颌骨将会形成灾难性的颌骨圆形破坏区。

根形种植体

根形骨内种植体被认为是最先进的种植体系统。其优点包括能够适应口腔内不同位点的修复、相对精准种植位点的预备、相对低的不良反应率（例如种植体脱落）。大多数根形种植体由纯钛或钛合金制作而成，表面喷涂或不喷涂羟磷灰石涂层。这些材质被认为拥有最佳的生物性能。螺纹和无螺纹设计都可用，也都有一定的效果。目前，许多钛种植体都经过喷砂处理或酸蚀刻处理，使得种植体表面更加粗糙以增加种植体与骨的接触面积。螺纹种植体可以被进一步分为柱形种植体和锥形种植体。一段式的种植设计已经在研发中，可以将螺纹种植体、穿黏膜基台和牙冠固位体结合成一个整体（图 13-4）。

在 1998 年的美国国立卫生研究院会议共识[1]中，报道了根形种植体占口腔种植市场的 78%。这种趋势应归功于 Brånemark 系统，它将外科技术和修复程序相结合，开创了可以预见种植修复成功的先例。由 P.I. Brånemark 和他领导的瑞典研究团队对种植预期的成功因素进行了两个重要的补充，包括非创伤性种植和延迟负荷。这些因素导致了种植成功率的显著提升。Brånemark 和同事制订的标准即下颌种植 15 年成功率达 91% 以上，这已经成为判定其他种植体系的行业标准[8]，其他众多的根形种植系统也已经达到或者超过了这个长期临床存留率的水平。

种植患者的治疗计划

主要研究机构报道的种植成功率都相当高。然而，对于患者的选择、病情诊断和治疗方案的选择还是需要谨慎，这样才能保证种植的成功。部分无牙颌患者种植治疗的适应证见框图 13-1。

种植外科和修复治疗的计划，需要根据患者的不同情况和未来的种植预期而设计。在诊疗方案的讨论中，需要给患者提供不同的可选择方案。同时，需要对患者进行术前评估，如能否耐受种植的过程、可预测的风险和预期的效果。尽管种植手术会带来一定的风险，但是这些风险都是极小的。基于即刻外科手术和麻醉风险考虑的绝对禁忌证，则

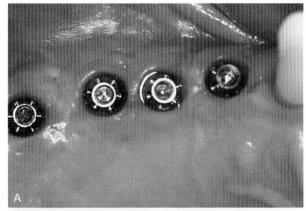
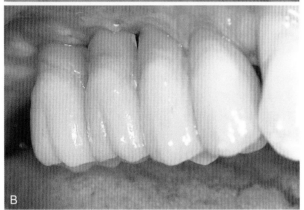

图 13-1 ■ 种植支持式固定修复。A. 4 颗种植体；B. 种植固定修复

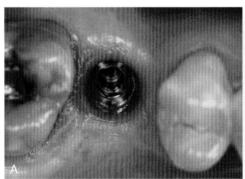
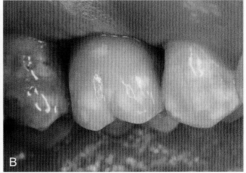

图 13-2 ■ A. 内部抗旋转结构的单颗种植牙；B. 单颗缺失牙的种植修复（粘接固位）

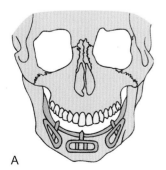
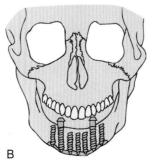
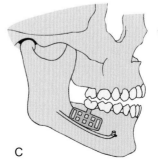
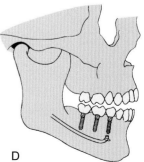

图 13-3 ■ 3 种主要的牙科种植体：A. 骨膜下种植体；B. 穿骨种植体；骨内的种植体还可以细分为叶形（C）和根形（D）

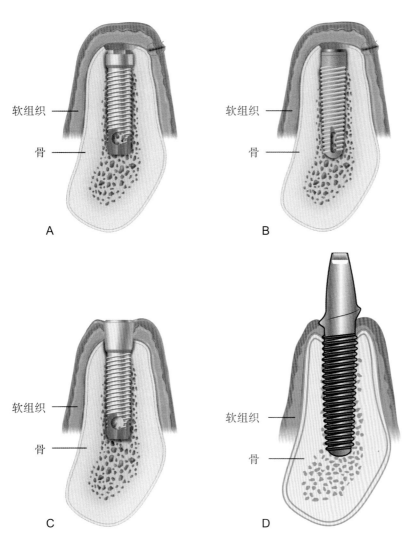

图 13-4 ■ A. 柱形二期种植体；B. 锥形二期种植；C. 一期种植；D. 整体种植

仅限于急性病、不可控的代谢性疾病和妊娠反应（这些禁忌证几乎适用于所有择期外科手术）。

对种植体长期稳定产生威胁的局部和系统的禁忌证也需要进行评估。对于骨代谢异常、口腔卫生状况极差或种植位点接受过放射治疗的患者，种植修复也可能会是禁忌证。大多数种植修复患者的缺牙原因为口腔卫生太差造成的龋齿或者牙周疾病。预期口腔卫生控制不佳，也是种植体的相对禁

忌证。患者需要得到口腔卫生控制方面的知识的宣教，作为种植前的准备工作。也有一些患者可能不能够提升自己的口腔卫生情况，比如患有手臂瘫痪、退行性关节炎、脑瘫和严重的智力障碍。种植可能对于这类患者是禁忌，除非他们的看护人能够为他们提供良好的口腔卫生护理。种植的一些禁忌证见框图 13-2。

临床评估

种植位点的评估需要全面的临床检查。在检查中，医生需要确定骨量是否适合，确认解剖结构是否会干涉理想的种植位点。视诊和触诊可以发现松软牙槽嵴、骨嵴、潜在的尖锐骨质结构和凹陷等，这些都会限制种植体的植入。尽管如此，如果存在致密的、动度低的、纤维化的覆盖软组织，单独的临床检查可能不够充分。

| 框图 13-2 | 牙科种植的禁忌证 |

1. 急性病
2. 晚期疾患
3. 妊娠
4. 不可控的代谢性疾病
5. 种植位点的接受过放疗
6. 不切实际的期望
7. 患者动机不当
8. 缺乏手术经验
9. 无法修复

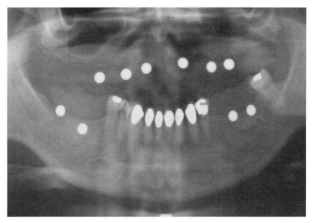

图 13-6 ▪ 全景 X 线片，显示钢珠（由蜡或者树脂暂基托承载）在口内的位置

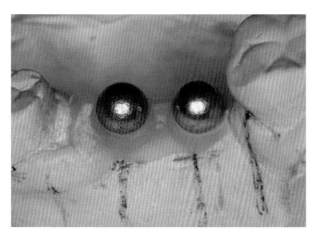

图 13-5 ▪ 诊断模型上推荐种植定位的钢珠（直径 5 mm）

影像学评估也是很有必要的。最好的初步影像学检查是全景 X 线片。但是，会存在不同程度的放大率（5%～35%）。因此，一个小的不透射参考物，例如小钢珠，需要在摄片时放置在种植位点旁边作为参照物（图 13-5）。在实际的全景片中，对于参照物的测量能够修正这些放大误差（图 13-6）。在牙托基座上或者在加聚型硅橡胶印模上，利用蜡放置参考物体，效果也很好。一些新的全景 X 线机器有标准化的放大参数，因此避免了一些错误的修正。下颌骨和上颌骨后部的厚度，由临床检查来确定。骨头的厚度在全景片中无法显示，可以通过下颌骨和上颌骨前部的头部测量影像评估得到（图 13-7）。下牙槽神经管和上颌窦的位置可以通过特殊的计算机断层扫描（CT）获得（图 13-8），CT 技术的显著进步可能会减少辐射暴露问题及相关费用。

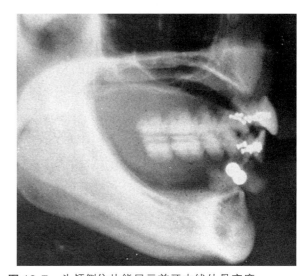

图 13-7 ▪ 头颅侧位片能显示前牙中线处骨宽度

余牙齿的情况，评估剩余的骨量，分析上、下颌骨之间的关系。它们对于外科医生放置固定装置具有重要的指导意义。制取或复制模型时常使用诊断蜡型。预期的固定修复位点需要经过检查，以取得种植体合适的咬合曲线、位置、与剩余牙齿的关系等。诊断蜡型可以帮助决定放置义齿最佳的美学位置，评估造成发音障碍的可能性。诊断蜡型经过调整制作之后，可以在模型上制作树脂导板，以指导外科医生放置种植体（图 13-9）。在种植体被用来作全口牙列重建时，或者修复前牙美学区域时，诊断蜡型和外科手术导板是十分必要的（图 13-10）。

诊断模型

精确修整的诊断模型（见第 2 章）对于诊疗计划的制订是十分重要的。它可以帮助医生了解剩

骨质探测

在临床和影像诊断结果模棱两可，并且还需要额外信息时，可以尝试利用探针进行骨质探测。

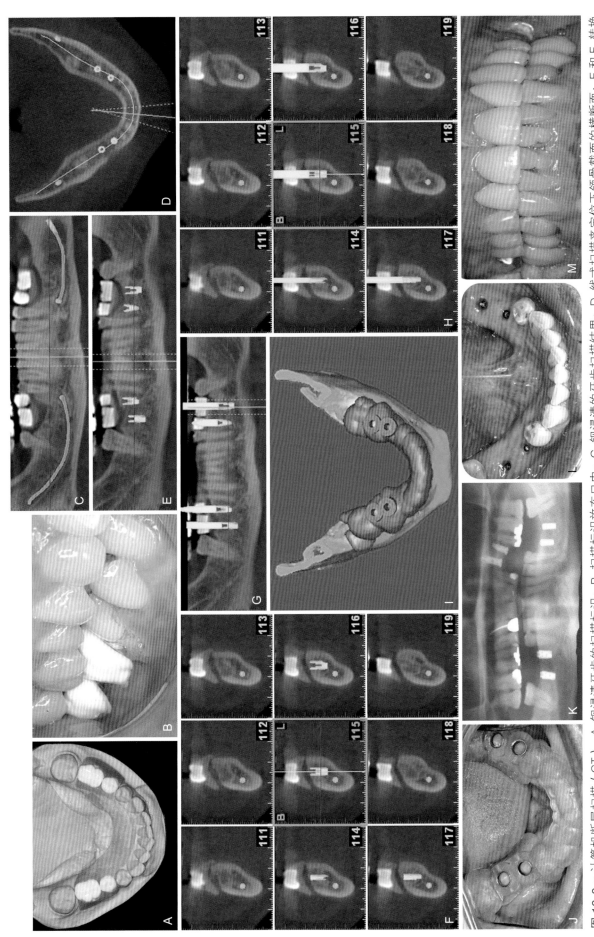

图 13-8 ■ 计算机断层扫描（CT）。A. 钡浸渍牙齿的扫描标识；B. 扫描标识放在口内；C. 钡浸渍的牙齿扫描结果；D. 线式扫描来定位下颌骨截面的横断面；E 和 F. 转换下颌骨后部的交叉部分的格式，软件可以得到期望的种植位点的可视化结果；G 和 H. 软件可以展示预测的修复点中基合点位置；I 和 J. 计算机软件生成的外科手术指导设计的 CT 结果（I）和口腔内部内视角（J）；K. 全景片；L. 种植体的口腔内部视图；M. 最终的修复体的口腔内部内视图

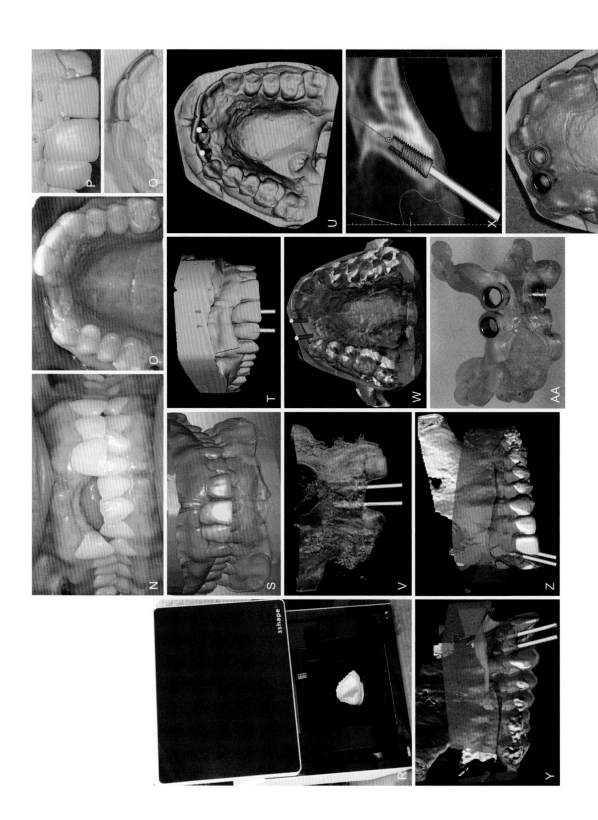

图 13-8（续）▪ N 和 O. 右上中切牙和侧切牙缺失，需要两个种植体修复；P 和 Q. 诊断蜡型；R. 实验室扫描仪；S、诊断蜡型的实验室扫描；T~Z. 将诊断蜡型的软件扫描视图与 CT 扫描合成制订虚拟治疗计划；AA 和 BB. CT 生成的手术导板

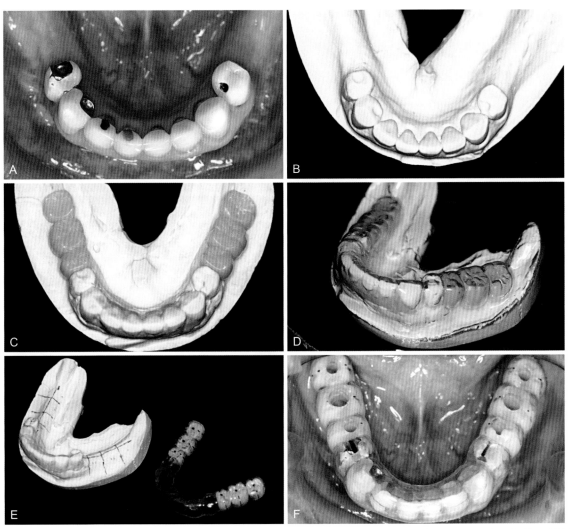

图 13-9 ■ A. 双侧后牙游离端缺失，利用后口腔种植体支持的修复体进行替代；B. 诊断模型；C. 在下颌的两侧利用诊断性排牙，模拟三单位固定修复体；D. 利用 1.5 mm（6 英寸）热塑性塑料薄片制作种植导板；E. 导板被标上了最合适的种植体位点和方向，并从模型上取下；F. 制作完成的、具有钻孔的外科手术导板，在种植位点预备时，可指导外科医生

患者需要进行局部麻醉，利用探针或者尖锐的卡尺刺进组织，直达骨面。这可以帮助检查者了解预设种植位点处的软组织厚度。

种植位点的原则

解剖限制

为了获得最高的种植成功率，种植体要完全放置在骨内，并且避开重要的解剖结构（例如，下颌神经管）。在理想情况下，10 mm 垂直高度、6 mm 水平宽度的骨量是适合种植体放置的。在这个骨量进行种植可以避免侵入重要的解剖结构，也允许了种植体在舌侧和颊侧保留有 1 mm 的骨质。相邻种植体之间也需要有合适的空间。不同的种植系统的

最小建议空间略有不同，但是广泛认可的是相邻种植体之间应有 3 mm 间距（图 13-11）。一旦修复过程完成，这个距离可以保证种植体间的骨存活能力，也有利于保持良好的口腔卫生。由于口腔内不同区域的解剖结构不同造成的特殊限制也需要考虑。这些包括了种植体长度、直径、与邻接结构的邻近程度以及骨整合需要的时间。

上、下颌骨的前部和后部需要放置种植时，均需要一些特殊的考量。常见的指导原则是：在下颌神经管上方 2 mm，在颏孔前保留 5 mm，离相邻天然牙齿的牙周韧带 1 mm。

当牙齿缺失后，牙槽骨的吸收会遵循一个模式，这个模式将会导致牙槽嵴顶部的骨质变薄，也会使得剩余的牙槽骨在角度上发生改变。这些后遗

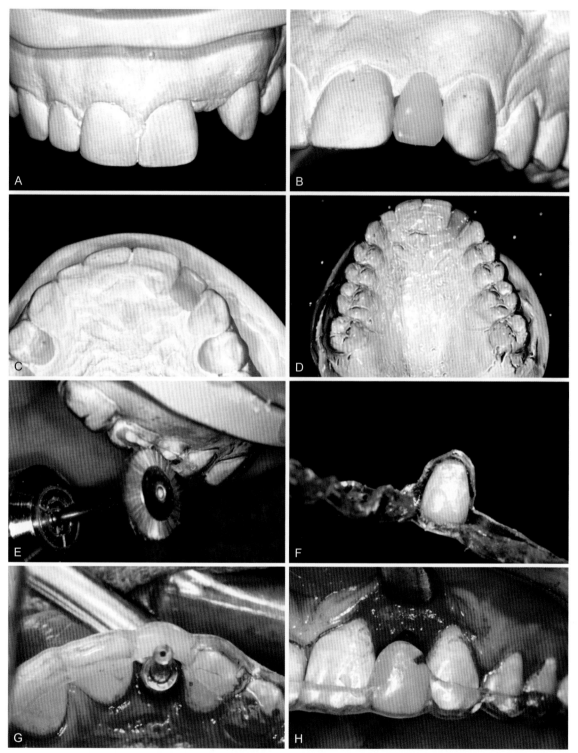

图 13-10 ▪ A. 左上切牙缺失的诊断模型；B. 为获得最佳美观效果的义齿位置；C. 义齿从颚侧进行修正，直至厚度达到 2 mm；D. 如果义齿代型是利用光固化树脂制作的，真空的导板可以直接压制而成不需要复制模型；E. 利用硬毛刷轮修整导板，以达到外形高点；F. 义齿代可粘合到导板上；G 和 H. 外科医生可以利用这个导板引导水平和垂直方向上种植体的定位

症多会在上、下颌骨的前部产生问题。剩余牙槽骨的不规则解剖结构在种植过程中，也可能会影响理想的种植角度和导致种植体唇侧剩余骨质厚度的不足。在外科手术中对于这些问题的处理将会在本章讨论，但是这些处理必须是在外科手术前进行。

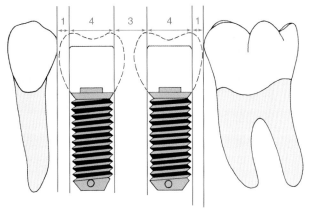

种植体之间至少需要
3 mm 间距，与邻牙
需要 1 mm 间距

图 13-11 ■ 在种植体之间以及种植体与天然牙之间的最小建议距离（单位是 mm）

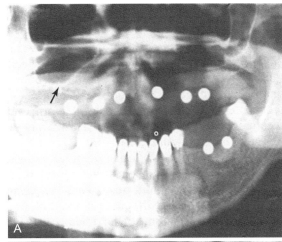

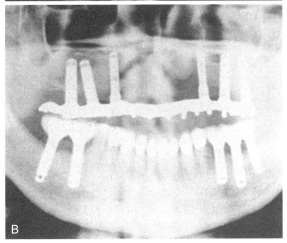

图 13-12 ■ A. 在鼻窦上较薄的上颌骨（箭头位置）在没有骨移植的情况下，将会不利于种植体的植入；B. X 线片显示了在进行骨移植后，成功完成种植治疗

上颌骨的前部

上颌骨前部的种植需要对鼻腔的邻近程度进行评估。在种植体顶端和鼻前庭之间的，需要保留至少 1 mm 厚度的骨质。由于上颌骨前部的骨吸收，切牙孔可能位于剩余的牙槽嵴顶附近，特别是吸收的上颌骨已经与下颌骨的牙列形成新的功能关系的患者。上颌骨前部种植体应该在偏离中线的位置，在切牙孔的任意一侧都行。

上颌骨的后部

上颌骨后部的种植位点有两点需要特殊考虑。首先，上颌骨后部的骨密度比下颌骨后部的骨密度要小。这个部位的骨髓腔较大而骨皮质较薄，这将会影响诊疗计划，因为种植体的骨整合可能需要更多的时间或者需要放置更多的种植体。骨整合在上颌骨中最少需要 6 个月的时间。另外，通常推荐每颗缺失牙都用一个种植体替代，特别是上颌骨的后部。

第二个需要注意的是，在上颌骨后部，上颌窦与缺牙区的牙槽嵴很靠近。由于骨质的吸收以及鼻窦气腔的增大，窦底和牙槽嵴之间只有几毫米的骨质得以保留（图 13-12A）。在上颌骨后部的种植诊疗计划中，外科医生需要在上颌窦底和种植体之间留下 1 mm 的骨质，使得种植体的根尖部可以被放置在鼻窦底部的密质骨内。鼻腔和上颌窦之间的骨质高度通常是适合种植的。如果骨质不适合种植和支撑，则需要考虑上颌窦提升（图 13-12）。

下颌骨的前部

考虑到解剖结构的限制，下颌骨的前部通常是诊疗计划中最直接的、最简单的部分。这个部位通常有合适种植的高度与宽度，而且骨头质量也是极好的，因此在此区域种植体的骨整合耗时最短。在下颌骨的前部即刻负荷种植的成功案例也有报道，因为种植体有良好的初期稳定性。

如果可能，下颌骨前部的种植体应该穿过整个多孔的骨松质，使得种植体的尖端抵达下颌骨边界的骨皮质（图 13-13）。在前磨牙区域，必须要考虑的是，种植体不能够影响下牙槽神经。因为在下牙槽神经转向后上方之前，神经距颏孔只有 3 mm，因此种植体应该离颏孔至少有 5 mm。

下颌骨的后部

在下颌骨后部进行种植的过程中，需要考虑

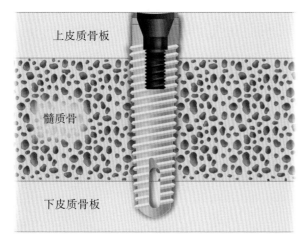

上皮质骨板

髓质骨

下皮质骨板

图 13-13 ■ 种植体应该尽量穿过两层骨皮质

一些限制因素。下牙槽神经在这个区域横穿了下颌骨，诊疗计划必须从种植体末端到下牙槽神经管的上端部分，预留 2 mm 的边缘。这里有一个重要的原则：如果忽视上述内容，可能会对神经造成损伤并引起下唇麻木。如果连最短的种植体都无法满足这一要求，则必须考虑神经移位、骨移植或者采用传统的非种植体支持的义齿。

下颌骨后部的种植体通常较短，不需要锚定到下方的骨皮质中，但由于位置在后部区域，它们植入后必须承受更多的生物力学的咬合力量。因此，增加少许的骨整合时间可能会更有益。此外，如果使用了短种植体（8～10 mm），则推荐"过量设计"，比平常多安放一些种植体，来抵抗增加的咬合压力。由于骨吸收的存在，短种植体经常是必要的，这样

在重建正常咬合平面时，就会增加牙冠－种植体比例（图 13-14）。

在下颌骨后部，剩余的牙槽嵴宽度需要仔细评估。下颌舌骨肌的附着有利于保持牙槽嵴的厚度，但是下颌舌骨肌附着的下方（舌侧）骨量会大大下降。这个区域需要在外科评估和外科检查时进行触诊。

修复注意事项
种植体植入

在修复的设计中，种植体的植入情况是至关重要的。因此，种植植入的诊疗规划必须从修复医生的会诊开始。种植位点决定了修复体外观、外形和长期功能。为了防止损伤，与正常的牙齿间保持 1 mm 以上的距离是很有必要的。但是与正常的牙齿尽可能的邻近也是很重要的，这样，修复医生才能做到可以接受的外形设计。为了能够进行适当的口腔卫生清洁，在种植体之间必须预留至少 3 mm 的空间。此外，种植体不应该侵犯到外展隙，也不应该角度过大，以防固位螺丝需要穿过修复体的唇面（图 13-15）。

为了使有害的侧向力最小化，种植体的长轴应位于修复体的中央窝。这要求将种植体在三维方向上准确放置。上下调整对于确定最佳的暴露轮廓是很重要的。理想情况下，种植体的上表面应低于预期修复体暴露位置 2.5～3 mm，特别是在前牙审美区域的修复（图 13-16）。

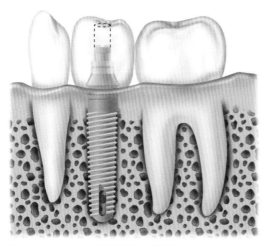
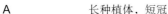

A　　　　　　　　长种植体，短冠

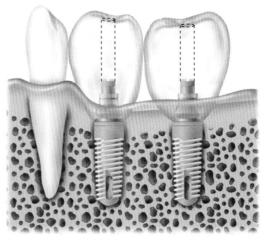

B　　　　　　　　短种植体，长冠

图 13-14 ■ 短种植体通常有两个问题：①骨质接触面积小；②较长的牙冠将会增加种植体的受力。修复时牙冠－种植体比例较低的种植体（A）预后优于牙冠－种植体比例高的种植体（B）

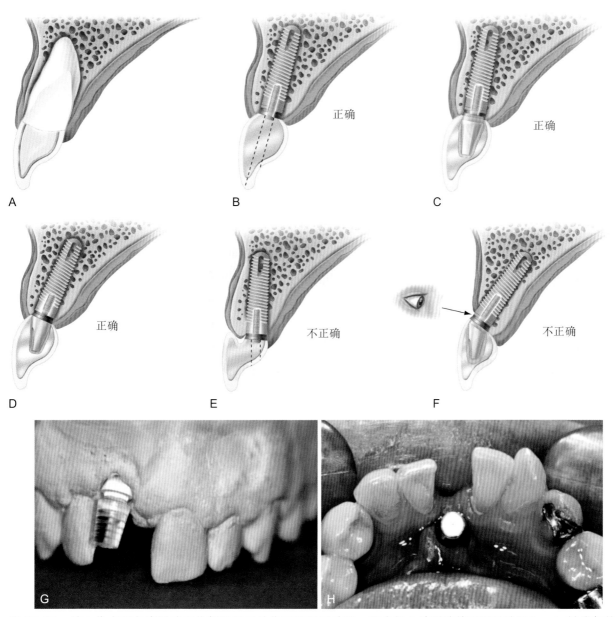

图 13-15 ■ 植入位点和角度影响固位螺纹暴露的位置和牙冠外形，将会极大地影响美观和口腔卫生；A. 被修复的牙齿；B. 理想的植入位点，具有可接受的牙冠外形，固位螺丝从舌侧穿出；C. 适合粘接固位牙冠的植入位点；D. 如果种植体过于向唇侧倾斜，采用与种植体成一定角度的基台就有必要了；E. 如果种植体植入太偏舌侧和太浅，牙冠外形将不利于维护口腔卫生；F. 如果种植体植入过于偏唇侧并且太浅，种植体或者基台，甚至两者均会对美观造成影响；G. 种植体过于偏唇侧；H. 种植体过偏舌侧

种植体与修复体的尺寸

种植体的选择及其上下的植入位点需要根据计划的修复体大小进行调整，也可以根据要修复牙的不同尺寸进行调整。例如，上颌中切牙的典型牙根直径通常是 8 mm；种植体的平均直径为 4 mm。因此，需要预留 2.5~3 mm 的过渡区，来逐渐地从 4 mm 过渡到 8 mm。如果过渡区太短，修复之后就会看起来外形过实或者不自然。相反，许多下颌中切牙和侧切牙的根部，在釉牙骨质界的连接处比 4 mm 还要窄。因此，采用 4 mm 的种植体进行美学修复是不可能的。较小直径的种植体（3 mm）在这些区域可以达到较为美观的修复。同样，对拥有合适骨量的患者进行磨牙修复时，也可以利用更大直径的种植体（5~6 mm）（图 13-17）。

在诊疗计划的整个过程中，都必须考虑修复的尺寸，这样才能在理想的位点精确植入合适大小的种植体。

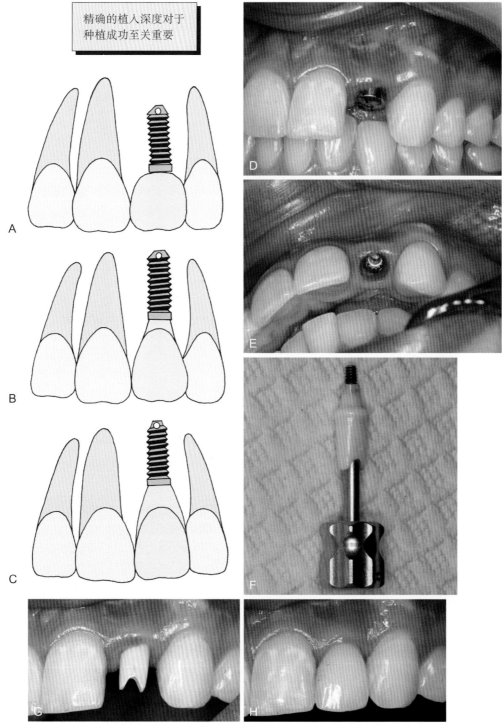

精确的植入深度对于种植成功至关重要

图 13-16 ■ 种植体植入深度影响牙冠外形和牙周袋深度；A. 种植体植入深度不足。导致牙冠短和外形过突；B. 理想的种植体边缘是在修复体边缘顶以下 2~3 mm；C. 将种植体放置在牙冠边缘顶部 4 mm 的位置可能会导致龈沟过深；D. 愈合基台在口内安装就位；E. 种植体植入修复上颌侧切牙；F. 个性化制作的二氧化锆基台；G. 基台就位；H. 从唇舌向和轴向都准确放置的种植体的临床案例，美观性极佳（由 Dr. LuizDaroz Diaz 提供）

单颗牙种植修复

对于单颗牙齿修复的诊疗计划，特别是在牙弓前部的美学区域，是种植修复过程中具有挑战性的问题之一。影响种植体植入至关重要的因素是美观和生物力学因素（减少螺丝松脱率）。此外，在诊疗计划制订阶段，在系统中引入一个抗旋转结构（例如，齿槽或者是六边形）的种植体也是很关键的（图 13-18）。

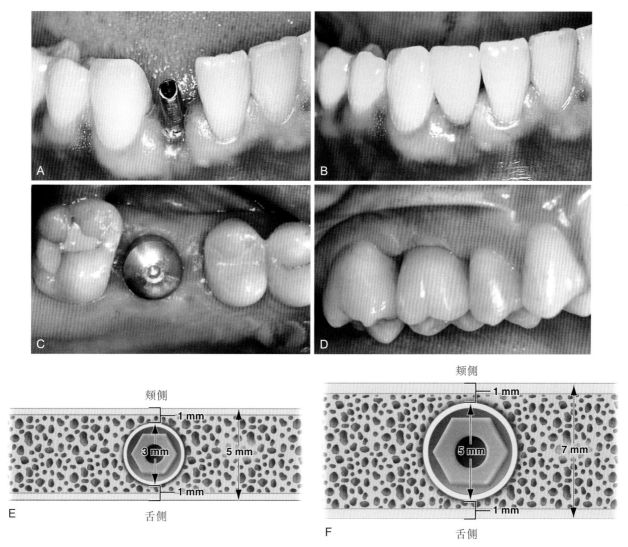

图 13-17 ■ A. 采用小直径种植体和基台来修复下颌侧切牙。基台可以根据需要定制，窄小的基台可以修复根部直径小的牙齿；B. 完成种植修复的下颌侧切牙；C. 宽直径（5 mm）种植体植入修复上颌第一磨牙；D. 完成种植修复上颌第一牙；E. 小直径种植体的最小骨量需求为 5 mm，理想情况下，骨面预备好之后，在种植体两侧至少需要预留 1 mm 的骨质空间；F. 宽直径种植体（5 mm）的最小骨量需求为 7 mm，在位置选定之后，至少需要在两侧保留 1 mm 的骨质空间

软组织外形

在美学区域进行种植治疗计划的制订时，近距离的观察软组织来构建修复体是很重要的。在最终修复效果中，在种植修复体与邻近牙齿之间形成一个完整的龈乳头，是一件很有挑战性的工作。如果牙间的组织和下方骨质在种植前已经缺失，那就不可能取得理想的龈乳头轮廓了。一些文献讲述了如何预测是否可取得美观的软组织轮廓。牙间骨嵴顶与相邻牙接触区的距离与牙间的龈乳头的出现或者缺失有一定的相关性（图 13-19）：如果骨嵴顶与接触区的距离较短（<5 mm），通常会出现龈乳头结构；如果距离较大（>8 mm），除非进行软组织移植，则不会出现龈乳头结构[9, 10]。

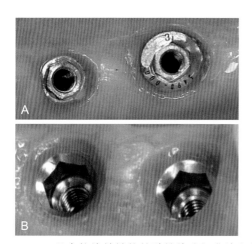

图 13-18 ■ A. 具有抗旋转结构的种植体（标准外六角）；B. 内六角结构的种植体

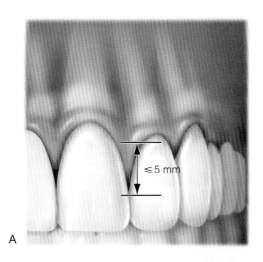

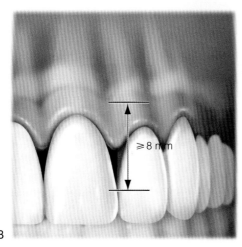

图 13-19 ■ 牙槽骨嵴顶与两邻牙接触区位置之间的关系，可以预测是否会出现牙龈乳头结构。如果牙槽骨嵴顶与两邻牙接触区之间的距离小于 5 mm（A），通常会出现牙龈乳头结构；如果牙槽骨嵴顶与两邻牙接触区之间的距离大于 8 mm（A），通常不会出现牙龈乳头结构

外科导板

通过制订适当的治疗方案，使外科和修复在治疗流程上协调配合，是获得理想种植修复效果的关键因素之一。外科导板在前牙区种植中至关重要，因为轻微的角度偏移都会显著影响最终的修复效果。对于有最佳固定修复以及保证正确穿龈设计需求的患者，外科导板的制作已经是这些患者的需求。在一些美学并不很重要的区域，外科导板同样有用。牙列部分缺损的患者使用外科导板的目的如下：①确定植入孔；②将种植体定位在修复后的轮廓中；③使种植体与最终修复体的长轴一致；④确定釉牙骨质界的水平或者修复体边缘到软组织的位置。

种植体牙弓前部的定位需要一个清晰的唇侧树脂罩面导板，以便为术者提供可以到达骨质种植位点的路径以及定位完成后有一个畅通的冠状位和矢状位角度的观察视野。这种类型的导板是通过诊断蜡型或模型上排列义齿后制作获得。蜡型用藻酸盐或硅橡胶复制，灌入快速成形的石膏。随后，在灌制的模型上压制真空成形的 1.5 mm（0.060 英寸）厚的模板材料。为了精确定位，真空成形的模板应当修整边缘使其覆盖将被修复牙的全部唇侧表面以及余留牙列的 1/3 唇侧表面。从复制的模型上取下导板，放到患者的原始模型上。将一层 2 mm 厚的自凝树脂添加到修复牙的舌侧面，以此来补偿种植体复位后所占据的瓷层空间（图 13-20）。（总厚度是 3.0 mm，包括真空成形的基质材料额外产生的几毫米。）为了让外科导板表现出 X 线阻射特性，通常会在制作过程中在树脂里加入钡粉（图 13-8）。在种植体植入时手术者要尽可能近距离地靠近导板，以确保可以最大灵活度地选择种植体植入点，而避免靠近唇侧或者固位螺丝孔被定位在唇侧不恰当的位置上。遵从这个原则，术者可以在保证最小矢状角下放置种植体。如果是粘接固位式的修复体，导板的定向可以稍微偏唇侧一些。

虽然使用导板对于上颌骨前牙区的种植是极其必要的，因为前牙区有时会骨量不足，但是对于后牙区的引导也是很有用的，特别是后牙大范围缺失。然而，在这个区域还可以制作一种不同的导板。种植体的定位孔是打通树脂一直到其下方的模型，与打孔钻和导线测绘杆相平行。这种导板可以最大精确度地定位种植体和指导其长轴的倾斜度。

外科导板也可以用于上颌牙列缺失的固定修复。这种导板将在后续章节中叙述，但如前所述的术前计划和密切配合依然十分重要。

种植外科

Peter E. Larsen

种植外科可以在流动的诊所进行，患者只需局部麻醉。然而由于比其他手术流程要求更多的时间，因此清醒镇静是首选。患者通常认为种植体植入的创伤比拔牙更大。事实上，种植的创伤要小很多。术前教育和清醒镇静可以降低患者的焦虑。

涉及种植体植入的外科流程在现行的标准教材中都有详细的描述 [11, 12]。

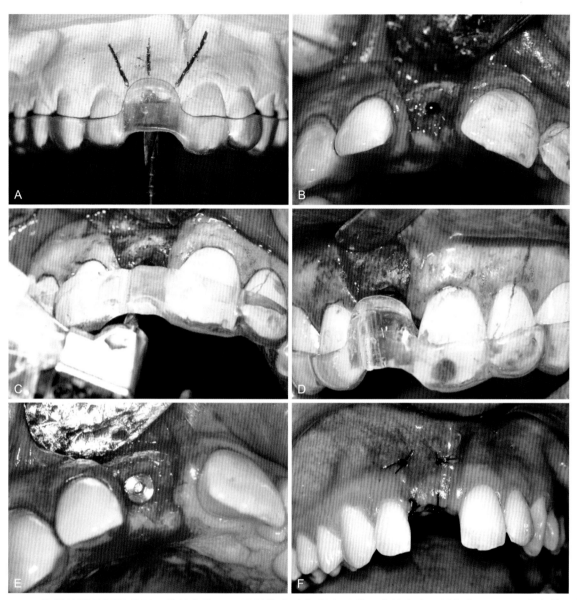

图 13-20 ■ 使用外科导板的前牙区种植定位。A. 导板的尖端保留在原处，这就允许导板定位可以上下方向的调整；B. 翻全厚黏骨膜瓣，保留切牙乳突。暴露出预备的种植体位点的骨质；C. 树脂（2.0 mm）被加到导板的舌侧面；其余的舌侧区域依然开放以便术者可以选择最佳骨质。这个位点应当尽可能地接近导板；D. 种植体被放置在距离最终修复的位点的根端 2.5~3.0 mm 处；E. 种植体的植入角度和深度要确保最佳美学效果和有利于口腔清洁；F. 外科定位点缝合。4~6 个月可愈合（由 Dr. J.A. Holloway 提供）

外科路径

有多种类型的切口可以提供种植体植入剩余牙槽嵴的路径。切口的选择应考虑种植体顺利植入后的软组织收缩，并应保护附着组织的美学和数量。

当附着组织足量，同时其下的骨质宽度也足够，这时只需要在牙槽嵴顶做一简单切口。但是关创的时候需要尤其小心，因为种植体就在切口正下方。在下颌骨的后份，可能会做一个偏颊侧的切口，因为缝合后伤口会产生收缩。但是这可能是个弊端，因为切口正好覆盖骨质最薄弱的区域，这就

可能在手术中导致切口裂隙。略微靠近腭侧的切口对于上颌骨前部的种植是特别有效的。骨质暴露，外科导板就位后，可以用牙周探针对预选的种植体位点进行初步评估。剩余牙槽嵴可能存在骨质不平或有锐利边缘的区域。在种植体定位前都要将这些部位修整。

种植体定位

所有种植系统的植入程序都要求种植位点的非创伤性预备。通过使用低速、高扭矩的手机，同

时大量水冷却，来降低对骨质的热力损伤。水冷却可以是表面的冲洗，也可以是内部冲洗，通过钻孔机的水槽来控制。种植体植入时应严格遵守制造商推荐的冲洗类型和钻孔设备的速度。表面螺纹状的种植体通常还需要在低速下做最终的螺纹预备。

种植体的植入位点要使用一系列逐渐增大的钻头来预备。所有的种植系统都有一个最小口径的钻头，用来标记植入位点。植入位点的定位就要使用外科导板了，同时外科导板还可以用于调整种植体的角度。用初号钻头标记出种植位点的中心，同时也预备好了一个钻孔试点。然后在定位孔内放置一个平行杆，便于观测平行度和角度。此时，种植位点的定位点合适后种植方案就最终确定了。虽然种植体植入是个外科流程，但也受到重要的修复参数的影响。导板可以为种植提供合适的位点和角度的范围。在这个步骤中，如果骨质明显不足以支持种植定位，就需要增加骨质，增加骨质的同时可以植入种植体，也可以将增加骨质作为单独流程，在获得足量骨质后再进行种植体植入。

植入位点的深度和直径达到要求后，植入种植体。钛种植体要求无污染的氧化层以便骨整合。羟磷灰石涂层的种植体同样对污染表面十分敏感。

无螺纹的种植体须用锤子和就位工具，以轻柔的力度植入种植位点。有螺纹的种植体是被拧进种植位点的，同样要求植入位点的螺纹预备。自动攻丝的种植体用于上颌骨，因为上颌骨骨质疏松，没必要预备螺纹。所有种植体就位后，术中无张力缝合以防止伤口裂开。

术后评估

术后需要拍X线片以评估种植体与周围组织结构（比如上颌窦和下颌神经管）和其他种植体的位置关系。在这一步中发现任何重要的问题都要立即纠正。

术后给予患者轻微镇痛药和0.12%氯己定含漱液2周，以保证愈合过程中控制细菌感染。建议每周一次复查，直到伤口完全愈合（2~3周）。如果可以的话，全口或部分临时义齿在术后一周内最好不要佩戴。种植体上方义齿的基托组织面可以磨除2.0或3.0mm，取而代之以软衬材料，这样义齿佩戴的时候也不损伤到正在愈合的种植位点。

种植体暴露

如果是两步法，种植体骨整合完成后就可以进行二期手术。骨整合的时间间隔千差万别，取决于特定的位点和个体差异。当骨质和手术不够理想，或者骨-种植体界面在植入时存在异常，则需要较长时间。一般来说，推荐的骨整合时间上颌骨是6个月，下颌骨前部是3个月，下颌骨后部是4个月。

外科暴露的目的是精确对位基台和种植体，保留附着组织，必要时修整组织外形。实现这些目标需要以下三种技术：组织环切，顶端切口，或者转瓣。

种植体暴露后，基台就可以就位了。这个步骤有两种方法。第一种是安装一个跟修复时一样的基台。第二种方法是安装一个临时愈合帽，组织愈合后在修复步骤中再替换为基台。

基台就位后，上部结构就要完全就位到种植体上，无缝隙、无组织阻碍。在抗旋转的种植体系统中（图13-18），这些特性都要确认以使基台完全就位。上部结构-种植体界面要在就位后即刻行X线评估。如果存在裂隙，上部结构要重新就位。

种植修复体

骨整合种植体通常用于支持螺丝固位或粘接固位式的义齿。这些种植系统比传统义齿修复和一步法种植有更多好处（框图13-3）。

框图 13-3　骨整合种植体的优点

外科：
1. 确切的成功率
2. 诊所内完成治疗
3. 灵活适应多样的口内缺牙位置修复
4. 精确的种植定位准备
5. 种植失败后的可逆性

修复：
1. 多种修复方法
2. 第二阶段构成的多样性
   - 角度修正
   - 美学
   - 冠部轮廓
   - 螺纹或粘接固位可供选择
3. 修复失败后可恢复性

制作螺纹固位式的修复体需要很多部件，只有种植医生能够实现。对于缺乏经验的年轻医生，一个系统中繁杂的组分很容易让人畏缩。通用名描述的这部分元件在骨整合种植体中还要用到。种植系统种类繁多，虽然核心部分大同小异，但在个别设计和材料上还是有细微差别的。种植修复制作的基本步骤在图 13-21 中描述。

临床种植组成部件

不同厂家生产的相似的种植体组件往往采用不同的术语名称。表 13-4 列出了本书中提及的术语及部分可替代的术语。

种植体

种植体是第一阶段手术植入骨头中的部分。表面为有螺纹的或者没有螺纹的牙根形态的，通常由纯钛或钛合金制成，表面粗糙度不同，可有或无表面氧化层（图 13-22）。虽然口腔中不同部位的种植体的最适宜形态和表面涂层仍然极具争议，但是成功的关键因素还是精确定位、无创外科、最小微移动下无干扰地愈合，以及修复体的被动就位。

现有所有的口腔种植体内部都有螺纹部分，以利于第二阶段的螺丝安装。这种种植体的固位体的设计中也包含了一种抗旋转特性，这种抗旋转结构可以是内置的也可以是外置的。

种植体自身也可以分为一步法和两步法。一步法的种植体在第一阶段的手术后即刻穿龈。两步法种植体在植入时被软组织覆盖着。两步法种植体可以在一期手术时安装一个高的愈合螺丝或帽，使其在安装的时候穿过软组织，更贴近于"在一步法中使用两步法的种植体"。

愈合螺丝

在第一阶段手术后的愈合阶段，通常会在种植体的上方放置一个螺丝。螺丝的外形轮廓，以便于两步法种植体的软组织缝合或降低一步法种植体的负荷（图 13-23）。在第二阶段的手术中，这个螺丝就被随后的部件取代了。在某些种植系统中螺丝的直径是稍大于种植体的，这样可以确保牙槽骨的生长不会覆盖到种植体边缘，有助于基台的安装。术者要始终确保第一阶段手术后愈合螺丝完全就位，防止骨头长入螺丝和种植体之间。如果这种情况发生了，去除增生骨质就可能会损伤种植体的上表面并且影响后续组分的密合性。

临时性骨内种植体基台（临时基台）

临时基台是一种圆柱形的螺丝，在第二阶段手术后和义齿安装前置入，长度为 2~10 mm，穿过软组织暴露于口腔中。在某些系统里，临时基台可能是直接拧进固定装置里的或者在第二阶段手术后即刻安装。装在基台上的螺丝通常也被称为愈合帽（图 13-24）。临时基台大多是用钛或钛合金制造的。在一些美学区域，临时基台周围组织的愈合必须完全足够，以稳定龈边缘。这时，挑选适宜长度的基台来确保修复体的金瓷结合界面位于龈下。非美学区，取模前足够的愈合时间通常是 2 周。在美学区，挑选基台前还需要 3~5 周。另外，了解愈合帽的长度后有利于挑选基台。

基台

基台是种植体系统中直接拧进种植体的部件。它们将最终支撑螺丝固位式的修复体，因为它们与修复体的固位螺丝结合。对于粘接固位式的修复体，基台会预备成传统冠预备的形态。基台有很多形式（图 13-25）。基台通常是表面光滑，经过抛光的、线条笔直的钛或钛合金，长度为 1~10 mm。在非美学区，允许 1~2 mm 的钛进入软组织中，以最大程度发挥患者清洁义齿的能力（图 13-26）。在美学区，挑选的基台应能使瓷层向龈下伸展达到最佳美学效果（图 13-27）。

在具有抗扭转特性的种植系统中，基台包含两个各自独立的组分：一个负责抗扭转特性，另一个将基台固定在固定装置上（图 13-28）。角形基台也有一个类似的技术来调整分开安装的种植体（图 13-29，图 13-30）。有些系统包含锥形的或加宽式基台，可以让横截面直径较大的牙齿修复后拥有更好的生物学轮廓。一体化种植体冠（有时也称为"UCLA"修复，因为首次由 University of California，Los Angeles 提出）通过增大的完美贴合种植体的袖套样结构包绕基台的大部分。当软组织厚度不足 2 mm 时，一体化的种植体冠是很必要的。全瓷冠和全瓷基台在口腔的前牙区应用十分广泛，瓷组分是由烧结的氧化铝、氧化锆或二者混合而得。

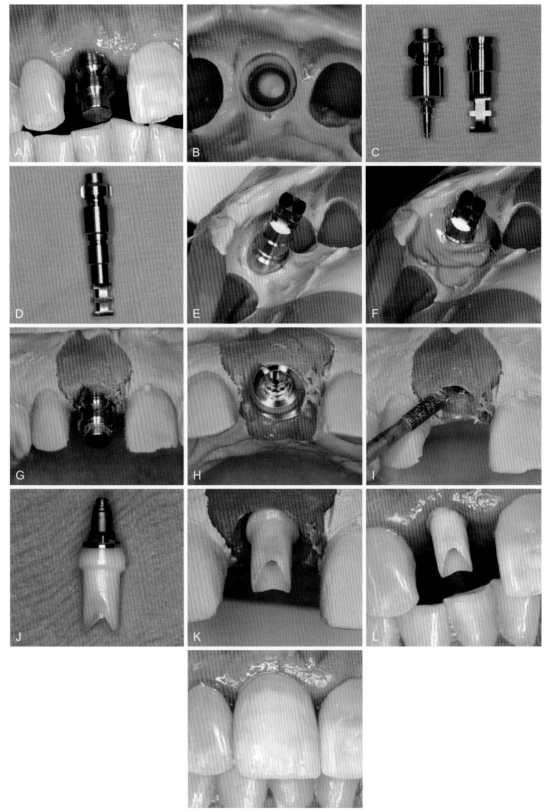

图 13-21 ■ A. 单个种植体支持式修复体，替代缺失的上颌中切牙，印模帽拧入种植体上。B. 带有印模帽的闭合式印模。C. 将印模帽从口内取出，图示毗邻的是种植体替代体，印模帽安放在种植体替代体上（D）并且放入印模内（E）。F. 灌模前将硅橡胶轻体（Permadyne，3M-ESPE Dental North America）注入替代体周围。G. 灌模，印模做好后，将印模帽从口内取出安装到种植体替代体上，灌模前将印模帽和替代体重新安放到印模中。H. 模型上印模帽安放到替代体的位点与口内种植体的位点一样。I. 轻体材料呈波浪形，模仿邻牙的牙龈形态。J. 水门汀粘接专用基台。K. 模型上的氧化锆基台，即将制成全瓷修复体（见第 25 章）。L. 二氧化锆基台固定在口内。M. 全瓷修复体的外形

表 13-1 种植术语

术 语	通用语	功能／解释
种植体（图 13-22）	种植固定螺钉或圆柱体	种植系统中位于骨内的部分
愈合螺丝（图 13-23）	封闭螺丝 封盖螺丝 一段式覆盖螺丝	两步法种植流程中用于骨整合期间封闭𬌗面组织
临时基台（图 13-24）	暂时性龈袖 愈合颈圈 种植愈合帽 愈合基台	一个封盖，固定于种植体上，用于保持组织敞开直到 　修复完成 一步法中即刻安放到种植体上
愈合帽（图 13-24B）	临时螺丝 舒适帽 基台愈合帽	固定于黏膜基台表面的封盖，用于修复中保护基台的 　内螺纹和交界面
标准基台（图 13-25A）	穿黏膜基台 组织延伸 平黏膜延伸	种植体和金属支架／修复体之间的中间组分，为固定 　－ 活动修复提供支撑和固位 最适用于杆型覆盖义齿
锥形基台（图 13-25D）	圆锥基台 穿黏膜基台 组织延伸 平黏膜基台	种植体和修复体之间的中间组分，为固定 – 活动修复 　提供支撑和固位 圆锥外形获得最佳美学 最适用于螺纹固定义齿
六角螺丝刀（图 13-33A）	六角器 螺丝刀	用于安装和卸载各种六角螺丝（如基台紧固螺丝），印 　模后期紧固螺丝和愈合基台，有两种长度（后牙 　19 mm，前牙 21 mm）和三种尺寸（0.048 英寸、0.050 　英寸、0.062 英寸）
基台扳手或就位工具	用途不同，每个起子／ 　工具的名称也不同	用于将基台直接固定于种植体上
取模帽（图 13-33A、B、D）	印模柱 印模钉 转移钉 转移柱	印模过程中用于将种植体的位置转移到模型上的部分
种植体替代体（图 13-33G）	种植体固定替代体 实验替代体 基台替代体 种植体本体替代物 固定复制体	复制种植体用于模型上
临时基台套（图 13-47H）	临时柱 临时帽 临时基台套 临时基台	为丙烯酸临时／过渡性修复体提供支持和固位 也可用于覆盖义齿的咬合记录和蜡型试戴阶段
固定基台（图 13-25B、C）	直接基台 帽基台 基台杆 冠桥基台	一种用于水门汀粘固的修复体的基台（15°~25° 时仍 　适用）
蜡套（图 13-37）	塑料套筒 塑料套 塑料帽 可铸造基台 可塑帽 黄金套 黄金帽 黄金柱	固定于铸造金属基上的可塑的塑料模型，用于在实验 　蜡型阶段形成一个基台 直接安放于种植体之上或黏膜基台上
义齿固位螺钉（图 13-38）	黄金螺钉 帽螺钉 种植体紧固螺钉 固定螺丝	螺丝用于确保螺丝固位的支架或修复体就位在转化黏 　膜基台上（如圆锥或标准基台）

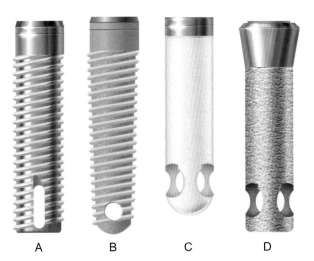

图 13-22 ▪ 4种主要类型的骨整合种植体。A.钛螺钉；B.钛等离子喷涂螺钉；C.羟磷灰石涂布柱形种植体；D.钛等离子喷涂柱形种植体

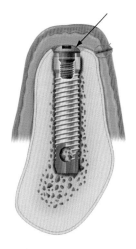

图 13-23 ▪ 种植体植入后的愈合期适当位置的愈合螺丝（箭头所示）。种植体上的软组织缝合完好。愈合过程中可佩戴可摘义齿

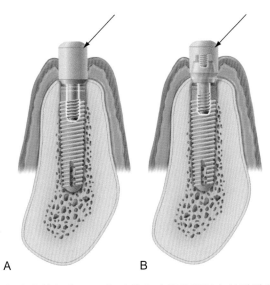

图 13-24 ▪ 二期手术后保证组织愈合的组分。A.临时基台（箭头所示）拧进种植体内；B.愈合帽（箭头所示）拧进基台

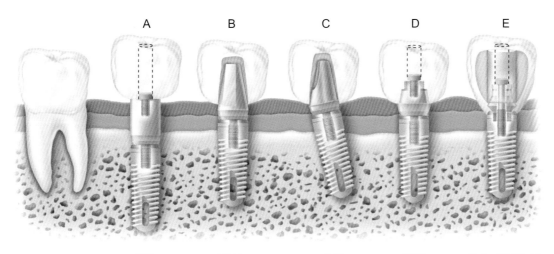

标准 固定 角度 锥形 一体化（UCLA）
（螺丝固位冠）（粘接固位冠）（粘接螺丝固位冠）（螺丝固位冠）（螺丝固位）

图 13-25 ■ 基合类型。A. 标准型：长度可选择，满足龈上或龈下的需要；B. 固定型：这种基合特别像传统的桩核冠修复体。拧进种植体内，其上标有终点线，安装水门汀粘固的修复体；C. 角度基合（固定型）：这种基合通常被用在需要修正种植角度时，出于美学或生物力学等原因；D. 锥形：这种类型的基合可以让缺牙间隙大的修复体过渡得更平缓；E. 一体化或直接型：这种类型的基合用于颌间垂直距离有限的区域或者美学要求高的区域。修复体可以直接在没有中间基合的种植体上制作。这种直接修复技术称为 UCLA 基合（改编自 Hupp JR, Ellis E, Tucker MR: Contemporary oral and maxillofacial surgery, 5th ed. St. Louis, Mosby, 2008.）

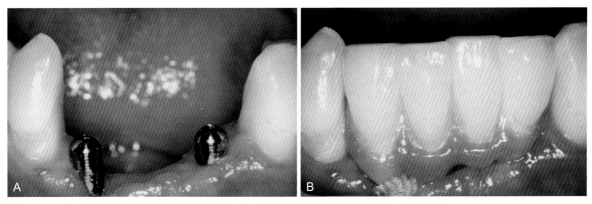

图 13-26 ■ A. 临时基合突出于软组织表面；B. 标准基合支持的种植修复，便于自洁

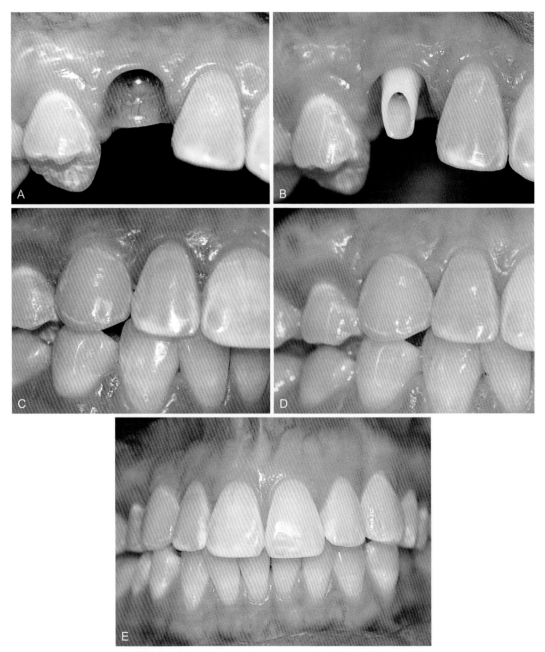

图 13-27 ▪ A. 右上颌尖牙种植修复的波状外形软组织；B. 龈下 1~2 mm 的固定氧化锆基台；C. 完成粘固的修复体；D. 5 年后的修复效果；E. 5 年后的整体效果。与对侧尖牙相协调的软组织美学效果（由 Dr. Tuncer Burak Ozcelik 提供）

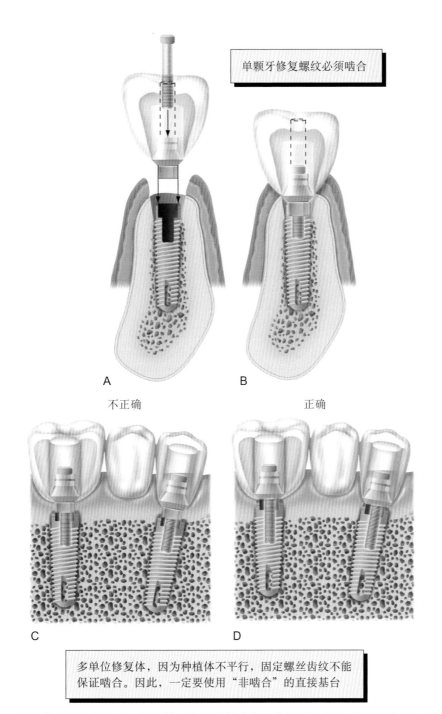

图 13-28 ■ A~D. 当基台有防旋特性时，基台的一部分（袖套）一定要啮合六角形（"六角"），另一部分（螺丝）独立地紧固其他部分

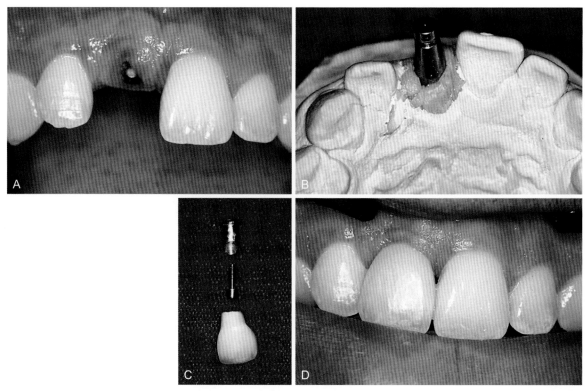

图 13-29 ▪ A 和 B. 上颌骨中切牙处的种植体过于唇倾而无法使用直基台；C. 一个龈下边缘呈 15° 的基台被用于纠正这种情况；D. 将完整的牙冠粘接在倾斜的基台上。可以使用临时的粘接剂用于保持可回收性，虽然选择一种能够充分固位并且仍然可以被去除的材料是比较困难的

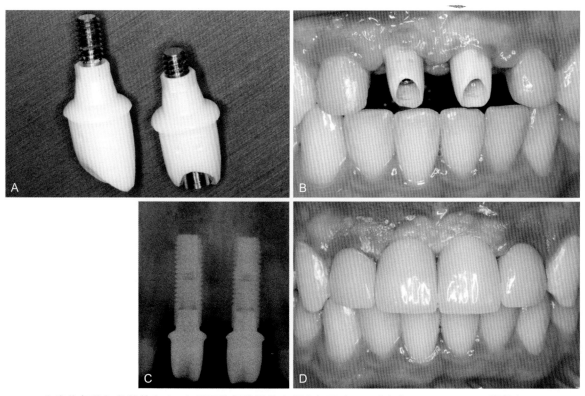

图 13-30 ▪ 全瓷修复的氧化锆基台（A）用于修复缺损的上颌中切牙（B~D）（由 Dr. D. Gozalo 提供）

基台大小的选择取决于固位装置与对颌牙列之间的垂直距离，当前的龈沟深度以及修复区域的美学需求。为了实现令人满意的外观，上下颌后部的固定装置的边缘需在龈缘水平或龈缘以下。对于上颌前部的牙冠，唇侧龈下 2～3 mm 的瓷修复可能对形成合适的轮廓和外观是必需的。如果基台边缘位于龈下不足 1 mm 时，多单位修复需要对支架进行检查。在愈合帽移除后，通过牙周探诊可以获得龈下扩展的空间，可以在基台放置的同时或在临时修复体周围组织修复一段时间后进行。当这些测量工作做完后，基台可以正确地与种植体相连接。

基台的长度对于修复体的轮廓有显著的影响（图 13-31）。

印模帽

印模帽有利于将口内种植体或基台的位置转移到实验室模型上。它们可能需要拧入种植体或基台之上，习惯上将其分为两种类型：固位体和基台取模帽（图 13-32）。这两种都可以进一步分为直接或间接印模帽。

转移印模帽就位，影像学确定完全接合后，在口内取印模。虽然任何常规的印模材料都可以使

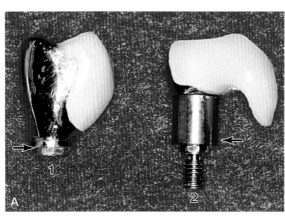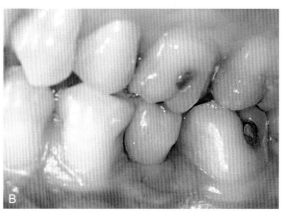

图 13-31 ■ A. 为同一下颌舌倾种植体制作的两个牙冠，箭头指示的是种植体的体部和两个牙冠的连接处。2 号牙冠安装在 4 mm 的基台上。1 号牙冠直接与种植体相连，使之更符合生理轮廓。B. 1 号冠随访 1 年后的情况，软组织反应较好，但种植体位置较差

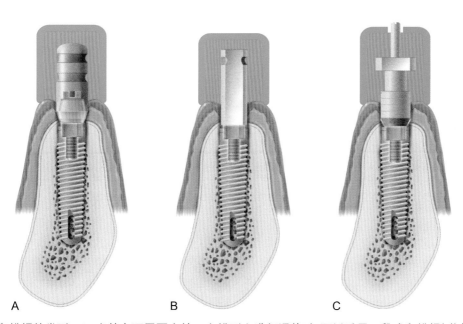

A   B   C

图 13-32 ■ 印模帽的类型。A. 当基台不需要在技工室模型上进行调整时，可以采用一段式印模帽（将螺丝拧至基台上）；B. 如果基台不需要在模型上进行调整时（如果需要纠正角度，它应该有一个平整面），可以采用两段式分印模帽，并使其与固定装置直接接触（转移 / 封闭式托盘）；C. 两段式印模帽（转移杆 / 开放式托盘）被用于定向防旋转功能或用于方向差异大的多个种植体的取模

用，但是推荐使用重体印模材料（如加聚型硅橡胶和聚醚）。当印模从口腔中取出后，印模帽仍然留在种植体基台或固定装置上。印模帽需要从口内取出，在以合适的方向转移到印模上之前，需要先连接到种植体替代体上。如果临床医生预感到种植体角度需要在实验室模型上进行校正，就需要使用一个可以直接拧入固定装置或种植体的扁平的印模帽（图 13-33）。扁平的印模帽有助于精确定位种植体和螺钉，并有利于抗旋转性能。当基台以一定角度安装或拧入种植体时，其位置必须与实验室所示的修复体位置相同。

当需要校正角度时，完全对称的印模帽是不可取的。如果临床医生决定将抗旋转的方向从口腔中转移到实验室石膏模型上，需要使用二段式分印模（直接）技术。这种技术需要一个带有可去除的可以直接拧入基台或固定装置上的引导针的二段式分印模帽。通常需要使用一个带有长引导针和开窗式印模托盘。这种印模帽设计有方形的侧壁来防止在印模材料中旋转。开窗式的印模托盘允许在材料硬固后旋出引导针，从而当顶部需要从口中取出时，其可以在印模中取出（图 13-34）。当各个种植体的角度是完全不同时，替代体技术被认为是二段式分印模技术中较精确的一种方法。转移体技术更方便，在空间受限和螺钉扳手不易进入的情况下必须使用这种方法。在取种植体印模前，需要行影像学检查来确保各组件被正确组装，特别是在含有抗旋转特性时。

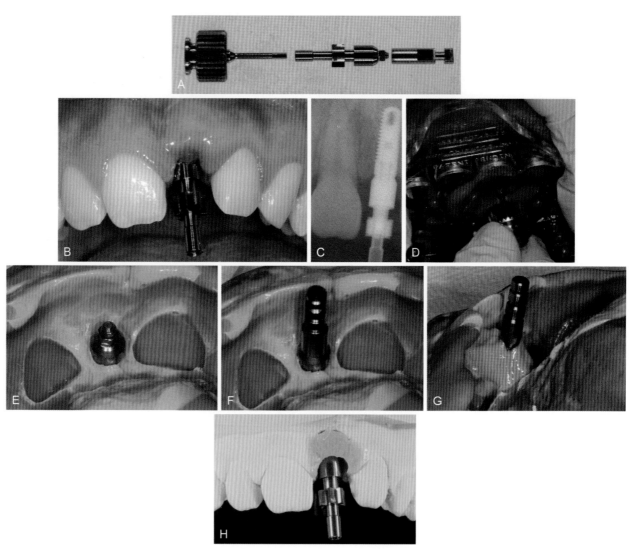

图 13-33 ▪ A. 标准的开放式转移体印模帽是与种植体直径相匹配的套管，螺钉穿过其中心，螺钉通过标准六角形起子放到转移体套管内；B. 印模帽固定于种植体上；C. 影像学确认完全连接；D. 印模帽连同托盘一起从口中取出；E. 印模帽在位时完成取模；F. 替代体旋入印模帽；G. 聚醚印模材料注入复合体周围；H. 印模帽在石膏中对种植体进行定位，使之与其在口腔中位置相同（由 Dr. V. Mohunta 提供）

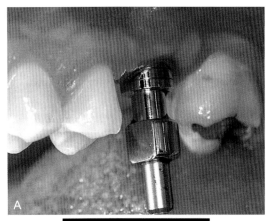

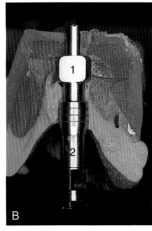

图 13-34 ■ A. 二段式分印模帽和螺钉固定在口内；B. 印模帽和螺钉（1）以及种植体替代体（2）结合的横断面。印模帽保持在印模材料内。牙龈材料不应遮盖替代体的固位

种植体替代体

种植体替代体用于技工室模型上准确地展现种植体固定装置或基台的顶端。因此，种植体替代物可以被分为固位体替代体和基台替代体。这两种类型都是在印模从口内取出后直接拧到印模上的，在最终的模型材料灌注之前，加入的部件需要返回到印模中（图 13-35）。这种模型材料一般是硬石膏或者超硬石膏。牙龈组织的形态可以通过在灌注石膏前在种植替代体周围注射硅橡胶（3M-ESPE Dental）实现。这样可以方便从模型上取下印模帽和安装基台，防止损伤模型失去软组织参照（图 13-36）。

在模型灌注之前，基台替代体通常与种植体印模帽相连接，种植体体部印模帽经常与种植体体部替代体相连接。使用种植体体部替代体的优点在于能够在技工室更换基台。此外，如果一个扁平的印模帽被用来给螺钉或者种植体体部替代体的六角形定位，最佳种植角度可以直到技工室阶段才决定。

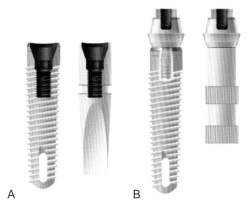

图 13-35 ■ 种植体替代体。这些代表了种植体（固定装置替代体）或基台（基台替代体）。A. 复制了种植体顶部的替代体；B. 复制了基台顶部的替代体

如果临床医生对于选择的基台很有自信，使用基台的印模帽或者基台替代体能够简化这个程序。如果选择龈下基台边缘是不需要软组织模型。

蜡套

在技工室模型上将蜡套通过螺丝钉与基台连接，它们最终成为修复体的一部分。在非节段的种植体冠中，它们与模型上的种植体替代体直接相连。

UCLA 基台可能是塑料样式的，能够被燃烧并铸造成修复体结构的一部分。如果需要铸造贵金属合金圆柱体或者各种金属的组合，就会在支架中加入贵金属。使用金属蜡套来确保两个加工面始终保持接触，塑料蜡套的铸造表面在返回固定装置之前会被更新。

蜡套有几个垂直高度，高一点的能够磨短以符合咬合平面的要求。目前，大部分蜡套是金合金与塑料的组合（图 13-37）。这种组合有利于合金加工以适合种植体，位于蜡型套筒表面的塑料能降低费用。

修复体的固位螺钉

修复体固位螺钉需要穿过固定修复体固定到基台上（图 13-38）。它们需要通过螺丝刀拧紧，使非节段的冠与种植体体部相连接。固位螺钉通常是由钛、钛合金或金合金制作的，可以是长的（这允许它们穿过种植体冠的总长度），也可以是短的（要求将它们锪入修复体的𬌗面）。锪入的螺钉必须由弹性材料（例如牙胶、棉花或硅胶）的初始层覆盖，随后在弹性塞子上放置密封的复合树脂（图 13-39）。

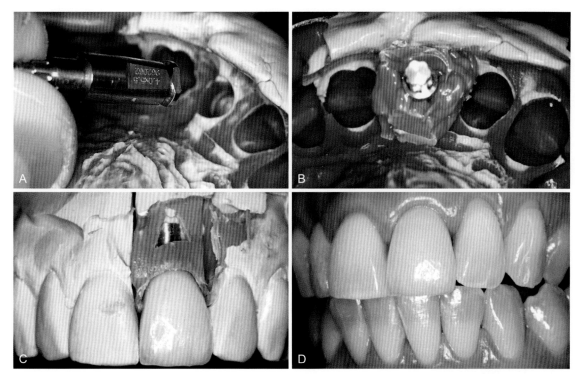

图 13-36 ▪ A 和 B. 在灌注模型材料前，将聚醚印模材料注入种植体替代体周围，牙龈材料不能覆盖替代体的固位装置；C. 印模材料重现了种植体周围的软组织外观，在不破坏相关解剖标志的基础上将印模帽去除，放入其他组件；D. 完成修复（由 Dr. C. Pechous 提供）

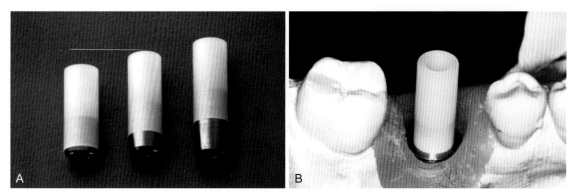

图 13-37 ▪ A. 具有金合金和树脂的蜡套筒；B. 在技工室的模型上，技师可以在塑料套筒上加蜡。蜡和塑料被烧尽，新的合金就可以浇铸到原有的基底合金上

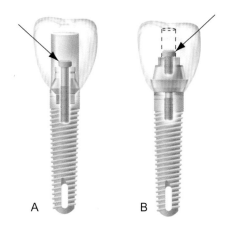

图 13-38 ▪ 两种修复体固位螺钉。A. 将非节段的冠固定到种植体上；B. 将冠固定到基台上

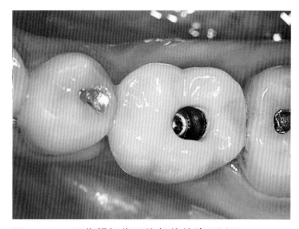

图 13-39 ▪ 固位螺钉位于修复体的殆面以下

种植修复选项
游离端种植支持式修复

种植支持能够对那些没有终末端支持的部分牙列缺损患者的治疗提供很大帮助。在这种情况下，以往的牙科治疗计划可能是可摘局部义齿修复。但是，如果运用种植体替代，就可以避免患者承受可摘局部义齿的不适和不便。

对于游离端缺失的修复有两种选择。一种是将种植体植入最末端天然牙存在的位置，并通过种植体与天然牙进行固定修复。但是，将种植体和天然牙连接在一起会导致潜在的问题（见"将种植体与天然牙相连接"部分）。另一种选择是在缺牙区最前端至最末端植入两个及以上的种植体，并形成完全由种植体支持的修复（图 13-40）。如果冠与种植体之间的比例是有利的，一般认为两个种植体可以支持三单位的固定义齿。如果种植体很短，而牙冠很长，推荐一个种植体修复一颗缺失牙。如果仍有疑问，当需要承受较大咬合力时，一般需要更多种植体（例如那些后牙区有副功能运动的患者）。承受𬌗力较小时一般需要较少的种植体（例

如那些对颌是全口义齿或者用于前牙区义齿修复的情况）。

较长跨度缺牙区的修复

对于较长跨度缺牙区的修复也有类似的选择。临床医生可以选择将多个种植体植入天然牙之间形成完全种植支持式修复。将 1 或 2 个种植体植入长跨度缺牙区，通过连接天然牙完成最终的修复也是一种选择。如果需要连接种植体和天然牙，建议使用套筒冠来保护牙齿。通过这种方式，可以维持义齿的可回收性。此外，一些长跨度缺牙区除了需要修复牙齿还需要重建软、硬组织。在这些情况下，树脂修复的牙齿建议行金属或氧化锆全瓷冠修复，而不是进行传统的金属烤瓷冠修复。大面积缺损的软组织能够很容易并精确地被热处理树脂或粉红色的陶瓷模仿（图 13-41）。金属 - 树脂的修复方式最好被描述为一个完整的金属 - 树脂固定齿科修复体，它也被称为混合修复体，因为它结合了传统固定和可摘义齿的修复原理。对于小面积的缺损，可以使用粉红色的牙龈瓷来修复缺失的软组织（图 13-26B）。

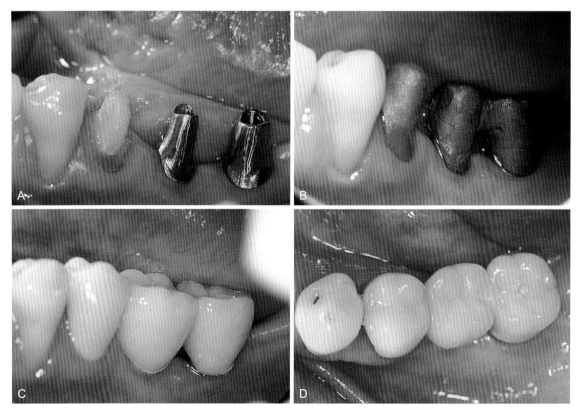

图 13-40 ■ A. 两个位于下颌前磨牙远中的修复体；B~D. 制作完成的修复体没有与天然牙的牙冠相连（由 Dr. R.B. Miller 提供）

单颗牙齿的种植修复

使用单个种植体来修复缺失牙对于患者和医生来讲都是很有吸引力的选择。但是，这需要谨慎地植入种植体并精确控制所有修复体的组件。种植体支持的单颗牙齿的修复可能会在以下几种情况下使用：

- 剩余牙列完整。
- 牙列存在间隙但是使用传统的固定义齿修复比较困难。
- 单端或可摘局部义齿难以修复的游离端缺失牙。
- 需要尽可能接近缺失的天然牙的修复体。

以下是单颗牙齿种植冠修复的要求：

- 美学。
- 抵抗旋转，避免修复体组件松动。
- 简单易行，减少修复体组件的数目。
- 辅助功能，维持最佳口腔健康。
- 多变的，能够允许临床医生控制高度、直径以及植入修复体的角度。

为了符合这几种要求已经开发了好几个系统。常见的适应证包括先天缺失的上颌侧切牙（图 13-42）和根管治疗失败的牙齿（图 13-43）。螺钉松动在游离端单个磨牙的种植冠修复最常见（图 13-44）。

完成单颗前牙修复时，与相邻天然牙齿的软组织轮廓相匹配是最难的挑战。这些轮廓可以通过临时修复体来塑造。一种结合了软组织轮廓和临时修复的技术如图 13-45 所示。当软组织已经围绕着临时修复体时，可以取用于制作最终修复体的印模（图 13-46）。也可以在第一阶段手术时取印模，以便在第二阶段手术时能够使用一个临时修复体来塑造更理想的软组织轮廓外形（图 13-47）。如果在手术前牙间乳头是存在的，就可以获得最好的软组织美学。如果术前缺乏软组织轮廓，患者对于最终的软组织形态也不能抱有很大的期望。

全口无牙颌的固定修复

对于那些要求非活动修复的全口无牙颌患者，有以下三种种植修复选择：一个完整的金属 - 树脂固定修复体，一个金属烤瓷固定修复体和一个氧化锆全瓷固定修复体（图 13-48～图 13-50）。

完整的金属 - 树脂固定修复体是在一种铸造或研磨的合金支架上加工义齿树脂和牙齿。一般上下颌由 4～6 个种植体支持。选择这个修复方式的一个起到主要决定作用的因素是骨量以及缺失的软组织量。对于那些中等骨量缺失的患者，修复体需要恢复骨和软组织的轮廓外形。

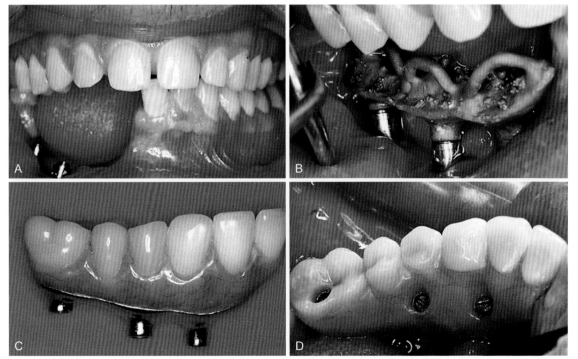

图 13-41 ▪ A. 枪击造成下颌大的缺损；B. 位于缺损区 3 个种植体上的金属 - 树脂修复体的金属结构；C. 修复用的复合树脂可以有效重建修复体中的软组织的颜色和轮廓，有时较陶瓷花费更少；D. 位于缺损区的金属 - 树脂修复体

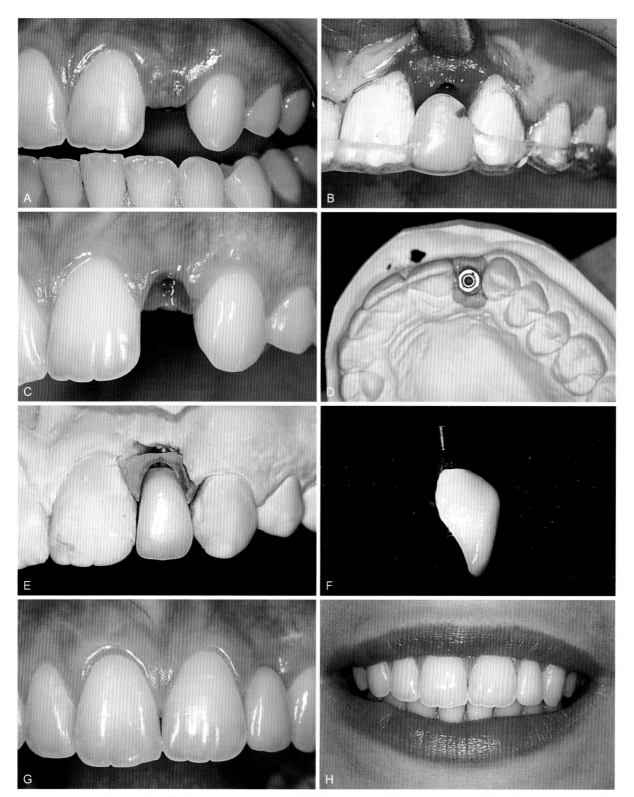

图 13-42 ■ A.上颌侧切牙先天缺损；B.通过使用外科导板植入口腔种植体；C.最终的口腔软组织外观；D.从工作模中脱出的印模柱；E、F.最终的修复体；G、H.单颗牙齿种植体牙冠修复上颌侧切牙

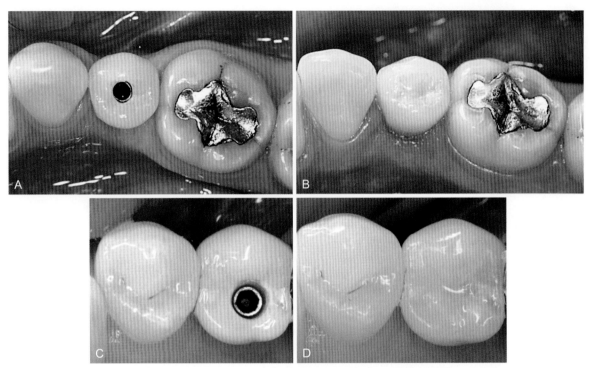

图 13-43 ■ A. 替代了折裂的下颌前磨牙的单个种植体牙冠的殆面观；B. 通过螺丝固位修复的种植体牙冠；C 螺丝固位的下颌第二前磨牙种植体牙冠的殆面观；D. 螺丝入口树脂修复后的种植体牙冠

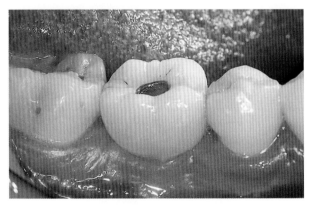

图 13-44 ■ 固位螺丝松动多见于单颗磨牙的种植体牙冠

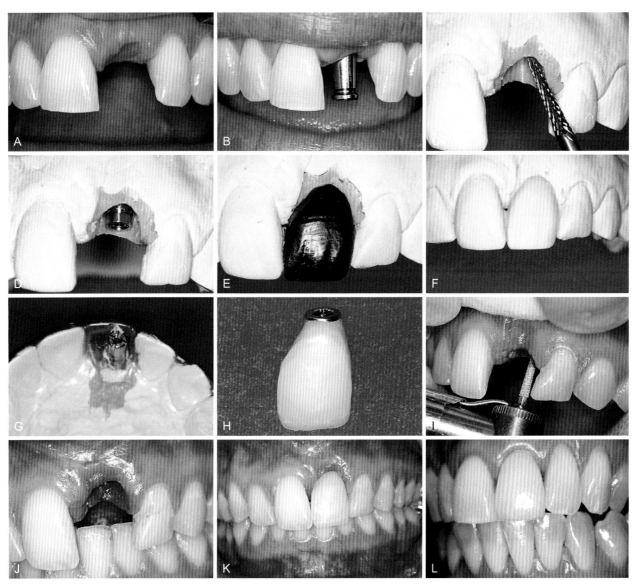

图 13-45 ■ 过渡性修复体的软组织外观。A. 缺失的左侧上颌中切牙将被种植体支持的修复体所替代；B. 在第二阶段手术放入印模帽后第 2 周软组织愈合情况，可以注意到牙间乳头被保留下来；C. 使用技工室的钻头在软组织模型上塑造理想的软组织形态；D. 蜡型套筒连接到种植体替代体上来制作过渡性修复体；E. 通过符合解剖学外观的蜡型来制作过渡性修复体；F. 复制符合解剖学外观蜡型的模型；G. 使用丙烯酸导板来复制模型，并使用到最终的模型上，在过渡性修复体内放置一个蜡柱以制造螺钉开口；H. 通过使用第 15 章描述的一种技术来制作一个过渡性的种植体支持的修复体；I. 对软组织轮廓进行改造以适应过渡性修复体，可以使用金刚砂车针来达到适合修复体的软组织轮廓；J. 软组织塑形有利于美观，减少牙周袋深度，使得修复体轮廓更符合生理特性；K. 临时修复体，制作最终的修复体前，有 4~6 周的时间让软组织愈合；L. 最终的种植体支持的修复体

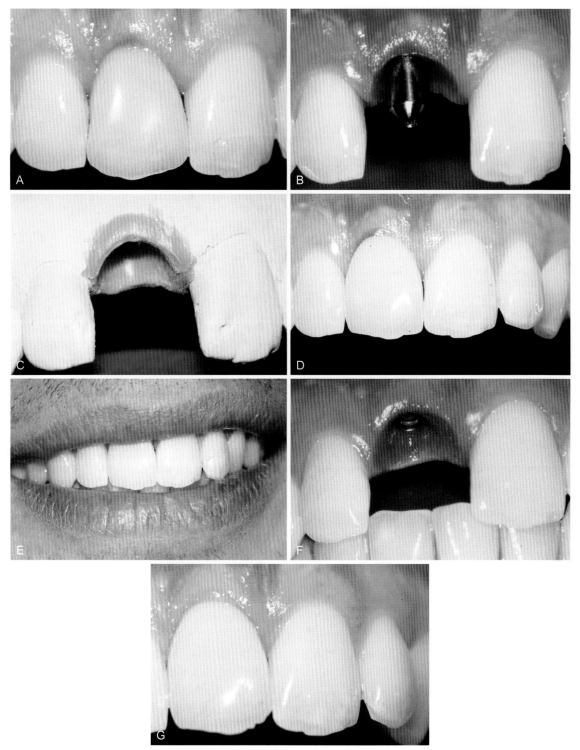

图 13-46　■　A. 上颌种植过渡性修复体周围软组织愈合 6 周后的情况；B. 新的软组织轮廓外形与相同位置的愈合基台；C. 制作最终的印模和模型，重现新的软组织轮廓外形；D. 植入右侧上颌中切牙处的种植体牙冠；E. 对于具有中高笑线的患者，保留牙间乳头是十分必要的；F、G. 1 年和 5 年随访照片显示患者保持了健康的软组织轮廓外形（由 Dr. J.A. Holloway 提供）

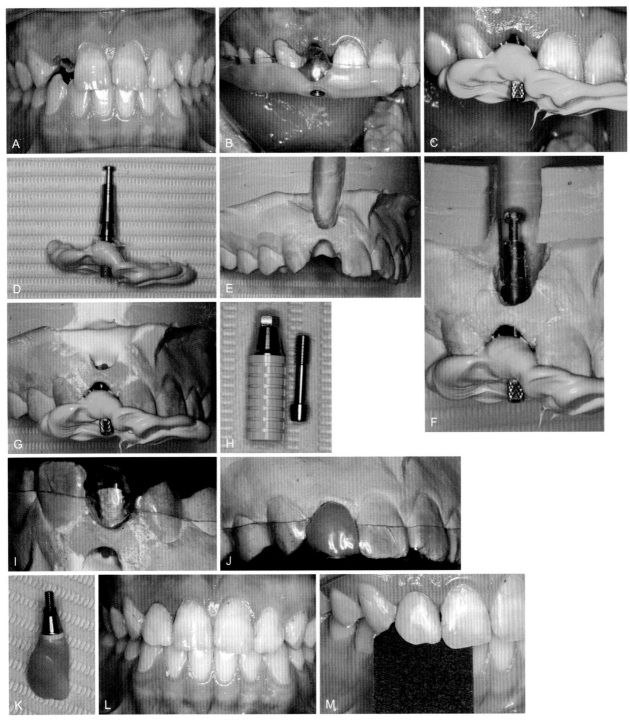

图 13-47 ■ 过渡性修复体技术的第一阶段。A. 右侧上颌侧切牙缺失的外观；B. 外科导板就位；C. 一旦螺旋状的种植体就位，需要在它从口内旋出之前，使用硅橡胶固定临近牙齿与固定装置底座位置之间的关系；D. 替代体连接到固定装置底座上；E. 修整诊断石膏模型来定位种植替代体；F. 导板放置在诊断石膏模型上；G. 用石膏充满替代体周围，使替代体的位置与种植体在口内的位置相同；H~M. 使用临时基台来构建可以在第一或第二阶段手术中取出的过渡性修复体（由 Dr. Luiz Daroz Diaz 提供）

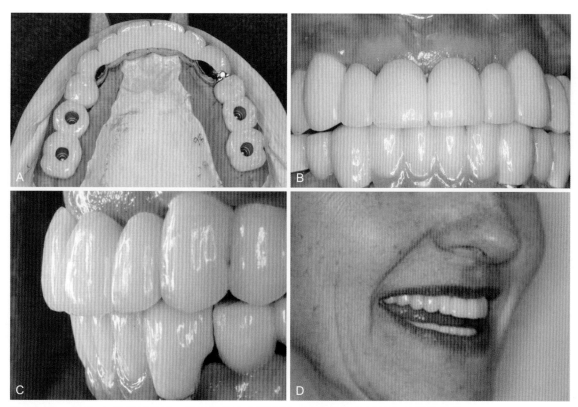

图 13-48 ■ A~D. 如果骨量足够，软组织轮廓合适的话，可以使用金属烤瓷种植修复体

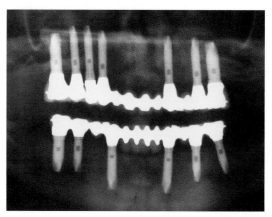

图 13-49 ■ 是图 13-48 中患者的影像学图片，显示上颌 7 个种植体支持的固定修复体和下颌 6 个种植体支持的固定修复体

上下颌使用金属烤瓷修复或者氧化锆修复都需要 4~6 个种植体。氧化锆修复体可以是整体的或分层的长石瓷。同样的，氧化锆可以在种植体上直接切削加工或者粘接在与种植体接触的钛基台上。另一种方法是使用冠单独粘接在金属或氧化锆支架上的固定修复体作为修复。使用氧化锆瓷或者整体的氧化锆的优点是如果修复体失败或者需要维修时，这种修复体设计方法使单个冠更容易去除以

便矫正。这种方法的一种变异是在金属上使用复合树脂模拟牙龈，并在此基础上使用单个的全瓷冠（图 13-50）。

为了完整的固定义齿修复专家提出了不同的支架设计（图 13-51）[13]。只有当骨量丢失很小时，这些选择可以达到很好的美观效果，并且这些选择最适合近期（5 年内）缺失天然牙的患者。对于那些有严重的骨量丢失的患者，可能只有一种选择：可摘局部义齿（图 13-52）。

无论是金属 - 树脂，金属 - 烤瓷还是氧化锆全瓷，固定修复的主要优点是无论在什么时候它都能够跟种植体接触。因此，患者能够体验到一种与原有天然牙非常类似的修复体的心理优势。此外，系统内的活动被最小化，各个组分磨损较慢。因为修复体是由螺钉固位保持的，所以医生能够将其移除，以便于清洁和修复。一个潜在的缺点是种植体必须被精准地植入，尤其是上颌前牙美学区。若种植体被放置在一个楔状隙处将会导致灾难性的美学效果，并且会阻碍口腔卫生保健。在使用金属 - 树脂或者氧化锆修复体时，医生需要在保留便于口腔卫生保健的空间和最佳美学效果的最小空间之间做出决策。有一些患者会在意金属 - 树脂修复体中金

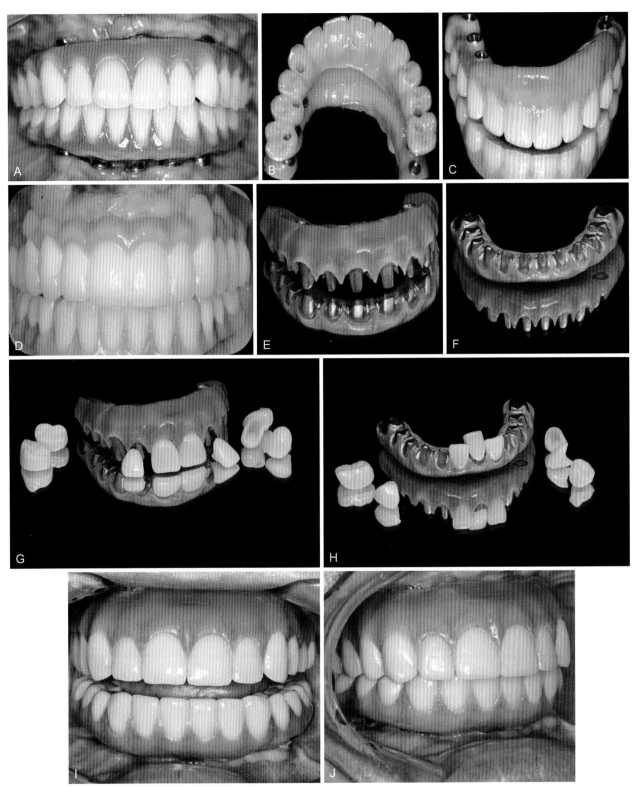

图 13-50 ■ 金属 – 树脂 (A) 和氧化锆 – 陶瓷 (B~D) 修复体也是伴有中到重度骨吸收的无牙颌患者的治疗方法；E~J. 单个全瓷冠 + 金属 – 树脂修复体（由 Dr. L. Salaita 提供）

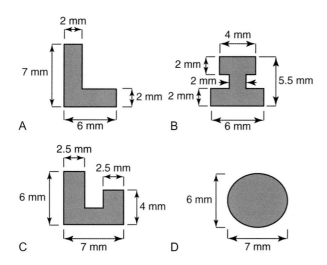

图 13-51 ▪ 全牙弓修复体支架设计：A. L 形；B. I 形；C. U 形；D. 椭圆形（改编自 Stewart RB, Staab GH: Cross-sectional design and fatigue durability of cantilevered sections of fixed implant supported prostheses. J Prosthodont Sep;4[3]:188, 1995.)

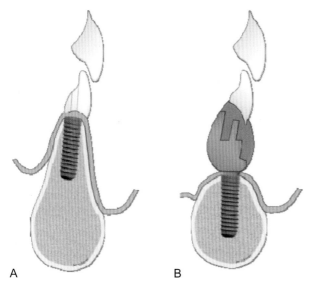

图 13-52 ▪ 无牙颌患者的颌骨吸收量决定了其治疗方案。A. 对于轻度骨吸收患者，可以使用金属烤瓷修复体；B. 对于中到重度骨吸收患者，必须使用粉色树脂 – 金属或者粉色陶瓷 – 金属 / 氧化锆修复体（改编自 Dr. M. Scherer)

属暴露量。但是，从正常对话的距离来看，制作恰当的修复体是很难被察觉的。上牙弓的美学以及发音问题可以通过在远离中线的位置植入种植体或者通过桥体修复中切牙来避免。这种植入种植体的方法明显提高了修复效果（图 13-53)。

由于上下颌的牙槽嵴高度不足，无牙颌的修复经常是很复杂的。这些挑战因为垂直型骨吸收而被放大，尤其在后牙区。为了弥补牙槽嵴高度不足，临床医生可能会以一定角度植入种植体来增加植入的种植体的长度。一些临床研究表明倾斜的种植体可能也是一种可行的治疗选择[14-20]。

成一定角度的种植体允许最大限度地使用现有颌骨，并且可以植入在一些因为骨的高度不足或者接近神经而不能够沿长轴方向植入种植体的后牙固定修复区域[21]。在下颌远中区域，倾斜的后牙种植体使其能够使用更长的种植体固定在两颏孔间区域。这有利于形成好的骨结合，避免影响下颌神经，还能够移动修复体以便支持更多的后牙。

这种种植体植入方式有助于增加近中种植体与远中种植体之间的前后（AP）距离，减少平衡距的长度。在文献中有报道称增加 AP 距离能够创造更好的生物力学环境，因为远离支点线的种植体需要依赖修复体的平衡矩来抵抗咬合力（图 13-54)[22-25]。对于全口无牙颌患者的治疗计划因为种植的成功以及即刻负荷而发生了显著的变化。这种改变是由于几种不同的即刻功能修复重建技术的成功。对于这些技术的成功的一般共识是，如果种植体在植入后是稳定的，在愈合阶段跨牙弓连接这些种植体的修复体是稳定的，种植成功将接近传统延迟负荷的结果。但是，大部分著作表明，如果种植体在植入位点不稳定或者在初始愈合期间修复体没有保持稳定，骨整合可能会受到影响。

此外，对于无牙颌患者的即刻负荷功能治疗已经结合了四个成一定角度的种植体，并且被证明也是一种长期的可预测的过程[26-29]。临床医生报告了以倾斜的轨迹植入种植体后阳性结果[15, 16, 18, 30]。在这些临床病例中，临时修复体是最常用于种植体即刻负荷的。这些"转换型"全丙烯酸临时修复体需要精确修复，并且有可能会折断[31]。另外的即刻负荷手术和修复方案已经发展到允许临床医生在术后 2~4 天使用 4~6 个种植体来提供个性化的、明确的、螺丝固定的金属 – 树脂修复体（图 13-55)[32]。

粘接固定 VS 螺钉固定种植体牙冠

种植体牙冠可以粘接到螺钉固位的基台上。磷酸锌、玻璃离子和复合树脂都可以用来粘接。但是，如果使用了粘接剂一般就不能考虑回收种植修复体了。临时粘接剂被推荐因为它们能够允许回收种植体。但是，因为临时粘接剂难以预测，使用中可能会出现种植体回收困难或者发生过早的移位[33]。

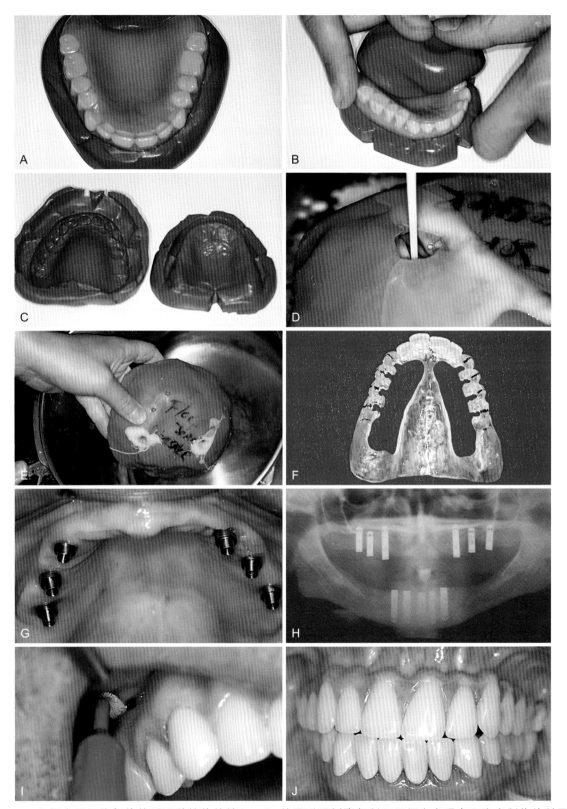

图 13-53 ■ 上颌全牙弓修复体的后牙种植体的植入。A. 使用透明树脂复制无牙颌患者现有义齿来制作外科导板；A~C. 使用重体印模材料为合适、表面光滑的义齿制作模型，将透明的自凝树脂灌入模型（D），并放入高压炉中（E）；F. 导板的舌侧被去除，保留颊侧 2 mm 完整的树脂，外科医生可以获得对骨进行操作的通道，但会受到牙弓形态的限制；G. 上颌种植体的理想位点是尖牙、第二前磨牙和第二磨牙区；H. 跨牙弓种植体之间互相平行也很重要；I. 种植体基台周围必须便于保持卫生。如果种植体位于尖牙以后，在不影响美观和发音的基础上就可以达到便于口腔卫生保持的要求；J. 在上颌中切牙和侧切牙位置，如果使用改良盖嵴式桥体的金属 – 树脂修复体可以达到合适的美学与发音的要求

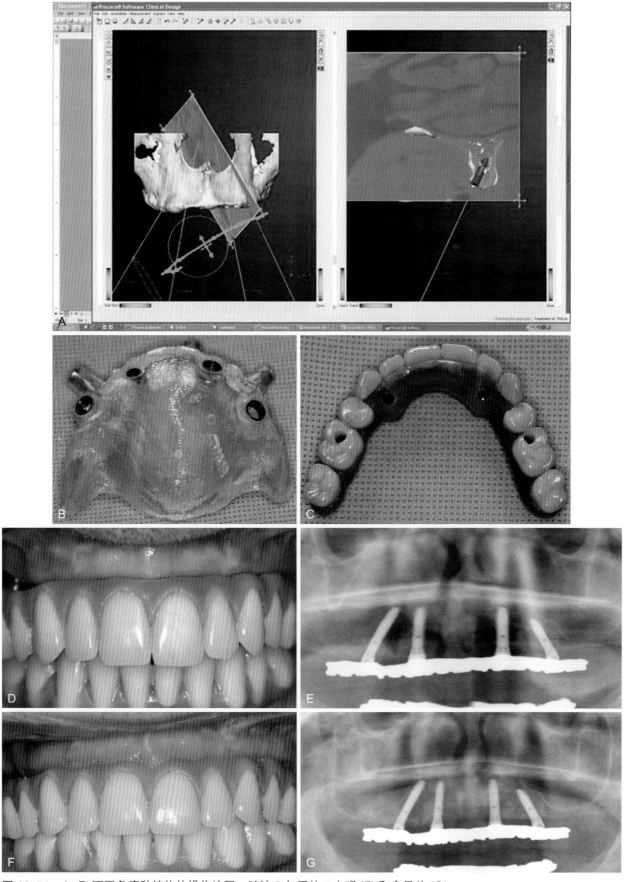

图 13-54 ▪ A~E. 不同角度种植体的操作流程。随访 5 年后的口内观 (F) 和全景片 (G)

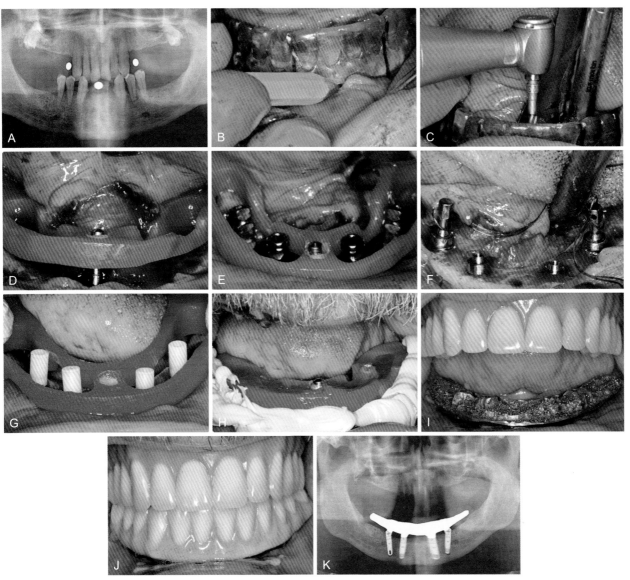

图 13-55 ■ A. 术前全景片；B. 外科导板以确定减少的骨量；C. 使用外科导板对种植体植入位点进行准备；D、E. 在种植体置入前放置丙烯酸树脂支架来确定种植体位点；F. 将基台拧入种植体；G. 丙烯酸树脂支架与蜡型套筒；H. 丙烯酸树脂支架 – 蜡型套筒牙龈间隙记录复合体；I. 试戴金属支架；J. 上颌接近完成的和下颌已完成的金属 – 树脂口腔修复体的口内观；K. 术后全景片

　　在某些系统中，经济因素是粘接修复最主要的优点。此外，粘固剂允许小角度纠正补偿种植体角度与牙冠轮廓之间的差异（图 13-56）。对于使用粘接技术的修复而言，抗旋转性能是至关重要的，基台需要有抗旋转的性能。对于很小的牙齿更容易使用粘接固位的种植体牙冠进行修复。

　　关于粘接固位的牙冠有两个误解，一个是这种修复方式比较简单，另一个是这种方式较少出现螺钉松动。实际上，这种修复方式经常需要更多的椅旁时间，并且与螺钉固位的修复方式有相同的螺钉松动的倾向。但是，它们一般更加美观和便宜。

　　通过螺钉固定的种植体牙冠不仅可以固定在基台上，还可以直接固定在种植体上。这种修复方式最主要的优点就是可重复利用。这种修复体的重复利用允许去除牙冠，这便于评估软组织情况、结石清除情况以及其他一些需要的修改。此外，如果种植修复体可以重复利用，进一步的治疗被认为更加容易、更加便宜。但是，在螺钉固定的修复中，螺钉需要通过后牙的𬌗面或者前牙的舌面上的孔，然后力可以沿着种植体长轴传递，并且更容易达到较好的美观效果。这个要求决定了由于解剖因素限制经常不可能实现的一个理想的手术位置。螺钉固位种植修复的一种可能的缺点是螺钉可能会在功能性使用过程中松动。现在已经有很多关于保持螺钉

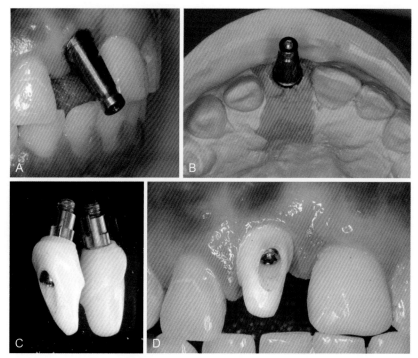

图 13-56 ▪ A.替代右侧上颌中切牙唇倾的种植体；B.技工室模型显示种植体的唇倾角度；C.成一定角度的基台，提高了修复体的美观；D.粘接剂固定的修复体对避免穿过唇侧的孔洞来说很有必要

连接的技术被报道[34]，直接机械锁扣或者抗旋转性能似乎是最有效的。

如果螺钉是充分拧紧以使种植体牙冠就位，那么在种植体与牙冠之间就会存在夹持负荷（clamping load）和预负荷（图 13-57）。如果夹持负荷较试图分开牙冠和种植体之间连接的力大，螺钉就不会松动。修复体的螺钉需要被拧紧以获得使牙冠就位的力，但是不能过大而影响种植体 - 骨界面。扭矩扳手能够实现这种拧紧的程度。此外，侧向力（会导致连接处分开）应该被消除或者减少（图 13-58，框图 13-4）。

生物力学因素影响长期种植的成功

咬合

过早负荷或者反复的过度负荷会导致种植体周围的骨吸收。垂直或角形骨吸收一般是由于咬合创伤造成的骨吸收的特征（框图 13-5）。当创伤性咬合可使局部应力集中，破骨细胞活跃导致牙槽骨吸收。在正常牙列中，如果局部的应力集中降低或者消除，通常会发生骨改建。但是，在骨整合种植体系统中，骨吸收后一般不会重新形成。因为种植体抵抗沿长轴方向的力最有效，所以侧向力应尽量减小。

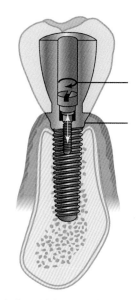

图 13-57 ▪ 螺钉上的扭力在种植体和冠之间产生了一个早期负荷力（夹持负荷）

框图 13-4 修复体固位螺钉松动

检查下列错误：
1．非修复体长轴上的过度咬合接触
2．过度的连接体接触
3．过度的侧向接触
4．过度的邻间接触
5．不恰当的拧紧螺钉

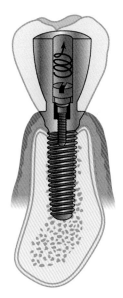

图 13-58 ■ 螺钉只有在连接处的分离力远大于夹持负荷时才会松动

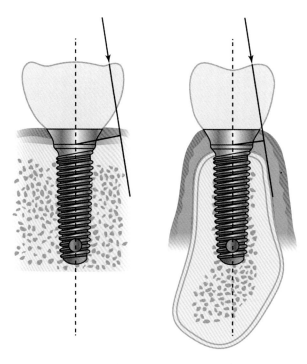

图 13-59 ■ 更大的牙尖倾斜角度和更宽的殆面能够提高种植体组件的结合力

框图 13-5	种植体支持的口腔修复体的咬合力

1. 直接作用于种植体体部长轴的力
2. 减少对种植体的侧向作用力
3. 尽可能将侧向作用力转向牙弓前部
4. 当不能减少侧向作用力或不能将其转向前部时，将其分散到尽可能多的牙齿或修复体上

口腔后部的侧向力较前部的侧向力大并且更具有破坏性。当它们不能够被种植修复体完全消除时，种植修复应该设计成种植体 - 骨界面上破坏力最小，并特别注意咬合的形式 [35]。

种植体支持尖可以有小幅度的倾斜，这会形成更多的垂直方向上的殆力和较小的力臂（图 13-59）。只要可能，尖窝关系需要在没有咬合偏斜接触的牙尖交错位时建立（见第 18 章）。上颌单颗牙齿的修复容易因咬合接触导致螺钉松动，因为咬合接触经常会在固定螺钉上产生一个扭矩增大的倾斜殆力。最佳的种植体植入方向能够有效减少这些力的作用。

总的来说，种植治疗的修复阶段需要认真考虑力的位置和方向。分散的种植体植入能够增加将力传导到种植体 - 骨界面的力矩臂，因此骨吸收是不能避免的。种植体生产商已经生产了可以改变种植体角度的可更换的组件。但是，研究表明 [36] 增加基台的角度也会增加种植体 - 骨界面的应力。成一定角度的基台能够解决当下的美观和轮廓问题，

但易掩饰因为计划不佳或者由患者解剖因素限制的种植体植入位点而导致的潜在的远期后果。

种植体分布不足也可能会导致悬臂梁距离过长或者产生使种植体超负荷。只要有可能，应该植入更多种植体以便应力更均匀地分布在多个种植体上。在理想状态下，应该是 1 颗种植体用来修复 1 颗牙齿。当短的种植体植入质量较差的骨中，种植体的数目就会非常重要。如果密质骨中能够植入长度超过 13 mm 的种植体，由 2 个种植体来修复 3 颗牙齿是能够被接受的。目前，上下颌全口的修复一般认为不能少于 4 个种植体。种植体的连接体应尽可能短。但是下颌骨前部植入 5 个悬臂距离相当的整体的固定装置是可行的。针对固定装置的分布和长度已经有了公式 [37]。

将种植体与天然牙相连接

将单个骨性结合种植体与一个天然牙连接在一起进行固定义齿修复会产生更多的应力，因为相对于天然牙的功能性动度，骨性结合种植体是相对不动的 [38]。在功能运动时，由于牙周韧带对牙齿移动的限制使种植体颈部承受修复体原有负荷的 2 倍（图 13-60）。这种修复方式潜在的问题包括①骨整合失败；②原有的基台表面的粘接失败；③螺钉或

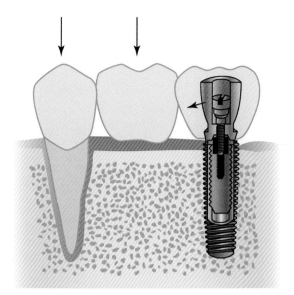

图 13-60 ▪ 当一个单独的种植体连接到 1 颗牙齿上时，对天然牙齿和桥体的咬合力使应力集中在种植体的上段

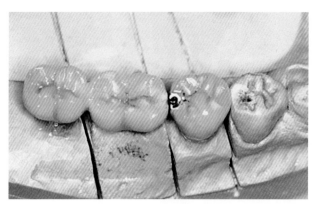

图 13-61 ▪ 半精密附着体可以弥补对牙和种植支持固定修复体的垂直方向的力，但对颊舌方向的力没有弥补作用

者基台松动；④种植修复体组件故障。在临床上，如果牙弓最末端的基牙缺失，就可能需要采用连接种植体和天然牙的固定修复方式。如果可能，可以采用有 2 个或 2 个以上种植体的完全由种植体支持的固定义齿修复。但是，上颌窦以及下颌神经管的解剖限制经常会限制某一个固定修复区域的修复工作。

当需要将种植体和天然牙连接在一起时，应该要采用多个种植体或者天然基牙。种植体与天然牙之间半精密附着体修复的方式（栓道）可能能够解决潜在的问题[38]（图 13-61）。但是，在多数情况下，如果负荷是作用在桥体上的，附件额外的运动实际上会增加种植体基台的悬臂效应。在实践中，半精密附着体唯一的优点是它允许卸下螺钉固位的种植冠。在需要使用天然牙作为基牙的情况下，可以考虑伸缩应对方式。

修复体永久地粘接在天然牙上，即使发生松动也能防止腐烂。临时粘接剂被用来连接顶部的修复体。如果种植体牙冠失败，天然牙还能被保护（图 13-62）。

种植体和支架的适合性

如果支架不是被动就位的，种植体需要承受致命性的力。当所有的修复体固位螺钉被拧紧后，基台与适应性差的支架之间的差距就能够被消除，呈现一种可以接受的合适的外观。但是，界面处的骨会承受很大的应力，这可能会导致种植失败。所

有种植体支架的就位应该用同一个螺钉来检查。在手指压力下，其他种植体基台上不应该有任何空间或者任何范围的移动（图 13-63）。如果一个支架不是被动就位的，就需要分段焊接，然后重新评估被动就位。

CAD/CAM 基台和支架

科技的进步使得用无数种设计方法设计虚拟基台和支架变得可能。通过扫描临时基台的模型（图 13-64），一些制造商能够通过计算机辅助设计／计算机辅助加工（CAD/CAM）技术制造出任何形状或者角度的瓷或者钛的基台。有报道称使用这种技术制造的临时钛支架较标准铸造技术制造的而言，能够更精确地被动就位。口内扫描仪和能够扫描的基台使定制的基台能够通过 CAD/CAM 制作，而不需要使用印模材料（图 13-64）[39]。

维　护

种植体维护的目标是清除影响修复体的微生物。尽管种植体可能比天然牙更能够抵抗微生物牙菌斑的影响，但是这个还没有被明确证实。越来越多的研究发现，对于种植体适当的、及时的家庭护理以延长其使用寿命是有效的。临床医生必须确保患者接受维护技术的指导，其中包括与临床医生最初的会谈。在复诊期间，由口腔保健员提供的培训需要加强。第一年内应该至少每三个月复诊一次。复诊时需要评估患者的口腔卫生并进行记录，如果需要应该重新给予指导。龈下诊治需要使用塑料或者木质的工作尖，因为传统的器械会划伤钛。种植

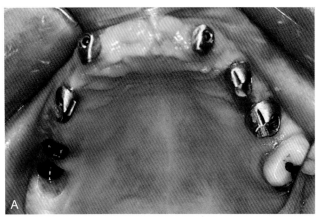
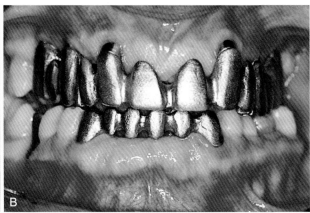

图 13-62 ■ A. 放置上颌基台来支持固定修复体；B. 对使用种植体支持基台和套筒冠的上颌修复的金属支架评估

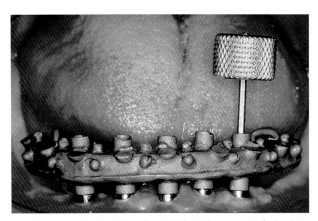

图 13-63 ■ 所有种植体支架的就位应该用同一个螺钉来检查。任何可探测到的不完全就位都需要对支架进行矫正

体基台可用蘸有细颗粒抛光膏的橡胶杯或者氧化锡抛光。

每一次复诊都需要检查种植体的移动性；应该检查是否存在探诊出血。支架的适合性以及咬合也应该检查。兼顾生物和生物力学因素对牙科种植体长期的成功非常重要。

并发症

骨丢失

口腔种植体治疗的主要并发症是种植体周围骨丢失（图 13-65）。每年超过 0.2 mm 的骨丢失是值得关注的。与种植体周围骨丢失有关的因素有很多：

- 种植体的尺寸或形状不合适。
- 种植体数目不足或种植体植入位点定位不当。
- 颌骨质量差或者可用骨量不足。
- 种植体的早期不稳定性。

- 创伤愈合阶段。
- 修复体匹配性不足。
- 修复体设计不当（例如连接体过长，不利于口腔卫生）。
- 过度的咬合应力。
- 基台各组件之间匹配性差（例如存在允许细菌过长的间隙）。
- 口腔卫生不佳。
- 系统性因素的影响（例如吸烟、糖尿病）。

修复科医生需要特别注意修复体的匹配性，口腔清洁，以及过度的咬合力等情况。如果骨丢失达到 25%～30%，需要考虑再次手术。

修复失败

其他的种植修复并发症包括种植体组件或者修复体的折裂。种植体组件的折裂经常是由于过度的生物力学负荷导致的疲劳折裂。有一些工具可以去除破碎的修复体／基台螺钉片段（图 13-66）[40]。

种植修复失败经常可以追溯到不佳的技工室操作或修复体的设计（图 13-67，图 13-68）。

总 结

种植支持式修复，包括由两段式的外科手术技术完成的圆柱形骨整合固定装置是牙列缺损患者治疗的一种方法。在许多情况下采用常规治疗措施难以治疗，不能佩戴可摘局部义齿的患者，有较长跨度的缺牙区或者其他使用固定修复体不良预后的情况（如牙根短小），单颗牙齿缺失、邻牙健康的患者，这时采用种植支持式修复是一种可靠的解决方案。

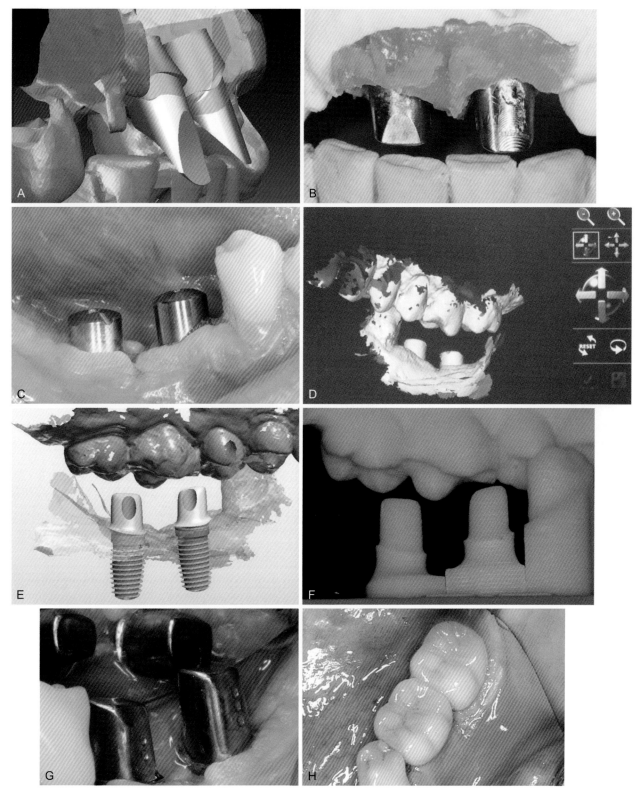

图 13-64 ■ A. 在计算机上虚拟的种植体支持的基台；B. 使用计算机辅助设计 / 计算机辅助加工 CAD/CAM 技术构建的钛基台；C. 口内可扫描的基台；D. 口内扫描图像；E. 虚拟设计的基台；F. 基台的光固化模型；G. CAD/CAM 定制的钛基台；H. 金属 – 陶瓷冠

　　成功的种植体修复治疗需要与传统的固定修复治疗相同的仔细的术前计划。通常推荐团队合作，团队中外科医生植入种植体，修复科医生设计修复体。其中最重要的步骤是最佳的种植体植入位点。外科医生最主要关心的是种植体需要的足够骨量和避开重要组织结构（如下颌神经管）。修复科医生最主要关心的是每个固定装置的位置和角度以达到最佳的咬合、美观和组织健康，以及对种植体－骨界面的最小压力。临床检查、影像学和模型上的诊断蜡型为术前计划提供了重要的信息。手术是在根据诊断蜡型制作的导板的指导下进行的。

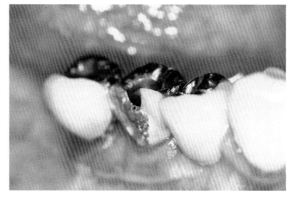

图 13-67 ▪ 在金属支持不当的种植修复体上的崩瓷

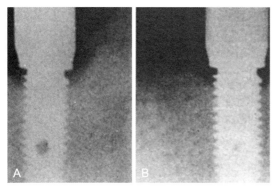

图 13-65 ▪ 为了观察种植体的骨量丢失，需要每年进行一次影像学检查。A. 种植体放置后；B. 随访 1 年后

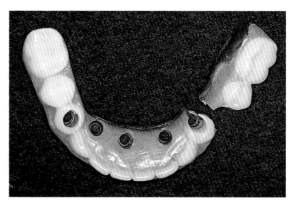

图 13-68 ▪ 一个金属－树脂修复体的连接体折断。可以通过激光焊接

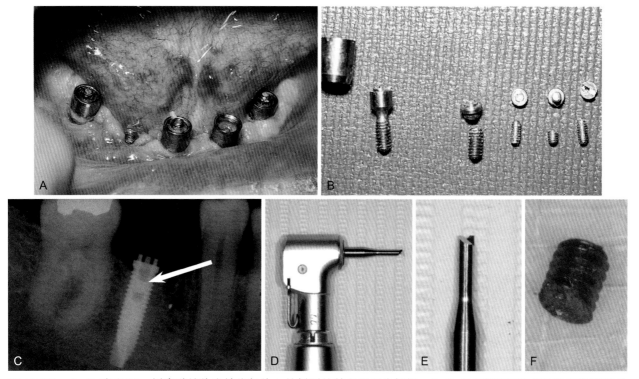

图 13-66 ▪ A~C. 在金属－树脂种植体支持修复体上的折裂的基台和固位螺钉；D~F. 使用螺钉取出器来取出螺钉碎片（箭头）

在种植体二期手术需在 3~6 个月骨愈合后进行，具体时间取决于种植体的位置。在二期手术步骤中，种植体是开放的，将种植体基台拧入其中。随后，通过一个由螺钉固位的修复体来恢复功能和外观。

有一些种植体系是可用的，这些种植体系每个都有许多修复管理的组件（例如用于单颗牙缺失的具有抗旋转特性的种植体）。

针对种植修复特有的问题包括螺钉松动以及过早负荷或反复的超负荷导致的骨丢失。咬合关系的考虑、修复体的适合性、菌斑的控制以及后续的护理都是提供种植或者传统的支持式修复的专业人士的主要关注点。

参 考 文 献

[1] National Institutes of Health Consensus Development Conference statement on dental implants June 13-15, 1988. J Dent Educ 52:824, 1988.

[2] Adell R, et al: A 15-year study of osseointegrated implants in the treatment of the edentulous jaw. Int J Oral Surg 10:387, 1981.

[3] Kent J, et al: Biointegrated hydroxlapatite-coated dental implants: 5-year clinical observations. J Am Dent Assoc 121:138, 1990.

[4] Lazzara RJ, et al: A prospective multicenter study evaluating loading of osseotite implants two months after placement: one-year results. J Esthet Dent 10:280, 1998.

[5] Buser D, et al: Removal torque values of titanium implants in the maxillofacial of miniature pigs. Int J Oral Maxillofac Implant 13:611, 1998.

[6] Smithloff M, Fritz ME: Use of blade implants in a selected population of partially edentulous patients. J Periodontol 53:413, 1982.

[7] Kapur KK: VA cooperative dental implant study: comparisons between fixed partial dentures supported by blade-vent implants and removable partial dentures. II. Comparisons of success rates and periodontal health between two treatment modalities. J Prosthet Dent 62:685, 1989.

[8] Smith D, Zarb GA: Criteria for success for osseointegrated endosseous implants. J Prosthet Dent 62:567, 1989.

[9] Tarnow D, et al: Vertical distance from the crest of bone to the height of the interproximal papilla between adjacent implants. J Periodontol 74:1785, 2003.

[10] Elian N, et al: Realities and limitations in the management of the interdental papilla between implants: three case reports. Pract Proced Aesthet Dent 15:737, 2003.

[11] McGlumphy EA, Larsen PE: Contemporary implant dentistry. In Peterson LJ, et al, eds: Contemporary oral and maxillofacial surgery, 4th ed, p 305. St. Louis, Mosby, 2003.

[12] Hobo S, et al, eds: Osseointegration and occlusal rehabilitation. Tokyo, Quintessence Publishing, 1990.

[13] Stewart RB, Staab GH: Cross-sectional design and fatigue durability of cantilevered sections of fixed implant-supported prostheses. J Prosthodont 4(3):188, 1995.

[14] Agliardi E, et al: Immediate rehabilitation of the edentulous maxilla: preliminary results of a single cohort prospective study. Int J Oral Maxillofac Implants 24:887, 2009.

[15] Aparicio C, et al: Tilted implants as an alternative to maxillary sinus grafting: a clinical, radiologic, and periotest study. Clin Implant Dent Relat Res 3:39, 2001.

[16] Calandriello R, Tomatis M: Simplified treatment of the atrophic posterior maxilla via immediate/early function and tilted implants: a prospective 1-year clinical study. Clin Implant Dent Relat Res 7:1, 2005.

[17] Capelli M, et al: Immediate rehabilitation of the completely edentulous jaws with fixed prostheses supported by upright and tilted implants. A multicenter clinical study. Int J Oral Maxillofac Implants 22:639, 2007.

[18] Fortin Y, et al: The Marius implant bridge: surgical and prosthetic rehabilitation for the completely edentulous upper jaw with moderate to severe resorption: a 5-year retrospective clinical study. Clin Implant Dent Relat Res 4:69, 2002.

[19] Malo P, et al: "All-on-four" immediate-function concept with Brånemark System implants for completely edentulous mandibles: a retrospective clinical study. Clin Implant Dent Relat Res 5(Suppl. 1):2, 2003.

[20] Malo P, et al: All-on-4 immediate-function concept with Brånemark System implants for completely edentulous maxillae: a 1-year retrospective clinical study. Clin Implant Dent Relat Res 7(Suppl. 1):S88, 2005.

[21] Esposito M, et al: Interventions for replacing missing teeth: different times for loading dental implants. Cochrane Database Syst Rev (1):CD003878, 2009.

[22] Zampelis A, et al: Tilting of splinted implants for improved prosthodontic support: a two-dimensional finite element analysis. J Prosthet Dent 97:35, 2007.

[23] Bevilacqua M, et al: The influence of cantilever length and implant inclination on stress distribution in maxillary implant-supported fixed dentures. J Prosthet Dent 105:5, 2011.

[24] Kim KS, et al: Biomechanical comparison of axial and tilted implants for mandibular full-arch fixed prostheses. Int J Oral Maxillofac Implants 26:976, 2011.

[25] Fazi G, et al: Three-dimensional finite element analysis of different implant configurations for a mandibular fixed prosthesis. Int J Oral Maxillofac Implants 26:752, 2011.

[26] Chiapasco M, Gatti C: Implant-retained mandibular

overdentures with immediate loading: a 3- to 8-year prospective study on 328 implants. Clin Implant Dent Relat Res 5(1):29, 2003.

[27] Degidi M, Piattelli A: 7-year follow-up of 93 immediately loaded titanium dental implants. J Oral Implantol 31(1):25, 2005.

[28] Balshi SF, et al: A prospective study of immediate functional loading, following the Teeth in a Day protocol: a case series of 55 consecutive edentulous maxillas. Clin Implant Dent Relat Res 7(1):24, 2005.

[29] Yilmaz B, et al: Correction of misfit in a maxillary immediate metal-resin implant-fixed complete prosthesis placed with flapless surgery on four implants. Int J Oral Maxillofac Implants 26(5):e23, 2011.

[30] Rocci A, et al: Immediate loading of Brånemark System TiUnite and machined-surface implants in the posterior mandible: a randomized open-ended clinical trial. Clin Implant Dent Relat Res 5(Suppl 1):57, 2003.

[31] Malo P, et al: The use of computer-guided flapless implant surgery and four implants placed in immediate function to support a fixed denture: preliminary results after a mean follow-up period of thirteen months. J Prosthet Dent 97(6 Suppl):S26, 2007.

[32] Yilmaz B, et al: A technique to deliver immediate metal-resin implant-fixed complete dental prosthesis using "Final-on-Four" concept. J Prosthet Dent. In press.

[33] Chiche GI, Pinault A: Considerations for fabrication of implant-supported posterior restorations. Int J Prosthod 4:37, 1991.

[34] Hurson S: Laboratory techniques to prevent screw loosening on dental implants. J Dent Technol 13(3):30, 1996.

[35] Weinberg LA: The biomechanics of force distribution in implant-supported prostheses. Int J Oral Maxillofac Implants 8:19, 1993.

[36] Clelland N, Gilat A: The effect of abutment angulation on the stress transfer for an implant. J Prosthod 1:24, 1992.

[37] Takayama H: Biomechanical considerations on osseointegrated implants. In Hobo S, et al, eds: Osseointegrated and occlusal rehabilitation, p 265. Tokyo, Quintessence Publishing, 1990.

[38] Sullivan D: Prosthetic considerations for the utilization of osseointegrated fixtures in the partially edentulous arch. Int J Oral Maxillofac Implants 1:39, 1986.

[39] Nayyar N, Yilmaz B, McGlumphy E: Using digitally coded healing abutments and an intraoral scanner to fabricate implant-supported, cement-retained restorations. J Prosthet Dent 109(4):210, 2013.

[40] Yilmaz B, McGlumphy E: A technique to retrieve fractured implant screws. J Prosthet Dent 105(2):137, 2011.

思考题

1. 讨论骨整合的发展史和科学基础。
2. 讨论种植支持式固定修复的适应证和禁忌证。
3. 对于先天性上颌侧切牙缺失的种植修复，所需最小的水平及垂直骨量，两牙根间距是多少？并描述种植体植入的前后、上下合适位置的指导原则。
4. 描述在技工室模型上替代口腔内种植体位点的技术。
5. 列出和描述在种植修复上使用的不同基台，何时推荐使用哪种基台，为什么？
6. 描述种植修复常见的问题和推荐的处理方法。

第 14 章

组织处理和印模采集

直接在患者口内制作固定修复体既不可行亦不可取，所以需要通过印模，即牙齿及周围组织结构的阴模，来传递修复体制作中所必须的各种信息和细节。用高品质的牙科石膏灌制出固体模型，能够对预备牙齿实现三维重现。模型被技工室用做修复体制作。另一种方法，先获得预备牙齿、邻牙和对颌牙的光学印模，然后用特殊软件生成虚拟模型，根据修复体制作的需求对虚拟模型做各阶段的调整。这两种印模制取方式各有其特殊的优点和局限性。为了获得高品质的石膏模型，先混合适当的印模材料放入托盘中，然后置于患者口内。当材料结固成"阴模"后，它能够保持足够的弹性而被取出；在确认印模包含了所有必需信息后，灌注牙科石膏模型，如此获得了阳模，即最终模型。

生成虚拟模型，需要特殊设备：三维光学扫描仪，用于收集每个像素的距离信息以生成"点云"。需要特殊措施以确保高强度光源形成一致的表面反射，用特殊的传感器和软件计算出预备牙齿和周围组织结构的三维虚拟模型。单一的扫描远远不够，必须从不同角度进行多重扫描。如此获得的信息才能生成类似前述标准的固体模型，或者说这样的虚拟模型才能通过各种不同的途径被处理成数字文件，用于修复体的制作（见第 17 章和第 25 章）。

无论采用哪种印模系统，合格的印模必须能够精确获取预备牙齿的所有信息。这意味着印模必须包括足够且紧邻预备体边缘的未预备的牙齿结构，这样牙医和技师才能够辨识出牙齿和所有预备体表面的轮廓。修复体在技工室制作时，牙颈部未预备牙齿到预备边缘的轮廓是必备的关键信息。如果印模没有复制出牙齿和未来修复体对接处的关键信息，就不可能制作出具有合适外形的修复体。

印模也必须复制牙弓内的所有牙齿和所预备牙齿周围的软组织。它们确保模型能够精确咬合，并且确保设计出的修复体具有合适的外形。复制前牙的舌侧面须特别注意，因为这影响到前牙的引导

功能，而最终会影响后牙的𬌗面形态（见第 4 章）。弹性印模必须没有气泡、撕裂、污点和其他会导致后续步骤不精确的缺陷。同样，光学印模必须没有伪影，以避免不精确的结果。

对于制取精确印模来说，患者的口腔是一个充满挑战的环境。无论采用哪一种印模制取方式，湿度控制是成功的最重要前提。除了聚醚，所有的弹性印模材料都是疏水性的[1]（即它们不能耐受或排除湿气）。任何一点潮湿将导致孔隙产生。因此必须减少并去除流入此区域的唾液，以获得操作必需的干燥区域。为了成功制取印模，必须控制所有的出血。同样，因为牙本质和牙釉质对光的反射方式不同，许多光学印模系统需要在牙齿上覆盖薄涂层，使其对光的反射均匀，涂层必须覆盖于干燥的组织上。

当牙齿预备的边缘位于龈下时，比如常见的后牙全冠预备，邻近预备牙齿边缘的牙龈组织必须向旁边排移，以利于光和印模材料的进入，并且为印模材料达到足够的厚度提供空间。这就需要借助机械、化学或手术的方法扩展龈沟，同时严禁损害牙周组织的健康。不适当的组织排移技术将导致软组织的永久损伤。

先决条件

组织健康

牙齿预备和过渡性修复体制作后(见第 15 章)，需重新评估预备牙齿周围软组织的健康。小心谨慎的牙齿预备能够将组织损伤最小化。然而，如果需要预备龈下边缘，龈沟区域的组织损伤似乎难以避免。如果患者戴用了合适的过渡性修复体并保持口腔清洁，这种损伤带来的影响将是短暂的。如果过渡性修复体具有不适当的外形，没有抛光，或边缘存在缺陷，菌斑堆积将导致局部炎症反应。组织损伤合并之前存在的牙周疾病将产生严重的后果，所

以牙周疾病必须在固定修复开始前得到治疗。

有时，带有缺陷的修复体将导致更加严重的菌斑堆积[2] 和龈沟炎症反应（图 14-1）。如果这样的情况发生了，必须给预备牙齿制作合适的、外形良好并且经过抛光的过渡性修复体，粘接到预备的基牙上。此时关注的焦点应当从牙齿转移到周围软组织，在考虑制取印模之前，软组织必须恢复至最佳的健康状态。

唾液控制

将术区与软组织隔开，以保持术区干燥。根据预备牙齿在牙弓内位置的不同，许多技术手段能够为术区提供所需的干燥环境（图 14-2）。当牙齿的所有预备边缘均位于龈上时，橡皮障可能是最有效的隔湿方法。然而，大多数情况不能使用橡皮障，必须将吸湿棉卷放置在唾液腺的开口处：颊黏膜转折处或舌下区。唾液汇集的区域必须放置吸唾器。在上颌牙弓，通常在预备牙齿的颊侧前庭沟放置一个棉卷，并在相对的舌侧沟放置吸唾器。当预备牙齿是上颌第二或第三磨牙时，必须在颊侧稍偏前处放置多个棉卷，以阻挡位于上颌第一磨牙前部的腮腺导管开口。如果上颌棉卷滑脱，可以用手指或口镜将其复位。制取下颌印模时必须在舌下腺和下颌下腺导管开口处放置一个棉卷。预备牙齿颊舌侧的

棉卷有助于控制潮湿，这是成功排移预备牙齿周围软组织的先决条件：颊侧的棉卷将面颊软组织推向一旁，舌侧的棉卷将舌体推向中间。将 1~2 个棉卷垂直叠放在颊侧前庭沟水平放置的棉卷之间，有助于保持后者稳定不移位。

可替代多个棉卷的方法是在上颌和下颌颊黏膜转折处放置马蹄形长棉卷。然而当长棉卷被部分浸透时，必须替换掉整个棉卷。使用吸唾卡片（图 14-2D）是控制唾液的另一个方法。这些压缩纸质薄片的一面覆盖反光箔，另一面放置时贴附干燥的颊侧组织。另外，上颌和下颌的口腔前庭需放置两个棉卷以控制唾液并将面颊推向旁侧。

当操作位于下颌牙弓时，舌的存在会带来麻烦。吸唾器也许有助于吸除过多的唾液，但大多数情况吸唾器容易被舌头推开。如果舌侧放置的棉卷不断被移位（或者与传统的吸唾器同时使用也不能充分吸除唾液）时，可以考虑使用带凸翼的吸唾器 [例如，Svedopter（E.C.Moor 公司）或 Speejector（Pulpdent 公司）图 14-2B 和 C]。为避免软组织损伤，放置这个装置时必须小心谨慎。在凸翼和下颌舌骨嵴之间放置棉卷能够将患者口内的不适感最小化，并能够避免夹持凸翼的弹簧损伤到下颌舌骨嵴表面的软组织。同时，如果棉卷放置的位置适当，还能防止凸翼过度移向颊侧，因而能够使凸翼更好地放置在下颌后牙的舌侧。必须注意不要过度收紧颊部的夹子，因为口底的压力会使患者感觉相当不舒服。能够阻挡舌头的一次性吸唾器效果也不错（图 14-2F）。作为橡皮障和棉卷的替代物，牙科隔离装置，如 Isolite（图 14-2E），也能够理想地控制口腔的水分、湿度和回湿性。

除了在排龈过程中常规用作止痛外，局部麻醉也对唾液控制相当有帮助。来自牙周膜的神经冲动部分参与调控唾液分泌功能；当这种神经冲动被麻醉阻滞时，唾液量将显著减少。

当唾液控制异常困难时，可以考虑使用止涎剂（表 14-1）。某些止涎剂（这类药物阻断副交感神经的支配作用，因此减少唾液分泌）的不良反应是口干[3, 4]。这类药物包括阿托品、双环维林（又名双环胺）和溴丙胺太林（普鲁本辛）。抗胆碱能制剂老年人慎用，心脏病患者禁用，因为会导致永久性失明，青光眼患者也禁用此药。在普通人群中不明原因的青光眼的患病率较高，一些内科医生建议所有患者在使用止涎剂前做好眼科检查。

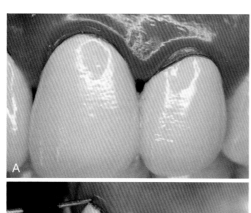

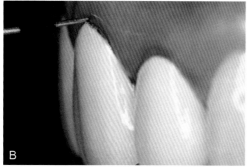

图 14-1 ■ 不良外展隙外形（A）过高的外形高点（B）导致牙龈组织的炎症反应和退缩

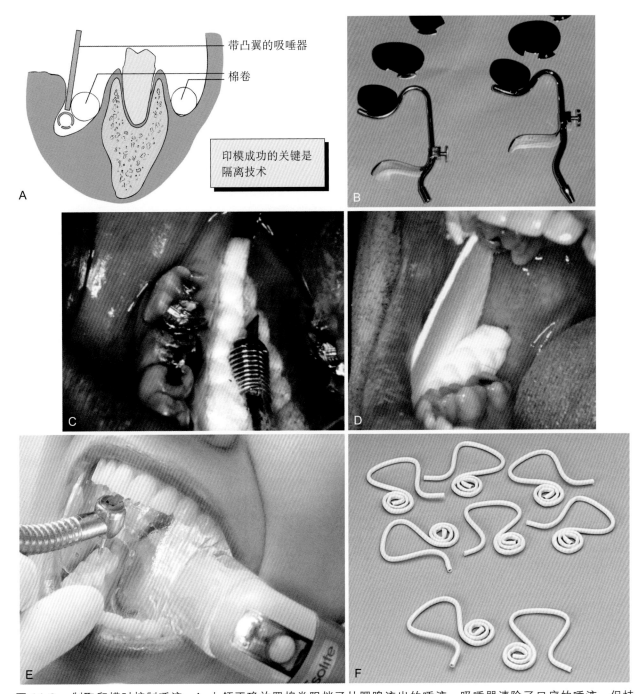

图 14-2 ▪ 制取印模时控制唾液。A. 上颌正确放置棉卷阻挡了从腮腺流出的唾液，吸唾器清除了口底的唾液，保持预备牙齿干燥的同时凸翼将舌体推向中间；B. Svedopter（左）和 Speejector（右）吸唾器；C. Svedopter 和棉卷在口腔内；D. 吸唾卡片；E. Isolite 发光齿科隔离系统；F. Hygoformic 一次性吸唾系统（E. 由 Isolite 系统，Santa Barbara, California 提供，F. 由 Sulivan-Schein Dental, West Allis, Wisconsin 提供）

表 14-1　具有止涎效果的药物 *

商品名	有效成分	剂量
普鲁本辛	溴丙胺太林	7.5~15 mg
胃长宁	格隆溴胺	1~2 mg
双环胺	双环维林	10~20 mg

*在需要干燥效果前 30~60 min 给药（个体剂量需根据最新的使用说明加以调整）

氯压定[5] 这种降压药能够减少唾液分泌。有证据表明它比止涎剂更安全，并且无特殊的使用禁忌，但是在使用升压药的患者中应谨慎使用。在一项临床试验中[6]，0.2 mg 的氯压定与 50 mg 乙胺太林（抗胆碱药）减少唾液分泌的效果相当。

排龈

排龈的作用是获得到达预备牙齿的通路，暴露所有必须显露的经预备和未经预备的表面。组织排移可以通过机械、化学或手术的方法取得[7]。

机械排龈使用排龈线（通常浸透了化学药剂）效果显著（图 14-3）。此外，排龈泡沫或排龈膏系统常结合机械使用[8]。化学药品，如硫酸铝或肾上腺素能引起局部软组织收缩。手术组织移除可使用刮除术、手术刀切除术、电外科或激光。

排龈线

术区干燥后，将未浸渍的排龈线置于龈沟内并保持足够长的时间以扩大龈沟。排龈线被推入龈沟并且使牙周膜纤维机械性伸展。穗状编织排龈线[如 GingiBraid (Van R Dental Products)] 或网状编织排龈线 [如 Ultrapak (Ultradent Product)] 通常会使排龈更加容易。然而应避免使用更大尺寸的穗状编织排龈线，因为它们有堆叠的趋势，这对于龈沟内无创放置的要求来说太厚了。某些龈沟极窄阻碍了更小尺寸的搓捻或编织排龈线的放置，这时，最宜使用扁平的羊毛状排龈线进行初始排龈。

化学药品浸透的排龈线或浸渍了止血药 [如 Hemodent (Premier Dental Products)] 的排龈线能够更好地扩展龈沟[9]。这些药物（图 14-4）含铝盐或铁盐，可引起一过性缺血，使牙龈组织收缩。添加金属纤维加强的排龈线有助于维持它们在龈沟内的位置。

即便如此，当排龈线移除后，龈沟将迅速闭合（小于 30 s），因此必须立刻制取印模[10]。药物有助于控制龈沟液的渗出。氯化铝（$AlCl_3$）和硫酸铁 [$Fe_2(SO_4)_3$] 最为适宜，因为它们对组织损伤最小。另外，一种含交感神经兴奋胺的洗眼剂 [盐酸四氢唑啉（眼药水），0.05%] 或鼻部血管收缩剂 [羟甲唑啉（羟间唑啉），0.05%] 也同样能有效控制龈沟液渗出[11]。

许多药物的止血作用仅仅在狭窄的低 pH 值水平范围内保持稳定。表 14-2 列出了一些常用材料的平均 pH 值。维持低 pH 值水平引起了人们对酸溶液作用于牙齿结构的关注，尤其重要的是关注酸对玷污层的影响[12, 13]。图 14-5 是牙本质在常用 $Fe_2(SO_4)_3$ 溶液中暴露不同时段后的一系列扫描电镜图片。组织排移有时间依赖性，必须经过几分钟

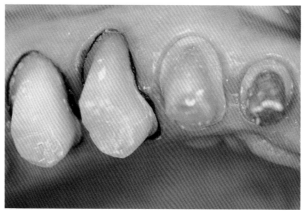

图 14-3 ■ 排龈线置于龈沟中，尽可能靠近预备牙齿边缘，将周围组织推向外侧

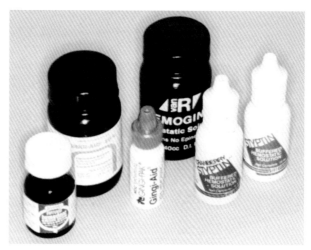

图 14-4 ■ 止血剂

才能达到充分的排移，此时大多数情况下玷污层应该已被去除。因此，为了将术后敏感的风险最小化，随后的牙本质小管封闭十分必要[14]。有些浸透肾上腺素的排龈线已经商品化，但使用肾上腺素需小心谨慎，因为它能引起心动过速[15]，尤其当它被放置于破损的组织内时。肾上腺素使用剂量的控制也有潜在的问题。在一项研究中[16]，临床医生没有发现使用浸透肾上腺素的排龈线有任何优势。

1999 年的一项调查研究显示，54% 的修复医师更喜欢使用浸透 $AlCl_3$ 缓冲液的排龈线，超过 35% 的医生常规使用 $Fe_2(SO_4)_3$ 或 $AlCl_3$[17]。这些研究者还报道超过一半的临床医生使用双线排龈技术（图 14-6）。这项技术中，第一根细线无重叠地放置在牙龈沟底，第二根线放置在上部将组织推移至一旁。第二根线在印模制取前立即取出，第一根线留在龈沟底以减少渗出。

表 14-2　常用止血剂的酸碱度

止血剂	生产厂商	有效成分	赋形剂	平均 pH 值
Astringedent	Ultradent	15.5% $Fe_2(SO_4)_3$	酒精	0.7
Gingi-Aid	Gingi-Pak	25% $AlCl_3$ 缓冲液	酒精	1.9
Styptin	Van R	20% $AlCl_3$	乙二醇	1.3
Hemodent	Premier	21.3% $AlCl_3$-6- 水合物	乙二醇（酒精）	1.2
Hemogin-L	Van R	$AlCl_3$	酒精	0.9
Orostat8%	Gingi-Pak	8% 外消旋 HCl 肾上腺素	酒精	2.0
ViscoStat	Ultrdent	20% $Fe_2(SO_4)_3$	酒精	1.6
Aluminum chloride 25%	USP	25% $AlCl_3$	酒精	1.1
Stasis	Gingi-Pak	8% 外消旋 HCl 肾上腺素	酒精	2.0
For comparison： 　Ketac Conditioner	3M-ESPE Dental	25% 聚丙烯酸	酒精	1.7

$AlCl_3$，三氯化铝；$Fe_2(SO_4)_3$，硫酸铁；HCl，盐酸

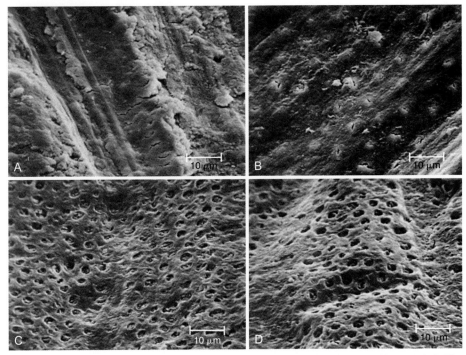

图 14-5 ▪ 接触止血剂后牙本质玷污层发生紊乱。A. 牙本质表面经高速运转的细颗粒金刚砂车针预备；B. 暴露在 15.5% 硫酸铁 [$Fe_2(SO_4)_3$] 溶液 30 s 后，玷污层大部分被去除，但许多牙本质小管仍保持阻塞状态；C. 暴露 2 min 后，玷污层完全被去除，大部分管周牙本质似乎完好无损；D. 暴露 5 min 后，牙本质被酸蚀，大部分管周牙本质被去除（引自 Land MF, et al: Disturbance of the dentinal smear layer by acidic hemostatic agents. J Prosthet Dent 72:4,1994）

操作步骤

1. 将预备牙齿用棉卷隔离，放置吸唾器和其他需要的装置，使用气流干燥此区域。不要使牙齿过分干燥以防术后敏感。

2. 剪取一段足够环绕牙齿的排龈线（图 14-7）。

3. 将排龈线浸入止血剂中，在纱布块上挤压出多余的溶液。浸透的排龈线经干燥后放入龈沟内，但应当在去除时略保持湿润，以防菲薄的龈沟上皮黏附于排龈线上被撕裂。一个便利的控制润湿水量的方法是添加齿科镊尖端所能夹持的水量。

4. 将非编织的排龈线扭紧以易于放入。

5. 将排龈线沿牙齿周围环绕，采用合适的器械轻柔压入龈沟（图 14-7C）。

通常从基牙邻面开始排龈最容易（图 14-7D），因为邻面的龈沟较颊舌面深。排龈器械应当与牙面微呈角度，这样排龈线可以被直接压入龈沟。同时器械应当与压入的排龈线微呈角度，否则已压入的排龈线容易脱出。使用第二个器械压住已排入的排龈线有助于下一步操作。

组织排移必须轻柔，但排龈线必须足够稳固地放置在预备边缘的根尖方向。应当避免将排龈线紧密堆积，因为会使牙龈附着撕裂，导致牙龈永久退缩。避免重复使用从龈沟脱出的排龈线，因为会导致牙龈退缩（图 14-8）。

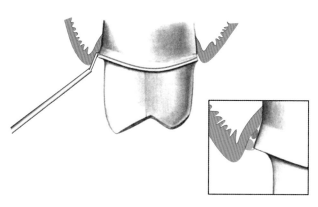

图 14-6 ■ 双线排龈技术。较细的排龈线在取印模时留在龈沟内，靠近预备体边缘的较粗的排龈线在印模材料填入注射器的同时立即取出

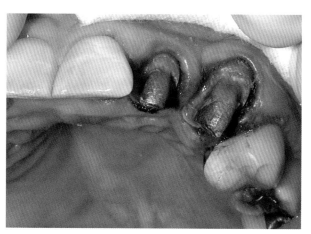

图 14-8 ■ 过度的组织排移导致牙龈退缩和损伤。在进一步操作前，组织必须恢复至健康状态，需对临床状况再次评估（由 Dr. R.D. Douglas 提供）

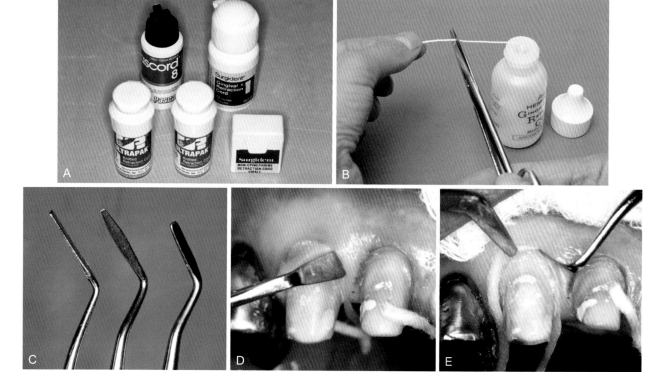

图 14-7 ■ A. 各种排龈线；B. 剪取一段足够环绕牙齿的排龈线；C. 大多数排龈器械尖端略圆带锯齿状，能够将排龈线持留在龈沟内；D. 从近中开始放置排龈线；E. 另一个排龈器械防止排龈线脱出（D 和 E 由 Dr. R.D. Douglas 提供）

评估

牙龈炎症常会阻碍组织排移。炎症和肿胀的组织更容易出血，出血引起的潮湿阻碍了印模材料对预备牙齿表面应有的润湿。

第一根排龈线压入几分钟后的评估能够指示实际达到的组织排移量。临床医生应从𬌗面观察预备牙齿评估组织排移充足与否。医生应能够看见预备牙齿边缘的全周长和未被遮挡的排龈线，没有游离的牙龈组织覆盖排龈线或碰触牙齿。这好比围绕着城堡的护城河。可见的排龈线的宽度应当不超过排龈线本身宽度的一半。如果存在任何疑问，医生可以去除排龈线进行评估。在 30～60 s 间整个预备牙齿边缘应当清晰可见并且保持能够被直视。如果有任何组织很快合拢并接触到预备牙齿，必须格外关注此区域，此次评估后需立刻压入第二根线。第二根线的放置通常相当简单，因为牙周膜纤维已经被第一根线拉长了。

如果评估通过，通常会在印模材料调拌的同时迅速放入第二根线以维持组织排移效果。如果龈沟扩展效果不理想，尤其是当重复上述步骤后仍无法达到充分组织排移时，必须对组织健康进行重新评估。

双线排龈技术很有益。初始的细线经过修剪后放入，因此末端不会重叠。第二根较粗的线浸渍止血剂，以常规方式放入龈沟，几分钟后取出。第一根细线在印模制取过程中留在龈沟内。成功的关键是，在第一根线顶部与预备边缘之间保留有 1 mm 未经预备的牙齿结构。使用这项技术时，临床医生应当小心不要对组织施加过多的压力，否则会破坏上皮附着。

使用注射控制出血

操作步骤

1. 在注射器内加入 $Fe_2(SO_4)_3$ 溶液（图 14-9A）并安装注射头（图 14-9B）。尖端有棉纤维的中空金属注射头可以控制药剂的流量。

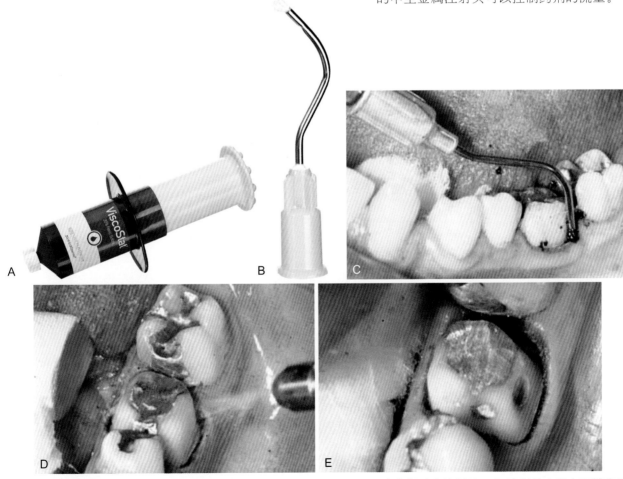

图 14-9 ▪ 注射器输送硫酸铁 [$Fe_2(SO_4)_3$] 控制出血。A 和 B. $Fe_2(SO_4)_3$ 止血凝胶和注射头；C. 注射头在出血区域来回移动并缓慢注射 $Fe_2(SO_4)_3$；D. 用水喷雾清洁此区域；E. 一旦出血得到控制，印模制取前以常规方式排龈（A 和 B. 由 Ultradent Products Inc., Salt Lake City, Utah 提供）

2. 将注射头在出血区域来回移动约 30 s，不停地缓慢注射以补充溶液（图 14-9C）。

3. 用水 - 气洗涤器冲洗此区域（图 14-9D）并轻吹干。检查出血被控制的程度（图 14-9E）。根据需要重复上述操作数次，之后放置排龈线。

4. 取出排龈线之前，用水轻微湿润排龈线以降低将血凝块带出后再次出血的风险。轻微干燥组织并进行印模制取。

评估 大多数情况下，延迟印模制取是正确的决定，关注于改善组织健康（如，重新评估过渡性修复体的质量，加强口腔卫生指导并使用氯己定漱口水），而不是尝试在不利的情况下制取印模。轻微出血可以使用止血剂控制 [ViscoStat 或 Astringedent 15.5% $Fe_2(SO_4)_3$]，使用 Dento-Infusor 注射头按照 Ultradent Products 的建议操作或在邻近的牙龈乳头处局部浸润麻醉。

排龈膏

有些牙医推荐使用排龈膏（Expa-syl，Kerr Corp）（图 14-10）代替排龈线[18]。含氯化铝的排龈膏经特制输送枪注射到干燥的龈沟中。与传统的排龈线相比这个系统的优点包括止血效果好和不适感较轻[19]。然而组织排移量较排龈线少，这给下一步技工修整代型的工作带来更多问题。如果使用中空棉卷（Roeko Comprecap，Coltène Whaledent）将排龈膏直接挤压入龈沟，排龈效果将会大大提升。

另一类排龈膏依赖于体积膨胀，最初由 Feinmann 和 Martignoni 报道[20]，他们将聚二甲基硅氧烷与锡催化结合，释放出的气体使体积膨胀 4 倍。当这种排龈膏进入龈沟，紧接着将预成的暂时冠就位，体积膨胀向根方流动，从而扩大了龈沟，便于印模制取。有一种材料（Magic FormCord，Coltène Whaledent）基于相同原理，

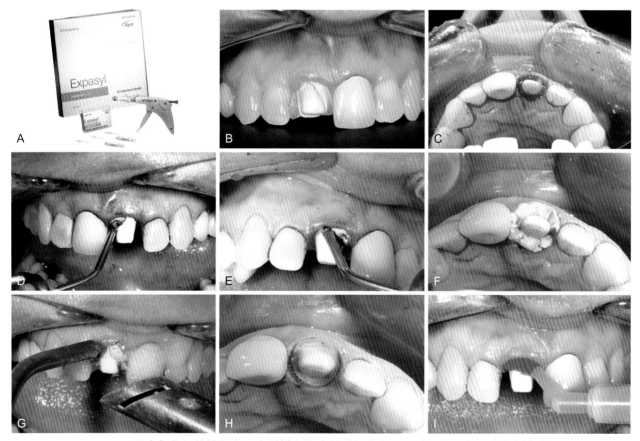

图 14-10 ▪ A. Expasyl 是含氯化铝的排龈膏。此材料直接注射到龈沟中；B. 破损的全瓷冠边缘有缺陷，因此导致严重的牙龈组织炎症和出血；C. 冠被去除；D~F. 膏体直接注入预备牙齿边缘的牙龈组织；G. 1~2 min 后，用大量流水冲洗干净膏体；H. 在注射印模材料前准备完毕的牙齿（I）（A. 由 Kerr Corp, Corp, Orange, California 提供；B~I. 由 Dr. Tony Soileau 提供）

但需使用中空棉卷（Roeko Comprecap，Coltène Whaledent）给膨胀的泡沫加压（图14-11）。

𬌗向模板印模技术

体积膨胀的排龈膏起作用是因为用暂时冠或中空棉卷在𬌗方施加了压力，从而使印模材料能够向根方移动。临床医生得益于同样的原理，从而使用𬌗向模板。

LaForgia[21]首次报道后，Livaditis[22]报道了更多的现代材料，模板采用刚性材料，诸如聚乙烯，直接覆盖在预备牙齿上制作。如此获得的模板边缘用手术刀修整去掉1mm。在口内使用时，模板内注满中等流动性的印模材料，在预备牙齿上就位，确保印模材料向根方流动。然后将填满常规流动性印模材料的合适的托盘在模板上方就位（图14-12）。

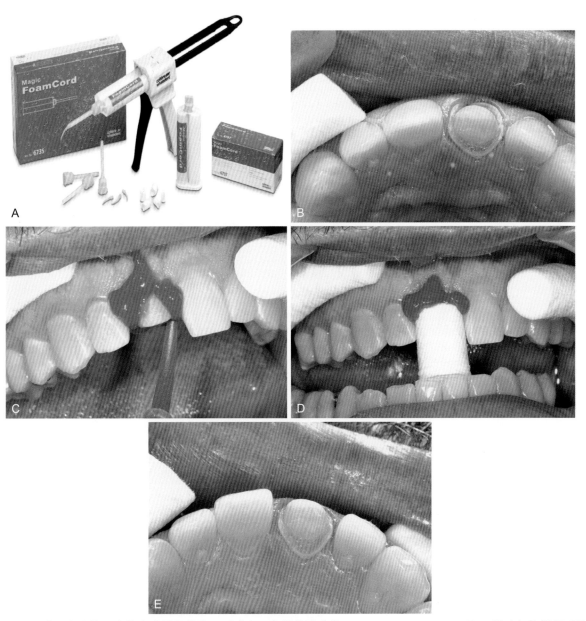

图14-11 ■ 使用膨胀的聚合物泡沫排龈能将不适感和牙龈损伤最小化。A. Magic Foamcord 聚乙烯硅氧烷排龈系统；B. 上颌中切牙全瓷冠预备体。如果出血显著可以使用硫酸铁控制（图14-9）；C. 膨胀的聚合物泡沫被注射到预备牙齿周围并且使用特制的中空棉卷加压（Roeko Comprecap Compression Caps）；D. 患者咬合在中空棉卷上，使压力保持5min；E. 印模材料注射前，软组织已经从预备牙齿边缘排移开（A. 由 Coltène Whaledent, Cuyahoga Falls, ohio 提供）

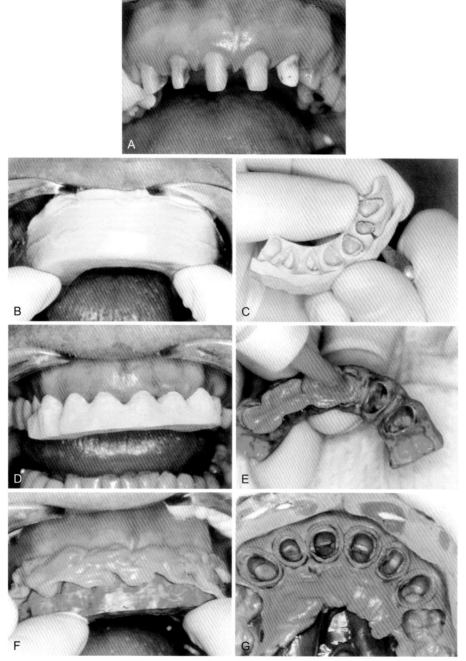

图 14-12 ■ 咬合板印模系统。A. 上颌前牙全冠预备。B. 在排龈前使用弹性印模重体材料制作模板。记录牙龈顶端的位置是主要目的。C. 用刀片修整模板的唇侧和腭侧。模板应当比预备牙齿延伸 1/2~2/3 的牙位并靠近牙龈顶端。黑线指示了龈沟的延伸。D. 模板在口内就位。选择合适的成品托盘覆盖模板和其余未被模板覆盖的牙齿。E. 模板涂布粘接剂并注满中等黏稠度的印模材料。F. 模板的印模以轻压力就位。在模板内印模材料聚合前，将成品托盘注满中等黏稠度的印模材料并覆盖在模板上就位。G. 印模完成（引自 Livaditis GJ: The matrix impression system for fixed prosthodontics. J Prosthet Dent 79:208,1998.）

电外科

　　电外科设备[23-26]可以用于印模制取前少量组织的去除。在一项技术中[27]龈沟内的上皮衬里被去除，这有助于制作龈下冠边缘（图 14-13B~F）并且能有效控制术后出血[28]（假设组织没有炎症）。

遗憾的是此技术存在术后牙龈退缩的潜在可能[29]。

　　电外科设备工作的原理是高频电流［1 万 ~4 万赫兹（1 赫兹 =1 周期 /s）］从大电极到小电极再通过组织。在小电极，电流引起快速的局部极性交换，导致细胞崩解（"切割"）。用于口腔修复操作时，推

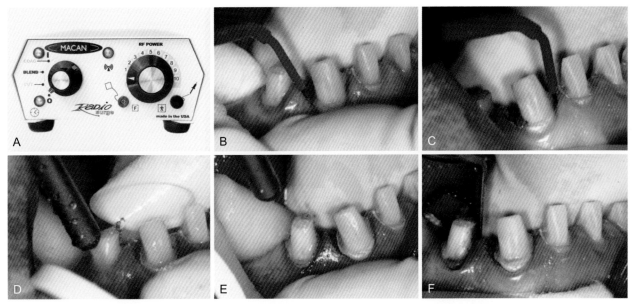

图 14-13 ■ A. 电外科设备；B. 电极头探查准备切除的区域；C. 电极头划过增生的组织，对此区域进行冲洗（D）和干燥以备检查（E）；F. 组织去除后，在印模制取前放置排龈线（A. 由 Macan Engineering Co., Chicago, Illinois 提供）

荐使用未调制的交流电以减少对深层组织的损伤[24]。

使用电外科设备之前需注意以下几方面：

• 使用禁忌包括患者体内或身体附近有任何电子医疗设备［如心脏起搏器，经皮电刺激神经疗法（TENS）设备，胰岛素泵］[30]，即便目前更新的装置能够使多余的电流偏转[31]。患者疾病未愈身体不能耐受或有放射治疗史。

• 不适用于牙龈附着较薄处（如上颌尖牙唇侧组织）。

• 不能和金属器械一起使用，因为接触会引起电休克（可使用塑料材质的口镜和吸唾管）

• 必须施行软组织麻醉。

• 最好使用细金属丝或微小锥度的电极扩大龈沟。圈形电极用于牙龈外形修整。

• 仪器应当被设置为未调制的交流电模式。

• 电极头应快速持续地划过组织。

• 如果电刀有拖拽感，仪器的电流设置太低，应当增大电流。

• 如果组织内出现火花，表示仪器的电流设置太高，应当减小电流。

• 不要在 5 s 内反复滑动切割。

• 电极上不能残留组织碎片。

• 电极不得触碰金属修复体。在对狗的实验中，0.4 s 的接触导致狗的牙髓出现不可逆的损伤[32]

• 排龈线放置前应使用过氧化氢溶液冲洗龈沟。

软组织激光

软组织激光被应用于齿科，能够在印模制取前提供卓越的辅助组织处理（图 14-14 和图 14-15）[33, 34]。它们也可以用于组织形态修整，通过在预备牙齿周围制作一个凹槽，从而进行有预见性的组织去除。激光二极管，以近红外短波运转，据称[35] 能将不适感最小化或不会给患者带来不适感，也不会导致组织退缩。与传统的排龈方式相比它能够更有效地止血。

放射外科学

放射外科学采用的是一项用无线电波来切割和（或）凝结的技术。相比电外科，它的优势是产热很少[35]。组织移除或凝结所采用的波形不同。

材料学

James L. Sandrik

弹性印模材料

有许多材料适合于软硬组织精确阴模的制取。按照它们的发展历史，列举如下：

1. 可逆性水胶体。
2. 聚硫化物聚合体。
3. 缩聚型硅橡胶。
4. 聚醚。
5. 加成型硅橡胶。

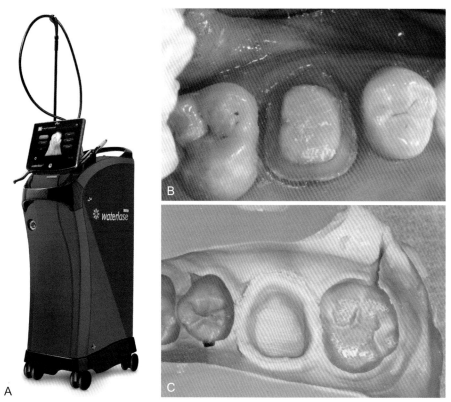

图 14-14 ▪ A. 铒，钴：钇 – 钪 – 镓 – 石榴石（WaterLase YSGG）激光脉冲；B. 印模制取前激光形成的凹槽；C. 印模
（由 BIOLASE,Inc.,Irvine, California 提供）

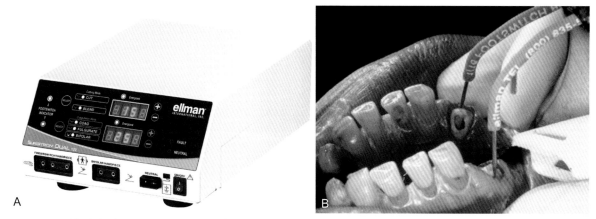

图 14-15 ▪ A. 放射外科设备；B. 印模制取前扩大牙龈沟（A. 由 Ellman, A Cynosure Company, Hicksville, NY 提供；
B 和 C. 由 Dr. A. Scott 提供）

每一种材料都有其优缺点，没有一种材料是完美的。然而，它们有一个共同的特征：只要使用正确，就能够制造出具有足够精确度[36] 和表面细节[37] 的模型，可用于制作符合临床要求的固定修复体。相比之下，不可逆性水胶体印模材料不够精确，不适合制作精密的固定修复体。

不过，选择使用某一种材料要考虑多方面因素：如果在灌制石膏模型前必须储存印模，最佳选择是聚醚和加成型硅橡胶，因为它们表现出足够的长期尺寸稳定性；另一类材料，特别是可逆性水胶体，必须在印模制取后立即灌制模型。如果要使用环氧树脂灌制印模或进行电镀（见第 17 章），就不能使用可逆性水胶体，因为它仅仅和代型石膏相匹配。

弹性印模材料的优缺点列举如表 14-3 所示。

表 14-3 弹性印模材料

材　料	优　点	缺　点	建议用途	注意事项
不可逆水胶体	快速凝固 技术简单	精度和表面细节再 　现较差	研究模型 不适用于终模型	必须立即灌制模型
可逆性水胶体	价格低 亲水性 工作时间长 材料消耗低 不需要个性化托盘	抗撕裂强度低 尺寸稳定性低 需要特殊设备	多个预备体 控湿问题难以解决时	必须立即灌制模型 只能灌制石膏模型
聚硫化物聚合体	抗撕裂强度高 比其他弹性印模材 　料易灌制模型	不易操作 气味难闻 固化时间长 稳定性：不规则	大多数印模制取	必须在 1 h 内灌制模型； 　固化需 10 min
缩聚型硅橡胶	使用方便 固化时间短	稳定性：不规则 疏水性 润湿性差	大多数印模制取	必须立即灌制模型 灌制过程当心产生气泡
加成型硅橡胶	尺寸稳定 使用方便 固化时间短 有自动混合包装	疏水性 润湿性差 有些材料释放 H_2 亲水成分吸湿	大多数印模制取	采用某些材料灌制模型 　需延迟 当心产生气泡
聚醚	尺寸稳定 精确 固化时间短 有自动混合包装	固化后：非常坚硬 吸湿性 工作时间短	大多数印模制取	当心灌制后分离模型时 　牙齿折断

可逆性水胶体

可逆性水胶体（也称为琼脂水胶体或单一水胶体）（图 14-16）最初来源于天然的海藻产品。然而，目前使用的材料颇为不同。

如果立即灌制模型，可逆性水胶体灌制出的模型具有卓越的尺寸精度和令人满意的表面细节。温度升高，它从凝胶变为溶胶。这个变化是可逆的，即当材料冷却后，黏稠的液态溶胶变为弹性凝胶。琼脂从凝胶到溶胶的转变温度是 99℃（210 ℉），但可保持溶胶状态直到温度降至 50℃（122 ℉），在仅仅略高于体温的温度下成为凝胶状态。这些特性使它非常适合作为印模材料。

可逆性水胶体有不同的黏稠度。通常，重体托盘材料与较低黏稠度的注射材料配合使用。材料所需的温度变化由特殊的调控装置（图 14-36 和图 14-37）和水冷托盘来控制。

可逆性水胶体缺乏尺寸稳定性，主要原因是材料易于释放水或吸水（脱水和吸水）。如果可逆性水胶体体积足够大（表面积与体积的比值低），其印模的精确度会提高。相反，弹性印模材料精确度的提高依赖于减小体积（例如，聚硫和缩合型硅橡胶），因为这样印模从牙列上移开时所产生的应力减小[38]。因此，可逆性水胶体的另一个优点是不需要使用个别托盘。

聚硫化物聚合体

聚硫聚合物（图 14-17），通常（虽然错误地）被公认为橡胶基聚合物，最早出现于 20 世纪 50 年代中期。（注意所有的弹性印模材料均可以被称为橡胶，不仅仅是聚硫）。因为比水胶体材料具有更好的尺寸稳定性和抗撕裂强度，它在牙医中广泛使用。不过，它需要在印模制取后立即灌制模型，延迟 1 h 灌制将导致临床尺寸的显著改变[30]。

聚硫化物聚合过程中有轻微的收缩，但这个影响能够通过使用个性化托盘从而减小材料的体积来

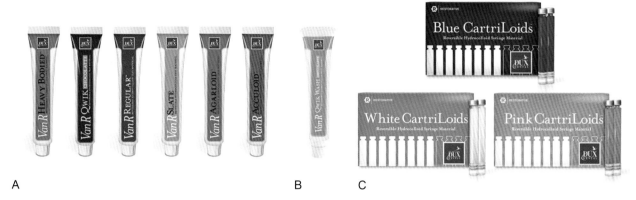

图 14-16 ▪ 可逆性水胶体印模材料。A. 托盘材料；B. 稀薄材料；C. 注射材料（由 Dux Dental, Oxnard, California 提供）

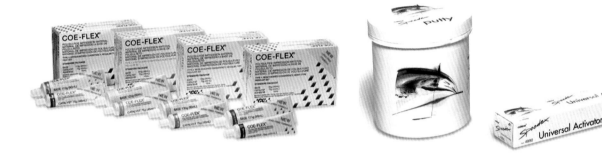

图 14-17 ▪ 聚硫化物聚合体（由 GC America Inc., Alsip, Illinois 提供）

图 14-18 ▪ 缩聚型硅橡胶（由 Coltène Whaledent, Cuyahoga Falls, Ohio 提供）

消减[39]。一般使用双混技术，即重体托盘材料和黏稠度稍低的注射材料同时聚合，形成有足够强度的化学结合[40]。

聚硫材料较高的抗撕裂强度[41, 42]和弹性特性有利于其在龈沟区域和钉洞的印模制取，并且它的尺寸稳定性优于水胶体材料（不及聚醚和加成型硅橡胶）。虽然它是价格最低廉的弹性印模材料，却并不受患者欢迎，因为它散发出难闻的硫化物气味，并且口内固化时间长（约 10 min）。此外，较高的湿度和温度会急剧缩短它的工作时间[43]，以致聚合在放入口内前就开始固化，导致严重的变形。虽然牙科诊室内通常使用空调，但是当室温接近 25℃（77 ℉），湿度超过 60% 时就有可能出现问题。

以往，聚硫材料聚合的催化剂是二氧化铅，这也是材料呈典型棕色的原因。未聚合的材料极具黏性，应当小心操作，因为它污染衣物后永远不能洗净。目前的聚硫材料通常使用氢氧化铜催化聚合，聚合物呈浅绿色，与二氧化铅催化聚合的材料性能相似（除固化时间缩短外）。

缩聚型硅橡胶

缩聚型硅橡胶克服了聚硫的一些缺点（图 14-18），它本身没有难闻的气味并且几乎能够染成任何颜色。它的尺寸稳定性稍逊于聚硫，但强于可逆性水胶体。优点是相对短的口内凝固时间（6~8 min）。因此，患者更喜欢缩合型硅橡胶。另外，与聚硫相比，缩聚型硅橡胶也不易受到操作室高温度和高湿度的影响[38]。

缩聚型硅橡胶的主要缺点是润湿性差，这源于它的极度疏水性（因此，它被用于商业喷雾，防止自动电系统受潮）。基于此，预备牙齿和龈沟必须完全干燥，这样印模才能够避免气泡的混入。相比于其他印模材料，灌制模型时不混入气泡也变得更加困难，这可以使用表面活性剂来克服。硅橡胶印模材料有多种黏稠度。一项技术是使用重体油泥在口内形成个别托盘，通常使用聚乙烯薄膜作为间隔。间隔为一薄层轻体材料提供了空间。这项技术在托盘就位时需要相当小心，以防在固化的油泥中产生拉应力。如果产生拉应力，从口内取出时印模会回弹，导致代型过小[44]。还需要小心避免唾液污染油泥表面，唾液会阻碍稀薄印模材料的完全黏附[45]。

缩聚型硅橡胶和聚硫的尺寸不稳定性的原因在于它们的聚合方式。它们都是缩聚物，聚合反应的副产物是酒精和水，副产物从聚合物中蒸发引起体积收缩。

聚醚

聚醚印模材料（图 14-19），20 世纪 60 年代中期生产于德国，聚合机制不同于以往的弹性印模材料。它没有易挥发的反应副产物，因此有出色的尺寸稳定性。另外，它的聚合收缩[46]小于大多数室温聚合系统。然而它的热膨胀[47]大于聚硫。聚醚的高尺寸稳定性允许它在印模制取后超过 1 d 仍能灌制出精确的模型。这在不能或不方便立即灌制模型的情况下十分便利。另一个优点是较短的口内聚合时间（大约 5 min，不到聚硫材料聚合时间的一半）。因为这些原因，聚醚被许多临床医生使用。

然而，聚醚也有一些缺点。聚合后材料十分坚硬，给石膏模型从印模中分离带来困难。除非医生格外小心，否则细小的单颗牙齿特别容易折断。为避免这个缺点，较柔软的配方已经问世。只有当聚醚干燥保存时是稳定的，因为吸湿后尺寸会发生显著的改变。相对短的操作时间可能会限制一次印模制取时包含基牙的数量。有个别对聚醚出现超敏反应的报道[48]（表现为突然产生的烧灼感，瘙痒和普遍的口腔不适感）。因此对于过敏患者不能再使用聚醚，应选择另外的弹性材料。据报道改进产品虽然没有完全解决这些问题，但减少了问题的发生[48]。

加成型硅橡胶

加成型硅橡胶（图 14-20）在 20 世纪 70 年代开始被用作齿科印模材料。也被称为聚乙烯硅氧烷（聚硅氧烷是硅树脂的化学表达），它在许多方面和缩聚型硅橡胶相似，只是尺寸稳定性更好[49]（与聚醚材料相当），工作时间更容易受温度影响[37]。其固化后硬度小于聚醚但大于聚硫。与前述其他材料一样，使用时有软组织的不良反应报道[50]。这一类材料的一个缺点是会被乳胶手套[51]或暂时冠材料[52]阻聚。生产手套中使用的硫化剂或促进剂二硫代氨基甲酸盐，被认为是阻聚成分[53]。对于某些加成型硅橡胶印模材料，手套暴露于酒精中会加剧对印模材料的阻聚[51]。如果使用的是手调型油泥，这个问题就会凸显，不过如果周围组织被手套触碰，问

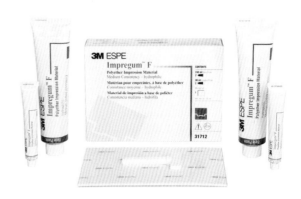

图 14-19 ■ 聚醚印模材料（由 3M ESPE Dental, St. Paul, Minnesota 提供）

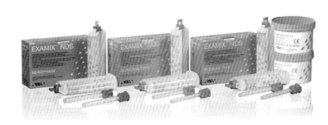

图 14-20 ■ 加成型硅橡胶（由 GC America Inc., Alsip, Illinois 提供）

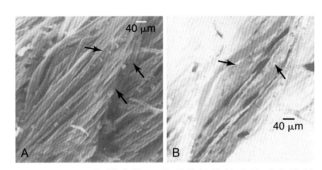

图 14-21 ■ A. 扫描电镜下发现排龈线被乳胶手套接触后污染，箭头处指示排龈线表面和纤维内的颗粒物；B. 电子探针显微分析被乳胶手套污染的排龈线，红色斑块是硫元素所在的区域（箭头）（引自 Kimoto K, et al:Indirect latex glove contamination and its inhibitory effect on vinyl polysiloxane polymerization. J Prosthet Dent 93:433,2005.）

题会在印模放置前立即发生。也有研究显示硫化物和氯化硫可以从乳胶手套传播到排龈线上[54]，这使阻聚剂传播到龈沟组织（图 14-21）。使用加成型硅橡胶时，应当使用不干扰聚合的手套[55]。

与缩聚型硅橡胶一样，加成型硅橡胶是疏水的。有些配方中加入表面活性剂，赋予它们亲水的属性[56]，增加了类似聚醚材料的润湿性[57]。这些产品接触水分后也会像聚醚一样分散[58]。通常加成

型硅橡胶将低黏稠度的注射材料和高黏稠度的托盘材料联合使用。虽然也有单相配方，但单相配方较容易混入气泡[59]。

灌制模型时应当遵照厂商的说明，一些早期的产品需要延迟灌制。否则，印模材料释放的气体会在灌制模型表面产生气孔。新一代的产品含有"清除剂"，能够阻止印模 - 模型界面的气体逃逸。含有清除剂成分的加成型硅橡胶可以立即灌制模型。

乙烯基聚醚硅橡胶

乙烯基聚醚硅橡胶（图 14-22）的配方结合了加成型硅橡胶和聚醚的特性。商品化应用始于 2009 年。它的尺寸稳定性类似于加成型硅橡胶和聚醚[60]。

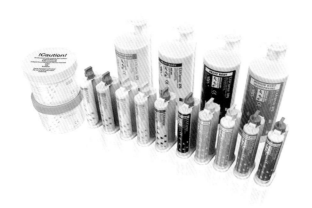

图 14-22 ■ 乙烯基聚醚硅橡胶（由 GC America Inc., Alsip, Illinois 提供）

印模托盘

印模材料的选择影响托盘的选择。可逆性水胶体需要特殊的水冷托盘，而不可逆性水胶体以及许多适用于程序不复杂的固定修复体的弹性印模材料使用预成托盘。为了减少使用预成托盘所产生的变形，托盘材料必须足够坚硬，托盘设计应当能控制印模材料的厚度。固位力由孔、边缘锁结、粘接剂或以上几者的组合来提供（图 14-23）。每个患者的个别托盘根据诊断模型制作（见第 2 章），比预成托盘有许多优越之处。

粘接剂必须提前充分涂布以保证完全干燥，然而它们触碰上去仍轻微黏性。因为挥发性溶剂的挥发有时间依赖性，最好涂布一薄层。与涂布型粘接剂相比，喷雾型粘接剂用于聚乙烯硅氧烷印模材料与自固化和光固化托盘的粘接时固位力显著较低[61]。

个性化托盘制作

个性化托盘通过限制印模材料的体积来提高弹性印模材料的精确度[62]，这避免了两个错误来源：取出印模时的应力和热收缩。减小弹性印模材料的体积增加了它的精确度，但对于可逆性水胶体材料情况正好相反。亲水性印模材料的尺寸变化是由于从表面失水（或获得水）。体积较大的亲水性印模材料表面积与体积的比值较低，因此尺寸变化反而较小。

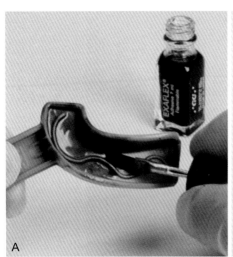
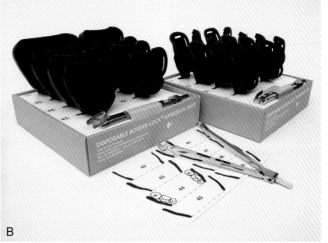

图 14-23 ■ A. 这个预成局部托盘依靠内部改进来确保印膜材的厚度；B. 这个系统允许牙医根据患者牙弓宽度选择匹配的托盘（B. 由 Clan Dental Products, Maarheeze, The Netherlands 提供）

个性化托盘可以使用自固化丙烯酸树脂、热塑性树脂或光固化树脂。热塑性树脂可以在水浴中软化，以手工制作或使用带加热装置的真空成型设备制作（图14-24，图14-25）。使用热塑性托盘或光固化托盘制取的印模其精确度与使用自固化树脂托盘时相当[63, 64]。光固化材料使用十分方便，因为完成固化不需要太长的等待时间[65]（图14-26）。另外，树脂在潮湿环境中不易变形，因此印模适合于电铸代型技术（见第17章）。只要使用合适的粘接剂，树脂托盘与印模材料能够形成较强的结合[66]。

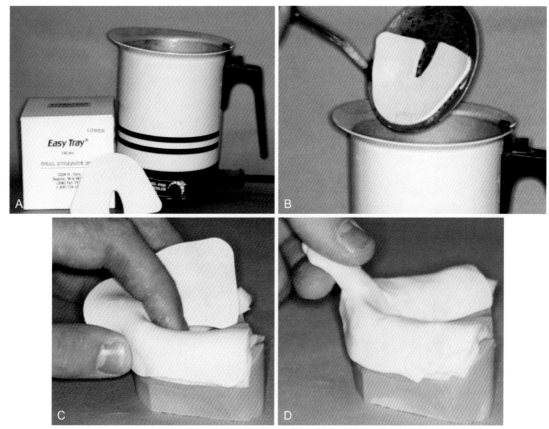

图14-24 ■ 热塑个性化托盘材料。A和B.材料在热水中软化；C和D.材料被贴合在留有间隔的模型上

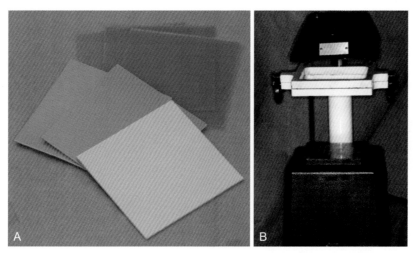

图14-25 ■ 真空成型的个性化托盘材料。热塑片(A)比制作过渡性修复体的膜片要厚得多（见第15章），但是使用的设备是相同的(B)

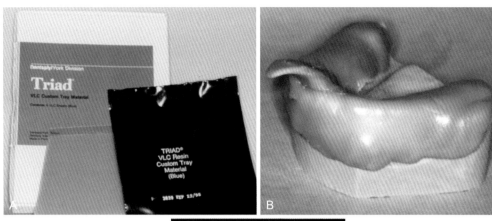

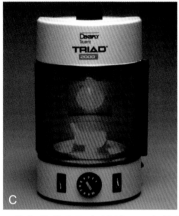

图 14-26 ■ 可见光固化的个性化托盘材料。从包装袋中取出材料 (A) 贴附在涂有隔离剂的模型上 (B)；C. 将贴附好的模型放置在特殊光固化设备的转盘上并进行强光照射

无论采用什么系统，托盘的刚性非常重要，因为托盘的轻微弯曲将导致印模变形。这一点特别令人沮丧，因为直到医生试戴修复体前都无法发现错误。因为这个原因，薄的一次性塑料托盘不被接受[67]。树脂必须有 2~3 mm 厚度以达到足够的刚性。托盘和牙齿的间隙也应当是 2~3 mm；不过较刚性的聚醚材料需要更多的空隙。

设备

- 基托蜡
- 0.025 mm（0.001 英寸）锡或铝箔
- 手术刀
- 剪刀
- 上蜡仪器

自固化树脂操作步骤

1. 用铅笔在诊断模型上标记出托盘的边缘，大约在游离龈向根方 5 mm 处（使用较坚硬的印模材料时边缘要短一些），不能妨碍肌肉和系带附着。上颌托盘不一定必须覆盖整个上腭，除非完成固定修复后计划制作可摘装置。无论如何托盘的后缘不要超过软硬组织交界处。

2. 诊断模型贴附一层蜡或其他间隔材料。两片基托蜡的厚度大约 2.5 mm（蜡间隔的厚度应当使用厚度计测量，因为蜡的厚度并不均匀）。

3. 小心地在酒精灯火焰上或热水中软化蜡片。过度加热可能导致蜡片熔化而产生薄弱点。贴附时应当轻压。

4. 第二片蜡贴附后，修整蜡边缘直到刚好看见铅笔划的线。另一项技术是反复将模型浸入熔化的蜡液中。模型完全被蜡覆盖，然后浸入 3~4 次，获得足够厚度的均匀蜡层（2~3 mm）。这个蜡间隔是印模材料所需的空间。托盘需要制作 3 个止点，这是为了使印模材料在口腔中获得均匀的空间。止点放置在牙齿不需要预备的非功能尖上（上颌牙齿颊尖，下颌牙齿舌尖）。如果托盘包含所有牙齿，可将更大的软组织止点

（图 14-27）放置在牙槽嵴顶或硬腭中部。制作止点（图 14-28），在牙弓内取呈三脚架式分布的 3 颗牙齿，去除蜡时与牙齿殆面呈 45°。这样给托盘带来稳定，45° 斜坡有助于引导托盘正中就位。

5. 蜡会在托盘聚合放热时熔化，所以在蜡上覆盖一层锡箔或铝箔阻隔蜡与托盘内表面的接触。

6. 按照产品说明混合自固化丙烯酸树脂。建议使用乙烯基手套防止对单体过敏。

7. 树脂调拌后静置到面团期（油泥状）。虽然经过练习，徒手就可以将树脂准确压薄，但是使用模板或木板和辊子有助于将树脂平铺成厚度均匀一致的片状。注意操作时不要拉伸树脂片，因为树脂较薄区域会使得托盘易变形，最终导致印模变形。

8. 轻柔地将树脂片贴附在模型上。用多余的树脂制作手柄并将手柄安放在托盘上。如果树脂材料的工作时间不足，也可以随后再调拌一些树脂来制作手柄。可以加做颊侧翼，方便制取印模时取下托盘（图 14-29）。

9. 材料聚合后，从模型上取下托盘并用树脂打磨钻修整托盘（图 14-30R），一直修整到蜡边缘在树脂内留下的凹痕处。所有粗糙的边缘必须打磨圆润以防软组织损伤。

10. 如果需要，另外用树脂修补止点处的缺陷，用单体润湿托盘以确保修补材料获得很好的粘接。为防止修补材料抬高托盘，修补时要施加一些压力。

光固化树脂操作步骤

1~5 步同自固化树脂技术（图 14-30）。

6. 从避光盒内取出光固化托盘制作材料（图 14-30H）并贴附至已用蜡和箔片隔离好的模型上。预先在止点的位置填满光固化材料（图 14-30I）。一个托盘使用两层光固化树脂片并切割（图 14-30J）。小心将大片的材料贴附到模型上，注意不要将材料延伸超出划定的边界（图 14-30K～M）。使用刀片将多余的材料去除。将边缘处的材料卷叠，有助于防止这些区域过薄而不能打磨修整。用戴手套的手指贴附材料直到两片材料混合在一起，没有肉眼可见的

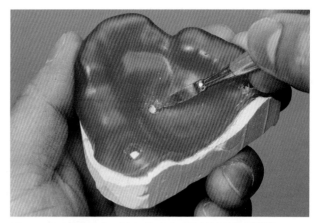

图 14-27 ■ 必要时，托盘的止点可以放置于硬腭处

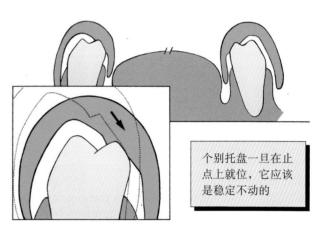

图 14-28 ■ 下颌个别托盘的横截面。止点放置在非功能牙尖，这样即使有形变也不会影响牙尖交错殆关系。45° 斜面有助于引导托盘正中就位（箭头）。如图可见为印模材料提供的间隙

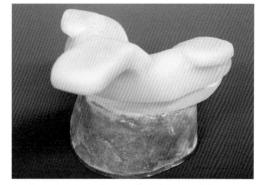

图 14-29 ■ 可以在托盘上制作颊侧翼，方便制取印模时取下托盘（由 Dr. H. Lin 提供）

缝隙。不要太过用力，否则材料会变形、变薄。这将导致托盘薄弱。

7. 使用多余的材料制成手柄。将它与托盘连接（图 14-30N）。使用回形针作为骨架支撑手柄材料。

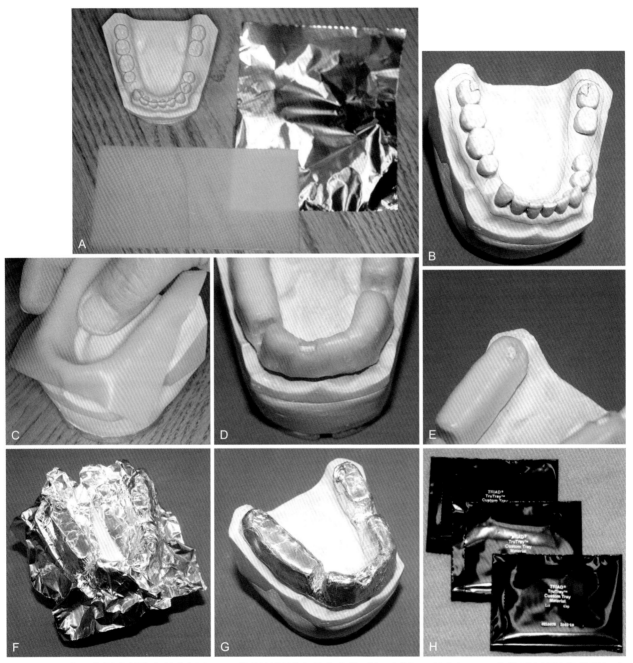

图 14-30 ■ 光固化树脂制作个性化托盘。A. 使用基托蜡和箔片在模型上形成间隔的空间；B. 在模型上画边缘线并标出验面止点；C. 将软化的基托蜡贴附在模型上作为间隔。沿铅笔标记的边缘线修整蜡片边界；D. 铺第二层蜡后，去除切端止点处的蜡；E. 牙弓后部止点放置在后牙的非功能牙尖上。在模型上贴附箔片；F. 修整边缘；G. 阻隔蜡与树脂材料的接触；H. 光固化托盘材料片保存在避光袋中

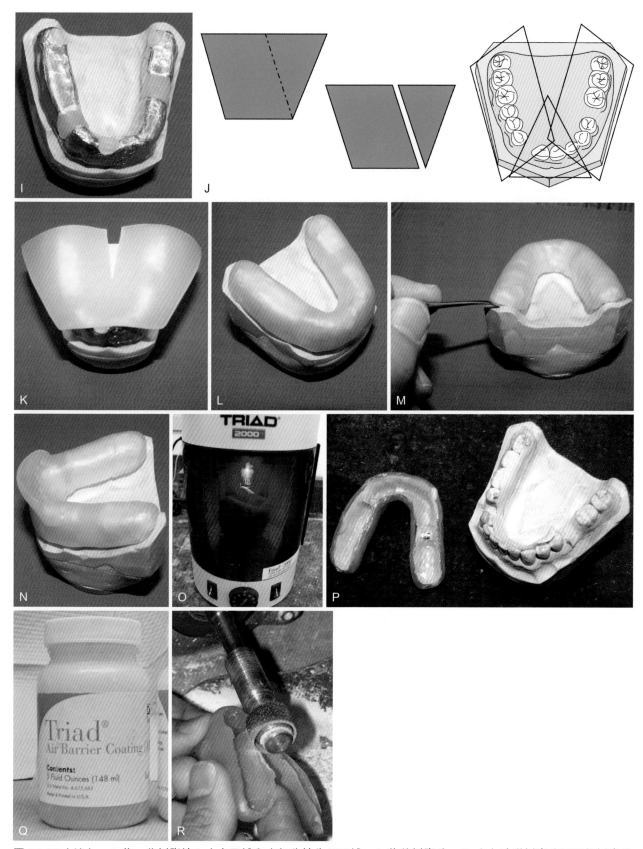

图14-30（续）■ I. 将一些树脂填入止点区域和小部分缺失牙区域；J. 裁剪树脂片；K. 小心贴附树脂片不要将树脂片压得过薄；L、M. 注意树脂要封闭托盘的后缘以备容纳印模材料。N. 用额外的树脂按照需要的形状制作手柄；O. 光固化；P. 托盘从模型上分离后，箔片的阻隔方便了基托蜡的清除；Q. 涂布空气隔绝涂料，防止形成黏性的氧阻聚层；R. 修整托盘（制作过程由 Dr. R. Froemling 提供）

8. 将贴附好的模型放在光固化设备中约 2 min（图 14-30O）。取出模型，将托盘分离，去除隔离蜡和箔片（图 14-30P）。在托盘上涂布厂家提供的空气隔绝涂料（图 14-30Q）。

9. 将托盘放置在模型上，再次放入光固化设备中，按照说明书上的时间再次光照。将托盘在流动的温水下刷洗干净。

10. 清洁托盘后，如同自固化树脂托盘一般修整（图 14-30R）。按需添加额外的树脂。

评估

个性化托盘必须坚硬，达到 2~3 mm 的均匀厚度。边缘应当向牙颈部延伸超过牙龈边缘 3~5 mm，并避开肌肉和系带附着。应当制作内部止点，使托盘能够稳定地放置在诊断模型上，并且有空间容纳 2~3 mm 厚的印模材料。托盘必须光滑，没有锋利的边缘。最后，手柄必须坚固并且不妨碍患者嘴唇的位置（图 14-31）。

为避免树脂固化后继续聚合而导致的变形[68]，自固化托盘至少应该在使用前 9 h 制作完成。如果急需使用托盘，可以将它在沸水中放置 5 min 并自然冷却至室温。也可以制作光固化托盘（图 14-26）。

印模制取

弹性印模材料

使用弹性印模材料制取印模，需要一名助手配合，除非使用自动混合装置。

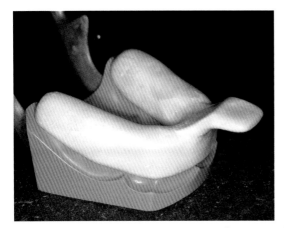

图 14-31 ▪ 个性化托盘应当光滑并且制作精良，这将提升患者的接受度

操作步骤

重体 - 轻体联合使用

1. 检查个性化托盘在患者口内的适合性。按需调整。

如果牙弓内存在固定局部义齿修复体，用软蜡（rope wax 最佳）或合适的填倒凹材料填塞住所有桥体的颈部，以防固化的印模材料"锁"在患者的口内。如果真的发生这种情况，唯一的弥补方法是在口内一点点切割个性化托盘，但这会严重削减患者对此方法的信任。

2. 涂布托盘粘接剂，从整个内表面延伸到外表面边缘数毫米处（图 14-32A）。参照厂家推荐的时间放置干燥。

3. 根据印模材料的黏稠度选择一次性注射头，确保注射头的开口大小合适。对于大多数轻体材料，足够的开口直径是 0.8~1.0 mm。

4. 隔离基牙，在龈沟内放置排龈线。

5. 分别在两个独立的板上（一个调拌放入托盘的材料，另一个调拌放入注射器的材料），按说明书配比挤出基质和催化剂（图 14-32B 和 C）。

调拌聚硫化物聚合体时，调拌刀先挑起棕色的催化剂，而不是白色的基质，因为基质易黏附于调拌刀上，导致再无法混入所有的催化剂。

6. 充分混合两种膏体（图 14-32E）。最初混合时调拌刀稍微保持垂直，当两种膏体逐渐混合，将调拌刀的角度逐渐调整为水平。这时在干净的纸巾上擦拭调拌刀。再继续混合 10 s 确保材料调拌均匀。

7. 装填注射器。可以垂直握持注射筒，在调拌纸的混合物上呈角度滑动（图 14-32F）。也可以将调拌纸卷成漏斗状，将材料送入注射器的尾端。

在进行 5~10 步的同时，请助手以同样的方式混合重体材料（图 14-32G~I）并放入托盘中。

8. 取出排龈线，压缩空气轻吹干燥预备牙齿。

取出排龈线时，以镊子夹持线从𬌗方拉出，角度略偏向预备牙齿。目的是减少线与游离龈内侧的摩擦，防止再次出血。

用棉花镊夹持几滴水再次润湿排龈线，这也可以降低再次出血的风险。取印模前，用多功能枪压缩空气吹干预备牙齿和邻近的牙面。小心不要同时挤压出水和气，应当避免不小心将多功能枪中的残余水吹到预备牙齿上。

9. 将印模注射器头部尖端接触预备牙齿边缘，缓慢注射印模材料（图14-32J和K）。尖端应当首先插入最远中外展隙。这能够防止印模材料流淌覆盖预备体而带入气泡。注射器尖端紧随注射出的印模材料移动，而不是超过印模材料移动。当所有的边缘和轴面被覆盖时，将材料轻吹成一薄层。

10. 另外注射一些轻体材料覆盖缺牙区，前牙舌侧的凹陷面（重要的前导）和后牙𬌗面（达到精确咬合的关键）（图14-32J和K）。

11. 托盘就位（图14-32L）。材料聚合过程中（6~12 min，据不同材料而定）托盘不得移动。否则弹性材料中将产生应力，这将导致印模取出后发生变形。应当遵循厂家建议的最长工作时间和最短固化时间。临床很难判断弹性印模材料何时开始产生弹

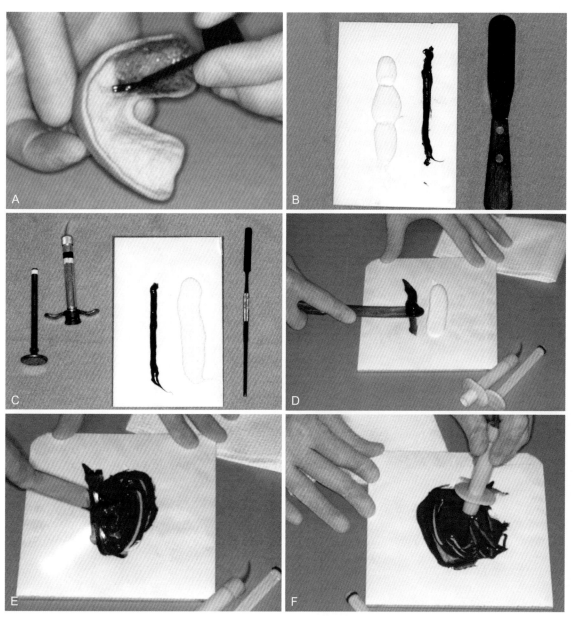

图14-32 ■ 制取弹性印模（聚硫化物聚合体）。A.托盘涂布粘接剂。放置充足的时间使粘接剂干燥；B.重体托盘材料；C.轻体注射材料；D.先挑起棕色的催化剂；E.棕色的催化剂与白色的基质充分混合；F.装入注射器

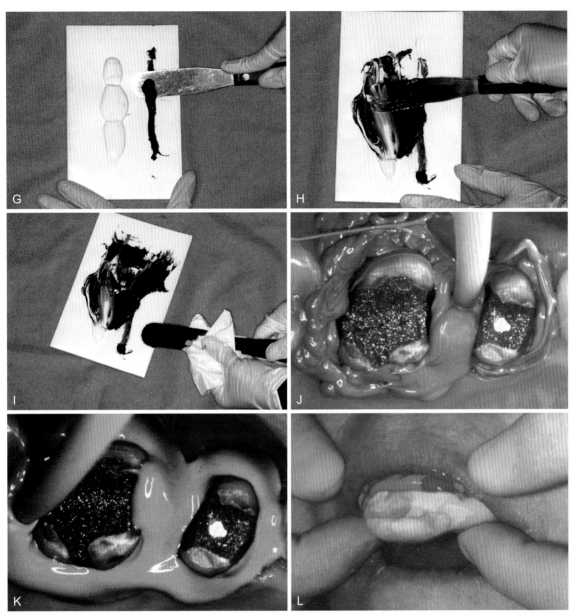

图 14-32（续） ■ G 和 H. 同时，助手混合重体材料；I. 擦拭调拌刀以防未混合的材料混入印模材料；J 和 K. 排龈线已被取出，印模材料注射进入预备牙齿周围的龈沟中，并注射到𬌗面沟槽中，这时印模材料被吹成一薄层；L. 托盘中装满重体印模材料并就位

性[69]，托盘就位的任何一点延迟将导致印模变形。临床往往容易过早取出印模，因为患者会觉得很不适，然而过早取出印模正是印模变形的常见原因。

许多经历过印模制取的患者会稍感不适。临床医生可以通过以下方法提升患者的舒适度：使用吸唾器以减少唾液蓄积；调整椅位使患者坐得更加直立，这一点在制取上颌印模时特别重要，可以减少流向口腔后部的印模量，从而降低了患者呕吐和咳嗽的可能；在材料固化过程中医生一直待在椅旁。

单混技术 单混技术的操作步骤和重体 - 轻体联合技术相同。然而，如其名称所示，该技术仅使用一种中等黏稠度的混合印模材料，既装入注射器又装入托盘。大多数单混材料倾向于在略短的工作时间内形成略高黏稠度的混合物。

自混技术 许多厂家提供预先包装成桶管状的印模材料，其混合管附带有一次性混合头（图 14-33）。桶管被插入一个可压紧的注射枪中，基质和催化剂被挤入混合管，材料在其中自动混合。混合均匀的印模材料可以直接放置到预备牙齿上和托盘中。这个系统的一个优点是摒弃了手调，印模材料几乎没有气泡[70]。缺点是，尤其对初学者来说，

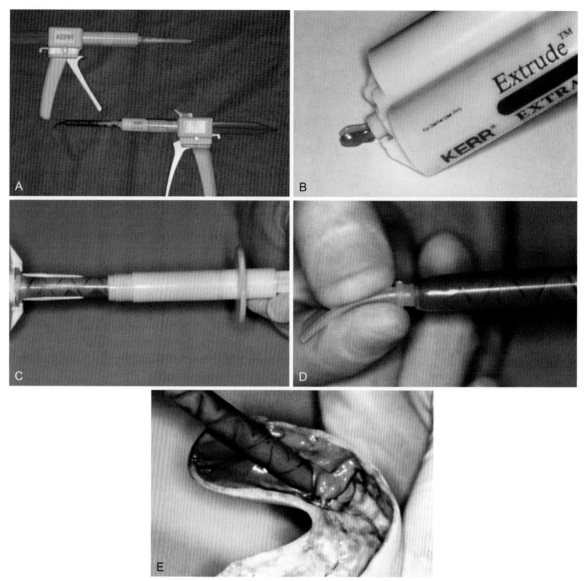

图 14-33 ■ A. 自混加成型硅橡胶印模材料有各种黏稠度提供。B. 桶管内的材料必须先被 "挤压" 以清除任何已固化的材料，确保从每个桶管中流出的材料是均等的。为了避免催化剂和基质的交叉污染，每次使用后混合头仍留在桶管上。C. 轻体材料可以被挤入印模注射器。D. 或安装特制注射头后直接注射到预备牙齿周围；E. 重体材料注射到涂布好粘接剂的托盘中

相对于前述较短小的注射器，注射枪较大需要更加稳定的握持以精确定位预备牙齿的边缘。因为力臂较长，持注射枪的手的细微偏移将会在预备体上被放大。如此，空气容易混入印模材料形成气泡和空隙。如前所述，当印模材料在预备牙齿表面流动时，注射头必须紧随其后。遵循厂家说明，在安装混合头前挤压混合装置，以确保清除管口可能存在的部分聚合材料，这些材料可能会阻碍基质和催化剂的等量混合。聚硫化物聚合体没有自混包装，因为它

太过黏稠不能在现有的混合头内混匀。

机混技术 另一项提高印模材料混合质量的技术是使用机器混合（Pentamix Automatic Mixing Unit, 3M ESPE Dental）（图 14-34）。这类系统方便并能做到混合无气泡。通常使用单一黏稠度的材料，既用于注射又用于填充托盘。混合机器能够装载多量的印模材料，有利于在某些情况下使用。设备安装必须接近牙椅，以便减少材料混合后与制取印模前的时间浪费。

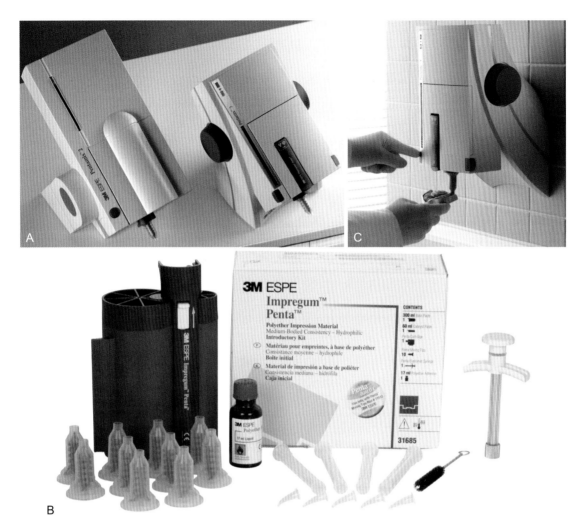

图 14-34 ■ 机混系统。A. Pentamix 机器；B. 聚醚印模材料；C. 注入托盘中（由 3M ESPE Dental, St. Paul, Minnesota 提供）

评估

印模取出后必须检查其精确性（图 14-35）。放大镜有助于检查。如果边缘出现了气泡和空隙，印模必须丢弃。在预备牙齿的边缘必须呈现一个完整、连续的由印模材料形成的袖口。印模中出现基质或催化剂材料的条纹表明混合不良，将导致印模无效。如果印模通过所有这些检查，接下来可以进行消毒（见本章后部"消毒"），灌制代型和最终模型（见第 17 章）。

可逆性水胶体

可逆性水胶体印模材料需要特殊的温度调控设备（图 14-36），由三个恒温控制水浴箱组成：

- 液化（沸腾）箱 [100℃（212 ℉）] 供重体托盘材料和轻体注射材料使用。
- 贮存箱 [≅ 65℃（150 ℉）] 保存液化的材料以备使用。
- 回火箱 [≅ 40℃（105 ℉）] 供降低重体托盘材料的温度使用，以避免组织损伤。

操作步骤

1. 选择合适尺寸的水冷托盘。为了达到最大精确度，在患者口腔能够舒适容纳的前提下尽量使用大尺寸的托盘。
2. 在托盘后部放置预成的止点以避免过度就位并提供额外的固位。
3. 为了使印模材料能充分进入龈沟，如前述排龈。
4. 从贮存箱中取出重体材料填满托盘。在预备牙齿和相邻牙齿相对应的区域的重体材料表面添加轻体材料（图 14-37A 和 B）。将托盘浸没在回火箱中（图 14-37C）。

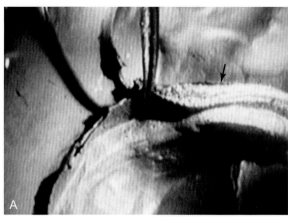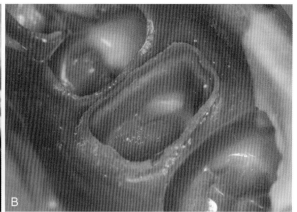

图 14-35 ▪ 印模检查。A. 低倍镜下的弹性印模：左侧，材料在超出预备边缘处形成足够的袖口；右侧（箭头处），印模材料没有充分延伸。B. 相对于预备牙齿的边缘，这个印模充分复制了未预备牙齿的颈部结构

5. 小心取出排龈线，用温水冲洗龈沟（图 4-37D）。

6. 将托盘从回火箱中取出，在患者口内就位。就位后，启动并保持室温水流通过托盘（图 14-37E）。

7. 在印模材料凝胶化的过程中，稳固地握持住患者口内的托盘、

8. 快速取出托盘，用室温水流冲洗，消毒（表 14-3），并且评估精确度。硫酸钾可作为提高石膏性能的浸渍液。

9. 印模经评估接受后，立即用Ⅳ型或Ⅴ型石膏灌制模型。如果只能延迟灌制，印模可以被浸没在特殊的油基溶液中（Extend-A-Pour，Dux Dental）。

评估

可逆性水胶体印模的评价方式与聚硫印模一样（图 14-37F）。然而，水胶体材料呈半透明状，这使小缺陷不易被发现。如果存在疑问，权宜之计是再取一个新的印模，因为这时不需要另外排龈并且很容易完成。

闭口印模技术

闭口印模技术，也称为 dual-arch 或 triple-tray 技术，常用于根据现有咬合制作单冠和不太昂贵的修复体[71, 72]。使用高黏稠度的聚乙烯硅氧烷或聚醚印模材料在牙尖交错位时制取印模，印模材料由支架上的薄网支撑。据报道这两种印模材料的成功率相似[73]。印模包括了预备牙齿，邻近牙齿和对颌牙齿，同时记录了牙尖交错位的咬合关系（因

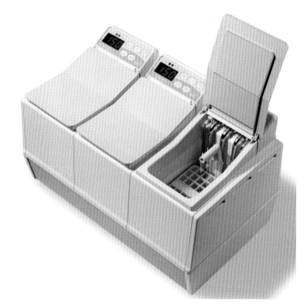

图 14-36 ▪ 水胶体调控装置由三个自动温控水浴箱组成：沸腾或液化，贮存和回火（由 Dux Dental, Oxnard, California 提供）

此命名为 "triple tray"）。因为印模在与𬌗面垂直的维度制取，这项技术易于获得精确的印模[74, 75]和咬合记录。然而，技工室的操作应当格外小心，并且由于没有记录非正中咬合关系，修复体制作完成后，非正中关系必须在戴牙时进行检查和调整。

步骤

1. 选择并检查闭口式托盘。确保患者易于闭口并达到最大牙尖交错位而不受托盘的干扰。如果制作过渡性修复体（见第 15 章）的初印模（external mold）是采用闭口式托盘制取的，对于患者来说这个步骤可以作为正式取印模的练习（图 14-38A）。

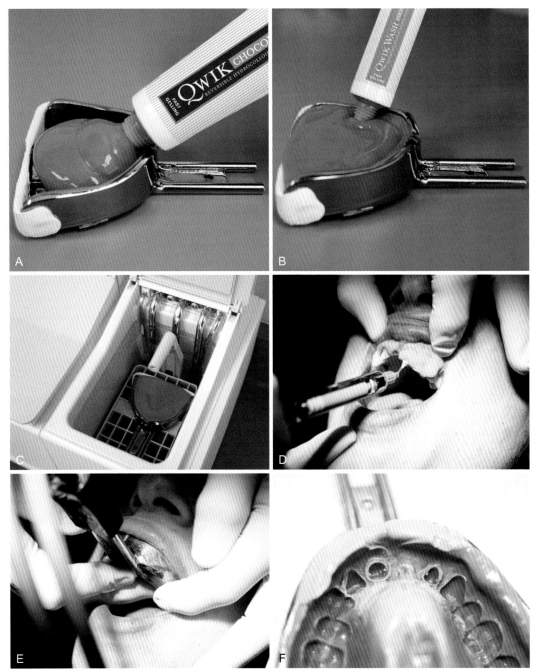

图 14-37 ■ 水胶体印模技术。A. 在水冷托盘中放置重体印模材料；B. 将稀薄水胶体挤在预备体相对应区域的重体托盘材料上；C. 注满的托盘放入回火水浴箱中 3 min；D. 用水或表面活性剂冲洗龈沟，有些牙医更喜欢使用注射技术；E. 连接水冷管，然后托盘就位；F. 全牙列托盘。轻体材料被托盘材料挤压分散（由 Dux Dental, Oxnard, California 提供）

2. 在闭口式托盘的两面都装满高黏稠度的弹性印模材料。许多闭口式托盘不需要使用粘接剂，因为它们的设计具备机械固位力，如果需要，仅在托盘壁上涂布粘接剂，不要涂布到网孔上。

3. 同时，取出排龈线，并用注射器将印模材料注射到关键区域。

4. 将托盘在口内就位并指导患者正确闭合。检查对侧以确认达到最大牙尖交错位，并在整个印模固化期间持续保持。

5. 取出已聚合的印模，在固化的材料或托盘边缘施压的帮助患者张口。

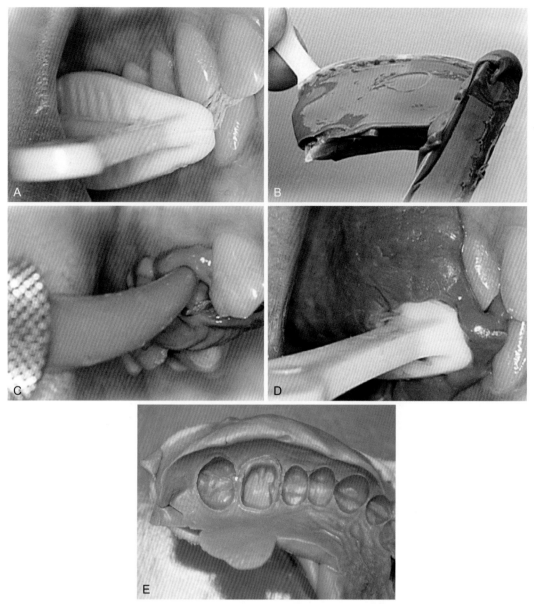

图 14-38 ▪ 闭口式印模技术。A. 选择托盘并检查；B. 填满托盘；C. 注射印模材料；D. 患者闭合至最大牙尖交错位；E. 完成的印模（A~D. 由 Premier Dental Products Co. Plymouth Meeting, Pennsylvania 提供）

评估

评估印模的精确度和细节（图 14-38E）。确认患者未咬合至托盘的边缘或远中边缘杆上。检查未预备牙齿的正中接触关系。光线必须照射到这些区域，以确认患者达到合适的正中闭合。

特别注意

有时需要对基本的印模制取技术进行改进，特别是对于需要有额外固位装置的印模，比如经根管治疗后预备了桩道的牙齿。

修复经根管治疗的牙齿时，弹性印模材料能够成功用于桩道印模的制取。制取印模过程中，使用塑料钉或合适尺寸的金属丝（如正畸用弓丝）支撑加强印模（见第 12 章）。

消毒

印模从患者口内取出后，即认定所有的印模材料已经接触过患者的体液。必须根据所用材料的说明进行印模消毒。从患者口内取出后，印模必须立即在流水下冲洗并且用气枪干燥。使用适宜的化学药剂消毒。如戊二醛溶液或碘伏喷雾。表 14-4 列出了本章涉及的印模材料的常用消毒技术。有些技术对于某种材料极佳但却不适合于其他材料。聚

表 14-4　各种印模材料推荐使用的消毒方法

消毒	不可逆水胶体*	可逆水胶体*	聚硫	硅橡胶	聚醚#
2% 戊二醛（浸泡 10 min）	不建议	不建议	可以	可以	不可以
碘伏（1：213 稀释）	可以	可以	可以	可以	不可以
氯化合物（1：10 稀释商业漂白剂）	可以	可以	可以	可以	可以
酚类复合物	不建议	有限期	可以	可以	不可以
酚醛戊二醛	不建议	可以	可以	可以	不可以

*应当将浸泡时间最小化。在戊二醛中浸一下，无菌水冲洗，再浸一下，在潮湿的环境中放置 10 min 后灌制模型。或者，喷洒次氯酸钠，冲洗，再喷洒，在潮湿的环境中放置 10 min 后灌制模型。

#延长浸泡时间会导致吸湿变形。1：10 次氯酸或二氧化氯：喷洒，冲洗，重复，再喷洒，延迟 10 min 灌制模型。

改编自 Merchant VA: Update on disinfection of impressions, prostheses, and casts. ADA 1991 guidelines, J Calif Dent Assoc 20:10,31,1992.

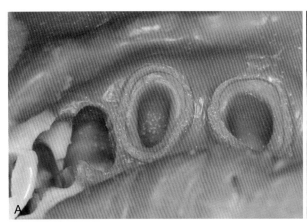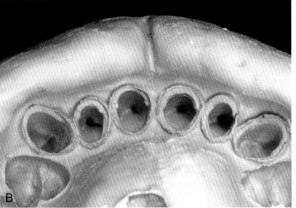

图 14-39 ■ 完成的印模。A、B. 细致的操作技术确保印模材料在超出预备牙齿边缘处形成完整的袖口，使代型修整和蜡型制作非常便利

醚或"亲水的"加成型硅橡胶印模材料有变形和吸湿的倾向，印模应当喷雾消毒并保存在塑料袋中，而不能浸泡在戊二醛溶液中。消毒是防止交叉感染并保护技工室成员的重要步骤。正确的消毒不会影响弹性印模材料的精确度或表面复制[76-79]。

评估

消毒后，在灌制终模型前对印模（图 14-39）进行仔细检查。弹性印模在检查前应当经过干燥处理。需注意以下几点：

1. 印模材料调拌合格吗？可见基质或催化剂条带的印模应当被摒弃。

2. 是否有某个区域显露出个性化托盘而未被印模材料覆盖？这一点必须确认并评估其对印模质量的潜在影响。常见的失误是旋转导致托盘就位不精准。这会导致托盘接触几颗牙齿并且印模材料厚度不均匀。通

常这个情况仅仅发生在托盘止点位置，但当止点触及关键区域，印模必须丢弃并重新制取。然而，如果薄弱点不在预备牙齿附近，此印模通常仍可使用。

3. 印模存在空隙、折痕或皱褶吗？这些应当通过小心操作来避免。然而，当印模的非关键区域（如远离预备牙齿边缘的区域）存在一些小缺陷时，印模仍可被接受。必须仔细判别。

4. 印模材料均匀、连续地伸展超过预备牙齿的边缘了吗？如果期望制作的修复体具有良好的边缘适合性和合适的外形，这一点必不可少。

5. 印模材料和托盘分离了吗？这是常见的导致印模变形的因素，起因是没有正确涂布粘接剂或粘接剂干燥不充分。

数字化印模技术

牙科数字化印模系统最初由 Duret 在 20 世纪 70 年代提出，直接在患者口内或在模型上制取数字化印模[80]。Mörmann 等人研发了第一个诊室内光学采集和陶瓷机械切削系统。从患者口内直接采集光学数据后，这个系统能够在椅旁用预烧结瓷块加工出嵌体[81]。以目前的标准来看，初始的扫描依赖于条纹式扫描和对录像片段的粗糙设计，第一个窝洞的光学印模在 1982 年被取得。

当时制作出的修复体适合性不佳，需要大量的口内调改。此后的几十年里，随着扫描技术不断进步，目前对预备牙齿的光学扫描精度已接近数字化印模技术甚至超越了传统的印模技术[82, 83]。

随后的技术革新逐渐致力于扩大数字化印模技术应用范围，从最初嵌体预备体光学印模的获取到高嵌体和贴面，最终到冠和短跨度局部固定修复体。

虽然数字化印模技术的市场突破相对缓慢，但它潜在地加快了某些技工室制作的流程。数字印模能够被电子化传输，在牙科诊所椅旁制作修复体，当天即可戴用，也可以传输到牙科技工室，通过传统的或数字的方式制作最终固定修复体。

扫描系统类型

在进入牙科领域之前，三维扫描系统已经得到了相当广泛的应用。这项技术被应用于工业设计所需的快速成型和娱乐产业。

扫描仪分接触式和非接触式。接触式扫描依赖于探头与目标物体的物理接触。一个简单的例子是配钥匙的机械装置。然而，扫描仪传感器与被扫描物体的接触将会导致脆弱底物的损伤。这使接触式扫描仪不能用于独一无二的或昂贵的不能复制的物品，如博物馆的高档手工艺品。如此一来，促使人们将精力投入到光学扫描中，为光学扫描的发展铺平道路，正如我们所知它在当今牙科中的应用。

非接触式扫描仪包括放射、超声和光。齿科扫描仪是三维光学扫描仪，它收集每一个捕获像素的距离信息，目的是创建一个三维"点云"，精炼成三维结构的虚拟记录，为将来的操作做好准备。早期的齿科系统依赖于单一静态扫描，但是当被扫描物体的三维复杂性增加时，就需要各方向的多重扫描来确保计算机对原始物体的精确再现。结构化的光学扫描仪将特殊模式的光投射到物体上，它的传感器感知光的扭曲或偏离，以此计算出距离信息。

大多数牙科扫描仪是基于同样原理的三角法测量扫描仪，经历了 20 世纪 70 年代最初的技术发展[84]。光源，通常是激光，照射到物体上，随即传感器捕获到与入射光呈轻微斜角的反射光。当下一束激光被邻近位置反射，由于此位置与光源的距离不同，它被记录在传感器阵列的不同位置（图 14-40 三角法扫描仪工作原理）。正是用这种位置的不同来计算出被扫描物体与光源的不同距离，并且推导出被扫描物体表面的形貌。

当今扫描仪的分辨率不断进化，采集数据时移动扫描头变成可能，相对于静态扫描来说，这是"缝合"。这就促进了当代口内扫描仪的发展，采集数据时它可以在预备牙齿和牙弓周围移动。追踪系统可以被植入扫描仪，或使用多角度相机记录周围来自红外 LED 灯的光线，以便保存扫描头行进路线的记录。这个记录是计算底物实际几何外形所必须的。类似地，那些数据也用于补偿数据采集过程中疏漏的操作运动。目前扫描的精度是 $10\sim20\,\mu m$。

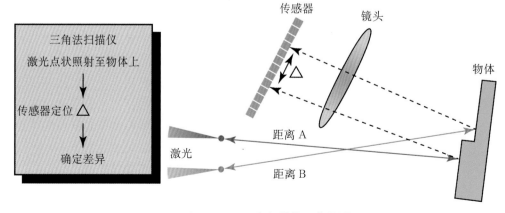

图 14-40 ■ 三角扫描仪工作原理

光反射

扫描的精确度部分依赖于对入射光的均匀表面反射。如果表面反射不均匀或不完整，将会影响精确度。当扫描透明或光亮物体（如牙齿）时，光学扫描仪会遇到困难。牙齿将入射光散射，一些分散的光线偏移后又再次出现，结果回到传感器阵列的反射光受到影响。使用一薄层高度反光的粉末（如二氧化钛）可以补偿这个问题，但是必须小心避免不必要的粉末蓄积，因为这将会影响扫描的精度。喷粉需要干燥的环境。有系统（Planmeca PlanScan System，E4D Technologies）支持在捕获困难时使用一种强化液，尤其使用在薄的（半透明的）牙釉质，或金属修复体反光的表面。

激活波前采样

基于激活波前采样工作原理的齿科扫描系统有 True Definition 扫描仪（图 14-41）[85]。该系统使用单一透镜通过专有的算法获得必须的信息[84, 86]。该系统具有小而轻的扫描手柄，允许从不同位置进行单手扫描。一旦扫描环境准备就绪，熟练的操作者可以在 60 s 内扫描一个牙弓。

平行共聚焦扫描
iTero 原理

与激光扫描相比，这个系统使用大量（100 000）并行的红光光束。它的扫描头带有强制反射光通过的传感器，反射光经过预编程后来自特定的距离。只有来自已知距离的反射光能够通过过滤设备，并用于计算被扫描物的外形。这个系统能够在以 50 μm 为间距的 200 个焦点深度捕获 1 000 000 个光点。它的远心系统据说不需要喷粉处理。

捕获数据的结构

扫描获得的计算机文件具有开放或封闭的格式。尽管开放系统的数据以工业标准化的格式呈现，允许数据被编译而不依赖于特定的生产商，但是牙科技工室仍需要信息技术支持去初始化开发软件界面。

封闭的结构文件是与生产商相关联的专有数据文件，要求后续修复体制作的流程使用来自相同生产商的软件和设备。

光学印模设备

椅旁光学印模设备通常包括安装在移动基座上的电脑和显示器。光学扫描手柄用于口内图像采集，一些系统（图 14-42）能够一边将被采集的口内目标可视化，一边进行三维编译。

总 结

牙齿和周围组织结构的印模或类似性质的阴模通常被用来制取模型，在模型上制作计划中的修复体。好的印模是每个预备牙齿的精确阴模复制品，必须包含所有经过预备的牙齿表面和足够的邻近边缘的未经预备的牙齿结构。

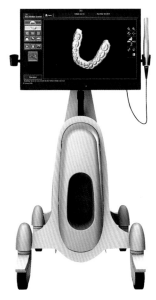

图 14-41 ▪ 3M 公司的 True Definition 扫描仪使用激活波前采样技术以获得对预备牙体的精确扫描（由 3M ESPE Dental, St. Paul, Minnesota 提供）

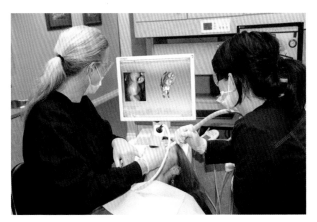

图 14-42 ▪ 正在生成光学印模

健康的软组织和唾液控制是成功制取印模的基本要素。必须小心避免损伤牙龈。棉卷、吸唾卡片和吸唾器是充分唾液控制的必需品。在印模制取过程中推荐使用局部麻醉以减少不适感并减少唾液流量。

可以使用机械，化学和手术的方法扩展龈沟，以获得预备牙齿的龈下边缘。推荐使用浸有柔和止血剂(如氯化铝)的窄排龈线。为了保护牙面玷污层，应当避免止血剂与切削过的牙齿组织过度接触。

使用任何一种弹性印模材料制取印模时，应当制作丙烯酸树脂个性化托盘。所有的印模从口内取出后应当冲洗，干燥并消毒。聚硫化物聚合体印模应当在制取后1 h内灌制模型。聚醚和加成型硅橡胶印模具有高度的尺寸稳定性，可以在灌制前储存相当长的时间。当制作钉固位修复体时，需要输送管，螺旋输送器或尼龙刷来协助制取钉洞或桩道的精确印模。无论采用何种技术，好的印模是制作精准适合修复体的关键。

参 考 文 献

[1] McCormick JT, et al: Wettability of elastomeric impression materials: effect of selected surfactants. Int J Prosthod 2:413, 1989.

[2] Kissov HK, Chalashkanova MI: The impression as a means for analysis of clinical mistakes in fixed prosthodontics. Folia Med (Plovdiv) 43(1-2):84, 2001.

[3] Council on Dental Therapeutics, American Dental Association: Accepted dental therapeutics, 38th ed, p 247. Chicago, American Dental Association, 1979.

[4] Sherman CR, Sherman BR: Atropine sulfate: a current review of a useful agent for controlling salivation during dental procedures. Gen Dent 47:56, 1999.

[5] Findlay D, Lawrence JR: An alternative method of assessing changes in salivary flow: comparison of the effects of clonidine and tiamenidine (HOE 440). Eur J Clin Pharmacol 14:231, 1978.

[6] Wilson EL, et al: Effects of methantheline bromide and clonidine hydrochloride on salivary secretion. J Prosthet Dent 52:663, 1984.

[7] Baba NZ, et al: Gingival displacement for impression making in fixed prosthodontics: contemporary principles, materials, and techniques. Dent Clin North Am 58:45, 2014.

[8] Bennani V, et al: Comparison of pressure generated by cordless gingival displacement materials. J Prosthet Dent 112(2):163, 2014.

[9] Acar O, et al: A clinical comparison of cordless and conventional displacement systems regarding clinical performance and impression quality. J Prosthet Dent 111:388, 2014.

[10] Laufer BZ, et al: The closure of the gingival crevice following gingival retraction for impression making. J Oral Rehabil 24:629, 1997.

[11] Bowles WH, et al: Evaluation of new gingival retraction agents. J Dent Res 70:1447, 1991.

[12] Land MF, et al: Disturbance of the dentinal smear layer by acidic hemostatic agents. J Prosthet Dent 72:4, 1994.

[13] Land MF, et al: Smear layer instability caused by hemostatic agents. J Prosthet Dent 76:477, 1996.

[14] Rosenstiel SF, Rashid RG: Postcementation hypersensitivity: scientific data versus dentists' perceptions. J Prosthodont 12:73, 2003.

[15] Pelzner RB, et al: Human blood pressure and pulse rate response to racemic epinephrine retraction cord. J Prosthet Dent 39:287, 1978.

[16] Jokstad A: Clinical trial of gingival retraction cords. J Prosthet Dent 81:258, 1999.

[17] Hansen PA, et al: Current methods of finish-line exposure by practicing prosthodontists. J Prosthodont 8:163, 1999.

[18] Cranham JC: Tips from the lab: predictable impressioning. Dent Equip Mater (May-June):46, 2003.

[19] Sarmento HR, et al: A double-blind randomised clinical trial of two techniques for gingival displacement. J Oral Rehabil 41:306, 2014.

[20] Feinmann BPP, Martignoni M: Material and method for dentistry. Washington, D.C., U.S. Patent Office, Publication No. US4677139A, June 30, 1987.

[21] LaForgia A: Cordless tissue retraction for impressions for fixed prosthesis. J Prosthet Dent 17(4):379, 1967.

[22] Livaditis GJ: The matrix impression system for fixed prosthodontics. J Prosthet Dent 79:208, 1998.

[23] Harris HS: Electrosurgery in dental practice. Philadelphia, JB Lippincott, 1976.

[24] Gnanasekhar JD, al-Duwairi YS: Electrosurgery in dentistry. Quintessence Int 29:649, 1998.

[25] Louca C, Davies B: Electrosurgery in restorative dentistry. I. Theory. Dent Update 19:319, 1992.

[26] Louca C, Davies B: Electrosurgery in restorative dentistry. II. Clinical applications. Dent Update 19:364, 1992.

[27] Podshadley AG, Lundeen HC: Electrosurgical procedures in crown and bridge restorations. J Am Dent Assoc 77:1321, 1968.

[28] Maness WL, et al: Histologic evaluation of electrosurgery with varying frequency and waveform. J Prosthet Dent 40:304, 1978.

[29] DeVitre R, et al: Biometric comparison of bur and electrosurgical retraction methods. J Prosthet Dent 53:179, 1985.

[30] Walter C: Dental treatment of patients with cardiac pacemaker implants. Quintessence Int 8:57, 1975.

[31] Dawes JC, et al. Electrosurgery in patients with pacemakers/implanted cardioverter defibrillators. Ann Plast Surg 57:33, 2006.

[32] Krejci RF, et al: Effects of electrosurgery on dog pulps

under cervical metallic restorations. Oral Surg 54:575, 1982.

[33] Parker S: The use of lasers in fixed prosthodontics. Dent Clin North Am 48:971, 2004.

[34] Scott A. Use of an erbium laser in lieu of retraction cord: a modern technique. Gen Dent 53:116, 2005.

[35] Gherlone EF, et al: The use of 980-nm diode and 1064-nm Nd:YAG laser for gingival retraction in fixed prostheses. J Oral Laser Appl 4:183, 2004.

[36] 35a. Schoinohoriti OK, Chrysomali E, Iatrou I, et al: Evaluation of lateral thermal damage and reepithelialization of incisional wounds created by CO2-laser, monopolar electrosurgery, and radiosurgery: a pilot study on porcine oral mucosa. Oral Surg Oral Med Oral Pathol Oral Radiol 113:741-747, 2012.

[37] Tjan AH, et al: Clinically oriented evaluation of the accuracy of commonly used impression materials. J Prosthet Dent 56:4, 1986.

[38] Setz J, et al: Profilometric studies on the surface reproduction of dental impression materials. Dtsch Zahnarztl Z 44:587, 1989.

[39] Luebke RJ, et al: The effect of delayed and second pours on elastomeric impression material accuracy. J Prosthet Dent 41:517, 1979.

[40] Eames WB, et al: Elastomeric impression materials: effect of bulk on accuracy. J Prosthet Dent 41:304, 1979.

[41] Cullen DR, Sandrik JL: Tensile strength of elastomeric impression materials, adhesive and cohesive bonding. J Prosthet Dent 62:142, 1989.

[42] Herfort TW, et al: Tear strength of elastomeric impression materials. J Prosthet Dent 39:59, 1978.

[43] Hondrum SO: Tear and energy properties of three impression materials. Int J Prosthodont 7:517, 1994.

[44] Harcourt JK: A review of modern impression materials. Aust Dent J 23:178, 1978.

[45] Fusayama T, et al: Accuracy of the laminated single impression technique with silicone materials. J Prosthet Dent 32:270, 1974.

[46] Tjan AH: Effect of contaminants on the adhesion of light-bodied silicones to putty silicones in putty-wash impression technique. J Prosthet Dent 59:562, 1988.

[47] Henry PJ, Harnist DJR: Dimensional stability and accuracy of rubber impression materials. Aust Dent J 19:162, 1974.

[48] Mansfield MA, Wilson HJ: Elastomeric impression materials: a method of measuring dimensional stability. Br Dent J 139:267, 1975.

[49] Nally FF, Storrs J: Hypersensitivity to a dental impression material: a case report. Br Dent J 134:244, 1973.

[50] 48a. Mittermüller P, Szeimies RM, Landthaler M, et al: A rare allergy to a polyether dental impression material. Clin Oral Investig 16:1111-1116, 2012.

[51] Lacy AM, et al: Time-dependent accuracy of elastomer impression materials. II. Polyether, polysulfides, and polyvinylsiloxane. J Prosthet Dent 45:329, 1981.

[52] Sivers JE, Johnson GK: Adverse soft tissue response to impression procedures: report of a case. J Am Dent Assoc 116:58, 1988.

[53] Peregrina A, et al: Effect of two types of latex gloves and surfactants on polymerization inhibition of three polyvinylsiloxane impression materials. J Prosthet Dent 90:289, 2003.

[54] Al-Sowygh ZH: The effect of various interim fixed prosthodontic materials on the polymerization of elastomeric impression materials. J Prosthet Dent 112(2):176, 2014.

[55] Tseng KC, et al: Effect of dithiocarbamate on polymerization of polyvinylsiloxane impression materials [Abstract 1645]. Presented at American Association of Dental Research/International Association of Dental Research Annual Session, Baltimore, March 9-12, 2005.

[56] Kimoto K, et al: Indirect latex glove contamination and its inhibitory effect on vinyl polysiloxane polymerization. J Prosthet Dent 93:433, 2005.

[57] Matis BA, et al: The effect of the use of dental gloves on mixing vinyl polysiloxane putties. J Prosthodont 6:189, 1997.

[58] Boening KW, et al: Clinical significance of surface activation of silicone impression materials. J Dent 26:447, 1998.

[59] Pratten DH, Craig RG: Wettability of a hydrophilic addition silicone impression material. J Prosthet Dent 61:197, 1989.

[60] Oda Y, et al: Evaluation of dimensional stability of elastomeric impression materials during disinfection. Bull Tokyo Dent Coll 36:1, 1995.

[61] Millar BJ, et al: In vitro study of the number of surface defects in monophase and two-phase addition silicone impressions. J Prosthet Dent 80:32, 1998.

[62] Nassar U, et al: An in vitro study on the dimensional stability of a vinyl polyether silicone impression material over a prolonged storage period. J Prosthet Dent 109:172, 2013.

[63] Peregrina A, et al: The effect of different adhesives on vinyl polysiloxane bond strength to two tray materials. J Prosthet Dent 94:209, 2005.

[64] Millstein P, et al: Determining the accuracy of stock and custom tray impression/casts. J Oral Rehabil 25:645, 1998.

[65] Gordon GE, et al: The effect of tray selection on the accuracy of elastomeric impression materials. J Prosthet Dent 63:12, 1990.

[66] Martinez LJ, von Fraunhofer JA: The effects of custom tray material on the accuracy of master casts. J Prosthodont 7:106, 1998.

[67] Wirz J, et al: Light-polymerized materials for custom impression trays. Int J Prosthod 3:64, 1990.

[68] Bindra B, Heath JR: Adhesion of elastomeric impression materials to trays. J Oral Rehabil 24:63, 1997.

[69] Burton JF, et al: The effects of disposable and custom-made impression trays on the accuracy of impressions. J Dent 17:121, 1989.

[70] Pagniano RP, et al: Linear dimensional change of acrylic resins used in the fabrication of custom trays. J Prosthet Dent 47:279, 1982.

[71] McCabe JF, Carrick TE: Rheological properties of elastomers during setting. J Dent Res 68:1218, 1989.

[72] Chong YH, et al: The effect of mixing method on void formation in elastomeric impression materials. Int J Prosthod 2:323, 1989.

[73] Wilson EG, Werrin SR: Double arch impressions for simplified restorative dentistry. J Prosthet Dent 49:198, 1983.

[74] Donovan TE, Chee WWL: A review of contemporary impression materials and techniques. Dent Clin North Am 48:445, 2004.

[75] Johnson GH, et al: Clinical trial investigating success rates for polyether and vinyl polysiloxane impressions made with full-arch and dual-arch plastic trays. J Prosthet Dent 103:13, 2010.

[76] Ceyhan JA, et al: The effect of tray selection, viscosity of impression material, and sequence of pour on the accuracy of dies made from dual-arch impressions. J Prosthet Dent 90:143, 2003.

[77] Wöstmann B, et al: Accuracy of impressions obtained with dual-arch trays. Int J Prosthodont 22:158, 2009.

[78] Drennon DG, et al: The accuracy and efficacy of disinfection by spray atomization on elastomeric impressions. J Prosthet Dent 62:468, 1989.

[79] Drennon DG, Johnson GH: The effect of immersion disinfection of elastomeric impressions on the surface detail reproduction of improved gypsum casts. J Prosthet Dent 63:233, 1990.

[80] Estafanous EW, et al: Disinfection of bacterially contaminated hydrophilic PVS impression materials. J Prosthodont 21:16, 2012.

[81] Carvalhal CI, et al: Dimensional change of elastomeric materials after immersion in disinfectant solutions for different times. J Contemp Dent Pract 12:252, 2011.

[82] McLaren E. CAD/CAM dental technology. Compend Contin Educ Dent 32:73, 2011.

[83] Mörmann WH. The evolution of the CEREC system. J Am Dent Assoc 137(Suppl):7S, 2006.

[84] Tidehag P, et al: Accuracy of ceramic restorations made using an in-office optical scanning technique: an in vitro study. Oper Dent 39:308, 2014.

[85] Ng J, et al: A comparison of the marginal fit of crowns fabricated with digital and conventional methods. J Prosthet Dent 112:555, 2014.

[86] Mayer R: Scientific Canadian: invention and innovation from Canada's National Research Council. Vancouver, B.C., Raincoast Books, 1999.

[87] Rohaly J, et al: Three-channel camera systems with non-collinear apertures. Washington, D.C., U.S. Patent Office, Publication No. US7372642 B2, May 13, 2008.

[88] Kachalia PR, Geissberger MJ: Dentistry a la carte: in-office CAD/CAM technology. J Calif Dent Assoc 38:323, 2010.

思考题

1. 讨论采用弹性印模材料制取成功可预测的印模的必备条件。

2. 讨论 3 种可制取预备牙体印模的方法，它们相应的适应证和禁忌证是什么？

3. 固定修复的 3 类印模材料名称，它们的优、缺点，表明它们在 3 种临床情况下的适应证。

4. 论述电外科手术使用前的 10 个问题。

5. 成功的个别托盘要求是什么？

6. 在印模材料中消毒技术不同，选择 3 类印模材料简述各自的消毒技术。

7. 解释三角法扫描的原理？

8. 光学扫描资料开放性和封闭性文件的差异是什么？

第 15 章

过渡性固定修复体

Anthony G. Gegauff • Julie A. Holloway

暂时冠或暂时固定局部义齿（FDP）在口腔修复治疗过程中是必不可少的。过渡性修复(interim)意指建立暂时修复，以便永久性治疗计划安排。虽然永久性修复在牙齿预备后的数周后就可完成，过渡性修复也必须满足患者和牙医的重要需求。不幸的是过渡性临时修复（temporary）通常意味着随意。如果这成为过渡性修复的一种指导思想，临床疗效和治疗质量将受到不利影响。经验一再表明，花费在过渡性固定修复上的时间和精力是值得的。

由于不可预见的事件（例如，技工室延误或患者不便），过渡性修复体可能需使用更长的时间。对于某些患者，永久性修复是有意延迟的（例如，颞下颌关节紊乱综合征或牙周疾病患者治疗前）。无论治疗时间的长短预期，过渡性修复必须维护患者的健康，因此它不应该由于短期使用而随意制作。

过渡性修复体要认真制作还因为它们需要同样的牙体预备要求。牙医必须制作一个可以接受的修复体否则会浪费更多的时间。例如，一个仓促制作的不良修复体引发牙龈炎可能需要修改和重新制取弹性印模。如果牙医彻底理解什么是合适的过渡性修复体，并且努力满足这些要求，就可避免类似问题。

要　求

一个最佳的过渡性固定修复必须满足许多相互关联的要求，可归类为生物学、机械和美学（图15-1）。

生物学要求
牙髓保护

过渡性固定修复需要将已预备的牙齿封闭和从口腔环境隔离以避免牙髓过敏和进一步刺激。由于在牙齿预备过程中牙本质小管的暴露，一定程度的牙髓创伤是不可避免的（图 15-2）。每一个健康的牙本质小管含有成牙本质细胞细胞突，其细胞体在髓腔。如果暴露的牙本质周围环境没有有效控制，不利的牙髓影响是可以预见的[1]。此外，需要修复的牙齿的牙髓在牙体预备前后可能会受到影响（表15-1）。严重的情况下，渗漏会引起不可逆的牙髓炎，需要后期根管治疗[2]。

牙周健康

为了方便清除菌斑，过渡性修复体需要良好的边缘适合性、适当的外形、光滑的表面，尤其当冠边缘位于龈沟内时[3]。如果过渡性固定修复有缺陷和菌斑控制失败，牙龈健康就会恶化[4]。良好的牙龈健康维护一直是我们追求的，在固定修复治疗过程中有特殊的现实意义。发炎或出血的牙龈导致后续修复治疗困难（例如印模制取和粘接）。过渡性固定修复的时间越长，其外形和边缘适合性就越重要（图 15-3）。当牙龈组织受到侵害，可能引起缺血、组织发白，如果没能纠正，可引起局部的炎症或坏死。

咬合兼容性和牙齿位置

过渡性修复应建立或维持与邻牙及对颌（图15-4）适当的接触。不合适的接触会引起牙齿过萌和水平移位。这样的过萌导致最终修复体形成早接触，这种早接触需要大量临床时间进行调改，且造成最终修复体的咬合形态和功能缺陷。如果过萌严重，可能需要重新牙体预备和取模。水平移位导致邻面接触过紧或过松，前者需繁琐的椅旁调整，后者需技工室添加金属或陶瓷修补。尽管有这些努力，但牙冠邻面外形已经改变。而且水平移位会伴随牙根移动（图 15-5），影响口腔卫生维护。

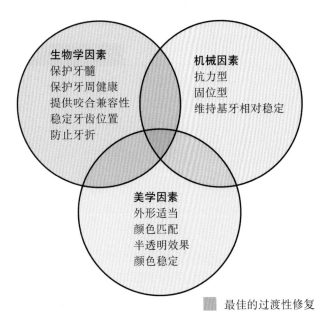

图 15-1 ▪ 过渡性修复考虑的因素。中间区域代表最佳，生物学、机械和美学条件都获得满足

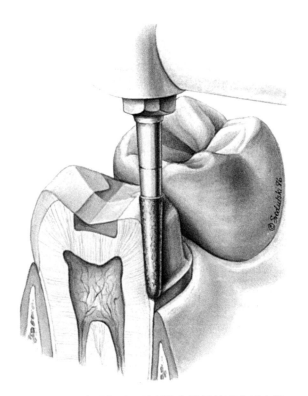

图 15-2 ▪ 牙齿预备后牙髓创伤和暴露的牙本质小管

粗糙的过渡性冠边缘影响后续治疗

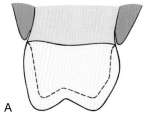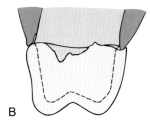

图 15-3 ▪ 过渡性修复体应具有良好的边缘适合性、外形以及光滑的表面。A. 适合的冠外形与牙齿的衔接平滑连续；B. 外形过突。修复体颈缘不规则的，边缘调整不够。这些都不利于菌斑清除和牙周健康

如果一个过渡性修复不能保预备基牙证位置的稳定性，可能引起牙齿移位，必要时需要另行治疗

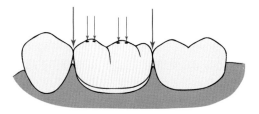

图 15-4 ▪ 合理的咬合和邻面接触，保证患者的舒适和牙齿稳定的位置

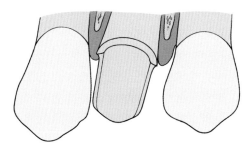

图 15-5 ▪ 如果缺少邻面接触导致牙齿移位，由此产生的结果是可能需要手术或正畸矫正后重新印模制取

表 15-1	影响牙髓健康的因素
以往	目前（固定修复治疗期）
龋病	备牙损伤
牙科手术	微生物暴露
磨牙症	干燥
牙周手术	化学暴露
修复治疗	热暴露

预防釉质折裂

过渡性固定修复应保护由于牙体预备而强度减弱的牙齿（图 15-6）。尤其是在部分覆盖的修复设计中，修复体边缘靠近咬合处在咀嚼过程中可能会被损坏。即使小的釉质缺损也会使最终修复不能令人满意，需要花费时间重新制作。

机械要求

功能

在咀嚼过程中，过渡性固定修复体承受最大应力。除非患者咀嚼时避开过渡性修复体，否则其所受应力是和最终修复体类似。然而，聚甲基丙烯酸甲酯（PMMA）树脂的强度约为金属-陶瓷合金的1/20[5]，因此过渡性固定修复体更易折断。但如果牙体预备充分，过渡性全冠修复体通常不易折断（图 15-7）。折断更常见于过渡性部分覆盖修复体和固定桥，部分覆盖修复体由于不完全包围牙齿所以强度本身就小。

固定局部义齿在咬合力传递到基牙时力学原理类似梁，在连接体处产生应力集中[6]，这也是修复失败的多发部位。为了减少失败的风险，过渡性修复体的连接体面积需要比最终修复体大（图 15-8）。更高的强度可以通过减少外展隙的深度和外形获得。这些改变增加了连接体的横截面面积，同时减少与尖锐的内部线角度相关联的应力集中。从生物学和美学角度考虑，更大的连接体应该限制。为了避免损害牙周组织的健康，颈部冠外形不宜过突（图 15-9），口腔自洁和菌斑的控制必须予以高度重视。

在某些情况下，纤维增强、热处理树脂或铸造金属过渡性修复可以给医生和患者带来便利，减少时间的浪费和节省重新修复的费用（框图 15-1）。

替换

为了避免牙髓刺激和牙齿移动，移位的过渡性修复体必须及时重新粘固。回访虽然对患者和牙医都相当不便，但却是必要的。牙齿移位最好的预防就是适当的牙体预备和密合性好的过渡性修复体。过渡性修复体和基牙间隙过大，与常规水门汀相比更低强度的过渡性粘固剂无法粘接牢固。从这一点和生物学的原因考虑，应当避免使用无内衬的预制冠进行过渡性修复。

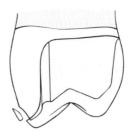

图 15-6 ■ 过渡性修复体需要保护牙齿。取模后发生牙折会影响后续治疗进程和修复效果

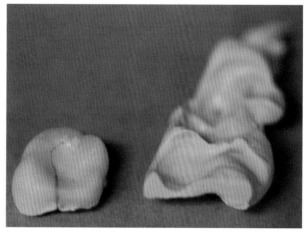

图 15-7 ■ 丙烯酸过渡性修复体断裂。咬合记录显示牙体预备不足

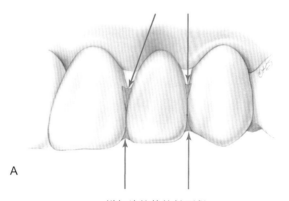

A

增加连接体接触面积
提高修复

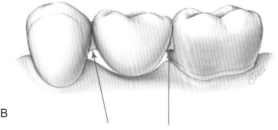

B

加大的连接体接触

图 15-8 ■ 过渡性固定义齿的连接体往往故意加大。A. 前牙区连接体大小受美学限制；B. 后牙区美学的限制较少，但不能影响牙周健康

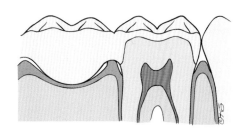

图 15-9 ■ 近远中区域过突的连接体刺激牙龈。牙龈因受压缺血和菌斑控制不佳时易引发牙龈炎

框图 15-1	纤维增强过渡性修复体适应证

后牙长跨度固定局部义齿
预期长时间的治疗计划
患者无法避免修复体上过大的咬合力
咀嚼肌的力量高于平均水平
修复体经常发生断裂

去除重新使用

过渡性修复体经常需要反复使用，因此去除时不应损坏。在大多数情况下，如果水门汀粘接强度低，并且过渡性修复得到了很好的制作，修复体不会损坏。

美学要求

切牙、尖牙、有时包括前磨牙的过渡性固定修复体的外形特别重要。虽然它可能无法复制未修复的天然牙，但牙齿外形、颜色、透明度和质感也是必须考虑的。必要时，美学修复可创建个性化的细节。然而，这些不是常规要求，"美学提高"将在章节后部讨论。

修复治疗的一个基本要求是材料和相邻牙齿的颜色相匹配。然而，一些树脂在口腔内会随时间变色[7]，因此过渡性修复体长期应用时，颜色稳定性（随应变积累的倾向）决定了材料的选择。

过渡性修复体往往被用来作为最终修复的参考，使最终修复时达到最佳的美学修复效果。在全口义齿修复中，通过蜡型，患者和牙医可以在义齿完成前有充分的沟通。许多牙医认为这是必要的，因为蜡型可以适应患者的需求变化而且容易操作。前牙固定修复治疗涉及外观，患者应该被给予一个机会来表达观点。美学和个人外观是非常主观的和难以沟通的，在患者美学和修复效果的评判以及对他的自我形象的影响中，过渡性修复可以发挥重要的作用。同时，他人的判断意见也很重要。通过过

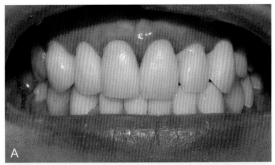

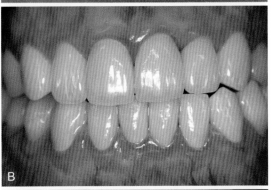

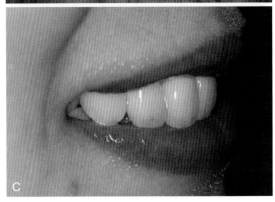

图 15-10 ■ A. 过渡性修复体在最终修复前建立前导，切缘位置，合适的语音和功能；B 和 C. 最终修复体从外形和功能和过渡性修复体高度相似

渡性修复体来获得最终修复体的设计是一个很实用的方法。文字表述过于含糊而且往往矫枉过正，而在最终修复体中很难或者不可能纠正过来。通过过渡性修复体的塑形和修改，直到它的外观被牙医和患者都接受。当做到这一点后，制取过渡性修复体印模（图 15-10）和灌制模型。这个模型送至技工室作为固定修复制作的参考，其外形在最终的修复体上得到复制。从诊断蜡型开始，这个过程是非常有效的，参考了患者的意见，也提高了患者的满意度。

材料与步骤

各种材料的很多方法都可以做出令人满意的过渡性修复体（图 15-11）。新材料、新技术的应用

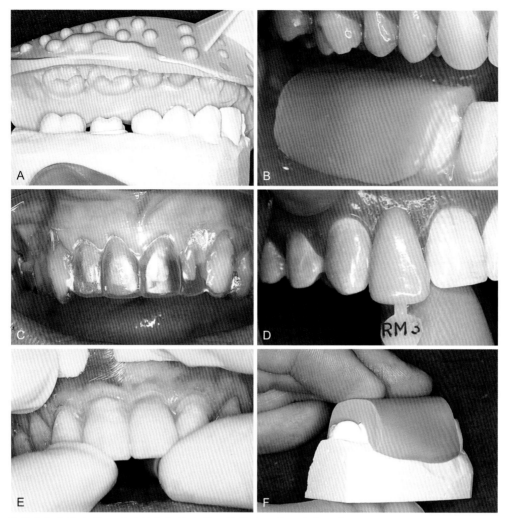

图 15-11 ■ 虽然有许多的变化，过渡性修复体所使用的模型可分为外表面成形（ESF）和组织表面成形（TSF）。直接法需要患者口腔直接制作 TSF。A. 间接法：ESF 是一种藻酸盐印模；TSF，速凝石膏；B. 直接法：ESF 是基板蜡印模；TSF，患者；C. 直接法：ESF 是一种真空成型醋酸纤维素膜片；TSF，患者；D. 直接法：ESF 是预制聚碳酸酯壳；TSF，患者；E. 间接直接法：ESF 是间接法制作的三单位固定义齿壳（右上中切牙到尖牙）；TSF，患者；F. 间接法：ESF 是硅橡胶印模；TSF，牙齿制备后的石膏模型

丰富了这些技术。在所有的步骤中，模腔形成，塑料材料注入或填充的过程是一致的。该模腔由两个相关部分形成：一个形成冠或 FDP 的外部轮廓，一个形成已预备基牙的表面形态和缺牙区牙槽嵴形态（当缺牙时），我们称之为外表面成形（external surface form，ESF）和组织表面成形（tissue surface form，TSF）。这些内容在随后讨论。

外表面成形（ESF）

ESF 有两大类：个性化制作和预制。

个性化制作

个性化制作的 ESF 可以复制患者预备前的牙齿的形态或改进的诊断模型上的外形，它可以通过任何印模材料直接获取。印模用 1/4 托盘和不可逆水性胶体或硅橡胶材料很容易制取。硅橡胶印模材料成本更高，但可以重复利用。印模就位越方便，模腔制作效果越好，薄的印模材料的部位（常见于邻接面或龈缘）可以削除（图 15-12）。可塑性模型材料很受欢迎，因为它们可以不使用托盘和用刀削减到最小尺寸。同时，它们的可塑性有助于后续的聚合树脂去除（图 15-13）。

个性化制作的 ESF 可以用热塑片（图 15-14），热塑片被加热后在真空负压下吸附于石膏模型上。这将产生一个带薄壁的透明空腔，由于这种方法引起的咬合干扰最小，更方便用于直接法。空腔内注入树脂材料，放入口中后在牙尖交错位咬合，然后咬合轻度调改。薄的热塑片材料在直接法制作

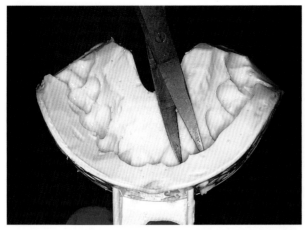

图 15-12 ▪ 修剪模型邻面和腭部、唇颊部多余的印模材料以便于 ESF 就位。选用的前牙部分托盘，能准确取得过渡性修复体的邻牙

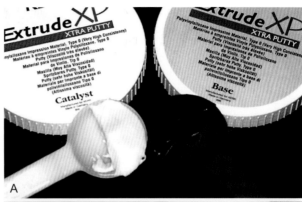

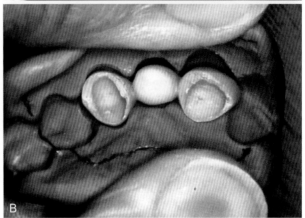

图 15-13 ▪ A. 一种适于外表面成形的弹性硅橡胶材料；B. 硅橡胶材料已分离，已经完成的树脂过渡性修复体未移位，证明了材料弹性度

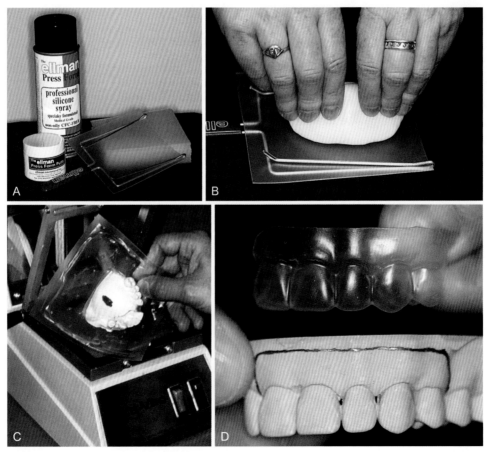

图 15-14 ▪ A. 廉价的适于外表面成形的热塑膜；B. 加热后的膜片用手指按压于石膏模型上；C. 昂贵的热塑膜系统有电加热和真空部件；D. 修剪的聚丙烯 ESF。注意膜片取得的细节

中可能也是缺点。这是因为该材料不利于树脂聚合过程中产热的削减，因此在可能发生热损伤前要从口中移除。热塑性 ESF 在固定修复治疗有其他用途，不论是临床或技工室。例如，它可以帮助判断牙齿预备量（图 15-15）[8, 9]。

醋酸纤维素和聚丙烯材质的透明膜片有各种尺寸和厚度，125×125 mm 规格，厚度 0.5 mm（0.020 英寸）的膜片被推荐用于制作过渡性修复体。聚丙烯膜材质更佳，因为它有更好的表面细节，更耐撕裂，而耐撕裂使膜片从模型上首次去除时更方便，这样可以多次使用。

虽然热塑性材料具有许多优点，但其他各种材料和方法也都可以成功的使用。例如，一些从业者青睐基板蜡，因为它方便和经济（图 15-11B），虽然它不适于高精度制作且需要额外的调整时间。

预制成型

市场上有各种预制冠，它们很少能满足过渡性修复的要求，但可以作为 ESF 使用而不是用于最终修复体，因此必须用自凝树脂内衬。除了内衬外，大部分冠还需要调整，如内部补偿、轴面外形、咬合调整（图 15-16）。当需要大量的修改时，个性化制作 ESF 因为耗时少突显优势。预制冠使用一般局限于单冠，因为它不适于固定桥桥体部分的修复。

用于制作 ESF（图 15-17）的材料包括聚碳酸酯、醋酸纤维素、铝、锡 - 银合金和镍 - 铬合金，这些材料有各种牙齿类型和尺寸（表 15-2）。

聚碳酸酯　聚碳酸酯（图 15-18）在所有预制材料中有最自然的外观，如果选择适当并经过修改可以和瓷修复体相媲美。虽然色调单一，但可以通过内衬树脂的颜色进行有限的调整。聚碳酸酯 ESFs 主要用于切牙、尖牙和前磨牙。

醋酸纤维素　醋酸纤维素是薄而透明的（0.2~0.3mm），适用于任何牙位和尺寸（图 15-17A），色调完全依赖于自凝树脂。自凝树脂和壳内面没有化学或机械性结合，因此在树脂聚合后，外壳需要剥离丢弃，以防止染色。除去壳的缺点是必须添加树脂重建邻接触。

铝和锡银　铝（图 15-19）和锡 - 银都适用于后牙。最复杂的冠具备解剖形态的𬌗面和轴面，最基本的和最便宜的冠仅仅是圆柱壳形，类似锡冠（图 15-17B）。

无解剖形态的圆柱壳必须进行修改，以形成

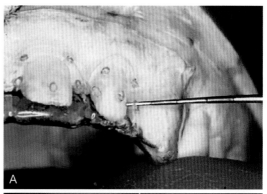
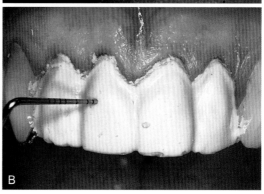

图 15-15 ■ A. 这种外表面成形（ESF）的透明薄膜可以在口内外检查牙齿预备量；B. 牙医可以用这种 ESF 和藻酸盐材料来检查牙齿预备情况。藻酸盐材料凝固后，去除 ESF，使用牙周探针在所需部位进行评估（B. 由 Dr. T. Roongruangphol 提供）

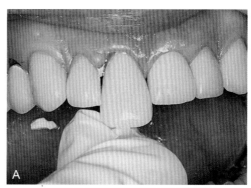
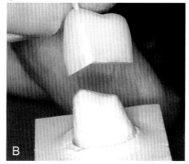

图 15-16 ■ A. 特殊的预制冠修改花费的时间减少了它的优势，一个个性化制作的 ESF 可能更有效和更经济；B. 这个预制冠的舌侧内壁锥度过大需要调磨，以适应预备后的牙齿。图中的石膏模型上复制了预制冠的内表面

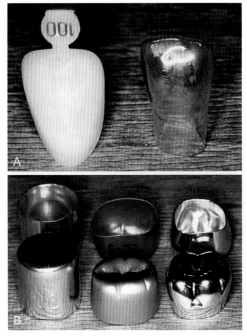

图 15-17 ■ A. 预制前牙冠：聚碳酸酯（左）和醋酸纤维素（右）；B. 预制后牙冠：铝合金壳（左），有解剖形态的铝合金冠（中心），有解剖形态的锡－银冠（右）

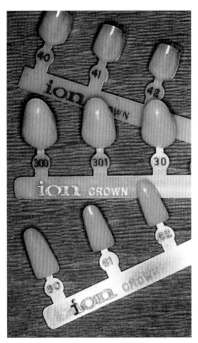

图 15-18 ■ 聚碳酸酯冠。适用于上下颌切牙、尖牙、前磨牙

表 15-2　预制冠

材料	应用范围				每个模具尺寸数	大概费用（$/ 个）
	切牙	尖牙	前磨牙	磨牙		
树脂						
醋酸纤维素	×	×	×	×	6	1.83
光聚合树脂		×	×	×	2	11.52
聚碳酸酯	×	×	×		7	1.11
金属						
铝			×	×	20	0.24
铝（解剖式）			×	×	6	5.45
铝（牙色）		×		×	6	4.6
锡－银（解剖式）			×	×	7	5.2
不锈钢（解剖式）	×*	×*	×	×	5	7.17

*乳牙；× 表示适用

可接受的𬌗面和轴面，它更便于上下颌后牙单冠的预制品。在冠试戴时要避免损坏折裂基牙的龈缘，尤其在调𬌗时咬合力作用于壳上折裂风险更大。冠壳颈部为适应牙齿颈部外形做出调改后，在咬合力下易发生破裂，尤其那些颈部外形收缩的牙冠风险更大。锡－银冠就是故意设计成收缩的颈部外形（图15-17B），这种高韧性合金允许冠颈部被拉伸，以更密切的适应牙齿。牙齿上直接拉伸仅适用于羽状边缘，其他的边缘设计，颈部扩大需要在冠壳配件中的模具上操作。

不锈钢　不锈钢冠（图15-20）主要用于缺损大的儿童乳牙。不锈钢冠在操作时不需要内衬树脂，用成型钳修剪后，以高强度水门汀粘接。它们也可以用于恒牙，但更适合于乳牙，因此使用寿命就不那么重要。不锈钢是非常硬的，因此可以用于时间较长的过渡性修复。

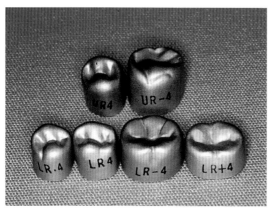

图 15-19 ■ 有解剖外形的铝合金冠。有各种外形和大小。按左右区分，生产商制造了 2 种上颌 4 种下颌不同形状的冠，每种有 6 个尺寸

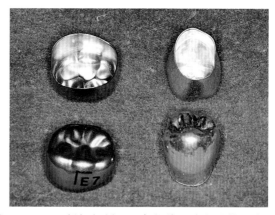

图 15-20 ■ 不锈钢解剖冠。有各种尺寸和形状可选，亦适用于乳牙，具备合理冠外形或平直表面

组织表面形成

TSF 的两个主要类别：间接法和直接法。第三类是间接直接法。

间接法

取得预备后牙齿和牙槽嵴组织形态的印模后，用速凝石膏或聚乙烯基硅氧烷材料灌注模型[10]。过渡性修复体的制作全在口外进行，这种方法（表 15-3）相比直接法有以下优点：

1. 预备后的牙齿和牙龈不接触游离单体，从而避免了组织损伤和过敏反应或致敏[12-15]。有调查报道，此前曝光过的单体斑贴试验的患者过敏敏感性的发生率为 20%[16]。对单体不过敏的患者随着暴露时间延长，敏感性增加。而在过敏性患者中，接触少量单体也会导致疼痛性溃疡和口炎（图 15-21）。

2. 制备的牙齿不耐受聚合树脂释放的热量。图 15-22 绘制了几种材料在相同条件下，温度随时间变化升高。临床模拟实验显示[17,18]，在采用直接法进行过渡性修复情况下，已预备牙齿的髓腔峰值温度约上升 10℃。这种程度的升温会引起牙髓不可逆的损害[19]。仿真实验还表明，温度的上升直接取决于当前树脂的类型和体积。因此，含大桥体的多单位过渡性修复体损害超过单冠（尤其是牙齿预备保守的情况下）。这些研究还表明，ESF 的导热性能显著影响可以达到的最高温度。但是，最重要的是峰值温度需要 7~9 min 后才会达到[18]（图 15-23）。除了这个原因，为了避免树脂进入邻牙倒凹，过渡性修复体应在树脂聚合的橡胶期取出，这通常发生在放入口内 2~3 min 后。在图 15-23 中，可忽略不计的温度上升是在 3 min，这表明热损伤是可以避免的。

3. 石膏模型上聚合的过渡性修复体边缘适合性显著优于在硬化前从口内取出的过渡性修复体[20,21]。这是因为：①石膏限制了聚合期间的树脂收缩；②从牙齿上取出的橡胶期树脂会发生变形。在直接进行长跨度或多基牙固定局部义齿过渡性修复时，收缩和变形引起的边缘差异是不可接受的。

4. 当一个形成 TSF 的弹性印模尺寸稳定[10]，它可以保留和 ESF 重复利用。这使得牙医可以在患者不出现的情况下进行修复更换。例如，如果一个患者电话告知丢失了过渡性局部固定修复体，在患者就诊前医生可以在方便时重新制作出来。这样可以减少对已安排工作的干扰并赢得患者的赞赏。弹性 TSF 和石膏 TSF 相比，制作的过渡性修复体是否也能取得良好的边缘封闭效果存在疑问，弹性材料或许不能和石膏一样限制树脂聚合收缩。

5. 该技术给患者一个休息的机会，它可以解放牙医来执行其他的任务，提供工作助手锻炼技工操作的机会。

表15-3 过渡性修复体制作方法

方 法	TSF	ESF	优 点	缺 点
直接法	牙齿 口内牙制备	个性化制作或预制	1. 快速 2. 简单 3. 无技工室工作	1. 单体 2. 产热 3. 边缘密合性差
间接法	模拟牙齿制备	个性化制作	1. 口内操作简单 2. 无聚合收缩 3. 边缘密合性好	耗时
间接直接法	诊断性预备	个性化制作	1. 口内操作简单 2. 效率高	预备估计不足 可能需要重衬
数字技术	备牙后扫描	数字化个性化制作	1. 效率高 2. 无技工室工作 3. 口内操作简单 4. 低树脂单体余留 5. 更高的耐磨性 6. 无空气抑制层 7. 无聚合收缩 8. 方便复制最终修复体	1. 需要数字化印模和 临床切削设备 2. 一些切削树脂块 颜色单一

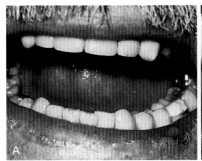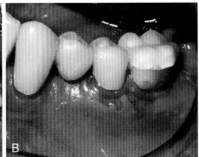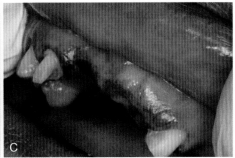

图15-21 ▪ 聚甲基丙烯酸甲酯单体短暂接触后的过敏反应。A.唇部溃疡；B.牙龈溃疡；C. PMMA过渡性桥体戴入6天后的不良组织反应

直接法

患者预备后的牙齿和牙龈组织（固定局部义齿）直接作为TSF，因此间接法的中间步骤省略了（表15-3）。这便于助手的培训和技工室设备不足无法高效的间接制作修复时。但是，直接法有显著的缺点：聚合树脂引起的潜在组织损伤和差的冠边缘适合性。因此，在间接法可以选择情况下，常规不推荐使用直接法制作过渡性修复体。

间接-直接法

在这种方法中（表15-3），间接法形成一个类似预制聚碳酸酯冠的"个性化制作的ESF"。在大多数情况下，医师使用个别制作的ESF和未预备的诊

断蜡型模型作为TSF，得到一个带空腔的壳。在牙齿预备后，壳内注入树脂（患者的口腔作为TSF），这最后一步是直接法的操作步骤。另一种创建壳的方法，不需要间接法制作的TSF，是在ESF内细致涂抹单体或撒树脂粉末。使用这种方法很难控制壳的厚度，并可能需要更多的时间进行调磨。

间接-直接的方法有这些优势：

• 减少椅旁时间。大部分程序在患者访问前已完成。

• 在口腔中产生的热量较少，内衬用的树脂用量较少。

• 和直接法相比，树脂单体与软组织间的接触最小。因为桥体组织面一般不要衬里，减少了过敏反应的风险。

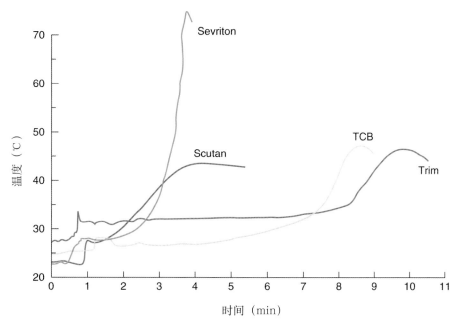

图 15-22 ▪ 树脂聚合过程中产生的热量。非临床实验下，温度上升是严重的。Sevriton（一种聚甲基丙烯酸甲酯树脂）相比其他材料产生更高的温度。这有助于临床选择材料，虽然临床条件下的差异可能是微不足道的。TCB，暂时冠桥（重绘自 Redrawn from Braden M, et al: A new temporary crown and bridge resin. Br Dent J 141:269, 1976. ）

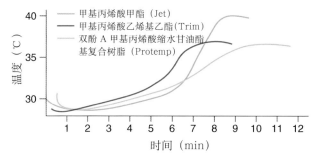

图 15-23 ▪ 模拟临床上用硅橡胶 ESF 制取暂时单冠时的放热（以分钟计时）。用热电偶探针测量拔除牙齿的髓腔的温度的变化。初始读数反映室温下树脂混合的冷却效果。对于参与测试的三类树脂，直到 6 min 后温度都不超过 35℃。Bis-GMA，双酚 A- 缩水甘油丙烯酸甲酯（重绘自 Tjan AHL, et al: Temperature rise in the pulp chamber during fabrication of provisional crowns. J Prosthet Dent 62:622, 1989. ）

然而，即使用诊断模型的方法，也经常需要调整，以便壳在预备好的牙齿上完全就位。这是间接 - 直接法主要的缺点。

过渡性固定修复材料

在流体状态下，过渡性修复材料填充 ESF 和 TSF 形成的空腔；然后固化生产刚性修复体。

理想特性

理想的过渡性固定修复材料的特性如下：

- 操作方便：工作时间充足，方便成型，固化时间短。
- 生物相容性：无毒，无过敏，不产热。
- 固化时尺寸稳定性好。
- 易于表面抛光。
- 足够的强度和耐磨损性。
- 良好的外观：半透性，色彩控制，颜色稳定。
- 良好的患者接受性：无刺激性，无臭。
- 易于增补或修复。
- 和过渡性粘接剂的化学相容性。

目前常用材料

理想的过渡性材料还未开发出来，主要需解决凝固过程中的尺寸变化的问题。这些材料（图 15-24）收缩而导致边缘差异[20-22]，尤其是使用直接法时（图 15-25）。此外，目前使用的树脂有放热反应和不完全生物相容性。

该材料可分为四个树脂类型

- PMMA。
- 聚 -R′丙烯酸甲酯（R′为比甲基大的烷基群，如乙基或异丁基）。
- 微填料复合树脂。
- 光固化材料。

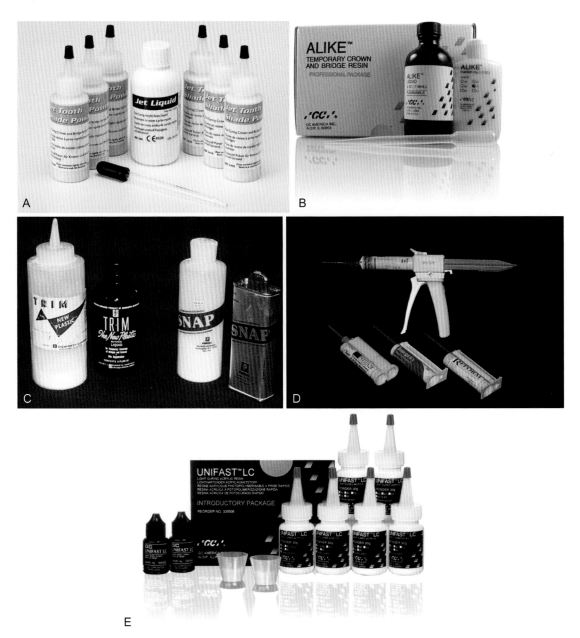

图 15-24 ▪ 目前可用的过渡性材料。A 和 B. 聚甲基丙烯酸甲酯树脂；C. 聚 – R′ 甲基丙烯酸甲酯树脂；D. 微填料复合树脂与自动混合输送系统；E. 光固化聚甲基丙烯酸甲酯

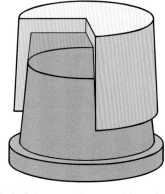

少量的树脂收缩可引起较大的边缘

图 15-25 ▪ 理想的轴壁收缩减少 2% 冠径，导致相当高的边缘差异

这些树脂的性能在表 15-4 中进行了比较。每种类型其整体性能是相近的；没有哪种材料在所项目中都占优。材料的选择条件和要求应以最满足治疗成功为基础。例如，直接法时材料应具有最小的毒性和最小聚合收缩特性。或者，当制作长跨度修复体时，高强度是一个重要的选择标准。一些过渡性材料的残留物可能会干扰聚乙烯基硅氧烷弹性印模材料的聚合[23]。虽然过氧化氢可以清除树脂残留，可以防止这种相互作用，用间接法制作过渡性修复体也可以避免这个问题，或在直接暂时过渡性前制取印模。

材料科学

William M. Johnston

过渡性修复材料包括颜料、单体、填料和引发剂，所有结合起来形成一个美学修复体。颜料是由制造商合成，各种色调可用，这样材料外观和天然牙体组织相似成为可能。虽然每个成分在过渡性材料的操作性、固化和最终性能中扮演不同角色，材料的许多重要特性主要是由原发性单体决定的。此单体转换为聚合物的能力允许材料在按要求成形后，固化以满足过渡期口腔环境的要求。

根据不同的品牌，最常用的单体是甲基丙烯酸甲酯、甲基丙烯酸乙酯、甲基丙烯酸异丁酯、双酚 -A- 甲基丙烯酸缩水甘油酯（Bis-GMA）和氨基甲酸乙酯二甲基丙烯酸酯。这些单体或它们的组合，可被转化为通过自由基聚合的聚合物，虽然在转换过程从未完全完成。

自由基聚合

树脂聚合过程包含化学、机械、尺寸和热量变化，这些变化影响材料在临床的成功应用。虽然单体可造成有害的生物反应，但单体转化为生物惰性聚合物是让人期望的。另外，如果聚合过程没有正确引发，或者如果它是过早地终止，得到的修复体可能不具有足够的机械性能，并且很容易或很快失败。然而，因为聚合物的密度是固定的并比单体更大，聚合过程中尺寸会发生收缩。此外，聚合反应的放热会导致材料在失去流动性之前变热，所以当它冷却时会进一步收缩。如果使用直接法修复，反应产热会造成已经在牙体预备过程中可能受到刺激的牙髓牙周组织发生不可逆的损害。

启动

自由基聚合首先形成自由基，这个过程被称为激活，随后这种自由基与单体的结合。自由基是由化学物质（引发剂）的分解形成的；分解的方法取决于引发剂的性质。可能的引发剂包括过氧化苯甲酰和樟脑醌。

过氧化苯甲酰在 50℃ 或更高的温度时分解成自由基，这称为热激活。因为一些单体在近 100℃ 的高温时会汽化，随后得到的聚合物中会形成孔隙，因此应在热活化的早期避免温度过高。热激活在冷却阶段相比其他激活方式会发生更大的收缩，因此通常不用于过渡性修复。

当过氧化苯甲酰由叔胺催化也可分解成自由基，这个过程被称为化学活化。当活化剂、引发剂和单体混合在一起就会发生化学活化，因此这些材料通常单独存放，单体和活化剂在一个容器，引发剂和填料在另一个容器。为了防止气泡的产生，适当的混合是必要的，因为化学激活需要激活剂与引发剂的充分接触，此活化方法并不像热激活那样高效。引发剂不充分的活化导致更多的单体残留和修复体颜色稳定性差，这是因为未反应的过氧化苯甲酰可影响颜色的变化。但是，由于过氧化苯甲酰在热激活和化学激活中都发生分解，在化学活化设置的修复材料中增加聚合的温度可以提高化学聚合系统的分解率，并且不增加收缩。在 100℃ 的热水中修复体可获得更高的聚合效率，并清除未转化的单体。而这些单体可能会导致患者产生过敏性反应。

樟脑醌分解成自由基，以脂族胺和蓝色光能存在，这个过程被称为可见光活化。光固化材料具有两个优点：①厂商可以将材料以低的孔隙率混合；②如果未受光照，材料工作时间是无限的。这种方式局限性在于可见光能穿透的深度（深色材料穿透距离较小）。如果可能，可见光源应对准材料各个面的中心，对于颜色更深的材料，曝光时间要延长。

扩展

在激活后，聚合过程通过单体分子链接在生长的分子链上进行。这个阶段材料推挤极易造成缺陷，所以材料设定成不允许被干扰是很重要的。在扩展期，①材料密度增加，这将导致收缩；②放热反应可能导致温度大幅上升，随后尺寸收缩增加；③其他的物理性能（例如硬度、强度和抗溶性）增加。

终止

由于分子链位置的随机性，其中的一部分可能结合从而结束生长过程，这类终止是无法避免的，而理想的终止是所有的单体都发生聚合。此外，丁香油酚、对苯二酚或氧可以引起终止反应，因此应该避免或减少接触这些物质。

单体的相关特性

不同的单体表现出不同的初始和固化特性，所得到的聚合物也有不同的属性（例如，在固化前的黏度、反应放热、固化后尺寸变化和强度）。一般来说，单体分子越大，放热反应越少，材料物理强度越低。可用的材料见表 15-4。

表 15-4　几种代表性的过渡性修复树脂特征排列

材　料	性　能													
	A	B	C	D	E	F	G	H	I	J	K	L	M	N
JET (PMMA)	2*	2†	3	1†	1†	3†	1§	2	1	1	2‖	1	3	1
Duralay (PMMA)	1†	–	3	–	–	–	1	2	1	1	–	1	3	1
Trim (PR′MA)	2†	1†	2	3†	–	3†	2†	3	1	1	3‖	1	2	1
Snap (PR′MA)	2†	2†	2	–	–	2†	2	3	1	1	–	1	2	1
Temphase Fast-set（双丙烯复合树脂）	1	1	1	2	–	1	2	3	1	2	1	2	2	2
Protemp Garant (Bis-GMA)	1*	1	1	2	2	1	2†	3	2	2	1‖	2	1	2
Tuff-Temp（双固化聚氨酯）	1	1	1	3**	–	1	2	3	1	2	1	2	2	2
Unifast LC（光固化 PRMA）	2*	2†	3	–	–	2#	2	1	3	1	–	2	3	2
Triad（光固化，氨基甲酸酯二甲基乙酰胺复合树脂）	2§	3†	1	1	1†	1†	3†	1	3	3	–	3	1	3

A．边缘适合性（间接）；B．反应放热；C．毒性／致敏性；D．强度（断裂韧性）；E．修复强度（原比例）；F．颜色稳定性（紫外线）；G．外形易修整；H．工作时间；I．固化时间；J．流动性；K．丁香酚自由基污染；L．需特殊设备；M．气味；N．单位成本

Bis-GMA：双酚 -A- 甲基丙烯酸缩水甘油酯；DMA：二甲基乙酰胺；PMMA：聚甲基丙烯酸甲酯；PR′MA：聚 -R′ 丙烯酸甲酯。

1，最可取的；2，不太可取的；3，最不可取的；－，数据不可用

* 数据来源：Tjan AHL, et al: Marginal fidelity of crowns fabricated from six proprietary provisional materials. J Prosthet Dent 77:482,1997.

† 数据来源：Wang RL, et al: A comparison of resins for fabricating provisional fixed restorations. Int J Prosthodont 2:173, 1989.

‡ 数据来源：Gegauff AG, Pryor HG: Fracture toughness of provisional resins for fixed prosthodontics. J Prosthet Dent 58:23, 1987.

§ 数据来源：Koumjian JH, Holmes JB: Marginal accuracy of provisional restorative materials. J Prosthet Dent 63:639, 1990.

‖ 数据来源：Gegauff AG, Rosenstiel SF: Effect of provisional luting agents on provisional resin additions. Quintessence Int 18:841,1987.

¶ 数据来源：Castelnuovo J, Tjan AH: Temperature rise in pulpal chamber during fabrication of provisional resinous crowns. J Prosthet Dent 78:441, 1997.

数据来源：Doray PG, et al: Accelerated aging affects color stability of provisional restorative materials. J Prosthodont 6:183, 1997.

** 数据来源：Kerby RE, et al: Mechanical properties of urethane and bis-acryl interim resin materials. J Prosthet Dent 110:21, 2013.

填料

虽然过渡性修复体的主要特性是由一种或多种单体来决定，但减少不理想的固化和材料机械性能主要是通过填料来实现。填料含量的增加在提高固化材料强度的同时，可以减少放热量和收缩。但是，太多填料可导致材料固化前操控性能不佳，这阻碍了材料混合和成形，增加了材料孔隙。对于光激活材料，制造商制订了填料的量；其他材料，在不影响操作性能的情况下尽可能增加填料量。

步　骤

基本的临床医疗器械（图 15-26）和技工室器械（图 15-27）已经列出，它们都是必需的。每个操作步骤里额外需要的器械会单独列出。

基本的临床医疗器械

- 手套
- 口罩
- 护目镜
- 口镜

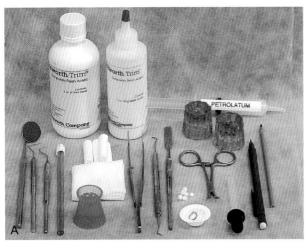

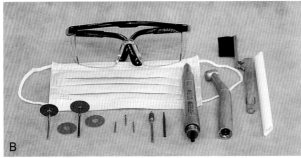

图 15-26 ■ A 和 B. 过渡性固定修复所需的基础临床器械

- 探针
- 牙周探针
- 吸唾器
- 棉卷
- 纱布
- 排龈器
- 排龈线
- 镊子
- 塑料输送器
- 棉球
- 凡士林
- 自凝树脂
- 滴管
- 三个调盘
- 水门汀调刀
- 巴克豪斯巾钳
- 直慢速手机
- 带柄碳化硅研磨盘，直机用
- 精细石榴石圆盘砂纸（7/8 英寸直径），直机用
- 碳化钨车针，直机用
- 高速涡轮手机

- 4 号圆钻
- 碳化钨 12 凹槽抛光车针（例如，7803）
- 强吸管
- 咬合纸和夹
- 一次性刷子
- 温开水

基本的技工设备

- 护目镜
- 口罩
- 一次性刷子
- 石膏树脂分离液
- 自凝树脂
- 滴管
- 两个调盘
- 水门汀调刀
- 聚丙烯注射器
- 橡皮筋
- 高压锅
- 石膏打磨机
- 直慢速手机
- 带柄碳化硅研磨盘，直机用
- 精细石榴石圆盘砂纸（7/8 英寸直径），直机用
- 碳化钨车针，直机用
- 牙科抛光机
- 棉抛光轮
- 罗宾逊猪鬃刷
- 绒轮（1 英寸直径），直机用
- 抛光砂
- 树脂抛光套装
- 超声清洗机

过渡性固定局部义齿修复：个性化制作的间接法

间接法个别制作非常适用于固定局部义齿过渡性修复，其修复效果可期且患者健康风险最小。

增加的临床医疗器械

- 比色板
- 不可逆水性胶体印模材料
- 橡皮碗
- 托盘
- 调刀

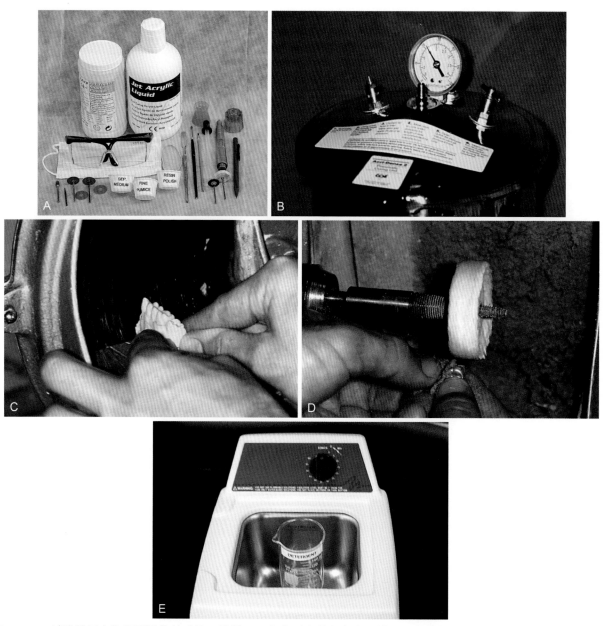

图15-27 ■ 过渡性固定修复所需的基础技工器械。A. 文中列出的各类小器械；B. 压力锅；C. 石膏打磨机；D. 齿科抛光机；E. 超声清洗机

操作步骤

1. 比色和牙齿预备后取模，得到一个不可逆性水胶体印模。前牙托盘只要超出了基牙一颗牙齿就可用，这样 ESF 会准确对应石膏模型（TSF）。

2. 排龈，必要时暴露洞面缘（图 15-28）。

3. 取不可逆水性胶体印模。在助理灌注石膏模型时进行其他临床操作（例如，制取最终印模）。

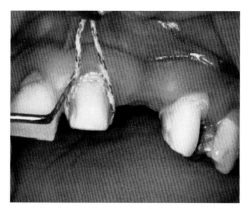

图15-28 ■ 龈下边缘在取模前需排龈。一次性托盘和藻酸盐可取得经济满意的印模，印模消毒后灌制速凝石膏制成 TSF

增加的技工器械

- 快速成型石膏
- 橡皮碗
- 调刀
- 振动机
- ESF

操作步骤

临床医生可以在调拌石膏前晃动以加速石膏固化（1 匙粉 : 30 ml 水）[24]，其他方法包括添加盐与温水混合，或用市售的速凝石膏。

1. 不可逆水性胶体印模速凝石膏灌模，放置 8 min。

2. 修整石膏模型以和 ESF 匹配，ESF 一般从诊断蜡型制取，要在石膏模型上完全就位。

3. 均匀涂布分离剂避免遗漏（图 15-29），尤其在洞面缘区，可用气枪轻吹加快分离剂的干燥，不要在石膏模型表面强吹分离剂。当模型彻底干燥后，用软铅笔标记基牙洞面缘作为一个后期修整指南。在明显可见的边缘区不要标记，因为铅笔迹很难从树脂中去除。

4. 调和自凝树脂（例如，甲基丙烯酸甲酯），放入聚丙烯注射器内。注射器尖端的孔径应为 2~3 mm。

5. 在 ESF 模腔内缓慢注入树脂，从修复体一侧至另一侧。注射器尖端保持与树脂接触以避免产生气泡。模腔内树脂不宜过满，树脂高度应刚到牙龈水平（图 15-30）。

6. 将 TSF 在填满树脂的 ESF 内就位（图 15-31），用橡皮筋轻轻捆绑。然后放入盛满 40℃温水的压力容器中，气压约 0.15 Mpa（20 磅／平方英寸）。后聚合热处理已经被证明可以提高树脂物理性能[25]，压力聚合降低了树脂的孔隙率。

7. 5 min 后取出。

8. 树脂聚合后分离 ESF，一般树脂会留在 TSF 上（图 15-32）。石膏打磨机和碳化硅研磨盘修整石膏模型（图 15-33）。如果边缘已经用铅笔标记，TSF 上的印迹应留用为指导模型修剪。然而，TSF 经常在树脂可操作期完全分离出来，这样的优点是避免了费力取出石膏模型。这个步骤不应该

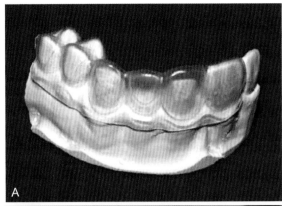
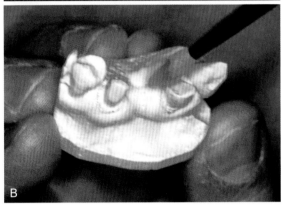

图 15-29 ■ A. 模型修整后 TSF 放入 ESF 就位；B. 在石膏模型（TSF）上涂布分离剂

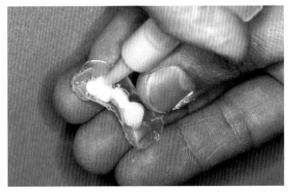

图 15-30 ■ 用 2mm 直径注射器在 ESF 腔内注入树脂，为避免产生气泡，注射器孔应该与树脂接触，从一侧至另一侧缓慢注射

被推迟，因为石膏模型修剪后边缘更难以辨认。

9. 用丙烯酸树脂磨头和精细石榴石圆盘砂纸清除树脂飞边。

10. 根据桥体设计修整桥体外形（图 15-34）（见第 20 章）。

11. 修复体抛光，包括桥体的组织面。如果这个位置不易抛光，可以用直手机上的罗宾逊猪鬃刷抛光。

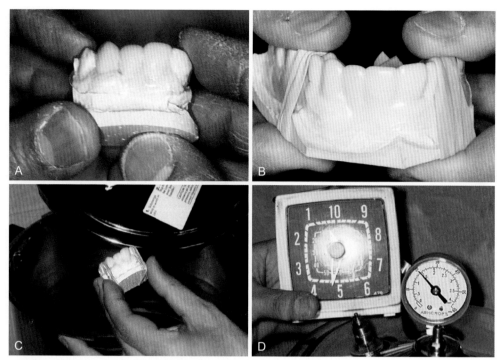

图 15-31 ■ A. 充填好树脂的 ESF 在 TSF 上就位；B. 橡皮筋固定，注意橡皮筋要捆绑在相邻的未预备的牙齿上以免 ESF 变形；C. 组件放入盛温水的压力锅中；D. 在 0.15 MPa 压力下聚合 5 min

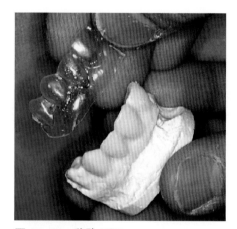

图 15-32 ■ 移除 ESF

12. 检查并清除修复体组织面内任何残余树脂泡或石膏瘤。
13. 清洁修复体，使用适当的抗感染措施以便于过渡性修复体试戴。

评估

固定局部义齿过渡性修复体在患者口腔内试戴后要检查邻面接触、外形、表面缺陷、边缘匹配性和咬合关系。邻接关系不佳，外形不良，表面缺陷可以通过笔积法添加树脂来修复（图 15-35，图 15-73）。

如果患者无单体过敏史，不良的边缘密合性可以通过个别制作的间接直接法校正（参见"过渡固定性局部义齿修复：个性化制作的间接直接法）。当咬合需要调整时，可以在咬合纸检查后，用高速手机和 12 槽碳化钨车针调殆，注意要在喷水状态下，以防止树脂融化。同时，注意保护眼睛与口腔黏膜。

实施适当的感染控制后，技工室湿浮石抛光和抛光套装抛光。如果桥体龈面不易抛光可以使用 3/4 英寸直径的毡轮。

过渡性固定局部义齿修复：个性化制作的间接直接法

在不能很方便获得技工室的支持和临床椅旁时间有限的情况下，个别制作的间接直接法可能是一个很好的折中方案。

增加的技工室器械

以下器械还需要（图 15-37）：
- 诊断 TSF（保守预备后的诊断石膏模型复制件）。
- ESF（真空成型聚丙烯膜片）。
- 上好殆架的原始的预备后诊断石膏模型。
- 咬合纸。

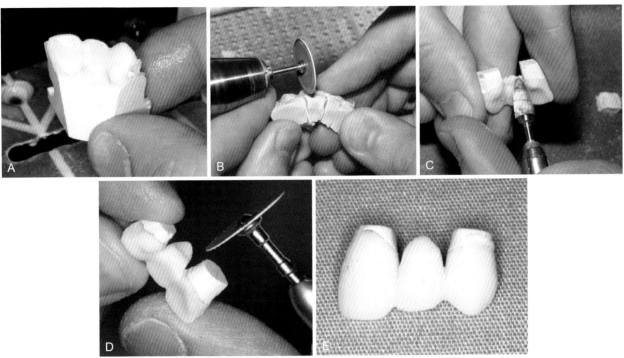

图 15-33 ■ 修整模型至修复体最终形态。A. 石膏打磨机上进行模型修整；B. 碳化硅研磨盘分离移除桥体接触部分石膏；C. 修改桥体组织面形态；D. 使用圆盘砂纸（7/8 英寸直径，石榴石）以形成合适的外展隙形态；E. 外形修整完毕的修复体

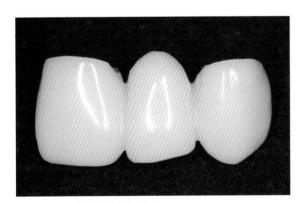

图 15-34 ■ 修复体准备试戴

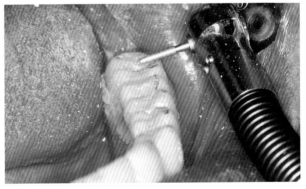

图 15-36 ■ 口内咬合调整

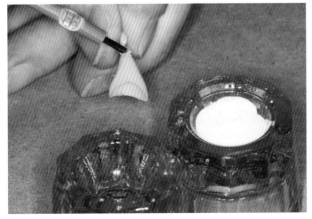

图 15-35 ■ 用笔积法在邻接面添加树脂，在树脂面团期放入基牙，形成邻面接触

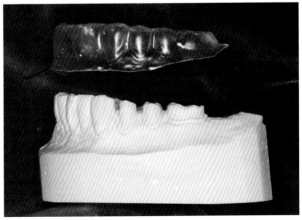

图 15-37 ■ 间接直接法需要的额外技工室器械：诊断 TSF 和聚丙烯 ESF

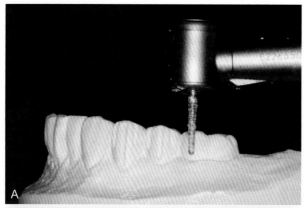

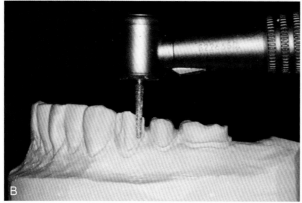

图 15-38 ■ 在殆架上的石膏模型上进行牙体预备。A. 保守的定深沟；B. 龈上肩台

操作步骤

1. 在上好殆架的诊断模型上进行牙体预备（图 15-38），预备时相比常规牙体预备要保守些，采用龈上肩台。这些预备有利于治疗计划（见第 2 章），并且比实际临床准备要容易得多。

2. 预备后的诊断模型上制取不可逆水性胶体印模，石膏灌制（图 15-39）。

3. 石膏模型（TSF）上涂布分离剂。

4. 在殆架模型上制作诊断蜡型，此步骤通常在制订治疗计划时也采用。再在诊断蜡型上制作 ESF。如果使用热塑膜片，不能在诊断蜡型上直接制取（避免蜡型融化），而应在由诊断蜡型翻制的石膏模型上制取（图 15-40）。

5. 检查 ESF 和 TSF 能否准确就位（图 15-41）。

6. ESF 模腔内用注射器加入树脂，完成过渡修复体（图 15-30~图 15-34）。

7. 如果蜡已从诊断模型上去除（翻制后），将

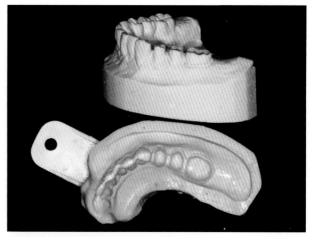

图 15-39 ■ 在预备后的石膏模型上制取藻酸盐印模，翻制速凝石膏模型获得 TSF

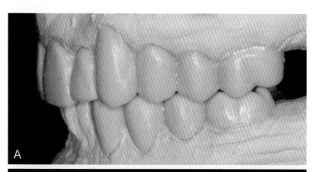

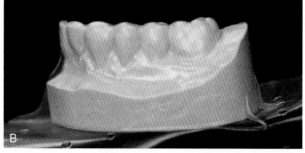

图 15-40 ■ 从诊断蜡型上制取个别制作的 ESF。A. 诊断蜡型，要满足生物学、机械和美学要求；B. 如果使用热塑膜 ESF，要在诊断蜡型翻制成的石膏模型上制作 ESF

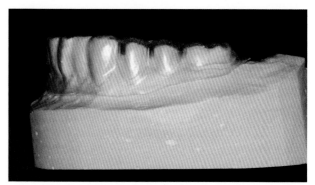

图 15-41 ■ ESF 和 TSF 间的良好联系，这种良好联系需要在涂布分离剂前修整石膏模型

完整的过渡性修复体（个别制作 – 预制 ESF）在模型上就位，上𬌗架调𬌗。这样做能减少临床调改时间。

8. 完成并清洁预制 ESF 准备试戴（图 15-42）。

增加的临床医疗器械

- 个性化制作 – 预制的 ESF。

操作步骤

1. 常规预备患者牙齿。

2. 试戴预制的 ESF（图 15-43）。如果基牙预备量足够，修复体出现咬合障碍（不能完全就位），过渡性修复体内表面应打磨到咬合可以接受；如果牙齿预备量不足，还需要对 ESF 重新评估和调整。这是间接直接过程的一个明显的缺点。这个调整过程可能是繁琐的，特别是前期步骤未注意细节的情况下。其余步骤要点（直接法）主要是修复体内衬，这是修复体内部和边缘适合性调改的必要操作（图 15-44）。为了减少树脂对组织的潜在损伤，在直接法时建议选择聚 -R' 甲基丙烯酸甲酯材料。

3. 在预备后基牙、牙龈组织和 ESF 外表面均匀涂布凡士林。

4. 在固位体𬌗面（或舌面）用圆钻制备小孔。

5. 在固位体内注入树脂，在树脂失去表面光泽后于基牙上就位。以演奏长笛的方式指压小孔控制边缘溢出树脂的量。当多量的树脂出现在整个边缘周围时，提起指尖，让残留的空气和过量的树脂排除。𬌗面树脂可以立即擦干，避免了固化后的打磨工作。

6. 当树脂聚合至橡胶期（在口内约 2 min），在基牙固位体颊舌面放置巴克豪斯巾钳，自颊向舌侧摇松过渡性修复体，以同样方式处理其他固位体。当固定局部义齿两端都松动后，从患者的口腔中取出过渡性修复体。在这个过程中，镊子上的尖齿可能在树脂表面形成小凹痕，这对于后牙修复体没有影响，而且该缺陷可在后期步骤中磨平。

7. 将过渡性修复体放入温水（37℃）加快聚合。

8. 3~5 min 后，除去多余的树脂。大量的树

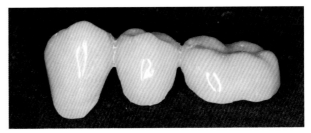

图 15-42 ■ 完成的个别制作 – 预制 ESF。这是间接直接法中的间接部分的最终产品

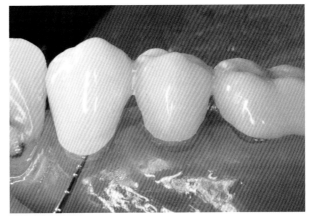

图 15-43 ■ 个别制作 – 预制 ESF 在口内就位，注意基牙边缘间隙探诊可以轻易进入，需要用树脂直接内衬

脂可以用丙烯酸树脂磨头和碳化硅研磨盘去除（图 15-45）。使用精细石榴石圆盘砂纸完成轴面外形。

为了简单准确修整边缘，研磨盘可以几乎保持平行于所需的最终外形。超出颈缘的纸一样厚度的树脂延伸部分表明外形是合理的，并且洞面缘完整。往往这些延伸部分用手指可以轻易剥离（图 15-46）。

临床医生确定过渡性修复体边缘适合性和咬合后，整修表面和抛光，水门汀粘接（图 15-47）。

个别制作一个单位过渡性修复

全冠

单冠或联冠可以根据固定局部义齿直接法或间接法的程序制作。因为缺少桥体结构，ESF 的制作更简单。除非大范围的冠外形变化否则不需要制作诊断蜡型。例如，咬合垂直高度改变就需要冠外形发生大范围改变。如果不需要制作诊断蜡型，则牙体预备前制作藻酸盐的印模就可以直接作为 ESF，如已经用另一种印模材料灌制石膏模型，可间接作为 ESF。

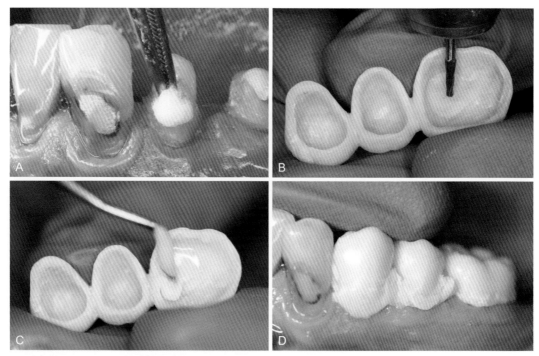

图 15-44 ▪ ESF 树脂内衬，这是间接直接法的直接法部分。A. 口内组织用凡士林保护；B. 制备圆孔方便空气排出；C. 固位体内加入内衬树脂；D. 过渡性修复体完全就位（边缘溢出的树脂通过指压小孔控制）

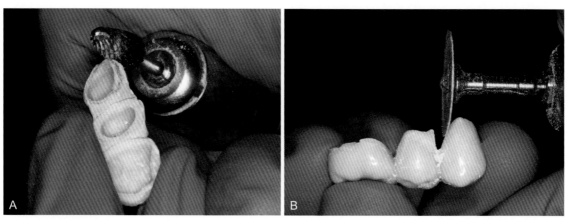

图 15-45 ▪ 去除固化后的多余内衬树脂。A. 大量树脂快速去除（必须破坏颈缘）；B. 用金刚砂盘朝龈方修整（防止碎屑遮盖颈缘），获得完美的轴面外形、连接体和边缘适合性。注意盘的朝向，平行于所需的轴面外形

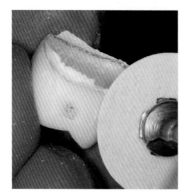

图 15-46 ▪ 去除颈缘飞边（由 Dr. R.E. Kerby 提供）

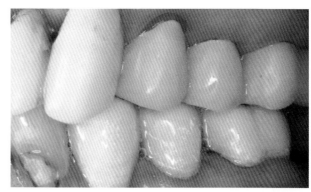

图 15-47 ▪ 抛光前检查调磨修复体咬合接触。注意各个单位连接一起，以在预计的长期治疗中增加移位抗力（由 Dr. R. Liu 提供）

高嵌体和贴面

用于制造高嵌体和贴面的过渡性修复技术类似个别制作单冠过渡性修复体。但是，高嵌体和贴面由于牙齿预备量少，过渡性修复体在制作过程中由于没有连续性轴壁更易损坏。因此，直接法从牙齿分离树脂时需要格外小心，间接法修复效果应该更佳。

当树脂修整到边缘时，最好是在咬合洞面边缘余留过量树脂。由于树脂相比金属更低的强度这可能有助于防止釉质断裂。此外，如果需要衬里，殆面圆孔是不需要的，因为高边缘构造为残留的空气和过量的树脂提供了溢出通道。

嵌体

由于太小不易操作，嵌体过渡性修复体的修复是一个挑战，特别是在修整时。制作嵌体过渡性修复体要大量修改。

增加的临床器械

- 成形片夹／成形片
- 楔子
- 银汞合金充填器
- 挖匙
- 手术刀柄和刀片（15 号）

操作步骤

1. 对于两面或三面嵌体，使用成形片和楔子类似 II 类洞型银汞修复。楔子应稳固放置，便于成形片去除时建立邻接触。成形片应封闭洞面缘邻近的各个面。
2. 用凡士林小棉球，轻轻涂抹洞形预备面和成形片。
3. 在预备后的洞形内放置 2～3 cm 长的无蜡牙线，便于后期树脂修复体移除。
4. 混合少量聚 -R' 甲基丙烯酸甲酯，并且当它可以像面团揉捏时，捏成锥形放置在汞合金充填器末端。
5. 树脂轻轻充填到洞腔，不要用力过大超出成形片至倒凹。用锋利的挖匙立刻去除殆面多余树脂。
6. 用手持光固化器探头控制树脂聚合，在树脂至橡胶后期，用镊子提拿牙线取出树脂（图 15-48）。

7. 将树脂放入温水（37℃）杯中 5 min。
8. 去除任何可能存在的飞边。
9. 树脂洞形内就位，使用咬合纸和低速机头调殆（注意避免损伤牙体结构）。在不影响调殆情况下牙线留置尽可能长的时间。
10. 取出调殆后带牙线的树脂，放置在显眼的地方。
11. 清洁干燥洞形腔，放入薄层过渡性修复体水门汀后，马上就位过渡性修复体。
12. 当水门汀固化后，用探诊和挖匙去除多余粘接剂，再用手术刀片小心切割去除牙线。

数字化过渡性固定修复

随着数字印模技术和计算机辅助设计与计算机辅助制造工艺（CAD/CAM）的出现，在牙齿预备的当天，就可以制作出最终的修复体，暂时冠因而不是必需的。然而，并不是所有的临床情况都适用 CAD/CAM 修复，因此过渡性修复还是必需的。这种情况包括大范围的咬合重建，在颞下颌关节紊乱的情况下评估调殆的作用，计划改变咬合垂直距离，种植部位或桥体位置愈合期。在这些情况下，过渡性修复是非常有帮助的。患者可以在永久性修复前就评估修复体舒适性、功能和外观。

过渡性修复也可以通过数字化工作流程制作。牙齿预备后的三维虚拟图像组成 TSF，ESF 可以由下面方法之一组成：牙齿预备前的三维虚拟图像，术前诊断蜡型扫描，或由计算机生成的虚拟外形。在牙体预备时，数字信息发送到铣床上，磨削树脂块或盘制作出 TSF 和 ESF。因此，原来的 TSF 和 ESF 或随后再填充的模腔与材料已经不再需要。可

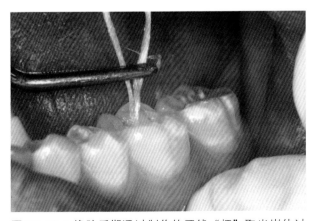

图 15-48 ▪ 橡胶后期通过制作的牙线"柄"取出嵌体过渡性修复体

用于铣削的临时修复树脂包括 PMMA 和复合树脂。

CAD/CAM 的工艺减少了患者接触化学品的可能，因为市售的过渡性修复研磨树脂块仅含约 1% 的单体残余[25]。因此，过渡性修复数字化方法完全是一个间接方法。CAD/CAM 过渡性修复已被证明比传统的丙烯酸复合树脂强度更高、更精确[26]。数字技术的另一个优点是如果牙齿预备和组织外形没有改变的情况下，过渡性修复体研磨时的数据文件可以用于最终修复体的制作（图 15-49）。

过渡性修复体在牙齿预备时就必须有效完成，而且数字技术相比传统间接直接法能提前制造大的多单位复合树脂或 PMMA 材料的 ESFs。将术前诊断蜡型或诊断性牙齿预备提供给技工室，通过数字设计软件"预备"牙齿（边缘接近牙龈缘）或设计外部轮廓，或两者都有。一个暂时壳被研磨出来，随后将在牙齿预备后用于口内重衬。如果有大的多单位修复计划时，牙医可能需要具备商业性大型研磨设备的技工中心的帮助，因为用于临床研磨的加工件一般太小不超过五单位。医生也必须了解有关研磨件的内衬材料，避免在研磨材料和内衬材料间发生分层、分离或渗漏等问题。

过渡性修复体可用一种颜色或分层色树脂研磨加工。当使用单色的加工树脂时，单冠或 FDP 所有单位将是相同的颜色（图 15-50）。所有研磨材料在口内粘接前需要高度抛光，因为研磨件过于粗糙。根据研磨胚件的组成，选择相匹配的材料或许可以调整其颜色和特性[26]。

选择合适的匹配材料对树脂长期颜色温度性和黏附性是非常重要的。临床研磨设备经常需要额外的软件或调整过的水箱或冷却液填料系统，或两者都要，以避免地面的聚合物颗粒造成冷却和润滑循环系统的堵塞。

不是所有的临床情况可以在牙齿预备同一天修复，CAD/CAM 暂时修复具有许多优点。研磨复合材料的机械性能、耐磨性、色泽稳定、粘接能力能保证其作为暂时修复长期使用。

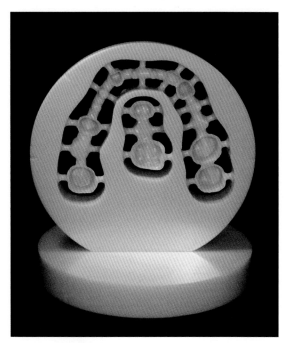

图 15-50 ▪ 使用 CAD/CAM 技术加工过渡性修复体后的树脂盘

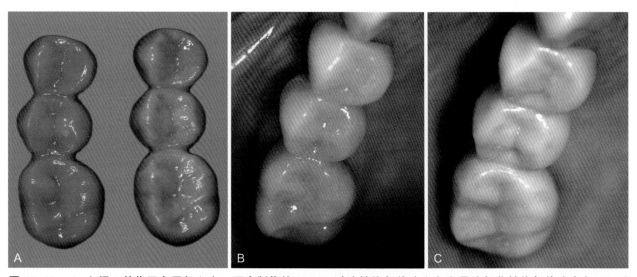

图 15-49 ▪ A. 上颌三单位固定局部义齿，研磨制作的 PMMA 过渡性修复体（左）和最终氧化锆修复体（右）；B. 对颌种植愈合期的过渡性修复；C. 最终的氧化锆固定义齿修复

贴面

增加的临床器械

- 复合树脂比色板
- 光固化复合树脂
- 手持光固化灯
- 磷酸酸蚀剂凝胶
- 无填料自凝树脂

操作步骤

1. 牙体预备前比色。
2. 当牙体预备完成后，在牙齿表面涂布凡士林。
3. 用酒精润湿的塑料器械，使光聚合树脂成型。如果材料难以控制，可分层操作固化成型。也可以通过介绍的固定局部义齿间接临时修复方法制作 TSF 和 ESF 来进行过渡性修复。如果多个贴面需要修复，间接法会更有效率。
4. 树脂光固化后，从牙齿表面移除。
5. 彻底清洁牙齿釉质面的凡士林，并应用酸蚀剂凝胶在釉质面酸蚀 3 个 1 mm 直径的区域以形成一个等边三角形，其中两个角位于牙齿切缘近远中，第三个角位于牙齿颈部。酸蚀剂保持 20 s 后用清水冲洗干净，吹干。
6. 调拌无填料自凝树脂至牙面 3 个酸蚀区，贴面就位，在自凝树脂固化前防止移位。
7. 在患者复诊时，用挖匙取出贴面。

外表面成形批量制作暂时冠

在大多数情况下，个别制作的 ESF 在最短的时间产生最佳结果。然而，有些情况没有现成的个别制作的 ESF：例如，患者初诊主诉冠脱落丢失急需重新修复。如果碰巧人工牙冠和需要的过渡性修复体尺寸和形状很匹配，批量生产的牙冠比前文介绍的个别制作更方便，不需要诊断模型和用蜡恢复缺失牙外形。这样的巧合是非常规的，不应过于依赖。不管是什么情况，牙医应该想到用批量生产的过渡性冠作为 ESF，它们需要内衬树脂以满足过渡性修复体的基本要求。

聚碳酸酯冠

聚碳酸酯冠可用于单颗前牙和前磨牙的过渡性修复。

增加的临床设备

- 聚碳酸酯冠
- 博利测规或分规
- 打磨头，直手机

操作步骤

1. 用分规测量牙冠近远中径（一些冠厂商提供配套指南），并选择一个相同或稍大的宽度牙冠（图 15-51）。
2. 用分规标记冠切龈距（图 15-52），以此为依据修整牙冠以匹配基牙外形。建议使用绿石磨头或小直径碳化钨钻头打磨。

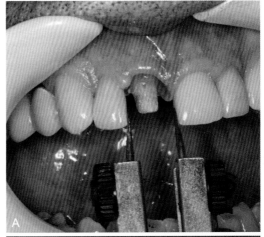

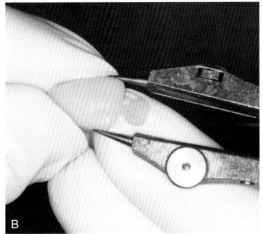

图 15-51 ■ 选择牙冠。A. 分规测量基牙近远中距；B. 选择合适大小的牙冠

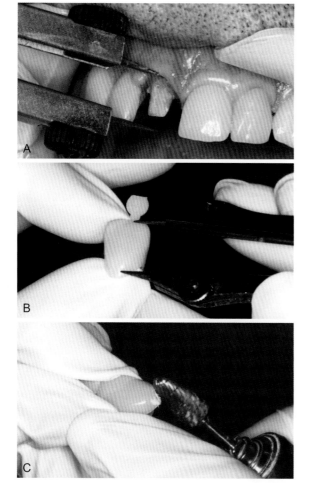

图 15-52 ▪ 冠切龈距调改。A. 分规测量基牙切龈距；B. 用分规在牙冠上测量；C. 牙冠颈部外形调整以适合基牙颈缘外形

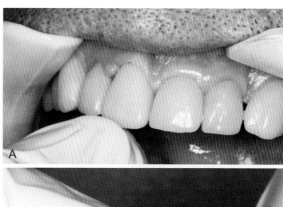

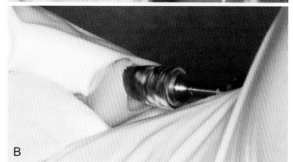

图 15-53 ▪ A. 颈部外形修整至牙冠高度轴面倾斜度合适；B. 必要时牙冠组织面打磨

3. 口内试戴牙冠（图 15-53），注意牙冠的切缘和唇面和邻牙外形一致，牙冠内表面一般需要打磨以就位，咬合则可以待牙冠内衬后调整。当牙冠合适就位后不压迫牙龈就可以准备树脂内衬。

4. 预备后的基牙和相邻牙龈用凡士林均匀涂抹（图 15-54）。这避免了单体与组织直接接触带来的损伤。

5. 调拌自凝树脂，放入牙冠（推荐聚 -R' 甲基丙烯酸甲酯）。树脂表面失去光泽或树脂竖起不塌陷时，将冠口内就位，并参照邻牙对齐切缘和唇面。

6. 立即去除颈缘多余树脂。如果树脂聚合到了后期，树脂从颈缘去除会撕脱，后期需要再行修复。

7. 当树脂聚合至橡胶期（约 2 min 后），唇舌向松动牙冠后取下。巴克豪斯巾钳应放在

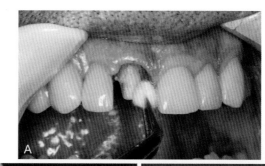

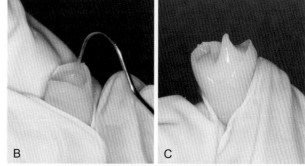

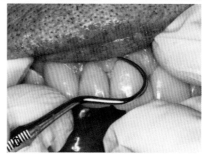

图 15-54 ▪ 牙冠树脂内衬。A. 涂布凡士林；B. 冠内放入树脂；C. 当挑起树脂不塌陷时戴入牙冠；D. 立即去除颈部多余树脂

近在附近，以防牙冠难以取下。由于巴克豪斯巾钳会在牙齿表面留下印痕，应尽量避免在前牙使用。

8. 将牙冠放入温水中（40℃）（图 15-55）。
9. 当树脂完全固化（约 5 min 后），使用直机上碳化钨钻头或研磨盘修整轴面外形及去除飞边。
10. 口内重新试戴，调𬌗并修整舌面外形（图 15-56）。
11. 抛光，粘接（图 15-57）。

铝 冠

铝冠用于单颗后牙修复，它在后牙区冠外形不佳的缺点可以忽略。

增加的临床器械

需要以下器械（图 15-58）
- 各种铝冠
- 分规
- 冠剪

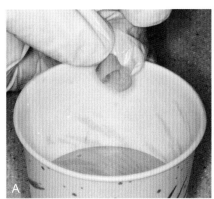
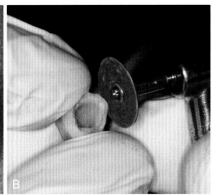

图 15-55 ■ A. 树脂至橡胶期后取出牙冠放入 40° 温水中。热水不能使用，因为热水增加树脂收缩。然而，温水对聚甲基丙烯酸甲酯树脂亦不推荐，因为树脂过度收缩，使冠边缘适合性不可接受。B. 5 min 后，用粗石榴石圆盘砂纸打磨，以去除多余内衬树脂

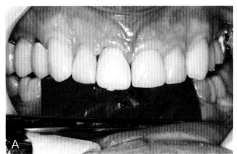
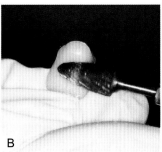
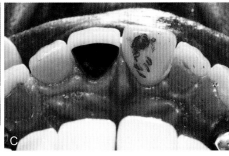

图 15-56 ■ A. 舌面需要大量调磨，如果少量调磨可在口内完成；B. 如果需要大量调磨，为了提高效率和保证患者舒适性，建议口外完成；C. 完成舌面外形以便于口腔自洁和促进牙龈健康。注意左中切牙相比右中切牙暂冠更自然的外形

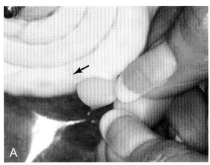
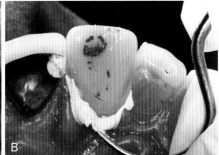
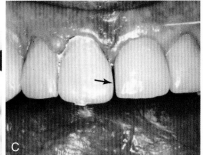

图 15-57 ■ A. 抛光轮和浮石抛光，注意牙冠轴面和抛光轮平行（箭头），抛光轮旋转方向应从牙面至颈部；B. 使用探针和牙线去除多余粘接剂；C. 过度抛光使冠近中邻面缺损（箭头）。建议用笔刷法修复小的缺损

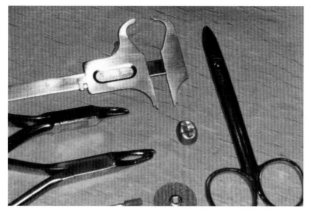

图 15-58 ■ 铝冠过渡性修复体需要的临床器械

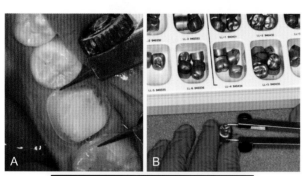

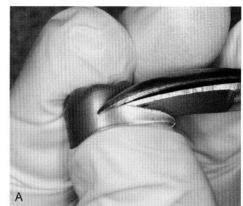

图 15-60 ■ A. 用冠剪去除多余部分；B. 冠边缘打磨光滑

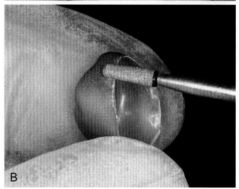

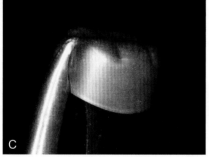

图 15-59 ■ 铝冠选择和调改。A. 测量近远中径；B. 根据测量选择合适的铝冠；C. 用成型钳调整轴面外形

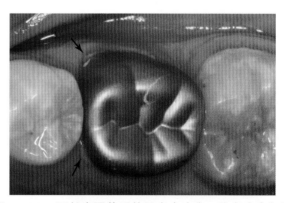

图 15-61 ■ 冠长度调整后教导患者咬合，注意咬痕和牙龈发白（箭头），压迫牙龈的冠边缘部位需再次修剪

- 成型钳
- 圆柱形的绿石磨头，直手机
- 粗石榴石圆盘砂纸（7/8 英寸直径）

操作步骤

1. 用分规测量牙冠的近远中径，选择大小相近的铝冠，冠的大小可用成型钳调整（图 15-59）。

2. 测量切龈距，用冠剪修剪至超过颈缘 1 mm（图 15-60），修剪余留的锋利的边缘可以用绿石磨头打磨光滑。

3. 修剪过的铝冠口内试戴，并逐步施压同时观察牙龈。压迫牙龈的冠边缘需要进一步

修剪，冠边缘不需与基牙颈缘密合。

4. 再次试戴，必要时修剪调整。

5. 指导患者接近中度𬌗力咬合，软的铝冠在咬合力作用下形变直到牙尖交错位（图 15-61）。

6. 基牙和相邻牙龈组织涂布凡士林，混合聚-R′甲基丙烯酸甲酯树脂，充填至铝冠内。

7. 当树脂表面变得无光泽，口内戴入牙冠，引导患者咬合轻接触后（图 15-62），让患者咬紧。

8. 为避免树脂从冠边缘拉离，应立即去除颈部多余树脂。

9. 树脂聚合至橡胶期（口内 2 min 后），用巴克豪斯巾钳穿透铝冠（图 15-63）。颊舌向松动去除铝冠，或用另一只手的拇指和示指放在钳尖端殆向脱位去除。铝冠颊舌面

的小洞可以忽略，在患者复诊去冠时可以再次利用。

10. 放置温水中（40℃）。

11. 约 5 min 后，标记边缘并打磨冠边缘多余树脂。轴面外形为适合牙周健康，铝冠常常需要磨除（图 15-64）。

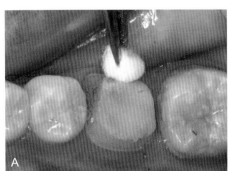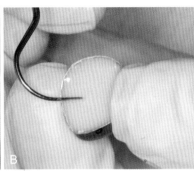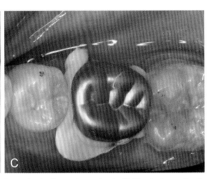

图 15-62 ■ A. 基牙涂布凡士林；B. 冠内放入内衬树脂，口内就位；C. 冠最终位置由患者最大牙尖交错位决定，多余的树脂需立即去除

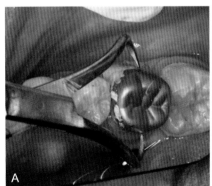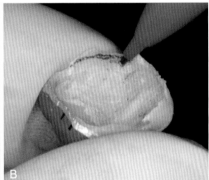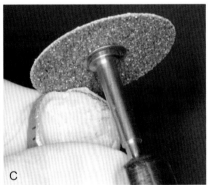

图 15-63 ■ A. 巴克豪斯巾钳用以去除铝冠；B. 放入温水中 5 min 后，铅笔标记冠边缘；C. 建议使用粗石榴石圆盘砂纸进行最初的轴面外形修整，再用细石榴石磨盘修整外形（包括颈部）。再次强调，磨盘的打磨方向对确定轴面倾斜度和冠边缘适合性非常重要

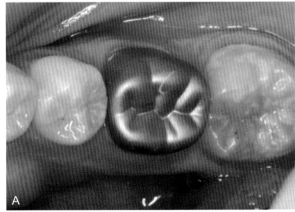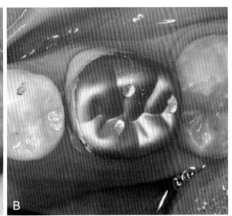

图 15-64 ■ A. 冠轴面颈部打磨树脂暴露，形成合适的轴面外形，注意巴克豪斯巾钳在冠上造成的压痕；B. 最终的调殆完成后，冠殆面电镀金属被磨除，但这无关紧要

12. 试戴铝冠并调𬌗。如果邻面接触不良，可添加树脂调改。调改区的金属必须磨除，以便于树脂和树脂的结合（图15-65）。

13. 抛光，清洁，粘接。

桩核过渡性修复

根管内的固位和支持一般通过铸造金属桩核修复来获得（见第12章），而在桩核铸造期需要过渡性修复。

增加的临床器械

- 金属丝
- 金属丝切割钳
- 圆柱形绿石磨头，直手机
- 金属丝弯曲钳
- 纸尖

操作步骤

1. 将一根金属丝（例如，拉直的曲别针）放入根管。为了避免根折不可强行放入根管内，可用绿石磨头调磨金属丝锥度。

2. 用铅笔在根管内的金属丝上标记长度。然后用钳子在标记点弯曲金属丝180°（图15-66），剪断。

3. 牙齿和周围的软组织用凡士林涂抹，纸尖吸干。

4. ESF内充填树脂（建议聚-R'甲基丙烯酸甲酯）。

5. 当树脂失去其表面光泽，将金属丝放入根管，ESF口内就位（图15-67）。为了防止金属丝被患者吞咽吸入，建议不要让患者平卧，且使用喉咙纱布包。

6. 在树脂橡胶期时取出下ESF（约2 min）。注意观察树脂聚合期，如果树脂变硬进入桩预备时的倒凹内，去除将耗费更多时间而且带来修复后风险。过渡性冠通常留在ESF内，可以放入温水中以加快聚合。树脂还未固化变硬时注意金属丝不能移位。如果过渡性冠在口内，应在树脂完全聚合前松动并重新插拔几次再取出。

7. 用慢速直手机和碳化钨磨头修整过渡性冠。

8. 口内试戴，必要时调整。

9. 抛光，清洁，水门汀粘接（图15-68）。

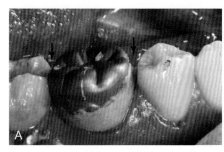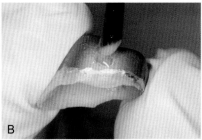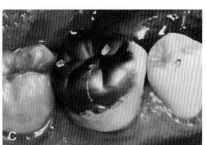

图15-65 ■ 调整铝冠邻接触。A. 内衬后冠邻接丧失（箭头）；B. 邻接面金属磨除暴露内衬树脂，可用笔刷法添加树脂恢复邻接；C. 邻接面添加树脂后。需要打磨形成龈外展隙

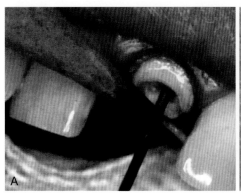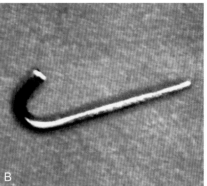

图15-66 ■ 桩过渡性修复。A. 在金属丝上标记长度便于弯曲，金属丝放入根管后不能影响ESF戴入；B. 在标记处弯曲钢丝180°

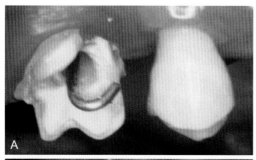

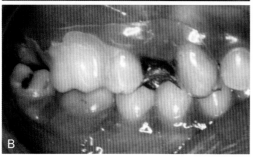

图 15-67 ■ A. 金属丝放入根管后，已充满树脂的 ESF 口内就位，为防止金属丝误吸，患者不能平卧，建议使用喉咙纱布包。B. ESF 口内就位

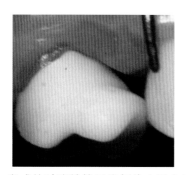

图 15-68 ■ 完成的过渡性桩冠修复体（近中外形与众不同是由于近中颊根被切除）

粘固

过渡性粘固剂的主要功能是提供封闭，防止边缘渗漏刺激牙髓。该粘接剂强度不足以抵抗咬合力，因为它是特意配制成低强度。过渡性冠移位经常由于备牙时固位形不足或粘固空间过大而导致，而不是因为粘固剂的原因。

理想特性

过渡性粘固剂的理想特性如下：

- 良好的边缘封闭性。
- 良好的粘接强度。
- 低溶解度。
- 安抚镇痛性能。
- 过渡性树脂的化学相容性。
- 良好的操作性。
- 易于去除。
- 足够的工作时间和短的固化时间。

可用的材料

目前可用的材料中（图 15-69），氧化锌丁香油水门汀（ZOE）似乎是最令人满意的。磷酸锌、聚羧酸锌和玻璃离子聚合物粘固剂因为其相对较高的强度，使去除困难，不推荐作为过渡性粘接剂使用。采用高强度水门汀在去除时经常会损坏修复体或牙齿，并影响最终修复体的戴入。强度较弱的 ZOE 水门汀易于修复体拆除，且便于修复体再次使用。ZOE 除了可接受的密合性外，对牙髓有安

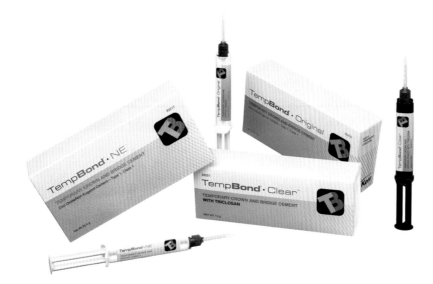

图 15-69 ■ 桩过渡性修复。A. 在金属丝上标记长度便于弯曲，金属丝放入根管后不能影响 ESF 戴入；B. 在标记处弯曲钢丝 180°

抚作用[27]。遗憾的是丁香酚作为甲基丙烯酸酯树脂的增塑剂，已被证明会减少表面硬度[28]，可能还降低强度。由于旧的聚合树脂接触丁香酚后表面软化[29]，再行内衬或修理就容易失败。丁香酚对聚-R'甲基丙烯酸甲酯树脂影响最大，甲基丙烯酸甲酯树脂次之，复合树脂影响最小。这些不利影响刺激了不含丁香酚的过渡性粘接剂市场，但研究表明，仅水门汀中的丁香酚不足以导致不利影响，似乎未反应的或游离丁香酚更会导致问题。因此，当使用含丁香酚的产品时，牙医必须确保正确的比例混合。此外，游离丁香酚提供的牙髓安抚效果是否有必要仍是一个问题。

　　在基牙制备缺乏固位的情况下，一个大跨度修复体需要长期使用，或存在功能异常时，使用较高强度的粘接剂会更理想。折衷办法是增加 ZOE 强度；另一个可能是使用不含丁香酚的氧化锌，其比含丁香酚的水门汀强度稍大[30]。凡士林可以等份加入暂时水门汀基质和催化剂中混合，可减少水门汀一半以上强度。当最终修复体确定使用树脂粘接剂时，不含丁香酚的水门汀被推荐用于暂时修复，这是因为丁香酚对粘接强度会造成不利影响。

医疗器械

以下器械需要（图 15-70）：
- 过渡性粘固剂
- 调板

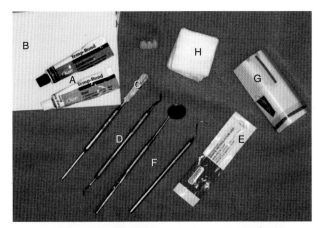

图 15-70 ■ 完成的暂时桩冠修复体（近中外形与众不同是由于近近颊根被切除）（近中外形与众不同是由于近中颊根被切除）

- 调刀
- 树脂充填器
- 凡士林
- 口镜和探针
- 牙线
- 纱布

操作步骤

大部分过渡性粘接剂是双组分的。

1. 为了便于除去过量的水门汀，过渡性修复体表面涂布凡士林（图 15-71A）。

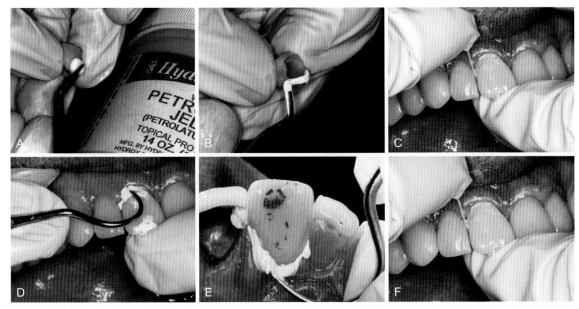

图 15-71 ■ 粘接程序。A. 凡士林涂布暂时冠外表面；B. 冠颈缘涂布粘接剂；C. 冠口内就位，前牙区用手指按压，后牙去嘱患者咬棉卷；D 和 E. 用探针去除多余粘接剂；F. 用牙线去除邻面和龈沟粘接剂，三用枪冲洗

2. 将两组分迅速混合，仅仅在修复体𬌗面至颈缘少量涂布水门汀（图 15-71B）。颈缘珠串样水门汀形成有利于口腔封闭。避免冠或基牙固位体内填满水门汀，因为这增加了清除多余水门汀的时间和龈沟内残留水门汀碎片的风险

3. 固定修复体，等待水门汀固化（图 15-71C）。

4. 用探针和牙线小心去除多余水门汀（图 15-71D~F）。

水门汀残留在龈沟内会刺激牙龈，并可能导致严重的牙周炎症或牙槽骨丧失。因此，龈沟内必须仔细检查，并用三用枪冲洗。

移除、再粘接和修补
医疗器械
- 巴克豪斯巾钳或止血钳
- 挖匙
- 含去冠器的超声清洗机

患者最终修复体试戴后再次牙体预备时需要去除过渡性修复体。必须尽量避免基牙折裂，在去

冠时用平行于基牙长轴的力量可以将风险减少。巴克豪斯巾钳或止血钳可在单冠上获得稳固的着力点（图 15-72），轻微的颊舌摇动有助于破坏水门汀密封。

当固定局部义齿去除时可能发生损害。如果一个基牙固位体折裂松动，由于杠杆作用其他固位体会受到严重弯曲应力。必须沿就位方向小心去除修复体，FDP 末端连接体下用牙线圈有时会有帮助。

操作步骤

1. 如果过渡性修复体要再粘接，必须用挖匙去除余留粘接剂。

2. 过渡性修复体放入超声清洁器内。

3. 如果需要用新树脂重衬(牙齿重新预备过)，过渡性修复体内表面打磨，涂上单体，以保证和新树脂材料良好粘接。

破碎或损坏的过渡性修复体很容易用笔刷法进行树脂修补（图 15-73）。

美学提升

外形、颜色、透明度和质感是冠外观的几个关键因素，而外形和颜色是美观最基本和最重要的两个要素。FDP 间接法描述了控制外形和颜色的方法。

外形

诊断蜡型对牙齿外形和备牙前比色提供了最大程度的控制权，使临床人员有更好的颜色判断。如果外形和颜色制定得很好，大部分过渡性修复体是完全可以接受的，甚至更美观。常规要达到这个结果需要注意一些细节和技巧。另外，过渡性冠取得半透明效果对于患者未研磨的牙齿是个重要挑战。

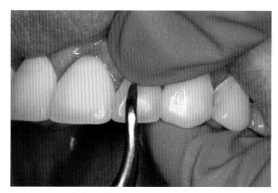

图 15-72 ■ 巴克豪斯巾钳提供稳固的着力点，为最大限度控制，巾钳前端用手指按压住

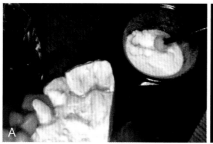 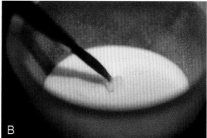 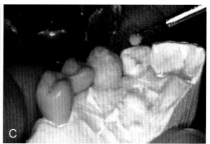

图 15-73 ■ 笔刷法修补。A. 单体涂在打磨过的需添加树脂的过渡性修复体部位；B. 毛刷单体湿润后，触碰树脂粉剂在笔尖形成小珠；C. 树脂珠接触修补区域，转动笔杆沉积，多次操作形成合适的外形。为了减少孔隙，未固化的树脂用单体轻轻涂抹直至固化

颜色

虽然某些树脂生产商只使用通用的颜色描述（轻、中、深）他们的产品，大多数互相参照流行比色板。然而，由于制造商和材料的差异，即使颜色是互相参照，比色可能也是不准确的。好的颜色选择方法是个别制作一个比色板，这很容易制造。牙医可以用拔除的中切牙制取弹性材料模型，再在模型腔内注入树脂。按已知比例组合两个或多个现有色调可以创建一个更广泛的选择色调；树脂染色是另一种选择。

参照邻牙内在和外在的瑕疵、裂纹或钙化不全选择过渡性修复体颜色可以通过涂料染色法进行（图 15-74）。这些操作最好迅速，并避免频繁操作，因为它会导致条纹和表面粗糙。在最佳条件下，修复体表面应该类似釉面效果。溶剂蒸发导致的瑕疵增厚是一个常见问题。涂料染色法另一个问题是其耐磨性差。在高磨损区域颜料的损失将产生丑陋的斑驳效果。

半透性

牙冠半透性效果是由牙釉质的类型和数量决定的。在未磨损前牙，在光通路中没有牙本质，切缘经常呈现一个蓝色或灰色的色调，它来源于黑暗的口腔内。这种效果是明显的，是釉质不存在或不透明矿化（例如，氟斑牙）光线散射很少的原因。虽然不太明显，釉质半透性的外观可以在牙冠整个切缘或拾面 1/3 观察到。因此，当它邻牙容易看到，

或者期望更真实的外观时，过渡性修复可以模拟半透明效果。该操作需要两种树脂：一种颜色匹配牙本质，一种匹配牙釉质。有些厂家生产的树脂釉质或切缘颜色可能无需修改即可使用。当树脂不可直接使用或需要调整时，透明树脂粉剂可与小部分牙本质色树脂粉剂混合，以产生所需的半透明树脂。

按以下两个步骤可以创建半透明效果。在第一阶段，这是最难控制的，釉质色树脂用笔刷法从 ESF 拾方或切缘向下涂抹成斜面，直至冠中部或颈 1/3。树脂的流动是应该避免，部分可根据重力影响调整 ESF 方向控制，部分通过笔尖操作。当釉质色树脂按需要分布后，一次性注射器中装入牙本质色树脂，立即填充 ESF 内，避免破坏的釉质色树脂。TSF 在 ESF 内就位，随后按常规程序操作（图 15-75）。

在第二步骤中，在加入牙本质树脂放在 TSF 上之前，釉质色树脂在 ESF 内聚合。将变硬的釉质树脂面 ESF 去除，修剪至所需釉质空间大小。釉质树脂放回 ESF 后，检查 ESF 和 TSF 装配一起没有干扰是非常重要的。在釉质树脂上涂抹单体，加入牙本质色树脂。置入 TSF，并按标准程序处理余留树脂。这一步操作技术敏感性低更适合初学者。缺点是这种方法有时会在釉质树脂和牙本质树脂间形成很明显分界。

质感

通过实践，质感效果只需要花费少量时间，但对修复的整体美观有显著作用。这些效果对邻牙具有明显清晰的生长叶、叠盖线和发育缺陷的上颌前牙最为重要。

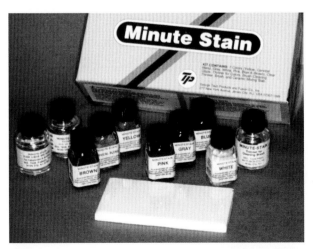

图 15-74 ■ 这个过渡性修复体染色盒含有紫色、蓝色、黄色、橙色、棕色、白色和灰色着色剂，以可以获得个性化效果，以及获得釉面效果的透明材料。液体配制后干燥快速，这要求密闭保存直到临用前。盒内还有稀释剂和清洁刷

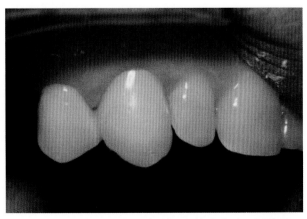

图 15-75 ■ 前磨牙和尖牙过渡性修复体半透明树脂和牙本质色树脂层次分明，有逼真的外观。作为可摘义齿基牙，为了防止移位，这两个牙冠设计成联冠形式

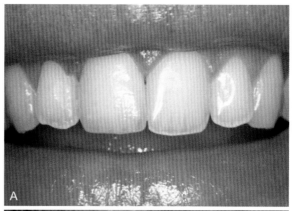

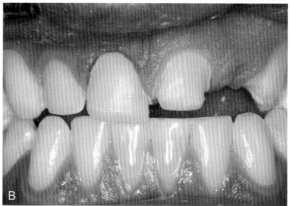

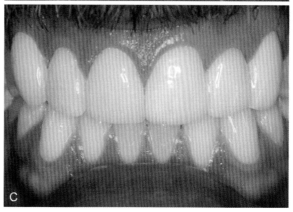

生长叶在诊断蜡型最后阶段最好模拟。为产生自然的效果，关键是要避免形成笔直、边缘锐利、横断面均匀的沟槽。相反，模拟应该有一个柔和的新月形，边缘软化，横断面通过最大直径蜡线打磨。如果聚丙烯膜片被用来形成 ESF，这些微妙的细节可在树脂表面形成。

发育缺陷的模拟最好是在树脂经过浮石与绒轮打磨前完成。根据缺陷大小和性质，可用一个锋利的、倒锥形绿石磨头平行于𬌗面轻触树脂打磨完成。通常情况下，缺陷在牙齿颈 1/3 最显著，最好根据邻牙确定缺陷的分布。

叠盖线可以用粗颗粒金刚石回转仪在唇面近远中来回旋转，这样减少了抛光后树脂表面反射率。然而，和所有的质地效果一样，过度抛光会抹杀这一切，所以在用浮石抛光时要仔细观察。一个光滑、高度抛光的过渡性修复体利于菌斑控制，但在美学上和邻牙无法兼容。至于两者重要性的争论，最好与患者沟通，以确定他的需求更重要。

纤维增强复合材料的固定修复

Martin A. Freilich • Jonathan C. Meiers •
A. Jon Goldberg

纤维增强固定修复体由一个纤维增强复合树脂（FRC）结构和相应的复合材料组成。FRC 结构提供强度和饰面，因为制作由技工室完成，相比直接用复合树脂修复体具有更好的物理性能和美学表现（图 15-76）。当需要较长时间过渡性修复时，它们是理想的修复体。

由于它们的良好的挠曲强度和其他物理特性，FRC 适合作为固定局部义齿结构性材料[31-33]。此外，FRC 本身是半透明的，不需要不透明材料遮盖。这样可以用比较薄的复合树脂覆盖达到良好的美学效果。FRC 已被用来制作双层全聚合复合物，其内层由玻璃纤维增强复合树脂加强，外层由颗粒复合材料组成（图 15-77）。

可用的材料

FRC 材料根据以下特点分类：
- 纤维类型。
- 纤维方向。
- 纤维的树脂浸渍由牙医／技工室完成或由制造商完成。

牙科最常应用的纤维是玻璃、聚乙烯和碳纤

图 15-76 ■ A. 右上中切牙全瓷冠；B、C. 上前牙贴面和全瓷固定义齿修复

维。牙科纤维结构包括单向、编织和梭织模式，单向结构中所有纤维是平行的。市售的非树脂浸渍材料包括聚乙烯编织（例如 Ribbond，Ribbond 有限公司和 Construct，Kerr 公司）和玻璃编织（例如 GlasSpan，GlasSpan 有限公司）。这些产品树脂必须自己加在纤维上。树脂预浸渍材料包括 everStick 和 StickNET（GC 美国公司），Splint-It 和 FibreKor（Pentron Clinical）。其中 everStick、Stick NET 和 Splint-It 是人工制作可用于单向和梭织的玻璃纤维；FibreKor 则是人工制作单向的玻璃材料（图 15-78）。

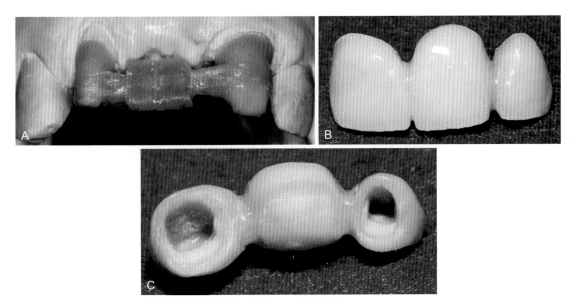

图 15-77 ▪ A. 纤维增强复合材料（FRC）用于三单元固定局部义齿（FDP）；B. 在 FRC 上覆盖颗粒复合材料；C. FRC 增强 FDP 的内表面

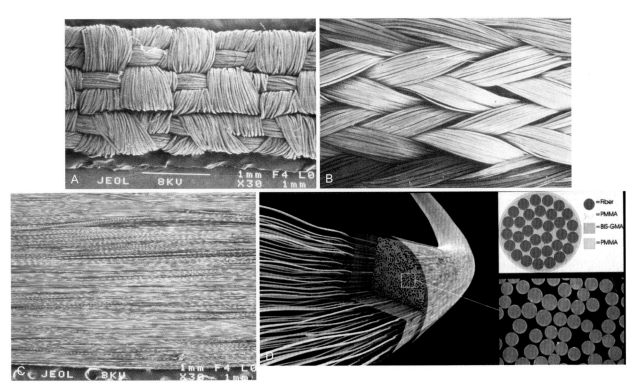

图 15-78 ▪ 纤维增强复合树脂材料扫描电镜图。A. 梭织结构聚乙烯 FRC（Construct，Kerr 公司）；B. 编织结构聚乙烯 FRC(Ribbond, Ribbond 公司）；C. 单向结构玻璃纤维 FRC（FibreKor, Pentron 临床技术公司）；D. 用 PMMA 为基质的单向长玻璃纤维（everStick, GC 美国公司）

不同的 FRC 材料表现出不同的操作和机械性能。纤维类型，纤维取向和纤维浸渍用树脂基质质量对操作特性和物理性能产生实质性影响。单向结构的玻璃纤维材料弯曲性能优于编织或梭织结构的聚乙烯纤维(表 15-5)，前者弯曲强度是后者 2 倍多，弹性模量是 8 倍多 [16]。而编织和梭织结构的聚乙烯

纤维产品由于其良好的操作特性，产品可用于齿科其他方面（例如手术室制作牙周夹板）。

目前可用的材料显示出优异的美学、良好的操作特性和优秀的弯曲性能 [32, 34-37]，市场上已经有这类产品出售。图 15-79 列出了市售预浸渍的单向FRC (FibreKor, Pentron Clinical) 临床操作过程。

表 15-5　几种商业纤维增强复合材料的弯曲性能 *

材料	纤维类型	纤维结构	弯曲强度（MPa）		弹性模量（GPa）	
			M	*SD*	*M*	*SD*
FibreKor 2K	玻璃	单向	541	32	25.0	2.0
FibreKor 16K	玻璃	单向	639~919[†]	35~42	28.0	3.0
everStick	玻璃	单向	739	47	24.3	1.5
GlasSpan	玻璃	编织	321	28	13.9	1.1
Construct	聚乙烯	编织	222	23	8.3	0.5
Ribbond	聚乙烯	纱罗组织	206	15	3.9	0.7

*数据源于作者实验室；[†]数据源于厂商

M，平均值；*SD*，标准差

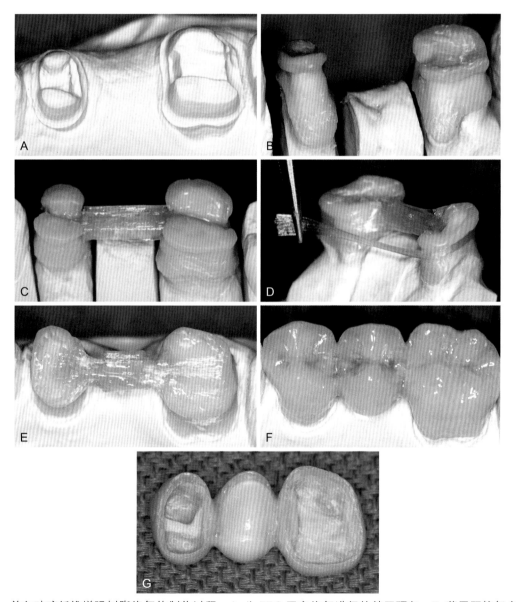

图 15-79 ■ 单向玻璃纤维增强树脂修复体制作过程。A. 为 FRC 固定修复进行的基牙预备；B. 薄层颗粒复合材料模型上堆积；C. 多层 FRC 成梁状横跨桥体区，和两端粘接；D. FRC 材一端粘接 FRC 梁，然后在聚合的冠的轴面缠绕；E. 完成的 FRC 结构 面视图；F. 用颗粒状复合树脂材料成形；G. 完成的修复体组织面图，可见和基牙预备相适应的外形

总　结

　　虽然过渡性修复体通常短期使用，然后丢弃。它们也可提供美学、足够的支持以及良好的牙齿保护，同时维持牙周健康。过渡性修复体可以采用任何可用的材料和通过许多实用的方法在牙科诊所完成。固定修复治疗的成功往往取决于过渡性修复体良好的设计和制作。

参 考 文 献

[1]　Seltzer S, Bender IB: The dental pulp; biologic considerations in dental procedures, 3rd ed, p 191. Philadelphia, Lippincott, 1984.

[2]　Seltzer S, Bender IB: The dental pulp; biologic considerations in dental procedures, 3rd ed, pp 267-272. Philadelphia, Lippincott, 1984.

[3]　Larato DC: The effect of crown margin extension on gingival inflammation. J South Calif Dent Assoc 37:476, 1969.

[4]　Waerhaug J: Tissue reactions around artificial crowns. J Periodontol 24:172, 1953.

[5]　Phillips RW: Skinner's science of dental materials, 8th ed, pp 221, 376. Philadelphia, WB Saunders, 1982.

[6]　El-Ebrashi MK, et al: Experimental stress analysis of dental restorations. VII. Structural design and stress analysis of fixed partial dentures. J Prosthet Dent 23:177, 1970.

[7]　Koumjian JH, et al: Color stability of provisional materials in vivo. J Prosthet Dent 65:740, 1991.

[8]　Preston JD: A systematic approach to the control of esthetic form. J Prosthet Dent 35:393, 1976.

[9]　Moskowitz ME, et al: Using irreversible hydrocolloid to evaluate preparations and fabricate temporary immediate provisional restorations. J Prosthet Dent 51:330, 1984.

[10]　Roberts DB: Flexible casts used in making indirect interim restorations. J Prosthet Dent 68:372, 1992.

[11]　Hensten-Pettersen A, Helgeland K: Sensitivity of different human cell lines in the biologic evaluation of dental resin-based restorative materials. Scand J Dent Res 89:102, 1981.

[12]　Munksgaard EC: Toxicology versus allergy in restorative dentistry. Adv Dent Res 6:17, 1992.

[13]　Dahl BL: Tissue hypersensitivity to dental materials. J Oral Rehabil 5:117, 1978.

[14]　Weaver RE, Goebel WM: Reactions to acrylic resin dental prostheses. J Prosthet Dent 43:138, 1980.

[15]　Giunta J, Zablotsky N: Allergic stomatitis caused by self-polymerizing resin. Oral Surg 41:631, 1976.

[16]　Spealman CR, et al: Monomeric methyl methacrylate: studies on toxicity. Industrial Med 14:292, 1945.

[17]　Moulding MB, Teplitsky PE: Intrapulpal temperature during direct fabrication of provisional restorations. Int J Prosthodont 3:299, 1990.

[18]　Tjan AHL, et al: Temperature rise in the pulp chamber during fabrication of provisional crowns. J Prosthet Dent 62:622, 1989.

[19]　Zach L, Cohen G: Pulpal response to externally applied heat. Oral Surg 19:515, 1965.

[20]　Crispin BJ, et al: The marginal accuracy of treatment restorations: a comparative analysis. J Prosthet Dent 44:283, 1980.

[21]　Monday JJL, Blais D: Marginal adaptation of provisional acrylic resin crowns. J Prosthet Dent 54:194, 1985.

[22]　Robinson FB, Hovijitra S: Marginal fit of direct temporary crowns. J Prosthet Dent 47:390, 1982.

[23]　Al-Sowygh ZH: The effect of various interim fixed prosthodontic materials on the polymerization of elastomeric impression materials. J Prosthet Dent 112:176, 2014.

[24]　Von Fraunhofer JA, Spiers RR: Accelerated setting of dental stone. J Prosthet Dent 49:859, 1983.

[25]　Thompson GA, Luo Q: Contribution of postpolymerization conditioning and storage environments to the mechanical properties of three interim restorative materials. J Prosthet Dent 112:638, 2014.

[26]　Yao J, et al: Comparison of the flexural strength and marginal accuracy of traditional and CAD/CAM interim materials before and after thermal cycling. J Prosthet Dent 112:649, 2014.

[27]　Pashley EL, et al: The sealing properties of temporary filling materials. J Prosthet Dent 60:292, 1988.

[28]　Rosenstiel SF, Gegauff AG: Effect of provisional cementing agents on provisional resins. J Prosthet Dent 59:29, 1988.

[29]　Gegauff AG, Rosenstiel SF: Effect of provisional luting agents on provisional resin additions. Quintessence Int 18:841, 1987.

[30]　Olin PS, et al: Retentive strength of six temporary dental cements. Quintessence Int 21:197, 1990.

[31]　Karmaker AC, et al: Fiber reinforced composite materials for dental appliances. In ANTEC 1996 Plastics: Plastics—Racing into the Future, Volume 3: Special Areas, pp 2777–2781. Indianapolis, Society of Plastic Engineers, 1996.

[32]　Freilich MA, et al: Flexure strength of fiber-reinforced composites designed for prosthodontic application [Abstract no. 999]. J Dent Res 76:138, 1997.

[33]　Freilich MA, et al: Flexure strength and handling characteristics of fiber-reinforced composites used in prosthodontics [Abstract no. 1561]. J Dent Res 76:184, 1997.

[34]　Goldberg AJ, Burstone CJ: The use of continuous fiber reinforcement in dentistry. Dent Mater 8:197, 1992.

[35]　Karmaker AC, et al: Extent of conversion and its effect on the mechanical performance of Bis-GMA/PEGDMA-based resins and their composites with continuous glass fibers. J Mater Sci 8:369, 1997.

[36] Freilich MA, et al: Preimpregnated, fiber-reinforced prostheses. I. Basic rationale and complete-coverage and intracoronal fixed partial denture designs. Quintessence Int 29:689, 1998.

[37] Freilich MA, et al: Development and clinical applications of a light-polymerized fiber-reinforced composite. J Prosthet Dent 80:311, 1998.

思考题

1. 过渡性修复材料理想性能有哪些? 过渡性修复体粘接剂理想特性有哪些?
2. 列出一个成功的过渡性修复主要的 5 点要求。
3. 解释这些因素对于临床治疗成功是至关重要的原因, 以及操作不当导致的后果。
4. 列举制作过渡性单冠的 3 种方法。选择某一种方法后确定相关要素。
5. 目前可用的过渡性修复材料有哪些? 简述它们的特性、优点和缺点?
6. 描述有关树脂聚合基本化学问题。
7. 使用直接法、间接法或间接 - 直接法进行过渡性固定修复的, 应该考虑哪些因素?

第三部分

技工室制作

第 16 章

与技工室沟通

为了完成高质量的固定修复体，整个牙科治疗团队的所有成员对彼此之间的期望必须合理。对个人局限性的互相理解是极其重要的。牙科医生开技工单要求技工室制作修复体时，如果他不理解技工所面对的挑战，则是非常不利的（图16-1）。牙科医生对整个技工室加工过程和原理的理解对于合理的临床决策是很重要的，本章将阐述这些内容。

牙科工艺的培训和认证

美国牙科技工室协会（NADL）旨在鼓励和促进商业性牙科技工产业的发展，该组织强调以下这些内容[1]：

在46个州中，对牙科技工室的工艺或制作流程的最低资格条件并没有明确的法律规定，但是，有几个州正在不断推进"强制性技术认证"的立法。在2013年美国牙科学会（ADA）的议会上，由ADA委员会和NADL协会共同合作，通过了一项决议：强烈鼓励所有州的牙科委员会对牙科技工室实行注册登记。

牙科技师和技工室认证是他们承认牙科工艺专业标准的证明。美国工会统计，至2013年6月，美国有将近44 000名牙科技师。但由于在大部分州不需要技术认证登记和批准，所以数据的追踪调查完全依靠政府和私人资料。

在2002年，牙科技工室工艺中有25个是被牙科认证委员会和ADA共同认可的，而如今，仅剩下18个。

国家牙科技工室工艺认证委员会是NADL建立的一个独立委员会，旨在对牙科技工室工艺提供自发的认证。认证包含6个特别的领域：冠桥、陶瓷、局部义齿、全口义齿、种植义齿和正畸矫治器。认证过程在德克萨斯州、肯塔基州和南加州进行。认证的标准和要求并不能越州。一个在新英格兰地区经过认证的牙科工艺（CDT）在太平洋沿岸地区仍须证明具有同样的能力。

要取得资格认证，牙科技师必须具有2年以上的牙科技师学位或至少5年的技工室工作经历，并且必须通过笔试和操作考试。要维持这个资格，技师必须提供每年至少12个小时继续教育的文件证明，其中包含1个小时有关于美国职业安全卫生署（OSHA）规定的血源性病菌和感染控制，以及美国食品药物监督管理局（FDA）的质量标准体系的学习。对牙科技工室的认证，要求其拥有一项现有的CDT来监督该技术有关的每个部门，来确保产品的安全性和实用性。同时，认证也需要每年更新。

牙科技师为了维持认证资格，必须保证每年12个小时以上的继续教育，其中包含1个小时管理标准的学习。

第一个CDT是在1958年认证的。如今认证委员会每年认证超过1200名牙科技师。现有的牙科技工室认证标准是在1978年被采用的，目前通过认证的牙科技工室超过了300家（C.A.E. Bennet Napier, personal communication, November 19, 2013）。

2012年，美国的牙科技工室的数量刚刚超过9000家，而该产业创造了近70亿美元的产值。

彼此的责任

牙科医生和技工室技师之间保持紧密的联系，保证良好的沟通是整个牙科治疗团队技术成功的关键[2-4]。如果牙科医生对整个牙科技工室的操作流程没有全面的了解，并且缺乏一定的经验，治疗就不可能达到满意的效果。如果牙科医生愿意花时间去深入了解技工室的工作，就可以很好地理解技术的适用性和材料的局限性，由此来作出更好的临床决策，因此，牙科医生对整个修复体工艺流程的积极参与显得极其重要，只有这样，牙科医生才能在

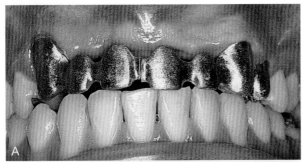

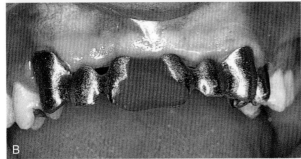

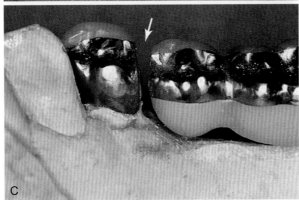

图 16-1 ■ A. 前牙六单位的金－瓷支架没有完全就位。在中切牙之间分割后，每个部分就位良好，记录需要焊接部位的宽度；B. 用自凝树脂将两部分连接起来，以便之后焊接；C. 牙科医生错误地分割固定修复体（FDP）：焊接区域太宽（箭头处），大部分情况下会出现修复体焊接时的变形

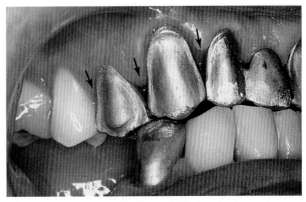

图 16-2 ■ 软组织和外展隙形态对技师来说是一个很大的考验。在这个病例中，这些基底冠的结构不佳：金－瓷衔接区离龈缘太远（箭头处），除非在试戴时进行调整，否则金属会暴露在口腔中，影响修复体的外观

技术局限性、生物功能因素和美学需要之间作出权衡。同样的，如果牙科技师不理解和尊重牙科医生的临床需要和治疗原理，也得不到满意的治疗效果（图 16-2）。牙科医生如果能时刻准备履行个人的责任，认真听取牙科技师提出的建议并积极参与作出技术性决策的过程，就能得到牙科技师的认可。

对固定修复技工室的调查报告表明[5-7]，牙科医生的责任占了重要的比例，被调查的牙科技师通常对他们分配到的任务感到不满意，其中包含技工单的信息不足，提交的印模有缺陷和咬合记录不当，这些调查报告显示医技交流中存在重大问题。其他有关于牙科医生和技师的研究集中在医技间的相互

作用，作者认为只有更好的医技交流，患者才能得到更好的治疗效果[8]。

ADA 颁布了如下促进医技关系的指导方针：

牙科医生和技工室的工作关系：高质量的牙科修复治疗依靠于治疗团队中每个成员对于彼此能力和付出的相互尊重。以下的指导方针旨在培养牙科技工室、技师和临床人员良好的关系，如果与适用的法律冲突，以后者优先。

以下分两部分阐述这些指导方针[9]：

牙科医生

1. 牙科医生应当向技工室或技师提供书面的技工单。书面技工单必须提供修复体选择的详细内容，描述使用何种材料，并且字迹清楚。如果有法律需要，应当保留该书面技工单的复印件。

2. 牙科医生应当向技师提供精确的印模、模型、咬合记录或上𬌗架的模型。提交的材料必须经过认证。

3. 如果可能，牙科医生应当在模型上标明冠边缘线、后堤区、义齿边缘、缓冲区和可摘局部义齿的设计。

4. 牙科医生应当提供相关信息，如优先选择的材料，比色，以及选择应用固定还是可摘修复，这些信息可以用书面文字、照片、图画或比色测量信息传递。

5. 当牙科技工室或技师认为制作修复体过程存在上述 2~4 中的问题，应通知牙科医生，牙科医生如果认为确实有必要作出一些调

整，应当给予口头或书面的确认。

6. 牙科医生在提交相关物品给牙科技师之前，应当根据现有的感染控制标准清洁并消毒这些物品。所有的修复体或其他材料在寄往技工室之前，应当用相应的容器或包裹包装好以便运输，防止途中发生损坏影响精确性。

7. 当修复体或矫治器不符合要求或者出现颜色误差无法使用时，牙科医生应当将所有的模型、咬合记录、修复体或矫治器归还给技工室或技师。

牙科技师

1. 牙科技师应当根据医生提供的书面技工单中的指导信息来制作修复体或矫治器，且应与医生提供的模型完全吻合。根据法律规定，原始的书面技工单需要保存一定的时间。如果技工室提供给牙科医生定制的表制技工单，技工单上应当标明技工室的名称和地址，预留足够的空间，方便医生书写相关技工信息、要求交付的时间、患者的姓名、医生的姓名和地址，并标注医生签名的位置。同时，表格中应当包含技工室或法律要求的其他相关信息。

2. 如果修复体的精确性或牙科医生提供的咬合记录出现问题，技工室应当将相关物品归还医生，让牙科医生检查安装情况。

3. 技工室或技师应当根据原始技工单提供的比色信息制作与此颜色吻合的修复体。

4. 如果有任何原因引起修复体制作过程暂停，技工室或技师应当在收到相关物品后的 2 个工作日内通知医生。如果技工单中有相应信息的改变或增加，应当征得医生的同意，并且经过授权人签字确认。修改后的技工单应当寄给医生来进行完善。

5. 在收到书面技工单后，技工室或技师应当根据常规或医生的要求按时交付修复体或矫治器，如果没有收到技工单，技工室或技师应当将相关物品归还给医生并注明原因。

6. 技工室应当根据现有的感染控制标准对修复体或矫治器以及其他材料进行消毒，做好个人防护。所有物品应当检查有无破损，如果有，应当立即上报。

7. 技工室或技师应当告知医生修复体制作使用的材料，如何操作以及如何对该材料作出调改。

8. 技工室或技师应当根据现有的感染控制标准，对从医生处收到的相关物品如印模、咬合记录、修复体等进行清洁和消毒，并放置在合适的容器中包装好，防止破损，然后进行运输。

9. 技工室或技师应当向牙科医生提供修复体制作过程中涉及的合作技工室或技师。技工室或技师应当在原始的技工单上提供与其他合作技工室的书面协议。

10. 除非相应的法律允许，否则技工室或技师不应向患者直接收费，技工室不应和患者讨论或泄露其与牙科医生间的交易信息。

牙科医生的责任

　　牙科医生对整个治疗负有全部的责任。如果助手能够提供足够的信息，证明他们能提供高质量的医疗服务，牙医就可以将很多的步骤交给他们完成，但是，助手常发生的一些错误，如备牙量不足、牙体预备中肩台位置不正确、错误的咬合记录和颌间关系、制作美学修复体的比色信息与技师沟通不明确使得这种可能大大降低。

感染控制

　　美国卫生与公共服务部[10] 和 ADA[11] 共同出台了有关于印模和从牙科诊所递至技工室相关材料的消毒和处理方案的相关规定，详细内容已经在第 14 章阐述。由于技工室人员被感染的可能性较大，该规定必须严格执行。1990 年的抽样调查表明[12]，所有牙科诊所递交至技工室的材料中有67% 受到污染。最新的一项牙科技工室问卷调查显示，牙科技师认为只有 60% 以下的相关物品在递交至技工室前经过消毒处理。

牙体预备

　　在第 7~11 章，已经系统阐述了完善的牙体预备方法，阐明了各种修复体所需要的最小修复空间。

　　烤瓷修复中，牙体颈 1/3 预备量不足是一个常见的错误。很明显，在一些临床冠比较长的牙齿(如经过牙周手术的患牙)上要预备出 1.2~1.5 mm的量而不暴露牙髓是非常困难的。但是，即使是对于一名十分有经验的牙科技师来说，要在预备不充分的牙体上制作出美观的修复体也是非常不现实的[13]。而经验较少的技师为了解决这个问题，常将修复体外形做得过大（图 16-3），但这样就会引起牙周疾病或原有牙周炎的复发。在制订治疗计划时，由此引起的美观问题和治疗局限性应当与患者反复沟通。在前期的沟通中，强调不能达到"理想"的标准至关重要，这样才能防止误解、受挫甚至是治疗失败。

边缘预备

在交给技师的模型上，边缘的位置应当清晰可辨（第 17 章中阐述了代型的要求）。

牙科医生理应在代型上标出边缘的位置[14]（图 16-4），但是很少有人做到这一点[15]。如果牙体预备良好并且印模清晰，边缘就会十分明显，不需要特意标明。如果边缘不清晰，牙科医生应当根据牙体预备的情况来解决这个问题。

牙科医生应深刻理解边缘形态的重要性和几何学原理，举例来说，在带斜面肩台上无法做出无颈圈的修复体，在狭窄的浅凹形肩台上无法做出二硅酸锂玻璃陶瓷的全瓷修复体（图 16-5 和图 16-6）。

尽管经验丰富的技师可能会满足医生一些不切实际的要求，但这些注定会使治疗失败。引用一名优秀牙医的话，"当任何错误发生的时候，停下来！不要继续下去！回到错误发生之前的步骤并更正它，犯着错误继续跌跌撞撞向前，只会使情况变得更加严重和复杂。"

颌位关系

对颌模型的颌位关系是否正确完全取决于牙科医生，为了检查颌位关系是否正确，可以和患者再次预约，当治疗的复杂性增加时，这显得相当重要（图 16-7）。忽视这一点有可能导致修复体的返工或者长时间的调𬌗，影响治疗效果。对于一个完善的治疗计划来说，精确的颌位关系十分重要。牙科医生应当仔细检查颌间记录。只有这样，才能确保模型颌位关系的稳定性（图 16-8）。

技工单

在法律上，书面的技工单相当于一份工作授权书，同时，也相当于一个技工室的工作订单或是一份处方。法律规定，一份工作授权书应当包含以下内容（图 16-9）：

- 修复体的总体情况描述
- 材料的说明（如氧化锆的解剖外形）
- 要求的咬合情况
- 固定修复体的连接体设计
- 桥体设计，包含与软组织接触材料的说明
- 烤瓷修复体基底部的设计
- 为达到美学需要的比色选择信息
- 期望的可摘局部义齿设计（如果适用的话）
- 患者下次预约就诊的时间和以此要求制作完成修复体的时间

牙科医生应当对技师加工过程中常用的材料充分了解。明确指明使用何种材料可以节省大量的时间和劳力。牙科技师对于医生选择特定材料也要给予尊重。书面技工单上的相关信息应当描述详尽[16]。

牙医和技师就某个项目进行讨论，比仅书写技工单更能建立良好的交流沟通。对技师来说，要满足医生的要求是一件不容易的事，所以要和医生仔细讨论。

咬合关系

在技工单表格上应当标注有咬合接触关系的区域。标明咬合接触是位于金属上还是陶瓷上。常用的两种咬合接触设计是尖－窝关系和尖－边缘嵴关系。但是，只有在对颌牙处在一个几近完美的位置上才能实现这种可能，而要在所有的修复体上获得这样的咬合关系显然是不现实的（安氏 Ⅰ 分类，见第 1 章）。义齿修复中为了与已有的牙列相适应，通常要作出一些让步。举例来说，当下颌磨牙与其对颌牙处在一个颊舌向的边对边的位置上时，为了获得协调的咬合关系，就需要作出选择，是修复成反𬌗关系，还是调整备牙量（增加颊侧功能尖斜面的预备量）恢复成常规的𬌗关系，或者，也可以考虑对颌牙同时修复。

如果牙科医生已经进行了诊断性牙体预备和诊断蜡型的制作（见第 2 章），就可以非常明确地向技师表示想要的咬合关系和牙体的形态（图 16-10）。可以用口内制作蜡堤咬合的方法来传递想要的𬌗平面位置信息（图 16-11）。同样的，根据医生提供的用患者佩带合适的前牙临时修复体制作的个性化前导盘，对于技师制作具有同样前导关系的最终固定修复体有非常大的帮助（图 16-12）。制作临时冠的印模并用快干型牙科石膏灌注，可以与技师更好地交流修复体的大小和形态（图 16-13）。

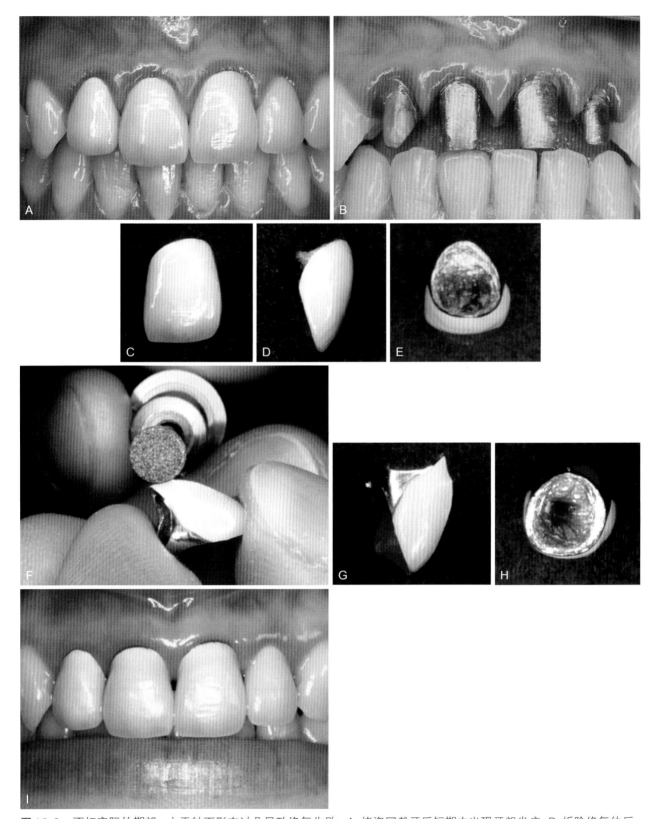

图 16-3 ■ 不切实际的期望。由于轴面形态过凸导致修复失败。A. 烤瓷冠戴牙后短期内出现牙龈炎症；B. 拆除修复体后，颈缘肩台的宽度不理想；C~D. 过凸的外形，注意修复体颈部过凸的外形（D）；E. 从龈方可以观察到轴壁过厚；F~H. 修复体外形修整和抛光，对比 G 和 D 以及 H 和 E 的形态；I. 修整后的修复体临时粘接后，牙龈迅速恢复健康，修整预备不足的基牙，重新制作美观的修复体

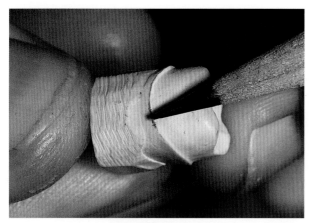

图 16-4 ■ 用有色铅笔标记预备的边缘，标记线必须清晰可见，同时保证最小的厚度

在制作单冠的时候，如果口内原来就存在错𬌗关系，且对颌牙在近期内不需要进行修复，那么为了减少更多不必要的治疗，这种错𬌗关系可以不用改变。

连接体

技工单上要标注连接体应当如何制作，是在上瓷之前还是之后焊接，当有必要或需进一步明确时，应注明或与技师讨论程序的顺序，如果要制作非刚性的连接体，那么其设计和就位道需要特别标明。

桥体和基底冠设计

桥体的设计在第 20 章中讨论，为了达到一定的预期和要求，得到牙科医生和技师的一致认可，技工单上应当有足够的选项以供选择[16, 17]。

烤瓷修复体金属基底冠的设计是存在争议的。很多技师认为，先制作修复体整体外形的蜡型后，再回切上饰瓷部分是没有必要的，不同意这种观点的原因将在第 19 章中进行讨论（图 16-14）。牙科医生应当指明是否需要送回蜡型，以对解剖外形进行评估和作出必要的修改，在这一步中，修复体越是复杂，仔细评估就显得越为重要。修复体良好的远期预后是最终目的，牙科医师失败一个最常见的原因是技师支架设计不当（虽然他们经常怪罪于烤瓷技师）。

比色选择

由于修复体仿真颜色的信息量巨大，牙科医生和技师都意识到进行比色选择非常困难。对于牙医和技师来说，对色彩学原理（见第 23 章）和内

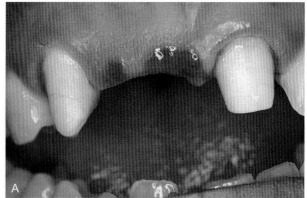

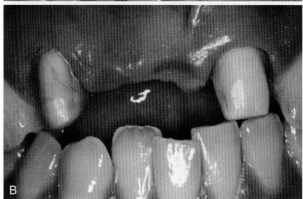

图 16-5 ■ A. 牙医在该病例中对治疗的预期是不切实际的，由于龈 1/3 牙体预备量不足，不适合制作烤瓷修复体；B. 经过修整，可以获得合适的固位体形态

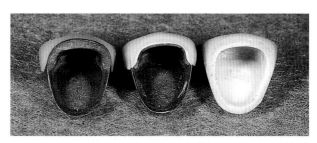

图 16-6 ■ 三种美观的修复体。带金属项圈的修复体可以做成肩台或者带斜面的肩台边缘；烤瓷修复体可以在唇侧肩台处做成全瓷边缘；全瓷修复体边缘要求角度更加圆钝。后两种修复体要求边缘高度光滑

部及表面染色方法应用的全面理解（见第 24、29 章）就显得十分重要。

一张允许对牙齿颜色进行多重比色标记的图表帮助很大（图 16-15）[18]。图像应当足够大，来标记牙颈部的颜色、切端的颜色以及其他一些个性化的特征。而在大部分预先印好的技工单上，该图表并没有足够大的空间（图 16-9），因此应当预留其他的空间。一个单独的有关于颜色明度和亮度的条目选择同样有很大的作用。牙科医生应当使用与技师所用的陶瓷相匹配的比色板进行比色。有时，

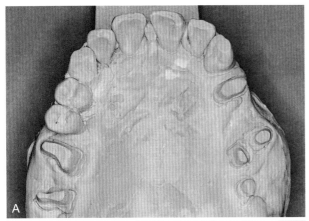

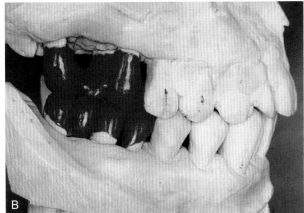

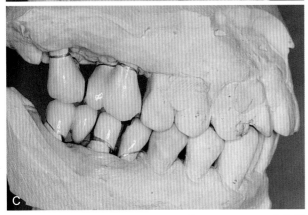

图 16-7 ▪ 牙科医师和技师常犯的错误是在预备不佳的基牙上恢复正常的形态。这常会发生牙周问题。A. 截根术后不正常的冠部形态；B. 注意修改轴面形态，尽力恢复理想的轴面轮廓；C. 最终修复体的形态满足口腔清洁的需求

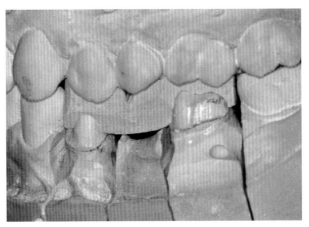

图 16-8 ▪ 咬合记录的修整非常重要，咬合记录颊侧修整后可以使模型很容易验证模型的就位与稳定

需要试验性的陶瓷烧结来验证。

比文字化的颜色信息更实用的选择是应用光固化树脂着色剂做成的颜色定制标签。可以选择颜色最接近的标签，然后通过加一些流动树脂的方法进行一定的修改。当颜色完全匹配后，将树脂光固化，然后将标签送往牙科技工室。技师就可以获得更加直观的印象，将制作的修复体与其对比并作出一些调整，以保证修复体制作成功率。市面上开发了有一些比色测量的设备，如色度仪、分光光度计和数字化摄像设备（图 16-16）（见第 23 章），虽然研究表明，与不同的比色板相比，这些技术的可靠性和可复制性是不确定的，但仍值得期待。总的来说，颜色测量的可复制性在实验室条件下比在口内更佳。其中有几个系统可以为牙科技师提供比色信息的书面化或者电子化的数据。

如果美学的要求很高，或者很难通过上述方法进行，那么，比色选择应当有技工室人员的共同参与。ADA 认为，牙科医生要求技师帮助进行比色选择并不是技师的工作范畴，这需要技师与医生进行协商，同时要遵守医生的书面技工单。需要特别指出的是，不管是牙科诊所还是技工室（合法的）的比色选择，都需要牙科医生给患者专业意见的前提下，通过医生、患者和技师的共同讨论，最终由患者作出选择。

附加信息

附加的信息通常对技师有很大程度的帮助，如诊断蜡型可以提供有关于牙体长度和形态，以及咬合关系的相关信息；个性化前导盘（见第 2 章）可以复制原来的上、下颌前牙的前导关系。当要制作

用简单比色板（如 Vita Lumin vacuum system）比色很难选到相匹配的颜色。这时就应当使用选择较多的比色板或者比色分布图（见第 23 章）。牙科医生应当具有优异的色彩辨别选择技能，并能将其用文字表述到一张足够详尽的图表上，以供技师可以完美复制出与此相应颜色的修复体。很明显，这需要牙医和技师紧密的合作和沟通，当然，有时也

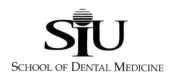

SCHOOL OF DENTAL MEDICINE

**DENTAL LABORATORY
WORK AUTHORIZATION**

School of Dental Medicine, 2800 College Avenue, Alton, IL 62002-4700

Student _____ Rec. by SDM Lab _____ Units Rec. _____
Patient _____ F. P. Sec. Head Begin _____
Patient # _____ Technician _____
Lab _____ F.P. Sec. Head Complete _____
                                         Received by Student _____
Date Due _____ (Name & Date for each of the above)

SHADE GUIDE

INDICATE CHARACTERIZATIONS

PONTIC DESIGN (circle)

MAXILLARY   MODIFIED   CONICAL   HYGIENIC
                         RIDGE LAP

MANDIBULAR

Tooth #	Rest. Type	Metal	Guide	Shade Incisal	Gingival	Margin 0.3 mm metal	Porc. Shoulder	Contacts Metal	Porcelain

Porcelain Shades

Articulator Number

Articulator Settings
R   L

Cond. Guid.

Inc. Guid.

ISS

PSS

R_x

Dental License No. _____ Signature _____
                                                                          D.M.D.
                                                                          D.D.S.

Office Use Only   Business Office Paid

Wax [ ]   Bridge Units [ ]
Cast [ ]
Porc. [ ]   Crown Units [ ]
Sold. [ ]

图 16-9 ■ 技工单。Cond. Guid.，髁导斜度；Inc.Guid.，切导；ISS，迅即侧移；Proc.，陶瓷；PSS，渐进侧移；SDM，口腔医学院

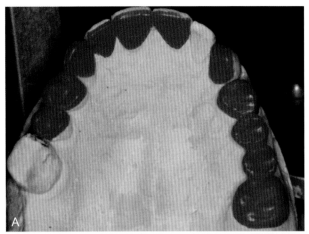

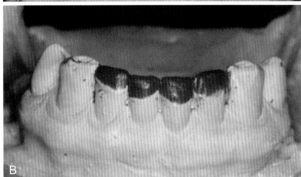

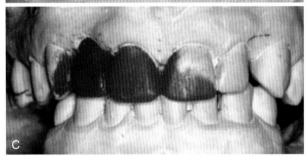

图 16-10 ■ 诊断蜡型用于交流后预期的咬合状况（A），下前牙切缘的位置（B），以及上颌切牙的形态（C）（由 Dr. M. Chen 提供）

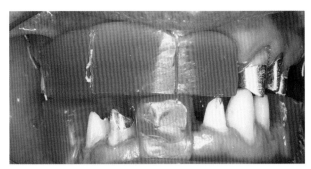

图 16-11 ■ A. 口内蜡堤咬合记录可以为技师提供很多有用的信息，注意蜡堤上已经标记好中线的位置

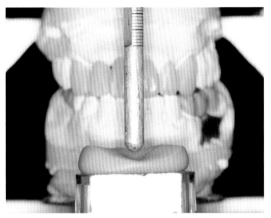

图 16-12 ■ 按照患者佩戴舒适的前牙临时冠制作的切导盘。切导盘能帮助技师制作前牙修复体舌侧形态

一个美观性要求非常高的修复体时，过渡性修复体模型可以很大程度地帮助到技师。过渡性修复体可以提供中线、切缘位置以及冠部外形的相关信息，并且这是将信息送往技工室最有效的手段（图 16-17）。诊断蜡型有助于医生探索更多的治疗途径。为了获得理想的外观与功能，可以制作与口内相适应的树脂过渡性修复体。标准化的数字图像对于重要附加信息的传输也十分有用。

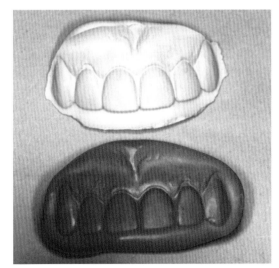

图 16-13 ■ 用油泥制取过渡性修复体印模并灌注石膏，该模型显示了想要的牙的大小和形态，在制作蜡型时可以作为参考（由 Dr. M. Chen 提供）

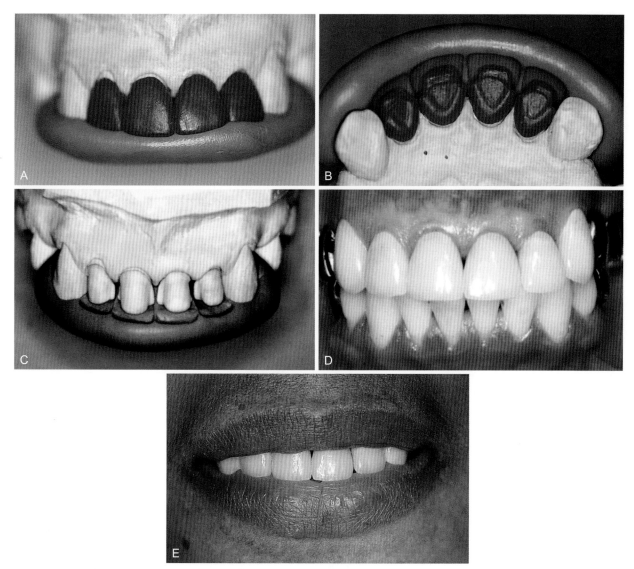

图 16-14 ▪ A. 利用切缘硅橡胶导板来制作蜡型；B. 唇侧硅橡胶导板指导回切量；C. 在上瓷时也可以用这两块导板；D. 精确获得所需要的外形；E. 可以满足对美观性要求较高的患者的需求（由 Dr. M. Chen 提供）

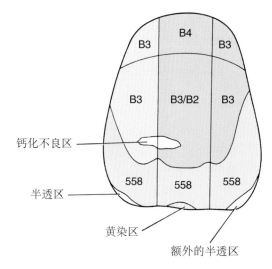

图 16-15 ▪ 比色分布图必须包含足够详尽的信息，标注出牙颈部颜色的微妙变化，以及钙化不全区域、切缘的透明度和着色情况的表面信息

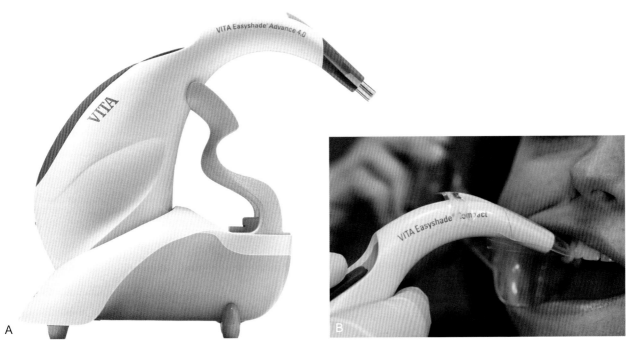

图 16-16 ■ A.VITA Easyshade Advanced 4.0 比色测量系统；B. VITA Easyshade Compact 系统，将探头顶端放在牙面上，比色数据就以 VITA 经典比色板或 3-D 比色板的信息形式被记录下来（由 Vident, Brea, California 提供）

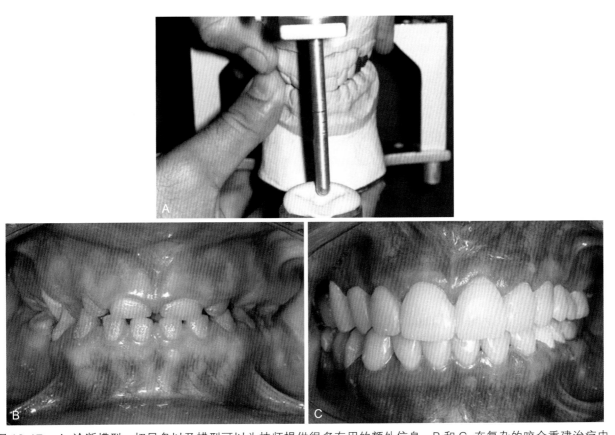

图 16-17 ■ A. 诊断模型、切导盘以及蜡型可以为技师提供很多有用的额外信息；B 和 C. 在复杂的咬合重建治疗中，制作良好的过渡性修复体是非常重要的，这名 19 岁的患者有遗传性釉质发育不全（IF 型），制作最终修复体时可以复制临时冠的外形（B 和 C. 由 Dr. A. Hernandez 提供）

适当的检验

在牙科医生和技师第一次的合作关系中，每一个技工室的步骤都要为患者进行细致的检验。只有这样，团队合作才能长久。当牙医和技师对彼此的偏好比较熟悉以后，其中的一些步骤才能合并。

最初的检查包含对于纠正固位体或桥体外形的蜡型的检查。当为患者制作固定修复体和烤瓷冠时，牙科医生必须决定修复体是在技工室直接完成上瓷，还是先预约患者进行试戴金属基底冠并进行评估。建议对金属烤瓷修复体进行金属基底冠的常规试戴和评估（图 16-18）。举例来说，技师对颈部楔状间隙的形态没有足够的信息，表面烤瓷应当扩展到哪里无从知晓，这应当由医生来决定（图16-19）。在固定修复体各部件进行焊接时，直接在口内试戴各个部件并标记，比仅仅依靠最终模型更加精确（图 16-20）。复诊评估可以防止小问题扩大成严重的错误。同时对上釉之前修复体的外形、表面纹理和一些个性化特征的制作有很大的作用，虽然这样会花费更多的时间和精力（见第 29 章），但是最终的治疗效果可以更容易得到患者的认可。

临床医生和技师的这种检查对治疗有很大的帮助 [17, 19]。举例来说，在印模从牙科诊所送出去之前，牙科医生和助手可以参照标准来检查终止线是否清晰；印模上有没有血液或者唾液的残留；有没有按照标准消毒；印模上有没有气泡、裂纹、缺陷或者托盘是否就位正确；咬合接触是否位于骀面与托盘之间，这会造成薄的地方面影响上骀架。对于模型来说，牙科医生要检查代型的修整、有没有切口、基牙固位形、表面上瓷或制作全瓷边缘是否有足够的备牙量以及咬合空间情况。

在制作可摘局部义齿固位体时，要检查技工单和模型上有关于就位道、导平面、支托凹和外形高点等所有的信息是否完备（图 16-21）。

总　结

要制作一个高质量的固定修复体，牙科医生和技师之间良好的沟通是关键（图 16-22），但是常常会发生这样的问题：牙科医生会忘记圆钝的线角有助于修复体的铸造；而技师会忽略某个特定临床步骤的难度（如取印模或上骀架）。

只有医生和技师相互尊重、共同努力，才有利于患者的治疗，同时降低治疗失败率。

牙科医生评估时经常遇到的问题是修复体边缘不密合、咬合关系不佳、轴面的外形不佳（特别是牙颈部 1/3 外形过突）以及桥体和基底冠设计不良。而技师常遇到的问题是备牙量不足、边缘不清晰、颌位关系不正确以及比色不明确。

应用一些辅助性的工具（如诊断蜡型和过渡性修复体）可以帮助牙科医生和技师更有效地治疗需要修复的患者。

要进行固定义齿修复的学生和执业医生要深刻理解本部分以后的章节中所阐述的技工室加工流程。当然，参与到这些加工流程中来可以更快地学习和理解。随着时间推移，这可以提升与技师间的合作关系，以便于做出更好的临床决策，进行更成功的固定修复。

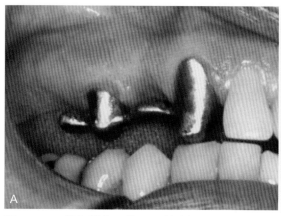
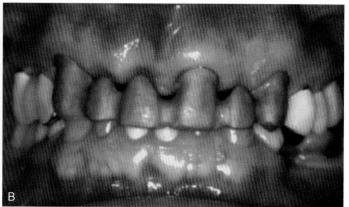

图 16-18 ▪ 技师制作不佳。A. 基底部形态设计不佳无法为表面饰瓷提供足够的支持，该固定桥必须重新制作；B. 设计良好的基底冠支架

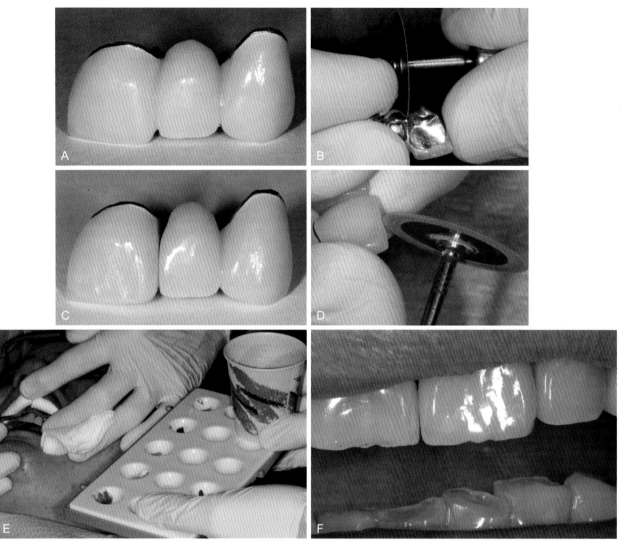

图 16-19 ■ 椅旁修整。A. 颈部瓷过多，外展隙消失；B. 用超薄砂片切盘对边缘进行细节恢复；C. 注意侧切牙和中切牙唇侧外展隙的不同，用金刚砂片切盘来成形这两个外展隙；D. 模拟邻牙修整切缘形态；E. 表面染色；F. 修改后的外观

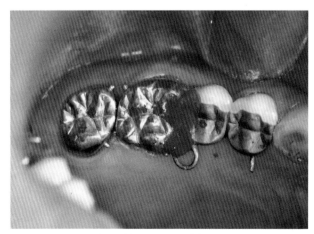

图 16-20 ■ 用自凝塑料在口内制作焊接导板，该导板将固定桥的两部分连接成一个整体

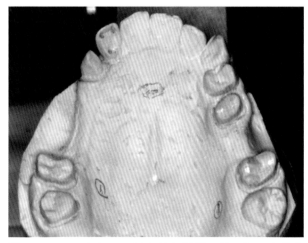

图 16-21 ■ 三点标记可以为技师提供可摘局部义齿就位道的信息

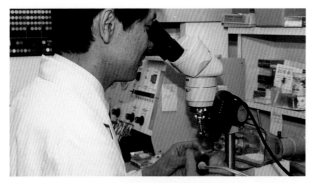

图 16-22 ■ 高质量的固定修复依赖于牙科医生和技师之间完善的沟通以及放大镜的使用

参 考 文 献

[1] National Association of Dental Laboratories: NADL news. Available at http://www.nadl.org/news/index.cfm (accessed March 13, 2015).

[2] Small BW: Laboratory communication for esthetic success. Gen Dent 46:566, 1998.

[3] Gleghorn T: Improving communication with the laboratory when fabricating porcelain veneers. J Am Dent Assoc 128:1571, 1997.

[4] Warden D: The dentist-laboratory relationship: a system for success. J Am Coll Dent 69:12, 2002.

[5] Aquilino SA, Taylor TD: Prosthodontic laboratory and curriculum survey. III. Fixed prosthodontic laboratory survey. J Prosthet Dent 52:879, 1984.

[6] Leith R, et al: Communication between dentists and laboratory technicians. J Ir Dent Assoc 46:5, 2000.

[7] Lynch CD, Allen PF: Quality of written prescriptions and master impressions for fixed and removable prosthodontics: a comparative study. Br Dent J 198:17, 2005.

[8] Landesman HM: Prosthodontics. Clinical practice—professional affairs. Review of the literature. J Prosthet Dent 64:252, 1990.

[9] American Dental Association: Current policies, adopted 1954-2003, pp 141-142. Chicago: American Dental Association.

[10] Centers for Disease Control: Recommended infection control practices for dentistry. MMWR Morb Mort Wkly Rep 35(15):237, 1986.

[11] Infection control recommendations for the dental office and the dental laboratory. Council on Dental Materials, Instruments, and Equipment. Council on Dental Practice. Council on Dental Therapeutics. J Am Dent Assoc 116:241, 1988.

[12] Powell GL, et al: The presence and identification of organisms transmitted to dental laboratories. J Prosthet Dent 64:235, 1990.

[13] Jorgenson MW, Goodkind RJ: Spectrophotometric study of five porcelain shades relative to dimensions of color, porcelain thickness, and repeated firings. J Prosthet Dent 42:96, 1979.

[14] Leeper SH: Dentist and laboratory: a "love-hate" relationship. Dent Clin North Am 23:87, 1979.

[15] Olin PS, et al: Current prosthodontic practice: a dental laboratory survey. J Prosthet Dent 61:742, 1989.

[16] Drago CJ: Clinical and laboratory parameters in fixed prosthodontic treatment. J Prosthet Dent 76:233, 1996.

[17] Deyton G: Communications checksheet will ease relations with laboratories. Mo Dent J 74(5):32, 1994.

[18] Pensler AV: Shade selection: problems and solutions. Compendium Contin Educ Dent 19:387, 1998.

[19] Maxson BB: Quality assurance for the laboratory aspects of prosthodontic treatment. J Prosthodont 6:204, 1997.

思考题

1. 评论美国牙科学会处理牙医和技工室工作关系的指导性意见，牙医担负什么责任？技师担负什么责任？

2. 什么是认证的牙科技师？证书的要求是什么？

3. 写一系列完整的技工单在前牙金属烤瓷修复临床评估后上瓷前用二段法或焊接法制作多单位修复体的要求。

4. 交付给技工室个性化切导盘的目的是什么？何时使用个性化切导盘？

第 17 章

终模与代型

由于在口内直接制作修复体蜡型非常困难，耗时耗力甚至是不可能的，因此，所有的蜡型都是在技工室完成的。这需要精确复制基牙、周围的软组织形态、邻牙及对颌牙的形态。实体模型-代型系统的应用可以帮助技工室获得足够的信息，来完成修复体的制作。虽然制作最终模型的材料有很多种，但最常用的还是超硬石膏（见第 2 章）。随着修复体制作中操作步骤的增加，数字化虚拟模型也逐渐投入使用。

要更好地学习运用数字化虚拟模型，首先要全面理解传统的模型-代型系统的原理。数字化虚拟系统通过三维格式的信息建模，来帮助技师运用一些虚拟工具完成修复体制作的相关步骤。该系统通过逐步改进和发展，在牙科技工产业中正广泛应用，即使是目前的发展水平，它也已经可以极大地满足提高工作效率的要求。在本章节中，我们用"实体"和"虚拟"这两个词来区分这两种不同的系统。

实体的最终模型（或工作模型）是预备完成的基牙、牙槽嵴和牙弓内其他部分的复制品。代型是预备基牙复制品的进一步处理，通常由精确度良好、硬度足够的材料制成（常用超硬石膏、树脂或电镀金属制成；图 17-1）。

模型-代型系统的精确性是印模精确性和完整性的再现。但模型所包含的信息不会比印模更多。

在本章中，首先阐述了制作模型-代型系统的要求，以及所用到的相关材料。接下来的部分描述了数字化虚拟模型-代型系统。其整个操作流程更加简便，但是每一步必须严格按照标准操作，来保证修复体制作的成功率。

前提条件

制作固定修复体所用到的实体模型-代型系统需要满足一定的要求。它必须要精确复制印模中所包含的各个细节，同时没有缺陷（图 17-2）。如果印模上有一些不重要的小缺陷，有时是可以忽略的，当然这要取决于缺陷的位置。

模型需要满足以下要求：

- 必须要精确复制预备的基牙及未预备的牙表面形态
- 预备基牙的邻牙必须完整没有缺陷
- 前导和𬌗面所涉及的所有未预备的牙表面必须与对颌模型相吻合（图 17-3）
- 在最终模型中，所有相关的软组织形态必须完整复制下来，包括固定桥修复体中的缺牙间隙和缺牙区牙槽嵴形态

代型需要满足以下要求：

- 必须是预备基牙的精确复制
- 所有的表面必须完整复制，表面没有气泡或缺陷
- 代型上未修整的部分与基牙边缘线间形成的颈部边缘必须清晰可辨，最好有 0.5~1 mm 的宽度（要有足够的宽度来制作修复体的颈缘形态，图 17-4）
- 边缘必须充分显露

材料科学

James L. Sandrik

石膏

模型-代型材料必要的两个特点是尺寸上的精确性以及在蜡型制作过程中的耐磨损能力，而石膏可以满足以上两个要求。这种材料价格低廉、操作简便，并且较为稳定。目前大量生产用于工业，稍作修改后可供牙科使用。

现有的牙科石膏总共分为 5 种（ADA 分类 I ~V），根据其化学成分分为印模石膏、普通模型石膏、硬石膏、超硬石膏以及高膨胀率超硬石膏。固化的化学反应是半水硫酸钙的水合反应：

$$CaSO_4 \cdot \tfrac{1}{2}H_2O + 1\tfrac{1}{2}H_2O = CaSO_4 \cdot 2H_2O$$

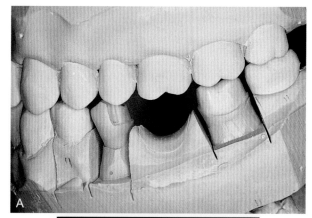

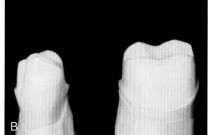

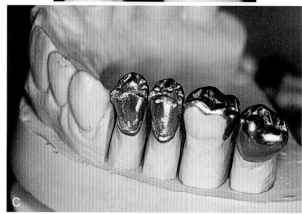

图 17-1 ▪ 可卸代型系统。A. 最终模型，预备基牙的代型可以通过代型钉复位；B. 从模型上取下代型；C. 环氧树脂代型和金属基底冠（由 Dr. J.H. Bailey 提供）

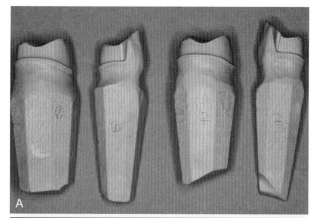

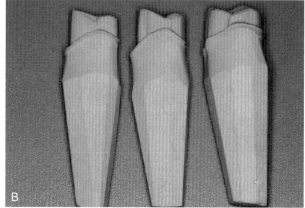

图 17-2 ▪ 从实体模型上切割下的单独的代型

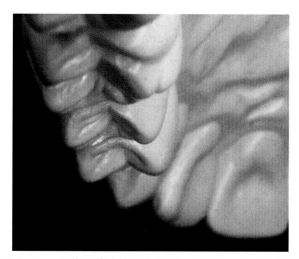

图 17-3 ▪ 要获得精确的咬合关系，模型𬌗面精准无缺陷至关重要

通过在特定条件下加热二水硫酸钙可以去除其中部分结晶水分子而得到半水硫酸钙（称为煅烧）。牙科石膏这两种状态的不同归功于煅烧这种方法。代型石膏在混合固化的过程中需要的水更少，因此其物理性能要优于硬石膏和普通石膏。根据各品牌不同，100g 的普通石膏需要 45～50 ml 水；100g 硬石膏需要 30～35ml 的水，而 100g 的代型石膏仅需要 20～25ml 的水。而理论上，固化反应中所需要的水在化学计量上为 18.6 ml。只有代型石膏的物理性能可以满足制作修复体的需要。但是，该性能的获得依赖于严格的粉液比。

手调石膏操作简便，但是机器的真空调拌效果更佳；机器真空调拌仅需要 15 s，就可以减少气泡并增加其强度。虽然固化时间根据品牌各有不同，但石膏灌注后应当静置至少 30 min，1 h 后效果最佳。

用 IV 型和 V 型石膏灌注得到的模型表面可以用于固定修复体的制作。根据 ADA 第 19 号说明[1]，这两种材料可以复制 20 μm 的线条。但是，不是所

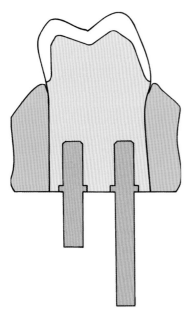

图 17-4 ■ 为了便于修整代型，印模范围要覆盖到预备体颈缘以下。一个修整良好的代型颈部形态应当与牙颈部相似（浅黄色部分）。图中金黄色的部分是修整代型时需要去除的部位

有品牌的石膏和印模材料都相匹配[2, 3]，如果表面细节的复制效果比较差，可以选择其他的材料来解决这个问题。

在某些工艺流程中（如翻制模型），应当将固化的石膏模型浸泡在水中，以免翻制模型的材料粘在石膏模型上。虽然石膏是难溶物，但是，在浸泡的过程中，仍然有缓慢的溶解，有可能破坏原始模型表面的细节形态。如果有必要浸泡时，应当在石膏的饱和溶液中进行，并且浸泡的时间以模型获得足够的润湿度，使模型表面与翻制模型的材料可以有效分离为佳。

石膏最大的缺点是其耐磨损性能不佳。可以用一种叫做"石膏硬化剂"的材料来解决这个问题。尽管这些材料（如胶质硅）在增强石膏硬度上收效甚微，但是可以有效增强其耐磨损性能（有些甚至可以增强 100%）[4]。这些材料的应用会使石膏的膨胀率有所增加，但是并不会影响临床效果。另一种途径[5]是将代型表面多孔的结构浸透低黏度的树脂，如氰基丙烯酸盐粘接剂，同样可以增加其耐磨性，应当注意的是，在应用这种低黏度的树脂时，表面树脂膜的厚度不能对制作修复体有显著的影响[6]。专家正在研究其他增强代型石膏性能的方法，其中一种方法是在牙科石膏中加入工业应用（如混凝土制造）的添加剂[7]，另一种方法是应用阿拉伯胶

和硫酸钙的混合物[8]。树脂增强型石膏具有很好的强度和低膨胀率[9]，如 ResinRock（Whip Mix Corp.），很适合用于种植修复体模型的制作（见第 13 章）。用高反射性的石膏制作的实体模型可以在技工室进行扫描并生成虚拟的模型 – 代型系统。

还有其他一些强度更高的代型材料，包括树脂和电镀代型。

树脂

由于石膏强度和耐磨性低，那么可以用树脂来代替石膏制作代型。大多数的树脂代型材料都是环氧树脂，但也可以用聚氨基甲酸酯。环氧树脂常作为家庭和工业用的粘接剂使用。不需要昂贵的仪器，在室温下就可以发生聚合反应，而且性能相当稳定。环氧树脂的耐磨性大大优于石膏，但是它比石膏费用更高，并且会发生聚合收缩，但可以通过在修复体制作的其他步骤中进行少许调整加以补偿。

环氧树脂适用于精确度要求较高的代型的制作，但是不同的品牌之间有较大的差别[10]。环氧树脂的聚合收缩量与石膏制作代型的膨胀量基本相等。对最新开发的材料[11]和聚氨基酸酯树脂[12]来说，聚合收缩已经不再是难题。使用聚乙基硅氧烷和树脂材料，制作的模型的精确度与传统的石膏代型相似[13]。总而言之，树脂材料对表面细节的复制能力更佳。在树脂代型上制作的修复体比在石膏代型上制作的更密合[15]。

某些印模材料（如聚硫和亲水性胶体）不能与树脂混用，但是，硅橡胶和聚醚效果很好。

弹性代型材料

弹性代型材料的化学性能与硅橡胶重体或聚醚印模材料相似（见第 14 章），目前用于椅旁制作临时修复体[16, 17]、间接法制作复合树脂嵌体和高嵌体[18,19]。相对于石膏代型，弹性材料有很多优点，固化更快，并且过渡性修复体或嵌体更容易从上面取下。当制作弹性代型的时候，牙科医生要选择与印模相匹配的代型材料，以得到更好的表面形态细节。研究表明[20]，当使用 Impregum F 代型材料（3M ESPE Dental）和 Extrude Light 印模材料（Kerr Corp.）时，得到的模型表面细节形态最佳。

选择标准

模型–代型系统的选择取决于以下因素：

- 选择的材料必须能制作精确的模型，并且有足够的强度和耐磨性
- 用常规的仪器可以很简单地进行切割和修整
- 与分离剂相匹配，防止制作的蜡型粘在代型上
- 可以精确复制表面细节形态
- 颜色与蜡反差较大，以便可以观察到预备体的边缘，即使是很小块的多余材料都应清晰可辨
- 可以很容易被蜡润湿，同时与印模材料相匹配

现有代型材料的优、缺点如表 17-1 所示。

可用的方法

可卸代型

在可卸代型系统中（图 17-1），代型是最终模型的组成部分，并且可以从模型上取下方便使用，

代型可以按其上的铜钉或榫精确复位到最终模型上是成功的关键（图 17-5）。当使用单钉技术时，钉上至少有一面必须是平的来抵抗旋转。其他的方法，如 Pindex 系统（Coltene/Whaledent，Inc；图 17-6），常用多钉或锁合钉来抵抗旋转。

最终模型由 IV 型或 V 型两种颜色反差较大的石膏制作：第一种形成牙；第二种形成模型的基座（V 型石膏，有更高的膨胀率，需要的代型间隙更小 [见第 18 章]，以便获得合适的粘接间隙）。修整多余的部分，表面涂布分离剂，然后灌注第二层。在其他的区域设置倒扣防止不必要的分离。钉的位置和方向要求非常严格，如果位置不合适，会阻碍基牙的代型从最终模型上取出（图 17-7）。

钉要在第一部分石膏固化之前安装到模型上，还有一种方法是在固化的模型上钻孔，然后将钉粘接在钻好的孔里 [21]。

表 17-1　代型材料

材 料	优 点	缺 点	应用范围	注意事项
ADA IV 型石膏	尺寸准确度高 操作简单	操作不当易损坏	通用	精确的比例十分重要
ADA V 型石膏	操作简单 成本低 强度高于 IV 型石膏	膨胀率高	通用	精确的比例十分重要 需要真空调拌
环氧树脂	强度高 耐磨性好	聚合收缩 耗时长 工艺复杂	全瓷冠	不适合与聚醚橡胶 和水胶体印模材料混用
电镀材料	强度高 耐磨性好	耗时长 需要特殊的设备	全瓷冠	镀银需要使用有毒的氰化物 与许多印模材料都不能混用

ADA. 美国牙医学会

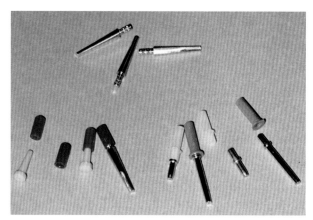

图 17-5 ■ 代型钉

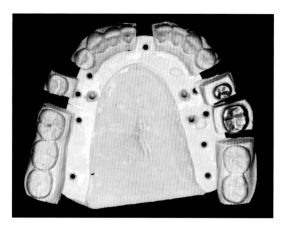

图 17-6 ■ 用 Pindex 系统制作的可卸代型（图 17-21）（由 Coltene/Whaledent AG. Altstatten, Swizerland 提供）

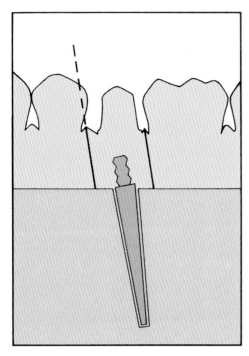

图 17-7 ■ 代型钉位置不正确会影响代型的取出。邻牙的邻面阻碍了代型的取出（虚线）

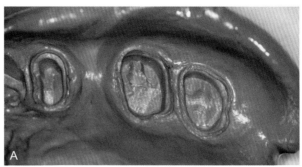

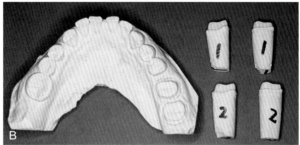

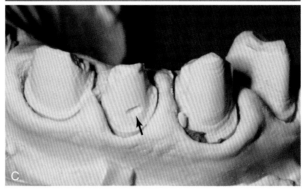

图 17-8 ■ A. 精确的印模是固定修复体成功的关键；B. 第一次和第二次灌注的模型被分割成单独的代型，第三次灌注最终模型；C. 小的缺陷（箭头处）有时可以修补，但是任何缺陷都会增加技工室操作的难度

Pindex 系统的设计是为了方便之后的工艺步骤。所有的可卸代型系统必须仔细制作，以便可以完整地取下和精确地复位。一项研究指出，研究者比较了 4 种可卸代型系统，虽然它们的精确性相似，但是 Pindex 系统的水平动度最小，同时铜钉的𬌗龈向复位误差最小。

整体模型和单个代型

整体模型 – 单个代型系统也被称为多次灌注工艺，相比可卸代型有很多优点，其最大的优点是简便性。也可以提高其精确性[23]。在这项工艺中，如果印模合格，将Ⅳ型或Ⅴ型石膏仅灌注在基牙的区域。固化以后取出，再灌注整个牙弓的模型。

第一次灌注的代型模型是最精确的，修整其外形，使其带有一个足够长度的手柄（与牙根长度类似，图 17-8）。将整体的牙弓模型（第二次灌注）上𬌗架（有时第二次灌注的是用于修复体抛光的代型模型，第三次灌注的才是整体模型）。蜡型在第一次灌注的模型（代型）上制作，然后转移到上过𬌗架的模型上，检查外形和𬌗面解剖形态（见第 18 章）。这一步完成以后，将蜡型再次复位到代型上，在包埋前再次检查边缘。

整体模型 – 单个代型系统的优点在于，最终模型仅需要很少的修整。同时，由于预备基牙周围

的牙龈组织是完整的，因此在修复体外形制作中，可以将其作为桥体组织面接触形态的成形导板。相比于可卸代型系统来说，该系统对相关人员的培训也简单得多。

整体模型技术的缺点如下：
- 复杂或易碎的蜡型从模型转移到代型可能比较困难。
- 由于第二次灌注的模型范围会稍稍大于第一次，因此修复体在最终模型上就位时比较困难，所以，在检查咬合前，有必要将最终模型作少许的修整。
- 该技术只能在弹性印模材料上使用（如果用可逆性的水胶体材料，最终模型和代型需要取多个印模）。

其他代型系统

在 Di-Lok (DentiFax/Di-Equi, Buffalo, New York) 系统中（图 17-9），可以用特制的分段式托盘精确地重新组装修整好的上、下颌最终模型。印模灌注石膏后，将模型修成与托盘外形相适应的马蹄形。当石膏固化以后，分开两个托盘，分别切割每边的模型，然后修整最终的代型。模型和代型都可以在托盘中重新组装，然后上𬌗架。这个系统的缺点是托盘的外形使得上𬌗架非常困难。

在 DVA Model 系统 (Dental Ventures of America, Inc., Corona, 图 17-10) 和 Zeiser Model 系统 (Zeiser, Dentalgerate GmBH, Hemminden, Germany, 图 17-11) 中，进行精确的打孔，将特制的基板对齐并打孔，使得代型可以移动。这些系统的优点是可以通过切割代型，减少石膏的膨胀。

最终模型－代型系统的选择

代型方法的选择取决于技师的个人喜好以及对于模型优、缺点的评估。如果应用合理，所有的系统都可以满足临床对精确性的要求[24-26]。当牙科医生和技师第一次合作时，模型－代型系统的选择以及技师选择这种方法的原因非常重要，牙科医生和技师间的紧密合作关系是成功的关键。

整体模型工艺简化了模型－代型的制作，但是使得蜡型制作和上瓷的步骤变得复杂。然而，其不要使用特殊的仪器，而且基牙附近的软组织外形没有被去除（有利于修复体与牙龈接触部分外形的制作）。实体最终模型方法的应用可以防止卸代型无法完全就位带来的错误。实际上，这也表示固定义齿的各部分可以通过模型的指引进行组装。另一方面，这也表示如果 FDP 制作不精确，那么邻牙

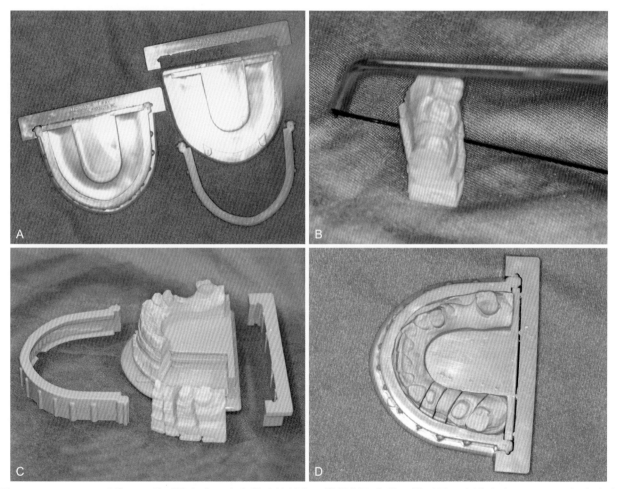

图 17-9 ■ Di-Lock 系统。A. 该系统包含一套分段式的托盘，常规制取印模，模型用一次灌注法，Di-Lock 托盘中也灌注石膏，在石膏还未固化前将托盘插入印模中。待石膏完全固化后，卸下托盘的弧形臂和锁扣，临床医生可以轻敲托盘基座前部的板来取出模型；B. 用代型锯将代型分为 3~4 块，同时与石膏底座分离；C. 修整代型；D. 重新装配模型，准备上𬌗架（由 DentiFax/Di-Equi, Buffalo, New York 提供）

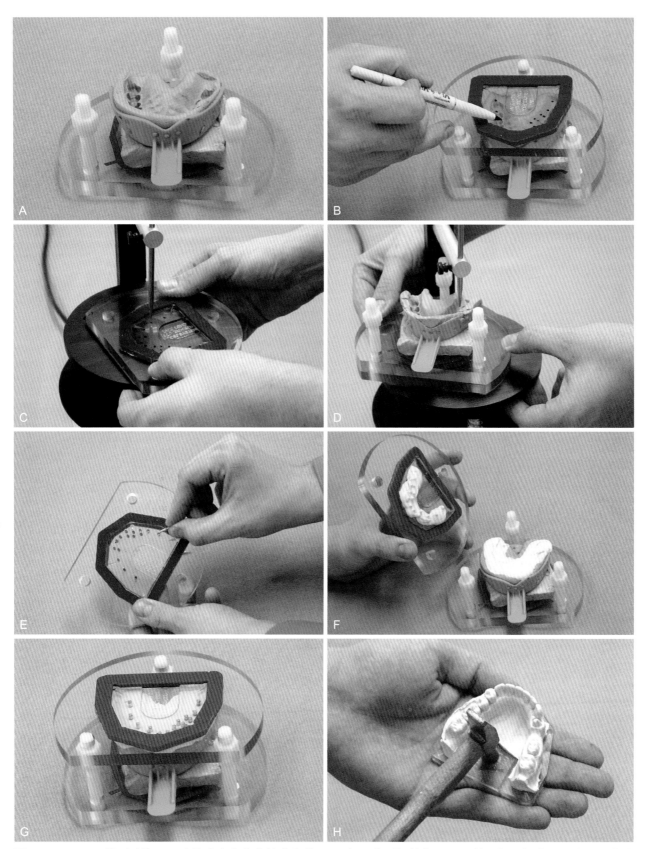

图 17-10 ■ DVA 模型系统。A. 在校准定位台上修整印模；B. 标记代型钉的位置；C. 按照标记打孔；D. 也可以将孔打在校准定位台基板的反面，可以用指针帮助定位；E. 在基板上插入代型钉；F. 灌注模型，石膏要完全包裹代型钉；G. 盖过印模，安装校准定位台；H. 轻轻敲击，从基板上取下固化的模型

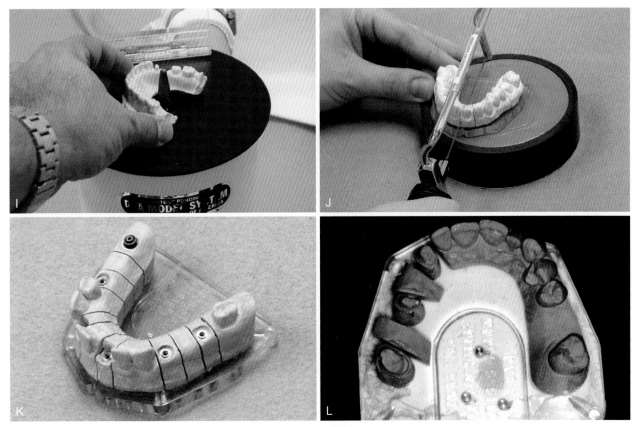

图 17-10（续）▪ I. 修整模型；J. 模型分割；K 和 L.DVA 系统修整后的最终模型（A~K. 由 Dental Ventures of America, Inc. Corona, California 提供；L. 由 Dr. A.G. Wee 提供）

很容易被损坏，使得后面的步骤变得更加困难。

弹性印模材料第一次灌注的模型是最精确的，在蜡型进行包埋前，在第一次灌注的代型上重新就位和检查边缘是十分重要的。相比可卸代型，蜡型从最终模型上转移到单独代型上时，蜡型损坏的风险增加。在铸造完成以后，金属铸件在最终模型上的就位可能存在一些问题，这时就需要将最终模型进行一些修整来保证完全就位。

相比整体模型而言，可卸代型系统最主要的优点是对蜡型的操作更少，制作中降低了蜡型损坏的风险。另外，全瓷修复体的制作更加简便，特别是在唇侧为全瓷边缘修复体的制作过程中。由于这些原因，许多技师认为，虽然可卸代型需要上钉等更多的步骤，但仍然值得使用。

然而，这些工艺具有技术敏感性，经常会遇到代型不能完全就位，或者钉的位置不正确的情况，随之而来就会出现代型无法从模型中取出的情况。邻面的边缘在分割过程很容易被破坏，特别是当基牙邻面边缘和邻牙间的空隙很小的时候。

在 Pindex 系统中，运用了一种特殊的打孔器来保证钉的位置正确。在打孔之前，第一次灌注的模型的修整必须非常仔细。如果模型修整精确，可卸代型也会非常精确和稳定，但是，由于需要额外的设备，成本问题也需要考虑。

各种模型-代型系统的优、缺点如表 17-2 所示。

技术工艺

在大部分模型-代型系统中，灌注石膏代型的工艺都是相似的。为了避免重复，下面主要叙述单钉技术的工艺流程，着重强调整体模型系统（多次灌注）和 Pindex 系统的区别。

全部设备

需要以下设备（图 17-12）：

- 印模
- 小毛刷
- Ⅳ型或Ⅴ型石膏
- 水
- 表面活性剂

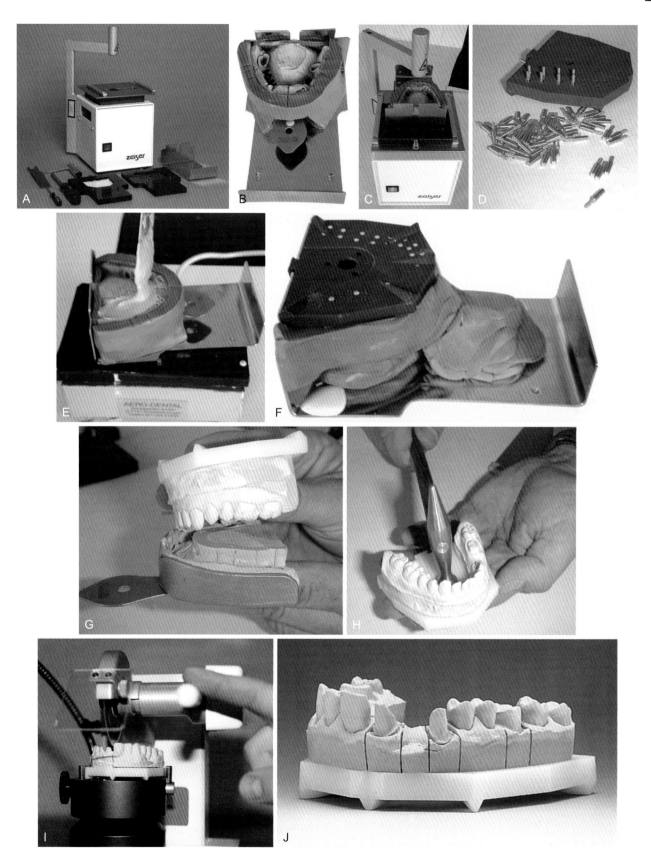

图 17-11 ■ A. Zeiser 模型系统；B. 印模水平放置，用硅橡胶重体围模，安装在基板上；C. 决定代型钉的位置，并在基板上打孔；D. 在基板上插入代型钉；E. 灌注模型；F. 将基板插入石膏中；G 和 H. 石膏固化后从印模内取出模型，并使之与基板分离；I 用代型锯分割代型；J. 分割完成的代型（由 ZeiserDentalgerate GmbH, Hemmingen, Germany 提供）

表 17-2 模型 - 代型系统

系 统	优 点	缺 点	应用范围	注意事项
整个模型 - 单个代型	操作简便 无需特殊设备	蜡和瓷处理困难	通用	固定修复体的基牙容 易损坏
Brass 钉系统	可卸代型有助于蜡 型和瓷的制作 无需特殊设备	操作困难	通用	灌注模型和放置代型 钉时须小心
Pindex 系统 (Coltène/Whaledent)	可卸代型 有利于模型灌注	需要特殊设备	应用范围广 (如果设备完好)	需要注意细节
Di-Lok 系统 (DentiFax/Di-Equi)	可卸代型 有利于模型灌注 比 Pindex 价格低	复位需要特别注意	在𬌗架上操作困难	第二次灌注须小心
DVA 模型系统 (Dental Ventures of America)	可卸代型 有利于模型灌注 补偿石膏膨胀	需要特殊设备 技术敏感性高	应用范围广	代型钉就位时须小心
Zeiser 系统 (Dentalgeräte GmBH)	单次灌注 可卸代型 有利于模型灌注 补偿石膏膨胀	需要特殊设备	应用范围广	—

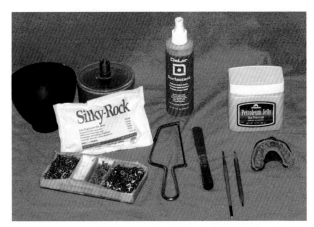

图 17-12 ▪ 根据所用的代型系统,制作代型要用到的材料设备

- 钉
- 固定设备
- 导向辅助工具
- 真空搅拌机和调拌碗
- 调拌刀
- 振荡器
- 凡士林
- 铅笔
- 代型锯

印模从患者口内取出以后,用流动水冲洗,吹干,检查并消毒(见第 14 章)。当检查合格以后,送往已经预先准备好所有材料的技工室。强烈推荐使用真空搅拌器(如 Vac-U-Spat, Whip Mix Corp)。这时,印模表面要喷上表面活性剂,或者,如果是水胶体印模,要放置在硫酸钾(K_2SO_4)溶液中(如果制造商建议)。

工艺流程

1. 如果需要用到钉,按照图 17-13 中任何一种方法将其安置于预备的基牙处。位置和方向的正确性至关重要,例如,如果钉的头部在印模中放置过深,可能会影响代型的强度;如果钉的角度及方向不正确,可能会影响代型的取出。在这一步中由于预先在印模中将钉就位会使灌注模型十分困难,有些技师会在唇颊侧的沟槽上或基板预先标记好钉的最佳位置,然后灌注模型,或是在石膏初次固化前将钉较浅地插入到石膏中。另外,通常用粘蜡将钉固定在位置上,可以防止在震荡过程中出现钉的松动。如果没有预先将钉固定在印模中,就需要仔细衡量石膏的黏稠度,并且钉就位

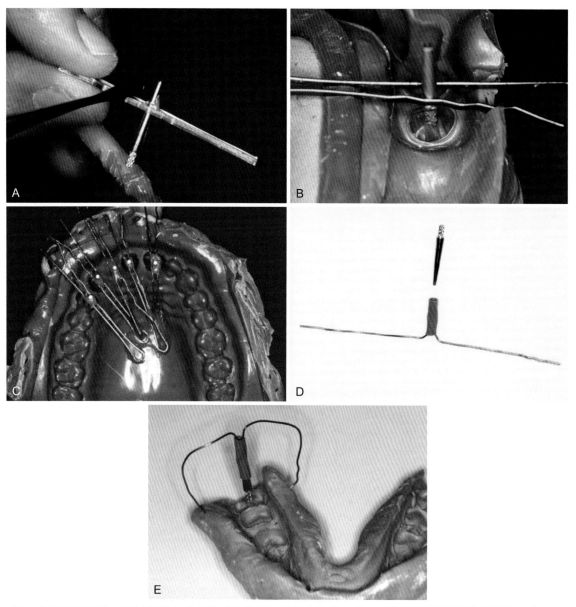

图 17-13 ■ 在模型灌注前，可以用发卡或者粘蜡将代型钉固定在印模中（A～C），或者用预制的线管来完成（D 和 E）

的时机非常重要。如果石膏太稀，钉就不容易固定在一个位置上，如果出现这种情况，就需要重新制取印模。

2. 要仔细测量Ⅳ型或Ⅴ型石膏的水粉比。为了减少调拌过程中的气泡，要在调拌碗中先加水，然后加入石膏粉，用调拌刀迅速混合（图 17-14A 和 B），调拌刀应当在调拌机的刃片上刮拭干净，而不应当在调拌碗的边缘，否则会影响抽真空的密封性。有些调拌机不需要手动配合（图 17-14A）。

3. 关上调拌碗，选择正确的调拌程序（图 17-14B）。

4. 在调拌机的卡盘中插入驱动轴，按厂家推

荐的时间调拌石膏。调拌机会发生振动使石膏沉淀到碗的底部（图 17-14C）。

5. 吹去或吸走印模上多余的表面活性剂，用小刷子或其他工具挑起少量的石膏，放置在最重要的区域（通常是基牙的𬌗面或者邻近的沟窝区域）。对于基牙比较小的情况，细长的工具可能更方便（如牙周探针）。如果一次加入太多的石膏或者两个大小不同的石膏团相遇的时候就有可能产生气泡（图17-15）。因此，在一个区域灌注石膏的时候应该由少到多逐渐添加，以便石膏可以沿一条溢出道流动（图 17-16）。在灌注时，托盘要紧靠在振荡器上。为了方便清理，

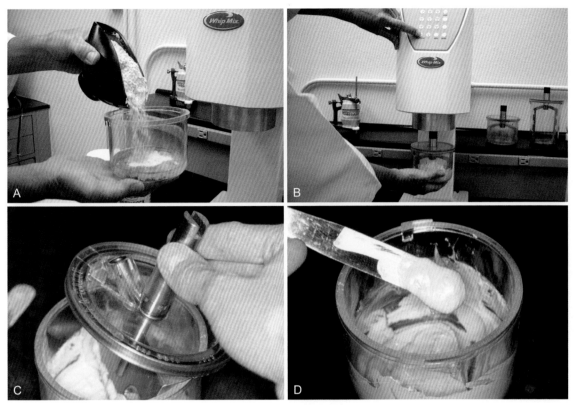

图 17-14 ▪ 真空搅拌Ⅳ型石膏。A. 清洗调拌碗，甩干，量取蒸馏水倒入碗中，加入称好的石膏粉，或者预先包装好定量的石膏；B. 在真空下机械搅拌；C. 搅拌结束后，去除真空状态，打开盖子；D. 刮下残余的石膏，灌注模型（由Whip Mix Corpration, Louisville, Kentucky 提供）

振荡器上可以铺一层纸巾或塑料袋。

6. 将印模倾斜，用器械将石膏沿基牙的轴壁缓缓灌注。确保石膏能充满基牙的边缘，且未出现气泡。印模灌注石膏时，经常会发生出现气泡的情况。如果第一次灌注失败，那么第二次灌注的模型精确性会略差，有时就要求重新制取印模。另外，印模上基牙边缘的狭窄区域在模型第一次取出的时候经常会被撕裂。因此，确保第一次灌注的模型没有气泡是至关重要的，以避免出现重新取模的情况。灌注模型时是否出现气泡，取决于石膏材料和润湿的印模材料间的接触角。在所有的弹性印模材料中，聚醚橡胶的接触角最小，因此灌注相对简单[27,28]；而硅橡胶的接触角最大，尽管最新的硅橡胶具有"表面活性"或"亲水性"[29]，但其灌注仍最为困难。然而，这些材料并不能使印模制取更加简单[30]。

7. 将第二个石膏团放置在第一个石膏团的上面，然后第三个，依次直至基牙全部灌满

两个石膏团块相遇的地方会出现气泡

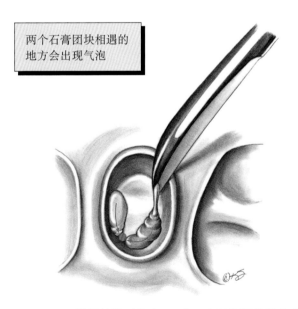

图 17-15 ▪ 错误的模型灌注，两个石膏团相遇的地方（箭头）会出现气泡（红点）

石膏，印模的其他区域灌注石膏以超过游离龈边缘至少 5 mm 以上为准。如果要用到钉，钉的头部必须完全被石膏覆盖（图 17-17，图 17-18）。

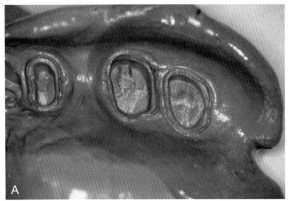

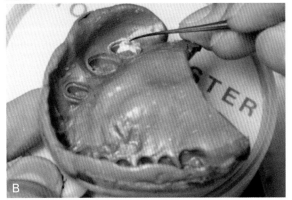

图 17-16 ▪ 模型灌注。A 和 B. 为了避免出现气泡，开始灌注时只能加入少量石膏

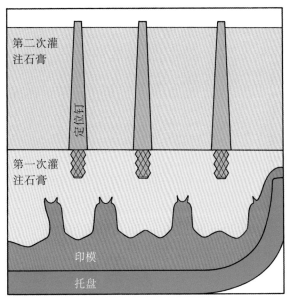

图 17-17 ▪ 代型钉的位置要准确，第一次灌注时钉的头部要完全没入石膏中，否则代型就不能很好地分开，但是，石膏不能完全没过钉的杆部

8. 在没有钉的区域放置一些固定装置，防止两层石膏间出现分离（图 17-19），另外，还可以选择将锁紧垫圈埋入未固化的石膏中以增加固位。

9. 使石膏按照推荐的时间固化（通常是30 min）。

10. 检查需要代型切割的区域，如有必要，使其表面光滑，表面涂布分离剂（如 10% 的硅酸钠）。然后在表面再灌注一层石膏作为基板，并使钉依然要在外面。第二层石膏不应当盖过钉的尖端，如果由于某些原因，基板必须要加厚，可以在钉的尖端

模型多次灌注技术

对于代型的灌注，石膏一般灌注到 25 mm 的高度，以获得一个代型柄的长度（图 17-18C）。预备体邻牙的𬌗面也会被石膏覆盖，但这没有影响（图17-18）。第一次灌注后，分离模型并再次灌注。将第一次灌注的模型分割为代型。

放置蜡块或橡胶管，方便之后取出。在灌注下颌印模的基板时，要在舌侧区域加一块成形板（如 Mortite Weatherstrip and Caulking Cord, Thermwell Products Co. Inc.），否则石膏凝固后会和托盘固定在一起，难以将其从印模中取出。这比之后磨除多余的石膏来获得下颌基牙要求的舌侧面形态要容易得多（图17-20 和图 17-21）。从印模中取出模型时，要仔细检查有无缺损，如果基牙的边缘上有任何的缺损，模型就不能使用，且需要重新制取印模。谨慎地灌注模型可以防止这种情况的发生。如果模型符合要求，就可以进行切割和修整形态。

11. 首先修整可卸部分邻近的颊舌侧前庭区域，以便代型的取出。

12. 在需要切割的区域用铅笔标记好（应当与钉平行）。

13. 在基牙和邻牙间小心地插入锯条，确保不会影响基牙的边缘和邻面接触区（图 17-22）。要完全切开第一层石膏，如果没有完全切开，代型就不能完整地分离取出。切割完成以后，代型就可以取出，进行修整和蜡型的制作（修整过和未修整的代型见图 17-23）。

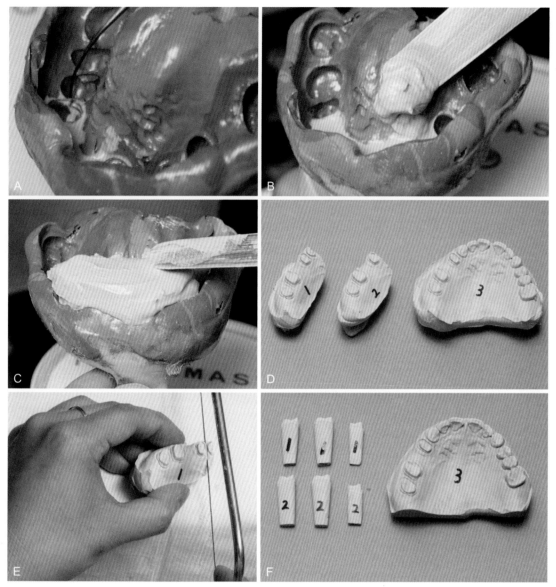

图 17-18 ▪ 整体模型 – 单个代型的模型灌注 (多次灌注系统)。A. 边缘部位必须完全覆盖；B. 只在基牙区域灌注石膏；
C. 代型的柄部要有足够的石膏；D. 第一次、第二次 (单个代型) 和第三次灌注的模型 (最终模型)；E. 分割代型；
F. 上殆架前修整代型及最终模型

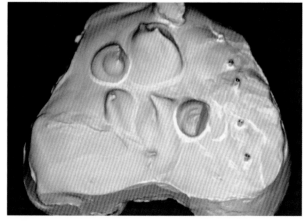

图 17-19 ▪ 在不需要分割的部位可以做出几个石膏凸起，增加固位力

　　所有多余的石膏，包括边缘颈部邻近的几毫米的石膏，要在车床上用 Arbor band 或者切割轮去除。边缘附近的石膏用钨钢磨头磨除。由于蜡型的制作和成型必须包括边缘，所以这是至关重要的一步 (见第 18、22 章)。用解剖刀片修整所有残余的部分。在这过程中要保证不损坏边缘，使用双目显微镜有助于完成这一步。避免边缘形成锐边，以免影响最终修复体牙龈边缘形态 (图 17-24)。

　　当代型修整完成以后，将代型复位到最终模型上，检查复位的准确性和精确性。然后将最终模型上殆架。使用代型时要十分小心，为了避免出现损坏，应将代型放在泡沫塑料、纱布或者棉球中。

Pindex 系统

当使用 Pindex 系统时，第一次灌注的石膏只要一固化，就将其从印模上取下。基座应是平的且与 Pindex 钉的方向垂直。修整模型四周成马蹄形，以便于放入模具中。模型干了以后，标记钉的位置并打孔。用丙烯酸树脂固定钉的位置，并在其上方放上套筒，然后开始第二次灌注（图 17-21）。

在预备牙之间锯开一般较难，尤其是较小的前牙。如果这个过程不小心接触到了钉的话，则会使这个代型无效。Pindex 系统的优点是可以在进行切割之前将含有预备牙的第一次灌注部分取下来，然后再小心地从牙齿和基底侧开始切割（图 17-21M）。如果从基底开始切割，要注意用软布保护代型。

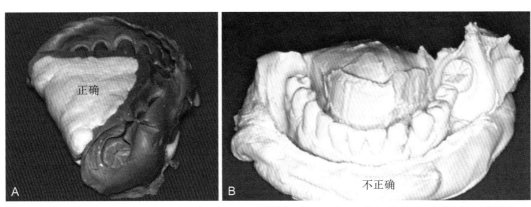

图 17-20 ■ A. 在灌注下颌模型时，可以在舌侧围一些模型材料；B. 否则，要获得模型舌侧形态就要去除多余石膏，这很困难

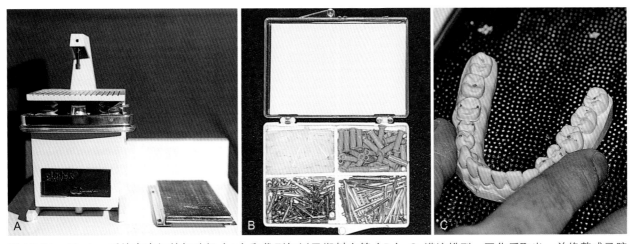

图 17-21 ■ Pindex 系统有专门的打孔机（A）和代型钉以及塑料套管（B）；C. 灌注模型，固化后取出，并修整成马蹄形，底部必须完全是平的（有相应的修整器）

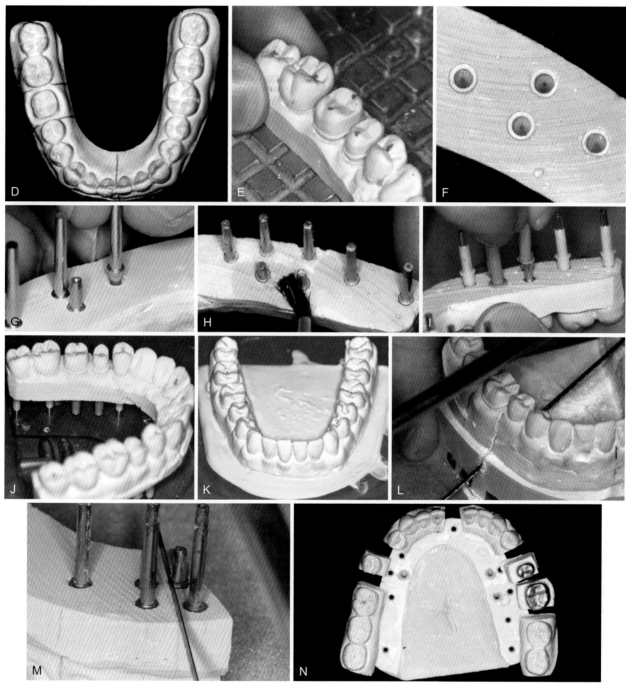

图 17-21（续）　■ D. 在殆面上标记钉的位置，每一段都必须要用两根钉（如果较小的区域也可以用单钉）；E. 将模型固定在打孔机的平台上，上面用激光来标记打孔的位置。紧握模型，按下开关，钻头就会钻入模型；F. 打孔必须十分清晰，如有必要，可以手动打孔；G. 插入代型钉并粘接。为了便于取出，舌侧应使用短钉；H. 涂布凡士林保证代型能与底座分离；I. 安装塑料套管；J. 安放在特制的模具中；K. 在模具中第二次灌注石膏，在石膏稍微有些固化时，将第一次灌注的模型放入模具中；L. 分割代型；M. 在 Pindex 系统中，有时也可以将第一次灌注的模型取下，从底部进行代型的分割；N. 分割后的 Pindex 模型（A~M. 由 Dr. J.O. Bailey 提供；N. 由 Coltene/Whaledent Inc. Cuyahoga Falls, Ohio 提供）

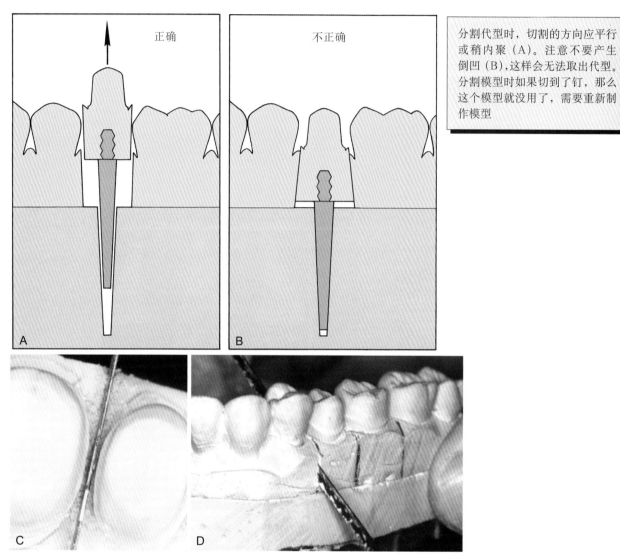

分割代型时，切割的方向应平行或稍内聚（A）。注意不要产生倒凹（B），这样会无法取出代型。分割模型时如果切到了钉，那么这个模型就没用了，需要重新制作模型

图 17-22 ■ 分割可卸代型。A. 代型锯切割要与代型钉的方向一致，否则，代型很难取出(B)；C. 切割的部位用铅笔标记，锯条要小心安放，不能接触到预备基牙；D. 完全切透第一层模型。浅浅切入第二层石膏可以使代型分离相对容易

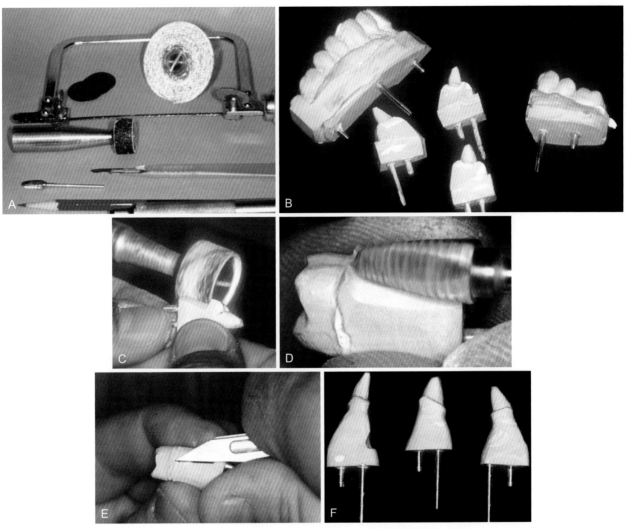

图 17-23 ▪ 修整代型。A. 器械：代型锯、石膏修整轮、分割轮、Arbor band、手术刀、磨头、有色铅笔；B. 分割好的代型，此图中应用的是 Pindex 系统；C. 在带有吸尘装置的车床上，用 Arbor band 磨除大块的石膏；D. 边缘附近用磨头仔细修整；E. 用锋利的手术刀修整最后的外形，注意避开边缘区域；F. 修整完成的代型（B~F. 由 Dr. W.V. Campagni 提供）

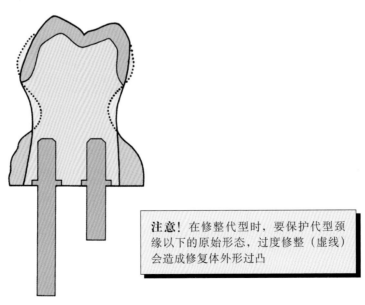

注意！在修整代型时，要保护代型颈缘以下的原始形态，过度修整（虚线）会造成修复体外形过凸

图 17-24 ▪ 在蜡型制作时，修整过的代型对牙龈外形有指导作用。所以代型过度修整会造成修复体形态过凸

模型上𬭁架

诊断模型的上𬭁架已在第 2 章论述，最终模型上𬭁架与其相似。将带有可卸代型的最终模型上𬭁架，唯一的不同点在于最终模型有钉穿透基板的区域要暴露出来，这可以方便钉的取出（图 17-25）。

最终模型与诊断模型

最终模型上𬭁架的精确性比诊断模型还重要。诊断模型即使上𬭁架的精确度略有不足，其仍可以提供很多的诊断信息，但是最终模型上𬭁架必须十分精确，否则会大大延长最终修复体椅旁操作时间。

诊断模型通常按照正中关系位（CR）的咬合记录上𬭁架（见第 2 章）。这有助于操作者在咬合诊断时检查下颌运动的所有范围，并且在𬭁架上尽可能复制出任何临床上存在的正中关系位和牙尖交错位（MI）的不一致。这在最终修复体的制作中，有助于牙科医生针对已出现的咬合高点作出对应的临床决策（见第 6 章）。

由于材料本身有一定的厚度，在作正中关系咬合记录时，垂直距离是被抬高的（见第 2 章）。

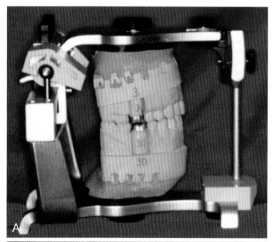
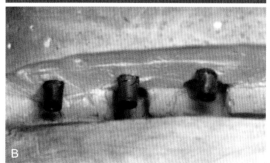

图 17-25 ■ A. 最终模型上𬭁架；B. 为了方便取下，要让每根钉的尖端穿出模型。可以在钉的尖端加蜡，或者去除尖端附近部分石膏

如果应用任意值面弓，将咬合记录去除后，𬭁架上的模型咬合会出现一定的误差[32]。即使使用运动面弓，也同样会有少量的误差[33]。虽然诊断模型上少量的误差没有临床意义，但在最终模型上的误差会比较大，因这个不精确的程度会传递到模型上修复体的制作与调改过程，增加椅旁操作时间，影响最终戴牙。应尽可能按照要制作的修复体的垂直距离咬合记录来上𬭁架。可能的话，也可以使用未预备牙的牙尖交错关系[34]，这可以消除咬合记录去除后模型的任何弧形移动，避免影响咬合位置的精确性。如果没法使用未预备牙的牙尖交错关系，推荐使用运动面弓，因为其与上颌模型铰链轴的相对位置关系是十分精确的。然后将下颌模型按照正中关系咬合记录上𬭁架，这样就可以避免误差。Weinberg[35] 研究了用任意值面弓和正中关系咬合记录上𬭁架的问题。他发现 3 mm 厚的咬合记录会引起第一磨牙区 0.2 mm 的咬合误差，因为该面弓的轴与真正的铰链轴间有 5 mm 的差距（常规存在的误差）。

另外，对颌牙也应用弹性印模材取模（相对于不可逆性水胶体材料更具优越性），弹性印模材制取的对颌模型更加精确，可以减少修复体试戴时候的调改。

咬合的一致

有时制作修复体是为了与现有咬合相一致，即使正中关系位和牙尖交错位不一致。一般地，如果没有明显的临床病态指征，应当在稳定的牙尖交错位上制作简单修复体。其最终的目的是维持原有的关系而非重建健康的关系。

如果患者没有咬合紊乱的指征，且不必进行过多的冠修复时（如口内只有少部分的牙齿需要修复），最好使用牙尖交错位。因此，当患者仅仅需要 1~2 个单冠（或较小的 FDP）修复时，应当制作维持原有咬合关系的修复体。

维持原有的咬合关系来制作蜡型，会给最终模型的上𬭁架带来很多困难。如果模型是按照 CR 咬合记录（见第 2 章）上的𬭁架，那么用于制作蜡型的牙尖交错关系就不会十分精确，应为它是一个变化的位置。该位置在半可调𬭁架上无法精确达到。另外，在咬合时，模型很容易被损坏。

最实用的解决办法是通过预备牙和对颌牙之间的一小块咬合记录（可以用加聚型硅橡胶），在牙尖交错位上𬭁架（图 17-26）。修复体制作完成，试戴检查的时候只允许牙尖交错位上存在少量的咬合误差，然后检查患者的正中关系位上的咬合，确保患者动态的咬合关系合适，特别是从正中关系位移动到牙尖交错位上时，修复体不应出现早接触。在正中关系位上，如果制作的修复体有咬合干扰，那么其会放大正中关系位和牙尖交错位间的不一致，而出现新的问题（图 17-27）。因此要仔细检查修复体的咬合关系是否与原先的相吻合，使得从正中关系位到牙尖交错位的移动没有干扰。只有经过仔细的检查，并与原先的咬合关系精确的比较以后，才能粘接修复体。

咬合重建

是否需要重建患者的咬合关系（如制作修复体前使正中关系位置与牙尖交错位一致）在制订治疗计划阶段就要作出决定（见第 3 章）。在进行牙体预备和制作修复体前，要对现有的咬合关系以及前牙的切导关系通过选择性调磨（见第 6 章）的方法进行一些调整。

在制订治疗计划时应当思考下面的问题：错𬌗有没有导致明显的临床症状？考虑到现有的牙齿磨耗面、深牙周袋、松动牙、肌肉张力增加和肌无力，

评估咬合调整可能会带来的好处。还应当思考另外两个问题：咬合重建治疗是否对患者有帮助？能否改善疾病的整体预后？如果回答是肯定的，就应当做一些咬合的调整（见第 6 章），首先将诊断模型上𬌗架，然后才能进行临床的牙体预备以及最终固定修复体的制作。

最终模型的垂直咬合距离，可以用以下方法进行记录。自凝树脂可以用来记录该关系（图 17-28），也可以用其他材料如印模膏，合适容器包裹（如自凝塑料或纱布）的氧化锌丁香油印模材料，或者也可以使用弹性材料（加聚型或缩聚型硅橡胶）。

这些记录最好只包含牙尖部分（图 17-26），如果不小心取到了多余的部分，必须仔细地去除，否则，模型就无法准确就位，最终会导致制作的修复体咬合过高。

模型安装验证

在修复体制作前要仔细检查上𬌗架是否精确。特别是当修复治疗比较复杂的时候，这一步至关重要（图 17-28）。对于制作相对简单的修复体，医生仅仅需要将模型上的咬合与患者口内的咬合接触情况相对比，也可以用聚酯薄膜、咬合纸，或者咬

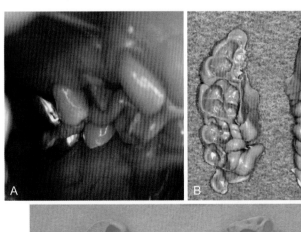
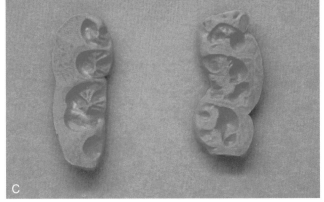

图 17-26　■ A. 用加聚型硅橡胶记录患者口内现有的咬合情况；B. 修整前的咬合记录；C. 修整后的咬合记录

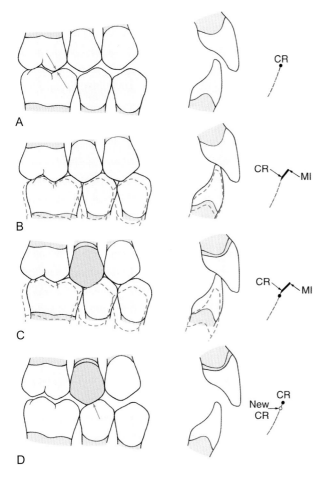

图 17-27 ■ 要使修复体恢复患者原有的咬合关系，仔细检查患者的正中关系位（CR）和牙尖交错位（MI）很重要。A. 治疗前，正中关系接触在第一磨牙上（箭头）；B. 术前的牙尖交错位；C 决定代型钉的位置，并在基板上打孔；D. 修复体牙尖交错位良好，但形成了正中关系位上的 合干扰（箭头）

合蜡（见第 6 章）。更常用的方法是二次咬合记录，在上 合架（图 17-29）或者用到 Denar Vericheck 系统（Denar Corp）（图 2-29）时，可以将之与第一次的咬合记录相对比。

闭口式印模技术

闭口式印模技术也被称之为"双牙弓"或者"三托盘"技术，当要制作的修复体是一个单位的，或者是按照原有咬合关系制作的较小的修复体，常用该技术取模[36, 37]（见第 14 章）。技工室的操作步骤非常重要。由于使用的 合架不同，操作步骤也有不同。具体有关 V2 Quadrant 合架的描述如图 17-30 所示。

步骤

1. 将双面印模修平并使之与 合面平行（图 17-30A）。
2. 预备基牙侧的印模灌注石膏， 合架基板内灌注代型石膏（图 17-30B）。
3. 翻转印模，使之与 合架基板对齐（图 17-30C）。
4. 对颌印模和基板灌注石膏。
5. 安装铰链轴，闭合 合架（图 17-30D）。
6. 待石膏完全固化后，去除基板上的围壁（图 17-30E）。
7. 紧握代型侧的模型，轻轻敲击，取下模型（图 17-30F 和 G）。
8. 分割修整模型（图 17-30H 和 I）。代型可以精确地复位到 合架上。

虚拟模型 – 代型系统

光学印模

可以用商业化的光学扫描仪来制取数字化印模（图 17-31）。有些可以与计算机辅助设计和制造（CAD/CAM）软件配合使用，其中包含印模制取单位、设计单位以及制作工具，通常是切削系统。其他的扫描仪只有单独的印模制取单位，可以将数字化的信息上传到设计和加工中心。

扫描仪的种类

扫描仪可以分为接触式和非接触式。打个粗略的比方，接触式扫描仪类似配钥匙的机器，其用到一个触片测量器来追踪钥匙的外形轮廓，该部件的机械原理是利用接触描记针的位置来指导切削机器，然后复制钥匙。接触式扫描仪的缺点是其操作非常缓慢，早期的全瓷冠系统，如 Procera，开始时就是利用一根接触探针来扫描基牙的石膏代型。考虑到速度因素，接触式探针已经淘汰，并且被速度更快的激光扫描仪所取代，大大提高了制造的速度（图 17-32）[38]。

非接触式扫描仪通常利用射线、超声或者光线，而牙科扫描仪一般多用光线。光学扫描仪通常利用共聚焦法或三角测量法。Itero 扫描仪是共聚焦捕捉设备的代表，其捕捉设备由预先设定好程序的传感器组成，其可以感应到一定距离内反射过来的光线。与此不同的是，CEREC（Sirona Dental

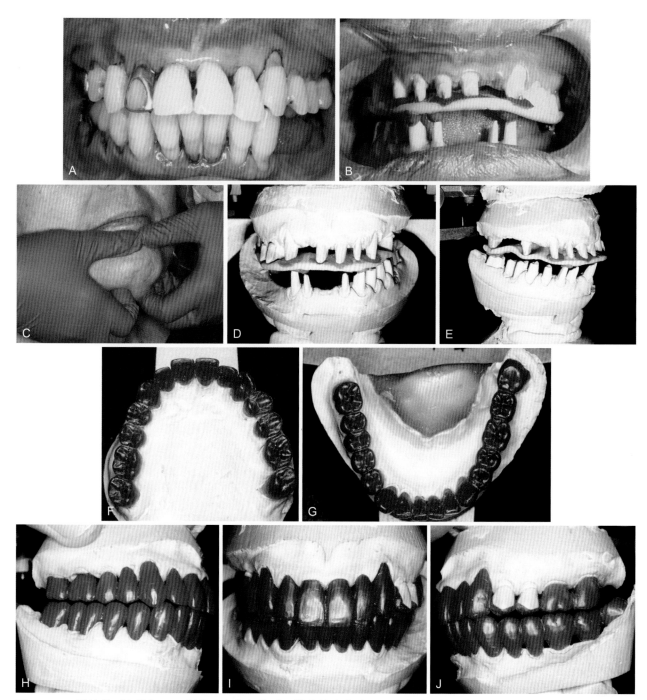

图 17-28 ■ 最终模型上𬌗架。A. 制作固定修复体时，精确的咬合关系是治疗成功的关键；B. 利用面弓以最小的误差转移正中关系位的垂直距离。可以用自凝树脂来记录咬合；C. 使下颌到达正中关系位上；D 和 E. 按正中关系位将模型上𬌗架；F~J. 利用前导，制作符合解剖外形的蜡型

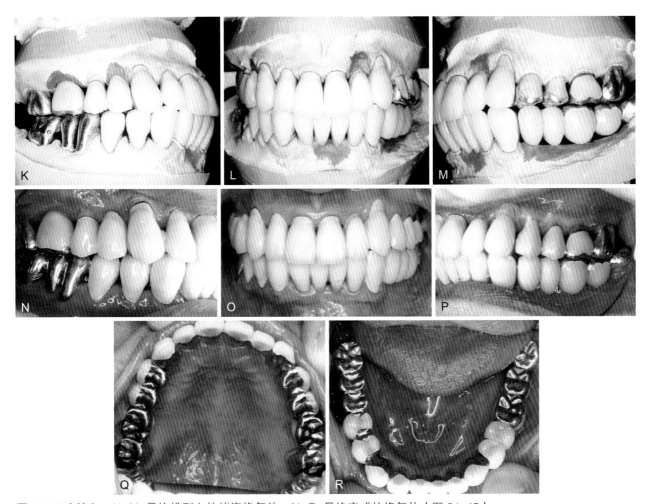

图 17-28（续）■ K~M. 最终模型上的烤瓷修复体；N~R. 最终完成的修复体（图 31-45）

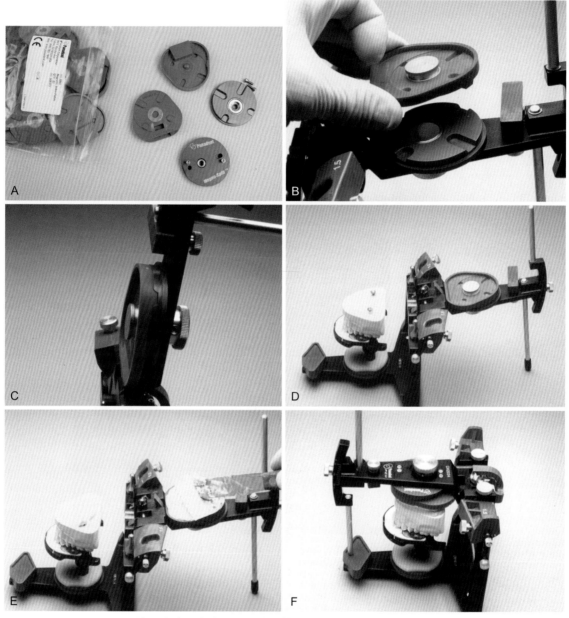

图 17-29 ■ A. Magna-Split 系统。在该系统中，用磁性塑料板（A）协助模型上𬌗架（B~C）；D~F. 先将上颌模型上
𬌗架，将第二次的咬合记录准确就位并固定（由 Panadent Corporation, Colton, California 提供）

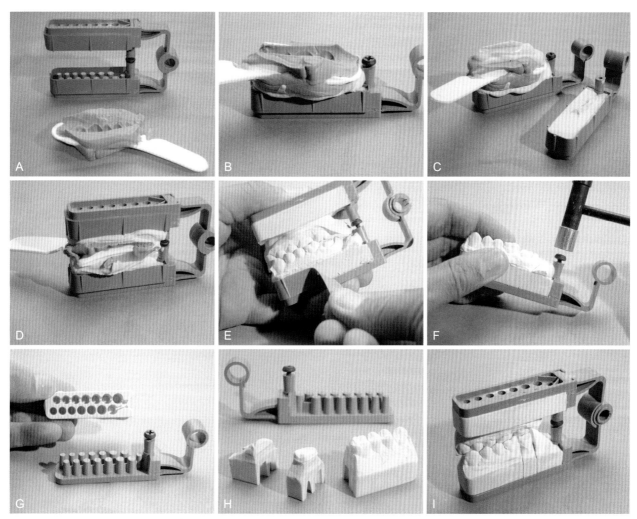

图 17-30 ■ 应用 V2 Quadrant 𬌗架的闭口式印模技术。A. 修整双面印模并使之与𬌗面平行；B. 在预备基牙侧的印模灌注石膏，𬌗架基板内灌注代型石膏；C. 翻转印模，使之与𬌗架基板对齐；D. 对颌印模和基板灌注石膏，安装铰链轴，闭合𬌗架；E. 待石膏完全固化后，去除基板上的围壁；F 和 G. 紧握代型侧的模型，轻轻敲击，取下模型；H 和 I. 分割修整模型，代型可以精确地复位到𬌗架上（由 Monotrac Articulation, Salt Lake City, Utah 提供）

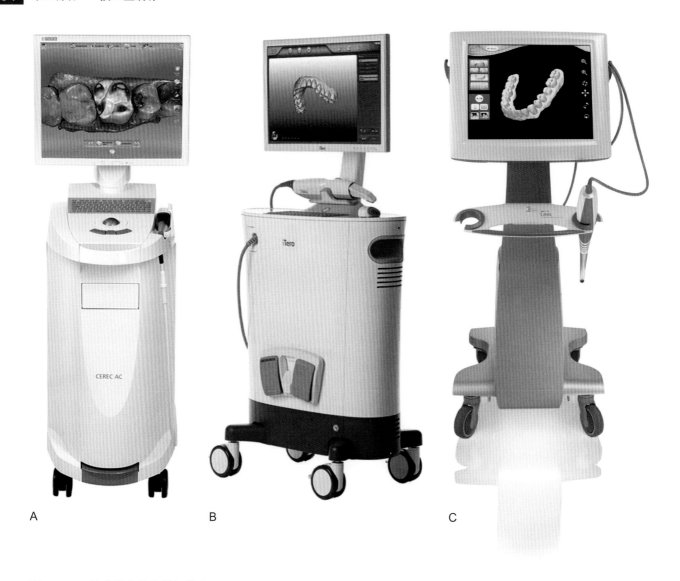

图 17-31 ▪ 椅旁数字化印模扫描仪。A. Cerec AC；B. iTero；C. Lava COS（A. 由 Sirona Dental Systems, Inc 提供；B. 由 Align Technology, Inc 提供；C. 由 3M ESPE Dental 提供）

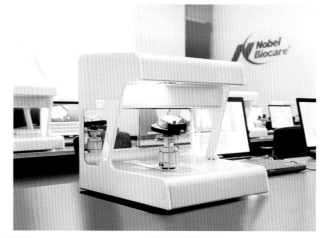

图 17-32 ▪ 技工室的数字化扫描仪。Nobel Procera 3D 激光扫描仪（Nobel Biocare）

System）和 Lava COS（3M ESPE Dental）系统的扫描设备利用的是三角测量法。被扫描的物体，如预备基牙和牙弓内邻近的组织，先被拍摄成画面，然后系统会计算出每个像素的距离。如果被扫描物体非常复杂，就有必要从多个方向进行扫描，来获得比较精确的数据。有些系统是通过多个方向上的镜头来捕捉相关信息，而其他的是通过用扫描头在目标区域内移动，拍摄一系列的图片，通过类比，生成"电影"。扫描仪内的光源通常是激光或者发光二极管（LED）。

捕捉到的数据通过一系列计算机的转化，将原始的嘈杂的数据进行平滑渲染、成簇、典型、三角化，然后经过细化，变为最终的模型（图 17-33）[39]。

虚拟模型

口内直接捕捉到的数据或者在技工室内用特殊设备扫描传统印模法制取的模型，可以转化为虚拟模型。许多商业化的技工室都用虚拟模型来提高工作效率。

数字化数据可以复制出扫描范围内牙弓的虚拟模型。其中用到的软件只能匹配同一生产商提供的设备（封闭资源），或者可以与其他生产商的设备共用（开放资源）。在椅旁制作系统中，虚拟模型可以用来进行修复体的设计，然后立即进行制作，这样就不再需要实体模型。这个系统的缺点是没有代型，无法检查修复体的外形和咬合情况，同时，修复体所用到的材料也有限。

当然，数字化数据也可以用来制作实体模型，其利用的是立体光刻技术（SLA），通过激光将一层层的树脂添加上去，并使之发生聚合反应，也可以将一种特殊的聚氨基树脂进行切削，来制作模型（图 17-34）。这种模型与传统的石膏代型相比，精确度相似[40]。在制作过程中，这种模型只能上在铰链轴殆架上，一定程度上影响了修复体制作的精度（见第 2 章）。有一种系统，已经开发了一种特殊的支架，可以将该模型上到传统的殆架上（图 17-35）。

当然，其实也无需用数据来生成实体的最终模型，只需要将虚拟模型安装到虚拟殆架上即可（图 17-36）。现在很多的软件系统都有相匹配的虚拟模型和虚拟殆架。有公司开发了一种技工室扫描的方法，通过扫描已经上好殆架的模型来生成虚拟模型，并将其正确的铰链轴位置对应到相应的虚拟殆架上（图 17-37）（见第 2 章）。现有的系统可以帮助牙医进行后牙咬合关系的控制，但是前导数据还是依靠软件中预先设定好的功能性平均值。该领域的发展相当迅速，软件开发的下一个重点是如何获得下颌运动中精确的动态数据。

总　结

制作高精确度的最终模型和代型是修复体成功的关键。许多材料和技术可以用于复制口腔内预备基牙的精确形态。最常用的是Ⅳ型石膏，但是操作时要注意防止边缘的破碎和磨损。环氧树脂和电镀金属（银或铜）相对来说更加耐用。预备基牙的代型可以通过代型钉制作成可卸式的，或者应用更方便的 Pindex 系统，当然也可以应用实体模型 – 单个代型系统。无论选择何种系统，都必须保证与对颌牙有精确的咬合关系。口内光学扫描仪或者技工室扫描实体模型可以获得相应数据并生成虚拟模型。

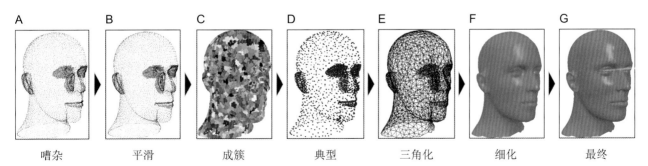

A	B	C	D	E	F	G
嘈杂	平滑	成簇	典型	三角化	细化	最终

图 17-33 ■ 捕捉到的数据通过一系列计算机的转化，将原始的嘈杂的数据进行平滑渲染、成簇、典型、三角化，然后经过提炼，变为最终的模型（引自 Mederos B, et al: Smooth surface reconstruction from noisy clouds. J Braz Comp Soc 9(3), 2004）

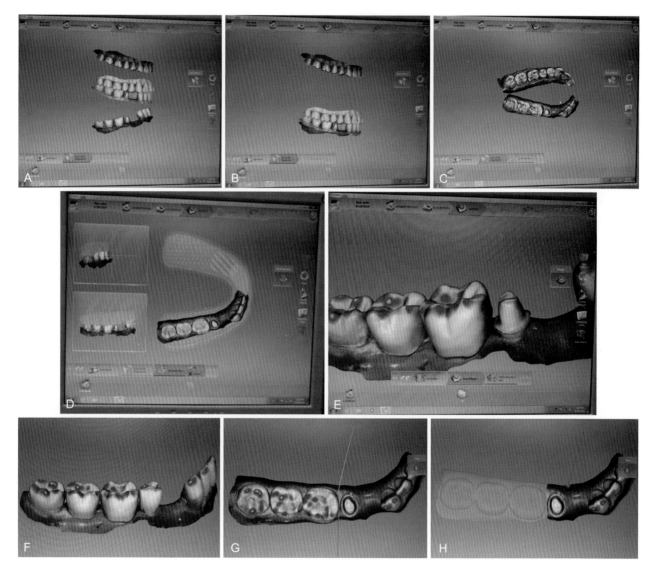

图 17-34 ▪ 虚拟模型 - 代型系统：Cerec Omnicam。A. 分别扫描上、下颌后，在牙尖交错位上扫描颊侧；B. 扫描的颊侧 "咬合记录" 是非常重要的，软件通过其自动将上、下颌联系在一起；C. 从𬌗方观察咬合接触的位置和力度；D. 将有预备基牙的模型放入牙弓内，按照 Spee 曲线和 Wilson 曲线的方向作一定的调整；E. 标记预备体的颈缘（蓝线）；F. 软件会在现有的空间内自动生成最匹配的虚拟牙冠；G. 虚拟模型可以在任何需要的位置上进行分割，完成以后每个部分（H）可以单独呈现

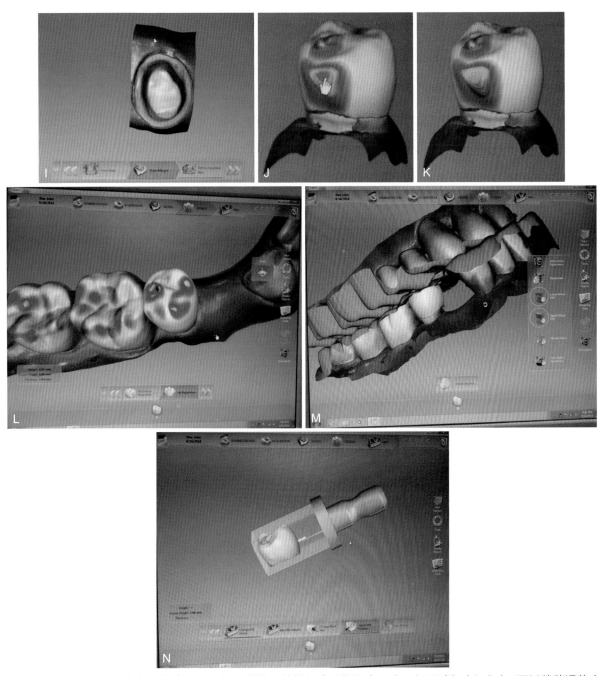

图 17-34（续）■ I.边缘轮廓线的精修；J. 邻面接触区的松紧度用颜色来区分，如果过紧（红色），可以稍稍调整（黄色／浅蓝色）（K）；L.殆面可以调整至最佳的咬合接触形式；M. 可以再现下颌的功能运动轨迹，进而评估和调整虚拟修复体；N. 屏幕上显示瓷块需要切削的位置（软件界面由 Dr. J. Schmidt 提供）

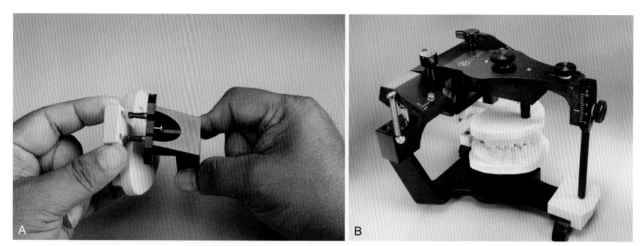

图 17-35　▪　A. 开发的一种特殊支架，可以将立体光刻技术的模型转移到传统的𬌗架上（B）（由 Whip Mix Corporation, Louisville, Kentucky 提供）

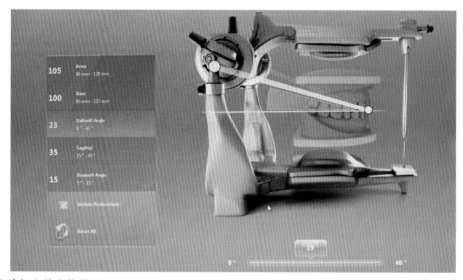

图 17-36　▪　虚拟𬌗架上的虚拟模型

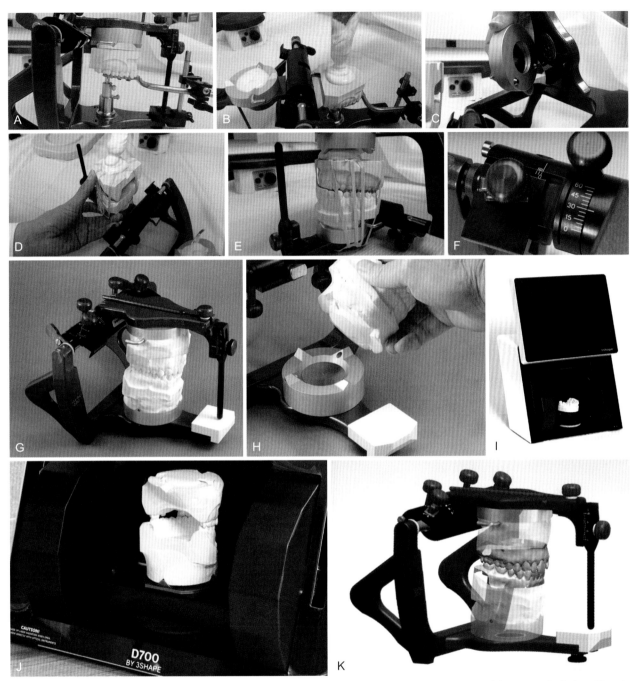

图 17-37 ■ 在 Denar Mark 330 𬌗架上的虚拟模型。A. 用传统面弓将实体上颌模型转移到𬌗架上，注意底座上的石膏厚度，其 V 形的刻槽有助于将模型转移到扫描仪上；B. 底座上添加石膏；C. 下颌的底座也要有合适的高度；D 和 E. 固定下颌模型；F. 按照咬合记录或 Cadiax 记录（见第 2 章）调整髁导斜度；G. 模型完成上𬌗架；H. 从𬌗架上取下下颌模型；I. 单独扫描下颌模型；J. 上、下颌模型高度之和小于带𬌗架的高度，可以将其放入扫描仪内。扫描仪内的转移平台与模型底座相匹配。这个例子可以考虑使用正中关系位或是牙尖交错位；K. 虚拟模型与𬌗架铰链轴位置关系正确，将虚拟𬌗架上的数据调整至与原来的实体模型相匹配（由 Whip Mix Corporation, Louisville, Kentucky 提供）

参 考 文 献

[1] Revised American Dental Association specification no. 19 for non-aqueous, elastomeric dental impression materials. J Am Dent Assoc 94:733, 1977.

[2] Schelb E, et al: Compatibility of type IV dental stone with polysulfide impression materials. J Prosthodont 1:32, 1992.

[3] Omana HM, et al: Compatibility of impressions and die stone material. Oper Dent 15:82, 1990.

[4] Toreskog S, et al: Properties of die materials: a comparative study. J Prosthet Dent 16:119, 1966.

[5] Fukui H, et al: Effectiveness of hardening films on die stone. J Prosthet Dent 44:57, 1980.

[6] Campagni WV, et al: Measurement of coating agents used for surface protection of stone dies. J Prosthet Dent 55:470, 1986.

[7] Zakaria MR, et al: The effects of a liquid dispersing agent and a microcrystalline additive on the physical properties of type IV gypsum. J Prosthet Dent 60:630, 1988.

[8] Alsadi S, et al: Properties of gypsum with the addition of gum arabic and calcium hydroxide. J Prosthet Dent 76:530, 1996.

[9] Wee AG, et al: Evaluation of the accuracy of solid implant casts. J Prosthodont 7:161, 1998.

[10] Yaman P, Brandau HE: Comparison of three epoxy die materials. J Prosthet Dent 55:328, 1986.

[11] Chaffee NR, et al: Dimensional accuracy of improved dental stone and epoxy resin die materials. I. Single die. J Prosthet Dent 77:131, 1997.

[12] Schaffer H, et al: Distance alterations of dies in sagittal direction in dependence of the die material. J Prosthet Dent 61:684, 1989.

[13] Chaffee NR, et al: Dimensional accuracy of improved dental stone and epoxy resin die materials. II. Complete arch form. J Prosthet Dent 77:235, 1997.

[14] Derrien G, Le Menn G: Evaluation of detail reproduction for three die materials by using scanning electron microscopy and two-dimensional profilometry. J Prosthet Dent 74:1, 1995.

[15] Nomura GT, et al: An investigation of epoxy resin dies. J Prosthet Dent 44:45, 1980.

[16] Nash RW, Rhyne KM: New flexible model technique for fabricating indirect composite inlays and onlays. Dent Today 9:26, 1990.

[17] Roberts DB: Flexible casts used in making indirect interim restorations. J Prosthet Dent 68:372, 1992.

[18] Rada RE: In-office fabrication of indirect composite-resin restorations. Pract Periodont Aesthet Dent 4:25, 1992.

[19] Trushkowsky RD: One-visit composite onlay utilizing a new flexible model material. Am J Dent 1:55, 1997.

[20] Gerrow JD, Price RB: Comparison of the surface detail reproduction of flexible die material systems. J Prosthet Dent 80:485, 1998.

[21] Smith CD, et al: Fabrication of removable stone dies using cemented dowel pins. J Prosthet Dent 41:579, 1979.

[22] Serrano JG, et al: An accuracy evaluation of four removable die systems. J Prosthet Dent 80:575, 1998.

[23] Aramouni P, Millstein P: A comparison of the accuracy of two removable die systems with intact working casts. Int J Prosthodont 6:533, 1993.

[24] Covo LM, et al: Accuracy and comparative stability of three removable die systems. J Prosthet Dent 59:314, 1988.

[25] Schaefer O, et al: Qualitative and quantitative three-dimensional accuracy of a single tooth captured by elastomeric impression materials: an in vitro study. J Prosthet Dent 108:165, 2012.

[26] Sivakumar I, et al: A comparison of the accuracy of three removable die systems and two die materials. Eur J Prosthodont Restor Dent 21:115, 2013.

[27] Chong YH, et al: Relationship between contact angles of die stone on elastomeric impression materials and voids in stone casts. Dent Mater 6:162, 1990.

[28] Lepe X, et al: Effect of mixing technique on surface characteristics of impression materials. J Prosthet Dent 79:495, 1998.

[29] Vassilakos N, Fernandes CP: Surface properties of elastomeric impression materials. J Dent 21:297, 1993.

[30] Boening KW, et al: Clinical significance of surface activation of silicone impression materials. J Dent 26:447, 1998.

[31] Balshi TJ, Mingledorff EB: Matches, clips, needles, or pins. J Prosthet Dent 34:467, 1975.

[32] Walker PM: Discrepancies between arbitrary and true hinge axes. J Prosthet Dent 43:279, 1980.

[33] Bowley JF, et al: Reliability of a facebow transfer procedure. J Prosthet Dent 67:491, 1992.

[34] Peregrina A, Reisbick MH: Occlusal accuracy of casts made and articulated differently. J Prosthet Dent 63:422, 1990.

[35] Weinberg LA: An evaluation of the face-bow mounting. J Prosthet Dent 11:32, 1961.

[36] Wilson EG, Werrin SR: Double arch impressions for simplified restorative dentistry. J Prosthet Dent 49:198, 1983.

[37] Donovan TE, Chee WWL: A review of contemporary impression materials and techniques. Dent Clin North Am 48:445, 2004.

[38] Denissen H, et al: Marginal fit and short-term clinical performance of porcelain-veneered CICERO, CEREC, and Procera onlays. J Prosthet Dent 84:506, 2000.

[39] Mederos B, et al: Smooth surface reconstruction from noisy clouds. J Braz Comp Soc 9(3), 2004.

[40] Kim SY, et al: Accuracy of dies captured by an intraoral digital impression system using parallel confocal imaging. Int J Prosthodont 26:161, 2013.

思考题

1. 讨论代型材料的选择：石膏、树脂及电镀代型；列出其优点、缺点及每种代型材料选择的适应证。

2. 比较下列代型系统的优点、缺点和局限性：
   a. Solid cast with individual die
   b. Single brass dowel pin
   c. Pindex
   d. Di-Lok
   e. DVA

3. 讨论 Pindex 代型系统的操作步骤和重要的注意事项。

4. 终模型上𬌗架，哪一种颌间记录会得到更精确模型记录，为什么？

5. 描述光学扫描系统间的差异。

6. 讨论当今虚拟模型的应用。

第 18 章

蜡　型

在制作金属或者热压铸瓷固定修复体的过程中，需要花很大一部分的时间和精力来制作高精度的蜡型，蜡型制作完成以后，才能使用失蜡铸造法间接制作最终的修复体。

整个技术流程包括了制取预备基牙的精确印模（图 18-1A）并灌注石膏模型（图 18-1B），然后在其上制作与最终修复体外形相似的蜡型（图 18-1C），用耐火材料包埋蜡型形成铸型（图 18-1D）。当包埋料固化以后，置于电炉中使蜡型燃烧挥发，然后在模型腔中注入熔化的铸造合金材料，重现蜡型的每个细节（图 18-1E）。金属铸件制作完成以后，去除多余的部分，打磨抛光，然后将该铸件送往临床进行试戴评估（图 18-1F）。

如果采用光学印模（见第 14 章），获得一个虚拟的模型，可以直接进行修复体的设计（图 18-2）。蜡型可以由一整块特制的硬蜡切削而成，或者也可以通过打印的方法制作（图 18-3）[1]，而最终的蜡型边缘需通过人工方法来确认，以确保最佳的边缘适合性，然后按照之前描述的相同步骤进行包埋和铸造。

铸造金属凝固并冷却到室温的过程中，会发生体积的收缩。而铸件精确度的获得依赖于这种体积收缩和包埋料膨胀两者之间的平衡（见第 22 章）。采用蜡制作模型的原因是其便于操作，同时可以精确塑形，加热后，蜡可以完全从包埋圈中被除去。

失蜡法广泛应用于工业领域及珠宝制造业中。有报道最早的青铜铸件是在公元前 3000 年左右制作的，当时使用的材料是蜂蜡和耐火黏土。利用失蜡法制作的古老的铸件，像中国青铜器、埃及神祇以及希腊雕像，历经多个世纪，记录着古代的社会文化信息。早在第二王朝早期（公元前 2700—2500 年），失蜡法就已经应用于苏美尔地区，用于制作小的雕像和一些大的部件 [2]。

在牙科技工室，修复体制作的成功取决于对蜡型的仔细处理。必须注意的一点是，蜡型上任何一点小的缺陷或气泡都会在铸件上表现出来。许多小的缺陷在蜡型上修改比较容易，而一旦金属铸件已经形成，要在其上修改几乎是不可能的。在低倍数的放大镜下（最高 10 倍）仔细检查和评估蜡型，对于确保铸件的品质是至关重要的。

本章节按照逻辑先后顺序阐述蜡型制作流程，因为对于大部分的固定修复体来说，成功的关键是，进行下一步操作之前，要仔细检查和评估现在阶段的每一项是否都符合要求。

前提条件

在制作蜡型前，需要对最终代型和模型作一些小的修改。根据流程，牙医可以在代型上涂布一层薄的涂层，稍稍增大代型的体积，以便可以增大修复体的内部直径。

修整缺陷

基牙代型上任何一个小的倒凹都会造成蜡型难以脱位。一些小的凹陷（由于去龋或拆除原有修复体造成的）会影响修复体的就位方向，这些区域应当在口内用玻璃离子、银汞合金或者其他合适的充填材料充填好，并作为基牙预备体的一部分（见第 6 章）。但是，如果缺陷的深度距离窝洞边缘小于 1 mm，则在工作代型上充填更容易操作而且十分简便。磷酸锌水门汀是非常合适的充填材料（见第 30 章），但其他商品材料（如树脂）也同样适用（图 18-4）。

预留粘固间隙

自 20 世纪 20 年代以来[3]，人们就开始认识到，除了边缘区域，修复体的组织面与预备基牙间应当有一定的间隙。这个间隙用来容纳粘固剂（一种充填在间隙内将基牙和修复体粘固在一起的材料），并且使修复体粘固时也可以完全就位（见第 7 章和

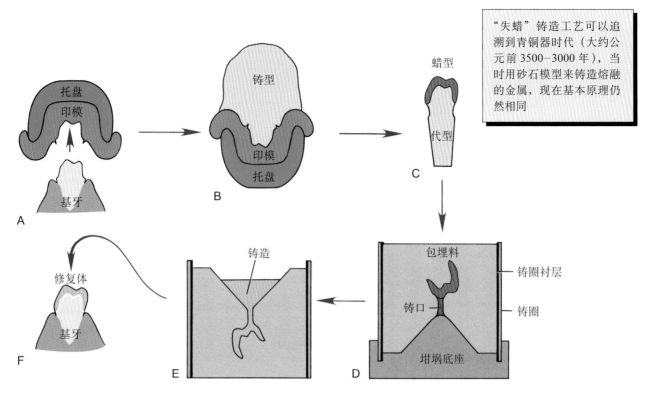

图 18-1 ■ 大部分的口腔修复体铸件用失蜡铸造法制作。A. 印模；B. 模型；C. 代型上的蜡型；D. 蜡型通过铸口固定于橡胶钳埚底座上进行包埋；E. 铸造；F. 修复体粘接

第 30 章），基牙颈缘区域应该完全密合（宽度约为 1 mm），以防止粘接剂的溶解和分离。粘固间隙每个壁最理想的厚度[4-6]是 20~40 μm，这意味着全冠修复体内部直径要比预备基牙大 40~80 μm。不管最终边缘线的几何学形态是什么样的，按照标准流程，应用合适的工艺都可以使修复体达到如上的要求。

如果粘固间隙过小，修复体粘固时，粘固剂无法在这个过小的间隙中充分流动，内部压力过大就有可能导致修复体无法完全就位。相对的，如果粘固间隙过大，修复体就显得太松，固位力不足（见第 7 章），修复体在试戴和调整咬合时可能无法准确地固定在某个位置上（见第 28 章）。此外，修复体在使用过程中松动的风险大大增加，影响远期预后。粘固间隙的精确度取决于整个过程中材料和工艺的选择，特别是印模材料（见第 14 章）、代型材料（见第 17 章）、包埋料（见第 22 章）和铸造合金（见第 19 章、第 22 章和图 18-1），这些因素直接影响粘固间隙的大小。

粘固间隙的增大

许多因素会增大全冠的粘固间隙：

- 增加印模材料的热量和聚合收缩（见第 14 章）
- 应用单个代型的实体模型（见第 17 章）
- 在蜡型中应用软蜡界面涂层（最初一层）
- 应用代型间隙料
- 增加包埋圈的膨胀（见第 22 章）
- 通过打磨、喷砂、王水酸蚀或电化学蚀刻的方法去除修复体组织面的部分金属

其他条件不变的情况下，以上任何一种因素都会使修复体基底冠内表面与预备基牙的表面距离增加，尽管牙科医生对印模材料的聚合收缩没有办法控制，但在代型系统的选择方面，对蜡型的大小具有直接的影响。某些印模材料，如果采用多次灌注系统来制作实体模型和单个代型，那么该代型的体积会稍稍大于实际的预备基牙，在制作过程中，蜡型也会随之增大，最终导致修复体基底冠的内表面直径过大。软蜡界面涂层会被耐火的包埋料压缩，导致基底冠过松。通过在代型的𬌗面和垂直向的轴面涂布薄薄一层快干型的间隙涂料，可以稍稍增大代型的体积。在电炉中除蜡的阶段，升高温度可以增加包埋圈的膨胀。通过喷砂、酸蚀或研磨方法可以去除修复体基底冠组织面的金属。

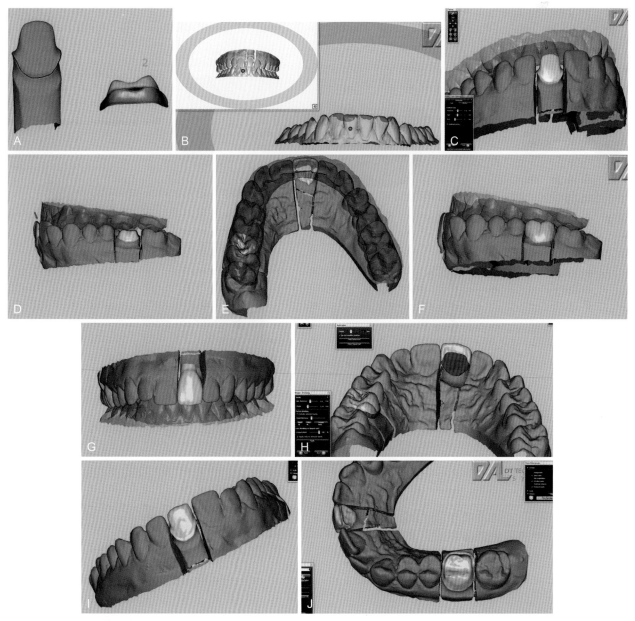

图 18-2 ■ 虚拟基底冠的制作。A. 在虚拟代型上标记颈缘（红线）；B. 扫描咬合位置，使最终虚拟模型上对颌的位置正确；C 和 D. 在磨牙或切牙的牙体预备区插入对颌模型；E~G. 生成解剖外形，然后描绘出需要饰瓷的部位（H）；I 和 J. 完成虚拟基底冠的设计（由 Mr. William Schwenk, CDT, Dental Arts Laboratories, Inc. Peoria, Illinois 提供）

粘固间隙的减小

许多因素会减小粘固间隙：

- 减小印模材料的热量和聚合收缩（见第 14 章）
- 应用树脂代型或电镀代型
- 应用高熔合金材料
- 减小包埋料的膨胀

树脂和电镀代型比石膏代型略小，因此制作的基底冠也会略小。如果合金冷却过程的温度范围过大，会引起额外的收缩而导致基底冠过小。很多因素会降低包埋料的膨胀，其中工艺流程的选择、焙烧温度、粉液比是最常见的因素（见第 22 章）。如果包埋料的粉液比经过调整，那么会导致固化时膨胀减小，使基底冠也减小。当基底冠表面出现太松或太紧的情况时，可能是之前提到的任何一种变量发生了改变，引起了更严重的结果。

修复体就位困难通常会在两个步骤中体现出来：基底冠在代型上试戴检查时和修复体粘接时。要在重要程序之前发现问题，并及时作出修正。铸件在代型上就位困难的常见原因是蜡型变形、蜡型

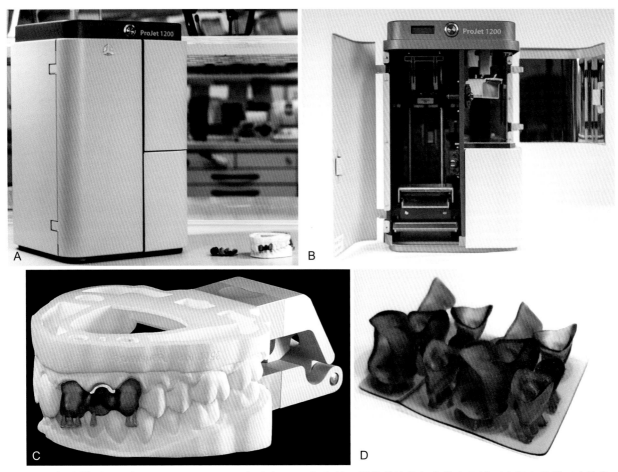

图 18-3 ■ 打印蜡型。A 和 B. ProJet 1200 3D 打印机；C. 打印的三单位烤瓷修复体基底冠蜡型在相应的模型上就位；D. 打印的单冠蜡型，在打印过程中注意支持结构的位置（由 Whip Mix Corporation, Louisville, Kentucky 提供）

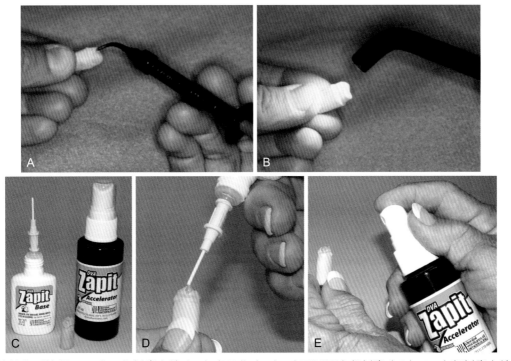

图 18-4 ■ 修补代型缺损。A. 光固化树脂充填（A）光固化（B），也可以用自凝树脂（C）；D. 自凝树脂充填；E. 单体喷上后几乎可以瞬间固化

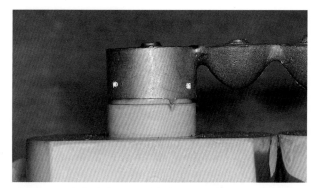

图 18-5 ■ 该实验中圆柱形铸件无法就位是因为包埋料的膨胀不足，而不是因为代型间隙不足

菲薄的边缘（包埋铸造前没有将多余的蜡去除干净）延伸到基牙颈缘以下、包埋料膨胀率不适宜（膨胀不足；图 18-5）或者铸件组织面有小瘤。改进包埋和铸造工艺可以解决这些问题（见第 22 章）。通过纠正过程中的一个影响因素，即可解决经常发生的基底冠试戴时无法在基牙上完全就位的问题。尽管很多技师都推荐使用代型间隙料，但这只是影响最终修复体粘接间隙的一个因素而已。

代型间隙料

这种材料（图 18-6）（与飞机模型的涂料相似[9]）涂布于代型表面，用于增加基牙轴壁和修复体之间的粘接间隙。在代型表面涂布时需要控制一定的厚度，也不能涂满整个表面，为了获得良好的边缘密合性，预备体边缘终止线以上约 1 mm 宽的区域不能涂布间隙料[10]。用稀释剂来取代溶剂，防止其挥发，如果间隙料涂布太厚，则会造成粘接间隙过大。

边缘标记

牙科技师对于预备体边缘的精确定位是至关重要的，用一支彩色铅笔尖的一侧作标记，即可指明其准确位置（图 18-7）。铅笔的颜色必须与要使用的蜡的颜色有明显对比（如用绿色的蜡时可以使用红色铅笔）。不推荐使用普通的石墨铅笔，因为它有可能会刮伤代型，其灰暗的颜色会影响到检查蜡型边缘适合性的判断，石墨本身（一种抗熔剂）也会影响到铸造边缘的完整性。标记好的边缘可以涂布低粘度的氰基丙烯酸盐粘接剂，然后立即吹干，如果处理得当，该操作对代型体积的影响不会超过 1 μm[11]。尽管可以利用丙酮来去除多余的树脂，但是，操作时还是要相当注意，避免氰基丙烯酸盐

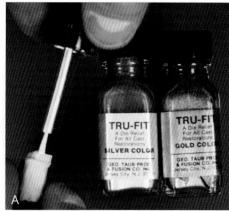

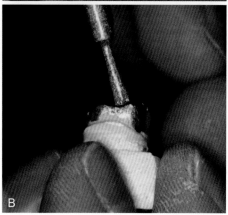

图 18-6 ■ 涂布间隙料。A. 多种有对比度的颜色来区分需要涂布的层数；B. 颈缘线以上 1 mm 区域内不能涂布间隙料

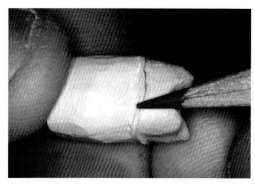

图 18-7 ■ 标记预备体边缘，用笔尖的一侧划线可以使标记线的宽度最小

粘接剂过厚，影响最终修复体的精确度。因此，应当避免使用高黏度的树脂粘接剂。

材料学

M. H. Reisbick

嵌体铸造蜡（以铸造修复体的类型来为所有的蜡型命名）实际上是由几种蜡组成的，石蜡是最重要的组成部分（40%～60%），剩下的部分是由达

玛树脂（减少碎裂）加上巴西棕榈蜡、地蜡、小烛树蜡（用于提高融化温度）或者蜂蜡组成，有时也用人工合成蜡来取代这些天然材料，通过染色的方法来增加颜色对比度。其他一些配方材料是行业机密，但是 Coleman[12] 公布了实验室混合物的组成配方。

美国国家标准学会（ANSI）和美国牙医学会（ADA）将蜡分为两种类型[13]：

1. Ⅰ型：中硬度蜡（广泛应用于口内窝洞直接法蜡型的制作）
2. Ⅱ型：软蜡（广泛应用于间接法铸造蜡型的制作）

直接法采用的蜡在口腔温度下不能自由流动，而间接法采用的蜡在室温下不流动并且要能保持其塑形后的形态。

ANSI 和 ADA 对蜡的残留率、流动性和膨胀率等重要的性能作出了规定。由于模型经过清洁焙烧以后要允许气体的排出和熔融的合金完全进入，因此内部不能残留任何灰烬。然而，规定中允许有 0.1% 的残留，其影响是微乎其微的。而对于流动性的要求，就像先前提到过的，蜡一旦达到一定的温度（Ⅰ型蜡 37℃［华氏 99 ℉］；Ⅱ型蜡 25℃［华氏 77 ℉］）时，则必须保持形态稳定性，以满足雕刻、打磨和抛光操作的要求。另外，要求蜡在成形温度

下必须具有良好的流动性。在选择某种铸造蜡时应当参考生产商提供的温度与流动性曲线（图 18-8），并咨询相关信息。除此之外还要关注加热或冷却时蜡的膨胀率和收缩率。生产商提供的各种工作温度下的膨胀率和收缩率曲线（图 18-9）对于包埋和铸造工艺的选择有一定的帮助。举例来说，如果蜡在较高温度下凝固，将会发生更大的收缩，相比在较低温度下凝固的蜡来说，前者需要更多的补偿来保证其精确性（这是在现有的工艺中不能混用Ⅰ型和Ⅱ型蜡的原因）。蜡在反复加热过程中会使其中一些挥发性的组成成分丢失[14]，最终出现这些性能不可逆的改变。在边缘和殆面应当使用不同性能的蜡，以使蜡满足最佳精确度的要求[15]。为了使铸件更加精确，蜡型必须完全没有变形。出现变形的其中一个原因是蜡具有"记忆性"，意思是除非蜡被完全液化，否则其具有一定的弹性。为了克服这个问题，最初一层蜡应当完全融化或用滴蜡的方法，另一种制作方法是将代型浸入完全融化的蜡中。

但是，还有一个重要的问题是蜡型上新增加的蜡层在凝固过程中会出现一定的张力，该张力会随着时间缓慢释放，随之引起蜡型变形。蜡型的变形率与温度相关，周围温度越高，变形率越大。由于蜡受空气温度变化的影响，具有相对较高的热膨胀

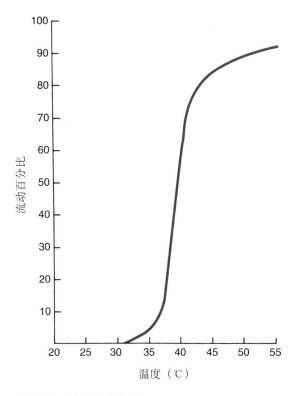

图 18-8 ■ 蜡流动性曲线

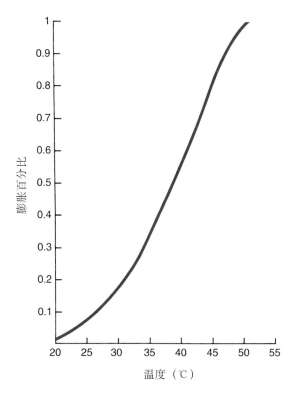

图 18-9 ■ 蜡膨胀率曲线

系数和尺寸变化，并且蜡型有释放张力的倾向，在包埋前，边缘部位必须重新融化、制作和抛光。由于重新融化部分的内表面与铸造件其他部位相比，更加贴近预备基牙的表面，这有助于预留出粘接间隙。

工艺流程

建议按部就班地进行理想蜡型的制作，在进入下一个步骤之前，牙科医生应当仔细检查和评估，避免返工。制作完成的蜡型形态应当是完全遵照原有的牙齿解剖外形，满足所有的功能和动态要求。修复体形态的信息应当参考未预备牙的形态、邻牙的表面、对颌牙的𬌗面以及在技工室内模拟的下颌运动。牙科医生对牙齿解剖外形的全面认识和准确复制其三维结构的能力也是十分重要的。

当画家作画时，他经常取材于他想要再现真实的生活场景。同样的，制作修复体的蜡型时，技师也应当参考相应的模型（如诊断模型、未磨损的离体牙、对侧牙）或者未磨损的天然牙模型。一味地模仿天然牙的复制品（也就是塑料牙或者口腔内修复体的模型），而无论这些牙的制作技巧是多么高超，这种做法都是极不明智的。这就像一名艺术家试图呈现另一名艺术家画中场景一样，而并不是从真实生活中取材。

要正确评估一个三维形态是十分困难的，制作完成的蜡型有可能太凸或者太平。尽管出现了"错误"，但需要一定的能力来指出并修改确切的问题，这种能力只有通过深入学习什么是"正常"的解剖学形态以及对该形态功能的解释来获得。为了评估𬌗面的形态，可以将这个复杂的表面形态分成几个独立的组成部分。在检查轴面轮廓时，技师应该通过旋转蜡型来评估一系列的二维空间轮廓。这些轮廓线很容易与对应的模型作比较，从而对相应的误差作出修改。人眼在辨别高度和宽度上（二维）的细微差别是十分灵敏的，但并不擅长辨别深度上的不同。因此，技师应当系统地检查蜡型的横截面并评估其轮廓形态（图 18-10）。旋转蜡型，并且从各个角度上重复观察有助于快速完成这个复杂的工艺流程。

医疗设备

需要用到以下器械设备（图 18-11）：
- 煤气喷灯

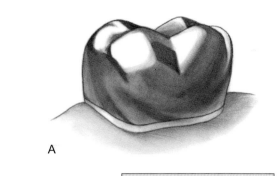

A

在有对比度的背景上旋转蜡型来检查轮廓

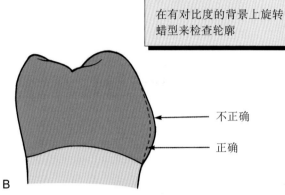

B

图 18-10 ■ A. 直接观察三维物体很难发现中间面的错误形态；B. 通过连续旋转蜡型就很容易发现外形轮廓的问题（红色虚线）

不正确

正确

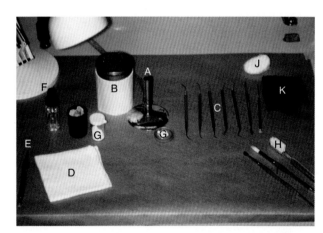

图 18-11 ■ 蜡型制作工具：煤气喷灯 (A)；嵌体蜡 (B)；雕蜡器械 (C)；清洁棉布 (D)；尖的彩色铅笔 (E)；分离剂 (F))；咬合指示剂 (G)；软毛牙刷 (H)；双面刷 (I)；棉球 (J)；细尼龙软管 (K)

- 嵌体蜡
- 雕蜡器械
- 清洁棉布
- 尖的彩色铅笔（与蜡颜色有对比度）
- 分离剂
- 咬合指示剂：硬脂酸锌或者粉末状的蜡（注意：硬脂酸锌吸入有危害健康的风险；相比之下粉末状的蜡更加安全）

- 软毛牙刷
- 双面刷（软／硬）
- 棉球
- 细尼龙软管

蜡型制作工具

蜡型制作工具可以根据其设计的目的来进行分类：滴蜡器、雕刻刀和磨光器。在常用的 PKT 器械中（图 18-12）（由 Dr. Peter Thomas 专门为加蜡工艺设计），1 号和 2 号是滴蜡器，3 号是精修𬌗面解剖形态的磨光器，4 号和 5 号是蜡型雕刻刀。

蜡的添加是通过在煤气喷灯火焰上加热器械的柄部，与蜡接触，然后在火焰上迅速再次加热柄部来进行的。蜡会从器械最热的部位流下，因此当柄部被加热时，蜡就会流向尖端形成水滴状（图 18-13），但是，如果尖端被加热，蜡就会流向器械的柄部（缺乏经验的操作者经常对此相当苦恼）。

PKT 的 1 号器械用于大面积的加蜡；而更小的 2 号器械用于小面积的添加；7 号或者 7A 号蜡刀（图 18-12G 和 H）用于添加大块的蜡，特别是基底蜡层的成形（覆盖预备体所有表面的顶针状的蜡层）。有些技师更喜欢用电蜡刀（图 18-14），因为它可

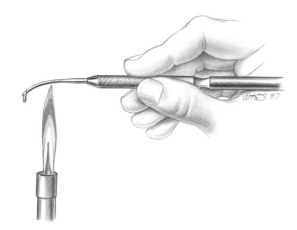

图 18-13 ■ 操作者应当始终握持加热器械的柄部，使蜡流向尖端

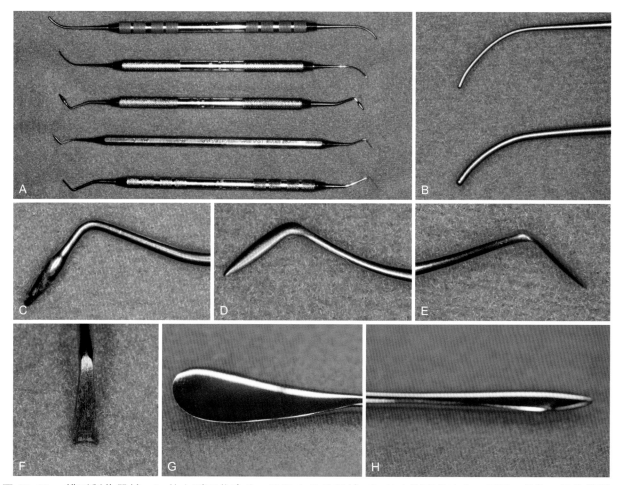

图 18-12 ■ 蜡型制作器械。A. 从上到下依次为：PKT 1~5 号器械；B. 从上到下依次为：PKT 1 号和 2 号滴蜡器；C. PKT 3 号磨光器；D 和 E. PKT 4 号雕刻刀；F. PKT 5 号雕刻刀；G 和 H. PKT 7 号蜡刀

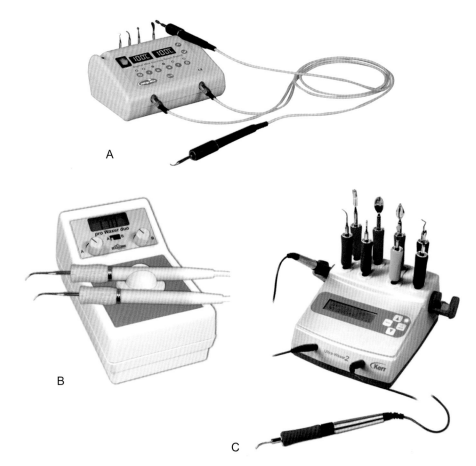

A

B

C

图 18-14 ■ 电蜡刀设备。A. Dual Digital Wax Carving Touch Pencil；B. Pro Wax Duo；C. Ultra-Waxer 2（A. 由 Whip Mix Corporation, Louisville, Kentucky 提供；B. 由 Keystone Industries, Gibbsstown, New Jersey 提供；C. 由 Kerr Corporation, Orange, California 提供）

以精确控制蜡的温度，这对于正确的操作十分重要。将蜡刀在煤气灯火焰上加热时，蜡刀有可能过热使蜡出现碳化，而电蜡刀的另一个优点是可以将蜡的碳化最小化。但是，由于设备一直始终保持热的状态，很难控制凝固的蜡流向所需要的方向。

蜡型雕刻刀应当保持锐利并且避免加热。作为 PKT 器械的补充，经常会使用到 Hollenback 1/2 号和 3 号以及 Ward 2 号蜡刀（图 18-15）。雕刻蜡型时，应当使用较轻的力来获得光滑的蜡型表面。

磨光器通常用于获得更加光滑的蜡型表面轮廓。磨光器应当是一个可以稍稍加热用于摩擦蜡型的钝性器械，但该器械不应过分加热，以免使蜡型表面融化。PKT 3 号器械用于𬤝面的抛光，PKT 1 号和 2 号器械既可用于表面抛光，也可用于蜡的添加。其他常用的磨光器，如 PFI Land 修整器（图 18-16，按照一定顺序排列，Hu-Friedy Mfg. Co., Chicago）是根据 DPT6 Darby Perry 修整器设计制作的。

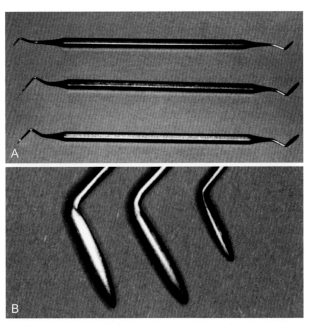

A

B

图 18-15 ■ 蜡型雕刻刀。A. 从上到下依次为：Ward 2 号和 1/2 号蜡刀及 Hollenback 3 号蜡刀；B. 从左到右：这 3 种器械尖端细节

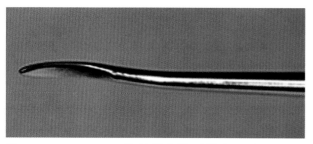

图 18-16 ■ PFI Land 修整器（蜡型抛光器）（由 Hu-Friedy, California 提供）

去除多余的蜡时，磨光器作用效果通常不如雕刻刀，但它更容易控制。磨光器可以制作出更光滑的表面，尤其适用于去除边缘附近多余的蜡，在这个区域如果操作不小心，过多地刻除蜡会导致代型的磨损，导致铸件边缘出现台阶。

后牙蜡型制作

以下是推荐的后牙蜡型制作的顺序：

1. 内冠层
2. 蜡型取下并检查
3. 邻面
4. 轴面
5. 殆面
6. 颈缘精修

内冠层

在制作蜡型过程中，密合的内冠表面蜡型成形是第一步，内冠蜡型必须要能复制修复体所有的相关固位性能。

步骤

1. 用一个清洁的小刷子在代型上涂布润滑剂（图 18-17A），待其干燥后涂布第二层（如有必要，重复之前的操作）。要等待润滑剂被完全吸收后，才能开始蜡型的制作（表面需要涂布氰基丙烯酸盐粘接剂的代型，需要多次涂布润滑剂）。

2. 如果代型上已经制备好钉孔，要在其中插入与打孔钻头相匹配的塑料钉。钉在代型上就位后，用加热的 PKT 7 号器械将其尖端烫平，以此提供蜡型的固位力（图 18-17B）。

3. 蜡从一个加热完全的较大的器械上流到代型表面（图 18-18A），要确保之前的蜡层有部分重新融化。大器械不仅使之前的蜡

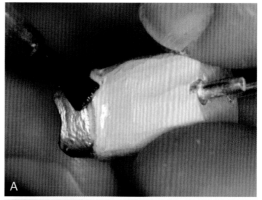

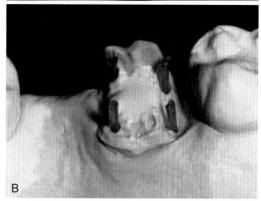

图 18-17 ■ 开始制作蜡型。A. 涂布润滑剂；B. 插入塑料钉

层充分遇热，重新融化，还可以防止在内表面形成褶皱。保证器械表面清洁，并且只有柄部被加热，可以使滴蜡的操作变得十分简便。

4. 在制作初始的蜡层时，要确保蜡已经完全融化，否则，在凝固过程中就会出现蜡层的缺陷。将融化的蜡迅速流过代型表面，使用冷却设备，通过逐步少量加蜡的方式进行解剖外形的细节成形。制作内冠蜡层的另一种方法是将涂过润滑剂的代型浸入融化的蜡中（图 18-19）。对于制作完全覆盖基牙类型的修复体来说，这种方法有一定的优势。

5. 使用较大的器械逐步添加蜡至足够的厚度，使其便于操作，同时不会出现变形和裂纹（图 18-18B）。大器械比小器械可以更有效地保证蜡的温度。

6. 在邻面区域额外加蜡，增加其强度，保证能环抱住顶部，并使其从代型上取下时不至于变形。在每次加蜡前必须要保证蜡型充分冷却。这一步操作时，没有必要特意制作蜡型轴壁的外形。

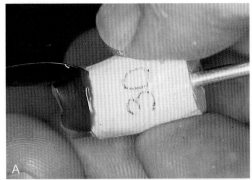
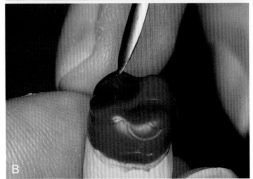
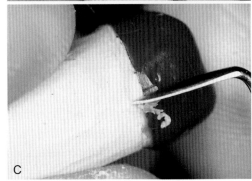

图 18-18 ▪ 制作内冠蜡型。A. 用较大的器械将蜡完全加热，加蜡时要使之前添加的蜡层重新融化；B. 加蜡并使其有足够的强度；C. 颈缘区域蜡型精修

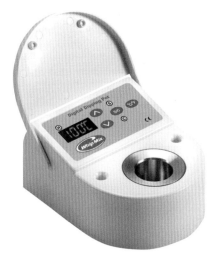

图 18-19 ▪ 浸蜡器（由 Whip Mix Corporation, Louisville, Kentucky 提供）

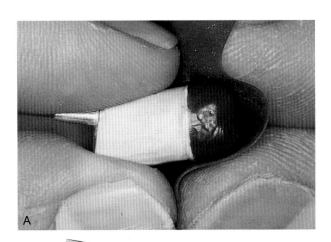
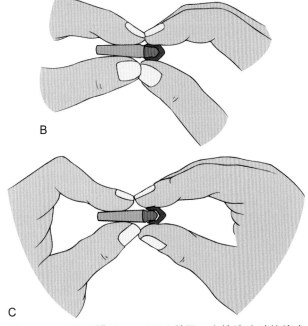

图 18-20 ▪ 取下蜡型。A. 可以利用一小块清洗过的橡皮障来增加手指与蜡型间的摩擦力；B. 左手手指握住代型，右手握住蜡型；C. 左手紧握代型，从蜡型上拉出代型

7. 仔细修整蜡型的颈缘（图 18-18C），使蜡型可以取下并检查。多余的蜡可以用蜡型雕刻刀仔细地去除。如果仅有薄薄一层多余的蜡残留，使用磨光器修整会更加适合。如果使用较锋利的雕刻刀，有可能会不小心刮伤代型易碎的边缘，因此，应当使用一个稍稍加热的钝性器械，用磨光器来修整边缘。当然，也可以使用雕刻刀，但必须全神贯注，非常细致谨慎地操作。

取下蜡型

必须要等蜡完全冷却后，才能将内冠蜡型从代型上取下（图 18-19 和图 18-20）。在取内冠蜡型时，要用一手的拇指和示指轻轻握住蜡型，另一只手的拇指和示指握住代型，然后向相反方向施力（图 18-20B）。可以利用一小块清洗过的橡皮障来增加手指与蜡型间的摩擦力。如果蜡型难以移动，则说明颈缘处可能还有多余的蜡，将蜡型锁定在其位置上。

　　评估　观察蜡型内冠层是否与预备基牙的表面完全密合。要从中发现缺陷需要一定的经验，检查者可以在强光下旋转蜡型，寻找褶皱形成的暗影（图 18-21）。双目显微镜或者高质量的小型放大镜不仅对检查代型有很大的帮助，还可以运用到整个技工室操作流程中。通常会选择 10 倍放大镜，如果放大倍数更大，则有可能影响其定位。

邻面

　　天然牙的邻面并不是完全呈凸面的（图 18-22），从接触区到釉牙骨质界呈平面状或稍稍凸起，因此所有的修复体都应当再现该特点。邻面外形过凸会影响牙周健康，特别是当邻牙已经有了一定移位，两牙根之间距离缩短的时候[16]。邻面凸度不足或呈凹面形使得牙线不能有效清洁该区域，同样应当避免[17]。

　　接触区　在蜡型邻面制作完成前，要确定接触区的大小和位置。接触区的形成应当参考对侧牙的邻面接触以及牙齿解剖外形的相关知识点。

　　如果邻面接触区过大，则难以进行菌斑控制，最终会引起牙周疾病。接触过小（点接触）则会使牙的位置不稳定，甚至发生移位。接触不足还会导致食物嵌塞，虽然这不是慢性牙周病的致病因素，但对患者来说，这也是非常不舒服甚至是痛苦的。

　　大多数后牙的邻面接触区（图 18-23）位于𬌗 1/3 外，但是，上颌第一磨牙和第二磨牙的接触区是在中 1/3[18]。下颌牙之间及上颌磨牙之间的颊舌向接触区多在中 1/3，而上颌前磨牙和磨牙间的接触区通常更偏向于颊侧（使得舌侧外展隙大于颊侧）。任何情况下都不能将邻面接触区做成凸面。如果在制作蜡型时忽略了这一点，在最终修复体上也应对过凸的邻面外形进行修整。

步骤

1. 将内冠蜡型重新复位到涂过润滑剂的最终模型或可卸代型上。需要非常注意的一点是，当使用可卸代型系统时，定位钉或者钉和石膏表面不能残留任何多余的蜡或其他碎片，以免影响代型的完全复位（图 18-24）。为了保证蜡型邻面接触区不被破

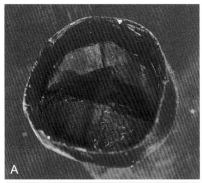
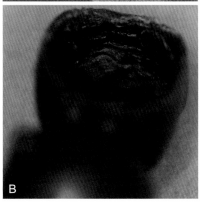

图 18-21 ■ 检查。A. 制作良好的蜡型；B. 密合性不佳。褶皱是加蜡时温度不足引起

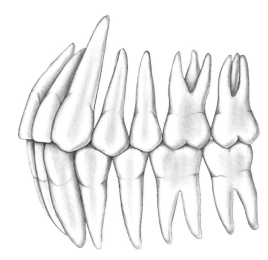

图 18-22 ■ 邻面从龈方到接触区呈平面状或稍稍凸起，注意后牙三角形的楔状隙

坏，可以将邻牙表面轻轻刮去一层。

2. 根据需要，调整内冠，以完全清除相对的𬌗面，之后可以通过加蜡的方法进行𬌗面塑形。

3. 在接触区加蜡，直至正确的大小和位置，并且与解剖外形相协调（图 18-25）。

4. 当这些完成以后，修整龈缘至接触区的邻面形态。如果代型修整良好，对这一步的

注意在上、下牙弓内，从前牙到后牙，邻面接触区的位置是怎样改变的

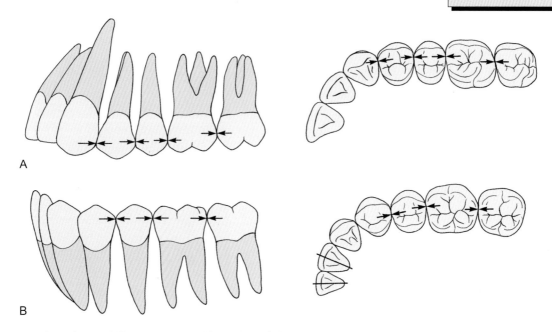

图 18-23 ▪ 邻面接触区的位置。A.上颌：前牙更偏向殆方和颊侧；B.下颌后牙：接近正中

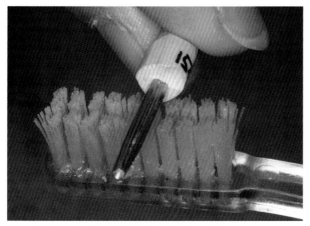

图 18-24 ▪ 代型钉或者石膏表面不能残留任何多余的蜡或其他碎片，以免影响代型的完全复位，可以用牙刷清洁

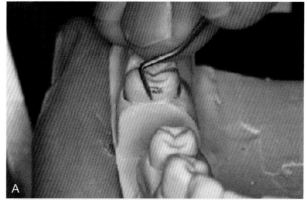

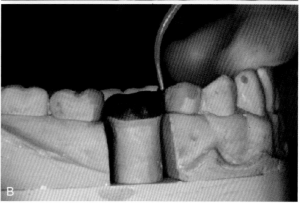

图 18-25 ▪ A.为了保证蜡型邻面接触区不被破坏，可以将邻牙表面轻轻刮去一层；B.在接触区加蜡，直至有良好的邻面接触关系

操作有很大的帮助。从印模上复制而来的牙体未预备部位的"袖口"形态可以作为雕蜡器械有效的定位导板。

评估 再次检查接触区的位置。在制作多单位的修复体时，邻面外展隙要对称成形，为相邻牙的游离龈组织提供足够的空间（图 18-26）。邻面形态应当是平坦或轻微凸起，并且要保证最终修复体与根面之间方向上没有任何改变。修复体颈部轮

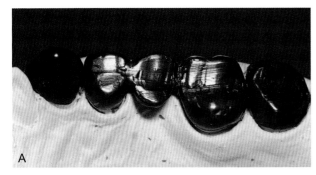

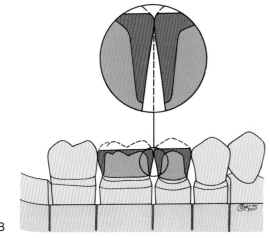

图 18-26 ■ A. 从殆方观察，颊和舌外展隙形态良好；
B. 接触区以下龈外展隙平分对称

廓必须是连续的，牙体未预备的部位形态与颈部预
备的边缘也应当连续。

轴面

颊舌面的外形应当与邻牙的外形相协调。外
形高点（或为可摘局部义齿固位体制备的观测线）
的位置至关重要。大部分牙的外形高点通常在龈
1/3，而在下颌磨牙舌面的外形高点通常在中 1/3。

修复体常常会显得过于笨重。天然牙外形高
点的宽度比釉牙本质的宽度不超过 1 mm，用蜡再
造牙体外形时，这个宽度不应被放大。从牙龈至外
形高点的牙体表面与牙龈软组织紧密相连，有时称
之为"细节恢复"[19]，该部位通常是平坦或者呈
凸面。如果该区域外形过凸、出现台阶或者边缘[20]，
会使菌斑聚集难以清除，并且会造成边缘龈发生炎
症增生性改变。菌斑被证实是牙周疾病的直接致病
因素之前[21]，普遍认为较凸的轴面形态可以使食
物进入龈沟[22]，但目前并没有证据证明这一观点。
实际上，人为地减小轴面凸度（预备过的牙长期没
有任何保护）[23]，有助于保护牙龈组织健康。如
果牙体预备时轴面预备不足会造成修复体轴面形态

过凸。应当格外重视由于牙周疾病引起的牙槽骨丧
失的区域，特别是根分叉附近牙根暴露的部位。修
整轴面的外形，使其有利于菌斑清除（图 18-27）。

步骤

轴面形态

1. 以邻牙和对侧牙作为模版，来获得蜡型轴
   面的位置和整体形态。
2. 蜡型轴面的龈方要形成光滑的平面，修复
   体轴面方向与牙体未预备部位方向要一
   致。
3. 参考邻牙来修整轴面中 1/3 形态（图
   18-28A）。
4. 加蜡使轴面和邻面连成一体，然后抛光，
   要特别注意轴面与近远中面的线角外形。
   Boley 测量器（图 18-28B）可以提供一定
   的帮助。如果对侧牙是完整的，蜡型线角
   要与其相一致。

评估 检查者要将蜡型与对侧牙的外形相对
比，检查所有的外形高点。要仔细检查每个部位的
高点线，高点线太方或太圆时都要进行修整，同时
要评估颊舌面以及外展隙的形态。首先检查每个独
立部位的形态，然后检查整体的轮廓和高点线。技
师在检查时，应当试图将其形态与一个"中性"参
考点相联系，如从殆面观察时利用正中矢状面。经
验丰富的技师可以同时检查多个面的形态。

每个接触区都有 4 个外展隙：龈外展隙、颊
外展隙、舌外展隙、殆外展隙。在这一步要完成除
殆外展隙外其他所有外展隙的成形。外展隙通常经
接触区画出的直线平分对称（图 18-29）。

殆面

殆面尖和嵴的形态要使其与对颌牙接触时，使
力沿牙体长轴方向传导并保持稳定（见第 4 章）。
非功能尖（上颌颊尖，下颌舌尖）在垂直和水平方
向上应当相互重叠，避免意外的咬颊或咬舌，并使
食物留在殆面上。

由于修复体很少出现磨耗，较硬或纤维性食
物咀嚼状况也得到改善，与对颌牙之间应形成广泛
的点接触。天然牙殆面由一系列凸嵴相遇形成的发
育沟和嵴组成。在体外的下颌运动中，没有咬合接
触时，对颌牙牙尖的运动轨迹与殆面发育沟的方向
平行。殆面的形态可以用滴蜡器进一步雕刻，其形
状与 Payne[24] 设计的用于学校教学殆面结构和功能
的器械相似[25-27]（图 18-30 和图 18-31）。

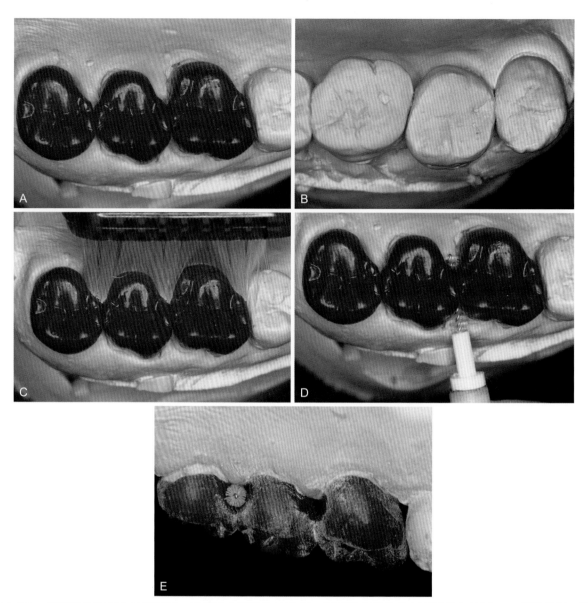

图 18-27 ■ 当颈缘位于根分叉附近时，牙槽骨广泛吸收的患者，轴面形态要使其有利于菌斑控制。A. 调整蜡型，使其有利于患者牙周健康，注意观察殆面的形态变化；B. 对侧牙正常的轴面外形；C~E. 修整形态，使其满足口腔卫生的需求

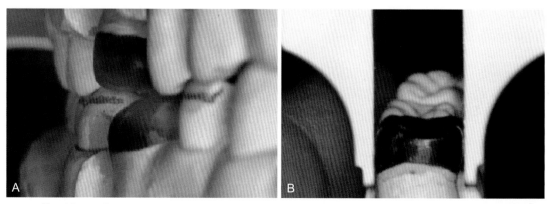

图 18-28 ■ A. 蜡型轴面形态；B. 用 Boley 测量器测量颊舌侧的大小，该器械还可以用于检查轴面的形态和高度

合接触形式；②改变拾面的结构使其适应正常的轴
面形态。保持正常的轴面形态不变会使得牙冠外形
过凸，常会引起牙周疾病，而改变轴面形态使得外
形不至于过凸就很少出现牙周问题。考虑到上下颌
之间特定的空间关系，这种情况下尖-边缘嵴咬合
形式是更好的选择，但是，该如何作出抉择往往不
是很明确。牙齿的大小和位置存在个体差异，使得
理想的尖-边缘嵴和尖-窝咬合接触形式变成了一
个有机的整体，要求设计功能最全面且最美观的修
复体。在许多病例中，只有经过试验性的治疗和失
败后，才能达到这个要求。制作蜡型的拾面时，首
先确定牙尖的位置有助于完成这一点。

牙尖的高度和位置

1. 用小蜡尖来确定牙尖的位置和高度（图
18-32），这样可根据需要迅速作出调改。
在每个牙尖的位置上加上小蜡尖，并标记
好对颌牙中央窝的位置有助于正确的牙尖
定位。

2. 将功能尖（下颌颊尖及上颌舌尖）的位置
标记好，这样与对颌牙咬合时就可以位于
颊舌侧的中心。事实上牙尖的顶端并不与
对颌牙相接触。如果牙尖顶端周围与对颌
牙接触较小时，可以有效地保持稳定并减
少磨耗。

3. 可以用牙尖的位置来决定咬合接触的类型：
尖-边缘嵴咬合或尖-窝咬合（图 18-33；
图 18-30H～K，表 18-1 和表 18-2）。

评估　牙尖只有准确定位，才能按照前后方
向的曲线制作蜡型（Spee 曲线，图 18-34）。这是
一条由牙列拾面投射到中位平面上形成的解剖性曲
线，从下颌尖牙的牙尖顶开始，沿前磨牙和磨牙的
颊尖顶，通过下颌升支前缘，直至下颌髁突前斜
面。下颌牙越向远中，牙尖越高；而上颌牙越向远
中，牙尖越低。牙尖也应符合中侧位的曲线（Wilson
曲线），在下颌牙弓内，这是一条凹向上的曲线（从
冠状面观察），连接下颌磨牙的颊舌尖顶；在上颌
牙弓内，这是一条凸向下的曲线（从冠状面观察），
连接上颌磨牙的颊舌尖顶。从冠状面观察，非功能
尖要低于功能尖。应在拾架上复制出所有的侧方运
动；如果工作侧和非工作侧咬合接触有高点，就需
要重新制作牙尖或调整牙尖的位置。合适牙尖高度
和位置是拾面形态制作的关键。

> 正确的外展隙形态至关重要。只有
> 获得了合适的牙体解剖外形，才能
> 有助于患者进行菌斑控制

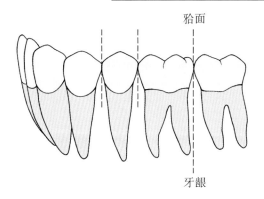

拾面
牙龈

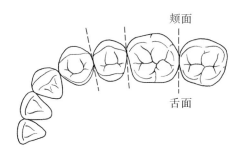

颊面
舌面

图 18-29 ■ 对称的外展隙

咬合形式　在制订修复计划时要深刻认识和
理解两种咬合形式：尖-边缘嵴和尖-窝（见第 4
章）。在尖-边缘嵴形式中，下颌前磨牙的颊尖以
及下颌磨牙的近中颊尖与上颌牙两牙间的外展隙相
接触（即一牙对两牙接触）。在尖-窝形式中，这
些下颌功能尖更向远中，与上颌牙的牙窝相接触，
并且只接触到 1 颗牙（图 18-1 和图 18-2）。这两
种咬合形式中，上颌舌侧的功能尖都与下颌牙窝相
接触。

大部分安氏 I 类错拾的成年人属于尖-边缘嵴
咬合接触，天然牙列中，只在轻度安氏 II 类错拾的
人中发现尖-窝咬合关系。但是，在进行咬合重建
时，更建议尖-窝咬合而不是尖-边缘嵴咬合，原
因如下：

- 防止食物嵌塞
- 正中关系位上的咬合力方向更接近牙体长轴
- 每个功能尖三脚架式的咬合接触更加稳定

考虑到与对颌牙的近远中关系，尖-窝咬合接
触是最理想的。如果没有办法达到这个要求，那么
可以选择：①修改牙冠轴面形态，以适应要求的咬

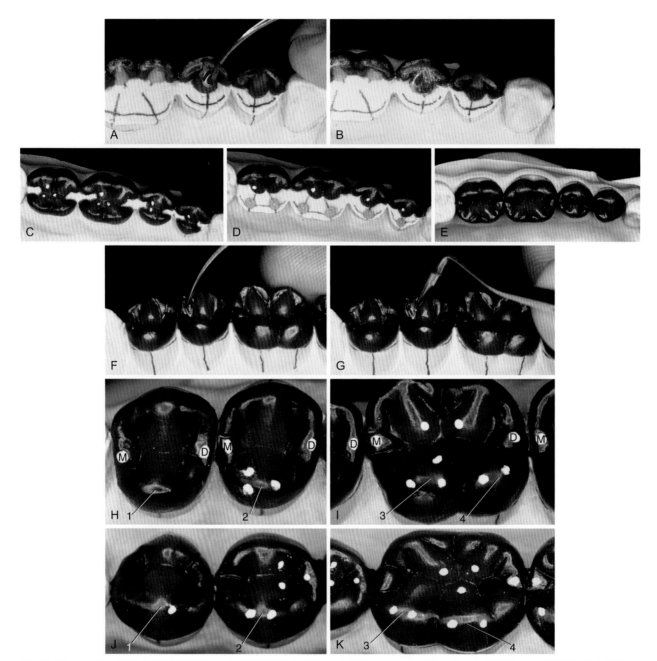

图 18-30 ▪ 连续加蜡法制作殆面蜡型。A. 为了获得良好的咬合接触，每次少量加蜡，在蜡还未完全凝固时闭上殆架；B. 洒上粉末检查咬合接触的位置和大小；C. 通过加小蜡尖决定舌尖的位置；D 和 E. 制作蜡型殆面的各种形态；F 和 G. 使蜡重新融化，抛光裂纹，进一步完善制作第二牙尖嵴；H~K. 完成蜡型殆面制作，标记咬合接触点（尖 - 边缘嵴咬合接触形式，数字表示牙尖的位置，见表 18-1）

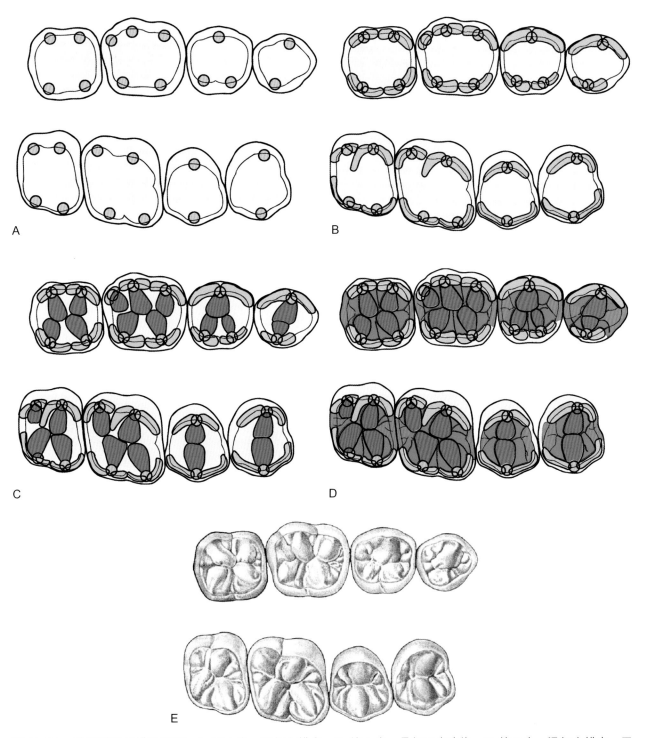

图 18-31 ■ 𬌗面蜡型加蜡的顺序。A. 第 1 步，添加小蜡尖；B. 第 2 步，叠加牙尖边缘；C. 第 2 步，添加小蜡尖、牙尖边缘嵴和三角嵴；D. 第 4 步，添加蜡尖、牙尖边缘嵴、三角嵴和第二牙尖嵴和边缘嵴；E. 𬌗面蜡型制作完成

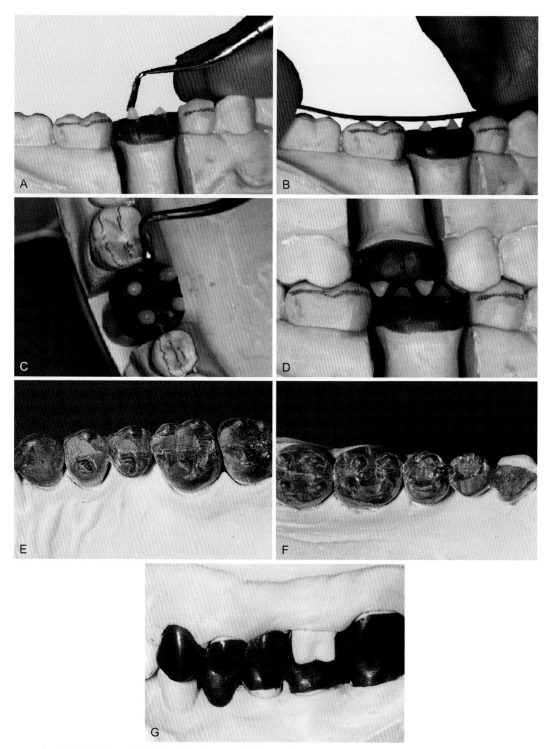

图 18-32　■　A. 加小蜡尖决定牙尖的位置和高度；B. 由前后牙方向的曲线（Spee 曲线）决定牙尖的高度；C. 标记好对颌牙中央窝的位置有助于正确定位功能尖；D. 牙尖定位并检查侧方运动中的𬌗干扰；E~G. 加蜡法也适用于同时制作多单位修复体

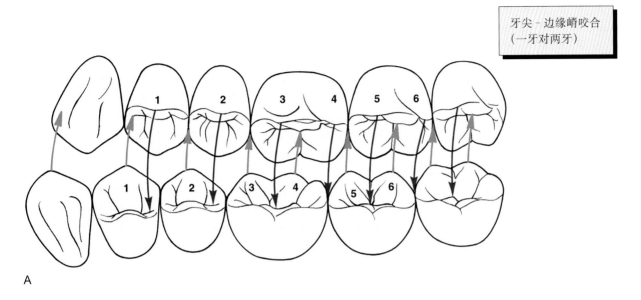

牙尖 - 边缘嵴咬合
（一牙对两牙）

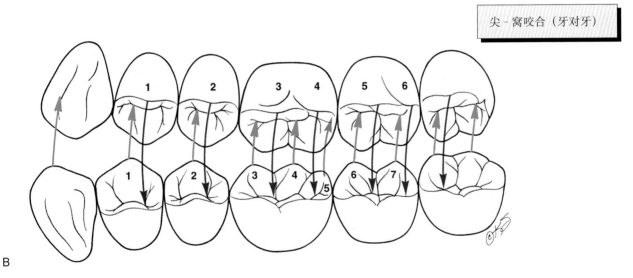

尖 - 窝咬合（牙对牙）

图 18-33 ■ A. 尖 - 边缘嵴咬合（一牙对两牙）；B. 尖 - 窝咬合（牙对牙）（数字对应表 18-1 和表 18-2）

表 18-1　尖 - 边缘嵴接触形式的特点：功能尖𬌗位 *

牙	牙尖位置	功能尖	对颌牙窝	对颌边缘嵴（同名牙，除非另有说明）
上颌				
第一前磨牙	1	L	D	—
第二前磨牙	2	L	D	—
第一磨牙	3	ML	C	—
	4	DL	—	D 和 M（第二磨牙）
第二磨牙	5	ML	C	—
	6	DL	—	D
下颌				
第一前磨牙	1	B	—	M
第二前磨牙	2	B	—	D 和 M（第一前磨牙）
第一磨牙	3	MB	—	D 和 M（第二前磨牙）
	4	DB	C	—
第二磨牙	5	MB	—	D 和 M（第一磨牙）
	6	DB	C	—

B，颊侧；C，中央窝；D，远中；DB，远颊侧；DL，远舌；M，近中；MB，近颊；ML，近舌
*见图 18-33A

表 18-2　尖 - 窝接触形式：功能尖𬌗位 *

牙	牙尖位置	功能尖	对颌边缘嵴（同名牙，除非另有说明）
上颌			
第一前磨牙	1	L	D
第二前磨牙	2	L	D
第一磨牙	3	ML	C
	4	DL	C
第二磨牙	5	ML	C
	6	DL	D
下颌			
第一前磨牙	1	B	M
第二前磨牙	2	B	M
第一磨牙	3	MB	M
	4	DB	C
	5	D	D
第二磨牙	6	MB	M
	7	DB	C

由 Dr. A.G. Gegauff 提供。
B，颊侧；C，中央窝；D，远中；DB，远颊；DL，远舌；M，近中；MB，近颊；ML，近舌
*见图 18-33B

制作蜡型𬌗面最关键的是牙尖的正确定位，参考邻牙和对颌牙来决定每个牙尖最理想的位置

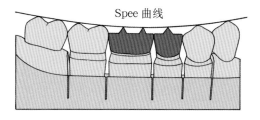
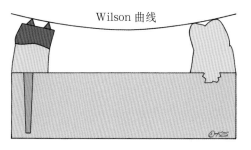

图 18-34 ■ 牙尖位置要符合近远中曲线（Spee 曲线）和中侧位曲线（Wilson 曲线）

完成轴面形态

4. 完成轴面形态（边缘嵴和牙尖嵴，图 18-35），注意不要改变牙尖的位置和高度。

5. 每次加蜡以后，要在𬌗架上检查咬合接触，注意不要增加咬合的垂直高度。

评估 在这一步，颊舌面和近远中面都已经制作完成（图 18-35）。从这些面观察，蜡型已经是一颗完整的牙。从颊侧面观察，每个牙尖都有明显的外形轮廓，从牙尖顶的最高点平缓向下直至边缘嵴。相邻边缘嵴应在同一高度上。侧方运动中的咬合接触也需要检查，如果有咬合高点，需要在牙尖嵴上制备出一些凹槽，使其适应对颌的牙尖。

三角嵴

6. 每个牙尖都要制作向𬌗面中心延伸的三角嵴（图 18-36 和图 18-39A），三角嵴的顶点在牙尖顶上，基底部在𬌗面的中心。

7. 将颊侧和舌侧三角嵴的基底部制作成朝向近远中或颊舌向的凸面。

8. 每个嵴制作完成以后，都要在𬌗架上进行检查，当𬌗面与对颌牙接触时，注意使其形成凸面，以确定有点接触。

评估 在三角嵴上撒上硬脂酸锌粉末或者蜡粉进行检查（图 18-38 和图 18-30F）。要始终保持牙尖的锐利形态，而不应在错误的修整后变圆钝。

第二牙尖嵴

9. 在每个三角嵴的相邻区域制作两个第二牙尖嵴（图 18-38 和图 18-30F）。所有的牙尖都要由一个三角嵴和两个第二牙尖嵴构成。三角嵴和第二牙尖嵴之间的形态有很多种，取决于蜡型上𬌗面牙尖的凸度。

10. 利用溚槽制作出第二牙尖嵴的凸起，使其与三角嵴凸度相适应，最近中及最远中的第二牙尖嵴常与边缘嵴相连。

评估 在这一步，如果牙尖嵴制作良好，之后仅需要很少的精修（图 18-39 和图 18-40）。所有的凹陷都要进行填蜡，所有的沟槽都要仔细抛光（图 18-30G）。最初，要使𬌗面所有的部分都非常光滑是十分困难的，将𬌗面上的每个结构单独抛光要比从前到后整体抛光更有效，注意不要将抛光的碎屑残留在沟槽中。

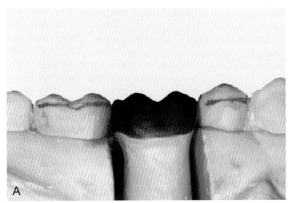 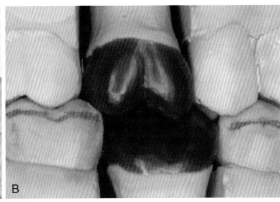

图 18-35 ■ 完成轴面外形。A.上颌颊侧牙尖嵴；B.在这一步，完成颊侧面并检查其形态

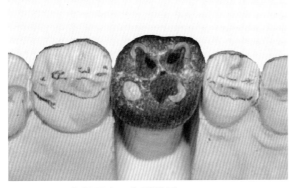 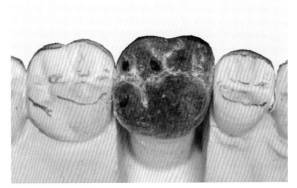

图 18-36 ■ 上颌牙尖三角嵴蜡型

图 18-37 ■ 检查咬合接触

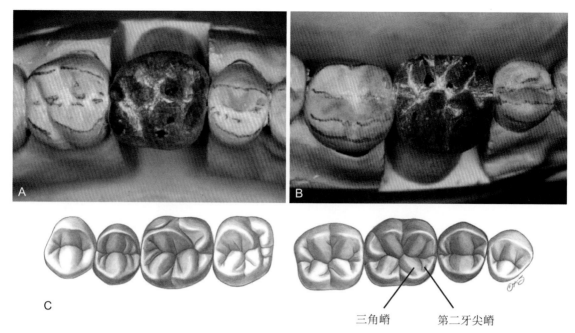

C

三角嵴   第二牙尖嵴

图 18-38 ■ 制作第二牙尖嵴

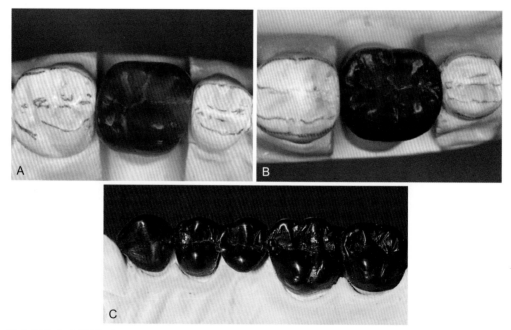

图 18-39 ■ 检查制作完成的蜡型

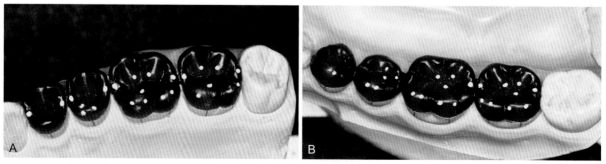

图 18-40 ■ 牙尖－边缘嵴咬合接触形式的蜡型。A 和 B. 标记咬合接触点

在殆面上重新洒上硬脂酸锌粉末或者蜡粉，然后检查咬合接触。如果咬合接触无意中被抛光去除，可以通过滴蜡的方法再次快速成形，闭合殆架，检查咬合接触是否已经恢复，然后重塑殆面。

颈缘精修

要使蜡型（或修复体模型）与代型更加密合，在包埋前要将颈缘重新制备，此举有两个目的：①减少粘接剂的溶解；②方便控制菌斑。

如果模型和基牙间密合性良好（如最小边缘间隙宽度），可以有效地减少粘接剂的溶解[28]，并防止暴露粗糙的粘接面。为了达到这个目的，蜡型边缘以上大约1mm的内表面区域需要重新制作(图18-41)。

当修复体和基牙交接区域比较光滑，没有台阶，将有助于控制菌斑。另外，修复体的轴面必须高度抛光（见第28章）。由于金属抛光膏和研磨材料的使用会磨损修复体，因此应尽量减少颈缘部位的精修抛光，最好的方法是在蜡型颈缘成形制作中，保证蜡型光滑。这一步应当在放大镜或双目显微镜下操作完成。

步骤

1. 代型上重新涂布润滑剂并将蜡型重新就位（图18-42A），由于制作殆面和轴面花费了大量的时间和精力，此时蜡型的颈缘已经与代型不再密合。将一个较大的蜡型制作器械充分加热，可以使蜡完全融化。

2. 将加热的器械推向蜡型，使颈缘附近1～2mm的蜡完全融化（图18-41）。

3. 将器械沿着颈缘移动直至遇到阻力，原因是器械冷却不再能将蜡融化。

4. 重新加热器械并重复以上操作，重新融蜡时注意要与先前的部位有重叠，防止出现内卷、气泡和缺陷。当颈缘的一圈都重新融化以后，可以看到由于边缘不密合引起的凹陷。

5. 在凹陷上重新加蜡（图18-42B）。

6. 沿着边缘刻除多余的蜡（图18-42C）。

7. 修整轴面上的凹陷，重新抛光蜡型。用棉球擦去殆面上蜡的碎屑，但不能摩擦表面。否则，有可能破坏之前仔细制作的咬合接触。

将蜡型从代型上取下，保证其不发生变形，可以在包埋前再次复位检查。如果蜡型取下后不能再次正确复位，就必须要重新打磨颈缘。

评估 这一步全面检查有助于成功制作修复体，由于蜡型有颜色并且表面光滑，很难发现小的缺陷。如果没有发现，之后就有可能要重新制作修复体。

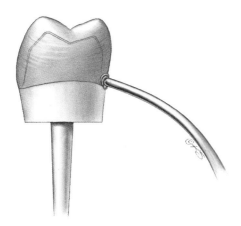

图 18-41 ■ 重置边缘的目的是为了使其更加密合，1mm宽的区域可以防止粘接剂的溶解

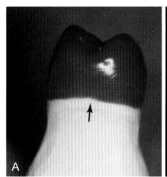
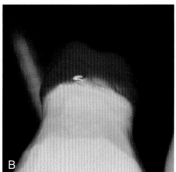
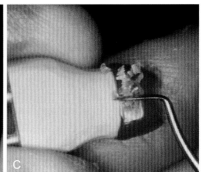

图 18-42 ■ 重置边缘。A. 蜡型制作完成后，常会出现边缘不密合（箭头），在包埋前必须作出修整；B. 将较大的器械充分加热，使蜡完全融化，将器械沿着预备边缘移动，在凹陷处重新添蜡；C. 待蜡型冷却以后，重新仔细修整和抛光颈缘

必须避免过度加蜡，金属铸件颈缘尽量少修整以防止损伤代型。颈缘以下多余的蜡必须去除，否则，取下蜡型的时候就有可能造成蜡型变形，或者使制作的金属修复体无法完全就位。如果蜡型和代型之间有间隙，将会造成颈缘开放，这一点很难被发现。调整代型的方向使观察者的视线与蜡型和代型的交界线一致，如果蜡型密合性不佳，就会看到一层暗影。这在蜡型上很难观察到，但在金属上容易发现（这时已经太迟了）。双目显微镜或放大镜可以有效探测颈缘线（图18-43）。为了防止精修过程中蜡的碎屑堆积，需要最后检查𬌗面和轴面。然后就可以准备包埋蜡型（见第22章）。

嵌体和高嵌体蜡型制作

嵌体和高嵌体蜡型的制作过程与制作全冠蜡型类似，牙体没有预备的部分可以指导蜡型轴面和𬌗面外形的成形（图18-44）。有时制作较小的嵌体非常困难，可以在蜡型中嵌入一段牙线，便于蜡型的取出。

前牙蜡型制作

前牙蜡型的制作与后牙蜡型稍有不同。建议金属烤瓷修复体制作解剖蜡型，因为它可以有效控制瓷层的厚度，并使金瓷结合面更加光滑。如果需要修复多颗前牙，需要制作舌侧和唇侧的外形导板（图18-45）。腭部和切端的外形对咬合关系有重要的影响，前导盘对此有很大的帮助（见第2章）。可以利用诊断模型（如果其初始形态完好）、诊断蜡型或临时修复体的模型来制作前导盘，如果临时修复体的外形和功能能够满足临床要求，就可以利用其制作前导盘。前牙形态会影响患者的发音、上唇丰满度、甚至容貌，因此要谨慎决定其外形，并要做很多的术前诊断工作。

舌面和切缘

前牙整体的牙弓形态和功能性咬合的要求决定了切缘的位置（图18-46）。与后牙𬌗面蜡型制作相似，也可以用制作小蜡尖的方法来决定切缘的正确位置，然后通过加蜡来完成制作。

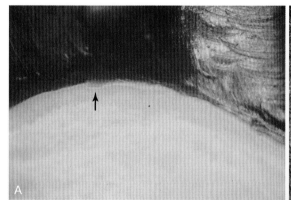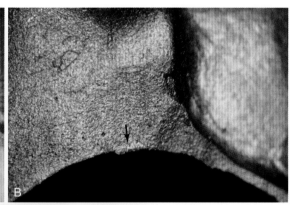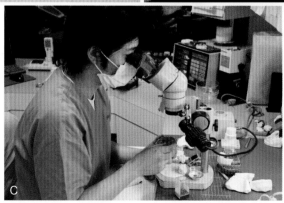

图18-43 ■ 仔细检查，在包埋前，要查明所有的缺陷并进行修整。A.颈缘上多余的蜡（箭头）很难被发现，但必须要仔细去除；B.金属上小的缺陷（箭头）比较容易被发现，但此时很难修改；C.放大镜是最常用的蜡型边缘精修辅助工具

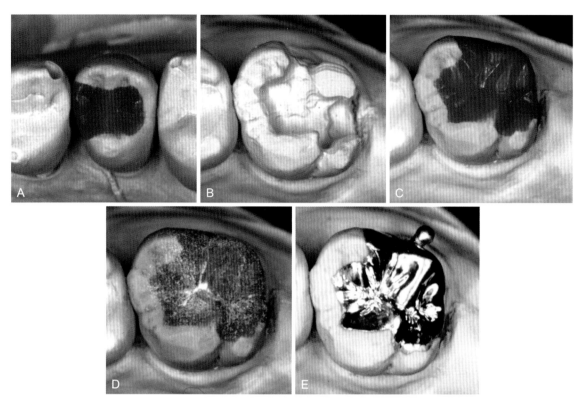

图 18-44 ■ 制作嵌体和高嵌体的蜡型。A. 近中𬌗嵌体蜡型；B~E. 远中 - 𬌗 - 远颊高嵌体蜡型和修复体

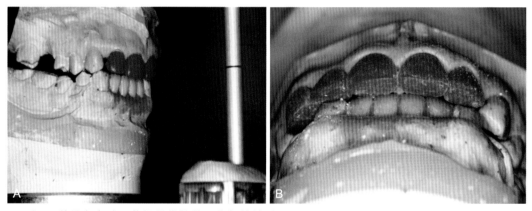

图 18-45 ■ A 和 B. 前导盘有助于获得最佳的前牙修复体外形

在前伸运动中，上下颌切牙均匀接触，但在侧方运动中没有接触。为了达到这目的，上颌切牙的舌侧要做成凹面，并保证其光滑，这样患者的前伸运动就会十分顺畅，并且可以避免出现神经肌肉功能障碍。在最大牙尖交错位上，前牙理想状态上应该不接触，在蜡型上聚酯薄膜应当能被"拖拽"出。下颌切牙和尖牙的舌面是非咬合接触面，其形态要便于进行菌斑控制，不能过凸。

唇面

唇面的外形，特别是近唇和远唇线角，决定了前牙的外观（图 18-47）。如果唇面太过圆凸，会影响菌斑控制，并且由于上唇的力量，会使牙向舌侧倾斜。当制作单颗前牙的蜡型时，应仔细研究邻牙外展隙形态。

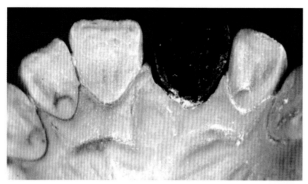

图 18-46 ▪ 制作前牙蜡型舌侧面时，将对侧同名牙作为参考

蜡型回切

如果要添加饰瓷，蜡型最终制作完成以后，要将蜡型回切一定的厚度。通常大约是 1 mm，为金属基底冠上瓷层提供足够的空间（图 18-48）。回切的设计和制作工艺见第 19 章。

连接体蜡型制作

连接体是将固定修复体的各个部分连成一体的部分，应当在精修颈缘前制作连接体蜡型（图 18-49）。不管是选择铸造还是焊接，都要制作连接体的蜡型，这样可以有效控制连接体的大小、位置和外形。连接体的大小对机械性能有重要影响。为了保证修复体的强度，连接体应当尽量大。但是从生物相容性的角度考虑，连接体不能压迫牙龈组织，要高于邻间隙内的软组织顶端至少 1 mm。龈外展隙的形态必须要符合便于菌斑控制的要求。连接体的颈部必须呈光滑的弓形。在美学区域（如前牙固定修复体），连接体要被覆盖在美学饰瓷以下。在制作前牙修复体的连接体蜡型时（图 18-50），会稍稍偏向舌侧。连接体的形态和设计详见第 27 章。

打印蜡型

在口腔工艺学中，添加法制作蜡型正在迅速发展[29]。3D 打印技术有很多的优点，在口腔领域的应用包括利用计算机辅助设计（CAD，图 18-3）来打印蜡型。在许多牙科技工室中，已经开始广泛使用 3D 打印技术来提高工作效率，他们淘汰了滴蜡法，开发了利用 CAD，通过层层添加的方式制作蜡型。有些系统，通过将融化的蜡冷却凝固，来制作蜡型，这种方法与传统方法非常相似。可以通过由光源如氙灯或发光二极管（LED）发出紫外线或可见光照射，引发材料的聚合反应，有些制造商要求波长范围是 13~50 μm[30]。用这种方法制作的蜡型边缘在包埋铸造金属或压铸全瓷修复体前可以进行人工修整（见第 22 章）。在层层打印蜡型时，可以利用源代码或短阵来保证蜡型的稳定性。打印流程完成后，支架材料可以在水浴或油浴中溶解去除，然后可以将蜡型进行包埋（图 18-51）。

切削蜡型

切削蜡型与切削金瓷冠的技术相同[31]。较复杂的切削机器可以在一个特制蜡块上同时切削多个蜡型。在切削前，可以利用计算机辅助设计，在虚拟蜡块中安放蜡型，然后可以在同一蜡块中切削理想数量的蜡型（图 18-52）。

工艺回顾

图 18-53 简要概括了蜡型解剖形态制作的过程。

- 修整代型并涂布润滑剂（图 18-53A）
- 制作初始蜡层，形成蜡型内表面（图 18-53B）
- 制作蜡型邻面，正确定位邻接触区（图 18-53C）
- 制作轴面，避免龈缘处外形过凸（图 18-53D）
- 用加蜡法制作𬌗面，方便确定牙尖的位置和咬合接触形式（图 18-53E）
- 重置颈缘，精修完成（图 18-53F）

总 结

如果按照一定的顺序制作蜡型，即使是缺乏经验的技师，只要足够认真，也可以制作出完美的蜡型。如果经验丰富，可以合并或者修改其中一些步骤，但是不推荐按照"记忆"来制作蜡型。纵使是最富经验的技师也应当复制天然牙的形态，而不是重新设计。

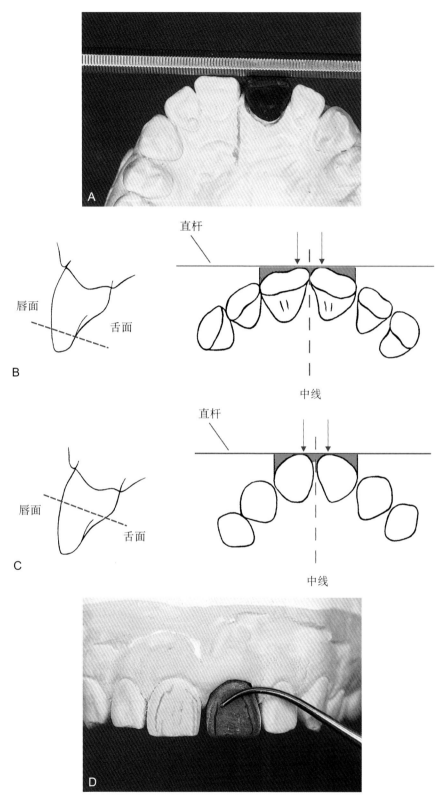

图 18-47 ■ 上、下颌切牙唇侧面蜡型，2 颗中切牙应当沿着中线呈镜像对称。A. 在制作蜡型时，可以将一根直杆放在切缘附近，与腭中线垂直，来检查对称性；B. 直杆与每颗中切牙接触的部位沿中线对称（箭头），如果没有正确接触，则仔细修整蜡型，然后检查直杆与唇面之间的位置关系（蓝色区域）；C. 直杆向远离根尖方向重新放置，并重复这个分析过程，注意不同部位外展隙的形态变化；D. 制作蜡型近远中线角时要洒上粉末，与对侧同名牙线角相一致

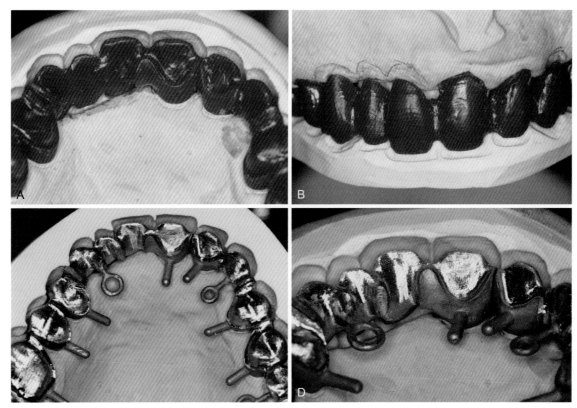

图 18-48 ▪ A~D. 蜡型回切可以为表面饰瓷提供一定的空间（见第 19 章）

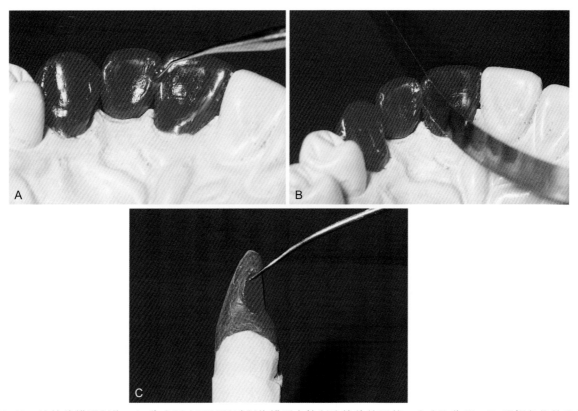

图 18-49 ▪ 连接体蜡型制作。A. 临床医生可以通过制作蜡型来控制连接体的形状、大小和位置；B. 用锯条将其分割；C. 前牙连接体正确的横截面形态

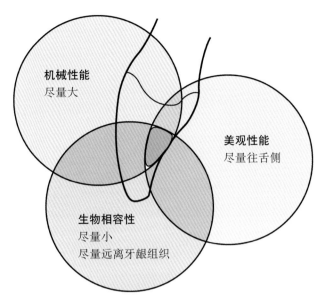

图 18-50 ■ 前牙连接体位置的影响因素。从机械性能方面考虑，连接体应当尽量大，保证其强度；从生物相容性角度考虑，应当尽量靠近切缘；从美观角度考虑，应当尽量靠近舌（腭）侧

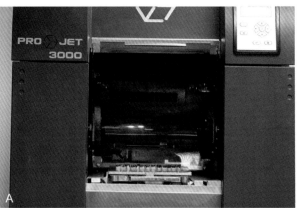
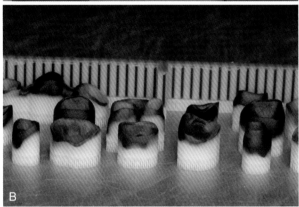

图 18-51 ■ 打印蜡型。A. 蜡型打印机；B. 打印出的蜡型特多。在打印过程中，为了保证其稳定性，蜡型下部要有支架结构，并在包埋前去除（由 Dental Arts Laboratory, Peoria, Illinois 提供）

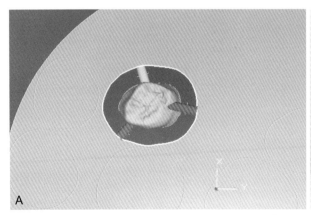
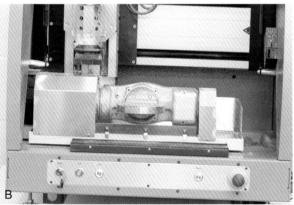

图 18-52 ■ 切削蜡型。A. 全冠计算机辅助蜡型设计（CAD）；B. 特制蜡块放置在切削机内

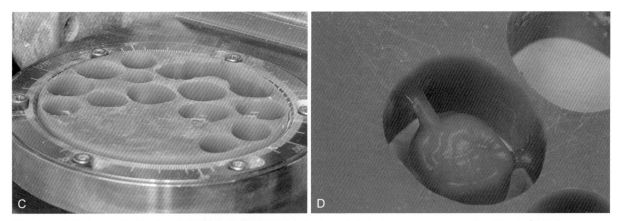

图 18-52（续）▪ C. 蜡块和全冠切削蜡型的特写（D）（由 Dental Arts Laboratory, Peoria, Illinois 提供）

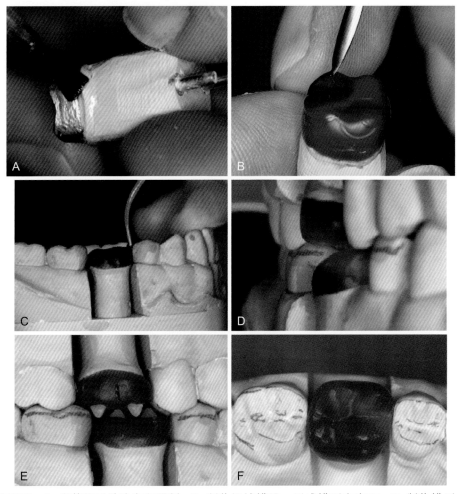

图 18-53 ▪ 工艺回顾。A. 修整代型并涂布润滑剂；B. 制作初始蜡层，形成蜡型内表面；C. 制作蜡型邻面，正确定位邻接触区；D. 制作轴面；E. 加蜡法制作𬌗面；F. 重置颈缘，精修完成

参 考 文 献

[1] Murphy EJ, et al: Investment casting utilizing patterns produced by stereolithography. Washington, D.C., U.S. Patent Office, Publication No. US4844144, July 4, 1989.

[2] Frankfort H: The art and architecture of the ancient Orient, pp 26 ff. Harmondsworth-Middlesex, UK, Penguin Books, 1956.

[3] Black GV: The technical procedures in filling teeth. In Black GV, Black A, eds: Operative dentistry, vol 2.

New York, Medico-Dental Publishing, 1924.

[4] Parkins BJ: The effect of electropolishing on the unprotected margins of gold castings. Thesis, Northwestern University, 1969. (Cited in Cherberg JW, Nicholls JI: Analysis of gold removal by acid etching and electrochemical stripping. J Prosthet Dent 42:638, 1979.)

[5] Fusayama T, et al: Relief of resistance of cement of full cast crowns. J Prosthet Dent 14:95, 1964.

[6] Eames WB, et al: Techniques to improve the seating of castings. J Am Dent Assoc 96:432, 1978.

[7] Byrne G: Influence of finish-line form on crown cementation. Int J Prosthodont 5:137, 1992.

[8] Syu JZ, et al: Influence of finish-line geometry on the fit of crowns. Int J Prosthodont 1:25, 1993.

[9] Campagni WV, et al: Measurement of paint-on die spacers used for casting relief. J Prosthet Dent 47:606, 1982.

[10] Emtiaz S, Goldstein G: Effect of die spacers on precementation space of complete-coverage restorations. Int J Prosthodont 10:131, 1997.

[11] Fukui H, et al: Effectiveness of hardening films on die stone. J Prosthet Dent 44:57, 1980.

[12] Coleman RL: Physical properties of dental materials [U.S. Bureau of Standards research paper 32]. J Res Natl Bur Stand 1:867, 1928.

[13] Council on Dental Materials, Instruments, and Equipment: Revised ANSI/ADA specification No. 4 for inlay wax. J Am Dent Assoc 108:88, 1984.

[14] Kotsiomiti E, McCabe JF: Stability of dental waxes following repeated heatings. J Oral Rehabil 22:135, 1995.

[15] Ito M, et al: Effect of selected physical properties of waxes on investments and casting shrinkage. J Prosthet Dent 75:211, 1996.

[16] Jameson LM, Malone WFP: Crown contours and gingival response. J Prosthet Dent 47:620, 1982.

[17] Burch JG: Ten rules for developing crown contours in restorations. Dent Clin North Am 15:611, 1971.

[18] Burch JG, Miller JB: Evaluating crown contours of a wax pattern. J Prosthet Dent 30:454, 1973.

[19] Stein RS, Kuwata M: A dentist and a dental technologist analyze current ceramo-metal procedures. Dent Clin North Am 21:729, 1977.

[20] Perel ML: Axial crown contours. J Prosthet Dent 25:642, 1971.

[21] Löe H, et al: Experimental gingivitis in man. J Periodontol 36:177, 1965.

[22] Wheeler RC: Complete crown form and the periodontium. J Prosthet Dent 11:722, 1961.

[23] Herlands RE, et al: Forms, contours, and extensions of full coverage restorations in occlusal reconstruction. Dent Clin North Am 6:147, 1962.

[24] Payne EV: Functional occlusal wax-up. In Eissmann HF, et al, eds: Dental laboratory procedures, vol 2: Fixed partial dentures. St. Louis, Mosby, 1980.

[25] Lundeen HC: Introduction to occlusal anatomy. Lexington, University of Kentucky Press, 1969.

[26] Thomas PK: Syllabus on full-mouth waxing technique for rehabilitation. San Diego, Calif., Instant Printing Service, 1967.

[27] Shillingburg HT, et al: Guide to occlusal waxing, 2nd ed. Chicago, Quintessence Publishing, 1984.

[28] Jacobs MS, Windeler AS: An investigation of dental luting cement solubility as a function of the marginal gap. J Prosthet Dent 65:436, 1991.

[29] van Noort R: The future of dental devices is digital. Dent Mater 28:3, 2012.

[30] Dehue R: Dental 3D printing products, Accessed September 23, 2014, at http://3dprinting.com/products/dental/dental-3d-printing-products/.

[31] Kopelman A, Taub E: Method for CNC milling a wax model of a dental prosthesis or coping. Washington, D.C., U.S. Patent Office, Publication No. US7383094 B2, June 3, 2008.

[32] Monson GS: Occlusion as applied to crown and bridgework. J Natl Dent Assoc 7:399, 1920.

[33] Monson GS: Some important factors which influence occlusion. J Natl Dent Assoc 9:498, 1922.

[34] Spee FG: Die Verschiebrangsbahn des Unterkiefers am Schadell. Arch Anat Physiol (Leipz) 16:285, 1890.

[35] Wilson GH: A manual of dental prosthetics, pp 22-37. Philadelphia, Lea & Febiger, 1911.

思考题

1. 讨论并解释可以使粘固间隙减小或增大的方法，理想的粘固剂间隙是多大？
2. 嵌体铸造蜡的主要组成是什么？什么是蜡的"记忆"，它是怎样影响整个工艺流程的？
3. 下颌第一磨牙蜡型制作的步骤是什么？
4. 检查蜡型密合性及形态的最佳方法是什么？
5. 讨论牙弓内后牙邻面接触区的位置是如何随牙的功能性位置改变的。
6. 尖－边缘嵴咬合和尖－窝咬合这两种咬合接触形式有何不同？是如何选择的？是否其中一个更具优势？如果有，是什么优点？
7. Wilson 曲线和 Spee 曲线的定义是什么？它们对咬合的重要之处如何体现？
8. 在制作固定义齿时为何要将连接体蜡型的制作单独分开？

第 19 章

金属烤瓷修复体的支架设计
和金属选择

美学是口腔修复治疗中至关重要的一个部分。所有患者都希望拥有迷人的微笑。因而牙医需要仔细检查牙齿的颜色、形状、表面质地以及比例。由于前牙以及上颌的部分后牙经常可以被看见，牙医需要格外关注前牙的美学细节。

牙色修复材料已经从过去的可溶性硅酸盐水门汀发展到今天的复合树脂材料和树脂改良性的玻璃离子水门汀材料。目前，金瓷修复体尽管还存在一些美学方面的不足，但仍被患者广泛接受，是最为常用和可靠的冠外修复形式。金瓷修复体结合了铸造基底冠良好的密合性与陶瓷优秀的美学性能。由于饰瓷与金属基底冠为化学结合，所以与树脂饰面冠相比，金瓷修复体不容易受到变色问题的影响，且只要遵循规范的临床和技工操作流程，就能保证较长的使用寿命[1, 2]。此外，牙科陶瓷的材料性能使其在功能负荷时比树脂材料更能承受磨损。

将脆性材料与弹性材料相结合以获得更理想的物理性能，这一概念已经应用于许多工业方面。牙科陶瓷（从化学角度来说是玻璃）可以抵抗压力载荷但难以抵抗拉力负荷。因此，金属基底结构的设计必须使陶瓷承受的拉伸应力最小化。

为了避免断裂，陶瓷饰面的厚度不能超过2mm；然而，1mm厚度是保证美观上令人满意的修复体所需的最小厚度。

𬌗面为陶瓷材料的修复体必须经过精心的设计。尽管金瓷修复体美学性能很受欢迎，但其也有缺点，特别是对对颌牙釉质的磨损方面[3]。理想情况下，美学修复体对釉质的磨损速率应当与釉质的代谢速率大致相同（大约每年10μm[4]）。此外，修复体不应当使对颌牙釉质的表面磨损率加重。比起其他修复材料（例如，金或银汞[5-9]），牙科陶瓷对牙釉质的磨损更为严重，并且会导致严重的咬合磨损，特别是当陶瓷没有进行上釉或高度抛光处理时（图 19-1）[10]。只要设计金瓷修复体时就应当考虑到这一点[11]，并且牙医和技师应该认识到，尽管磨损程度可能与陶瓷材料的组成相关，但是选择较低熔点的陶瓷（有时被制造商标记为低磨损陶瓷）不一定意味着对对颌牙釉质的磨损就会减轻[12]。改善后牙最重要的一点就是减少磨耗[13]。此外，陶瓷𬌗面的修复体其强度较低[14]，并且牙科陶瓷材料难以获得正确的解剖𬌗面形态与较锐的牙尖。

一些技师可能尝试将模型浸入熔融的蜡中，以使得金属基底冠的厚度均匀一致。之后再修掉多余的蜡，添加牙龈处的金属颈圈，给蜡型安装铸道，进行包埋和铸造。在金属基底冠制作完成后，添加陶瓷饰面。但这种技术几乎总会导致瓷层厚度不均，陶瓷由于缺乏足够的支持，其折裂的可能性也会增加（图 19-2）。由于修复体最终的颜色取决于瓷层的厚度，故而如果不能很好地控制瓷层的厚度，修复体的外观也会受到影响[15]。所以为了制作成功的修复体，必须对金属基底冠进行仔细的设计和成形。

先决条件

固定修复体（FDP）的支架设计应在制定治疗计划的阶段（见第 3 章）就予以考虑，在诊断性牙体制备和制作蜡型的阶段进行评估，尤其在更为复杂的治疗中更应如此。金瓷冠或金瓷固定桥适当的基底冠形态的获得，其常规方法是将修复体蜡型制作为最终解剖形态，然后对蜡型进行回切，预留足够的饰瓷空间。这种方法制作的金瓷修复体，其瓷层厚均一，金瓷界面合适，连接体设计良好，且咬合接触最优化。

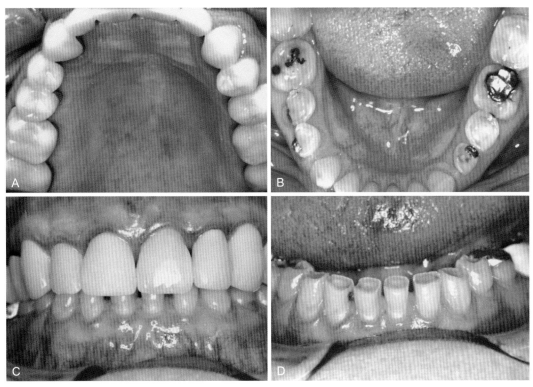

图 19-1 ■ A~D. 与金瓷修复体相关的破坏性的釉质磨损（由 Dr. M.T. Padilla 提供）

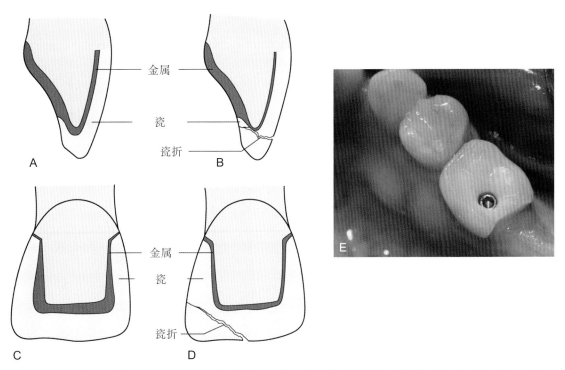

图 19-2 ■ 金瓷修复体的截面图。A 和 C. 理想的瓷层厚度是由制作全解剖外形的蜡型和回切保证的；B 和 D. 不正确的支架设计会造成切端瓷支持力不足，导致崩瓷；E. 氧化锆全瓷基底冠，因支持力不足造成长石质陶瓷崩裂

将蜡型制作为最终的解剖形态

主要目的是制作基底冠使其能够支持厚度相对较为均一的瓷层。同样的,如果修复体作为固定桥的固位体,其设计必须使得连接体的形态和位置合理。此外,修复体的形态必须符合所修复牙齿的常规解剖形态。金瓷界面的瓷层厚度至少应为 0.5mm。基底冠的形态必须边界清晰,这样瓷层才不至于过厚(图 19-3)。在金属和相邻的瓷层之间不能有突然的轮廓变化,并且最终修复体必须呈现出最佳的轮廓形态(见第 18 章)。

满足这些标准,且失败次数最少的最有效方法是将修复体的蜡型制作为最终的解剖形态(图 19-4)。一旦完成了这一步,可以划定要上饰瓷的区域,并去除均匀厚度的蜡。如果不遵循这种技术,则几乎可以肯定无法完成一个或多个目标,并且基底冠的轮廓无法与最佳的陶瓷结构相和谐(图 19-5)。

咬合分析

所有金瓷修复体的正中咬合止点应当位于瓷或金属上。然而,止点必须距离金瓷结合处至少 1.5mm [16],以防止金属变形引发的瓷层折裂(图 19-6)。需要小心的是,应当使得金瓷界面的滑动接触最小化。当无法完成这一点时,必须对金属基底冠进行修改,使得瓷层在功能接触区能够获得良好的支持。

对颌的修复体会对基底冠的设计产生影响。因为陶瓷修复体与铸造冠的滑动接触会对金属产生磨损,所以必要时必须修改基底冠的设计。当下颌为铸造金属全冠时设计难度较小。上颌可以设计为金属殆面的修复体,仅在颊面进行烤瓷(图 19-7)。

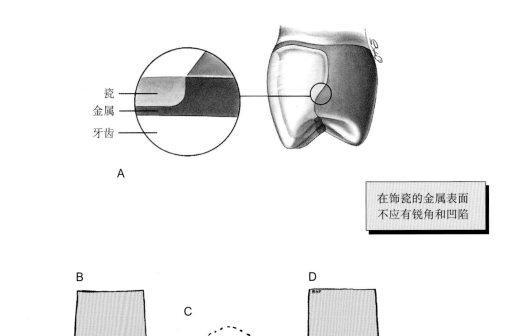

瓷
金属
牙齿

A

在饰瓷的金属表面
不应有锐角和凹陷

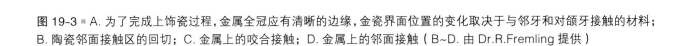

B　　　C　　　D

1 mm

图 19-3 ▪ A. 为了完成上饰瓷过程,金属全冠应有清晰的边缘,金瓷界面位置的变化取决于与邻牙和对颌牙接触的材料; B. 陶瓷邻面接触区的回切;C. 金属上的咬合接触;D. 金属上的邻面接触(B~D. 由 Dr.R.Fremling 提供)

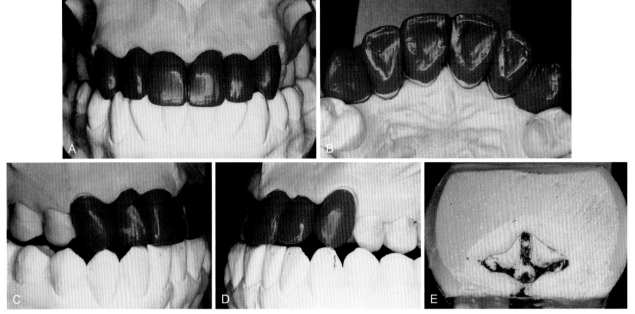

图 19-4 ▪ A 和 B. 前牙金瓷修复体的蜡型制作；C. 右侧方𬗋；D. 左侧方𬗋；E. 前导由诊断蜡型制作的个性化部导盘确定

然而，当上颌磨牙上已经存在金属全冠时，如果要避免金属 – 陶瓷的接触，则会限制下颌金 – 瓷修复体的设计（图 19-8）。在这种情况下，颊侧饰瓷无法在包含了颊侧牙尖和相关的正中咬合止点的同时，又不接触对颌的修复体。这时铸造金属全冠通常是更为保守的选择，因为大多数患者下颌后牙颊面不会暴露出来。在其他的情况下，特别是对于下颌第一前磨牙，表面饰瓷是美学上所必须的，对颌修复体的设计应该允许其表面饰瓷（图 19-9）。

回切

将蜡型制作为解剖形态的标准已经在第 18 章讨论过了。本章节着重讲解回切饰瓷部分。

设备

- 本生灯
- 嵌体蜡
- 布
- 锋利的铅笔
- 代型蜡分离剂
- 粉状蜡
- 蜡型工具
- 尼龙管和丝绸布
- 回切工具
- 手术刀
- 盘状雕刻刀
- 蜡锯
- 蜡型刷

详细步骤
对回切进行设计

饰瓷在邻面应当有足够的伸展，特别是在修复体的颈 1/2 处，以避免金属的暴露。只要有可能，功能𬗋面都应该设计为金属，因为这样更容易获得精确的咬合（图 19-10）。然而，美学方面的要求可能需要延伸瓷饰面（例如，在下颌颊尖的近中斜面上）。修复体的饰瓷范围主要由正中咬合止点的位置所决定。

1. 金 – 瓷结合处不可放置在邻面：牙菌斑的堆积可能会导致邻牙的龋坏。通常为了良好的外观，且便于清洁，邻面接触区设计为陶瓷材料。然而一些后牙，其邻接区域不容易看到，设计可以更为保守，邻面接触区完全设计为金属（图 19-3D）。

2. 一旦确定了回切的范围，使用尖锐的工具（例如，探针或手术刀）来标记金 – 瓷界面的交界线。

3. 在蜡型上撒上粉状蜡，然后上𬗋架以确定正中咬合接触点的位置。

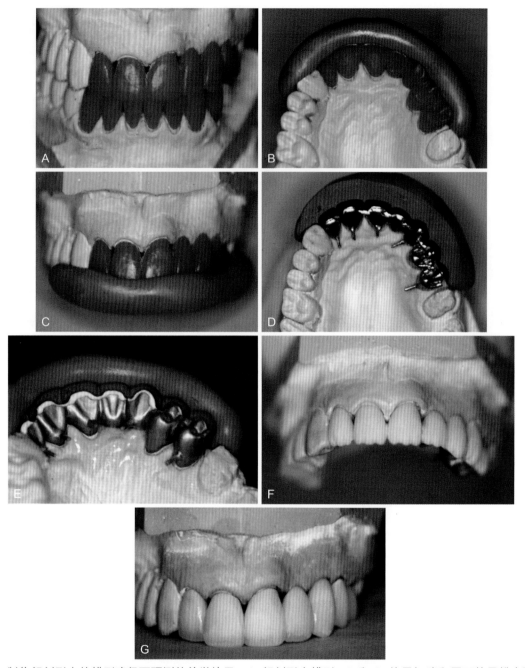

图 19-5 ■ 制作解剖形态的蜡型确保可预测的美学效果。A. 解剖形态蜡型；B 和 C. 使用切端和唇面的导模来验证回切是否均匀；D. 铸造基底冠；E. 在上瓷过程中再次使用切端导模；F. 上瓷；G. 形态完成后，修复体进行切面评估（由 Dr. M. Chen 提供）

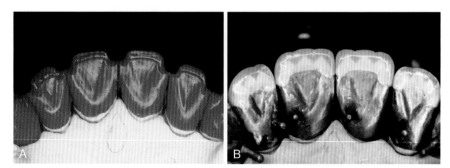

图 19-6 ■ A。必须仔细放置金 - 瓷结合区，以防止咬合接触区附近的应力集中；B. 制作解剖形态的蜡型，确保瓷与金属的平滑过渡

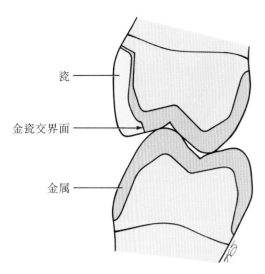

图 19-7 ■ 金 - 瓷修复体，设计的瓷应不与一个已存在的金冠修复体相对。在上颌牙弓很少出现问题，因为接触的舌尖不太明显

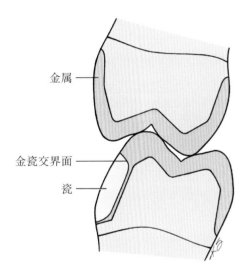

图 19-8 ■ 在下颌牙弓，功能尖可见，为避免其与对颌金属冠接触，只能在颊侧烤瓷。在这种情况下，必须确定患者是否接受美学与功能的妥协

4. 检查整个设计，确定金 - 瓷结合处距离邻接区足够远（1.5 mm），以防止金属变形和陶瓷的折裂。

在蜡型上做引导沟

如同在基牙上制作引导沟来标记牙体预备时的备牙量一样，可以使用引导沟（槽）来标记饰面上需要去除的蜡量，使其标准化。

5. 用切割盘改造旧的或损坏的手动器械，作为回切工具（图 19-11）*。切割刃应该类似于直角凿的尖端。距离切割刃 1 mm 处

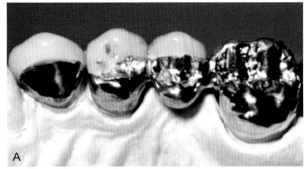

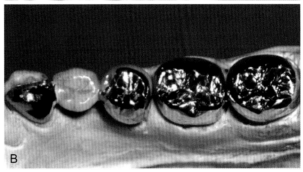

图 19-9 ■ A 和 B. 相对的修复体必须仔细设计，使得接触面是同一种材料（例如，金属对金属、陶瓷对陶瓷）

应该有一个平台止点。

6. 在回切区域的外围垂直于蜡型表面做深标记沟。根据回切范围的大小，制作一个或多个垂直或水平标记沟。

7. 用手术刀或其他雕刻工具去除标记沟之间的蜡（图 19-12A~E）。

完成

8. 一旦完成了大部分的回切，使蜡表面的饰瓷区域变光滑。这样可以确保圆钝的设计，并且可以减少金属基底冠的修整时间。饰瓷表面的锐角会造成应力集中，这可能导致修复体折裂[17]。使蜡表面平滑比金属表面平滑要容易，尽管这在开始时总是不被理解。

9. 将金 - 瓷交界面完善为 90°对接（图 19-12F~J）。对边缘进行软熔处理的方法基本上与传统蜡型的方法一致（见第 18 章）。

10. 在包埋之前重新制作颈圈（在软熔处理时被去除了）。使其稍厚（约 0.5 mm）以确保在整个铸造过程中不变形（图 19-

---

*一种合适的仪器，来自 Hu-Friedy Manufacturing Co., Inc, Chicago, Illinois。

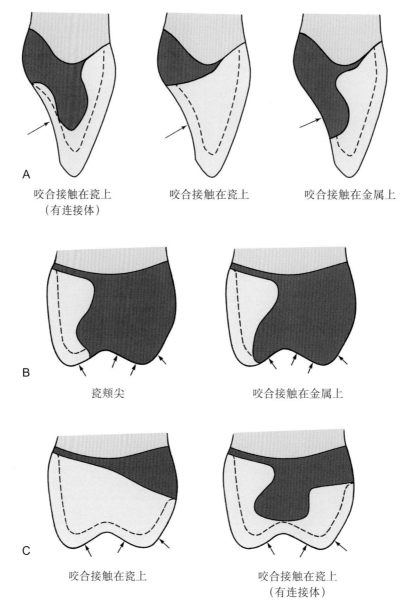

图19-10 一上颌切牙（A）和一上颌后牙（B）的支架设计。应设计回切，使得咬合接触（箭头所示）区离开金瓷结合处1.5 mm；C.陶瓷𬌗面的支架设计

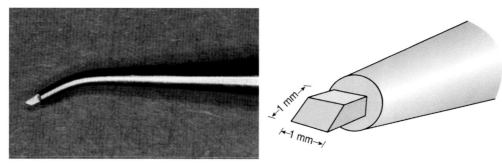

图19-11 ■ 将损坏的手动器械改成回切工具

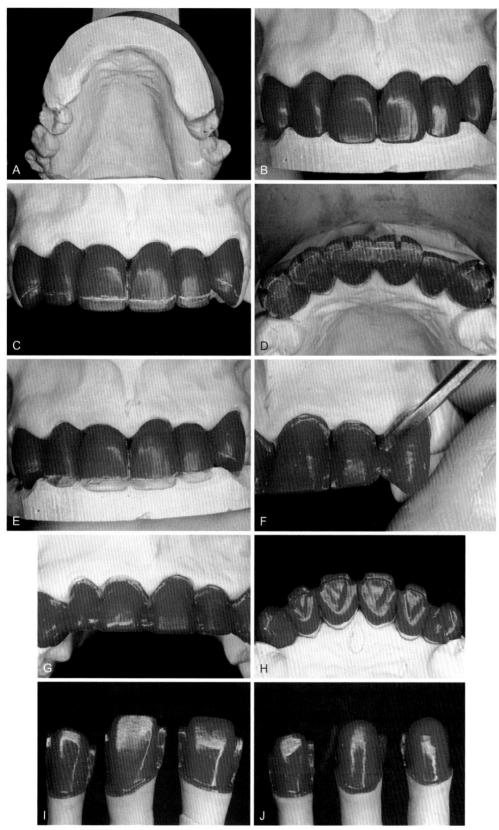

图 19-12 ◾ 回切步骤。A 和 B. 对多个修复体来说，制作导模来辅助评估回切和随后上瓷；C. 细致地标记切端轮廓很重要；D. 需要上筛瓷处预备定深沟；E. 去除定深沟间的蜡；F. 金瓷结合处被雕刻成清晰的对接；G. 注意仔细塑形邻面轮廓，这些单位将来有焊接连接；H. 完成的回切；I 和 J. 边缘软熔之前的蜡型

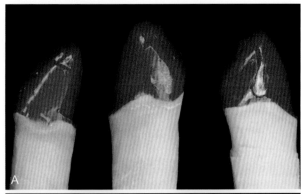

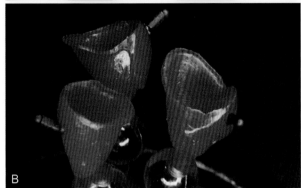

图 19-13 ■ A. 边缘蜡回流成型，这确保了蜡型在邻面边缘区域最佳适合性；B. 包埋前的蜡型

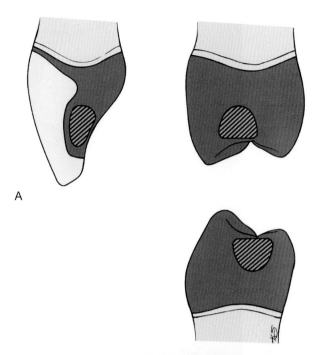

13）。在制作陶瓷唇侧边缘的蜡型时（见第24章），一些技师更喜欢在蜡型上制作出颈圈，之后对金属进行切割；还有一些技师将蜡型制备为没有颈圈的形态，但应注意避免脆弱的蜡型发生变形。

连接体设计

11. 第 18 章和第 27 章描述了在蜡型中制作连接体的方法。外形合适、抛光良好的连接体是非常重要的。如果计划在烤瓷之前或之后进行焊接，则使用精密的蜡锯将蜡型切割分离。

12. 如果只有唇面需要饰瓷，则连接体的制作与传统修复体相同。如果饰瓷涉及切缘或𬌗面，要注意避免将连接体放置得过于靠近颈缘（常见错误），因为这样不便于口腔卫生的维护（图 19-14）。

桥体

13. 因为上釉且真空烧结过的陶瓷容易保持清洁，所以桥体的组织接触面应当包含在饰瓷范围内（图 19-15）。

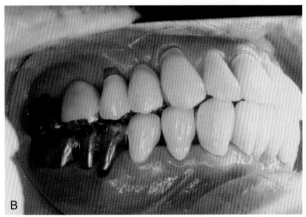

图 19-14 ■ A 和 B. 连接体应放于不影响口腔卫生控制的区域

14. 为了提高蜡型的操作性和稳定性，请务必最后对该区域进行回切（见第 20 章）。

评估

在包埋阶段之前，应满足以下标准：

1. 确认蜡型符合标准解剖形态。正中咬合止点应位于金－瓷结合处外至少 1.5 mm 处。

2. 饰瓷和金属基底冠之间的角度应为 90°。

3. 饰瓷区域的内表面应当光滑圆缓。

4. 颈缘处至少应有 0.5 mm 的蜡，连接体处也如此，但是不可以侵入邻间隙的软组织中。

5. 蜡型应该光滑，从而使得金属的完成工作最小化。

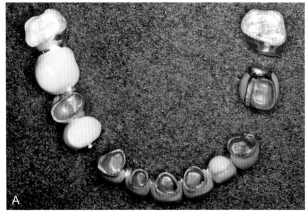

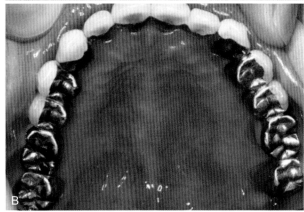

图 19-15 ■ A 和 B. 该长桥的桥体组织接触已放在瓷上

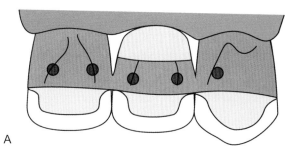

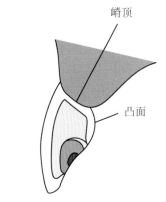

图 19-16 ■ 改良盖嵴式的侧切牙桥体的回切设计。A. 回切的舌侧观。该设计提供了统一的瓷层厚度，在咬合终止点（红色区域）和金瓷交界面预留了足够的距离，形成了便于抛光和清洁的颈部外展隙；B. 桥体的唇舌侧观。注意：瓷的组织接触区，金瓷结合交界区和连接体的关系（蓝色区域）咬合接触区的位置（红色区域）

打印的基底冠模型

　　许多牙科实验室现在用 3D 打印技术生成金瓷修复体的塑料模型（见第 18 章）[18]。这个过程有点类似于用 3D 打印机制作日常用品。技术人员使用特殊的计算机软件来生成框架设计的文件，并通过立体光刻工艺完成模型的制作（见第 17 章）。这种技术的优点是瓷层的空间及其适当的支撑可以精确地设计到框架中。牙科学生更喜欢 CAD ／ CAM 过程[19]。其过程如图 19-16 所示。

金属的选择

William A. Brantley • Leon W. Laub（第 1、2、3 版）• Carl J. Drago（第 4 版）

　　临床医生和牙科技师在金瓷修复体合金的选择方面可能面临着一系列的迷惑。贵金属和贱金属铸造合金都是可用的，并且这两个大组中又有许多不同种类的合金。每种合金都有优点和缺点，以及显著的成本差异。成功的临床实践应当根据不同患

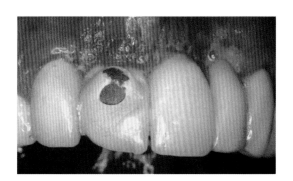

图 19-17 ■ 由于选择不合适材料导致的崩瓷

者的需求，选择疗效较为可靠的、相容的金 - 瓷组合。选择不当可能会导致糟糕的后果（图 19-17）。为了更好地理解铸造合金的不同性质，接下来讨论这些性质的含义和临床相关性。

烤瓷合金机械及物理特性的牙科含义

　　跟临床有关的最主要的机械特性包括弹性的模量（弹性模量）、屈服强度（或比例极限）、硬度以及高温时的蠕变或形变。此外，还应该了解极限拉伸强度（UTS）、延展性和韧性。尽管这些性质

与金瓷修复体的相关性较小。除了硬度（以及温度上升时产生的蠕变或形变）之外，所有这些机械性能的测定，均是在室温下进行拉伸试验测量铸造合金试件断裂时的负荷来获得。热收缩这一物理特性在选择与瓷材料相匹配的合金时是至关重要的。从实际角度来看，无论在合金选择的经济方面，还是牙科技工的铸造过程方面，密度都是很重要的。

弹性模量

图 19-18 展示了延展性较好的铸造合金在断裂之前经历的永久形变的拉伸应力结果图。该图由两部分组成：①线性或弹性区域，该区域位于比例界限之内，其中应力与应变成比例，以及②随后的与塑性或永久变形（当试件断裂时终止）相对应的弯曲区域。弹性模量（也称为杨氏模量）指的是弹性区域中的应力－应变曲线的斜率。弹性模量与修复体弯曲时所发生的压力形变及拉力形变的数值相同，其中在中性轴（对称横截面的中心线）的对侧区域则经历相反方向的形变。弹性模量较高的合金具有更大的强度或对抗弹性变形的硬度。制作长跨度的 FDP 时，优先选取弹性模量相对较高的合金以减少负荷下的弯曲形变，因为合金的过度弯曲

会导致脆性瓷层的断裂（图 19-19）。弹性模量表示为应力／应变的比值，牙科合金的单位为千兆帕（$1\,GPa=10^9\,Pa=145\,000$ 磅每平方英寸 [psi]），$1\,Pa=1\,N/m^2$ 的单位在用于描述材料的弹性模量时太小了。

比例极限和屈服强度

在标准测试实验中，研究人员在应力－应变曲线上设置直线（或用计算机软件执行该操作）并记下曲线最初偏离直线的值，来确定合金的比例极限。通常认为比例极限与弹性极限同义，弹性极限对应的是发生永久形变时的应力值。然而，弹性极限的值受应变测量装置灵敏度的影响很大。此外，应力

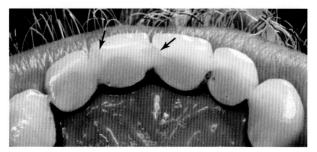

图 19-19 ■ 长跨度固定桥基底冠的挠曲导致的崩瓷（箭头所示）

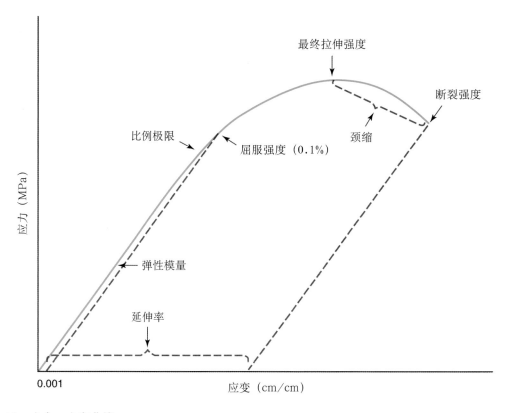

图 19-18 ■ 应力－应变曲线

- 应变曲线上的比例极限的精确位置某种程度上也有问题。因此，屈服强度（有时也称为残余形变屈服强度）相当于产生非常小的指定量的永久形变，例如 0.1% 或 0.2%（分别为 0.001 或 0.002 的永久应变）时施加的应力值。目前用于口腔修复的牙科合金的标准（ISO 22674）中[20]，使用术语弹限强度（通常称为弹限应力）来代替屈服强度。表 19-1 介绍了本章涉及的两类合金的标准信息。屈服强度的单位为兆帕：$1 MPa=10^6 Pa=145 psi$。如图 19-18 所示，研究者通过构造一条平行于应力 - 应变曲线的初始直线部分的线来计算屈服强度，从水平应变轴上的指定偏移值开始，然后注意该点与曲线的弯曲部分的交点。这意味着对于指定的合金来说，0.2% 的屈服强度会显著高于 0.1% 的屈服强度，这取决于加工硬化的速率（应力 - 应变曲线的弯曲部分的斜率）。ISO 22674 规定，制造商应当为牙科合金提供 0.2% 的屈服强度值[20]。屈服强度通常被称为牙科合金的有用强度，因为咬合力所产生的应力不应超过会导致合金产生永久形变的屈服强度。尽管足够高的屈服强度对于陶瓷合金来说是必要的，但是过高的屈服强度会给铸件的技工室调磨带来困难。

硬度

牙科合金的维氏硬度值（VHN）通常通过对称的金刚石锥形硬度计压头测定。VHN 是压痕负荷和永久性压痕面积的商，永久性压痕面积的计算是用平均对角线长度的平方乘以与硬度计压头相关的常数获得[21]。Knoop 硬度值（KHN），采用具有长轴和短轴的硬度计压头测定，有时被报道用于描述牙科合金。对于 KHN，仅测量压痕较长的对角线长度，并且用压痕负荷除以未恢复的压痕面积计算获得，因为去除压痕负荷之后的弹性恢复通常是沿着较短的对角线进行的[21]。具有较小压痕

的较硬的合金具有较高的 VHN 和 KHN。硬度测试的两种不同方法的转换标度在使用时应当小心谨慎，因为这种转换是与合金本身相关的。与较早的使用更大的压痕来测量宏观硬度的布氏和洛氏试验相比，VHN 和 KHN 都是显微硬度的测量。测量合金的 VHN 时，对微观结构的理解是至关重要的。对牙科合金使用 1 kgf（49 N）的大压痕负荷可以提供关于合金微观结构总硬度的信息，而轻压痕负荷（例如 0.5N）可用于获取单个颗粒、成分或相的硬度信息。尽管硬度值不包括在 ISO 22674 标准[20]中，但硬度是重要的物理特性，因为在技工室对铸造完成的铸件进行调磨时，过高的硬度值会导致调磨的困难。合金的 VHN 或 KHN 值超过牙釉质时（大约 350），会导致对颌牙齿的磨损。

温度升高导致的蠕变及形变

在烤瓷的循环烧结期间，铸件由于温度的升高而经历尺寸变化。这些变化通常有多种原因，例如不同冶金机制的合金的体积蠕变，铸造过程中释放残余应力所导致的合金的变形，以及合金的氧化。除了形成外部氧化物层之外，高钯和其他经历内部（体积和晶界）氧化及氧化物沉淀颗粒形成的合金可能氧化程度更高。测量合金在烤瓷期间发生的尺寸变化是乏味的，但还是应当关注某些合金制备的铸件的临床适合性。然而，在大多数情况下，有经验的牙科技工中心应该能够改善技术并获得成功的结果。

极限抗拉强度

UTS（也称为拉伸强度或简单称为强度）是应力 - 应变曲线上的最大点（图 19-18），表示合金不发生断裂时所能施加的应力的最大值。UTS的测量单位是兆帕斯卡。铸造合金的拉伸试验需要观察两种类型的应力 - 应变曲线。在极限抗拉强度

表 19-1 ISO 2267：2006[20] 标准相关部分合金的分类

合金类型	0.2% 屈服强度（MPa）	延展率（%）	用途
III	270	5	多单位固定修复体
V	360	2	烤瓷基底冠
			长跨度固定修复体
			种植上部结构
			横断面的固定修复

和断裂强度之间，高延展性合金的试件中心区域经历了大量的缩窄。在瞬时截面区域施加的增加真应力负荷实际上随着永久应变的增加而减小（图 19-18）。其他延展性相对有限的合金经历更少的缩窄，并且应力在屈服强度之后持续增加直到在 UTS 时发生断裂。UTS 对陶瓷合金具有最小的实际重要性，因为修复体在临床条件下不会发生相应的永久形变。尽管如此，由于应变测量仪不需要连接试件而容易测得，故而制造商经常引用 UTS 这一性质。

延展率

对于金属，延展率指承受永久拉伸形变的能力，它测定在加载至试件断裂时有两种方法：以伸长率百分比来测定或以面积的减小来测定。对于牙科合金铸件，将断裂试件的两个部分拼回到一起之后，计算起始标距长度的永久伸长的百分比来测定延展率。采用这种方法测量延展率，是由于铸件通常在斜面上发生断裂，该斜面的位置由孔隙率决定，且断裂表面无法获得精细区域来用于测量面积的减少。将两个断裂部分精确对准以及精确定位原始标距长度是很困难的；因此，尽管引用中的延展率数值精确到 0.1%，但其精确率很难接近 1%。原则上，如果将分离式的延伸仪连接到试件上，则可以在应力－应变试验的同时计算伸长比率（通常称为伸长率）。然而，口腔材料实验室中很少有这种延伸仪。图 19-18 对应力－应变曲线中更为重要的弹性范围进行了放大，因为对于目前用于饰瓷的铸造合金来说，伸长百分比的值通常超过 10%（表 19-2）。表 19-2 中列出的一些合金的应力－应变图，这是具有启发性的，因为它们清晰地表明永久变形的区域在应变轴上比在弹性变形的区域中更为广泛。Asgar 及其同事的经典文章中提供了具有高延展率的合金的应力－应变曲线的良好例子[22]。在考虑铸造修复体的调磨容易性时，操作人员必须记住屈服强度及延展率都应考虑在内[23]。具有高屈服强度的合金不能用手抛光，即使它们具有高的延展率。

韧性

韧性，即应力－应变曲线下的总面积，历史上被认为是铸造合金的重要性质。然而，随着更多关注不超过屈服强度的应力，该性能不再受到同样的关注。韧性表示使每单位体积合金断裂所需的能量，单位表示为应力 × 应变或兆帕。对于操作性不难且具有良好延展性的合金，韧性近似等于 UTS×伸长率。从应力－应变曲线确定韧性较为困难，因而制造商不报告此性质。

热膨胀／收缩

热膨胀的线性系数对于需要融附牙科陶瓷的合金来说是一个关键的性质。这些系数应当与陶瓷的玻璃化转变温度（在 500～700℃之间，取决于冷却速率和特定产物[24-26]）严格匹配，低于其玻璃化转变温度约 $0.5×10^{-6}$／℃内，在该温度下陶瓷不再发生黏性流动而释放热不相容应力。通常认为热收缩系数（α）与热膨胀系数相同，对于金属应稍高，使得陶瓷在室温下处于有利的残余压缩应力的状态。α 的值通常在金属为 $13.5×10^{-6}$～$14.5×10^{-6}$／℃，对于陶瓷为 $13.0×10^{-6}$～$14.0×10^{-6}$／℃，并且 α 与瓷的加热／冷却速率有一定相关性[27]。

密度

密度是质量与体积的比；特定重力是物质的密度与水的密度的比率。重要类型的贵金属和贱金属铸造合金的密度在表 19-2 中列举。高金含量的合金例如钯基合金其密度比低金含量的合金例如贱金属铸造合金高得多。这是因为金的密度（$19.3g/cm^3$）比钯（$12.0g/cm^3$）、镍（$8.9g/cm^3$）和钴（$8.8g/cm^3$）高得多。这些密度差异会导致两个结果。首先，对于相同尺寸和形态的铸造修复体来说，较低密度合金需要质量较少的金属；在考虑单位金属成本差异及密度差异时，用于修复的金属成本的差异可能很显著。第二，铸造密度较低的金属时，弹簧在离心铸造机上的附加缠绕对于获得所需的铸造压力是必要的。

可用的合金系统

牙科铸造合金的命名通常会造成困惑。根据耐腐蚀机制对贵金属和贱金属铸造合金进行分类是首选的分类方法。金基和钯基贵金属铸造合金具有耐腐蚀性，因为金原子和钯原子的固有性质使其在室温下不会形成稳定的氧化物。相反，传统的贱金属铸造合金——其中镍和钴是主要元素并且具有铬元素以提供耐腐蚀性——会迅速氧化形成氧化铬表层以阻止氧扩散，同时防止底层金属的腐蚀（钝化）。钛和钛合金也会快速氧化，并且薄层的氧化钛表层会提供耐腐蚀性。

表 19-2　烤瓷合金

特性	高贵金属 金-铂-钯 (Au-Pt-Pd) JELENKO O (JELENKO/ARGEN)	IMAGE 2 (DENTSPLY)	Y (IVOCLAR VIVADENT)	ARGEDENT Y86 (ARGEN)	金-钯-银 (Au-Pd-Ag) CAMEO (JELENKO/ARGEN)	VERITAS (DENTSPLY)	W-2 (IVOCLAR VIVADENT)	ARGEDENT 52 (ARGEN)	金-钯 (Au-Pd) OLYMPIA (JELENKO/ARGEN)	ECLIPSE (DENTSPLY)	W-3 (IVOCLAR VIVADENT)	ARGEDENT 65SF (ARGEN)
化学组成 (质量 %)	Au: 87.4 Pt: 4.5 Pd: 5.9 Ag: 1 Sn, In, Ir, Fe: <1	Au: 84.5 Pt: 6.9 Pd: 5.0 Ag: 1.0 Other: In, Fe, Zn, Re	Au: 84.0 Pt: 7.1 Pd: 5.7 Ag: 1.5 Sn, In, Re, Fe, Li: <1	Au: 86 Pt: 10 Pd: 1.9 In: 2 Ir: <1	Au: 52.5 Pd: 26.9 Ag: 16 In: 2.5 Sn: 2 Ru: <1	Au: 40.0 Pd: 45.0 Ag: 4.9 Other: Sn, Zn, In, Re	Au: 44.8 Pd: 40.5 Ag: 5.9 In: 3.3 Sn: 2.2 Ga: 1.8 Ru, Re, Al, Si, B, Ni, Li: <1	Au: 52.5 Pd: 26.9 Ag: 16 In: 2.5 Sn: 2 Ru: <1	Au: 51.5 Pd: 38.4 In: 8.5 Ga: 1.5 Ru: <1	Au: 52.0 Pd: 37.5 Other: Zn, Sn, In, Re	Au: 48.7 Pd: 39.6 In: 10.6 Sn, Ga, Ru, Re, B, Li: <1	Au: 65 Pd: 26 In: 8.7 Ga, Ru: <1
屈服强度 (MPa)	401 (S) 448 (H)	671 (AF)	435 (AF)	405 (S) 469 (H)	540 (S) 586 (H)	425 (AF)	540 (AF)	540 (S) 586 (H)	550 (S)	575 (AF)	495 (AF)	550 (S)
弹性模量 (GPa)	97	—	81	76	118	—	113	118	124	—	128	121
拉伸强度 (MPa)	438 (S) 490 (H)	—	—	475 (S) 530 (H)	642 (S) 690 (H)	—	—	642 (S) 690 (H)	790 (S)	—	—	690 (S)
延伸率 (%)	9 (S) 5 (H)	7 (AF)	10 (AF)	12 (S) 9 (H)	12 (S) 10 (H)	40 (AF)	20 (AF)	12 (S) 10 (H)	30 (S)	23 (AF)	17 (AF)	15 (S)
维氏硬度 (VHN)	150 (AF) 185 (H)	230 (AF)	170 (AF)	160 (AF) 195 (H)	200 (AF) 225 (H)	232 (AF)	205 (AF)	200 (AF) 225 (H)	250 (AF)	254 (AF)	225 (AF)	250 (AF)
密度 (g/cm³)	18.5	18.0	17.4	18.4	14.2	13.0	13.4	14.2	14.4	13.8	13.8	15.2

表 19-2　烤瓷合金（续）

特性	贵金属								
	钯－银（Pd-Ag）					钯－铜－镓（Pd-Cu-Ga）			
	JELSTAR (JELENKO/ ARGEN)	APPLAUSE (DENTSPLY)	W-1 (IVOCLAR VIVADENT)	ARGELITE 55 (ARGEN)	ARGISTAR YELLOW LF (ARGEN)	LIBERTY (JELENKO/ ARGEN)	OPTION (DENTSPLY)	SPARTAN PLUS (IVOCLAR VIVADENT)	ARGELITE 76SF+ (ARGEN)
化学组成 (质量 %)	Pd: 59.9 Ag: 28 Sn: 6 In: 6 Ru: <1	Pd: 54.9 Ag: 35.0 Other: Sn, Zn, Ir	Pd: 53.3 Ag: 37.7 Sn: 8.5 In, Ru, Li: <1	Pd: 55 Ag: 34 In: 6 Sn: 3 Zn: 1 Ga, Ru: <1	Pd: 40 Ag: 24.8 In: 32 Au: 2 Zn: 1 Ir: < 1	Pd: 75.9 Cu: 10 Ga: 5.5 Sn: 6 Au: 2 Ru: <1	Pd: 78.9 Cu: 10.0 Au: 2.0 Other: Ga,* Ir, B	Pd: 78.8 Cu: 10.0 Ga: 9.0 Au: 2.0 Li; Ge, Ir: <1	Pd: 75.7 Cu: 7.5 Ga: 6.3 In: 8 Au: 1.8 B, Ru, Sn: <1
屈服强度 (MPa)	462 (S)	590 (AF)	450 (AF)	400 (S) 724 (H)	271 (S)	689 (S)	900 (AF)	795 (AF)	1005 (S) 1103 (H)
弹性模量 (GPa)	137	—	114	125	64	138	—	97	130
拉伸强度 (MPa)	648 (S)	—	—	641 (S) 966 (H)	—	999 (S)	—	—	1,201 (S) 1,310 (H)
延伸率 (%)	20 (S)	11 (AF)	11 (AF)	38 (S) 10 (H)	5 (S)	20 (S)	23 (AF)	20 (AF)	19 (S) 16 (H)
维氏硬度 (VHN)	190 (AF)	240 (AF)	240 (AF)	170(AF) 330 (H)	180 (AF)	345 (AF)	425 (AF)	310 AF	290 (AF) 315 (H)
密度 (g/cm³)	11.4	10.8	11.1	11.1	10.6	10.7	10.6	10.7	11.2

表 19-2　烤瓷合金（续）

特性	贵金属 钯-镓 (Pd-Ga)			主要基础合金 镍铬合金 (Ni-Cr)			钴铬合金 (Co-Cr)		
	LEGACY (JELENKO)	PROTOCOL (IVOCLAR VIVADENT)	ARGELITE 80+5(ARGEN)	ARGELOY N.P. (ARGEN)	ARGELOY N.P. (BE-FREE)(ARGEN)	4ALL (IVOCLAR VIVADENT)	GENESIS II (JELENKO)	ARGELOY N.P. SPECIAL (ARGEN)	D.SIGN 30 (IVOCLAR VIVADENT)
化学组成 (质量 %)	Pd: 85.1; Ga: 10; In: 1.2; Ag: 1.2; Au: 2; Ru: <1	Pd: 75.2; Ga: 6.0; In: 6.0; Au: 6.0; Ag: 6.5; Ru, Li: <1	Pd: 79.9; Ga: 6.3; In: 6.5; Au: 4.8; Ag: 1.8; Ru, Zn: <1	Ni: 76; Cr: 14; Mo: 6; Al: 2; Be: 1.8; C, Si, Fe: <1	Ni: 54; Cr: 22; Mo: 9; Fe: 4; Nb: 4; Ta: 4; C, Si, Al: <1	Ni: 61.4; Cr: 25.7; Mo: 11.0; Si: 1.5; Mn, Al, C: <1	Co: 52.6; Cr: 27.5; W: 12; Ru: 2.5; Ga: 2.5; Fe: 1.0; Cu: 1.0; Si, Nb, Ta: <1	Co: 59.5; Cr: 31.5; Mo: 5; Si: 2; B, Fe, Mn: <1	Co: 60.2; Cr: 30.1; Ga: 3.9; Nb: 3.2; Mo, Si, B, Fe, Al, Li: <1
屈服强度 (MPa)	634 (S)	500 (AF)	585 (S)	552(S)	360 (S)	375 (AF)	517 (S)	710 (S)	520 (AF)
弹性模量 (GPa)	117	103	120	192	160	200	172	280	234
拉伸强度 (MPa)	793 (S)	—	815 (S)	1,138 (H)	580 (S)	—	765 (H)	765 (S)	—
延伸率 (%)	18 (S)	34 (AF)	33 (S)	12 (S)	6 (S)	12 (AF)	15 (S)	5 (S)	6 (AF)
维氏硬度 (VHN)	265 (AF)	235 (AF)	260 (AF)	240 (AF)	240 (AF)	235 (AF)	325 (AF)	430 (AF)	385 (AF)
密度 (g/cm³)	11.4	11.0	11.5	7.8	8.6	8.4	8.8	8.8	7.8

Notes: Composition information was obtained from manufacturers' websites. Information about mechanical properties was also obtained from these websites, and they correspond to the condition after porcelain firing (AF), the hardened condition (H) after furnace heat treatment, or the soft condition (S) after quenching, depending on the manufacturer. Yield strength values correspond to 0.2% offset.20 Dash indicates that no value of the mechanical property was provided by the manufacturer.

Information about Jelenko alloys can be accessed at http://www.jelenko.com. In February 2006, Jelenko was acquired by Argen Corporation (http://www.argen.com). Dentsply Prosthetics (http://prosthetics.dentsply.com/fixed) markets the former Ney alloys.

Ivoclar Vivadent (www.ivoclarvivadent.us.com) markets the former Williams/Ivoclar alloys.

Al, Aluminum; B, boron; Be, beryllium; C, carbon; Fe, iron; Ge, germanium; H, hard; In, indium; Ir, iridium; Li, lithium; Mn, manganese; Mo, molybdenum; Nb, niobium; Re, rhenium; Ru, ruthenium; Si, silicon; Sn, tin; Ta, tantalum; W, tungsten; Zn, zinc.

*The amount of gallium in Option is not provided on the Dentsply Prosthetics website, but Carr and Brantley29 described it as approximately 9%.

过去的一些术语诸如已经用于描述牙科铸造合金，如贵金属、半贵金属和非贵金属合金（通常含有较多的银、较多的钯和少量的金）。在口腔环境中，银这一非贵金属在钯的存在下呈现出一些贵金属的特性。因为贵重的、半贵重的和非贵重的这些术语涉及单位金属的成本，现在不如贵金属和贱金属这种涉及电化学特性的术语更合适。

牙科合金中的主要贵金属是金、铂和钯（其他贵金属包括铱、钌、铑和锇）。牙科合金中金、铂和钯的总百分比被称为贵金属含量。铱（重量比远低于 1%）和钌（最高约 1%）分别用作金基和钯基铸造合金中的晶粒改善元素。最初的金-瓷合金复合体（例如表 19-2 中 Jelenko O 所描述的）含有约 98% 重量比的贵金属。在 20 世纪 70 年代期间，黄金价格的快速上涨促进了金含量较低（约 85%～50% 的重量）的合金和用于固定修复的贱金属合金的发展[28]。在 20 世纪 80 年代，高钯合金被开发为金基合金的更为经济的替代品[29]*。

美国牙科学会在其委员会发表了一篇科学报道[30]后，修订了用于固定义齿的合金分类系统[31]；修订的系统在表 19-3 中给出，现在包括了由钛及钛合金组成的第四组。分类仅基于金、贵金属或钛的含量，不考虑其他通常较为关键的合金元素。因此，即使在表 19-3 的 4 个组中的每一组中，也无法对机械性能、临床性能和生物相容性做出一般性的陈述。可商购的牙科合金数量众多，且需要合适的测试来表现其性质、安全性和有效性。然而，当对合金类型进行主要的分组时，是可以进行一些精确的概括的。将在以下部分中对其进行讨论。

高贵合金

高贵合金是基于金元素的，并且包含至少 60% 重量比的贵金属元素，其中至少 40% 是金。在这一类中有三个系统：金-铂-钯（Au-Pt-Pd）、金-钯-银（Au-Pd-Ag）和金-钯（Au-Pd），排序根据它们的发明顺序。表 19-2 列出了每种系统的代表性合金的一些机械性能和密度。

金-铂-钯 如前所述，这些是最初发明的与牙科陶瓷结合的铸造合金。由于担心对牙科陶瓷的颜色会产生不利影响，铜（其传统上用于增强金瓷修复体的全贵金属合金）不能纳入这种陶瓷合金的组成物之中。相反，这些合金通过铁-铂（Fe-Pt）金属互化物的沉淀物强化。除了铁的作用之外，通过在合金中引入锡和铟来实现瓷的附着。在瓷层烧

表 19-3	修订的美国牙科学会固定修复中合金分类
分类	必需条件
高贵金属	贵金属含量 ≥ 60%（金 + 钯组合金属）、金 ≥ 40%
钛及钛合金	钛 ≥ 85%
贵金属	贵金属 ≥ 25%（金 + 钯组合金属）
基础合金	贵金属 < 25%（金 + 钯组合金属）

结过程的最初合金氧化步骤期间，锡和铟（以及一些铁）扩散到合金表面并被氧化。在该氧化物层和牙科陶瓷之间实现了后续的化学结合（见第 24 章）。尽管这些合金具有优异的耐腐蚀性，但它们在陶瓷烧结期间易受一些尺寸变化的影响，并且不推荐用于多单位 FDP。

金-钯-银 这些是最初发明的低含金量合金，在 20 世纪 70 年代使用广泛。从合金组合物中除去铂，且金含量减少到约 50%，同时钯和银的量相应增加[33, 34]。3 种主要元素（金，钯和银）的不同原子尺寸发生固溶体硬化使得部分合金得到强化。推测额外的固溶体硬化是由锡或铟引起的，锡或铟再次作为可氧化元素掺入其中，以提供陶瓷结合。进一步的合金强化可能是由这些元素形成的沉淀物引起的。尽管这些合金具有优异的机械性能和瓷结合性，但是已有报道一些金-钯-银合金-陶瓷组合发生了绿色变色（银原子扩散到瓷中引起）[35]。其原因可能与瓷中较高的钠浓度或瓷中金属离子的相对尺寸有关。变色区域可以磨掉，但这涉及额外的处理步骤。此外，加工过程中在烤瓷炉中产生的银蒸气可能污染较大，并且需要用碳块周期性地清洁烤瓷炉。在一些牙科陶瓷中，用钾离子取代钠离子，明显可以阻止绿色变色，这是由于较大的钾离子阻碍银扩散到陶瓷中。

金-钯 不含银的金钯合金是在 20 世纪 70 年代后期发明的，并非常受欢迎。合金强化通过固溶体硬化和显微组织沉淀物的组合实现。与金-钯-银合金不同，这些合金的硬度（认为与强度相关）不受陶瓷烧结温度的影响[34]。金-钯合金具有优异的机械性能，较高的温度蠕变行为[36]，以及陶瓷结合性能[37]，且没有与金-钯-银合金相关的绿色变色。

讨论 表 19-2 中的数据表明，与金-铂-钯合金相比，金-钯合金和金-钯-银合金通常具有

更高的屈服强度和弹性模量值，以及更低的密度。因此，由前两组中的合金制成的固定义齿更耐咀嚼力并且弯曲形变较少。它们在经济上也有利，因为每单位合金成本可以制作更多的修复体。如果要避免变色问题，为金－钯－银合金选择适当的陶瓷是必不可少的。

贵金属

贵金属合金具有至少 25% 重量比的贵金属，对金的百分比没有要求，并且是钯基的。在该类中有三种合金系统：钯－银（Pd-Ag）、钯－铜－镓（Pd-Cu-Ga）和钯－镓（Pd-Ga），排序根据它们的发明顺序。表 19-2 列出了每种系统的代表性合金的一些机械性能和密度。

钯－银 这些合金发明于 20 世纪 70 年代，延续了制造商减少金含量（在 0%～2% 重量比之间）的趋势，伴随着钯和银含量的相应增加[38]。这些合金中含有少量的金，高钯合金对它们的性质几乎没有影响，但可以促进第三方的购买。如前所述，在钯的存在下，银似乎呈现出贵金属特性，这有利于耐腐蚀性。由于这些合金的高银含量（30%～35% 重量比），它们被称为半宝石，这一术语现在不应再使用。与金－钯－银和金－钯合金相比，钯－银合金具有相似的屈服强度和弹性模量值，以及低得多的密度值。由于它们的银含量高，在这种固定义齿制造期间可能导致陶瓷变绿和烤瓷炉污染，除非仔细选择陶瓷。然而，这些合金经常作为更昂贵的高贵合金和相对便宜的基本金属合金之间的折衷。常规钯－银合金的显微结构细节已有报道，其可以经历时效硬化并且对于疲劳行为的铸造孔隙具有优异的耐受性[39-41]。

令人兴奋的是，Argen 发明了新的钯－银－铟（Pd-Ag-In）合金复合物，其适用于低熔点、高热膨胀系数的陶瓷，仅含有 2% 重量的金，但具有美学优良的黄色阴影。该合金（Argistar Yellow LF）包括在表 19-2 中，其中可以看出，与列出的其他常规钯－金合金相比，其具有较低的屈服强度、延展率和弹性模量值。黄色外观由合金组成中的铟和钯产生。包含相对比例较大的钯和铟的钯－金合金[42]的冶炼特征表明，钯－铟金属间化合物在该合金的机械性能和外观中具有关键作用。

钯－铜－镓 钯－铜－镓合金含有大于 70% 重量比的钯，并且作为金基合金的经济替代物在 20 世纪 80 年代初期开发[29]。钯的熔点（1555℃）

远高于金（1064℃）；镓的熔点为 30℃。向钯中添加镓产生高钯合金，其熔附和铸造方法与金基合金的牙科实验室技术相同。为了熔化高钯合金必须使用多成型焊枪，并且建议使用专用的合金烤瓷炉[29]。不应使用含碳的包埋料，因为在这些合金中混入非常少量的碳会降低焊接强度。钯－铜－镓合金的铸造精度与高贵金属合金的铸造精度相当[44]。

钯－铜－镓合金的机械性能的测量[45, 46]已经产生了与表 19-2 中的值不同的屈服强度，弹性模量和延展率的值。这表明在用于拉伸试验的铸造试件的制造中存在一些技术敏感性。虽然在一种钯－铜－镓合金的铸件中存在近表面共晶结构，该合金可以模拟上颌切牙的使用，但是在用于张力试验的直径为 3 mm 的铸造试件中不存在这种结构[46]。一些钯－铜－镓合金具有与牙釉质相当或超过牙釉质的硬度值，并且这些合金的铸件在牙科加工中心加工中可能变得脆弱。此外，椅旁调节对于患者来说可能是困难的。然而，铟代替锡可以产生硬度低得多（VHN=270）的钯－铜－镓合金[47]。所有这些合金通过在钯晶体结构中固溶其他元素而实现固溶硬化。最硬的钯－铜－镓合金（VHN> 300）其组成接近 Pd_5Ga_2，包含硬晶界相[47]。

透射电子显微镜的研究表明，代表性的高钯合金（钯－铜－镓合金和钯－镓合金）在亚微米级具有相同的超微结构，称为花呢结构[48, 49]。X 射线衍射图的分析显示氧化的钯－铜－镓合金具有复杂的内部氧化区域，其可以表现出不同的氧化物相[50]。在烤瓷炉中形成的铜，镓，锡，铟，甚至钯的氧化物随后在室温下在氧化的合金中可检测到。钯－铜－镓合金的蠕变实验的结果是复杂的[36]。两种钯－铜－镓合金的蠕变速率较高，其蠕变速率与接近陶瓷玻璃化转变温度的相对高的热不相容应力相关。而这些合金在高温和低应力下具有优异的抗蠕变性，模拟了在长跨度 FDP 加工过程中由于重力作用而产生的偏移。

钯－镓 随后在 20 世纪 80 年代期间开发了无铜的钯－镓合金，以提供硬度低于初始钯－铜－镓组合的合金。在这些合金中不存在硬的 Pd_5Ga_2 相，它们通过固溶硬化被强化[47]。合金在晶界处具有复杂的晶体沉淀结构[29, 51]，并且比起钯－铜－镓合金来，它们的机械性能通常更类似于钯－金合金。钯－镓－钴（Pd-Ga-Co）合金[52]含有特别暗的氧化物，其更难以用牙科陶瓷遮色，故而该合金没有实现广泛的临床应用。

讨论 在一项研究中，研究人员比较了所选择的高钯合金的金瓷单个修复体在模拟陶瓷烧结的各个阶段的尺寸变化[53]。他们发现所选择的大多数高钯合金具有可接受的高温变形。由于钯的价格自 20 世纪 90 年代中期以来相当不稳定，牙医和牙科加工中心倾向于选择金-钯合金、钯-银合金和具有较低金含量的合金，而不是具有高含量的合金。目前，金的单位成本显著高于钯的单位成本，高钯合金与金-钯合金相比具有显著的经济优势。在 20 世纪 80 年代引入高钯合金时，其单位成本是金-钯合金的 1/2 ~1/3[29]。然而，需要注意钯-银合金陶瓷的绿色变色。关于高钯合金，特别是在具有钯-铜-镓合金的德国，生物相容性问题已经引起了患者的关注。两篇综述文章[54, 55]表明牙科钯合金与较小的健康危害相关，这已通过电位极化[56-58]、细胞培养[59]、元素释放[57, 60]和动物植入[61]的研究得到支持。然而，另一篇综述提出，这些关于铸造合金的生物相容性的结论是从体外研究中得出的[62]。

主要的非贵金属合金

表 19-3 将这些合金（有时称为非贵重的）定义为含有小于 25% 重量比的贵金属而不需要金。在这些合金中，最常用于固定修复的是镍-铬（Ni-Cr）合金，但是一些钴-铬（Co-Cr）合金也已经被生产用于烤瓷。

镍-铬 一篇综述中描述了这种合金的复杂冶炼和制作过程[63]。屈服强度、硬度和弹性模量极大地受到这些合金组分中的次要元素组分的重量比的影响。表 19-2 说明了这些变化中的一部分。例如，所列出的 3 种代表性合金的屈服强度值从 360 ~550 MPa 不等，而这些合金的平均 VHN 为 240。因此，特定品牌的镍-铬合金的选择取决于用于特定的临床情况时所需的强度。如果需要进行表面抛光或调磨，则应使用具有相对较低屈服强度和硬度的品牌。

这些合金的一个优点是它们的弹性模量值远高于贵金属合金的弹性模量值。因此，由镍-铬合金制造的长跨度固定桥比由贵金属合金制造的固定桥产生更少的挠曲形变，并且脆性牙科陶瓷组分不太可能断裂。这些贱金属铸造合金通常被认为比贵金属铸造合金更具有技术敏感性且难以铸造。然而，这可能反映了一些牙科加工中心缺乏镍-铬合金的制作经验；这些合金的优异的可铸性已经公开[64]。

因此，当选择这些合金时，牙科加工中心的选择是特别重要的。

铍 许多镍-铬合金配方含有高达 2% 重量比的铍。将该元素掺入合金中的主要原因是降低熔融范围并降低熔融合金的黏度，从而改善其铸造性。在烤瓷过程中合金发生氧化时，铍还提供强度并影响氧化物层的厚度。对于贱金属铸造合金，氧化物层的厚度是重要的考虑因素，其可以形成比贵金属铸造合金更厚的氧化层。可能发生穿过氧化层的断裂并且导致金-瓷修复体的失败。

铍的使用导致了对镍-铬合金的安全性的质疑。重要的是，当将镍（8.9 g/cm³）和铬（7.2 g/cm³）的密度与铍（1.8g g/cm³）的密度相比时，合金中 2% 重量的铍可等同于接近 10% 的铍原子。因此，这些合金中铍原子的原子比例可能相对较大。

镍 美国关于暴露于金属镍和可溶性镍化合物的联邦标准（1 mg/cm³，8 h 加权平均浓度）远高于国家职业安全和健康研究所关于这种暴露的建议（15 μ g/cm³，10 h 加权平均工作日）。工人对镍的职业暴露与肺癌和鼻癌有关。暴露于镍的症状包括可导致慢性湿疹的皮肤过敏。因此，作为健康预防措施，操作者应当戴上面罩并在研磨和修整牙科镍基合金时使用有效的吸引器。

据报道，9% 的女性和 0.9% 的男性对镍敏感[65]。这提出了一个问题：这些个体是否可能对牙科镍-铬合金表现出不良反应？为了研究这个问题，在 20 名受试者的临床研究中[66]，10 名对照者（已知对镍没有敏感性）全都显示对牙科镍-铬合金的阴性皮肤反应和阴性口内反应。在 10 名已知具有敏感性的受试者中，8 名对合金显示阳性皮肤反应。当敏感受试者佩戴含有镍-铬合金的口腔内装置时，30% 的人在 48 h 内表现出过敏反应。

根据美国牙科学会对含有镍的金属合金的要求，这种合金不应用于已知具有镍敏感性的个体。另一个问题出现了：对镍过敏的患者对含镍合金制成的固定义齿敏感吗？

在一项调查中[67]，研究人员发现，不含铍的镍-铬合金比含铍的合金更能抵抗体外腐蚀。研究涉及的 4 种合金在冷溶液灭菌后显示在细胞培养溶液中具有较低的腐蚀速率。虽然合金释放的腐蚀产物没有改变人体牙龈成纤维细胞的细胞结构和活力，但观察到细胞的增殖减少。作者得出结论——与局部和全身组织暴露于 Ni-Cr 合金的高水平腐蚀产物有关的生物相容性问题。

钴铬 与含铍和含镍合金相关的潜在健康问题促进了另一种替代的基础合金系统：钴-铬的开发[68, 69]。表 19-2 中列出的代表性钴-铬合金的硬度高于镍-铬合金，这表明用钴铬合金制作修复体可能更困难。目前市售的表 19-2 中的镍-铬和钴-铬合金机械性能的其他缺陷是它们具有复杂的冶金特性。

钛和钛合金 自 20 世纪 70 年代后期以来，钛基合金已被作为潜在的牙科铸造合金进行研究[70]。钛和钛合金的优点包括优异的生物相容性和耐腐蚀性，这是由于存在薄的、黏附的钝化二氧化钛表面层（TiO$_2$）。与金或钯相比，钛的低密度（4.5 g/cm^3）也促进了更轻的修复体的制作，且更便宜（但是，由钛合金制造铸造修复体的实验室成本可能较高）。在约 882℃ 以下的纯钛存在于 α 相中，其具有六方密堆积结构；在较高温度下，原子排列转变为体心立方的 β 相。一些合金元素例如铝在较高温度下在 α 相中更稳定，而其他合金元素如钒在较低温度下在 β 相中更稳定[71]。

对于固定修复，主要是①商业纯钛（有时称为非合金钛），其是 α 相并且含有上限为 1% 重量比的杂质，用于美国材料与试验学会（ASTM）4 级（最强等级），和②普遍应用的工程合金钛 -6% 铝 -4% 钒（Ti-6Al-4V），其中含有 90% 重量比的钛 Ti-6Al-4V 合金具有包含 α 相和 β 相的双相显微结构，并且比商业纯钛强度大得多。

人们对钛 -6% 铝 -7% 铌（Ti-6Al-7Nb）α-β 合金感兴趣，这是因为考虑到钒具有细胞毒性和商业纯钛的耐磨性差[75]。根据一份 SaOS-2 细胞（成骨肉瘤细胞）实验室研究报告，大块状（非粉末）形式的钛、钽、铌和锆显示出良好的细胞毒性[76]。钛 -35% 铌 -5% 锆（Ti-35Nb-5Zr；α-β 结构）和用于牙科种植的钛 -35% 铌 -10% 锆（Ti-35Nb-10Zr；β 结构）铸造合金也被研究过[77]，但是还需要进一步研究其耐腐蚀性和合金生物相容性。β-Ti 合金具有比 α-Ti 和 α-β Ti 合金更低的弹性模量值，这使得它们成为良好的整形植入合金，这种用途的合金需要考虑骨的应力屏蔽[78]。

钛和钛合金的牙铸造由于钛的高熔点（1668℃）以及其强烈的氧化和与其他材料反应的倾向而引起特殊的问题[79]。这些问题是早期研究人员所熟知的[79-89]。铸造钛用的牙科铸造机必须提供真空环境或氩气环境。已经开发了真空/氩气压力和离心铸造机，并且氩弧焊和感应熔化两种方法已

经被用于熔合钛和钛合金。用于铸造的模型被包埋，并且必须使用特殊包埋料来提供适当的膨胀。钛或钛合金与包埋料（以及可能与铸造机中的残余气体）的反应可以产生超过 50 μm 厚度的非常硬的近表面区域（称为 α 情况）。选择在制造钛和钛合金铸件方面经验丰富的牙科加工中心是必不可少的，然而这样的牙科实验室在美国是不常见的。

包埋料[90-93]、铸造方法[94-98]和钛的铸造性能和铸造精度的理解[99-101]，以及增加的关于 α 情况和可铸性的铸件的知识[87, 102-104]方面均有进展。目前已经可以生产临床上可接受精度的钛铸件，其边缘密合性优于由计算机辅助设计/计算机辅助制造（CAD/CAM）技术铣削的钛冠。

非贵金属合金的新技术

Optomec（http://www.optomec.com）开发了激光沉积或 LENS（激光近形制造）技术，其中在氩气环境中的高功率激光器用于熔化元素或合金粉末，通过专用喷嘴喷射到基板的小面积上，逐层地以光栅图案形成复杂的部分。一项研究表明，通过激光沉积制备的理想化 Ti-6Al-4V 冠具有较差的边缘密合性，但没有近表面 α 情况，并且由于快速固化而具有期望的鳞片微观结构[106, 107]。该技术使钛合金组合物具有受控的微结构和矫形外科应用的机械性能[108]。然而，为了口腔修复的应用，LENS 系统还需要进一步的发展，因为牙齿修复比骨科植入物要小得多。

在由几个公司（BEGO，Phenix Systems，EOS 和 Biomain AB［现在的 Heraeus Kulzer]）开发的激光烧结/熔化牙科技术中，大功率激光器用于选择性地熔化位于粉末床上的颗粒并分层逐层建立复杂的部分。使用该方法已经成功制作了模型系统[109]和单冠、三单位 FPD 和植入物框架[110-116]。这些研究中大多数使用的是生物相容性钴-铬合金，但是 EOS 和 BEGO 也有分别在钛[109]和金铂合金[108]上使用激光烧结装置。研究表明，激光烧结的钴-铬合金具有精细的微观结构[116, 117]，这是由于起始粒子尺寸小并且快速熔化，并对机械性能有利。涉及颗粒的选择性激光烧结的详细冶金机制是复杂的，并且涉及在粉末床中使用粘合剂[118]。激光烧结的进一步发展，可以代替已经为该专业服务了一个世纪的牙科铸造技术。

除了上述的激光沉积和激光烧结这种加法制作的例子之外，减法制造的方法也让未来充满希望。

Amann Girrbach AG 推出了 Ceramill Sintron 部分烧结的钴 - 铬合金坯料，其可以通过台式机方便地干磨，随后在具有氩气的特殊炉中进行烧结[199]。铣床和烤瓷炉都可以从生产商处获得，其声称该方法可以产生均匀和无变形结构的修复体和基底冠。在一篇综述[120]中，van Noort 讨论了 CAD/CAM 中的使用加减法制造，以及其他有可能改变牙科实验室制作的有前途的数字技术。Kim 和同事报道[121]，与传统的失蜡铸造工艺相比，由激光烧结和减成制造技术制作的钴 - 铬合金制备的口腔修复体适合性更佳（单冠）。

技术回顾

图 19-20 总结了制作金 - 瓷修复体的蜡型所涉及的步骤。

1. 将修复体蜡型制作为解剖形态（见图 19-20A）。
2. 对蜡型标记定位沟以保证制作完成的修复体具有合适的瓷层厚度（图 19-20B）。
3. 完成回切（图 19-20C）。
4. 包埋前对冠边缘进行制作（图 19-20D）。

总 结

对基本材料性质的理解是金瓷修复体基底冠设计的基础。修复体蜡型应该制作为解剖形态，然后在要饰瓷的区域进行回切（图 19-21）。这确保了均匀的瓷层厚度，可以为制作完成的修复提供优异的机械性能，同时标准化再现牙体的色泽和形态。

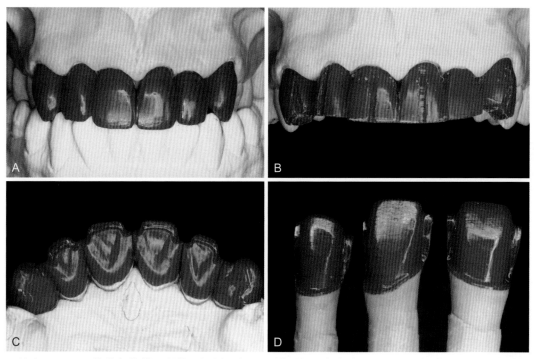

图 19-20 ▪ 技术回顾。A. 将修复体蜡型制作为解剖形态；B. 蜡型标记定位沟以在最终修复体上获得正确的饰瓷厚度；C. 完成回切；D. 包埋前完成边缘制作

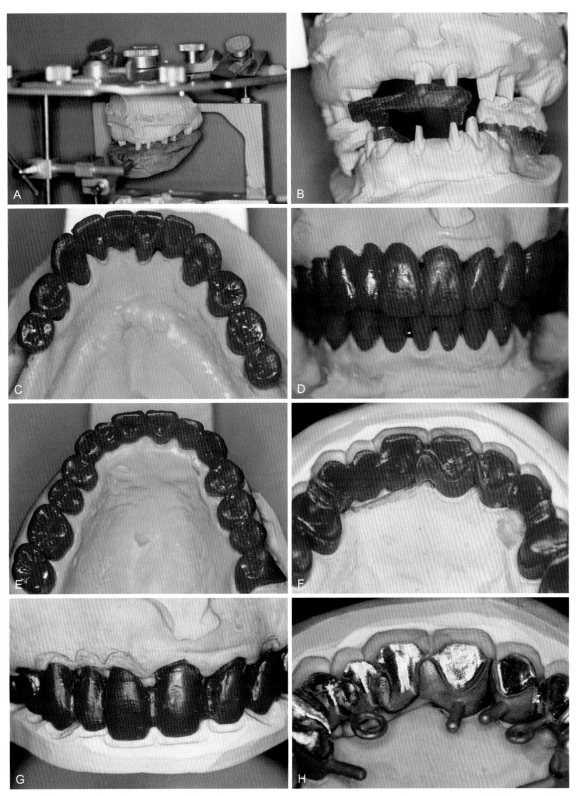

图 19-21 ■ 分步骤制作金瓷修复体。A 和 B. 最终工作印模用任意型面弓转移咬合记录上殆架；C~E. 修复体蜡型制作为全解剖形态，验证理想的咬合排列；F 和 G. 在解剖形态的蜡型上制作弹性阴模，用来在回切过程中形成均匀的饰瓷空间；H. 同样的阴模在金属至底冠完成后也要使用

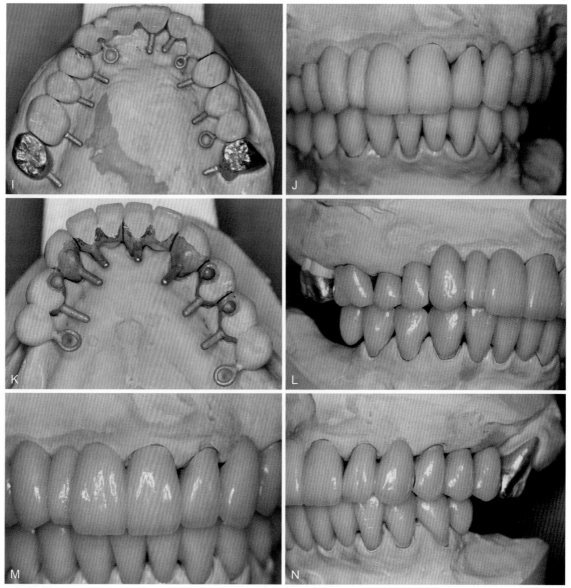

图 19-21（续）■ I~K. 烤瓷完成。在这一阶段，修复体的所有功能和美学方面都得到了完善；L 和 N. 完成上釉和金属抛光的最终修复体

参 考 文 献

[1] Pjetursson BE, et al: A systematic review of the survival and complication rates of all-ceramic and metal-ceramic reconstructions after an observation period of at least 3 years, part I: single crowns. Clin Oral Implants Res 18(Suppl 3):73, 2007.

[2] Sailer I, et al: A systematic review of the survival and complication rates of all-ceramic and metal-ceramic reconstructions after an observation period of at least 3 years, part II: fixed dental prostheses. Clin Oral Implants Res 18(Suppl 3):86, 2007.

[3] Oh W-S, et al: Factors affecting enamel and ceramic wear: a literature review. J Prosthet Dent 87:451, 2002.

[4] Pintado MR, et al: Variation in tooth wear in young adults over a two-year period. J Prosthet Dent 77:313, 1997.

[5] Monasky GE, Taylor DF: Studies on the wear of porcelain, enamel, and gold. J Prosthet Dent 25:299, 1971.

[6] Ekfeldt A, Øilo G: Occlusal contact wear of prosthodontic materials. Acta Odontol Scand 46:159, 1988.

[7] Kelly JR, et al: Ceramics in dentistry: historical roots and current perspectives. J Prosthet Dent 75:18, 1996.

[8] Hacker CH, et al: An in vitro investigation of the wear of enamel on porcelain and gold in saliva. J Prosthet Dent 75:14, 1996.

[9] Ramp MH, et al: Evaluation of wear: enamel opposing three ceramic materials and a gold alloy. J Prosthet Dent 77:523, 1997.

[10] Al-Wahadni AM, Martin DM: An in vitro investigation into the wear effects of glazed, unglazed and refinished dental porcelain on an opposing material. J Oral

Rehabil 26:538, 1999.

[11] Magne P, et al: Wear of enamel and veneering ceramics after laboratory and chairside finishing procedures. J Prosthet Dent 82:669, 1999.

[12] Clelland NL, et al: Relative wear of enamel opposing low-fusing dental porcelain. J Prosthodont 12:168, 2003.

[13] Christensen GJ: The use of porcelain-fused-to-metal restorations in current dental practice: a survey. J Prosthet Dent 56:1, 1986.

[14] Marker JC, et al: The compressive strength of nonprecious versus precious ceramometal restorations with various frame designs. J Prosthet Dent 55:560, 1986.

[15] Terada Y, et al: The influence of different thicknesses of dentin porcelain on the color reflected from thin opaque porcelain fused to metal. Int J Prosthodont 2:352, 1989.

[16] Craig RG, et al: Stress distribution in porcelain-fused-to-gold crowns and preparations constructed with photoelastic plastics. J Dent Res 50:1278, 1971.

[17] Warpeha WS, Goodkind RJ: Design and technique variables affecting fracture resistance of metal-ceramic restorations. J Prosthet Dent 35:291, 1976.

[18] Bhaskaran E, et al: Comparative Evaluation of Marginal and Internal Gap of Co-Cr Copings Fabricated from Conventional Wax Pattern, 3D Printed Resin Pattern and DMLS Tech: An In Vitro Study. J Indian Prosthodont Soc 13:189, 2013.

[19] Douglas RD, et al: Dental students' preferences and performance in crown design: conventional wax-added versus CAD. J Dent Educ 78:1663, 2014.

[20] International Organization for Standardization: Dentistry—metallic materials for fixed and removable restorations and appliances [Standard ISO 22674:2006]. Geneva, International Organization for Standardization, 2006.

[21] Dieter GE: Mechanical metallurgy. 3rd ed. New York, McGraw-Hill, 1986.

[22] Asgar K, et al: A new alloy for partial dentures. J Prosthet Dent 23:36, 1970.

[23] Moon PC, Modjeski PJ: The burnishability of dental casting alloys. J Prosthet Dent 36:404, 1976.

[24] Fairhurst CW, et al: Glass transition temperatures of dental porcelain. J Dent Res 60:995, 1981.

[25] Twiggs SW, et al: Glass transition temperatures of dental porcelains at high heating rates. J Biomed Mater Res 20:293, 1986.

[26] Ban S, et al: Glass transition temperatures of dental porcelains determined by DSC measurement. Dent Mater J 16:127, 1997.

[27] Twiggs SW, et al: A rapid heating and cooling rate dilatometer for measuring thermal expansion in dental porcelain. J Dent Res 68:1316, 1989.

[28] Valega TM, ed: Alternatives to gold alloys in dentistry [DHEW Publication No. (NIH) 77-1227]. Washington, D.C., U.S. Department of Health, Education, and Welfare, 1977.

[29] Carr AB, Brantley WA: New high-palladium casting alloys. I. Overview and initial studies. Int J Prosthodont 4:265, 1991.

[30] American Dental Association Council on Scientific Affairs: Titanium applications in dentistry. J Am Dent Assoc 134:347, 2003.

[31] American Dental Association: Revised classification system for alloys for fixed prosthodontics. Accessed December 27, 2012, at http://www.ada.org/2190.aspx.

[32] Fuys RA, et al: Precipitation hardening in gold-platinum alloys containing small quantities of iron. J Biomed Mater Res 7:471, 1973.

[33] Civjan S, et al: Further studies on gold alloys used in fabrication of porcelain-fused-to-metal restorations. J Am Dent Assoc 90:659, 1975.

[34] Vermilyea SG, et al: Observations on gold-palladium-silver and gold-palladium alloys. J Prosthet Dent 44:294, 1980.

[35] Moya F, et al: Experimental observation of silver and gold penetration into dental ceramic by means of a radiotracer technique. J Dent Res 66:1717, 1987.

[36] Anusavice KJ, et al: Interactive effect of stress and temperature on creep of PFM alloys. J Dent Res 64:1094, 1985.

[37] Papazoglou E, et al: Porcelain adherence to high-palladium alloys. J Prosthet Dent 70:386, 1993.

[38] Goodacre CJ: Palladium-silver alloys: a review of the literature. J Prosthet Dent 62:34, 1989.

[39] Guo WH, et al: Transmission electron microscopic investigation of a Pd-Ag-In-Sn dental alloy. Biomaterials 24:1705, 2003.

[40] Guo WH, et al: Annealing study of palladium-silver dental alloys: Vickers hardness measurements and SEM microstructural observations. J Mater Sci Mater Med 18:111, 2007.

[41] Li D, et al: Study of Pd-Ag dental alloys: examination of effect of casting porosity on fatigue behavior and microstructural analysis. J Mater Sci Mater Med 21:2723, 2010.

[42] Lee HK, et al: Age hardening by dendrite growth in a low-gold dental casting alloy. Biomaterials 25:3869, 2004.

[43] Herø H, Syverud M: Carbon impurities and properties of some palladium alloys for ceramic veneering. Dent Mater 1:106, 1985.

[44] Byrne G, et al: Casting accuracy of high-palladium alloys. J Prosthet Dent 55:297, 1986.

[45] Papazoglou E, et al: Mechanical properties of dendritic Pd-Cu-Ga dental alloys. Cells Mater 9:43, 1999.

[46] Papazoglou E, et al: Comparison of mechanical properties for equiaxed fine-grained and dendritic high-palladium alloys. J Mater Sci Mater Med 11:601, 2000.

[47] Wu Q, et al: Heat-treatment behavior of high-palladium dental alloys. Cells Mater 7:161, 1997.

[48] Cai Z, et al: Transmission electron microscopic investigation of high-palladium dental casting alloys. Dent Mater 13:365, 1997.

[49] Nitta SV, et al: TEM analysis of tweed structure in

high-palladium dental alloys. J Mater Sci Mater Med 10:513, 1999.

[50] Brantley WA, et al: X-ray diffraction studies of oxidized high-palladium alloys. Dent Mater 12:333, 1996.

[51] Brantley WA, et al: X-ray diffraction studies of as-cast high-palladium alloys. Dent Mater 11:154, 1995.

[52] Syverud M, et al: A new dental Pd-Co alloy for ceramic veneering. Dent Mater 3:102, 1987.

[53] Papazoglou E, et al: Evaluation of high-temperature distortion of high-palladium metal-ceramic crowns. J Prosthet Dent 85:133, 2001.

[54] Cai Z, et al: On the biocompatibility of high-palladium dental alloys. Cells Mater 5:357, 1995.

[55] Wataha JC, Hanks CT: Biological effects of palladium and risk of using palladium in dental casting alloys. J Oral Rehabil 23:309, 1996.

[56] Sun D, et al: Potentiodynamic polarization study of the in vitro corrosion behavior of 3 high-palladium alloys and a gold-palladium alloy in 5 media. J Prosthet Dent 87:86, 2002.

[57] Sun D: On the corrosion behavior and biocompatibility of palladium-based dental alloys [PhD dissertation]. Columbus, The Ohio State University, 2004.

[58] Sun D, et al: Corrosion characteristics of palladium-silver dental alloys evaluated by potentiodynamic methods [Abstract no. 1348]. J Dent Res 84(Special Issue A), 2005.

[59] Sun D, et al: Influence of palladium alloy elements on cell proliferation and viability [Abstract no. 2698]. J Dent Res 84(Special Issue A), 2005.

[60] Tufekci E, et al: Inductively coupled plasma-mass spectroscopy measurements of elemental release from 2 high-palladium dental casting alloys into a corrosion testing medium. J Prosthet Dent 87:80, 2002.

[61] Sun D, et al: Initial biocompatibility evaluation of two palladium-based alloys and a high-gold alloy from animal study [Abstract no. 131]. J Dent Res 82(Special Issue A), 2003.

[62] Geurtsen W: Biocompatibility of dental casting alloys. Crit Rev Oral Biol Med 13:71, 2002.

[63] Baran GR: The metallurgy of Ni-Cr alloys for fixed prosthodontics. J Prosthet Dent 50:639, 1983.

[64] O'Connor RP, et al: Castability, opaque masking, and porcelain bonding of 17 porcelain-fused-to-metal alloys. J Prosthet Dent 75:367, 1996.

[65] American Dental Association, Council on Dental Materials, Instruments, and Equipment: Biological effects of nickel-containing dental alloys. J Am Dent Assoc 104:501, 1982.

[66] Moffa JP, et al: An evaluation of nonprecious alloys for use with porcelain veneers. II. Industrial safety and biocompatibility. J Prosthet Dent 30:432, 1973.

[67] Bumgardner JD, Lucas LC: Corrosion and cell culture evaluations of nickel-chromium dental casting alloys. J Appl Biomater 5:203, 1994.

[68] Vermilyea SG, et al: Observations on nickel-free, beryllium-free alloys for fixed prostheses. J Am Dent Assoc 106:36, 1983.

[69] Barakat MM, Asgar K: Mechanical properties and soldering of some cobalt base metal alloys. Dent Mater 2:272, 1986.

[70] Waterstrat RM: Comments on casting of Ti-13Cu-4.5Ni alloy. In Valega TM, ed: Alternatives to gold alloys in dentistry [DHEW Publication No. (NIH) 77-1227, pp 224-233]. Washington, D.C., U.S. Department of Health, Education, and Welfare, 1977.

[71] Donachie MJ Jr: Titanium: a technical guide, 2nd ed. Materials Park, OH, ASM International, 2000.

[72] Kobayashi E, et al: Mechanical properties and corrosion resistance of Ti-6Al-7Nb alloy dental castings. J Mater Sci Mater Med 9:567, 1998.

[73] Wang TJ, et al: Castability of Ti-6Al-7Nb alloy for dental casting. J Med Dent Sci 46:13, 1999.

[74] Iijima D, et al: Wear properties of Ti and Ti-6Al-7Nb castings for dental prostheses. Biomaterials 24:1519, 2003.

[75] Walkowiak-Przybyło M, et al: Adhesion, activation, and aggregation of blood platelets and biofilm formation on the surfaces of titanium alloys Ti6Al4V and Ti6Al7Nb. J Biomed Mater Res Part A 100A:768, 2012.

[76] Li Y, et al: Cytotoxicity of titanium and titanium alloying elements. J Dent Res 89:493, 2010.

[77] Ribeiro ALR, et al: Mechanical, physical, and chemical characterization of Ti-35Nb-5Zr and Ti 35Nb-10Zr casting alloys. J Mater Sci Mater Med 20:1629, 2009.

[78] Long M, Rack HJ. Titanium alloys in total joint replacement—a materials science perspective. Biomaterials 19:1621, 1998.

[79] Taira M, et al: Studies of Ti alloys for dental castings. Dent Mater 5:45, 1989.

[80] Takahashi J, et al: Casting pure titanium into commercial phosphate-bonded SiO2 investment molds, J Dent Res 69:1800, 1990.

[81] Herø H, et al: Mold filling and porosity in casting of titanium. Dent Mater 9:15, 1993.

[82] Takahashi J, et al: Effect of casting methods on castability of pure titanium. Dent Mater J 12:245, 1993.

[83] Syverud M, Herø H: Mold filling of Ti castings using investments with different gas permeability. Dent Mater 11:14, 1995.

[84] Watanabe I, et al: Effect of pressure difference on the quality of titanium casting. J Dent Res 76:773, 1997.

[85] Zinelis S: Effect of pressure of helium, argon, krypton, and xenon on the porosity, microstructure, and mechanical properties of commercially pure titanium castings. J Prosthet Dent 84:575, 2000.

[86] Luo XP, et al: Titanium casting into phosphate bonded investment with zirconite. Dent Mater 18:512, 2002.

[87] Koike M, et al: Corrosion behavior of cast titanium with reduced surface reaction layer made by a face-coating method. Biomaterials 24:4541, 2003.

[88] Eliopoulos D, et al: Porosity of cpTi casting with four different casting machines. J Prosthet Dent 92:377,

2004.

[89] Hung CC, et al: Pure titanium casting into zirconia-modified magnesia-based investment molds. Dent Mater 20:846, 2004.

[90] Yan M, Takahashi H: Titanium casting using commercial phosphate-bonded investments with quick heating method. Dent Mater J 25:391, 2006.

[91] Hsu HC, et al: Evaluation of different bonded investments for dental titanium casting. J Mater Sci Mater Med 18:605, 2007.

[92] da Rocha SS, et al: Effect of phosphate-bonded investments on titanium reaction layer and crown fit. Braz Oral Res 24:147, 2010.

[93] Nogueira F, et al: The influence of short-heating-cycle investments on the quality of commercially pure titanium castings. J Prosthet Dent 104:265, 2010.

[94] Fragoso WS, et al: The influence of mold temperature on the fit of cast crowns with commercially pure titanium. Braz Oral Res 19:139, 2005.

[95] Oliveira PCG, et al: The effect of mold temperature on castability of CP Ti and Ti-6Al-4V castings into phosphate bonded investment materials. Dent Mater 22:1098, 2006.

[96] Pieralini ARF, et al: The effect of coating patterns with spinel-based investment on the castability and porosity of titanium cast into three phosphate-bonded investments. J Prosthodont 19:517, 2010.

[97] Pieralini ARF, et al: Improvement to the marginal coping fit of commercially pure titanium cast in phosphate-bonded investment by using a simple pattern coating technique. J Prosthet Dent 108:51, 2012.

[98] Rodrigues RCS, et al: Effect of different investments and mold temperatures on titanium mechanical properties. J Prosthodont Res 56:58, 2012.

[99] Paulino SM, et al: The castability of pure titanium compared with Ni-Cr and Ni-Cr-Be alloys. J Prosthet Dent 98:445, 2007.

[100] Fischer J, et al: Mold filling and dimensional accuracy of titanium castings in a spinel-based investment. Dent Mater 11:1376, 2009.

[101] Reza F, et al: Effects of investment type and casting system on permeability and castability of CP titanium. J Prosthet Dent 104:114, 2010.

[102] Okhubo C, et al: Effect of surface reaction layer on grindability of cast titanium alloys. Dent Mater 22:268, 2006.

[103] Guilin Y, et al: The effects of different types of investments on the alpha-case layer of titanium castings. J Prosthet Dent 97:157, 2007.

[104] Koike M, et al: Grindability of alpha-case formed on cast titanium. Dent Mater J 28:587, 2009.

[105] Han HS, et al: Marginal accuracy and internal fit of machine-milled and cast titanium crowns. J Prosthet Dent 106:191, 2011.

[106] Collins PC, et al: Laser deposition: A new technology for fabrication of titanium restorations [Abstract no. 3985]. J Dent Res 81(Special Issue A), 2002.

[107] Le L, et al: SEM and Vickers hardness of laser-deposited, cast and wrought Ti-6Al-4V [Abstract no. 129]. J Dent Res 82 (Special Issue A), 2003.

[108] Nag S, et al: A novel combinatorial approach for understanding microstructural evolution and its relationship to mechanical properties in metallic biomaterials. Acta Biomater 3:369, 2007.

[109] Quante K, et al: Marginal and internal fit of metal-ceramic crowns fabricated with a new laser melting technology. Dent Mater 24:1311, 2008.

[110] Akova T, et al: Comparison of the bond strength of laser-sintered and cast base metal dental alloys to porcelain. Dent Mater 24:1400, 2008.

[111] Traini T, et al: Direct laser metal sintering as a new approach to fabrication of an isoelastic functionally graded material for manufacture of porous titanium dental implants. Dent Mater 24:1525, 2008.

[112] Ucar Y, et al: Internal fit evaluation of crowns prepared using a new dental crown fabrication technique: laser-sintered Co-Cr crowns. J Prosthet Dent 102:253, 2009.

[113] Abou Tara M, et al: Clinical outcome of metal-ceramic crowns fabricated with laser-sintering technology. Int J Prosthodont 24:46, 2011.

[114] Örthop A, et al: The fit of cobalt-chromium three-unit fixed dental prostheses fabricated with four different techniques: a comparative in vitro study. Dent Mater 27:356, 2011.

[115] Iseri U, et al: Shear bond strengths of veneering porcelain to cast, machined and laser-sintered titanium. Dent Mater J 30:274, 2011.

[116] Fathalah A, et al: Microstructural observations of laser-sintered specimens for prosthodontic applications [Abstract no. 1293]. J Dent Res 91(Special Issue A), 2012.

[117] Gurbuz G, et al: Microstructure and elemental composition characterization of laser-sintered CoCr dental alloy [Abstract no. 3248]. J Dent Res 91(Special Issue B), 2012.

[118] Wang XC, et al: Direct selective laser sintering of hard metal powders: experimental study and simulation. Int J Adv Manuf Technol 19:351, 2002.

[119] Ceramill Sintron [Product information]. Accessed March 26, 2015, at https://www.amanngirrbach.com.

[120] van Noort R: The future of dental devices is digital. Dent Mater 28:3, 2012.

[121] Kim K-B, et al: Three-dimensional evaluation of gaps associated with fixed prostheses fabricated with new technologies. J Prosthet Dent 112(6):1432, 2014.

思考题

1. 金瓷修复体蜡型回切前需制作完整牙体外形蜡型的理由。

2. 为什么金瓷修复体支架厚度与表面饰瓷厚度是不一致的？

3. 临床医生如何决定金瓷修复体瓷－金交界处的位置？上颌前磨牙邻轴面？下颌前磨牙𬌗面？上颌尖牙的舌侧面？

4. 讨论延展性好的牙科合金应力－应变曲线的表现，当曲线的直线部分是陡的或平坦的含义是什么？在初始阶段，平坦曲线与斜率大的曲线比，其重要性是什么？曲线的最高点或最低点的含义是什么？在曲线下的总面积表示的含义是什么？

5. 解释金－瓷修复体合金的分类。选择两类每一类给出两个例子，比较选择合金的物理性和临床推荐使用理由。

6. 简要讨论使用金瓷修复体时不同种金属的使用对健康的危害。

第 20 章

桥体设计

R. Duane Douglas

桥体是固定义齿（FDP）替代缺失的天然牙，恢复其形态和功能的人工牙部分（图 20-1）。它们必须能长期维护口腔的健康和舒适。固定义齿修复在制定治疗计划阶段，缺牙区的情况可能会被忽略。遗憾的是，桥体制作过程中可能出现的缺陷和潜在的问题只有在牙体预备后甚至在终模型即将被送往技工室时才会被发现。合理的准备阶段应包括对缺牙区进行仔细的三维分析：近远中宽度、𬌗龈向距离、颊舌向宽度和剩余牙槽嵴的位置。为了使桥体设计既满足口腔卫生的需要，又防止刺激剩余牙槽嵴，需要特别关注牙龈表面的形态。单纯地恢复缺失牙的形态是远远不够的。桥体的设计和制作不仅要有利于组织面和相邻基牙的菌斑控制，而且要适应现有的咬合条件。除了以上生物学原则之外，桥体的设计还包括：机械力学原则，保证修复体的强度和使用寿命；美学原则，恢复令人满意的外形（图 20-2）。

桥体是利用机械方法将基牙连接在一起，并覆盖部分剩余牙槽嵴，是修复体动态组成部分，因此不能被简单看成是金、瓷或树脂无生命的插入[1]。

治疗前评估

某些特定的步骤能增加固定义齿的成功率。在制定治疗方案时，诊断模型和蜡型制作可为确定最佳的桥体设计提供特殊价值（见第 2 章和第 3 章）。

桥体间隙

固定义齿的功能之一是防止邻牙向缺牙区倾斜和移位。如果基牙已发生类似的移位，桥体可利用的间隙就会减小，制作难度也会加大。此时，如果不先通过正畸手段调整基牙的位置，通常不可能恢复令人满意的缺牙区外形，尤其当患者很重视美观时（有时可用全覆盖固位体改良基牙）。诊断蜡型可帮助确定最佳治疗计划（见第 2 章和第 3 章）。即使美观需求不高，例如在后牙区，也不推荐使用过小的桥体，因为它容易积存食物，不利于清洁。当无法进行正畸治疗时，扩大邻牙间的邻面外形也比做出一个过小的桥体好（图 20-3）。如果没有功能或美观上的不足，可以不通过正畸干预来维持桥体间隙。

剩余牙槽嵴形态

在制订治疗计划阶段，需要仔细评估缺牙区牙槽嵴的轮廓和形态。理想的牙槽嵴应具有表面光滑、形态规则的附着龈，利于维持无菌斑环境。它的高度和宽度应有利于桥体的放置，看起来就像是从牙槽嵴中生长出来一样，并能模仿邻牙的形态。从唇面观，它不能有系带的附着，并有足够的唇侧高度来维持牙间乳头的外观。

剩余牙槽嵴外形缺陷可导致龈外展隙形态不理想（"黑三角"；图 20-4A）、食物嵌塞（图 20-4B）和说话时唾液从中飞溅。Siebert[2] 将剩余牙槽嵴缺损形态分为 3 类（表 20-1；图 20-5）：

- Ⅰ类：颊舌向宽度减少，高度正常
- Ⅱ类：颊舌向宽度正常，高度减少
- Ⅲ类：颊舌向宽度、高度都减少

前牙缺失后剩余牙槽嵴形态缺陷发生率很高（91%）[3]；这些患者中大多数为Ⅲ类牙槽嵴缺损类型。因许多Ⅱ类和Ⅲ类牙槽嵴缺损患者对他们的固定义齿美观效果不满意[4]，需要仔细考虑通过修复前外科手术以增加剩余牙槽嵴的宽度和高度。

手术修整

尽管剩余牙槽嵴的宽度可以通过硬组织移植来增加，但这一方法并不常用，除非缺牙区需要植入种植体（见第 13 章）。

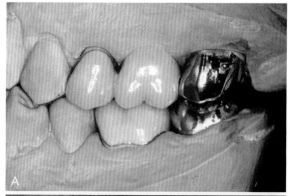

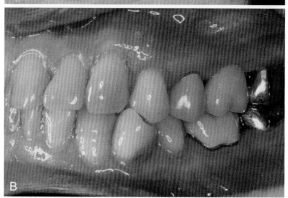

图 20-1 ■ A 和 B. 三单位固定义齿中用金属烤瓷桥体替代缺失的上颌第一磨牙

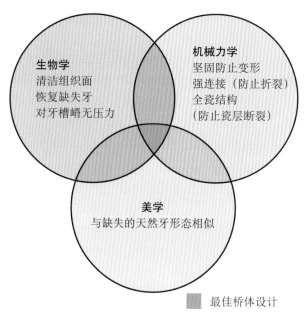

最佳桥体设计

图 20-2 ■ 成功的桥体设计需要综合生物学、机械力学和美学方面的考量

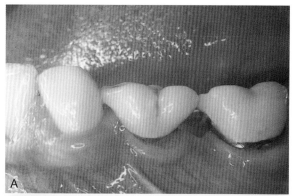

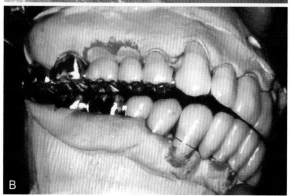

图 20-3 ■ 当无法进行正畸治疗时，必须仔细计划决定如何修复一个过小的桥体间隙。A. 对于这个患者，通过扩大单冠的邻面外形优于选择一个带有过小桥体的固定义齿。此时菌斑控制良好，并能提供良好的咬合关系；B. 使用两个小桥体替代缺失的上颌牙

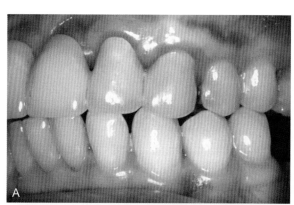

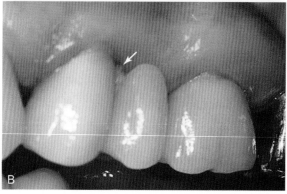

图 20-4 ■ 剩余牙槽嵴形态的缺陷导致了龈外展隙外形不美观（A）和食物嵌塞（箭头处）（B）

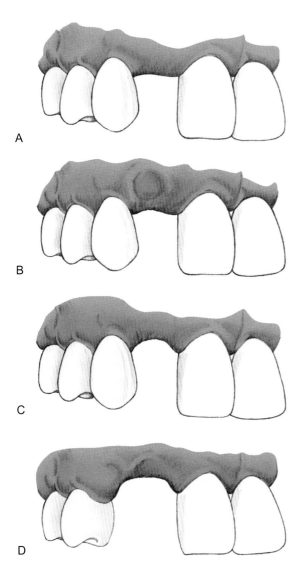

图 20-5 ■ Siebert 对剩余牙槽嵴缺损的分类。A. 0 类，无缺损；B. Ⅰ类缺损；C. Ⅱ缺损；D. Ⅲ类缺损

表 20-1 剩余牙槽嵴缺损发生率

种类	描述	发生率（%）	
		ABRAMS 等[3]	SIEBERT[2]
0	无缺损	12	0
Ⅰ	水平缺损	36	13
Ⅱ	垂直缺损	0	40
Ⅲ	水平和垂直缺损	52	47

引自 Edelhoff D, et al: A reviewof esthefic pontic degign options. Quintessence Int 33:736, 2002

Ⅰ类缺损

推荐使用软组织来增加Ⅰ类牙槽嵴缺损的宽度；然而，因为Ⅰ类缺损比较罕见，并且对美学效果没有太大影响，外科手术增加牙槽嵴的宽度并不

常见。通过仔细观察临时桥体的外形，医生可以辨别出手术适用于哪些患者。在反卷技术[5]中，可利用缺牙区舌侧的软组织。首先去除舌侧的皮层，将组织变薄，并反向卷入覆盖于唇侧，从而增加了剩余牙槽嵴唇侧的厚度（图 20-6）。还可以在牙槽嵴[6]唇侧制作一个袋状结构，在其中填入从腭部或上颌结节处取得的皮下[7, 8]或黏膜[9]下移植物（图 20-7）。

Ⅱ和Ⅲ类缺损

遗憾的是，很少有软组织手术技术能预测性地增加剩余牙槽嵴的高度。中间位点移植[2, 10]是袋技术的改良方法，该技术是在剩余牙槽嵴唇侧已制备好的袋状结构中填入楔形结缔组织移植物。如果要增加牙槽嵴的高度，楔形组织的上皮部分可以置于周围上皮的冠方（图 20-8）。外置移植物既可以用来增加牙槽嵴高度[2, 11]，也能增加宽度，因此可用于治疗Ⅲ类缺损（图 20-9）。它是取腭侧供区部分或全厚组织的"游离龈移植"。由于牙槽嵴高度提升量仅取决于植入物的厚度，因此为了重建正常牙槽嵴高度，需要多次重复以上步骤。尽管在增加牙槽嵴高度方面外置移植物比中间位点移植具有更大的潜力，但它存活与否很大程度上取决于血运重建，需要对受区进行充分的准备。因此，它比中间位点移植具有更强的技术敏感性。事实上，在单颗牙剩余牙槽嵴缺陷区，术后 3.5 个月，结缔组织移植比游离龈移植能增加大约 50% 的骨量[12]。

牙龈结构保存

牙齿拔除后牙槽嵴的吸收主要发生在颊侧，导致典型的水平向缺损。拔牙后 6 个月，骨量丧失 3～5 mm；50% 的牙槽嵴宽度吸收发生在拔牙后的 12 个月[13, 14]。尽管拔牙后剩余牙槽嵴吸收的程度是不可预测的，但因此导致的缺损也是不可避免的。牙槽突形态可以通过即刻修复和牙齿拔除时牙周干预得以保存。通过修复拔牙窝并提供一种促进愈合的基质，医生可以保存拔牙前牙龈结构或者是"拔牙窝"。

首选拔牙前进行基牙预备。间接法制作临时固定义齿，以便即刻戴入。由于拔牙窝的保存取决于下面的骨形态，因此在拔牙时要注意防止损伤，尽量保存唇侧骨板。拔牙后牙槽间隔形成的扇形结构是形成外形良好的牙龈乳头所必需的，如同唇侧骨水平是防止牙槽骨塌陷的重要因素一样。如果骨水平在拔牙前或者拔牙时降低，拔牙窝内可以植入

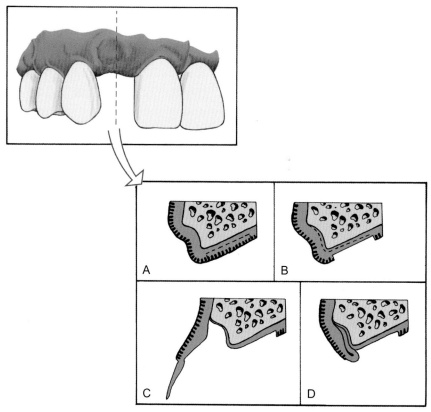

图 20-6 ▪ 用于软组织增量的反向卷入技术的横截面示意图。A.增量前的Ⅰ类牙槽嵴缺损；B.从腭侧去除上皮层；C.翻起软组织瓣，在口腔前庭表面形成一个袋状结构；D.瓣向袋状结构中卷曲，从而增加牙槽嵴宽度

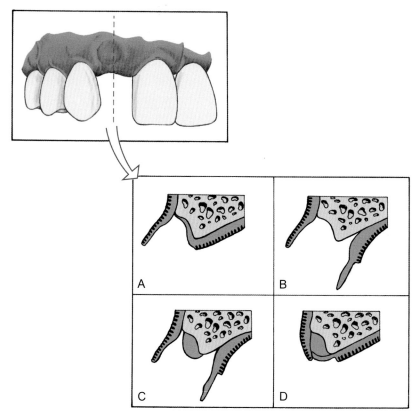

图 20-7 ▪ 用于软组织增量的袋技术的横截面示意图。A和B.形成一个中厚皮瓣；C.袋中放入移植材料，增加牙槽嵴宽度；D.皮瓣复位缝合

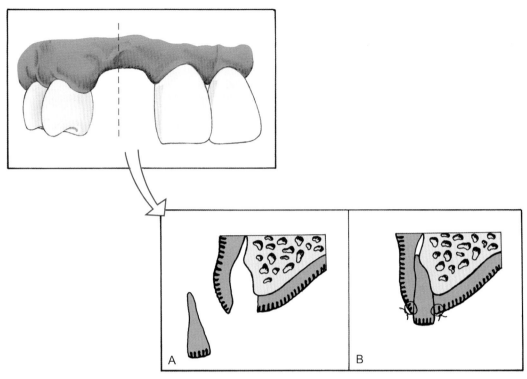

图 20-8 ■ 用于增加牙槽嵴宽度和高度的中间位点移植技术的横截面示意图。A. 准备好组织；B. 移植物就位，缝合在位

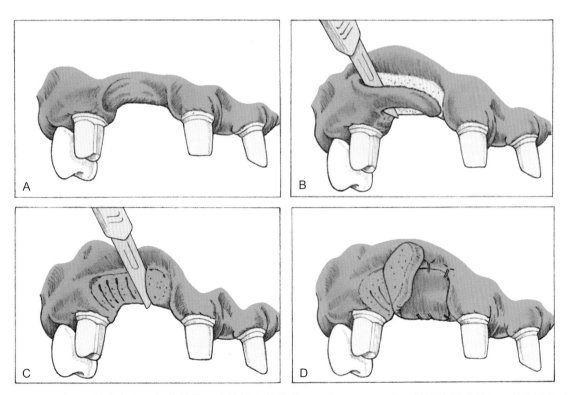

图 20-9 ■ 用于增加牙槽嵴宽度和高度的外置移植技术的横截面示意图。A. Ⅲ类牙槽嵴缺损术前图，基牙预备完毕；B. 去除受区上皮；C. 结缔组织上制备条形切口，以促进血运重建；D. 外置移置物缝合在位

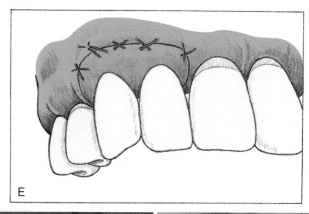

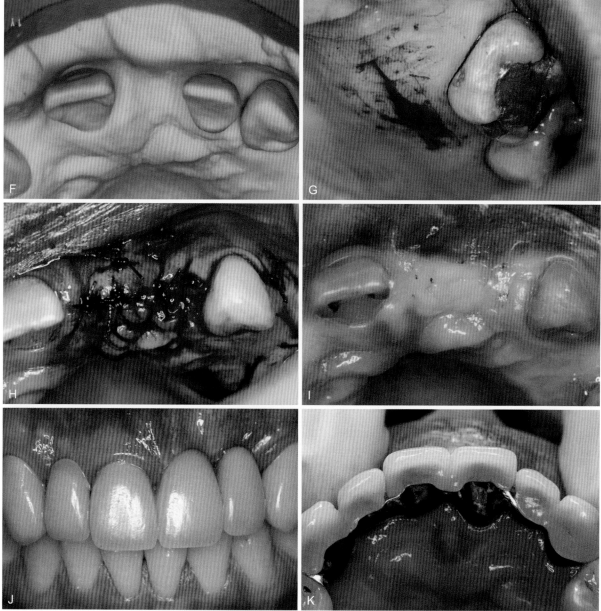

图 20-9（续）■ E. 即刻戴入带有开放外展隙的过渡性固定义齿，增加愈合期组织的适应性；F. Ⅲ类牙槽嵴缺损的模型；侧切牙未修复；G. 移植供区；H. 皮瓣缝合复位；I. 增量后的牙槽嵴；J 和 K. 改良形态的最终修复体

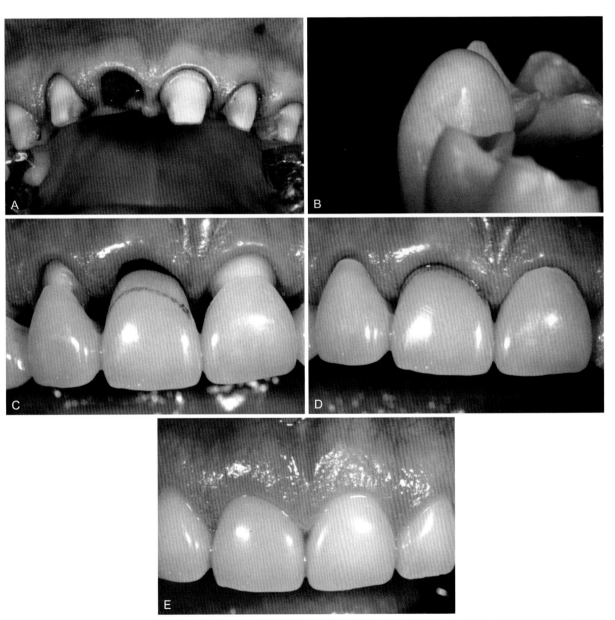

同种异体移植材料（羟磷灰石，磷酸三钙或者冻干骨）[13, 15, 16]。

拔牙位点修整后，即刻戴入精细制作形态良好的过渡性固定义齿（图 20-10A 和 B）。桥体的组织面应为卵圆形，根据 Spear [17] 的研究，桥体组织面应向拔牙窝的颊侧游离龈缘根方延伸约 2.5 mm（图 20-10C 和 D）。拔牙窝的软组织在牙拔除后即刻开始吸收，桥体支撑着龈乳头和唇腭侧牙龈，导致组织发白。桥体卵圆形组织面形态至关重要，且作为愈合模板，必须与 1 mm 范围内的牙槽间隔和唇侧牙槽骨形态相符。在最初愈合阶段，这一区域的口腔卫生是难以控制的，因此过渡性修复体必须高度抛光，尽量减少菌斑附着。约 1 个月的愈合期后，通过重塑桥体形态，使之离开组织 1~1.5 mm，从而改善口腔卫生状况。当牙龈水平稳定后（6~12 个月），可制作最终修复体（图 20-10E）。

正畸牵引也可用于拔牙前牙槽嵴形态的保存。在这些主动牵引的方法中，轻轻用力牵引需要拔除的牙齿。当牙被牵引，根尖会有骨附着，因此牙

图 20-10 ■ 牙槽嵴结构保存技术。A. 无创拔牙；B. 从横断面观察即刻戴入的过渡性固定义齿，可见卵圆形桥体形态；C. 过渡性固定修复体。注意卵圆形桥体向根尖方向延伸 2.5 mm；D. 过渡性固定修复体就位后应使牙间龈乳头轻微发白；E. 拔牙 12 个月后的过渡性固定修复体。注意牙间龈乳头的保存（由 Dr. F.M. Spear and Montage Media, Mahwah, New Jersey 提供）

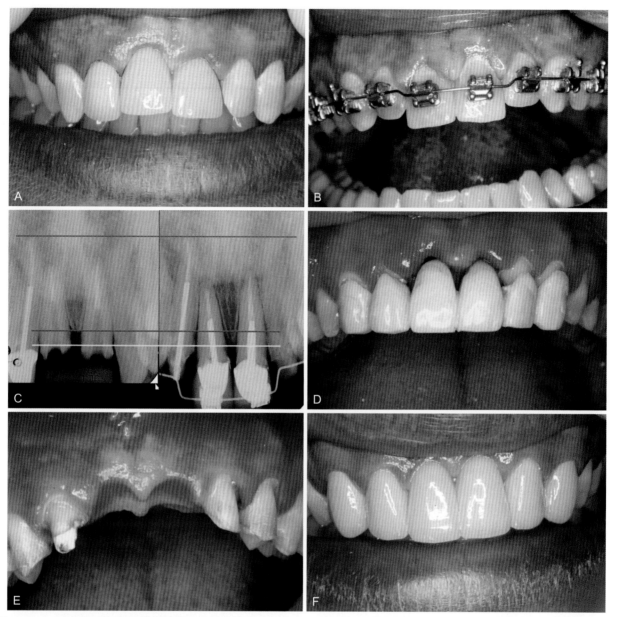

图 20-11 ■ 正畸牵引保存牙槽骨结构。A. 治疗前（注意上颌中切牙间龈嵴高度的不协调）；B. 正畸牵引；C. 牵引前后影像。红线表示参考点；蓝线和黄线表示牙槽嵴高度的变化；D. 对拔牙后戴入带有卵圆形桥体的过渡性固定修复体进行评估；E. 受压前牙龈形态；F. 最终修复体

在缓慢地正畸性拔除过程中，会不断有骨填塞牙槽窝。正畸牵引最初被用于即刻种植前避免牙槽嵴水平向骨量增加和提高垂直向高度[18]，这项技术现已成功用于传统固定义齿修复前牙槽嵴形态保存（图20-11）。正畸治疗除了需要花费额外的时间和费用以外，事先进行牙体治疗也是必不可少的，因为需要拔除的牙齿在牵引过程中在不断调整位置。

尽管非常期望牙拔除后能够保存完好的剩余牙槽嵴形态，但是牙槽窝保存术在技术上仍有不足，需要经常对患者进行监测，要求患者认真地进行口腔卫生维护。即使所有步骤一丝不苟地完成，由于

患者对愈合反应的个体差异性，也不能保证最终一定会成功。牙槽窝保存术很少能完全保存牙槽嵴结构[19]；有些患者仍然需要额外的牙槽嵴增量技术。

作为牙槽窝保存术和牙槽嵴增量手术的替代方法，牙根埋伏技术可用来保存牙槽骨高度。牙根埋伏技术最早记载于20世纪70年代，操作时先截牙冠，接着用牙龈瓣覆盖剩余牙根。该技术已被成功用于保存全口义齿患者的牙槽嵴高度[20]。有牙髓活力和无牙髓活力的牙根均适用。该技术还可用于天然基牙[21]和种植体基牙之间前牙桥体区的牙槽嵴保存（图20-12）[22]。

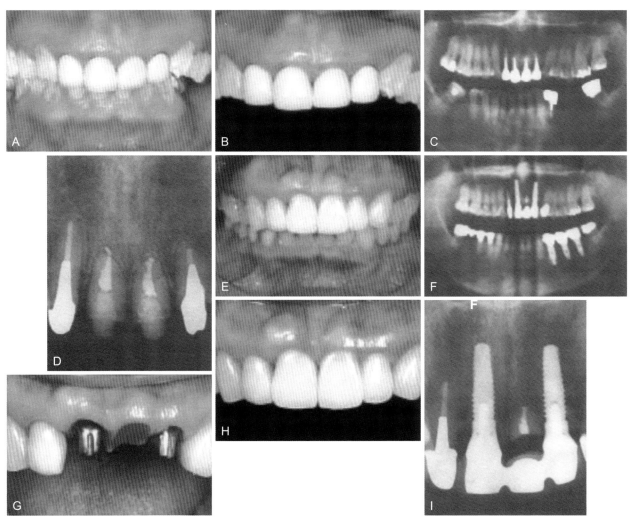

图 20-12 ■ 一位 55 岁女性患者因美观和咀嚼问题求治，其临床（A 和 B）和影像学（C）表现；D. 前牙正畸治疗后的根尖片。治疗计划是用种植体支持式修复体代替上颌两颗中切牙及左侧侧切牙；E. 修复后正面观。美观和功能得以恢复。需要跨学科治疗方法；F. 治疗后的全景片。牙齿和种植体的位置都非常理想；G. 因埋伏牙根的存在，桥体区显现出良好的形态；H. 最终修复体看起来自然。右上中切牙埋伏牙根维持了桥体区最靠近冠的位置的周围牙槽骨和软组织的理想形态。一个正常的桥体缺乏潜在的骨支持，是难以复制出这样理想的组织结构和牙龈乳头高度的；I. 牙根埋伏 27 个月后修复体的根尖片。埋伏牙根维持住了理想的近远中牙槽骨水平（引自 Salama M et al: Adantages of root submergence technique for pontic site development in esthetic implant therapy. Int J Periodontics Restorative Dent 27: 521, 2007.）

桥体分类

桥体设计可被分为两大类：黏膜接触式和非黏膜接触式（框图 20-1）。基于桥体龈端的形态，又可分为许多亚类。桥体的选择主要取决于美观要求和口腔卫生情况。前牙区美观是首先需要考虑的问题，桥体应很好地与组织融合，使其看起来仿佛从牙龈中生长出来一样。反之，后牙区（下颌前磨牙和磨牙区）需要调改桥体的设计以优先满足口腔卫生的需要。不同桥体设计的优、缺点归纳如表 20-2 所示。

框图 20-1	桥体设计分类

黏膜接触式
　　盖嵴式
　　改良盖嵴式
　　卵圆形
　　圆锥形
非黏膜接触式
　　卫生桥
　　改良卫生桥

表15-2　桥体设计

桥体设计	外观	建议位置	优　点	缺　点	适应证	禁忌证	材　料
卫生桥	2 mm	下颌后牙区	利于口腔卫生	美观性差	非美观区 口腔卫生不佳	美学区 垂直距离低	全金属
鞍式/盖嵴式		不推荐	美观	不利于口腔卫生	不推荐	不适用	不推荐
圆锥形		无美观需求的磨牙区	有利于口腔卫生	美观性差	美观需求不高的磨牙区	口腔卫生差	金属烤瓷 全树脂 全瓷
改良盖嵴式		美观需求高的区域（例如，前牙、前磨牙和一些上颌磨牙区）	美观	不太容易清洁	大多数要求美观区域	美观要求不高	金属烤瓷 全树脂 全瓷
卵圆形		美观需求极高的区域 上颌切牙、尖牙和前磨牙	美观 几乎没有食物嵌塞 有利于清洁	需要外科准备 不适用于牙槽嵴有缺损的情况	美观需求高的区域 高笑线	不愿意接受外科手术的患者 剩余牙槽嵴缺损	金属烤瓷 全树脂 全瓷
改良卵圆形		美观需求极高的区域 上颌切牙、尖牙和前磨牙	美观 几乎没有食物嵌塞 有利于清洁	需要外科准备	水平牙槽宽度不足，传统卵圆形桥体无法适用	不愿意接受外科手术的患者	金属烤瓷 全树脂 全瓷

卫生桥或清洁桥

顾名思义，卫生桥主要的设计特点是便于清洁，桥体组织面与牙槽嵴不接触（图 20-13A）。这种卫生设计能使纱条和其他清洁工具从桥体下方通过，像擦皮鞋一样来回运动，从而有利于菌斑控制。其缺点是会使食物嵌塞，引起令患者苦恼的不良舌习惯。卫生桥是一种最不像牙齿的设计，因此适用于在行使功能时不易看见的位置（如，下颌磨牙）。

后来又出现了改良式的卫生桥[23]（图 20-13B 和 C）。其在固位体间的龈端部分形似拱门。这一几何结构增加了连接体的尺寸，减少了桥体和连接体之间的应力集中[24]。它相比于距离剩余牙槽嵴过近的桥体，不容易出现组织增生（图 20-13D）。

鞍式和盖嵴式桥体

鞍式桥体有一个凹形组织面，覆盖剩余牙槽嵴的颊舌侧，从牙槽嵴的两侧模仿缺失牙的形态和穿龈轮廓。但应减少使用鞍式或盖嵴式桥体设计，因为桥体凹形龈面无法使用牙线清洁，会导致菌斑堆积（图 20-14）。该设计缺陷证实容易导致组织炎症（图 20-15）。

改良盖嵴式桥体

改良鞍式桥体结合了卫生桥和鞍式桥体的主要优势，兼顾了美观和便于清洁的特点。图 20-16 和图 20-17 展示了改良盖嵴式桥体如何在覆盖唇侧牙槽嵴（以达到牙齿穿龈而出的效果）的同时又保持舌侧牙槽嵴的清洁。为达到最好的菌斑控制效果，龈端必须没有凹陷或空隙；相反地，其近远中向应尽可能地凸起（凸度越大，口腔卫生越容易维持）。组织接触面的形态像字母"T"（图 20-18），垂直臂止于牙槽嵴顶。唇侧牙槽嵴的适合性对形成自然外观非常重要。这一设计在历史上被称为"盖嵴式设计"[25, 26]，现在"盖嵴"也叫"鞍式设计"。改

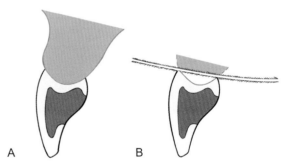

图 20-14 ■ A. 盖嵴式桥体的横切面观；B. 清洁工具无法通过桥体组织面

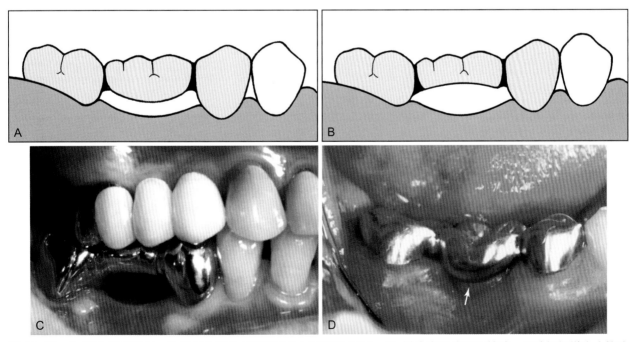

图 20-13 ■ A. 卫生桥示意图。改良卫生桥的示意图（B）和外形（C）；D. 桥体位置接近牙槽嵴，导致组织增生（箭头所示）

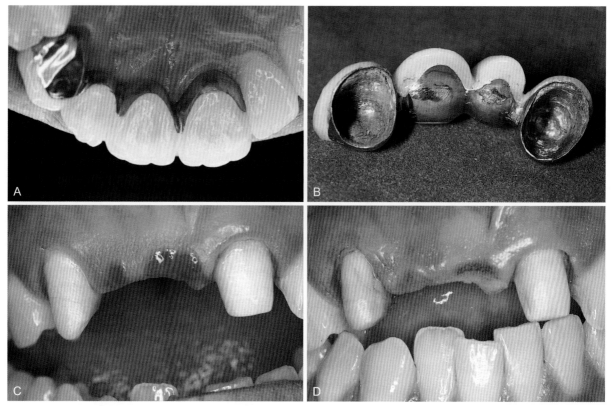

图 20-15 ▪ A 和 B. 带有盖嵴式（凹形）龈端的固定义齿；C. 修复体去除后，组织面可见溃疡。有缺陷的原修复体修改形态作为过渡性修复体使用，同时制作最终修复体；D. 2 周后，溃疡面愈合

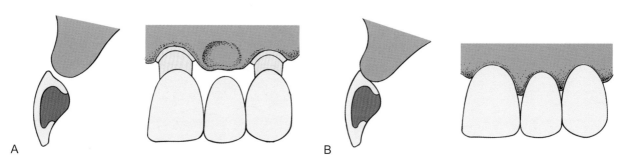

图 20-16 ▪ 改良盖嵴式桥体。A. 固定义齿部分就位；B. 固位义齿完全就位

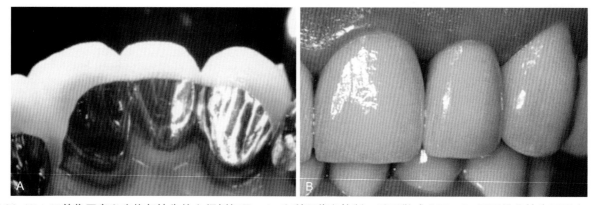

图 20-17 ▪ 三单位固定义齿恢复缺失的上颌侧切牙。A. 为利于菌斑控制，舌面做成凸面；B. 唇面模仿缺失牙形态

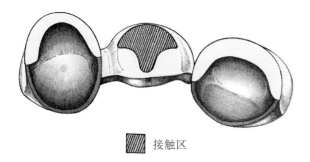

图 20-18 ■ 上颌固定局部义齿组织接触区需模仿字母"T"。固定义齿龈面观示意图

良盖嵴式设计是口腔行使功能时口内可见区域最常用的桥体（上、下颌前牙、上颌前磨牙和第一磨牙）。

圆锥形桥体

圆锥形桥体（图 20-19）经常被称为蛋形、子弹形、心形桥体，有利于患者维护口腔清洁。桥体组织面需尽量制作成凸形，且只与剩余牙槽嵴中点有一点接触。该设计建议用于不太需要美观的上颌后牙区。其唇舌侧形态取决于剩余牙槽嵴的宽度，刀状牙槽嵴应选择外形平坦、接触区较窄的桥体。圆锥形桥体不适用于宽牙槽嵴，因为小接触点的穿龈形态容易导致食物嵌塞（图 20-20），此时应该选择卫生桥或清洁桥。

卵圆形桥体

卵圆形桥体是最美观的桥体设计。它凸形的组织面置于表面凹陷的剩余牙槽嵴上，使其看起来几乎与穿龈而出的牙齿一样。详细的治疗计划是成功修复的关键。牙拔除后需施行牙槽窝保存术，形成组织凹陷，使得卵圆形桥体像从骨内萌出一样。对于既存的剩余牙槽嵴，则需要进行软组织的外科增量手术。当剩余牙槽骨量充足时，可用车针、电刀或激光制备一个凹形陷窝。无论用哪种方法，当牙槽嵴形态制备好后，都需要格外关注临时修复体的桥体外形。

卵圆形桥体的优点包括令人满意的外形和较高的强度。当它配合牙槽嵴增量手术成功使用时，桥体就与一个从牙槽嵴内萌出的天然牙一模一样。此外，它的嵌入式设计不容易导致食物嵌塞。由于桥体唇侧牙龈处的瓷层有牙槽骨的支持，这种宽的、凸的几何结构比改良盖嵴式桥体更加坚固（图 20-22）。由于桥体组织面在所有方向都是凸形的，很容易使牙线通过；但认真的口腔卫生维护仍是必要

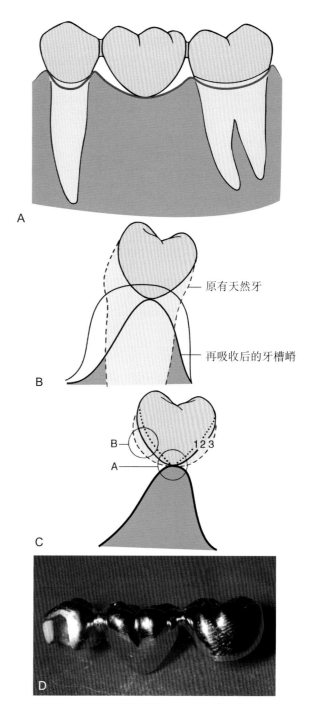

图 20-19 ■ A 和 B. 桥体凸度最大与组织面只有单点接触，以利于保持清洁；C. 3 种可能桥体形态的评估（1，2 和 3）。形态 3 在 B 区最凸，但在 A 区太平坦。形态 1 在 A 区较凸，在 B 区太平坦。形态 2 最佳；D. 带有圆锥形桥体的全金属固定义齿，适用于替代缺失的上颌磨牙

的，以防止接触区面积大导致的组织炎症。缺点包括需要软组织外科处理和相关的费用。此外，为达到美学效果，需要增加复诊，多次进行评估。牙槽窝的凹陷周围是假性龈乳头，它需要过渡性卵圆形桥体的支撑。取模前，去除过渡性修复体后，龈乳

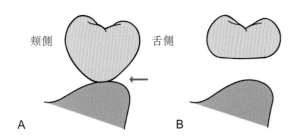

图 20-20 ■ A. 圆锥形桥体可能导致食物滞留于宽阔的剩余牙槽嵴上（箭头所示）；B. 卫生桥是更好的替代选择

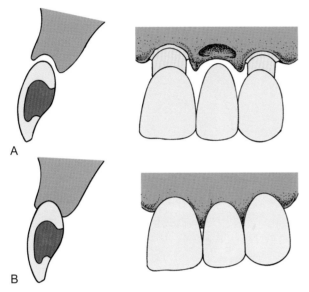

图 20-21 ■ 卵圆形桥体。A. 固定义齿部分就位；B. 固定义齿完全就位

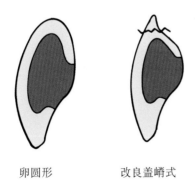

卵圆形　　　改良盖嵴式

图 20-22 ■ 卵圆形桥体可避免前牙桥体颈部崩瓷的可能

头便会塌陷。为补偿在取模时牙槽窝的三维改变，需要在模型上刮除这一区域，以保证最终桥体与组织接触，并能支撑假性龈乳头。或者可使用特殊的印模制取技术，例如由 de Vasconcellos 和他的同事提出的一种方法[27]。因为这些调整多少有些随意，可能需要在复诊检查时修整桥体组织面（改变形态或者加瓷）。

改良卵圆形桥体

刘[28]描述了一种改良式的卵圆形桥体，它拓宽了卵圆形桥体的临床适应证。改良卵圆形桥体的卵圆形尖端更偏向剩余牙槽嵴的唇侧，而不是置于牙槽嵴顶。这一改变可用于牙槽嵴水平宽度不够而无法用传统卵圆形桥体修复的临床病例。这种桥体也被认为是所有桥体中最容易清洁的。

生物学注意事项

桥体设计的生物学原则是对剩余牙槽嵴、基牙、对颌牙以及支持组织的维护和保存。具体影响因素有桥体与牙槽嵴接触方式、口腔卫生状况和殆力的方向。

牙槽嵴接触

桥体和其下方组织无压力接触可防止形成软组织的溃疡和炎症[1, 29]。如果在检查时发现软组织发白，则需要利用压力指示剂来确认压力区，桥体应该重塑形态直到产生完全被动接触。被动接触应完全发生在角化附着黏膜。当桥体置于黏膜上，与桥体接触的黏膜区在口腔正常运动时可能形成溃疡（图 20-23）。牙槽嵴正压力（超压）可能因过度刮除终模型上桥体区所致（图 20-24）。这曾被认为是提高桥体 - 牙槽嵴外形关系的方法。然而，由于不能有效使用牙线，不可避免地导致溃疡形成，这一方法不再推崇[1, 30, 31]，除非用于之前所述的卵圆形桥体[29, 32]。尽管卵圆形桥体保存了与组织的正接触来支持假性龈乳头，但如果这种接触紧而不压迫黏膜，且能坚持清洁桥体龈端，黏膜就可以保持健康[33]。

口腔卫生注意事项

刺激牙槽嵴的主要因素是微生物菌斑释放的毒素，在桥体龈端和剩余牙槽嵴间积聚，导致组织炎症和牙石形成。

与可摘局部义齿不同，固定义齿不能从口内取出定期清理。因此需要教会患者有效的口腔卫生维护措施，尤其强调桥体龈端的清洁。龈端的形态、与牙槽嵴的关系及制作材料都会影响最终清洁效果。

通常来说，只要有接触，牙刷刷毛就不容易通过桥体龈端。因此，患者必须养成良好的口腔卫生习惯。推荐使用电动牙刷、管状清洁器、Oral-B Super 牙线（Oral-B，Procter & Gamble）和带穿

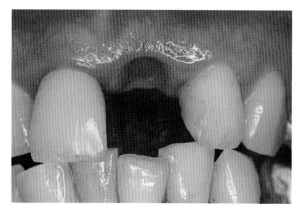

图 20-23 ▪ 桥体对黏膜的压力导致了溃疡形成

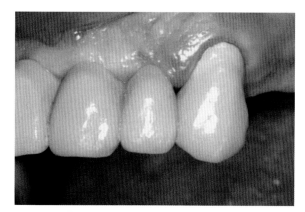

图 20-24 ▪ 软组织发白表明桥体对黏膜有压力

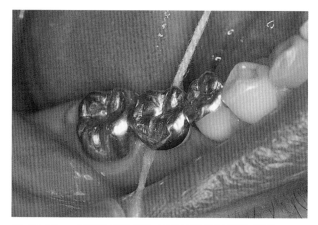

图 20-25 ▪ 必须指导患者如何用牙线清洁桥体龈端

线器的牙线（图 20-25）。桥体周围的龈外展隙要足够宽以允许口腔清洁工具通过。然而，为了防止食物嵌塞，龈外展隙也不能过宽。为使牙线可以通过整个组织表面，桥体和剩余牙槽嵴间需达到被动接触。

如果桥体龈端有凹陷，牙线无法清洁该区域从而导致菌斑堆积，继而刺激牙周组织[34]。这一过程通常是可逆的，当龈端形态得到改良消除凹陷，炎症就会消失（图 20-15）。因此，应该准确描述传递给技工室的桥体设计。粘接修复体前应仔细检查，必要时修改桥体。预防是避免组织刺激最好的解决方法。

桥体材料

任何用于制作桥体的材料都应满足所需的美观性能、生物相容性、硬度、承受咬合力的强度以及使用寿命。固定义齿应该尽可能坚固，因为在咀嚼或其他功能运动中的任何弯曲都可能导致牙龈受压和崩裂。正中和非正中咬合时，咬合接触不应位于金 - 瓷结合处，桥体龈端的金 - 瓷结合处也不应

与剩余牙槽嵴接触。

关于桥体制作材料生物相容性的研究主要集中于两个因素：①材料的性能；②材料表面黏附性。釉瓷通常被认为是用于制作桥体的生物相容性最高的材料[35-37]，尽管临床数据[30, 38]更倾向于支持这一观点，但关键因素似乎是材料抗菌斑附着的能力[39]（而非材料本身）。高度抛光的金更加光滑，与未抛光或者多孔的铸件相比，不容易被腐蚀，菌斑也不易附着[40]。但即使是高度抛光的表面，如果忽视口腔卫生维护，菌斑仍会堆积[41, 42]。

釉瓷看起来非常光滑，但在显微镜下观察时，可见其表面有许多空隙，比抛光的金和丙烯酸树脂粗糙[43]（图 20-26）。尽管如此，高度上釉的瓷比其他材料更容易清理。为便于菌斑清除和保证生物相容性，桥体表面应采用釉瓷。然而当缺牙区剩余牙槽嵴和𬌗面之间距离微小时，瓷组织接触可能会受限。在这种情况下，将瓷添加于桥体组织面可能会削弱金属基底的深度，尤其𬌗面为瓷材料时（图 20-27）。如果金属与组织面接触，应该要高度抛光。不管选择何种桥体材料，患者都可以通过完善的口腔卫生维护来避免组织炎症[44]。

咬合力

将桥体颊舌向宽度降低 30%[45, 46]降低咬合力的方法，从而降低基牙的负荷。这一方法被沿用至今，尽管它几乎没有科学根据。关键的数据分析[47]表明，只有当均匀一致地咀嚼食物时，咬合力才会减少，且桥体的宽度减少 1/3，仅增加 12% 的咀嚼效率。当固定义齿桥体突然咀嚼硬物或作其他功能运动，例如磨牙症，而不是咀嚼一致黏稠度的食物时，更容易产生潜在危害性𬌗力。减少𬌗面面积并

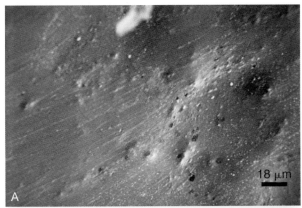

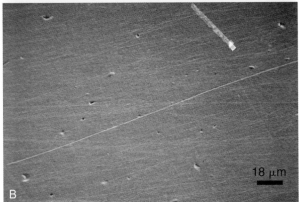

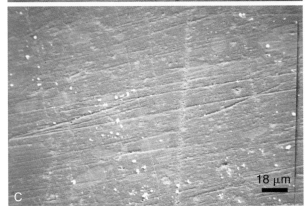

图 20-26 ■ 釉瓷（A），抛光金（B）和抛光的丙烯酸树脂（C）的扫描电镜影像

不能降低这些力量。

实际上，减少殆面面积可能会妨碍甚至阻止建立稳定和谐的咬合关系。就像一个错位牙，可能会导致菌斑控制困难，且不能很好地支撑脸颊。鉴于以上原因，通常推荐正常殆面宽度的桥体（至少在第三咬合区）。剩余牙槽嵴向颊舌向吸收塌陷的情况除外。这时可以减少桥体宽度，以缩窄舌侧形态，利于菌斑控制。

机械力学注意事项

如果固定义齿桥体设计不能满足机械力学原则，便会影响预后。机械力学问题可能是由于材料选择不当、金属支架设计不良、牙体预备不足或者咬合关系不佳导致。这些因素可能引起修复体的折断或固位体的脱位。后牙长桥尤其容易出现机械问题。随着桥体跨度距离增加，脱位趋势明显，较大的咬合力作用下，将不可避免地导致桥体弯曲（见第 3 章）。因此，事先评估桥体上可能受到的殆力并以此为依据进行设计非常重要。举例来说，在桥体更容易折断的高应力情况下，全金属桥体（图 20-28）可能比金属 - 烤瓷桥体更合适。选择金属 - 烤瓷桥体时，为达到更好的美观效果在殆面加瓷需要格外谨慎。除折断风险以外，当咬合接触位于釉质或金属上时，瓷可能会磨损对颌牙。

可用的桥体材料

有些固定义齿桥体完全由金属、瓷或丙烯酸树脂制成，但大多数是由金属和瓷共同组成。烤塑桥体由于其持久度不足（不耐磨和变色）而使临床使用受限制。基于高无机填料树脂和纤维增强材料产生的间接复合体，促进了复合树脂和烤塑桥体的复兴（见第 15 章）。

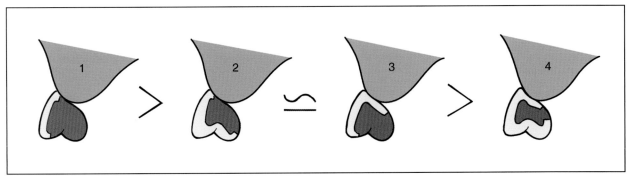

图 20-27 ■ 依据金属基底的横断面直径，4 种强度逐渐降低的桥体设计。当垂直空间减少时，第四种（瓷覆盖组织面和殆面）可能不能使用

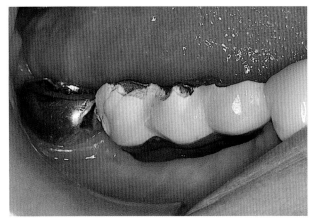

图 20-28 ■ 因应力过大导致的长跨度金属烤瓷固定义齿修复的失败

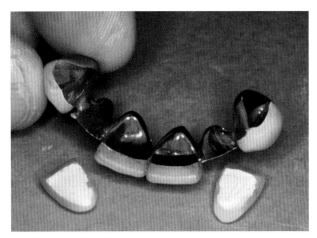

图 20-29 ■ 因不当的技工室操作导致的桥体失败

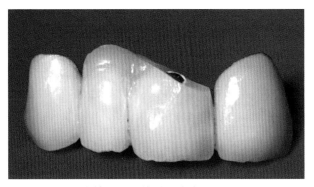

图 20-30 ■ 无支撑的牙龈接触面崩瓷

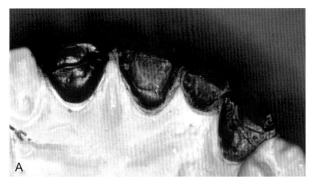

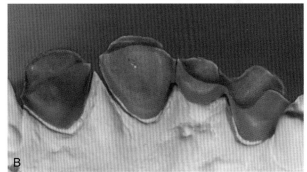

图 20-31 ■ 制作解剖形态的蜡型,然后有控制地回切(A)是制作令人满意的金属基底(B)最可靠的方法

金属－烤瓷桥体

大多数的桥体是金属烤瓷技术制作而成。如果使用恰当,这一技术能帮助解决一般临床上遇到的问题。制作精良的烤瓷桥体应坚固、便于清洁并且外观自然。但是,常由于支架设计不良导致机械性失败(图 20-29)。支架设计的原则见第 19 章,但下面几点需要着重强调:

- 支架必须提供均匀的烤瓷空间(约 1.2 mm)。瓷层过厚会造成支持力不足,最终导致崩瓷(图 20-30)。在前牙桥体颈部更是如此。为保证统一的瓷层厚度,一种可靠的方法是先制作固定修复体蜡型,然后准确地回切到预定深度(图 20-31)。
- 需要烤瓷的金属表面必须是光滑的。表面不规则会导致瓷浆润湿不完全,引起金－瓷结合区的空隙,从而降低粘接强度,增加机械性失败率。

- 烤瓷区的线角应圆钝。因为此处容易形成应力集中而导致机械性失败。
- 金－瓷结合区外部的位置和设计需要特殊考量。金属基底在结合区的任何变形都会造成瓷层的崩裂(图 20-32)。因此,正中咬合接触区至少要离开金－瓷界面 1.5 mm。非正中咬合接触可能会使金－瓷界面变形,也需要特别评估。

烤塑桥体

过去丙烯酸树脂烤塑修复体因有不足只能长期用于过渡性修复体。它们的耐磨性比釉质或者瓷低,正常刷牙也会出现可见的磨损(图 20-33)。此外,相比于一个薄的树脂贴面的体积,其具有相

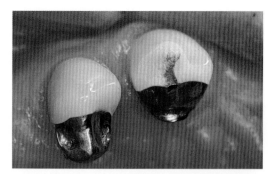

图 20-32 ■ 通过金 - 瓷结合区的咬合接触导致崩瓷

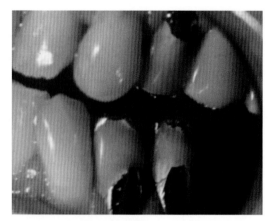

图 20-33 ■ 烤塑修复体的磨损

对高比例的表面积，吸水和热运动（热循环）产生的尺寸变化也会引发问题。树脂和金属支架之间没有化学结合，所以树脂完全是靠机械方法固位（例如倒凹）。树脂贴面持续的尺寸变化常会造成金属 - 树脂结合界面的渗漏，使修复体变色。

尽管如此，使用树脂代替瓷仍有一些优势：它们制作和修理起来更容易，且不像烤瓷技术需要高熔点的合金。自 20 世纪 90 年代间接复合树脂系统的引进，已经解决了传统间接烤塑修复体的很多问题。这些新一代的间接树脂较传统的复合树脂具有更高密度的无机瓷填料。它们大多数经历了后固化的过程，产生了较牙釉质更高的弯曲强度、更小的聚合收缩和磨损率[48]。此外，复合树脂和金属结合上的改善[49]也可能使烤塑修复体被重新认识。

纤维增强复合树脂桥体

复合树脂可以不带金属基底直接用于固定义齿（见第 15 章）。一种玻璃渗透或聚合纤维的物质基质提供了结构强度。尽管长期的临床效果尚不清楚，但其良好的物理性能、边缘适合性和美观性能，可能被作为非金属固定义齿的替代品。

美观注意事项

在制作过程中，无论如何应严格遵循生物学、机械力学原则，患者只依据外观对修复效果进行评价，尤其是前牙区修复。许多适合单冠的美学考量也适用于桥体（见第 23 章）。桥体在试图达到自然外观时可能会遇到问题。

牙龈界面

一个美学上成功的桥体需要复制天然牙的形态、轮廓、切嵴、牙龈、切外展隙以及邻牙的颜色。桥体在组织接触区域最难模仿天然牙的效果。此时最大的挑战是补偿拔牙后的解剖学改变。为达到一个"自然"外观，特别需要关注靠近组织桥体连接区唇面的轮廓。这一要求不能仅仅通过复制缺牙的唇面轮廓达到；当一颗牙被拔除后，牙槽骨经历了吸收或重建，或者两者皆有。如果模仿了原有的牙齿形态，桥体看起来龈向过长，显得不自然（图 20-34）。对于一个可以以假乱真的美观的桥体，观察者必须想象他们是看一颗天然牙。

改良盖嵴式桥体是大多数前牙缺失首选的设计。它可以通过覆盖剩余牙槽嵴补偿颊舌向宽度的缺失。不同于天然牙从牙槽嵴顶萌出，桥体颈部位于牙槽嵴前方，覆盖因牙齿缺失导致的异常牙槽嵴结构。幸运的是，由于大多数牙只是从二维角度观察，这一关系尚未被发现。一个设计良好的改良盖嵴式桥体能提供所需的朝向组织的凸度和光滑敞开的舌外展隙以利于清洁，但其实这很难实现。临床上许多桥体外形不是最理想的，从而导致外观不自然。可以在诊断蜡型上仔细预备来避免这一问题（见第 3 章）。有时需要外科手术改善牙槽嵴组织的形态来增强这一效果。

一般情况下，光线来自上方，物体的阴影在其下方。意外的光线或意外位置的阴影会造成大脑的混乱（图 20-35）。因为过去的经验，大脑"知道"牙齿是从牙龈中长出，因此将桥体"理解"为一颗牙，除非混淆的阴影提示其他可能。牙医必须仔细研究阴影落于天然牙尤其是龈缘周围何处。如果桥体和剩余牙槽嵴非常不合适，在颈部就会有不自然的阴影，看起来奇怪，会破坏患者对一颗天然牙的美学构想（图 20-36）。此外，桥体牙龈界面的凹陷容易积存食物残渣，进一步破坏美感。

当外形成为最主要的要求时，卵圆形桥体合并使用牙槽嵴保存术或软组织增量术可以在牙龈界

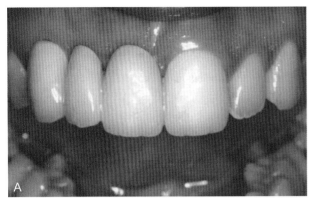

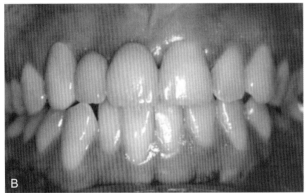

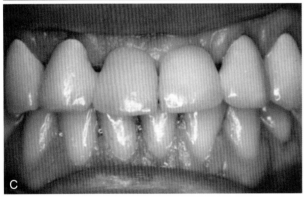

图20-34 ■ 正确殆龈向高度在美学桥体设计中至关重要。A. 四单位固定义齿修复右上中切牙和侧切牙的美学失败案例。桥体被塑形以模仿缺失牙的唇面形态，但由于牙槽骨吸收，它们看起来太长；B. 替代的固定义齿。注意每个桥体的牙龈部分被减少了。美观效果明显改善；C. 该美学失败是由于过度减少。中切牙桥体看起来太短了

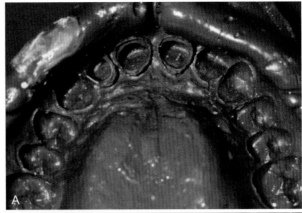

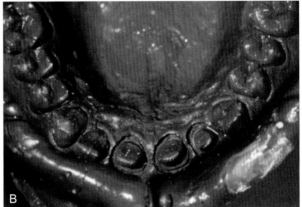

图20-35 ■ 视错觉。这两幅图片（A 和 B）是完全一样的，除了其中一幅是颠倒的。大多数人对每张图片有不同的三维诠释，认为其中一幅是印模，而另一幅是翻制的模型。（通过转动这本书验证这一错觉）根据于阴影如何形成可以理解这一现象；通常情况下，物体是从上方被照亮

面形成良好的外形，几乎可以以假乱真。因为桥体是从凹陷的软组织中出现，不会像改良盖嵴式桥体一样出现美学缺陷。但是在大多数情况下，患者需要接受为使卵圆形桥体就位而必要的外科手术。

殆龈向高度

仅仅通过复制原先牙齿来获得一个正确尺寸的桥体是不可能的。牙槽嵴吸收会使这样的桥体在牙颈部看起来过长。当患者微笑并露出龈边缘时，

牙齿的高度立刻变得明显（图 20-37）。但是，异常的唇舌向位置或者颈部轮廓不会立刻明显显示。可以根据这一事实修整桥体唇侧牙龈部分的外形达到良好的外观（图 20-36）。观察者看到了一个正常牙齿的长度，但是没有意识到其异常的唇面轮廓。这样的视错觉是成功的。

即使是中等严重程度的骨吸收，通过扩大桥体外形轮廓的方法来获得自然外观仍是可能的。然而，在牙槽骨过度吸收的缺牙区域，正常长度的桥体可能一点也接触不到牙槽嵴。

一种解决的方法是重点突出釉牙骨质界，改善桥体形态模仿一颗正常牙的牙冠和牙根（图 20-38）。另一种方法是使用粉色瓷来模拟牙龈组织（图 20-39）。然而，这样的桥体会显著增加组织接触面积，需要长期进行仔细的菌斑控制。牙槽嵴增量手术对少量吸收的牙槽骨有明显改善效果。当骨吸收严重时，使用可摘局部义齿修复的美观效果往往优于固定义齿。

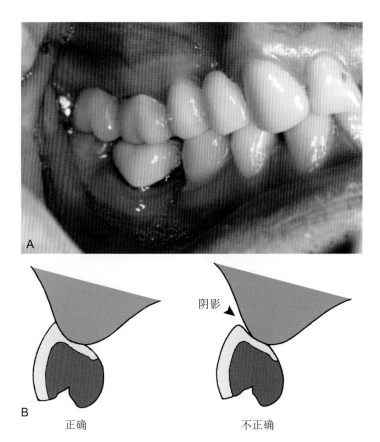

图 20-36 ■ 桥体应理解为从牙龈组织中"生长"出来的。在该四单位固定义齿中第二前磨牙桥体（A）是成功的，因为它很好地适合了牙槽嵴；但是，很明显第一前磨牙桥体由于和牙槽嵴不相适应，产生了一块阴影；B. 牙龈界面周围的阴影（箭头所示）破坏了美学构想

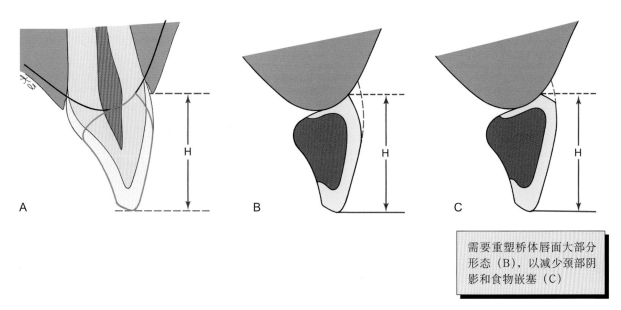

需要重塑桥体唇面大部分形态（B），以减少颈部阴影和食物嵌塞（C）

图 20-37 ■ A. 桥体需要与原来牙齿的高度（H）一致；B. 外形良好的桥体；C. 外形有缺陷的桥体（B 和 C 中的虚线代表原先牙齿的轮廓）龈边缘的空隙可能会积存食物，产生美观上不能接受的阴影

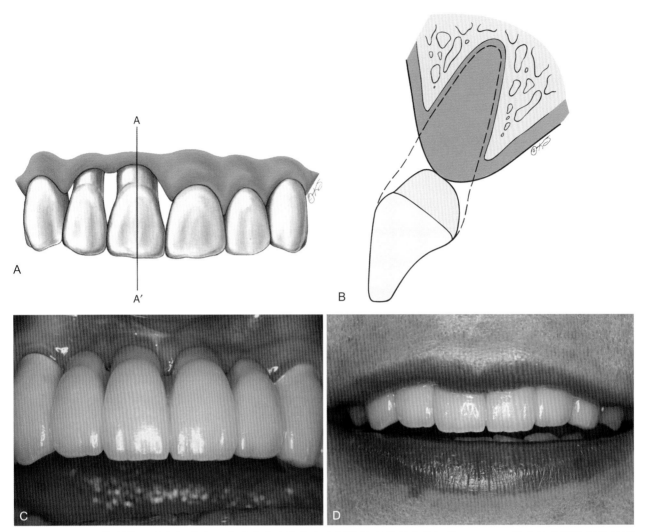

图 20-38 ■ 不用外科增量手术很难为一个过度骨丧失的患者制作美观的固定修复体。A~D. 一种方法是塑造正常的冠形态，并且将牙根部分染色模仿成暴露的根面（A 和 B. 引自 Blancheri RL: Optical illusions and cosmetic grinding. Rev Asoc Dent Mex 8:103, 1950.）

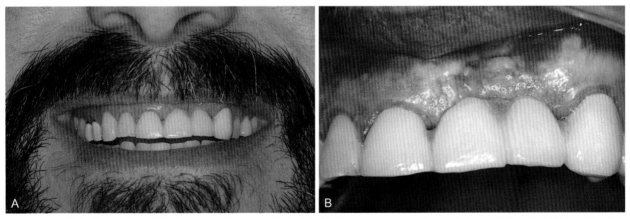

图 20-39 ■ 修复左上中切牙和侧切牙的固定义齿。该患者缺牙区牙槽嵴明显吸收。A 和 B. 通过在桥体间使用粉色瓷来模仿牙龈组织，修复体的外观得到改善。患者日常使用 Oral-B super 牙线，能够维持良好的组织健康

近远中向宽度

通常桥体可利用的宽度较对侧牙窄或更窄。这常常是由于牙拔除后未修复，产生了牙齿不可控制的移位。

这种移位应该尽可能通过正畸治疗矫正。此外，在桥体设计中应结合视觉感知原则，以获得可接受的外观。正如大脑会因为视觉错误而混淆形态和线条的相关尺寸一样（图20-40），可以设计异常尺寸的桥体来造成自然尺寸的错觉。前牙的宽度通常是由相应的近中唇线角和远中唇线角的相对距离来决定的，整体的外形是通过表面细节形态和这些不同线角之间对光的反射决定的。桥体中尽可能地精确复制对侧牙的特征（图20-41），空间上的差异可以通过改变邻面的形态补偿。固位体和桥体可以均衡缩小差异（这是另外一种情况，用诊断蜡型可以帮助解决疑难的修复问题）。

修复后牙区时，因为桥体的远中部分通常不会从前方看到，会造成空间上的差异（图20-42）。此处的差异可以通过复制牙齿可视的近中部分并调改远中部分得以解决。

桥体制作

可用的材料

随着时间的推移，产生了许多桥体制作的技术。预成瓷饰面联合传统金合金是以往很流行的技术。随着20世纪70年代金属烤瓷技术应用广泛，预成饰面不再流行，基本已经消失。尽管定制的金瓷饰面是可接受的替代产品，但它们从来没有被广泛接受。表20-3概括了不同的技术（图20-43）。

现在大多数桥体是由金属烤瓷技术制成，这一技术为桥体设计中遇到的生物、机械和美学问题提供了最佳的解决方法。然而它们的制作过程和单冠略有不同。这些差异将在下文着重讨论。

金属烤瓷桥体

一个设计精良的烤瓷桥体必须有利于菌斑控制，并具有高强度、耐磨性和美观性的特点（图20-43D）。如果其中至少有一个固位体也是金属烤瓷，它的制作过程就相对容易。桥体的金属支架和一个或两个固位体铸造成一体。这有利于后续技工室和临床阶段桥体的处理。在下面的讨论中，假定任意一个固位体或两个同时为烤瓷全冠。当情况并非如此时，则需要一个替代的方法。

解剖外形蜡型制作

为了强度和美观，最终修复体瓷的厚度必须精确控制。为保证这一点，蜡型需要做出最终解剖外形。这也可以帮助牙医检查连接体设计是否合适，连接体之间的关系如何以及最佳瓷贴面的外形（见第27章）

全部工具　需要以下工具（图20-44）：

- 本生喷灯
- 嵌体蜡
- 黏蜡
- 蜡型制作器械
- 清洁棉布
- 代型蜡分离液
- 硬脂酸锌或粉状蜡
- 双头毛刷
- 棉球
- 细网状尼龙软管

步骤

1. 如第18章描述的给固位体的内表面、邻面和轴面上蜡。
2. 使嵌体蜡软化，塑形成大致需要的桥体形态，使其与牙槽嵴相适应。这是后续修正的起点。一个替代的（并且可能是更好的）方法是为诊断蜡型或临时修复体取模，然后将熔化的蜡灌入该模型中，从而形成桥体的初始形态。用预成的桥体形状也是可行的（图20-45）。
3. 如果要修复一颗后牙，可以暂时使𬌗面成扁平状，因为𬌗面使用加蜡法最佳，这部分着重在第18章讨论。
4. 为了增加额外的稳定性，将桥体和固位体连接，同时直接用黏蜡将其颈部与终模型连接。然后给桥体上蜡，形成合适的轴面及𬌗面（或切缘）外形（图20-46）。
5. 完成固位体蜡型，为达到理想的组织接触关系，形成桥体邻面和组织面外形。在回切前，可以对桥体进行评估。

评估　检查蜡型（图20-47），纠正缺陷。尤其要注意连接体，它应该有正确的形态和大小。连接体和桥体紧密附着在一起，以致于在接下来的回切步骤中，不会与固位体分离。

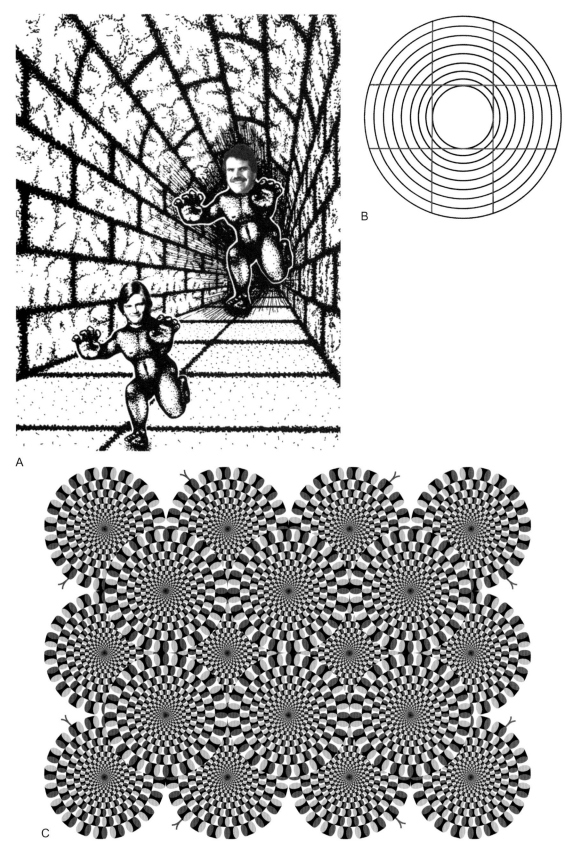

图 20-40 ■ 视错觉。A. 人是同一尺寸；B. 线是直的（倾斜书本就可以证实）；C. Kitaoka 的 "旋转蛇" 错觉。"轮子" 旋转发生与眼球运动相关。眼球固定，现象就消失了[51]（A. 引自 Shepard RN: MindSights. New York, WH Freeman, 1990; C. 引自 Akiyoshi Kitaoka 2003, reproduced by permission.）

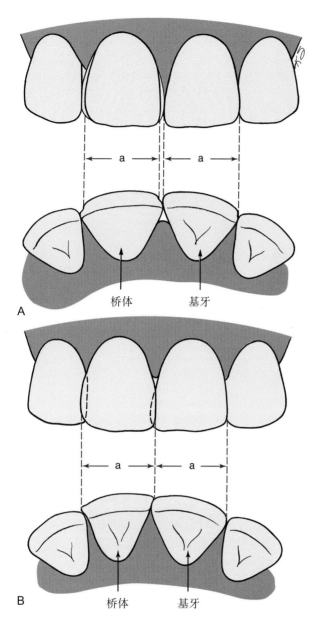

图 20-41 ■ 可通过匹配线角的位置，调整邻接区来美观修复尺寸异常的前牙桥体间隙。大的（A）和小的（B）桥体间隙。a 的尺寸在修复体中应该匹配（引自 Blancheri RL: Optical illusions and cosmetic grinding. Rev Asoc Dent Mex 8:103, 1950.）

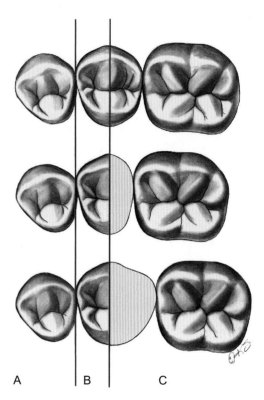

不太可见的另一半形式可要求不高

图 20-42 ■ 当修复后牙时（A），应该复制邻牙更可见的近中部分的尺寸。窄的（B）和宽的（C）桥体间隙（引自 Blancheri RL: Optical illusions and cosmetic grinding. Rev Asoc Dent Mex 8:103, 1950.）

表 20-3	可用桥体系统			
材 料	优 点	缺 点	适应证	禁忌证
金属烤瓷	美观 生物相容性	如果基牙不是金属烤瓷则制作困难 强度弱于全金属	大多数情况	长跨度，高应力
全金属	强度高 制作过程简单	不美观	上颌磨牙，尤其是咬合力大时	美观需求高
全瓷	美观性最好 生物相容性	折裂风险 不能被切割和再连接 需要更大的连接体	美观需要高	长跨度，高应力

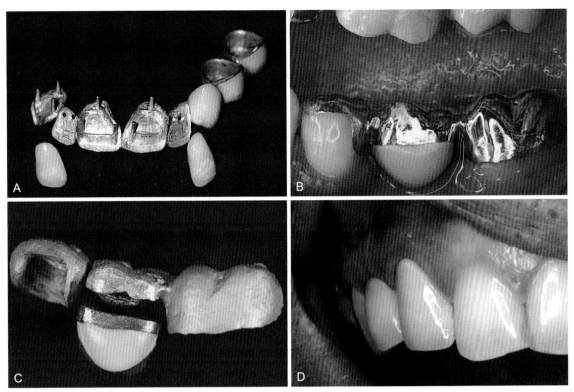

图 20-43 ■ A. 八单位的带瓷饰面的固定义齿；B 和 C. 一个三单位的后牙固定桥，采用后焊接法将金属烤瓷饰面焊接至传统金合金上；D. 金瓷固定义齿，尖牙为改良盖嵴式桥体，看起来像从牙龈中萌出一样

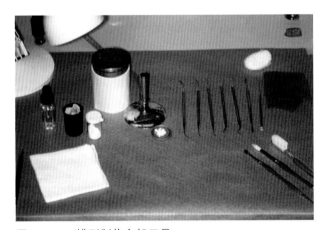

图 20-44 ■ 蜡型制作全部工具

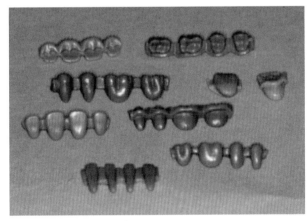

图 20-45 ■ 预成桥体蜡型

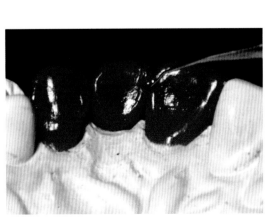

图 20-46 ■ 桥体与固位体连接在一起

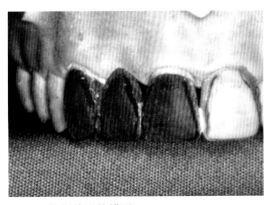

图 20-47 ■ 解剖外形的蜡型

回切

全部工具

- 本生喷灯
- 蜡型制作器械
- 回切器械
- 手术刀
- 带锯薄刀片或缝线
- 探针

步骤

1. 用锐利的探针勾画出需要烤瓷的区域（图 20-48A）。金 – 瓷结合区尽量置于舌侧，以保证美观。

2. 在蜡型上制备定深沟（见第 19 章和图 20-48B）。

3. 完成回切，留出间隙，将各部分连接在一起，置于终模型上。

4. 用带锯薄刀片分割一个蜡连接体（或者使用缝线），然后将分离的固位体从终模型上取下来（图 20-48C）。

5. 完成这一个固位体的回切；确保有一个清晰的 90° 金 – 瓷结合区。

6. 完成边缘制作。在这一过程中，桥体通过另外一边固位体固定在位。

7. 去掉第一个固位体，获得空间位置，再细化桥体的回切。

8. 重新就位第一固位体，与桥体再连接，分割另外一个连接体，重复上述过程。

9. 制作整体铸道，并根据需要进行最终的形态重塑。

10. 按第 22 章中描述的进行包埋和铸造。

当三单位固定桥的一个连接体要铸造，而另一个要焊接，应在前面提到的步骤进行前首先截断要铸造的连接体。桥体的龈端应在金属上而不是在蜡型上回切，因为组织接触能帮助稳定桥体。这项操作非常困难，很容易破坏脆弱的蜡连接体。

金属预备

全部工具

- 分离切盘
- 陶瓷专用抛光石
- 砂纸盘（只能用于未上瓷的表面）
- 橡皮轮（只能用于未上瓷的表面）
- 圆头碳化钨钢车针（6 或 8 号）
- 机载磨损套装（25 µm 氧化铝）

步骤

1. 从包埋料中回收铸件，按第 19 章中描述的那样，对需要烤瓷的表面进行预备（图 20-49）。

2. 完成桥体的龈端制作。不要过度磨除这个区域。

评估　桥体龈端瓷层厚度可以不足 1 mm，因为一旦修复体被粘接，是从唇面观察，而不是从龈端。牙龈处过量的瓷堆积是桥体支架设计中一个常见的错误，而且可能导致崩瓷和不良的外形（图 20-30）。

为便于菌斑控制，金 – 瓷结合区应放在舌侧。这样组织接触区在瓷上，而不是在金属上，在金属上更容易使菌斑顽固地积存[50]。

上瓷

许多上瓷的步骤和单冠的制作是完全相同的（见第 24 章）。但桥体制作有些特殊性，这些将在下文中强调。

全部工具　需要以下工具（图 20-50）：

- 餐巾纸
- 玻璃调板

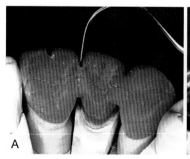
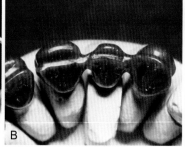
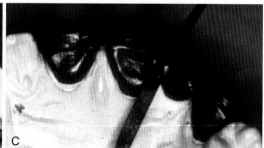

图 20-48 ■ 一个三单位固定义齿修复体的回切过程。A. 勾画出金 – 瓷结合区；B. 为上瓷进行蜡型回切；C. 使用带锯薄切片分割连接体

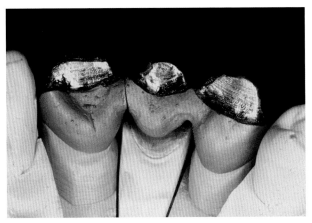

图 20-49 ■ 准备进行喷砂和氧化处理的金属基底

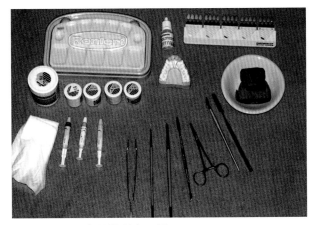

图 20-50 ■ 上瓷用的所有工具

- 薄棉纸或纱布
- 蒸馏水
- 玻璃抹刀
- 锯齿状的器械
- 瓷镊子或止血钳
- 陶瓷专用毛刷（2 号、4 号或 6 号）
- 搅拌刷
- 剃须刀片
- 氰基丙烯酸盐粘接剂
- 彩色铅笔
- 胶带
- 陶瓷专用抛光石
- 金刚石
- 金刚石切盘

步骤

1. 预备金属表面，如第 24 章中描述的那样上遮色瓷（图 20-51）。
2. 在桥体的龈端上颈部瓷，并将铸件在终模型上就位。将一小片薄棉纸置于模型的剩余牙槽嵴上，并用小刷子使其浸润，防止瓷粉黏到石膏上（同样也可以使用氰基丙烯酸盐粘接剂或其他特殊的分离剂）。
3. 在颈部、体部、切端分别上瓷（见第 24 章），薄棉纸可作为桥体龈端的模型。
4. 当瓷凝结后，各部件间用薄的剃须刀片截断。这可防止瓷因烧结收缩从支架上分离。需要第二次上瓷来修正由于烧结收缩导致的缺陷。通常需要在桥体的邻面和龈面进行这样的加瓷。
5. 使用瓷分离液（如 VITA Modisol，Vident），涂抹在石膏上牙槽嵴部，从而在制作唇侧边缘的瓷层时使添加的牙龈瓷能从模型上直接取下来（见第 24 章）。
6. 标记出要求的组织接触面和龈表面的轮廓，尽可能形成一个凸面。桥体现在可进行临床的评估和焊接，表面特征处理，上釉，完成和抛光（见第 27、28、29 章）。

评估 桥体组织面的瓷应该尽可能光滑（图 20-52）。凹陷和缺损会妨碍菌斑控制，促进牙结石的形成。金属支架必须高度抛光，特别注意龈外展隙的形态（此处去除菌斑更加困难）。

全金属桥体

由金属制成的桥体（图 20-53）需要的技工室操作步骤更少，因此有时用于后牙固定义齿修复。然而，它们仍然有许多缺点（如外形）。此外，包埋和铸造必须仔细进行，因为随着体积的增加，桥体金属中的孔隙率会增加。一个有孔的桥体容易使菌斑堆积、失去光泽，并快速腐蚀。

总 结

有利于菌斑控制是桥体设计长期成功的关键。通过尽可能扩大桥体龈端的凸度来尽量减小组织接触面积是至关重要的。应特别注意的是，桥体设计既要容易维护自然形态，又能满足足够的机械强度。当选择了一个恰当的设计后，必须准确无误地将要求传达给技师。

金属烤瓷桥体和其他类型桥体的制作之间有略微的不同。大多数情况下都使用金属烤瓷技术，因为它既直观又实用。然而，为保证最高强度、美观外形和有效的菌斑控制，它必须仔细完成。有时

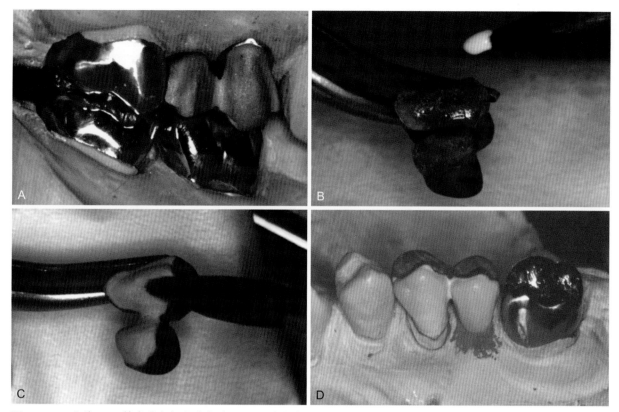

图 20-51 ■ 上瓷。A.基底准备好上遮色瓷；B.上遮色瓷；C.上体瓷；D.第一次烧结后的瓷

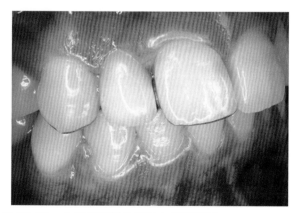

图 20-52 ■ 金属烤瓷桥体修复上颌侧切牙

一些其他制作程序也是有帮助意义的，尤其当金合金作为固位体时。烤塑桥体应该限定用作长期临时修复体，全金属桥体可用于非美观区域的修复体选择，尤其是那些咬合力较大的区域。

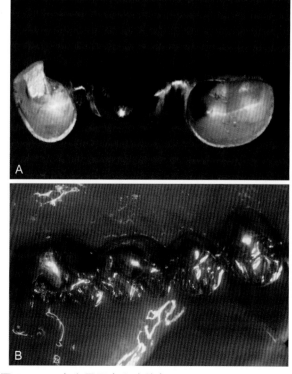

图 20-53 ■ 全金属固定义齿修复

参 考 文 献

[1] Stein RS: Pontic-residual ridge relationship: a research report. J Prosthet Dent 16:251, 1966.

[2] Siebert JS: Reconstruction of deformed, partially edentulous ridges, using full thickness onlay grafts. I. Technique and wound healing. Compend Contin Educ Dent 4:437, 1983.

[3] Abrams H, et al: Incidence of anterior ridge deformities in partially edentulous patients. J Prosthet Dent 57:191, 1987.

[4] Hawkins CH, et al: Ridge contour related to esthetics and function. J Prosthet Dent 66:165, 1991.

[5] Abrams L: Augmentation of the deformed residual edentulous ridge for fixed prosthesis. Compend Contin Educ Dent 1:205, 1980.

[6] Garber DA, Rosenberg ES: The edentulous ridge in fixed prosthodontics. Compend Contin Educ Dent 2:212, 1981.

[7] Langer B, Calagna L: The subepithelial connective tissue graft. J Prosthet Dent 44:363, 1980.

[8] Smidt A, Goldstein M: Augmentation of a deformed residual ridge for the replacement of a missing maxillary central incisor. Pract Periodont Aesthet Dent 11:229, 1999.

[9] Kaldahl WB, et al: Achieving an esthetic appearance with a fixed prosthesis by submucosal grafts. J Am Dent Assoc 104:449, 1982.

[10] Meltzer JA: Edentulous area tissue graft correction of an esthetic defect: a case report. J Periodontol 50:320, 1979.

[11] McHenry K, et al: Reconstructing the topography of the mandibular ridge with gingival autografts. J Am Dent Assoc 104:478, 1982.

[12] Studer SP, et al: Soft tissue correction of a single-tooth pontic space: a comparative quantitative volume assessment. J Prosthet Dent 83:402, 2000.

[13] Nemcovsky CE, Vidal S: Alveolar ridge preservation following extraction of maxillary anterior teeth. Report on 23 consecutive cases. J Periodontol 67:390, 1996.

[14] Bahat O, et al: Preservation of ridges utilizing hydroxylapatite. Int J Periodontol Res Dent 6:35, 1987.

[15] Lekovic V, et al: A bone regenerative approach to alveolar ridge maintenance following tooth extraction. Report of 10 cases. J Periodontol 68:563, 1997.

[16] Schropp L, et al: Bone healing and soft tissue contour changes following single tooth extraction: a clinical and radiographic 12-month prospective study. Int J Periodontics Restorative Dent 23:313, 2003.

[17] Spear FM: Maintenance of the interdental papilla following anterior tooth removal. Pract Periodont Aesthet Dent 11:21, 1999.

[18] Ingber JS: Forced eruption. II. A method of treating nonrestorable teeth—periodontal and restorative considerations. J Periodontol 47:203, 1976.

[19] Nevins M, et al: A study of the fate of the buccal wall of extraction sockets of teeth with prominent roots. Int J Periodontics Restorative Dent 26:19, 2006.

[20] Guyer S: Selectively retained vital roots for partial support of overdentures: a patient report. J Prosthet Dent 33:258, 1975.

[21] Harper K: Submerging an endodontically treated root to preserve the alveolar ridge under a bridge—a case report. Dent Update 29:200, 2002.

[22] Salama M, et al: Advantages of root submergence for pontic site development in esthetic implant therapy. Int J Periodontics Restorative Dent 27:520, 2007.

[23] Perel ML: A modified sanitary pontic. J Prosthet Dent 28:589, 1972.

[24] Hood JA, et al: Stress and deflection of three different pontic designs. J Prosthet Dent 33:54, 1975.

[25] Shillingburg HT, et al: Fundamentals of fixed prosthodontics, 2nd ed, p 387. Chicago, Quintessence Publishing, 1981.

[26] Eissmann HF, et al: Physiologic design criteria for fixed dental restorations. Dent Clin North Am 15:543, 1971.

[27] de Vasconcellos DK, et al: Impression technique for ovate pontics. J Prosthet Dent 105:59, 2011.

[28] Liu C: Use of a modified ovate pontic in areas of ridge defects: a report of 2 cases. J Esthet Restor Dent 16:273, 2004.

[29] Tripodakis AR, Constandinides A: Tissue response under hyperpressure from convex pontics. Int J Periodontics Restorative Dent 10:409, 1990.

[30] Cavazos E: Tissue response to fixed partial denture pontics. J Prosthet Dent 20:143, 1968.

[31] Henry PJ, et al: Tissue changes beneath fixed partial dentures. J Prosthet Dent 16:937, 1966.

[32] Jacques LB, et al: Tissue sculpturing: an alternative method for improving esthetics of anterior fixed prosthodontics. J Prosthet Dent 81:630, 1999.

[33] Zitzmann NU, et al: The ovate pontic design: a histologic observation in humans. J Prosthet Dent 88:375, 2002.

[34] Hirshberg SM: The relationship of oral hygiene to embrasure and pontic design: a preliminary study. J Prosthet Dent 27:26, 1972.

[35] McLean JW: The science and art of dental ceramics, vol 2, p 339. Chicago, Quintessence Publishing, 1980.

[36] Harmon CB: Pontic design. J Prosthet Dent 8:496, 1958.

[37] Henry PJ: Pontic form in fixed partial dentures. Aust Dent J 16:1, 1971.

[38] Allison JR, Bhatia HL: Tissue changes under acrylic and porcelain pontics [Abstract No. 168]. J Dent Res 37:66, 1958.

[39] Silness J, et al: The relationship between pontic hygiene and mucosal inflammation in fixed bridge recipients. J Periodont Res 17:434, 1982.

[40] Gildenhuys RR, Stallard RE: Comparison of plaque accumulation on metal restorative surfaces. Dent Surv 51(1):56, 1975.

[41] Keenan MP, et al: Effects of cast gold surface finishing on plaque retention. J Prosthet Dent 43:168, 1980.

[42] Ørstavik D, et al: Bacterial growth on dental restorative

materials in mucosal contact. Acta Odontol Scand 39:267, 1981.

[43] Clayton JA, Green E: Roughness of pontic materials and dental plaque. J Prosthet Dent 23:407, 1970.

[44] Tolboe H, et al: Influence of pontic material on alveolar mucosal conditions. Scand J Dent Res 96:442, 1988.

[45] Smith DE: The pontic in fixed bridgework. Pacific Dent Gaz 36:741, 1928.

[46] Ante IH: Construction of pontics. J Can Dent Assoc 2:482, 1936.

[47] Beke AL: The biomechanics of pontic width reduction for fixed partial dentures. J Acad Gen Dent 22(6):28, 1974.

[48] Ferracane JL, Condon JR: Post-cure heat treatments for composites: properties and fractography. Dent Mater 8:290, 1992.

[49] Rothfuss LG, et al: Resin to metal bond strengths using two commercial systems. J Prosthet Dent 79:270, 1998.

[50] Wise MD, Dykema RW: The plaque-retaining capacity of four dental materials. J Prosthet Dent 33:178, 1975.

[51] Kitaoka A, Ashida H: Phenomenal characteristics of peripheral drift illusion. Vision 15:261, 2003.

思考题

1. 简述并讨论桥体的分类。
2. 桥体的设计如何根据牙弓中位置功能的变化而变化。
3. 什么材料适用于桥体的制作？它们各自的优、缺点，适应证和禁忌证是什么？
4. 讨论改良盖嵴式桥体唇舌面形态的影响因素。
5. 如果桥体形态不佳或者制作不恰当，会带来什么常见的临床问题？
6. 讨论能使软组织增量和能够解决剩余牙槽嵴缺损的不同技术。
7. 在选择可能与剩余牙槽嵴接触的桥体材料时需要考虑哪些因素？

第 21 章

可摘局部修复体的固位体

在可摘局部义齿（RDP）修复前，是否需要为基牙制作铸造修复体存在不同的观点。成功的可摘义齿不需要很多的固定修复预备治疗。除了常规的采用铸造修复体来获得基牙的理想外形，存留的天然牙也可以通过釉质修整或添加复合树脂修整的方法来支持可摘局部义齿，两者也可同时使用。这在减少治疗时间以及降低费用方面都有明显优势。然而，在基牙上采用铸造修复体能够对轴面形态进行精准塑形，从而将咀嚼力和固位力直接通过𬌗支托以及导平面传递。而且，铸造固位体可以合并使用冠内𬌗支托或精密附着体，比卡环固位型可摘局部义齿更具有美学优势。采用铸造冠同样也起到一定的牙弓夹板作用，减少了基牙的松动（图 21-1）[1]。

每个患者的正确治疗计划，要根据全面的病史和检查以及准确的诊断及预后（见第 1 章和第 2 章）来制订。关于可摘局部义齿基牙修复的计划涉及几个因素：龋坏、现有修复体、牙髓活力、形状和角度、口腔卫生、费用和经验，这些应仔细评定。最终选择的治疗方案要能够实现患者的功能需求。

治疗计划

制作一个精准合适的可摘局部义齿是很具有挑战性的。缺乏仔细、全面的诊断评估和良好设计的治疗计划是很难成功的。大多数需要进行可摘局部义齿修复的患者都有广泛的龋坏、牙周病或外伤，需要全面的口腔修复治疗。他们可能存在先天的或后天的口内缺陷。因为牙弓完整性长期缺失，可能存在牙齿倾斜，咬合关系不理想的情况。

可摘局部义齿的治疗计划必须包含第 1 章和第 2 章里描述之外的附加诊断程序。模型以正中关系精确上𬌗架十分重要。如果所有后牙缺失，在诊断模型上确定正中关系位就更加困难，这种情况下（图 21-2）必须制作稳定的咬合记录。在将要上𬌗架的模型制作可靠的咬合记录时，才能获得必需的稳定性。

在制订治疗计划时利用模型观测仪（图 21-3）是十分必要的，原因如下：

- 用于评估组织倒凹以及对于可摘局部义齿设计的影响
- 用于评估支持基牙牙体长轴的相对排列情况
- 用于决定可摘局部义齿的最佳就位道和脱位道（还有对冠预备体的几何外形的影响）

模型要选择最合适的前后向及近远中向倾斜方向，在理想的牙体预备要求（见第 7 章）和作为支持和固位可摘局部义齿基牙的要求之间达到协调很有必要，因此，仔细的分析是必不可少的。可摘局部义齿的就位道是决定牙体预备量最重要的影响因素，应同时满足机械和美观的需求（图 21-4）。

观测研究模型时，首先要确定前后向的倾斜角度，之后再确定侧向的倾斜角度。医生要注意组织倒凹、所选基牙的长轴方向以及用于邻面导平面和对抗导平面的𬌗龈距。轴壁再成形的可行性和可能结果也是必须考虑的。临床冠较短的牙齿通常不考虑作为观测修复体。良好的牙齿排列方向与可摘局部义齿就位道之间的关系至关重要，对于位置不适宜的牙齿可给予辅助治疗。举例来说，对于错位牙齿如果再成形不能提供理想外形，则需要进行正畸或者牙髓治疗。同样地，在可摘局部义齿设计时拔除不必要的牙齿，需要权衡其对于义齿稳定性的影响。这些牙齿需要仔细评估其预后，如果该牙在可摘局部义齿修复后缺失会导致义齿不能使用，则应最好尽早拔除该牙，而不是努力保留。

当前牙缺失时，可摘局部义齿的就位道需要与邻近缺隙基牙的邻面平行（图 21-5）。这样可以获得较好的美学效果，因为这缩小了人工牙和天然牙之间的间隙。有时美观可以通过旋转就位道来实现[2]。

为了完成牙体预备和就位道最好结合的复杂设计，可以通过诊断性牙体预备、制作蜡型以及诊

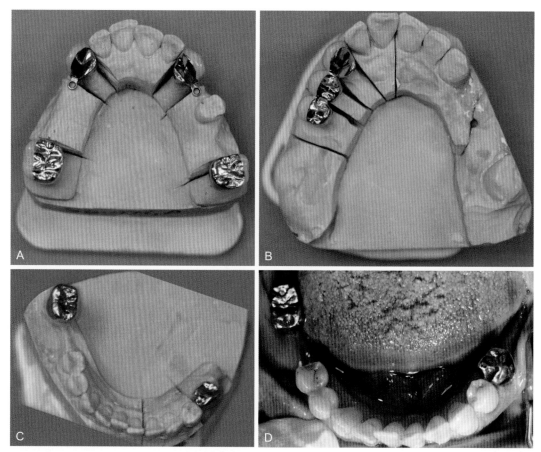

图 21-1 ■ 观测冠可以创造有利的冠外形来支持可摘局部义齿（RDP）。A. 用于支持可摘局部义齿的 4 个观测冠。在后牙冠的近中制备的𬌗支托窝，颊侧适当的倒凹以及舌侧的对抗导平面。前牙冠上合并有舌隆突支托窝和冠外附着体。通常附加间隙中间的孤立牙不作为固位基牙；B. 牙医应首选制作固定义齿来消除附加间隙。注意尖牙上的舌隆突支托窝以及后牙固位体上的近中𬌗支托窝；C. 用两个铸造全冠为下颌可摘局部义齿提供合适的支持外形；D. 临床照片

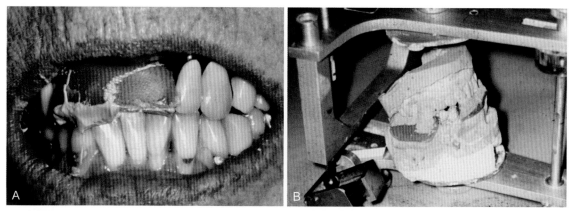

图 21-2 ■ 当多数牙齿缺失时（A），用卡环固位的蜡堤（此处用的是氧化锌 - 丁香油酚糊剂）来保证精确上𬌗架（B），这最大限度地降低了模型发生倾斜的风险

断排牙等过程来简化（图 21-6 和图 21-7）。在研究模型上的这些试验过程对于决定如何获得最佳的机械固位和美学效果很有帮助，而且不会偏离咬合原则或制作过大的修复体而导致牙周并发症。这个理念需要将治疗前和治疗后的模型交叉上𬌗架，在治疗开始前确定义齿咬合关系和外观要达到的目标。使用这种交叉上𬌗架技术（见第 3 章）简化了治疗过程，可以一次治疗一边牙弓。在第一个牙弓上的修复体根据对颌模型的诊断蜡型来制作（图 21-8 或图 3-33）。

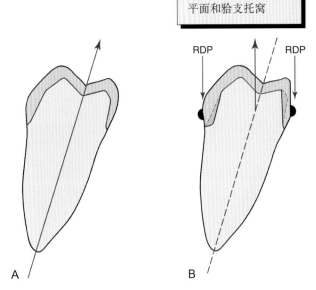

牙体预备要考虑到导平面和𬌗支托窝

图 21-4 ■ A. 铸造全冠的常规牙体预备，就位道是牙体长轴方向；B. 带舌侧导平面的可摘局部义齿（RDP）固位体的改良牙体预备，这个预备体的就位道偏颊侧

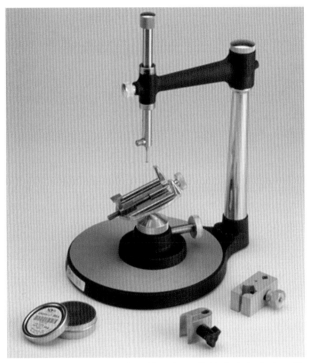

图 21-3 ■ 模型观测仪在可摘局部义齿的治疗方案和固位体设计过程中都是十分必要的

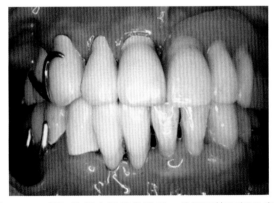

图 21-5 ■ 仔细选择合适就位道后，前部可摘局部义齿的外观得到改善

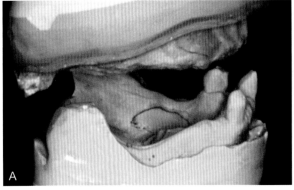
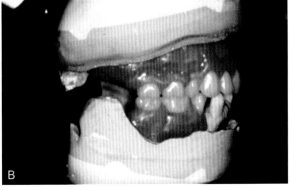

图 21-6 ■ 诊断模型上𬌗架和诊断蜡型是复杂的修复治疗的重要先决条件。A. 上𬌗架的诊断模型；B. 诊断性排牙（由 Dr. VL. Clelland 提供）

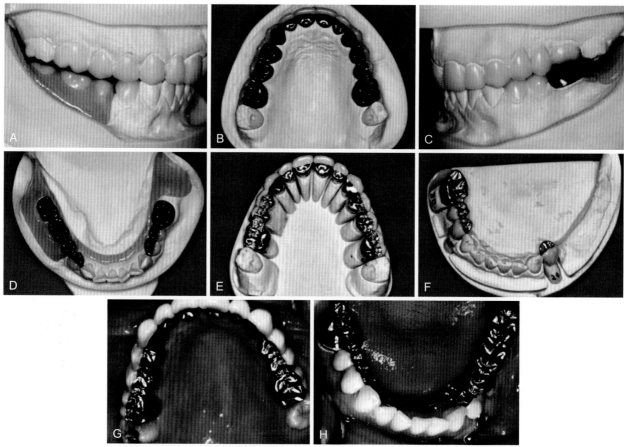

图 21-7 ■ 诊断性牙体预备和蜡型对于需要做固定 - 可摘联合修复的患者来说非常有价值。A~D. 诊断蜡型；E 和 F. 固定修复体；G 和 H. 完成的修复体。下颌可摘局部义齿使用铸造金属𬌗面（由 Dr. J. H. Bailey 提供）

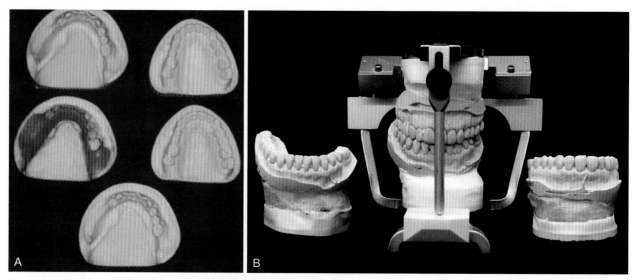

图 21-8 ■ 模型交叉上𬌗架简化了复杂的口腔修复治疗。一副模型制作蜡型反映义齿治疗的最终效果，另一副模型不做改变用于终模型上𬌗架。还需要另外一副模型用于可摘义齿的观测。A. 上颌固定义齿修复以及下颌固定 – 可摘联合义齿修复的模型（图 21-7）；B. 复制的模型在同一个位置上𬌗架。然后分阶段进行治疗。首先，预备下颌牙齿，获取终模型。然后与上颌原模型对颌上𬌗架，诊断性蜡型来替换，用于技工室下颌固定义齿的修复（图 3-33）（A. 由 Dr. J. H. Bailey 提供）

成功的先决条件

临床医生和技师对于可摘局部义齿设计必须有充分的理解（图 21-9）。关于支架设计方法的深入讨论不在本章的范畴，本章着重讲述一些对铸造修复体进行修改来适应可摘局部义齿的方法。

设计

关于可摘局部义齿设计有许多理念。无论选择何种理念，对固定固位体的要求进行深入理解是成功的关键。固位体的设计能够将义齿在就位、取出以及行使功能时的力直接传导下去，尽量减少对剩余牙列的损伤。在初始治疗计划阶段要仔细描绘出设计图（图 21-10）。一般来说，这种方法会展现出存在的问题。每一个固定修复体的设计都应该与可摘局部义齿充分协调，并且同时满足咀嚼和维护口腔卫生的功能需求。可摘局部义齿就位道的决定通常需要去除部分牙体组织，从而满足固定修复的最小材料厚度（图 21-4）。

基托　义齿基托的范围应避免摘戴过程中干扰基牙固位体，因此，固定修复体可以影响基托外形，但基托并不能影响固定修复体。

𬌗支托　支托窝（图 21-11）是在牙齿或修复体上制备的容纳𬌗支托、切支托、舌隆突支托或舌支托的凹陷。𬌗支托是可摘局部义齿向牙体或修复体的𬌗面延伸的部分。可摘局部义齿的𬌗支托应当与固位体上的𬌗支托窝精确吻合。为了减少侧向作用力，𬌗支托窝应当制备成匙形。𬌗支托窝的内面与邻面导平面间的连接要圆缓，从而减小作用于可摘局部义齿支架的应力，也降低了可摘局部义齿支架在支托窝和小连接体连接处折断的概率。

𬌗支托窝通常位于健康的牙釉质或铸造金属上。如果𬌗支托窝放置在薄弱组织，如银汞合金、复合树脂或瓷上，就很容易折断或变形。关于𬌗支托窝的大小仍然存在争议。通常在制作冠时，用 8 号球钻去除有解剖外形的蜡型表面的蜡即可产生足够的𬌗支托窝空间（图 21-12）。在较小的牙齿（比如下颌前磨牙），当功能负荷正常时，使用 6 号球钻能提供足够的间隙。在前牙，可使用舌隆突支托来支持可摘义齿。支托窝制备成近远中向呈凸形、颊舌向呈"V"形的沟，在临床上证实是很成功的，这样的外形在阻止基牙移位的同时使得作用力更平行于牙长轴。

然而，在未修复的牙齿表面很难不穿透牙釉质而预备出大小足够且明显的舌隆突支托窝[3]。有时

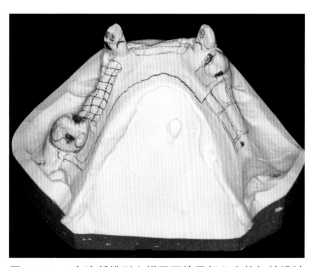

图 21-10 ■ 在诊断模型上描画可摘局部义齿的初始设计（引自 Carr AB, Brown DT: McCracken's removable partial prosthodontics, ed 12, St. Louis, Mosby, 2011）

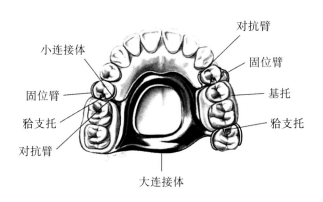

图 22-9 ■ 可摘局部义齿的设计，每个部件见标签备注

对抗臂
小连接体
固位臂
固位臂
基托
𬌗支托
𬌗支托
对抗臂
大连接体

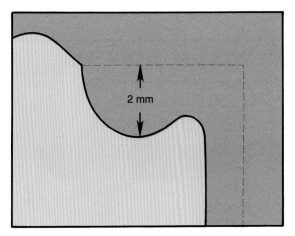

2 mm

图 21-11 ■ 𬌗支托窝的横断面观。注意支托窝与邻面导平面间的圆钝连接

候，也可以采用钉固位或树脂粘接的修复体[4]来获得舌隆突支托（图21-13）。瓷贴面（见第25章）以及复合树脂也可为可摘局部义齿固位提供倒凹[5, 6]。切支托可用于完好的下颌尖牙上（图21-14）。这可为可摘局部义齿提供很好的支持，但是美观上不易被接受。当支托放置在金属烤瓷修复体上时，在𬌗支托窝的侧壁和金-瓷结合处之间要有足够厚度的金属，通常1mm左右。同样地，在𬌗支托窝与预备牙的𬌗面间要保持至少1mm的金属厚度（图21-24）。为了避免瓷断裂的风险，𬌗支托不能直接置于瓷上。

　　小连接体　可摘局部义齿的小连接体的作用（图21-15）是将大连接体或基托与义齿的其他部件如卡环组、间接固位体、𬌗支托以及舌隆突支托相连。小连接体将𬌗支托和卡环连接到大连接体上，并且与铸造修复体邻面导平面紧密贴合。根据可摘局部义齿设计的原则，导平面𬌗龈距尽可能大，颊舌向要与牙体正常外形相一致。所有的邻面导平面和对抗导平面应该相互平行。

卡环固位体

　　卡环与牙体表面紧密结合，部分进入倒凹起固位作用，部分在外形高点上方起交互支抗（环抱）作用。总之，卡环起稳定和固位的作用。固位体的数量与固位臂的外形、卡环的材料、可摘局部义齿就位时卡环进入倒凹的位置和脱位时的倒凹位置有关。

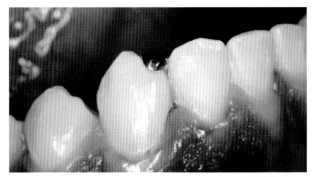

图21-14 ▪ 下颌尖牙上的𬌗支托（由 Dr. M.T. Padilla. 提供）

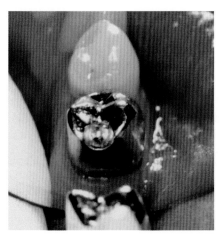

图21-12 ▪ 用8号球钻在蜡型上制备的下颌第二前磨牙远中𬌗支托窝

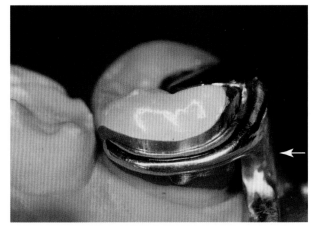

图22-15 ▪ 小连接体（箭头所示），舌侧观。注意远中邻面导板、小连接体和固位臂与观测冠紧密贴合

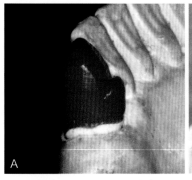
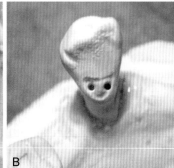
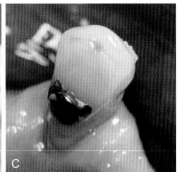

图22-13 ▪ A. 蜡型上呈 V 型的舌隆突支托窝；B 和 C. 仅需少量牙体预备来容纳钉固位的铸造体创造的舌隆突支托。类似的设计也可用树脂粘接（见第26章）

可摘局部义齿支架通常由贱金属合金制作，虽然也有一些牙医选择用钛或美国牙科学会Ⅳ型金合金。除了传统的铸造卡环，也可使用由铂－金－钯或镍－铬合金金属丝制成的锻造固位卡环臂。

贱金属的弹性模量比Ⅳ型金合金高很多，因此，贱金属常用于0.12~0.25 mm（0.005~0.010英寸）较浅的固位倒凹。Ⅳ型金合金卡环或锻造卡环常用于0.25~0.5mm（0.010~0.020英寸）的倒凹。

当可摘局部义齿完全就位时，卡环应位于正常的位置，且与固位体相吻合；卡环需离开游离龈冠方至少2 mm，以免对牙周健康产生影响。这就意味着观测线不能放在太靠颈部的位置（观测线是指观测仪在模型上按义齿就位方向描绘的外形高点线）。

同样地，外形高点不能太靠𬌗方，否则，在可摘局部义齿就位时会阻碍固位臂。理想的高度应当放在固位体固位面的中1/3范围内。合适的表面形态可以使固位臂沿着戴入路径逐渐弯曲。对于铸造卡环，应当只有末端1/3放置于观测线龈方。如果使用锻造卡环，可以通过调改外形高点使得卡环末端1/2置于倒凹内（图21-16）。如果卡环固位臂末端超过1/3置于外形高点龈方，可摘局部义齿的摘戴就会受阻。

𬌗方就位的卡环的观测线一般有一个类似字母S的起伏外形，它的最龈端部分与小连接体毗连。如果使用龈方就位的卡环，倒凹应与邻面导平面接近，虽然采用𬌗支托、邻面板以及Ⅰ杆（RPI）设计，但还是应置于牙齿的中线或中线的近中（图21-15）[7]。许多因素——𬌗支托窝位置、卡环起点、组织倒凹和卡环包绕程度——都会影响固位体观测线的实际外形。

对抗

对抗是指抗衡固位卡环被动越过外形高点时产生的侧向力的机制（图21-17）。这通常是由与对抗导平面接触的对抗卡环或板来实现的。对抗臂有两个功能：引导义齿就位，支持基牙就位时对抗固位臂产生的水平向力。固位臂应当弯曲，而不是使基牙侧向移位。冠上需要导平面来保证对抗。其应当从邻面的导平面延伸到固位臂末端位置的相对处。对抗卡环在固位臂开始弯曲前必须与导平面接触，从而保护牙周组织免受过度的侧向力。

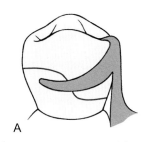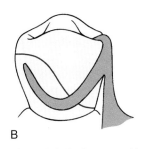

图 21-16 ■ 卡环材料的选择影响观测线的外形。A. 铸造卡环，卡环尖端1/3进入倒凹内；B. 锻造卡环，末端1/2起固位作用

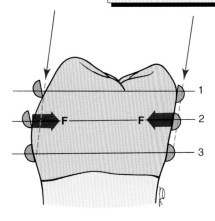

为了减小侧向力，在固位臂弯曲之前，对抗臂要先就位

图 21-17 ■ 对抗臂可以对抗在可摘局部义齿就位过程中由固位臂产生的不当侧向力。1. 固位臂初始接触；对抗臂被动接触；2. 固位臂产生最大挠曲；产生的力量F被对抗臂抵抗；3. 可摘局部义齿完全就位；固位臂和对抗臂应都处于被动接触

牙体预备

当确定了可摘局部义齿的就位道，并对天然牙进行釉质修整后，就可以对需要冠修复的基牙进行预备（图21-18），通常需要制作全冠，但当颊侧外形不需要修整时，也可以做部分冠。

就位道

为了获得较好的就位道，要仔细考虑可摘局部义齿固位体的基牙预备。常规的冠的就位道一般沿着牙体长轴方向，但可摘局部义齿固位体并不是如此。要设计好导平面和对抗平面，龈1/3区域的观测线可能需要额外的牙体预备，这有别于个别牙的最佳保守方法。因为下颌磨牙舌倾，舌轴面𬌗2/3处常需要略微多磨除一些，从而使得舌侧导平面对侧平行。

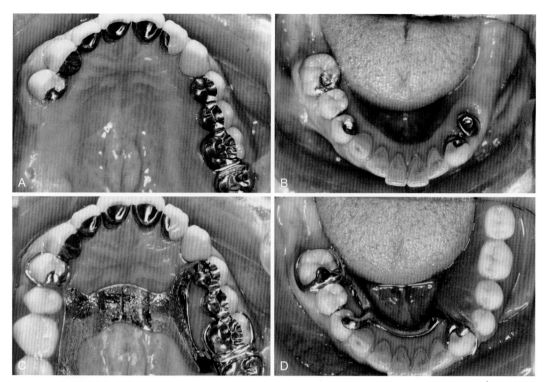

图 21-18 ■ 固定 – 可摘联合义齿修复治疗。A. 为了配合可摘局部义齿设计，上颌牙齿均已行固定义齿修复；B. 为了给可摘局部义齿提供支持，下颌牙齿进行了简单的三单位固定义齿、单冠以及贵金属殆面修复；C 和 D. 可摘局部义齿就位后上、下颌牙弓情况

同样地，邻近缺牙间隙的轴面通常也需要磨除部分牙体组织，从而使得邻面导平面与可摘局部义齿就位道相平行。但是牙齿的调磨不能过分减小固位形，因为在义齿脱位过程中，固位体会受到与就位道平行的力，固位就变得尤为重要。经常还需要一些附加结构（如沟、箱状洞形、钉洞）来增加固位。当然不必要求所有的固位体都具有相同的就位道。

支托窝

必须磨除足够量的牙体组织来保证殆支托至少有 1 mm 的金属厚度。为了获得足够的磨除量，有些牙医在预备固位体之前首先预备支托窝。他们通常制备 1 mm 定深沟来确保足够的厚度。尽管这方法也可行，但如果技工制作阶段需要更改支托窝位置，则会带来问题。因此在预备时可采取不太保守的方法（图 21-19），以便技工制作阶段可以灵活地改变支托位置。美观需求最好在技工室蜡型制作阶段评估，如金属烤瓷冠的回切需向邻间伸展。

轴面的外形

当冠修复的牙齿作为可摘局部义齿的基牙时，

轴向的修整是很有必要的。额外轴向预备量取决于可摘局部义齿的设计（图 21-9）。

如果固位体要置于原牙体外形的轮廓线下，形成邻导平面和对抗导平面，并且使得殆向就位的卡环的非固位部分尽可能靠近牙龈，则需额外去除部分牙体组织（这也体现出诊断预备及诊断蜡型过程对于评估轴向预备量很有帮助）。

基牙行冠修复的另一个可能优势是在正常的冠外形范围内，通过调整轴面外形来容纳可摘局部义齿卡环（图 21-20）。尽管这减小了可摘义齿所占的空间，但需要额外的轴面预备。采用精密研磨装置（图 21-27）对于这些修复体是很重要的。

印模制取

因为可摘局部义齿基牙预备具有互相依赖性，因此在预备完成后应制取诊断性的不可逆性水胶体印模。然后用快速固化的石膏灌注。对获得的模型进行观测，决定是否需要进一步修整；这种修整可以缩减椅旁时间。这个模型也可以用来制作临时修复体（见第 15 章）。终印模用弹性印模材料或可逆性水胶体印模材料制取，可参考常规修复体的印

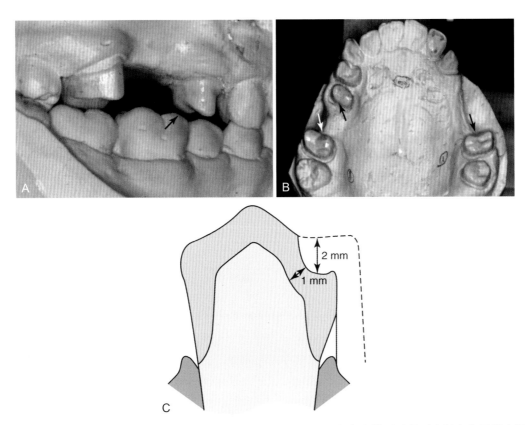

图 21-19 ■ 固位体牙体预备。A 和 B. 牙体上支托窝的预备（箭头所示），允许在蜡型阶段对支托窝位置做出调整；C. 观测冠的横截面观。𬌗支托和小连接体的最小尺寸

模制取（见第 14 章）。当牙弓内多颗牙齿需要进行冠修复为可摘局部义齿提供支持时，最好采用单次弹性印模材料制取。在上颌牙弓，一般没有太大的困难。然而，在下颌牙弓，双侧后牙的印模制取常存在困难。临床解决的方法是分别制取单独的印模，并在评估修复时，在分别制作的修复体上再取一个内含修复体的印模（见第 29 章，图 29-17）。这个模型用于在调整过程中精修轴面外形。

𬌗位记录

除非有足够数量的后牙存在，能与对颌模型保持传统的正中关系位，否则模型上𬌗架时需要用带蜡堤的记录基托。

咬合记录基托只有在模型上才会保持稳定，故不能提前制作。因此，需要患者再次复诊来取得𬌗位记录。上颌模型可以通过面弓转移到𬌗架上，下颌模型按通常的方式上𬌗架。

蜡型制作

即使对于有经验者，制作可摘局部义齿基牙

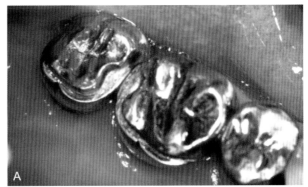
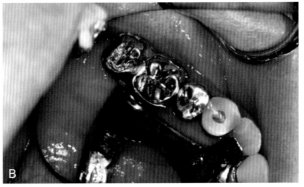

图 21-20 ■ 基牙冠要修整外形以精确容纳可摘局部义齿卡环。A. 铸造冠上调磨，使得可摘局部义齿卡环安置在修复牙的冠部𬌗面；B. 可摘局部义齿就位（由 Dr. K. Seckler 和 Dr. J. Jankowski 提供）

的蜡型来满足所有要求也是很困难的。经常可以看到有导平面的牙冠外形过突。外形过突会导致远期疗效不佳，因为菌斑控制得不到保障。对于初学者来说，良好的咬合关系、解剖外形以及对菌斑控制有利的外形似乎常常与导平面和固位倒凹的要求相冲突。在制订计划阶段，仔细分析非常必要，这时诊断蜡型可以提供帮助。可摘局部义齿固位体的蜡型制作必须有条理地进行。按照常规方法制作铸造蜡型（见第18章），恢复正常的轴面外形和外展隙，使𬌗力可以合理的分布。然后调整轴面来适应观测线及导平面，这样获得的𬌗面通常比理想的解剖外形要小，最后一步是放置支托窝，之后立即进行边缘再修整和包埋（见第22章）。

观测线

当正常的轴面外形用蜡确定后，从𬌗架上取下模型放在观测仪上（图21-21）。在治疗计划和牙体预备阶段确定的初始就位道可能需要微调。但是，只能小幅度调整，且通常只为弥补小的、先前在牙体预备阶段发生的未认识到的错误。

得到理想外形高度的第一步是形成一个从𬌗面看近乎圆柱形的蜡模，且与要修复的牙齿正常的外形线相似（图21-21A）。直接的方法是先将蜡型的外形制作得轻微过突，然后用观测仪上的刻刀形成圆柱外形（图21-21B）。一旦正常外形线确定（或者，依照可摘局部义齿的就位道外形轻微地突度不足），还可以在雕刻区覆盖蜡粉，这样理想的外形高度可以用合适的刻蜡工具直接描记在蜡模上（图21-21C、D）。去除该高度上下过多的蜡，用倒凹量尺测量倒凹（图21-21E）。通过选择性的热回流将所有的面相融合（图21-21F）。确定𬌗面的最终尺寸，再完善𬌗面细节，然后可以用合适尺寸的球钻来获得𬌗支托窝（图21-21G、H）。

技师可以通过倾斜模型重新定位观测线（如，近中向倾斜来加大近中倒凹、颊向倾斜使观测线更靠近𬌗方）。当模型最终就位道的倾斜度确定后，在模型上标记三个点（有些技师也标记模型的侧面）。"三点标记"能够最方便地还原选定的就位道。然后刻画观测线。有一些观测仪有可移动的臂，这样使刻蜡更容易。固定臂能够获得完全一致的结果，但要格外小心，防止蜡模折裂或观测平面倾斜。最终观测线的评估包括用硬脂酸锌或蜡粉撒在铸模上，用分析杆标记观测线高度，并且用倒凹测量仪测量。

导平面

技师通过修整蜡模上多余的蜡来形成邻面导平面和对抗导平面（图21-22）。𬌗龈向来说，导平面一般应该在正常外形内。颈部到导平面之间的蜡模外形应与颈缘剩余牙体组织的外形保持一致。

导平面最小的𬌗龈向长度应满足对抗卡环臂最先接触的要求，并且在可摘局部义齿就位时始终保持接触（图21-17）。

𬌗支托窝

𬌗支托窝（图21-23）通常放置在邻面边缘嵴位置，在蜡模上很容易用球钻磨出（图21-21）。当金属烤瓷冠作为固位体时，𬌗支托窝必须放在离开金-瓷结合处至少1 mm的金属上（图21-24）。

制作金属烤瓷冠的蜡模时，最好在金瓷的饰面瓷回切后再进行𬌗支托窝的制备。𬌗支托窝放置在金属烤瓷冠的稍偏舌侧处比较好，因为这就保证了𬌗支托窝与回切作为饰面瓷的区域间有足够的金属厚度，而且可以保证小连接体和𬌗支托间的连续性。

舌隆突支托窝（图21-25，图21-13）一般是雕刻形成的。从颊舌向看，横截面呈V字形；从近远中向看，有轻微的曲度，最高点在牙齿中央。

特殊的精修过程

当蜡模包埋、固位体铸造完成后，将修复体在代型上就位。试戴满意后，铸件转移到模型上研磨。调整观测平面，使模型摆在正确的角度，用圆柱状旋转器械精修导平面并作出必要的调改。

研磨

现在有很多商业化的精密平行研磨设备。最简单的是由夹钳握持住的直手机，其与观测仪上的杆平行（图21-26）。如果小心使用，也可以满足需要。也有一些昂贵的可以精密控制的研磨装置，这对于大范围的附着体义齿尤其适用（图21-27）。

建议使用没有横向切割功能的圆柱形的钨钢车针进行金属邻面导平面和对抗导平面的精细研磨。研磨过程中轻轻加压。当已经获得理想外形时，仅需用砂纸盘或橡胶轮做精细修整。全冠或部分冠要经过常规的打磨过程直至高度抛光后才算完成。如果固位体是金属烤瓷冠，饰面的预备应在研磨完

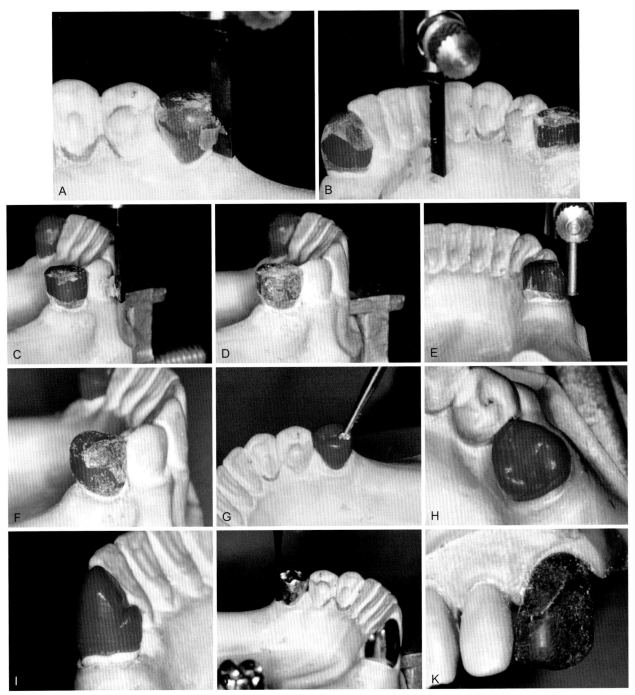

图 21-21 ■ 可摘局部义齿的固位体蜡型制作过程。A. 可摘局部义齿的就位道确定后，使用观测仪上的刻刀在蜡模上刻出 2~4 mm 宽的带；B. 注意刻画带包括蜡模的邻面和舌面，这两个部位分别形成邻面导平面和对抗导平面；C. 刻画带延伸到颊侧，此处为固位臂放置处。完成后从𬌗方观察，形成的带应在牙体解剖外形之内；D. 然后用硬脂酸锌或者蜡粉涂抹蜡模，描绘观测线；E. 刻除𬌗方和龈方多余的蜡后获得理想的外形，倒凹测量尺验证合适的蜡去除量；F. 平滑各个面后，在蜡模上再涂粉，确定最终的观测线；G. 然后用球钻制备𬌗支托窝。在前磨牙，用 6 号球钻比较合适；在磨牙上，一般使用 8 号球钻；H. 在𬌗支托窝周边至少保留 1 mm 蜡；I. 可以用常规的雕蜡器械在尖牙上形成舌隆突支托窝。支托窝的舌侧壁必须能抵抗舌向移位。近远中向，𬌗支托窝应有轻微曲度，最高点在蜡模的中央；J. 冠铸造后进行评估，做出适当的调整，改善外形高点、导平面和𬌗支托窝；K. 锻造卡环一般的观测线。注意卡环远中的一半能置于外形高点之上，末端一半进入倒凹。在切端到外形高点间必须有足够长的距离允许卡环逐渐弯曲

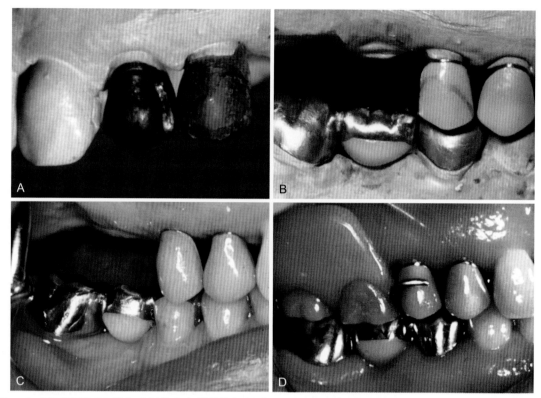

图 21-22 ▪ A. 邻面导平面和轴向观测线应在蜡模的解剖外形内；B. 用瓷恢复外形；C. 固定修复体粘固后；D. 固位体精确的外形为可摘局部义齿提供恰当的支持力

舌侧观　　　　　　　　　颊侧观

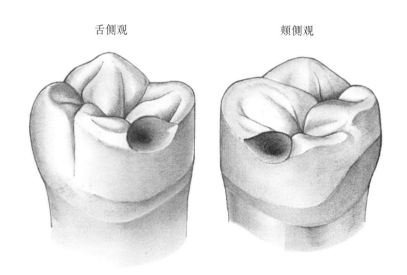

图 21-23 ▪ 有𬌗支托窝、远颊固位型、邻面及舌面导平面的可摘局部义齿固位体完成后的蜡型

成后进行。可以在瓷上建立预想的观测线和固位倒凹。然后进行上釉或抛光，但在抛光过程中要注意维持外形线的高度。

在瓷上描记观测线时需小心。必须使用红色或绿色的颜料，因为它们在烧制时不会对瓷引起污染。软芯铅笔里的石墨在瓷烧结时会对瓷产生污染，所以不能用这样的铅笔（图 21-22B）。

评估与粘接

义齿的临床评估与其他修复体一样。可摘局部义齿要有良好的边缘完整性和适当的轴面外形，而且要有稳定的咬合和邻接关系（见第 29、30 章）。

当上述的标准都达到后，粘接前再取印模并用速凝石膏灌注，然后将获得的模型放在观测仪上

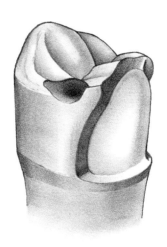
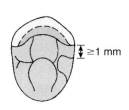

图 21-24 ■ 饰瓷回切后的上颌前磨牙蜡型。支托窝至少离开金 - 瓷结合处 1 mm。导平面延续到瓷上

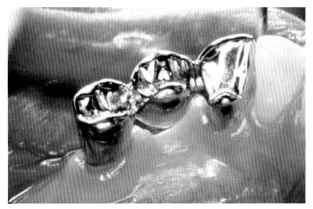

图 21-25 ■ 下颌尖牙上的舌隆突支托窝。注意近远中向的曲度（与图 21-21I 相比）（由 Dr. X. Lepe 提供）

分析。在这个阶段，容易发现在精修过程中进行的任何改动，这时也可以做出修整。对于金属烤瓷冠来说，再次成形、抛光、上釉或者这些过程的结合都是有可能的。

观测冠的粘固过程与常规的修复体一样（见第 30 章）。当包含预成附着体的多个修复体需要粘固时，固位体的粘固应推迟到可摘局部义齿完成后再进行。

对于现有可摘局部义齿的冠制作

有时候患者的基牙冠存在一定的缺陷，但可摘局部义齿很满意。尽管制作一个新的可摘局部义齿是更合适的选择，但是至少有 15 种方法可用于制作一个适合现有可摘局部义齿的冠[8, 9]。这些方法可以分为直接法、直接 - 间接法或者间接法。

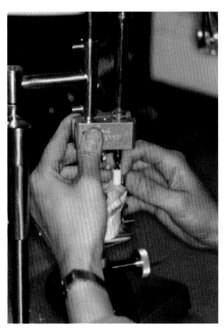

图 22-26 ■ 用于研磨导平面的手持装置。上面固定着与模型观测仪上的杆平行的直机头

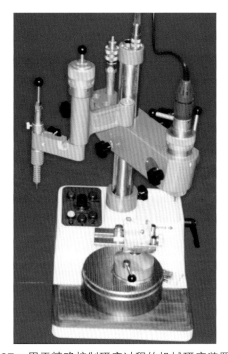

图 22-27 ■ 用于精确控制研磨过程的机械研磨装置

如果选用直接 - 间接法，则是用自凝丙烯酸树脂和蜡来制作铸模。将自凝树脂添加至牙齿预备体上，直到接触可摘局部义齿卡环的内侧面，这样就还原了原来基牙的轴面外形。再将树脂铸模重新放在代型上，边缘加蜡精修，使修复体成形。将树脂 - 蜡结合的铸模包埋，蜡和树脂气化后，冠铸造即可完成。

间接法制作过程包括对预备牙体和就位的可摘局部义齿取"植桩"印模。将义齿的倒凹填蜡后，常规灌制模型。然后用传统法制作冠，可摘局部义齿在模型上反复取戴形成合适的冠外形。在需要固位倒凹的部位增添蜡（或在金瓷冠上加瓷）（图21-28）。与直接法相比，这个方法的缺点是在冠制作的过程中可摘局部义齿需要留在技工室，此患者可能不接受，尤其是对患者的外观有影响时。

所有这些技术，在精修冠与可摘局部义齿结合的区域时要格外小心。经常会发生卡环不太适合的情况，但是通过一定的实践，还是可以制作出满意的修复体，从而避免重新制作新的可摘局部义齿。

如果有缺陷的固位体外形尚可，可以用光学扫描取得固位体邻牙的外形和拾面形态。拆除有缺陷的冠，牙体预备完成后，取传统印模或光学印模。在技工室，操作软件将先前获取的数据用于设计新冠，然后用特定材料进行制作。如果操作过程十分细致，这种方法制作的冠可以使可摘局部义齿很稳定（图21-29）[10]。

附着体

可用于可摘局部义齿的预成附着体种类很多[11, 12]。大多数由两个部分组成：一部分包含在冠内，一部分作为可摘局部义齿的部件。图21-30同时可见冠外附着体和冠内附着体的设计。

总的来说，无论是冠外还是冠内的附着体，使用都是有限制的。附着体增加了修复体的复杂性和成本，而且在附件磨损后固位体需要重新制作。一项研究显示，57颗义齿中只有22个在2年内没有发生并发症[13]。当用于远中游离端缺失时，附着体会导致基牙上的应力增加[14]。当支持可摘局部义齿的牙齿处于美学区域时，使用附着体可以增加美观，因为附着体可以避免看见不美观的卡环。

冠外附着体

任何用于可摘局部义齿支持和固位的预成附着体，阴性和阳性结构均置于基牙正常外形的外面，称为冠外附着体（图21-31）。在决定何时使用这些附着体时要仔细地判断［如，ERA（Sterngold Dental，LLC），Ceka（AlphaDent NV），Dalbo（Cendres & Métaux SA）或者Dawson（Comdent，Inc）］，因为这些附着体会对基牙产生不利的应力，类似于悬臂梁产生的应力。而且，会

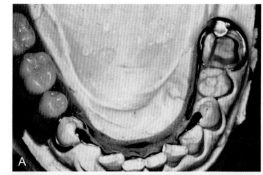
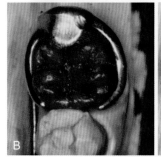
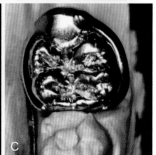
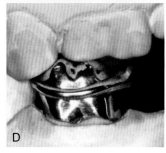

图21-28 ■ 间接法制作适合可摘局部义齿冠的方法。A. 取连同义齿的印模后，可摘局部义齿就位于终模型上；B. 制作蜡型；C和D. 完成的冠（由Dr. M. T. Padilla提供）

影响口腔卫生的维护。在某些情况下，冠外附着体带来的美学优势超过了其生物学和机械上的缺点（图21-32）。其采用和树脂粘接修复同样的原理（见第26章）[15]，用树脂将冠外附着体直接粘固到牙体上。然而对于这样获得的固位力是否足够抵抗冠外附着体的脱位也存在疑问。

冠内附着体

冠内附着体的阴性和阳性结构均置于基牙的正常外形内。可使用预成附着体，也可在技工室加工。

预成附着体

广泛使用的预成冠内附着体［比如Stern Latch，The C & M McCollum（Sterngold Dental，LLC）或者Ney-Cheyes No. 9（Ney Dental International）］由精密研磨配对的阴阳部件组成（图21-33），类似于非刚性连接体部分（见第2章）描

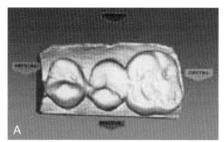

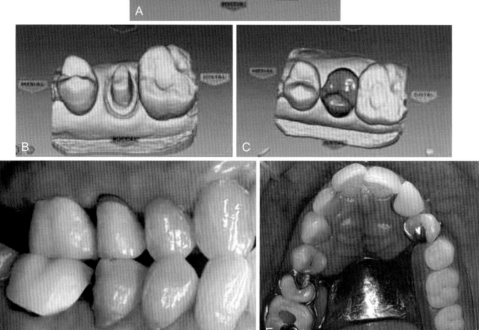

图 21-29 ■ A. 从研究模上扫描得到的上颌第二前磨牙；B. 预备并取模后，从终模型上扫描得到的右上第二前磨牙；C. 从研究模上复制的右上第二前磨牙牙冠的图像，添加到终模型的预备牙上；D. 计算机辅助设计和计算机辅助制作（CAD/CAM）切削的全瓷冠试戴并粘固；E. 全瓷冠与患者现有的可摘局部义齿匹配良好（引自 Yoon TH, Chang WG: The fabrication of a CAD/CAM ceramic crown to fit an existing partial removable dental prosthesis: a clinical report. J Prosthet Dent 108:143, 2012. ）

述的鸠尾榫的外形。

　　冠内精密附着体组件间吻合的精密度相当好，固位来自于摩擦力。有冠内精密附着体的可摘局部义齿不容易摘取，因为其只能从单一的方向取下，这对于不太灵活的患者来说存在困难。然而，在固位面磨损后，固位力会明显降低。大多数附着体由铂钯合金制作，可以耐受金属烤瓷合金铸造时直接加于附着体上的高温。

　　阴极附着体嵌入固位体蜡型内，一起包埋，蜡气化后，附着体就留在包埋料内，修复体可以直接铸造到附着体上。尽管这样的方法可以制作多个平行的附着体，但是大部分技师更愿意将第二个或第三个附着体焊接到各自的固位体上，这样技师可以用第一个固位体上的附着体来校准方向。

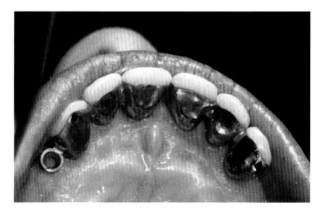

图 21-30 ■ 前牙固定义齿上的一个冠内附着体和一个冠外附着体（由 Dr. F.F. Hsu 提供）

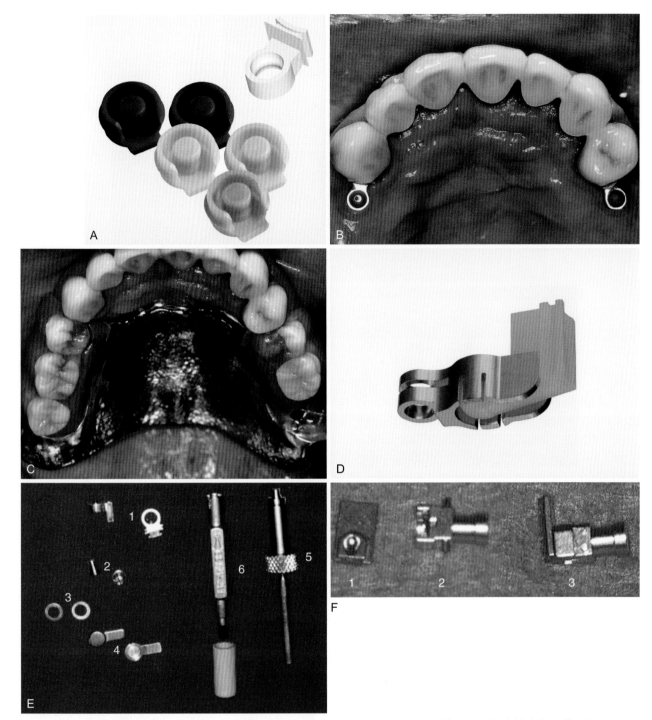

图 21-31 ■ 预成的冠外附着体。A.ERA 附着体。这些附着体是具有弹性的，当支持远中游离端缺失的可摘局部义齿时，基牙和缺牙区的牙槽嵴都直接承受压力。颜色编码的阳性部件可以直接加工到丙烯酸义齿基托上，具有不同程度的固位；B. 基牙牙冠上附带 ERA 附着体；C. 完成的修复体；D. Dalbo Mini 附着体。这个附着体在阳性和阴性部件间有一定的动度。E. Ceka 附着体：1. 阴性结构；2. 阳性结构；3. 垫环；4. 可摘局部义齿阳性连接体；5. 定位轴；6. 调整工具；F. 2.7 Dawson 附着体：1. 阳性结构；2. 阴性结构，有内置的可替换的活塞用于固位；3. 组装后的 2.7 Dawson 附着体（A 和 D. 由 Sterngold Dental, LLC, Attleboro, Massachusetts 提供；B、C 和 F. 由 Dr. W.V. Campagni 提供）

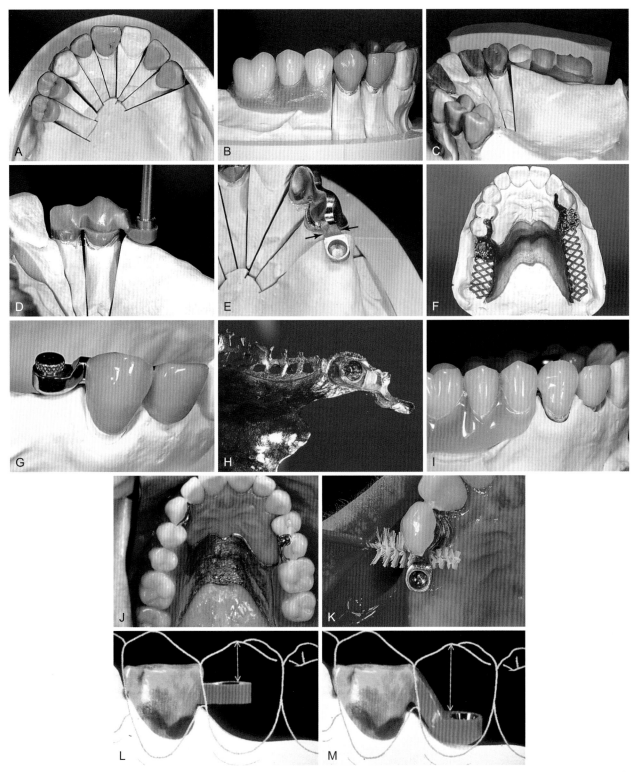

图 21-32 ■ 采用 Ceka 冠外附着体来固定远中游离端缺失的可摘局部义齿。A 和 B. 解剖蜡型和咬合平面；C. 用颊侧的导板定位人工牙，并确定正确的附着体位置；D. 通过观测仪上的专用心轴将阴性附着体部件安置在蜡模相应的位置上；E. 子结构铸造完成。冠外阴性附件连接到固位体的位置（箭头指示），具有足够的强度；F. 带 RDP 蜡模的耐火模型；G. 阳性部件安放在阴极附着体上；H. 取下附着体；I. 完成的义齿遮挡了附着体；J. 可摘局部义齿就位；K. 牙缝刷可以保证附着体周围较好的菌斑控制；L 和 M. 阴性附着体可以制作成不同的角度来获得最佳的口腔卫生控制，并且为可摘局部义齿提供足够的空间（A~K. 由 Dr. S. Freijlich and Mr. T. Behaeghel 提供；L 和 M. 由 Preat Corporation, Grover Beach, California 提供）

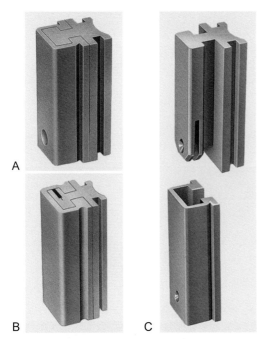

图 21-33 ■ 预成的冠内附着体。A 和 B. The Stern Latch 附着体；C. The C & M McCollum 附着体（由 Sterngold Dental, LLC, Attleboro, Massachusetts 提供）

或者用金属托盘协助第二个固位体定位，使第二个附着体平行于第一个附着体。第二个固位体粘固就位、包埋、焊接，然后插入阳性部件。可摘局部义齿支架完成后，将阳性附着体焊接到支架上或者用自凝塑料连接到丙烯酸树脂基托内（图 21-34，图 21-35）。

前面段落简述了技术要求很高的复杂步骤。缺乏经验的操作者要更加仔细，不要低估高水平的技术，并要关注必要的细节。

冠内附着体最大的优势在于避免了采用不美观的卡环。然而，大部分冠内精密附着体的大小限制了它们的应用，尤其是活髓牙。为了促进支持组织的健康维护，修复体的轴面外形不能过突。因此，附着体放置的最佳位置应在牙齿和修复体的正常外形之内。然而，这通常只能在较大的牙齿上实现。在较小的牙齿上，很少有冠内精密附着体可以放置在不做根管治疗的牙齿的正常外形内。另外，必须要有足够的临床冠高度来提供足够的𬌗龈向长度，这样才能有足够的摩擦力（推荐至少 4 mm 或更高的附着体）。

技工室加工的附着体

如今也有许多医生使用技工室加工的（半精密）附着体。组件的锁扣因为形状原因经常被称

为鸠尾榫（dovetails）。它可以通过将预成的塑料件插入蜡模中，蜡模包埋，气化后铸造来制作（图 21-36）。在阳性组件铸造完成后，阴性鸠尾榫也可以研磨。

另外一种制作的方法可以用锥形金属心轴 [如，Ticon（CMP Industries LLC）] 加热后插入蜡模中，包埋蜡气化后，心轴的暴露部分发生氧化。然后，将冠直接铸造到心轴上，心轴随后可以移除（图 21-36）。阳性附着体可以单独做蜡型、铸造，就位后，将阳性附着体焊接到可摘局部义齿支架上。

因为在制作过程中存在误差，大部分技工室制作的附着体的摩擦固位力相比商品化的精密附着体还存在差距。大部分附着体为了制作简便，都做成了锥形，因此为了更好地固位就必须要使用舌侧固位卡环。

当在金属烤瓷修复体上使用附着体时，必须在阴性组件与唇侧饰瓷之间保留足够厚度的金属。对于𬌗支托，在冠内附着体和金 - 瓷结合处至少要保证 1 mm 的金属厚度（图 21-37）。

杆卡、按扣和磁性附着体

有时候用按扣附着体[16]和磁性附着体[17]（图 21-38）来固位覆盖义齿。它们通常使用在桩固位的铸件或种植体基牙上，在增加咬合力的同时也提高了义齿稳定性[18]（图 21-39）。为了给所有附着体部件、义齿的树脂和人工牙（图 21-38B）提供足够空间，至少需要 7~9 mm 的垂直距离。

只需个别基牙支持时，杆卡固位的可摘局部义齿或覆盖义齿就可以非常稳定。杆要与固位体相连而不影响口腔卫生。

一般来说，要为杆提供足够的冠长度才可以实现较好的结果。杆不能与无牙区牙槽嵴接触，应当离开软组织 2 mm（图 21-40）。

总　结

在常规的诊断过程中，必须对每一位需要制作可摘局部义齿患者的研究模型进行深入的观测分析。应对基牙的冠表面进行修整，使可摘局部义齿在行使功能时有理想的固位和稳定。同时建立邻面导平面和对抗导平面引导义齿就位和保持稳定，并且减小对基牙的水平侧向力。

为了与可摘局部义齿设计协调，对于完整的牙或无龋牙，有时候也要制作铸造修复体。天然牙

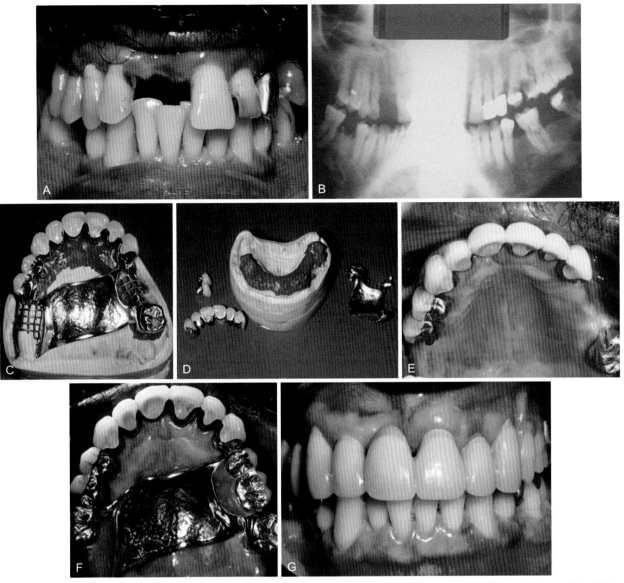

图 21-34 ■ 采用 Stern Latch 冠内附着体来支持和固位上颌可摘局部义齿。Stern Latch 附着体通过内部龈端的弹簧锁来加强摩擦固位力。可以制作蜡型然后直接铸造到金属部件上。阳性部件可以焊接到支架或者嵌入到可摘局部义齿的树脂基托中。A 和 B. 广泛的牙周疾病和龋坏导致牙齿缺失，并且预后不佳；C. 树脂加强的终模型，上面有完成的固定义齿以及可摘局部义齿的支架；D. 将修复体和支架从模型上取下；E. 粘固的固定修复体；F. 完成的义齿口内观；G. 完成的修复体的前面观（由 Dr. W.V. Campagni 提供）

的原始牙冠外形或轴向外形可能并不适合最好的卡环设计。

为了获得理想观测外形而制作修复体的牙体磨除量一般会大于传统修复体的基牙预备量。必须为𬌗支托窝和导平面让出空间。精密和半精密附着体具有提供美学和固位方面的优势（图 21-41）。

冠内附着体通常比传统卡环更美观。当放置在牙体正常外形内时效果很好。

冠外附着体的使用要谨慎，因为它们会对基牙产生不利的负荷，而且在维持口腔卫生方面存在问题。

在金属烤瓷修复体上的附着体和𬌗支托窝都应当离开金 - 瓷结合处至少 1 mm。

观测冠需要用特殊研磨设备来进行抛光。

粘固前应取印模来验证冠外形与可摘局部义齿之间是否协调。

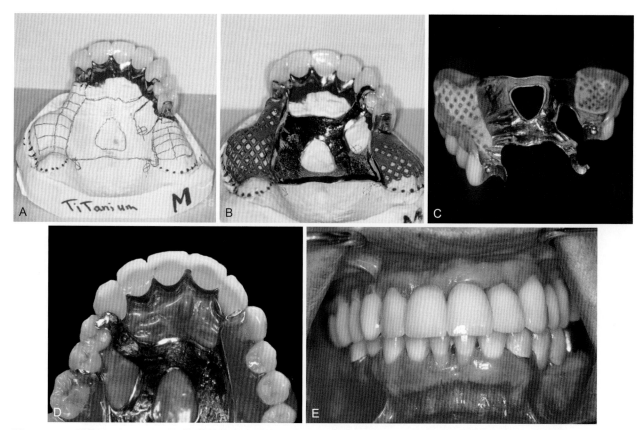

图 21-35 ▪ 采用 Dawson 2.7 冠外附着体来支持和固位上颌可摘局部义齿。该精密附着体包含冠外的阳性结构，用蜡固定在固定修复体基牙上，然后直接铸造获得金属部件。阴性结构包含一个外罩，内含弹簧加载的活塞来增加固位。活塞与阳性结构远中边缘的凹陷衔接。弹簧和活塞都可用特殊的 U 型钉从外罩中取出更换。A. 冠完成后制作的可摘局部义齿支架的终模型；B. 终模型上的支架，将阴性附着体用树脂粘在支架上试戴；C. 完成后的可摘局部义齿，可见阴性附着体在位；D. 可摘局部义齿口内𬌗面观；E. 完成义齿修复后的前面观（由 Dr. W.V. Campagni 提供）

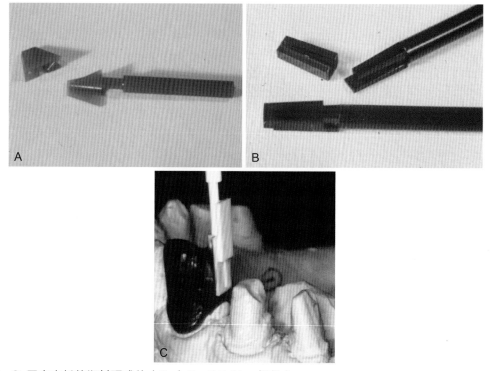

图 21-36 ▪ A~C. 冠内支托的塑料预成件（C. 由 Dr. F.F. Hsu 提供）

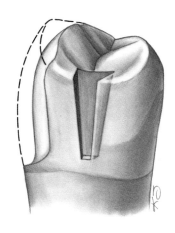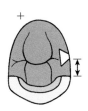

图 21-37 ■ 金属烤瓷冠内的阴性支托。附着体离开金－瓷结合处至少1 mm。卡环进入舌侧倒凹提供固位，冠内支托窝提供对抗

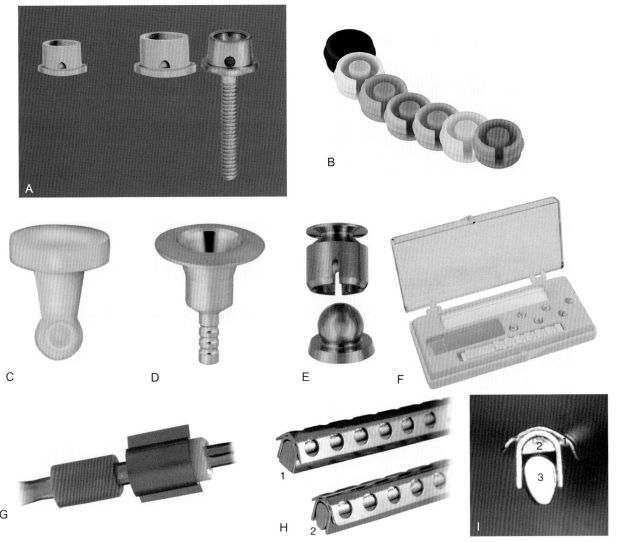

图 21-38 ■ A和B. ERA按扣式附着体。像ERA冠外附着体（图21-31A~C）一样，这种弹性附着体有不同的尺寸（Stern ERA和Micro ERA），颜色标识代表不同的固位力水平；C和D. Stern根锚。这种按扣式附着体由根内的球－窝关节组成。尼龙的阳性部分（C）可以加工到义齿的丙烯酸基托内。钛的阴性部分（D）可以直接粘接到预备的根内；E. Dalla Bona 球形附着体，是一种具有可调节摩擦力的金合金按扣式附着体；F和G. Hader 杆。在这种杆状系统中，塑料杆在铸造前要固定到固定义齿上。尼龙卡固定到义齿内，颜色标识代表不同的固位力。使用金属卡有更高的强度；H. Dolder 杆。金合金的杆可以是刚性的（1）、也可以是弹性的或铰链（2）结构；I. Dolder 杆的组成部分：1. 套管；2. 垫片；3. 杆（A~H. 由 Sterngold Dental, LLC, Attleboro, Massachusetts 提供）

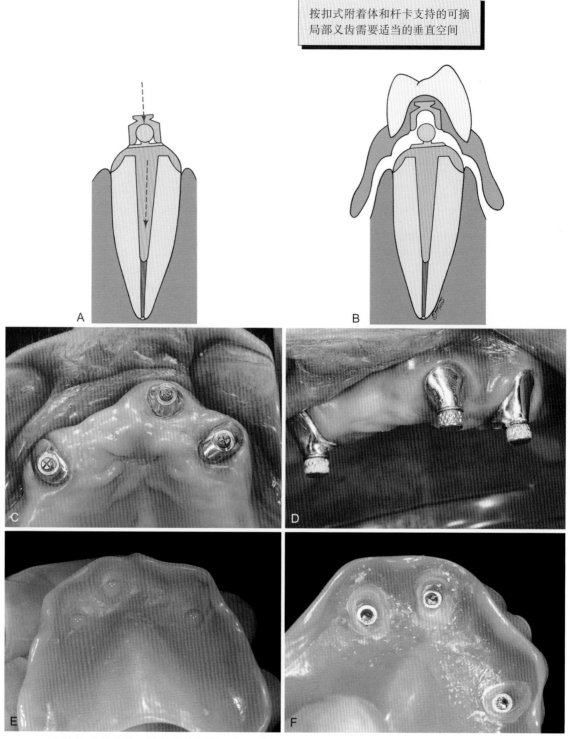

按扣式附着体和杆卡支持的可摘局部义齿需要适当的垂直空间

图 21-39 ▪ A. 含按扣式附着体阳性部件的根管固位铸件的示意图。这样的设计允许覆盖义齿和桩有轻微不同的就位道（箭头指示）；B. 阴性部件用丙烯酸树脂连接到覆盖义齿上的示意图；C. 3 个含阳性部件的顶盖粘固后的𬌗面观；D. 阴性部件就位于阳性部件上；E. 在义齿戴入前将自凝树脂添加到义齿内侧面；F. 立即去除阴性部件周围多余的树脂，使阴性部件机械固定在修复体内（由 Dr. M.A. S. Freijlich and Mr. T. Behaeghel 提供）

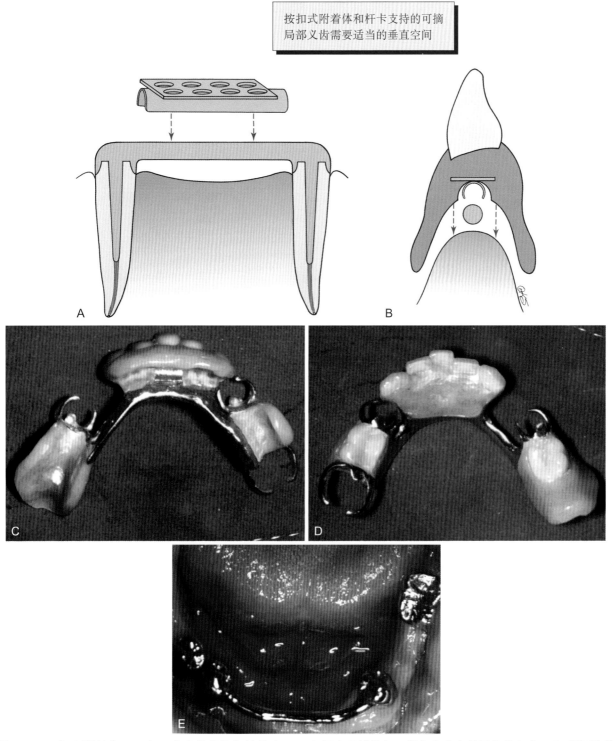

图 21-40 ■ 杆卡附着体。A. 杆固定在常规修复的桩上；B. 必须有足够的切 - 龈向高度来放置杆修复体；C. 杆固位的可摘局部义齿的组织面观；D. 𬌗面观；E. 粘固后的带杆的固定修复体

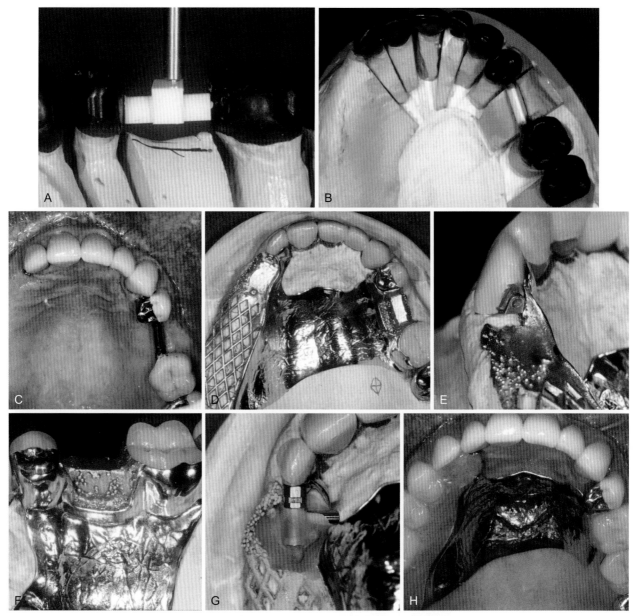

图 21-41 ■ 依据旋转就位的概念联合杆卡和冠外附着体来支持和固位上颌可摘局部义齿。选用 COMPAS 附着体系统作为冠外附着体。这个系统由 Peter Dawson 教授设计，是同样由他设计的 Dawson 2.7 附着体衍生出来的（图 21-35）。包含预成形的塑料，通过轴柄用蜡固定到回切后的冠上并铸造。阴性部件含一个弹簧加载的活塞，通过树脂包埋而封闭于可摘局部义齿支架内。预成的塑料杆卡固定到固定义齿蜡模上。A. 弧形的杆放置到位并用蜡定位；B. 左侧带杆的有解剖外形的蜡型和右侧的冠外附着体；C. 完成的冠试戴，取带固定修复体的印模，翻制成终模型用于制作可摘局部义齿支架；D. 终模型上的支架和修复体；E. 基牙远中的附着体；F. 铸造的支架和弧形的杆很适合；G. 对封入支架内的活塞组进行评估；H. 修复体完成的口内观（由 Dr. W. V. canpaghi 和 Dr. F. Mungwia 提供）

参 考 文 献

[1] Altay OT, et al: Abutment teeth with extracoronal attachments: the effects of splinting on tooth movement. Int J Prosthodont 3:441, 1990.

[2] Krol AJ, Finzen FC: Rotational path removable partial dentures. II. Replacement of anterior teeth. Int J Prosthodont 1:135, 1988.

[3] Jones RM, et al: Dentin exposure and decay incidence when removable partial denture rest seats are prepared in tooth structure. Int J Prosthodont 5:227, 1992.

[4] Seto BG, et al: Resin bonded etched cast cingulum rest retainers for removable partial dentures. Quintessence Int 16:757, 1985.

[5] Dixon DL, et al: Use of a partial coverage porcelain laminate to enhance clasp retention. J Prosthet Dent 63:55, 1990.

[6] Davenport JC, et al: Clasp retention and composites: an abrasion study. J Dent 18:198, 1990.

[7] Berg T: I-bar: myth and countermyth. Dent Clin North

Am 28:371, 1984.

[8] Tran CD, et al: A review of techniques of crown fabrication for existing removable partial dentures. J Prosthet Dent 55:671, 1986.

[9] Elledge DA, Schorr BL: A provisional and new crown to fit into a clasp of an existing removable partial denture. J Prosthet Dent 63:541, 1990.

[10] Yoon TH, Chang WG: The fabrication of a CAD/CAM ceramic crown to fit an existing partial removable dental prosthesis: a clinical report. J Prosthet Dent 108:143, 2012.

[11] Becerra G, MacEntee M: A classification of precision attachments. J Prosthet Dent 58:322, 1987.

[12] Burns DR, Ward JE: Review of attachments for removable partial denture design. I. Classification and selection. Int J Prosthodont 3:98, 1990.

[13] Owall B, Jonsson L: Precision attachment-retained removable partial dentures. III. General practitioner results up to 2 years. Int J Prosthodont 11:574, 1998.

[14] Chou TM, et al: Photoelastic analysis and comparison of force-transmission characteristics of intracoronal attachments with clasp distal-extension removable partial dentures. J Prosthet Dent 62:313, 1989.

[15] Doherty NM: In vitro evaluation of resin-retained extracoronal precision attachments. Int J Prosthodont 4:63, 1991.

[16] Mensor MC: Removable partial overdentures with mechanical (precision) attachments. Dent Clin North Am 34:669, 1990.

[17] Gillings BR, Samant A: Overdentures with magnetic attachments. Dent Clin North Am 34:683, 1990.

[18] Sposetti VJ, et al: Bite force and muscle activity in overdenture wearers before and after attachment placement. J Prosthet Dent 55:265, 1986.

思考题

1. 请解释对抗的原理和对固位体冠外形的影响。
2. 请论述确定可摘局部义齿固位体的外形线和观测线高度的原则。
3. 可摘局部义齿固位体的牙体预备和常规的牙体预备有什么不同? 必须考虑哪些因素? 它们是如何影响结果的?
4. 制作可摘局部义齿固位体蜡模的顺序是?
5. 请论述附着体的分类和它们各自的适应证、禁忌证、优点和缺点。

第 22 章

包埋与铸造

自古以来，就有失蜡法铸件。在该技术中，蜡型被转换为铸造金属。作为制作牙科铸件的一种方法，它最早在 19 世纪末被提到 [1, 2]。

该过程如下：用一个耐热包埋料制成的铸型腔包围蜡型，然后加热除蜡，通过一条叫铸道的通道向铸型腔中引入熔化的金属。在牙科，形成的铸件不管是表面细节还是全方位的尺寸都必须是一个高度精确的蜡型复制体，包埋或铸造中微小的改变可能会显著影响最终修复体的质量。日常制作铸件的成功取决于对技术细节和稳定性的关注。

这项技术中每一个改变所导致的精确的影响都应当深入地理解，这样才能根据需要调整特定步骤，从而做出理性的决定。

前　提

当蜡型完成后，对其边缘进行再修整，仔细评估其光滑度、完成情况和轮廓（见第 18 章）。用放大镜观察蜡型，清除任何残留的飞边（超过预备体边缘的蜡）。将铸道连接在蜡型上，然后将蜡型从代型上取下，附着到一个坩埚成型座（铸型底座）上（图 22-1）。蜡型必须立刻包埋，因为任何延迟可能会导致蜡型因应力释放而出现形变 [3]。

铸道

铸道的设计（图 22-2）根据铸造修复体类型——使用的合金及铸造的机器不同而变化。有如下三个基本要求：

• 铸道必须能使熔化的蜡从铸型腔中流走。
• 铸道必须能使熔化的金属尽可能少的湍流进入铸型腔。
• 铸道内的金属保持熔化的时间必须比已填入铸型腔内的合金保持熔化的时间稍长。这需要提供贮存器，以补偿铸造合金凝固过程中的收缩。

耐火包埋料中通道的形状是由连接蜡型和坩埚成型座的铸道决定的。铸道可以由蜡、塑料或金属制成。建议大多数铸件使用蜡铸道，因为它们和蜡型在同一频率熔化，从而使熔化的蜡很容易流走。硬质塑料铸道软化需要的温度比蜡型更高，且可能阻碍蜡的流失，导致铸件粗糙度增加。然而，当固定修复体铸造成一整块时，可使用塑料铸道，因为它们的硬度较大可减小形变。此外，中空的塑料铸道能够使蜡流失。

如果使用金属铸道，它应该由耐腐蚀金属制成，以避免可能的铸件污染。许多金属铸道是中空的，以便增加接触面积，加强铸道和蜡型之间的附着。它们通常和坩埚成型座一起与包埋料分离。技师要非常仔细地检查浇铸口，有无小的包埋料颗粒，当分离铸道时，这些小的颗粒可能折断，如果没有被发现，可能会导致铸造不完全。

直径

总的来说，一个直径相对大的铸道可能促进熔化金属向铸型腔内流动，并确保在铸造过程中有一个储金球 [4, 5]。

磨牙和金属烤瓷蜡型推荐使用一个直径为 2.5 mm（10 gauge）的铸道。而对前磨牙铸件和大多数部分覆盖的修复体则推荐使用直径为 2.0 mm（12 gauge）的铸道。

在大多数铸造技术而非通常用的离心铸造技术中，需要使用窄铸道或者附着于蜡型连接点缩窄的铸道设计。例如，使用气压机器时，熔化过程直接在由坩埚成型座形成的凹陷中进行，然后迫使金属在气压突然变化后进入铸型腔。在这一技术中，采用一个颈部缩窄的窄道能防止熔化金属提前流入铸型腔中。

位置

铸道应该和蜡型最大的非临界部分相连，远

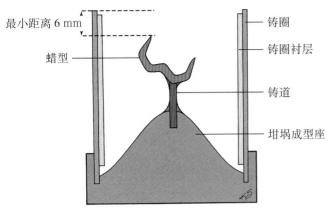

图 22-1 ▪ 蜡型通过铸道附着在坩埚成型座上，准备包埋。
环形衬圈就位

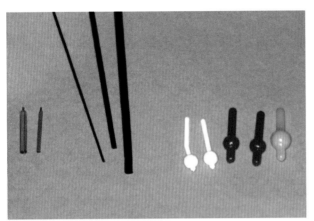

图 22-2 ▪ 预成塑料和蜡铸道。它们优于金属铸道，因为
塑料和蜡在加热循环中能被去除

离边缘和咬合接触区。通常来说，安放在最大的非
功能尖上（图 22-3）。附着点应能使熔化的金属顺
着铸造力方向流向铸型腔的所有部分，而不是向相
反的方向流动（图 22-4）。

铸道必须能使蜡型在铸圈中处于合适的位置。
目标是使蜡型位于中间。这可能是至关重要的，因
为铸型腔内的膨胀并不是均一的[6, 7]。例如，在牙
尖顶安放铸道可能会产生好的结果，但放置在邻面
接触区可能会产生一个近远中向过宽而龉龈向过短
的铸件。

附着

铸道和蜡型的连接点应该特别光滑，以减小
湍流。而对于离心铸造技术，附着区域应不被限制，
因为颈部变细会增加铸造的孔隙率，降低铸型腔的
填充率[8]。类似地，过度地加宽附着点会因冷却熔
化的这部分最后熔化，导致铸件内部形成空隙，被
称为缩孔沉象。

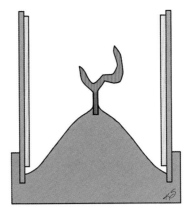

图 22-3 ▪ 正确的铸道安放在最大的非功能尖上，使得熔
化的合金流向铸型腔的所有部分

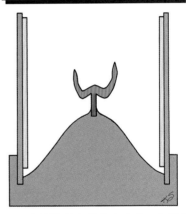

不正确的铸道安放。金需要改变
至少 90° 角进入型腔，最佳的铸
道安放是与蜡型最厚处成 45°
角

图 22-4 ▪ 不正确的铸道安放在中央窝，会毁坏龉面形态，
且可能导致不良的铸型腔充填，因为熔化的金属不会在
离心力作用下被推入牙尖顶

通风

可以采用小的附加铸道或者通风孔来改善薄
蜡型的铸造。它们可以在铸造过程中排溢气体[9]或
作为一个散热器确保凝固开始于关键区域[10]（图
22-5）。

坩埚成型座

铸道和坩埚成型座相连（有时被称为铸道形
成座；图 22-6），坩埚成型座通常由橡胶制成，在
包埋过程中作为铸圈的基座。坩埚成型座的准确形
态取决于铸圈和所使用的铸造机器的种类。在使用
大多数现代机器时，坩埚成型座的高度应允许使用
一个短铸道，同时使蜡型可以放置在靠近铸圈末端
的位置。

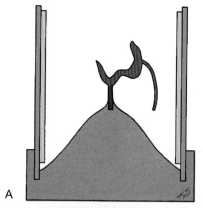

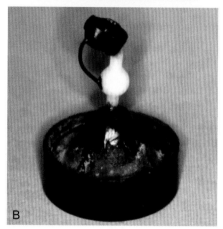

图 22-5 ■ 蜡型 A 和 B，薄的附加铸道可帮助气体逸出并确保铸件在关键区域凝固

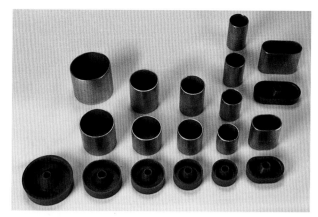

图 22-6 ■ 橡胶成型座和相应的铸圈（由 Whip Mix Corporation, Louisville, Kentucky 提供）

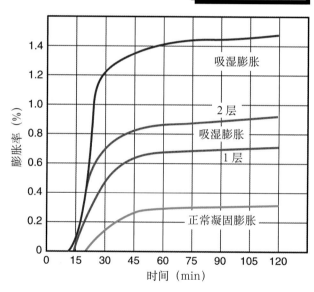

图 22-7 ■ 齿科铸造包埋料的凝固膨胀。注意使用吸水技术和特殊类型的铸圈内衬可能导致膨胀增加（由 Whip Mix Corporation, Louisville, Kentucky 提供）

铸圈和内衬

铸圈起容纳包埋料的作用，同时它能限制铸型腔的凝固膨胀。通常内衬被放置在铸圈内，可容许更多的膨胀，因为内衬是可被压缩的。使用两块内衬可以容许额外的压缩，从而补偿包埋料的凝固膨胀。过去石棉被用来作为内衬材料，为避免与石棉相关的健康风险，现在使用纤维素纸内衬或耐火瓷纤维内衬。像许多其他因素一样，内衬的变化对铸件的均匀性也有很重要的影响。内衬的润湿增加了铸型腔的吸水膨胀，应该仔细控制。一块吸水性干内衬能去除包埋料中的水分，使包埋料变得更厚，导致总体膨胀的增加[11,12]。为了防止包埋料膨胀，注意不要挤压内衬。如果将铸型腔放入水浴槽中，膨胀会增加。这是由于吸水膨胀导致的（图 22-7）。蜡型在铸圈中的位置也会影响膨胀。研究结果一致显示，一个单冠应当放在铸圈的中心，且与周围各壁等距。当固定修复体被铸造成一个整体时，如果蜡型被放在大的或特殊的椭圆形铸圈的中心时，而不是放在小铸圈的边缘时，其准确率更高[6]。

无圈包埋技术

使用高强磷酸盐包埋料的无圈包埋技术已相当受欢迎（图 22-8）[13]。这一方法需要使用纸或塑料的铸圈，不会限制包埋料的膨胀[14]。它适用于冷却时间更长、更容易收缩的高熔合金。

铸道技术
全部工具

需要以下仪器（图 22-9）：
- 铸道
- 黏蜡

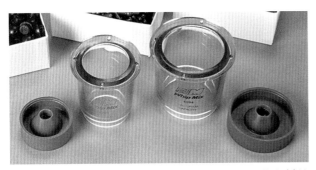

图 22-8 ▪ 用于无圈包埋技术的成型座和圆锥形的塑料铸圈。坩埚成型座和塑料铸圈在去除蜡之前被去除，留下了被包埋的蜡型。该系统旨在实现包埋料的无限制膨胀（由 Whip Mix Corporation, Louisville, Kentucky 提供）

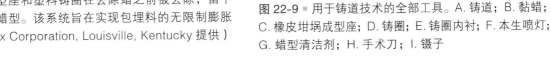

图 22-9 ▪ 用于铸道技术的全部工具。A. 铸道；B. 黏蜡；C. 橡皮坩埚成型座；D. 铸圈；E. 铸圈内衬；F. 本生喷灯；G. 蜡型清洁剂；H. 手术刀；I. 镊子

- 橡胶坩埚成型座
- 铸圈
- 喷灯
- 蜡型清洁剂
- 手术刀
- 镊子

单个铸件的操作步骤

磨牙冠或烤瓷铸件推荐使用直径 2.5 mm（10 gauge）的铸道，2 mm 铸道推荐用于前磨牙和部分覆盖修复体。具体步骤如下：

1. 将一根 12 mm 长的蜡铸道和蜡型最大的非功能尖相连，并与邻轴面及𬌗面形成圆钝的角度（图 22-10A）。这个角度通常与轴壁成 135°，它有利于铸型腔的充填。
2. 向连接点加蜡，使之平滑，防止铸造中的湍流。
3. 将蜡型从代型上取下，特别注意防止蜡型变形（图 22-10B）。
4. 用镊子夹持铸道，将其插入坩埚成形座的孔中（图 22-10C）。用蜡将铸道固定在位，铸道和坩埚成型座间的连接区要光滑。使用表面活性剂增加蜡型包埋过程中的润湿性（图 22-10D）。
5. 铸圈内放置内衬，使之与开口齐平，润湿内衬（图 22-10E 和 F）。
6. 将铸圈盖在蜡型上，确保其足够长能盖住蜡型，并能容纳 6 mm 包埋料（图 22-10G）。必要时，铸道要截短，或者选择一个更长的铸圈。

多单位铸件的操作步骤

当两个以上单位铸件同时铸造时，每个都要与浇注杆连接（图 22-11）。一个单独的铸道用来注入浇注杆。两个单位可以用一根浇注杆铸造，或每个单位单独使用一个铸道。

材料科学

M.H. Reisbick

有许多包埋料可以用于制作牙科铸造铸型腔。通常它们由一种耐火材料（通常是二氧化硅）和一种能提供强度的粘接剂材料组成。制造商会使用添加剂来提高操作性能。

包埋料通过粘接剂分类，可分为三种：石膏基、磷酸盐结合剂和二氧化硅基。石膏基包埋料用于美国牙医学会（ADA）规定的Ⅱ类、Ⅲ类和Ⅳ类金合金。磷酸盐结合剂包埋料推荐用于金属烤瓷基底架。二氧化硅基包埋料适用于铸造高熔基金属合金的可摘局部义齿。但是，因为本书仅限于固定修复，所以二氧化硅基的包埋料将不在下文中讨论。

石膏结合剂包埋料

石膏被用来当作一种粘合剂，结合方石英或者石英作为耐火材料，一起形成铸型腔。方石英和石英在除蜡时会导致铸型腔发生热膨胀。由于石膏在温度超过 650℃（1202 ℉）时化学性质不稳定，这类包埋料主要用于传统Ⅱ类、Ⅲ类和Ⅳ类金合金的铸件。

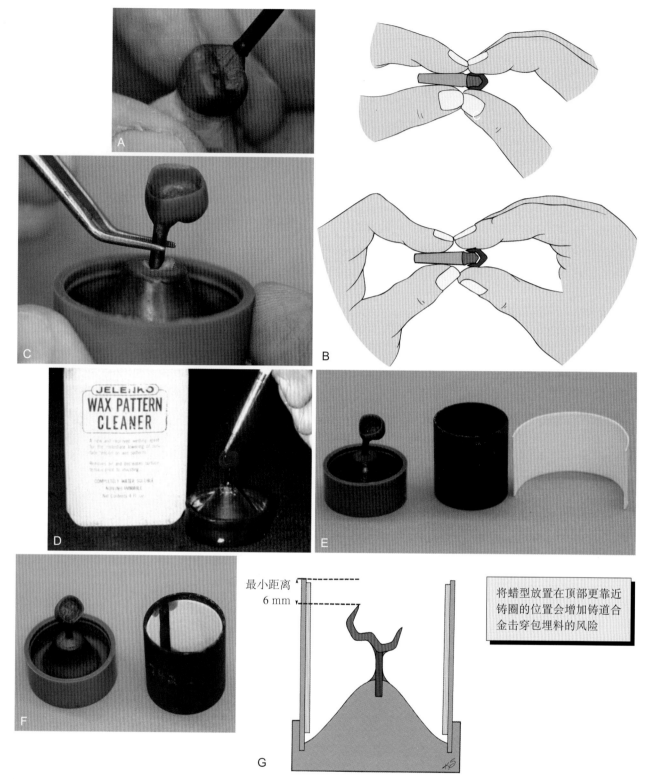

最小距离
6 mm

将蜡型放置在顶部更靠近铸圈的位置会增加铸道合金击穿包埋料的风险

图 22-10 ▪ 制作单个铸件的铸道技术。A. 将铸道连接在蜡型上；B. 从代型上取下蜡型；C. 将蜡型放在坩埚成型座上；D. 涂表面活性剂；E. 铸圈进行内衬增加凝固膨胀；F. 用黏蜡固定铸圈内衬；G. 蜡型放置的位置必须离铸圈顶有足够的距离

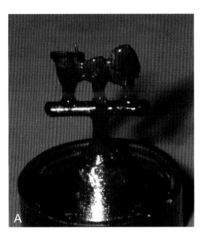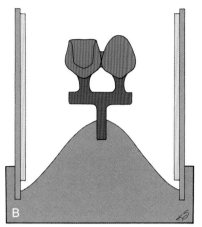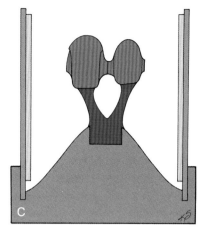

图 22-11 ■ 多个铸件的铸造技术。超过 2 个铸件时，要使用浇柱杆（A）。2 个铸件时，可使用浇柱杆（B），或每个铸件用单独的铸道（C）

膨胀

可以通过三种类型的膨胀来获得理想尺寸的铸件：凝固膨胀、吸水膨胀和热膨胀。

凝固膨胀 石膏包埋料混合后即开始凝固，包埋料膨胀，轻微地扩张铸型腔。蜡型、金属铸圈和铸圈内衬的可压缩性都会影响膨胀率。

可以通过改变水粉比来降低或增加凝固膨胀量。使用较少的水能增加凝固膨胀，产生略大的铸件。使用额外的铸圈内衬能增加凝固膨胀，少量增加调和时间也能达到同样效果。如果希望铸件较小，可以使用较多的水或去除内衬，两种方法都可以降低膨胀量。在试图改变凝固膨胀量时，以上调整只能最低程度地偏离厂商的推荐值，以确保包埋料的基本成分不变。

吸水膨胀 当铸圈被填满后，水加入到凝固的石膏包埋料里即刻产生吸水膨胀。为达到吸水膨胀，铸圈通常在包埋后即刻放入 37℃（100 °F）水浴箱中。一个湿润的铸圈内衬也会影响与之接触的那部分铸型腔的吸水膨胀（图 22-7）。

热膨胀 随着铸型腔加热除蜡，即发生了热膨胀（图 22-12）。二氧化硅耐火材料因为有固态相变，所以是导致热膨胀的主要因素。方石英在 200℃（392 °F）和 270℃（518 °F）之间从 α 相（低温）转变为 β 相（高温）；石英在 575℃（1067 °F）时变形。这些转变包括晶体形态的改变，伴随结合角度、轴面尺寸的改变和密度的降低，以及耐火成分的体积下降。

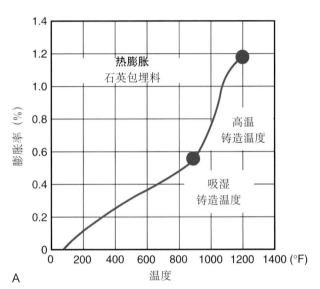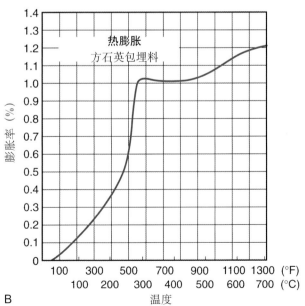

图 22-12 ■ 石英基（A）和方石英基（B）包埋料的热膨胀率（由 Whip Mix Corporation,Louisville 提供）

磷酸盐结合剂包埋料

因为大多数的金属烤瓷合金在大约 1400℃（≈2550 °F）时熔化 [传统金合金相对在 925℃（≈1700 °F）时熔化]，在等铸件冷却至室温时会发生额外的收缩。为补偿收缩，需要一个更大的铸型腔。可以通过磷酸盐包埋料来获得额外的膨胀。

石膏基包埋料与磷酸盐结合剂包埋料的主要区别是结合剂成分不同和后者相对高的二氧化硅的浓度。结合剂由氧化镁和磷酸铵化合物组成。与石膏基产品相反，该材料在超过 650℃（1202 °F）的高温时很稳定（图 22-13），允许额外的热膨胀。包埋料的强度随温度增加而增加（图 22-13C）。大多数磷酸盐结合剂材料是和一种特殊处理的水中硅胶悬浮液混合的。然而有些只与水混合。

有些磷酸结合剂包埋料含有碳，因此是灰色的。含碳的材料不应用于铸造贱金属，因为残余的碳会影响最终合金的颜色。它们可用于含有高金或钯的铸造合金。

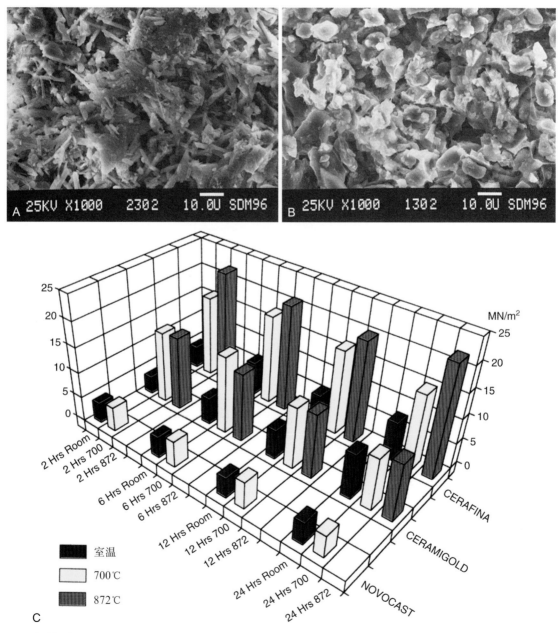

图 22-13 ■ 加热到 700℃（1292 °F）时，石膏结合剂包埋料（A）和磷酸盐结合剂包埋料（B）的扫描电镜图像。C. 包埋料温度和强度之间的关系（C. 引自 Chew CL et al: Investment strength as a function of time and temperature. J Dent 27:297, 1999.）

膨胀

与石膏结合剂包埋料相比，磷酸盐结合剂包埋料能更灵活地控制膨胀量。只需要稍微改善水粉比就能引起凝固膨胀的显著改变，增加特殊液体（硅胶）的比例也能增加膨胀。

操作时间

磷酸盐结合剂包埋料与石膏基包埋料相比操作时间相对较短。操作过程中，随着混合温度的升高，放热反应加快。在铸圈被填满后不久，它摸起来就温热了。混合时间变长显著加速凝固反应和温度，因此进一步减少了操作时间。向硅胶悬浮液中加水可以延长操作时间，同时凝固膨胀会减少。因此，许多技师改变不同批次中的特殊液体和水的比例，在每次填满铸圈时做实验性混合。这已成为一种调整膨胀的可靠方法。

反应过程中会产生气体，必须放置足够长时间，以尽量减少铸件上的瘤子。通常保持真空状态达 60 s 就足够了。

材料的选择

选择一种铸造金属

铸造合金的选择在很大程度上决定了包埋料和铸造技术的选择，因此需首先讨论。适合铸造的合金的数量和种类显著增多，很大程度上是因为金价的改变。尤其是对于烤瓷修复体来说，可用的合金有很多（见第 19 章），医生必须能够在现有信息的基础上做出合理的选择。

要考虑的因素

预期用途 传统情况下铸造合金按预期用途进行分类，如下：
- Ⅰ类：简单嵌体
- Ⅱ类：复杂嵌体
- Ⅲ类：冠和固定修复体
- Ⅳ类：可摘局部修复体和支抗钉
- 瓷：烤瓷合金

物理特性 1965 年，ADA 采用 FDI 的说明，将铸造合金根据其物理特性特别是它们的硬度进行了分类：
- Ⅰ类：软
- Ⅱ类：中等
- Ⅲ类：硬
- Ⅳ类：超硬

含有高贵金属的瓷合金其硬度和Ⅲ类合金相似，贱金属合金的硬度高于Ⅳ类合金（见第 19 章）。

颜色 制造商相当重视合金的颜色，认为金的颜色优于银。患者在这个问题上的关注点应该在于金属是否在口内可见；否则，合金的颜色是无关紧要的。

金含量不能作为颜色的指导：9 K 珠宝合金仅含 37.5% 的黄金，但看起来比含有 85% 黄金、不含铜的烤瓷合金要黄得多。

成分 ADA 认为可以用于制作牙科修复体的合金，制造商必须列出 3 种主要成分的质量分数比和所有贵金属的百分比。以前认为抗腐蚀性和抗氧化性的功能特征是取决于金的含量。一般来说，如果合金中的原子至少一半是金（重量 75%），就可以达到较好的抗腐蚀性和抗氧化性。然而，临床评估的数据未能显示高金（77%）和低金（59.5%~27.6%）合金在抗氧化性方面的显著差异[18]。但是，一个未按成分制作的合金，即使金含量高，也会在口内迅速氧化。

价格 治疗计划经需要根据患者或第三方的经济能力而修改。贱金属合金因为它们低廉的价格而受到青睐。类似地，大约含 50% 金的合金也能提供一些经济上的优势（尽管节约程度与降低合金的含金量并不成比例）。虽然焊接技术难以预测，但以钯为主并含有一小部分金的合金是可用于烤瓷技术的替代材料。

当计算一件修复体内在金属价格时，应该根据铸件的体积而不是重量来计算。牙科铸造合金的密度可能有相当大的变化，低至 8 g/ml，高达 18 g/ml（表 19-2）。一件修复体的平均体积是 0.08 ml，而一个全金属桥体体积可能达到 0.25 ml[19]。因此，可以想象，一个由低密度合金铸造的大的桥体可能和一个由高密度合金制作的铸造全冠的价格相当，或者比其少。当贵金属价格高时，更复杂的废料回收技术在经济上是很有优势的。它们包括在所有铸件完成区域安装传统的金属收集器，以及在所有工作场所配置过滤吸收机器。

临床表现 在大多数方面，临床表现（生物学和机械学）比价格更重要。能够评价的生物学属性包括牙龈刺激、继发龋、菌斑附着和过敏。机械学属性包括耐磨性和强度、边缘适合性、瓷结合折断、连接体折断和抗氧化性及抗腐蚀性。

选择一种新合金的风险一方面在于缺乏临床观察，可能会使实验室检测或者短期的动物或临床试验结果不够明显。例如，随着金价攀升，制造商引入了铜基铸造合金，其抗腐蚀性较差[20]（它们的配方和 20 世纪 20 年代作为牙科合金销售的铝青铜合金非常类似）。虽然临床使用的合金都有它们的缺点，但是它们的表现被完整地记录下来了，修复治疗的质量就能得到更准确的预期。

实验室表现　可靠的实验室数据是选择铸造合金时不可缺少的。考虑的重要方面包括铸造精度、表面粗糙度、强度、抗弯曲性、金瓷结合强度。目前能够得到的数据表明镍铬合金比金合金的铸造性能更低[21]，表面粗糙度更高[22]（图 22-14），但是由于其熔点更高，强度和抗弯曲性更好[23]。

操作性能　哪种合金操作起来方便会影响对其的选择。一种合金虽然能够产生令人满意的临床效果，但只能在极端严苛的条件下铸造或者需要昂贵的设备，可能不会被选择，而偏向于选择那种能达到临床要求而关键性操作步骤少的合金。

合金能打磨抛光以减小边缘间隙的宽度，从而降低粘接剂暴露的能力十分重要[24]，尽管那些在临床上认为边缘密合性最重要的区域通常并不是非常适合这样的操作。

生物相容性　所有用于口腔内的材料都应该是生物相容的。此外，它应该在临床或者技工室都能安全操作。许多有害的材料——例如汞、氯仿、氰化银和氢氟酸曾被普遍用于口腔科中，现已禁止了它们的运输和使用。例如，石棉已经不再用于铸圈内衬，铀盐也不再用于牙科陶瓷。还应注意含有镍和铍的合金可能导致的健康危害（见第 19 章）。尽管未得到确定的结论，但还是建议在使用这些合金时采取适当的安全防范措施。ADA 要求含镍合金需要携带预防性标签，声明它们不能使用在有镍过敏史的患者身上（图 22-15）。

选择一种包埋料

确定了某种铸造合金后，就可以选择包埋料了。

理想性能

理想的包埋料应包括下列特征：

- 可控制的膨胀率以精确弥补铸造合金冷却时的收缩。
- 能够形成光滑铸件，包括精准的表面复制能力，以及不会形成金属小瘤。

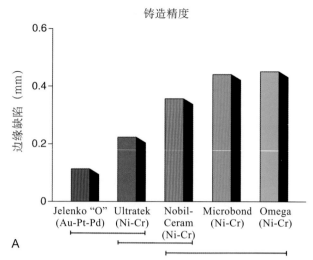

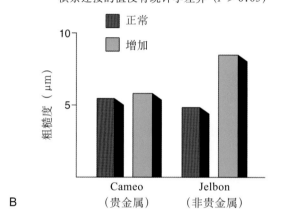

图 22-14 ▪ A. 不同合金铸造精度的比较。Au-Pt-Pd，金 - 铂 - 钯；Ni-Cr，镍铬。B. 金属铸造温度和合金选择对于铸件表面粗糙度的影响（A. 摘自 Duncan JD: The casting accuracy of nickel-chromium alloys for fixed prostheses. J Prosthet Dent 47:63, 1982. B. 摘自 Ogura H, et al: Inner surface roughness of complete cast crowns made by centrifugal casting machines.J Prosthet Dent 45:529, 1981.）

- 在高温铸造时的化学稳定性。
- 足够抵抗铸造力的强度。
- 充足的孔隙能使气体逸出。
- 铸件能轻松复原。

石膏结合剂包埋料　石膏结合剂包埋料能满足理想包埋料的大多数要求，但石膏在高温时不稳定，可能发生合金硫化物的污染而不适用于烤瓷合金的铸造。而且，混合其他材料，获得充足的膨胀可能很困难。在铸造全冠方面这一点有争议。铸件的体积轻度增加（在可控制情况下）是有利于精确就位的（见第 7 章和 28 章）。能增加石膏基包埋料膨胀速度的影响因素包括：

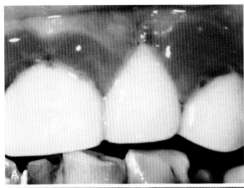

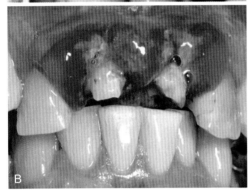

图 22-15 ■ 对含镍的金属烤瓷修复体严重的牙龈反应。（由 Dr. W.V.Campagni 提供）

- 使用全宽度铸圈内衬
- 延长调拌时间
- 在 100% 的湿度下保存
- 降低水粉比
- 使用干的内衬
- 使用两个铸圈内衬
- 在铸圈上部使用吸水技术 [28]

磷酸盐结合剂包埋料 磷酸盐结合剂包埋料和石膏基包埋料相比具有特定的优点：它们在高温时更稳定，因此适用于铸造金属烤瓷合金。它们在合金铸造的温度下迅速膨胀，并且它们的膨胀可以精确控制。膨胀会因以下因素的结合而增加：

- 来自于凝固反应的热量可以软化蜡，产生更加不受约束的凝固膨胀。
- 材料在高温时强度会增加从而限制了冷却时合金的收缩。
- 粉与硅胶混合时降低了铸件表面的粗糙度，也增加了其膨胀。因此，通过用蒸馏水轻微稀释硅胶，可以方便地控制膨胀。

然而，使用磷酸基包埋料制作的铸件比石膏基包埋料更粗糙 [29]，也更难从包埋料中去除 [30]。因为磷酸基包埋料的孔隙率更低 [31]，铸型腔的完全充填更加困难，铸件也更可能出现表面小瘤，必须即

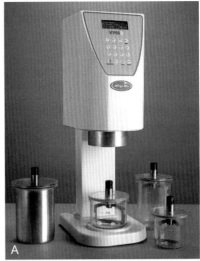

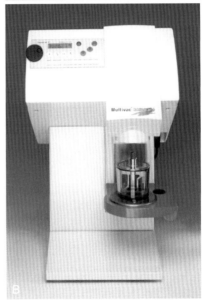

图 22-16 ■ 真空包埋机。A. 搅拌混合组合体；B. Multivac 压缩机（A. 由 Whip Mix Corporation, Louisville, Kentucky 提供；B. 由 Dentsply Ceramco, York, Pennsylvania 提供）

刻去除。真空混合和采用细致的包埋技术能帮助减小金属小瘤的发生但不能完全避免。

包 埋

真空混合包埋料（图 22-16）可以减少表面积缺损而被强烈推荐，尤其当使用磷酸结合剂包埋料时。用刷子进行真空混合或在真空压力下向铸圈倒入包埋料时，可能产生良好的结果。推荐使用刷子真空混合包埋料。为了加快步骤，尽量减小变形，要在蜡型回流和从代型上取下前准备好所有需要的物品和材料。

全部工具

需要以下设备（图22-17）：

- 真空混合器和碗
- 振荡器
- 包埋料粉（石膏或磷酸盐结合剂）
- 水或硅胶
- 调刀
- 刷子
- 表面活性剂量筒
- 坩埚成型座
- 铸圈和内衬

操作步骤
刷子技术

该技术中，蜡型表面先涂上表面减张液；表面必须完全湿润。步骤如下：

1. 根据制造商的使用说明在混合器上选择正确的程序（图22-18A）。混合碗可以完全擦干或摇干。如果是摇干的，记住向混合器中额外增加1 ml的水分。向混合碗的液体中加入包埋料粉（图22-18B）。

2. 将碗连接到混合器上，进行机械调拌（图22-18C和D）。

3. 整个蜡型表面包裹包埋料，将材料用毛刷从单点推向蜡型（图22-18E）。在使用包埋料的整个过程中，轻轻振荡，尤其注意蜡型边缘的内表面（图22-18F）。把一根手指放在位于振荡器表面的坩埚成型座底面，能尽可能减小过度的振荡，以及减小可能发生的蜡型从铸道上折断。蜡型表面完全包裹包埋料后，连接铸圈，将剩余包埋料从碗中倒出立刻填满铸圈。

4. 将放好内衬的铸圈放在蜡型上（图22-18G），通过振荡，将包埋料导入内衬一边（图22-18H）。填满铸圈的过程要慢，从底部向上移动（图22-18I）。

5. 当包埋料到达蜡型的水平面，数次倾斜铸圈以覆盖和暴露蜡型，这样能尽量减少空气进入。包埋过程必须要在材料的工作时间内快速完成。如果包埋料凝固得过快，应快速用冷水冲洗。然后蜡型可以在代型上被替代，材料可以再次回流入其边缘。

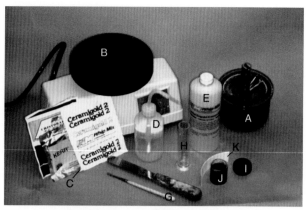

图22-17 ▪ 包埋工具。A.真空混合器和碗；B.振荡器；C.包埋料粉（石膏或者磷酸盐结合剂）；D.水；E.硅胶；F.调刀；G.刷子；H.表面活性剂量筒；I.坩埚成型座；J.铸圈；K.铸圈内衬

6. 当铸圈内的包埋料到达边缘时，包埋料可以开始凝固了。

7. 如果使用吸水技术，应将铸圈放在37℃（100 ℉）水中水浴1 h。

除蜡

除蜡，或者烧圈，即在恒温控制的熔炉中加入包埋料，直到所有的蜡都蒸发掉。包埋料达到的温度决定了它的热膨胀程度。

包埋料中所有的水分都要在除蜡过程中去除干净。在除蜡过程中铸圈加热的温度必须足够高。温度应该保持足够长时间（"吸热"），以减小从熔炉中取出时突然的降温。这种温度的突然下降可能会使合金到达铸型腔过度快速的冷却而导致铸造不完全。一旦包埋料在除蜡过程中被加热，加热必须持续，并且必须铸造完成。因为耐火铸型腔和粘合剂无法回到原始形态（滞变），包埋料的冷却和再加热也可能导致铸造不精确。膨胀不足和包埋料的破裂是典型的结果。

操作步骤

1. 使包埋料在推荐的温度下凝固（通常1 h），然后去除橡胶的坩埚成型座（图22-20）。如果使用的是金属铸道，则一并去除。如果要过夜储存，铸圈应该放在一个保湿器上。磷酸盐结合剂包埋料在铸圈上形成光滑的"皮肤"，应该用石膏切刀去除，并用压缩空气去除包埋料的松散颗粒。

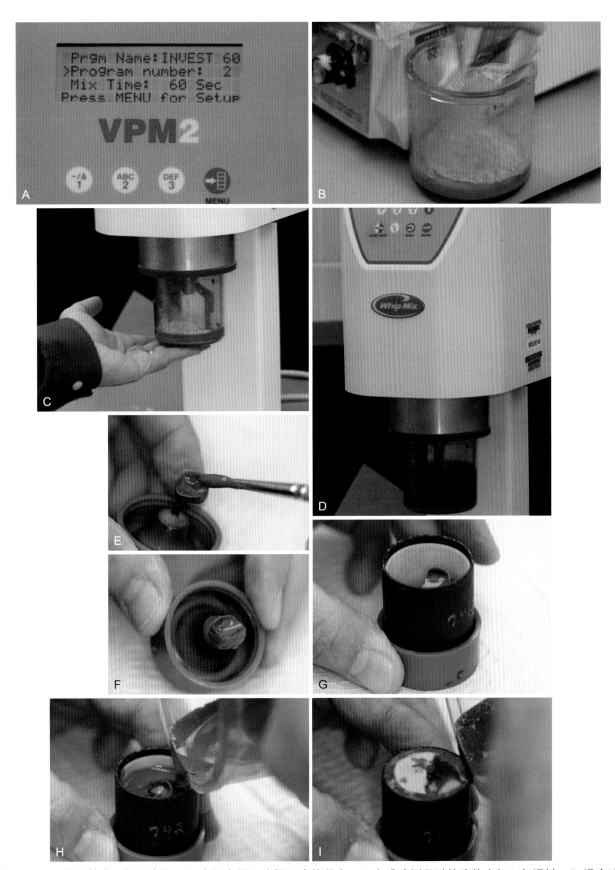

图 22-18 ■ 毛刷技术。包埋步骤：A. 在混合器上选择正确的程序；B. 向准确测量过的液体中加入包埋料；C. 混合碗的边缘插入真空混合机的凹槽中；D. 随着混合进行，碗被盖子和机器底部之间的真空固定住；E. 6 或 8 号刷子来包裹蜡型；F. 蜡型完全被包裹，此时可将铸圈连接底座；G. 带有内衬的铸圈和坩埚成型座连接；H. 振荡碗，将铸圈填满。当包埋料到达蜡型水平时，必须倾斜铸圈以降低空气进入蜡型的风险；I. 铸圈被完全填满

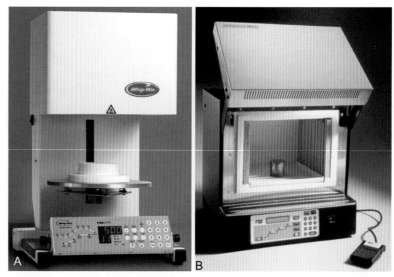

图 22-19 ■ 烧圈炉可以是手动的、半自动或全自动化控制。A. FIRELITE；B. Ney Vulcan（A. 由 Whip Mix Corporation, Louisville, Kentucky 提供；B. 由 Dentsply Ceramco, York, Pennsylvania 提供）

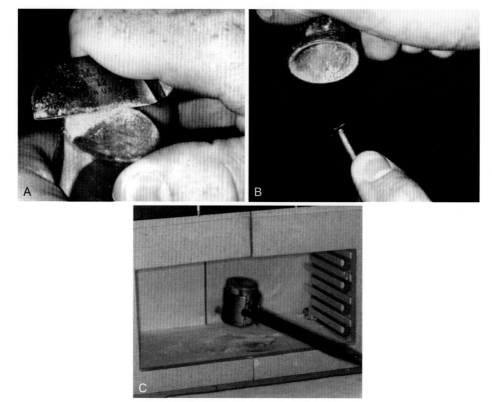

图 22-20 ■ A. 当包埋料凝固后，铸圈顶部的"皮肤"被修剪；B. 去除坩埚成型座，吹走所有松散的包埋料颗粒；C. 然后将铸圈按照推荐的烧圈程序放入熔炉

2. 再次检查铸圈，是否有残留的颗粒，然后将铸道朝下，把铸圈放在一个有棱纹的托盘上放入熔炉中。托盘使得熔化的蜡很容易流走。

3. 加热熔炉到 200℃（392 ℉），并保持这一温度达 30 min。大部分的蜡就可以被去除了。

4. 增加热量到最终烧圈温度［如果采用吸水技术，大概在 650℃（1202 ℉）或者 480℃（896 ℉）；根据制造商的说明］，并保持温度达 45 min。因为加热速度会影响膨胀[32]，所以加热速度也应该作为包埋和铸造指南的一部分进行标准化，以获得精确合适的铸件。铸模就位后，准备铸造，尽管较大修复体的铸造需要更长的加热时间。如果条件允许，可以使用两个烧圈熔炉，分别设定 200℃ 和 650℃ 或 480℃，或者一个程序两段式熔炉也可以达到一样的效果。然而，包埋料不能过热，也不能在一个特定温度下停留太长时间。石膏结合剂包埋料在超过 650℃ 时不稳定。另外，在含碳的包埋料中，碳烧尽也会增加铸件表面的粗糙度[22]。

当铸圈被转移到铸造机器时，在暗光下快速查看铸道能帮助判断它是否被适当加热。铸道应该呈现樱桃红色。

快速铸造方法

传统铸造技术需要相当长的时间，通常包埋 1 h（从包埋到达到最大放热凝固反应的温度），除蜡 1~2 h。加热铸造程序预计可以缩短 30~40 min[33-36]。最初快速铸造法是用于一次就诊，制作铸造桩核修复体（也用于牙科执照考试），而后发现该法制作的铸件精准度和表面粗糙度和用传统方法制作出的铸件相似[37, 38]。该技术具体包括使用磷酸盐结合剂包埋料，通过在预热到 815℃（1500 ℉）的熔炉中放置铸圈，包埋大约 15 min，除蜡 15 min。

铸 造

铸造机器

一台铸造机器（图 22-21）需要一个热源以熔化合金，以及铸造力。为了使铸造完全，铸造力必须足够高，来克服熔化合金的高表面张力[39]和铸型腔内气体的阻力。

热源可以是喷枪或电流的还原焰。传统合金可以用煤气喷枪熔化（图 22-22A 和 B），但对于熔点较高的金属烤瓷合金，需要使用煤气氧气喷枪（图 22-22C）。对于贱金属合金，需要使用多孔煤气氧气喷枪（见图 22-22D）或氧乙炔喷枪。电加热可以通过马弗炉对流或通过合金内产生的感应电流发生（图 22-23）。后者的支持者[40]坚持认为加热可以更平衡地控制，能防止低熔点时元素的挥发而导致合金成分的改变。总的来说，电机昂贵，更适合较大的技工室，反之喷枪可能是较小的技工室

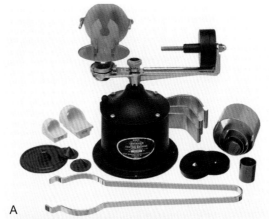

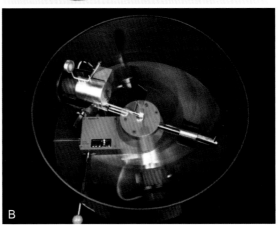

图 22-21 ■ 铸造机器。A. Kerr Broken-Arm；B. Degussa Model TS-1（A. 由 Kerr Corporation, Orange, California 提供；B. 由 Dentsply Ceramco, York, Pennsylvania 提供）

和牙科诊所的合适选择。合金和铸造技术共同影响了修复体的边缘适合性[41, 42]。

当今的铸造机器，气压或者离心机都仍有使用；两者都是失蜡铸造早期的产物[2, 43]。有些机器在铸型腔填满金属前就撤离了，研究发现真空的条件能提高铸型腔的充填[44]，尽管尚不清楚这一结论是否在临床上有显著差异[45]。

铸造技术

直到合金熔化并准备好铸造后，铸圈才从烧圈熔炉中取出。

在铸造合金再利用之前需进行清洗，这对于去除包埋料的杂质和氧化物很重要。贵金属合金可以用煤气喷枪在炭块上熔化，可以提供还原空气。残留杂质可以通过酸洗、超声或蒸汽清洗去除。不同厂家的合金不能混合使用，即使它们很相似。根据一篇报道显示，重铸含有 65% 剩余物的含镍合金会显著增加细胞毒性[46]。

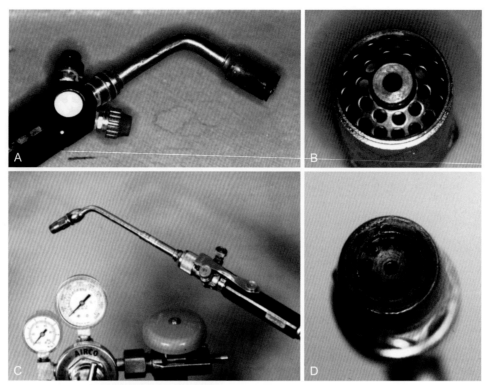

图 22-22 ■ A.煤气铸造喷枪；B.煤气喷头；C.煤气氧气铸造喷枪；D.多孔喷头

同样地，每种合金都有一个专用的坩埚。过热或滥用的合金以及磨屑和旧的修复体，应作为废料返回到制造商处，而不是重复使用。

全部工具

需要如下的仪器（图 22-24）：
- 悬臂式（Kerr）离心铸造机
- 坩埚
- 喷灯
- 护目镜
- 铸造合金
- 助焊剂

步骤

铸圈机器有 3 个顺时针方向的旋钮（如果使用烤瓷合金则有 4 个），并用针固定。检查支架和平衡块是否与铸圈的尺寸相适应。用于铸造合金的坩埚被放置在机器上。点亮并调整喷枪（煤气用于普通合金，煤气氧气用于烤瓷）。对于金瓷合金，临床医生应该戴防护镜保护眼睛，以确保能同时能直视熔化过程。

先预热坩埚（图 22-25A），尤其是将来要与合金接触的轨道，加入合金。铸造过程中，预热能

避免熔渣的形成。而且当铸造为金属烤瓷合金时，太凉的坩埚会"冻结"合金，导致铸造不全。合金的质量必须充足，以维持适当的铸造压力。使用高密度贵金属合金，通常前磨牙和前牙铸件 6 g（4 dwt）就足够了，磨牙的铸件需要 9 g（6 wt），桥体需要 12 g（8 dwt）。

合金用火焰的还原部分加热，直至它准备好铸造。可以向传统合金中加入一点助焊剂（金属烤瓷合金不需加）。当金合金成球形，呈现镜样的闪光表面，看起来在旋转时可以铸造。当镍铬和钴铬合金铸块锐利的边缘圆钝后，镍铬和钴合金可准备好铸造。铸型腔放在铸造机械的支架上（图 22-25B），用还原焰加热火焰直到坩埚放入指定位置（图 22-25C~G）。然后释放铸造机器的臂，开始铸造（图 22-25H）。机器开始转动后，直到速度慢到可以用手停止，才用铸造钳子移开铸圈。

铸件的复原 在按钮处的红色火焰消失后，将铸圈投入装有冷自来水的大橡皮调拌碗中（图 22-26）。

石膏结合剂包埋料很快碎裂，可以用牙刷轻松地去除残余物。最后的残余物可以用超声去除。氧化物可以通过 50% 的盐酸酸洗去除（或者使用不会产气的替代物更好；图 22-27）。磷酸盐结合剂

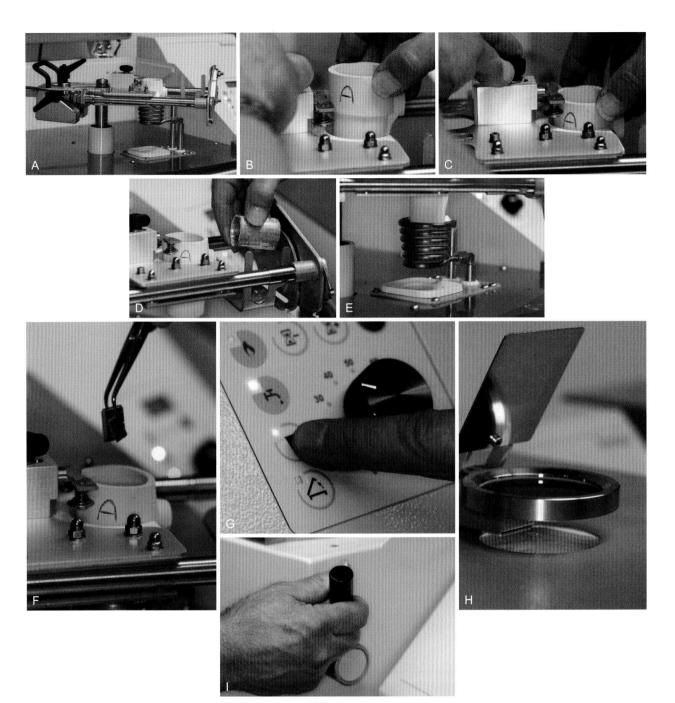

图 22-23 ■ 感应铸造。A. 自动化铸造机器由一个作为热源的水冷铜感应线圈包围的石英成型座组成。左侧的配重可以当做调整铸圈体积的功能。插入石英成型座（B），并固定（C）；D. 使用一个不用的铸圈来验证在金合金注入包埋铸型腔过程中保持敞开的带有成型座的铸圈的排列方式；E. 升起感应线圈，直到它包围成型座；F. 将合金插入成型座。根据合金的种类，决定是否在石英成型座中加入炭块；G. 设定适用于合金的必须电流强度；H. 可以通过铸造机器合上的盖子直视是否准备好铸造。深色过滤器能保护眼睛；I. 操作者通过转动仪器上的控制杆启动铸造程序。铸造压力通过仪器底部的电动机保持，30 s 后自动关闭，此时盖子会自动打开

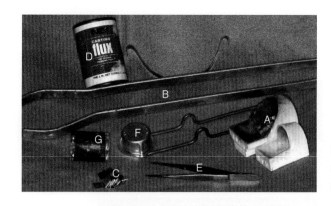

图 22-24 ▪ 铸造全部工具。A. 坩埚；B. 钳子；C. 铸造合金；D. 助焊剂；E. 镊子；F. 点火器；G. 铸圈

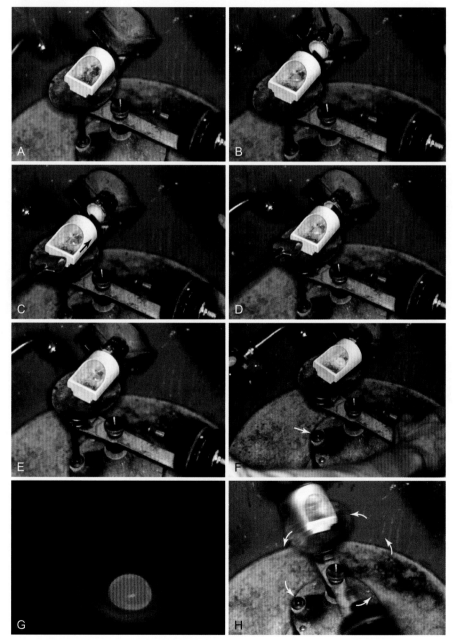

图 22-25 ▪ 铸造技术。A. 预热坩埚；B. 当合金成熔化状态后，铸圈从熔炉中取出，放在支架上；C. 用钳子倾斜坩埚平台，与铸圈接触（箭头所示）；D. 坩埚的孔与铸道排成一条直线；E. 持续加热几秒，直到熔化完成，铸造可以继续；F. 铸造臂向前伸，直到栓下降（箭头所示）；G. 铸造前几秒熔化的合金；H. 离心力将熔化的合金载入铸型腔（箭头表示旋转的方向）

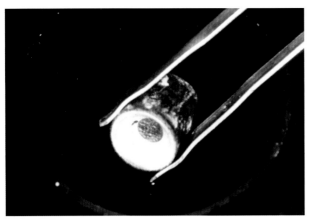

图 22-26 ■ 铸圈放入装有冷水的石膏碗中冷却。石膏结合剂包埋料很容易分离；磷酸盐结合剂包埋料更结实，需要仔细去除

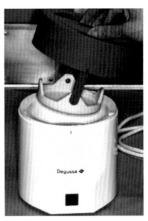

图 22-27 ■ 不产气的酸可用于与这个带盖子的酸洗装置连接

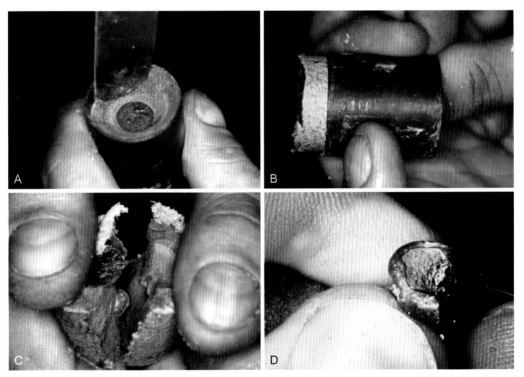

图 22-28 ■ 从磷酸结合剂包埋中取出铸件。A. 从铸圈的底部修整；B. 从铸圈中推出包埋料；C. 打开铸圈腔；D. 去除铸件表面的包埋料，必须注意避免损害边缘

包埋料不会轻易碎裂，有些必须用力从铸圈内去除。它们可以在冷水中经过足够冷却处理掉。用刀修整铸圈底部包埋料（图 22-28A），另一端不用修整，因为有破坏边缘的可能。当铸圈内衬暴露时，包埋料可以从铸圈内推出（图 22-28B）。然后它在自来水中裂开（因为它仍然是热的；图 22-28C）。用小的钝头工具小心去除剩余包埋料（图 22-28D），所有的残余物可以在盐酸中或腐蚀性不那么强的替代酸中溶解。必须注意避免铸件内表面的刮擦或边缘

的损坏。

评估 必须经过仔细评估才可以被安装在代型上，因为即使是微小的缺陷也可能导致石膏代型的损坏。如果过早地安装铸件，代型可能很快就没用了。

铸件的缺陷 包埋和铸造需要仔细的检查细节，以获得成功、合适的铸件。表 22-1 归纳并提供了不同问题的常见原因。

表 22-1 常见铸造失败的原因

问 题	可能原因	表 现
铸件粗糙	多余的表面活性剂 水粉比不合适 过高的烧圈温度	
大瘤子	包埋过程中进入的空气	
多个瘤子	包埋中真空状态不足 刷子技术不合适 缺乏表面活性剂	
殆面瘤子	振荡过度	
翅片	水粉比过高 蜡型过于靠近包埋料的边缘 提早加热（铸型腔仍湿润） 加热过快 掉下的铸型腔	
铸件不完全	蜡型太薄 铸型腔冷却或熔化合金 金属不足	

表 22-1（续） 常见铸造失败的原因

问 题	可能原因	表 现
有发亮的圆形缺损的不全铸件	除蜡不完全	
凝固收缩（倒吸）孔隙	蜡型位置不合适 过窄、过长的铸道	
杂质孔隙	包埋料在铸造过程中移位	
边缘差异	蜡型变形 膨胀不均	
不足或过量膨胀	水粉比不合适 混合时间不合适 烧圈温度不合适	

粗糙 铸件的表面应该是光滑的，尽管仍然需要修整和抛光（见第 28 章）。通常会发现铸件上存在线条和凹槽，这种线条和凹槽在蜡型上会被忽视，尤其当这些缺陷接近边缘或者在组织面时需要重新制作铸件。大面积的铸件粗糙提示包埋料从过度的烧圈温度中崩溃。

小瘤子 在蜡型和包埋料之间有空气进入会在铸件表面产生小瘤子。即使微小的小瘤子都可能在相当大的程度上限制铸件的就位。当小瘤子较大，或位于边缘时，修复体通常需要重做。当小瘤子较小时，它们可以用 1/4 号和 1/2 号圆头车针去除（图 22-29）。用双筒显微镜来检查并去除小瘤子特别有

效。应该去除少量金属的小瘤子，确保小瘤子不会干扰铸件完全就位。

避免小瘤子的关键包括精细的铸造技术，使用表面活性剂，真空调拌和在蜡型表面小心地包裹印模材料。用磷酸盐结合剂包埋的铸件尤其容易出现瑕疵，常规制作没有小瘤子的铸件，经验和细心是必不可少的。

鳍状物 鳍状物是由于包埋料中的裂缝被熔化的金属充满而导致的。这些裂缝可能来源于包埋料的混合不均（水粉比过高），过大的铸造力，过快加热产生的蒸汽，包埋型的再加热，未正确就位的蜡型（过于靠近铸圈边缘），甚至包埋后的早熟

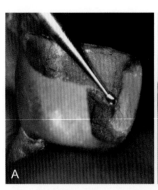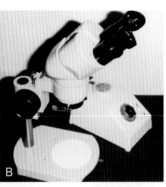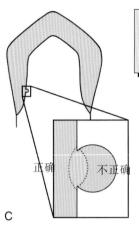

即使是非常小的瘤子都可能导致大的边缘敞开。整个小瘤子必须一次性

正确   不正确

图 22-29 ▪ 清除铸件小瘤子。经常会出现小的瘤子，尤其是在用磷酸结合剂包埋料时。它们会干扰铸件就位，必须要在铸件放回代型前发现。A.一旦发现小瘤子，可以用一个小的圆形车针来去除；B.放大镜可以帮助检查小瘤子；C.应去除比小瘤子稍多而不是较少的金属，以确保铸件就位时不会发生卡顿

或铸圈的粗糙处理。

不完全　如果蜡型的某个区域太薄（不足0.3 mm）那么会造成不完全铸造，偶尔会在金属烤瓷修复体的瓷表面出现这种情况。建议在这些区域加厚蜡型。正常厚度蜡型的铸造不完全可能是由于金属的不充分加热，除蜡的不完全，铸型腔的过度冷却（"冻结"），铸造力不足，金属量不够或者金属的溢出。

空隙或孔隙　铸型的空隙（尤其在边缘区域）可能是由于铸型腔内卡入的碎屑导致（通常是在除蜡前未发现的包埋料颗粒）。光滑的蜡铸道能防止空隙的产生。当铸道太窄、太长或放置位置不对时，或当制作大的铸件而又缺乏冷却通风孔时，铸道内的金属可能会比铸型腔中的金属提前凝固，凝固收缩可能导致孔隙的产生。熔化合金中的气体分解也会产生孔隙。

背压孔隙[47]可能是由熔化金属进入铸型腔中导致的气压改变产生的。通过使用更加多孔的包埋料，将蜡型放在靠近铸圈末端的位置（6~8 mm）和使用真空铸造技术可以降低背压孔隙的发生。

边缘缺陷　不精确的边缘密合度可能是由于从代型上取下蜡型时的变形导致的。它们也可能由于铸型腔不均衡的膨胀和增加的凝固膨胀（吸水膨胀）产生。

尺寸不精确　铸件可能过小或者过大。必须

留意过程中的每一个环节来获得一个精确膨胀的铸型腔。关于水粉比、调拌、铸圈内衬、加水量和铸型腔加热的标准化流程不可缺少。

技术回顾

如下总结了包括包埋和铸造的所有步骤（图22-30），对于本章节的回顾有帮助：

1. 2 mm 或 2.5 mm 的铸道（10 或 12 guage）和较大的非功能尖连在一起（磨牙和烤瓷蜡型用较大的，前磨牙和部分烤瓷用较小的）。铸道可以通过浇铸杆与多个单位相连（图 22-30A）。
2. 小心地从代型上取下蜡型，与坩埚成型座相连（铸道长度应 ≤ 6 mm；图 22-30B）。
3. 蜡型涂布表面张力减张液（图 22-30C），然后小心地包裹真空混合的包埋料（22-30D）。
4. 填满铸圈，包埋料需凝固至少 1 h。
5. 除蜡后，准备好铸造机器，预热坩埚。将合金熔化，转移铸圈，迅速铸造（图 22-30E）。
6. 铸件从包埋料中取出（图 22-30F）。
7. 检查缺陷，并对铸件进行修整（图 22-30G）。

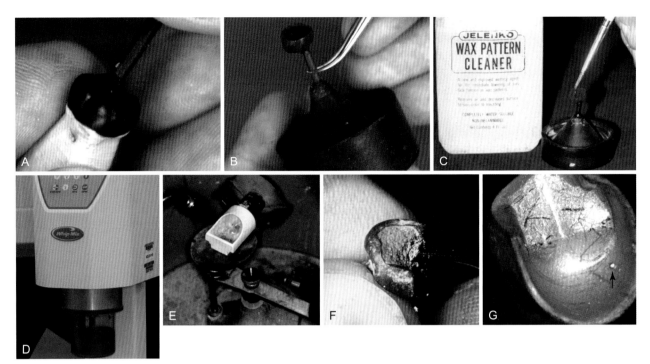

图 22-30 ■ 技术回顾。A. 直径为 2 mm 或 2.5 mm 的铸道（10 或 12 gauge）和庞大的非功能尖相连；铸道可以用浇铸杆和多个单元相连；B. 小心地从代型上取下蜡型，和坩埚成型座相连；C. 蜡型表面涂布表面减张液；D. 蜡型小心包裹真空混合的包埋料；E. 除蜡后，准备铸造机器，预热坩埚。熔化合金，转移铸圈，迅速铸造；F. 从包埋料中取出铸件；G. 检查缺陷（箭头所示）进行修整

总　结

　　包埋和铸造包含一系列技术敏感性高的步骤，最终将蜡型转变为金属铸件。如果操作者仔细留意技术中的每个环节，则可获得精确和光滑的修复体。当首次铸造出现了错误或缺陷，必须采取恰当的措施，以防止它们再次发生。

参 考 文 献

[1] Philbrook D: Cast fillings. Iowa State Dent Soc Trans p 277, 1897.

[2] Taggart WH: A new and accurate method of making gold inlays. Dent Cosmos 49:1117, 1907.

[3] Anusavice KJ: Phillips' science of dental materials, 10th ed. Philadelphia, WB Saunders, 1996.

[4] Ryge G, et al: Porosities in dental gold castings. J Am Dent Assoc 54:746, 1957.

[5] Johnson A, Winstanley RB: The evaluation of factors affecting the castability of metal ceramic alloy—investment combinations. Int J Prosthodont 9:74, 1996.

[6] Mahler DB, Ady AB: The influence of various factors on the effective setting expansion of casting investments. J Prosthet Dent 13:365, 1963.

[7] Takahashi J, et al: Nonuniform vertical and horizontal setting expansion of a phosphate-bonded investment. J Prosthet Dent 81:386, 1999.

[8] Verrett RG, Duke ES: The effect of sprue attachment design on castability and porosity. J Prosthet Dent 61:418, 1989.

[9] Strickland WD, Sturdevant CM: Porosity in the full cast crown. J Am Dent Assoc 58:69, 1959.

[10] Rawson RD, et al: Photographic study of gold flow. J Dent Res 51:1331, 1972.

[11] Earnshaw R: The effect of casting ring liners on the potential expansion of a gypsum-bonded investment. J Dent Res 67:1366, 1988.

[12] Davis DR: Effect of wet and dry cellulose ring liners on setting expansion and compressive strength of a gypsum-bonded investment. J Prosthet Dent 76:519, 1996.

[13] Engelman MA, et al: Oval ringless casting: simplicity, productivity, and accuracy without the health hazards of ring liners. Trends Tech Contemp Dent 6:38, 1989.

[14] Shell JS: Setting and thermal expansion of investments. III. Effects of no asbestos liner, coating asbestos with petroleum jelly, and double asbestos liner. J Alabama Dent Assoc 53:31, 1969.

[15] Ho EK, Darvell BW: A new method for casting discrepancy: some results for a phosphate-bonded investment. J Dent 26:59, 1998.

[16] Lacy AM, et al: Incidence of bubbles on samples cast in a phosphate-bonded investment. J Prosthet Dent 54:367, 1985.

[17] American Dental Association: Dentist's desk reference: materials, instruments and equipment, 1st ed. Chicago,

The American Dental Association, 1981.

[18] Sturdevant JR, et al: The 8-year clinical performance of 15 low-gold casting alloys. Dent Mater 3:347, 1987.

[19] Goldfogel MH, Nielsen JP: Dental casting alloys: an update on terminology. J Prosthet Dent 48:340, 1982.

[20] Johansson BI, et al: Corrosion of copper, nickel, and gold dental casting alloys: an in vitro and in vivo study. J Biomed Mater Res 23:349, 1989.

[21] Duncan JD: The casting accuracy of nickel-chromium alloys for fixed prostheses. J Prosthet Dent 47:63, 1982.

[22] Ogura H, et al: Inner surface roughness of complete cast crowns made by centrifugal casting machines. J Prosthet Dent 45:529, 1981.

[23] Moffa JP, et al: An evaluation of nonprecious alloys for use with porcelain veneers. I. Physical properties. J Prosthet Dent 30:424, 1973.

[24] Moon PC, Modjeski PJ: The burnishability of dental casting alloys. J Prosthet Dent 36:404, 1976.

[25] Moffa JP, et al: An evaluation of nonprecious alloys for use with porcelain veneers. II. Industrial safety and biocompatibility. J Prosthet Dent 30:432, 1973.

[26] American Dental Association Council on Dental Materials, Instruments, and Equipment: Biological effects of nickel-containing dental alloys. J Am Dent Assoc 104:501, 1982.

[27] Lacy AM, et al: Three factors affecting investment setting expansion and casting size. J Prosthet Dent 49:52, 1983.

[28] Vieira DF, Carvalho JA: Hygroscopic expansion in the upper and lower parts of the casting ring. J Prosthet Dent 36:181, 1976.

[29] Cooney JP, Caputo AA: Type III gold alloy complete crowns cast in a phosphate-bonded investment. J Prosthet Dent 46:414, 1981.

[30] Chew CL, et al: Investment strength as a function of time and temperature. J Dent 27:297, 1999.

[31] Abu Hassan MI, et al: Porosity determination of cast investment by a wax-infiltration technique. J Dent 17:195, 1989.

[32] Papadopoulos T, Axelsson M: Influence of heating rate in thermal expansion of dental phosphate-bonded investment material. Scand J Dent Res 98:60, 1990.

[33] Campagni WV, Majchrowicz M: An accelerated technique for casting post-and-core restorations. J Prosthet Dent 66:155, 1991.

[34] Campagni WV, et al: A comparison of an accelerated technique for casting post-and-core restorations with conventional techniques. J Prosthodont 2:159, 1993.

[35] Bailey JH, Sherrard DJ: Post-and-core assemblies made with an accelerated pattern elimination technique. J Prosthodont 3:47, 1994.

[36] Scherer MD, Campagni WV: An accelerated clinical chairside technique for casting overdenture attachment copings. J Prosthet Dent 106:337, 2011.

[37] Konstantoulakis E, et al: Marginal fit and surface roughness of crowns made with an accelerated casting technique. J Prosthet Dent 80:337, 1998.

[38] Schilling ER, et al: Marginal gap of crowns made with a phosphate-bonded investment and accelerated casting method. J Prosthet Dent 81:129, 1999.

[39] Henning G: The casting of precious metal alloys in dentistry: a rational approach. Br Dent J 133:428, 1972.

[40] Preston JD, Berger R: Some laboratory variables affecting ceramo-metal alloys. Dent Clin North Am 21:717, 1977.

[41] Scherer MD, Campagni WV: An accelerated clinical chairside technique for casting overdenture attachment copings. J Prosthet Dent 106:337, 2011.

[42] Gómez-Cogolludo P, et al: Effect of electric arc, gas oxygen torch and induction melting techniques on the marginal accuracy of cast base-metal and noble metal-ceramic crowns. J Dent 41:826, 2013.

[43] Jameson A: British patent no. 19801, 1907.

[44] Hero H, Waarli M: Effect of vacuum and supertemperature on mold filling during casting. Scand J Dent Res 99:55, 1991.

[45] Eames WB, MacNamara JF: Evaluation of casting machines for ability to cast sharp margins. Operative Dent 3:137, 1978.

[46] Imirzalioglu P, et al: Influence of recasting different types of dental alloys on gingival fibroblast cytotoxicity. J Prosthet Dent 107:24, 2012.

[47] Anusavice KJ: Phillips' science of dental materials, 12th ed. Philadelphia, Elsevier, 2012.

思考题

1. 详细讨论铸道的要求及铸道位置选择的影响因素和注意事项。

2. 讨论石膏结合剂和磷酸盐结合剂包埋料，解释影响包埋料膨胀的不同方式，包括相关材料的注意事项。

3. 石膏结合剂和磷酸盐结合剂包埋料的区别？

4. 包埋料的选择因素是什么？包埋料的理想特性是什么？

5. 导致铸件粗糙、铸件上的金属小瘤子、铸件的鳍状物或者铸造不全的原因有哪些？

6. 鉴别不同类型的铸件孔隙以及每种产生的原因是什么？

第 23 章

色彩的描述，颜色的复制和美学

Alvin G. Wee

为完成一件美学修复体，需要理解固定修复体的颜色和透明度的设计及实现过程以便复制邻牙的颜色和轮廓。尤其在颜色复制过程中出现的错误，是令医生和技师感到沮丧的原因之一，并可能会导致患者的不满意。本章节概述了颜色、光以及颜色复制的过程和固定修复体美学的感知。

颜色的描述

正如一个立方体可以通过外观（长、宽、高）进行描述一样，颜色也可以通过三种基本的属性以同样的精度来进行描述。然而，描述这些属性取决于使用的颜色描述系统。以下介绍两种系统：能进行可视化描述的孟塞尔颜色序列系统和更加量化的 CIELAB 颜色系统。

孟塞尔颜色序列系统 [1]

该系统被广泛应用于牙科研究中，在过去也用于量化颜色 [2, 3]。它仍然是一种流行的描述颜色的可视化方法。该系统中颜色的三种属性被称为色调、饱和度和明度。当参考孟塞尔坐标时，这些术语要大写。

色调

色调是指特定的各种色彩。一件物体的色调可以是红色、绿色、黄色等，它是由反射或传输的光的波长所决定的。波长在可见光谱中的位置决定了颜色的色调。波长越短，色调越接近光谱中紫色的部分；波长越长，越接近红色部分。在孟塞尔颜色系统中，色调排列在一个轮子上（图 23-1）。

饱和度

饱和度是指一种色调的强度。术语 saturation 和 chroma 在牙科文献中可互换使用；两者都是指一种特定色调的强度或色素的浓度。一种简单且形象化区别饱和度的方法是想象一桶水，当加入一滴墨汁时，产生了一种低饱和度的溶液。加入第二滴墨汁增加了饱和度，以此类推，直到溶液中基本全是墨汁，因此具有高饱和度。在孟塞尔颜色系统中，车轮上靠近外侧边缘颜色的比中心色调的饱和度强度高（图 23-2）。

明度

明度是指一种颜色的深浅或一个物体的亮度。物体的亮度是物体反射或传播的光能量的直接结果（图 23-2）。

不同色调的物体可以反射相同数量的光子，因此具有同样的亮度或明度。举一个常见的例子，在一张黑白照片中很难区分出绿色和蓝色的物体。两种颜色的物体反射相同量的光能，因此在图片中看起来完全一样。

明度过高的修复体（太亮）可能很容易被观察者注意到，在烤瓷修复中是一个常见的美学问题。

CIELAB 颜色系统

CIELAB 颜色系统在世界上几乎仅仅用于牙科颜色的研究 [4-7]。它在 1976 年被引进，由国际照明委员会推荐。该系统不像孟塞尔系统，在临床上理解起来更为容易，CIELAB 色彩空间中相同的距离代表人类色彩感知大约统一的步骤，能提高对色彩测量的理解。这意味着可以计算一个瓷冠和相邻天然牙列之间的可感知或可接受的色彩差异大小。

CIELAB 颜色序列系统将色彩空间用三个坐标定义：L^*、a^* 和 b^*。L^* 类似于孟塞尔系统中的明度，代表颜色的浅／亮或黑／白特征。坐标 a^* 和 b^* 描述了颜色的彩色特征。L^* 描述了颜色的非彩色特征。正如图 23-3 描述的那样，高明度或高 L^* 值的颜色（例如牙齿的颜色），位于靠近色彩空

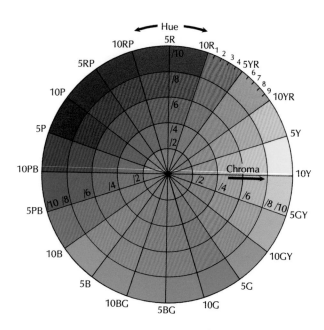

图 23-1 ▪ 孟塞尔系统中色调和饱和度的排列。色调用字母表示：R，红；YR，黄红；Y，黄；GY，绿黄；G，绿；BG，蓝绿；B，蓝色；PB，紫蓝；P，紫；RP，红紫。饱和度用数字表示（图 23-2）

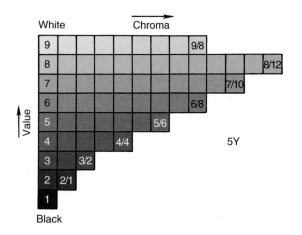

图 23-2 ▪ 孟塞尔系统中明度和饱和度的排列。Y，黄

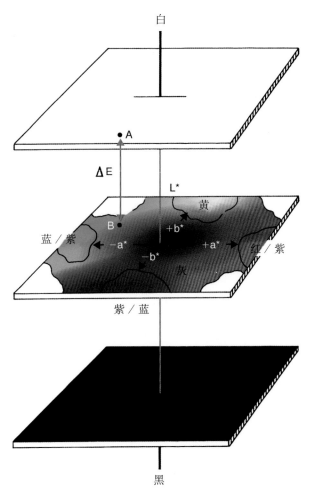

图 23-3 ▪ CIELAB 色彩空间。任何一种颜色都可以用三维坐标来定义。L*（垂直轴）指颜色的深浅，即孟塞尔系统中的明度；a* 和 b* 指彩色的特征。两种颜色（A和 B）的色差（ΔE）可以通过三个坐标间差异的平方和来计算。系统这样安排，有 50% 具有正常色觉的人是可以感知色差的 [64]（引自 Rosenstiel SF, Johnston WM: The effect of manipulative variables on the color of ceramic metal restorations. J Prosthet Dent 60:297, 1988.)

间顶端的位置。某种颜色的彩色特征（非黑白）在孟塞尔系统中由色调和饱和度表示，而在 CIELAB 系统中由 a* 和 b* 表示。在这两个系统中，这两个坐标定义颜色在一个指定亮度平面中的具体位置，例如在图 23-3 中描述色彩 B 一样。在孟塞尔系统中，颜色由一个极性坐标（色调）和一个线性或者笛卡尔 * 坐标（饱和度）定义；在 CIELAB 系统中，两个坐标（a* 和 b*）都是笛卡尔坐标。比方说，怎样描述城市中一处房子的定位。可以说，有人住在离市区 11.85 英里（线性坐标）的西北偏北方向（极

性坐标）。这与在孟塞尔系统中描述颜色是类似的。同样的位置还可以描述成距市区往北 10.6 英里，往西 5.3 英里（图 23-4）。这与在 CIELAB 系统中描述颜色是类似的。这些描述在空间中代表同样的位置。然而，不同于孟塞尔坐标系，CIELAB 坐标系以几乎与人类色彩感知相一致的步骤定义颜色空间。这意味着在 CIELAB 色彩空间中相等的距离（颜色差异，或者 ΔE）表示大约能被同样观察到的颜色差异，是一种能更有意义地理解颜色测量的排列。

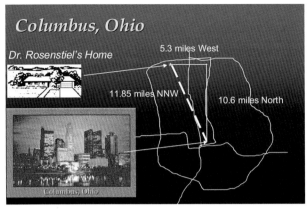

图 23-4 ▪ 空间中的位置可以通过极性（虚线）或笛卡尔（形成右边角的实线）坐标来定义

L*

L* 是一个明度变量，与孟塞尔系统中的明度相当。它描述了颜色的非彩色特征。

a* 和 b*

a* 和 b* 坐标描述了颜色的彩色特征。尽管它们与孟塞尔的色调和饱和度并不直接相关，但它们可以转化为数值参数[8]（图 23-3）。a* 坐标相当于孟塞尔色彩空间中的红紫／蓝绿轴。正 a* 表示以红紫色为主的颜色，而负 a* 表示偏蓝绿色。类似地，b* 坐标相当于黄／紫蓝色轴。

颜色的复制过程

本章节中，将烤瓷或全瓷冠复制成邻牙颜色的过程叫做颜色复制过程。固定修复体的颜色复制过程（图 23-5）包括比色阶段，接着是颜色复制阶段。比色可以通过常见的视觉比色或越来越流行的仪器分析实现。颜色复制过程在技工室进行，技工室可以在颜色复制阶段选择相关的瓷或更复杂的陶瓷混合物来制作固定修复体。如果最终修复体和最初匹配的修复体之间的区别在视觉上可察觉，那么临床医生可以在修复体上使用表面特征瓷来调整颜色的差异。

比色过程

该过程发生在牙医诊室中，需要匹配的颜色和邻牙半透性通过视觉比色或者仪器颜色分析记录。

视觉比色

颜色和半透性的视觉评估是牙科中最常用的方法[9]。研究表明，这一常用方法使用起来很难准确，并经常会产生不可靠和不一致的结果[10,11]。幸运的是，一件成功的修复体不需要精确复制邻牙的颜色和半透性。然而，因为瓷材料在修复体中占比重较多，它应该和牙齿混合在一起。物体表面的颜色受到其物理特性、物体暴露的光性质和观察者的主观评价的影响；但这三个因素中的两个发生变化时（例如，采光和观察者的主观性）可能会使同一件物体看起来非常不同。理解了影响视觉颜色匹配结果的三个主要因素（采光、人类视觉的主观性和物体），牙医可以提高比色过程的准确度和可靠性。

采光源

光是颜色呈现的必要条件。一个被理解为某一种特定颜色的物体，吸收其他颜色的光波，但只

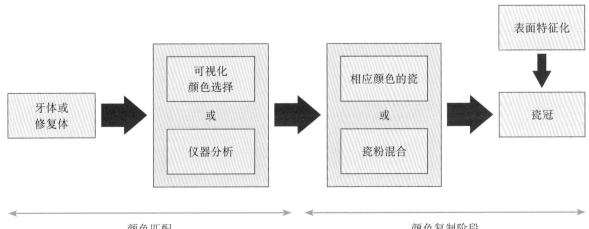

图 23-5 ▪ 固定修复体的颜色复制过程

反射该物体自己的光波。例如，一个物体吸收蓝光和绿光，反射红光，那么看起来就是红色的。光源的质量和数量，牙齿所处的环境和进行比色的环境很重要。

尽管最初认为日光是用于比色最理想的光源[10]，但鉴于其颜色多变的特性，并不推荐使用日光。日光的颜色可以从日落时的橘红色变化为天空清澈时的蓝色。日光的强度也会随着云的覆盖而波动[12]。用于视觉比色理想的光源应该是弥散的，让眼睛舒服，能使观察者准确并舒适地评估颜色[12]。在一篇研究中报道，评估者在可控制的、稳定的、持续的、标准的全光谱采光条件下比在日光下能更好地进行视觉比色[13]。

光的描述 科学上来说，光是可见的电磁能量，其波长用纳米或十亿分之一米测量。人眼只对电磁光谱中的可见部分敏感，仅仅是380~750 nm波长范围内很窄的一条带。更短的波长是紫外线、X线和伽马射线；更长的波长是红外线、微波和无线电（图23-6）。

白光由相对等质量的可见光范围内的光波能量组成。当白光通过一个棱镜（图23-7）时，它

被分成组成它的颜色，因为波长较长的光不如波长短的光折射量多。

光源的质量 视觉比色时应使用合适质量的光源。在选择光源时，应考虑合适的色温、合适的光谱能力色散和显色指数（CRI）。

色温接近5500°开尔文（D55），在可见光光谱中平衡的光源是理想的比色光源。色温与一个加热的标准黑体的颜色相关，用开尔文表示（K；0°K=−273℃）。因此，1000°K是红色；2000°K是黄色；5555°K是白色；8000°K是纯蓝色。D65（图23-8）被认为是人类观察者看到的白光真实的色温[14]。D65被广泛地作为标准光源用于牙科视觉比色。通常推荐CRI高于90的光源用于比色[15]。CRI在1~100的范围内，表示一种特殊的光源与特定标准源比较时呈现出很好的颜色。在一个颜色试验中[16]，使用5700°K（CRI=91）的全谱光源时，牙科工作人员的比色能力显著优于使用6000°K（CRI=93），4200°K（CRI=65）和7500°K（CRI=94）的光源[17]。

然而，牙科诊室里最常见的光源是白炽灯和荧光灯，两者任何一种都不是理想的比色光源。普通的白炽灯灯泡发射的黄光光波浓度相对高于蓝光和蓝绿光光波，吸顶荧光灯发出相对高浓度的蓝色光波。美国中西部地区32个私人牙科诊所视觉用分光光度计测量比色时所见光质量（Konica Minolta CL-500A）。发现平均色温和CRI分别为4098.3°K（SE=131.66）和82.8°K（SE=1.39）（未发表数据）。推荐用色彩校正的荧光进行照明，因为它能达到所需的平衡类型。表23-1列出了比色时推荐的理想商业色彩校正照明环境。

光源的数量 牙科诊室合适强度的环境照明为牙医提供了舒适的视觉感受，尤其在对比度方面。牙科诊室的光强在2000~3200勒克斯（lux），技

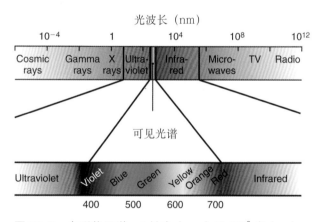

图 23-6 ▪ 电磁能量谱。1纳米（nm）是 10^{-9} 米（m）

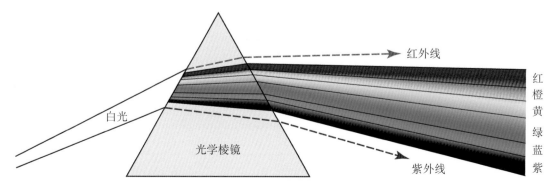

图 23-7 ▪ 棱镜可以使波长短的光更加弯曲或折射，因此将颜色分开

工室光圈在 28 勒克斯[18]。当光强在 800～3200 勒克斯范围内时[19]，牙科诊室的照明强度就不是比色关键的影响因素了。

辅助光源 如果牙科诊室内环境照明的质量和数量对视觉比色都不理想，那么就推荐使用辅助照明。用于比色的辅助光源的强度应该足够克服环境照明的影响。比色与环境照明的比例不应超过 3∶1；强度太高不易区分微弱的色差[18]。"推荐使用商业辅助照明，例如 Demetron 阴影光（Kerr Corp；图 23-9）或者影棒（Authentic Products, Inc.）用于比色。

比色环境 牙科诊室的颜色、牙医和牙医助理的穿着、患者的穿着和诊室的窗帘可能会影响患者的牙齿和比色板的颜色[20]。为保证比色必要的光源质量，需要仔细控制环境的饱和度。推荐诊室墙壁、工作人员的着装、患者的铺单、比色环境的饱和度为 4 或小于 4 个孟塞尔单位，即为柔和的或理想的中性灰色调[21]。其他的建议包括天花板的孟塞尔明度为 9。其他主要反射物（例如墙壁、橱柜）的明度至少为 7，饱和度不能超过 4。不在工作区域内的台面饱和度可以接近于 6，但是明度应保持在 7 或更高[22]。

人眼视觉

物体的光进入人眼，并作用于视网膜内的受体（视锥和视杆细胞）。它们产生的脉冲传入到大

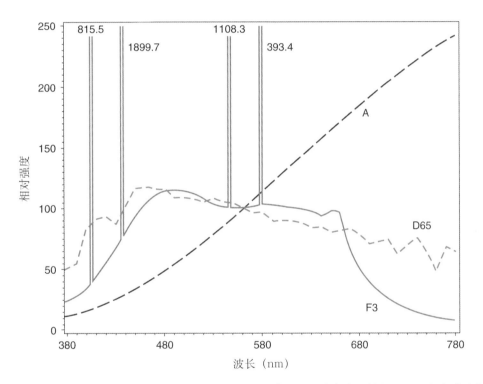

图 23-8 ■ 3 种光源的相对强度与波长比：D65 照明体相对平衡；钨丝照明体有高量的橘色和红色光波波长；F3 照明体（日光灯管）蓝和黄光波长达到顶峰

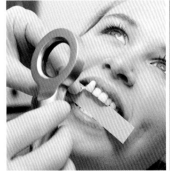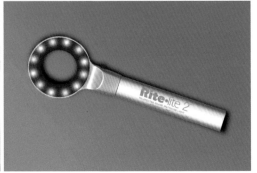

图 23-9 ■ Rite-Lite2 比色照明设备（由 AdDent, Inc., Danbury, Connecticut 提供）

脑的视觉中心，在那里进行翻译。因此，比色时主观不同的个体对同样的刺激会有不同的感受。

人眼　在采光差的条件下，只有视杆细胞发挥作用（暗视觉）。这些受体对物体的亮度（而不是颜色）进行翻译。视杆细胞对蓝绿色的物体最敏感。颜色视觉依赖于视锥细胞，它们在高照明条件下更活跃（明视觉）。从明视觉到暗视觉的改变被称为暗适应，需要 40 min[23]。

视网膜中央为视锥细胞最多的区域，此处没有视杆细胞。视杆细胞主要位于其周围。这意味着视觉的中心地带更能感知颜色。尽管色彩视觉的精确机制尚不清楚，但可知有三种类型的视杆细胞——分别对红光、绿光和蓝光敏感[24]——它们以类似于电视图画中的累加效应的方式形成了图像。

色彩适应　彩色视觉会随着人盯着一个物体而迅速下降。原来的颜色变得越来越不饱和，直到它看起来几乎为灰色。

欺骗性色彩感知　大脑在感知颜色时可以被欺骗。一个经典的欺骗例子是贝汉转盘（图 23-10）。当这个黑白转盘被照亮，并在合适的速度下旋转，它看起来是彩色的。

色彩还受周围颜色的影响，尤其是互补色（那些与图 23-1 完全相对的）。例如，当蓝色和黄色并排放，它们的饱和度可能会增加颜色。如果患者穿了高亮的衣服或涂了口红，牙齿的颜色看起来可能会不一样（图 23-11）。

同色异谱　两种在给定照明条件下为一对但具有不同光谱反射的颜色（图 23-12）被称为条件

等色，这种现象被称为同色异谱。例如，两个看起来完全一样深浅的黄色可能吸收反射光不同。黄色的物体通常反射黄光，但有时可能实际上吸收黄光，反射橘光和绿光。对一个观察者来说，橘色和绿色结合看起来是黄色，尽管当照明条件改变时，条件等色不再一样。这意味着样本在诊室光线下看起来匹配但可能在日光下不尽如人意。牙医可以通过选择一个颜色并在不同采光条件下进行确认来避免同色异谱效应带来的问题（例如，自然日光和荧光）。

荧光　荧光物质，例如牙釉质，吸收能量后以比较低的频率重新发射辐射能量[25]。举例来说，紫外线会重新发射可见光。理论上说，如果牙科修复体和天然牙有不同的荧光，那么就可能发生颜色的不匹配。但实际上，荧光在牙科修复体比色上并不扮演重要的角色[26]。

乳光效应　天然牙，尤其是切端，在不同角度观察时，会产生光散射效应，产生蓝白色。这与欧泊宝石中表现的蓝白背景类似（乳光因此得名）。厂家在制作牙科瓷材料时以努力达到这一效应[27, 28]。

色盲　大约 8% 的男性人群有颜色视觉的缺陷（色盲），女性人群较少[29]。也有存在不同类型的色盲，如全色盲（完全缺乏色调敏感度），二色型色盲（只对两种主要的色调敏感；通常不能感知红色或绿色两者之一），三色觉异常（对所有三种色调敏感，视网膜视杆细胞中感知三种主要色素中的一种有缺陷或异常）。因此，牙医应该测试他们的色彩感知能力。如果发现有任何缺陷，牙医在进行比色时应该寻求帮助[30]。

比色系统

最方便的比色方法是商业可用的瓷比色板（图 23-13）。表 23-1 列出了 VITA classical (Lumin Vacuum)，Ivoclar Vivadent Chromascop，以及 VITA Toothguide 3D-MASTER® 比色板使用分光光度计得到的颜色测量值。每个色标（图 23-14）都有一个遮色背景色，一个颈部色，一个体色和一个切端色。比色的内容包括选择最自然的色标，并能用厂家推荐的材料和技术在技工室复制出该种颜色。如果将同样色调的样本分成一组，那么比色步骤会变得更加容易。过去比色的目的是应对制作义齿的需求，而不是在天然牙颜色范围内选色[31]。最近，比色覆盖了天然牙占据的颜色空间，例如 VITA Toothguide 3D-MASTER® 比色板（图 23-13C）。在一篇研究中，这种比色方

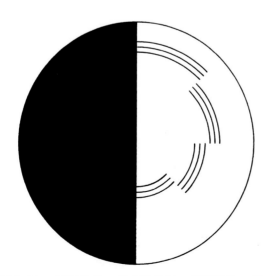

图 23-10 ▪ 贝汉转盘。当它旋转时，能看见红、绿、蓝色的环。如果转盘以相反的方向旋转，颜色的顺序就是相反的。这是一个纯粹因余像引起的感官现象

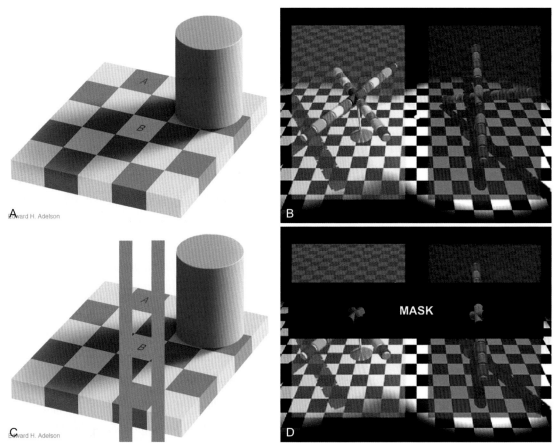

图 23-11 ■ A. 棋盘阴影错觉。标注 A 和 B 的方格是同样深浅的灰色。证据见图 C。B. 彩色的十字幻觉。两个 X 形的物体中央部分看起来颜色非常不同，但是实际上却是完全相同。证据见图 D。C. 棋盘阴影错觉。A 部分原始图像加两条条纹。当标注 A 和 B 的方格和两条同样灰度的垂直条纹合并时，两个方格看起来明显一样。D. 当放置遮挡物，将中心元素与周围颜色隔离时，错觉就出现了。和许多所谓的错觉一样,这些效应真正证明了视觉系统的成功而不是失败。视觉系统不擅长成为物理测光表，那也不是它的目的。它重要的任务是将图像信息分成有意义的元件，从而使视野中物体的属性被感知。然而，当选择了合适的牙齿颜色深浅时，不被环境颜色影响很重要（A 和 C，由 Dr. E.H. Adelson 提供；B 和 D, 由 Dr. R.B. Lotto 提供）

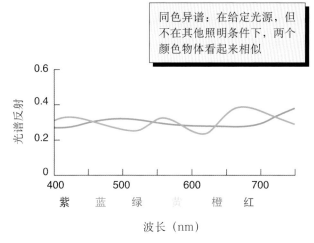

同色异谱：在给定光源，但不在其他照明条件下，两个颜色物体看起来相似

图 23-12 ■ 一组位变异构对的光谱反射曲线。代表性的两种物体在某些光照条件下是匹配的，但其他条件下不匹配

法与 VITA 经典（Lumin Vacuum）（ΔE=5.39）或 Chromascop 比色（ΔE=5.28）相比[33]，产生的错误最低（ΔE=3.93）[32]。VITA Toothguide 3D-MASTER® 比色板与三种比色结合（ΔE=3.69）相比，错误没有显著差异。

VITA 经典（Lumin Vacuum）比色板的色调匹配。在流行的 VITA 经典（Lumin Vacuum）比色（图 23-13A）中，A1、A2、A3、A3.5 和 A4 在色调上类似，B、C 和 D 色也一样。分光光度计测量了 359 个未修复未漂白的活髓牙列和 VITA 经典（Lumin Vacuum）比色板的显示比色板的频率分布（图 23-15）[33]。一篇研究表明 D3 是最常选择的色标。推荐首先选择最接近的色调，然后从可选的色标中选择合适匹配的饱和度和明度。

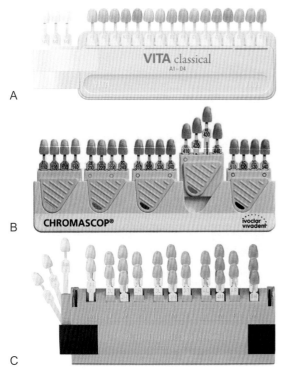

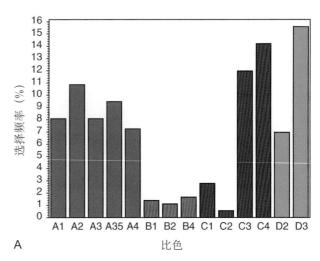

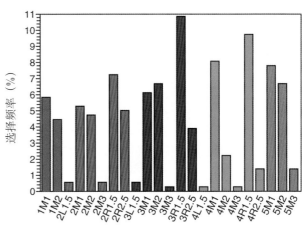

图 23-13 ▪ 商业比色板。A. VITA 经典（Lumin Vacuum）比色板；B. 义获嘉 Chromascop 比色板；C. VITA Toothguide 3D-MASTER® 比色板（A 和 C. 由 VITA North America, Yorba Linda, California 提供；B. 由 Ivoclar Vivadent, Amherst, New York 提供）

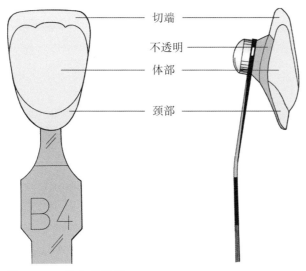

图 23-14 ▪ 瓷色标说明

图 23-15 ▪ A.VITA 经典（Lumin Vacuum）比色板的选择频率；B. VITA Toothguide 3D-MASTER® 比色板的选择频率（摘自 Bayindir F, et al: Coverage error of three conceptually different shade guide systems to vital unrestored dentition. J Prosthet Dent 98:175, 2007.）

匹配饱和度。举例来说，如果色调 B 被确定为最佳的颜色，则该色调有 4 种等级（色标）可选：B1、B2、B3 和 B4（图 23-16B）。通常需要进行一些比较，来确定哪个色标最能代表色调和与之相关的饱和度。比较之间，看一下灰色的物体能使操作者的眼睛得到休息，从而帮助避免视网膜视杆细胞的疲劳。

　　明度选择 最终，使用另一种样本按明度增加排列的商业比色板来确定明度（图 23-16C）（表 23-1 中的明度读数 L* 可以用来作为样本排序的指导）。拿着第二种比色板靠近患者，操作者应该有能力确定牙齿的明度是否在比色板的范围内。然后注意力应集中于最能代表牙齿明度的颜色范围，以

　　如果饱和度或者明度较低，准确确定一个色调就比较困难。因此，饱和度最高的区域（例如，尖牙的颈部）应该用于最初的色调选择（图 23-16A）。

　　饱和度选择 一旦选好色调，即确定了最佳的

表 23-2

比色板	Tab	L*	a*	b*
VITA Toothguide 3D—MASTER	1M1	83.1 (0.9)	−0.1 (0.3)	12.5 (0.4)
	1M2	84.0 (0.8)	−0.2 (0.5)	18.8 (0.9)
	2L1.5	79.0 (1.0)	0.0 (0.2)	18.5 (0.2)
	2L2.5	79.5 (0.8)	0.2 (0.2)	24.5 (0.7)
	2M1	78.0 (0.6)	0.8 (0.3)	14.0 (0.6)
	2M2	78.7 (0.6)	0.9 (0.4)	19.9 (0.5)
	2M3	79.2 (0.8)	0.7 (0.2)	25.3 (0.4)
	2R1.5	77.8 (1.0)	1.5 (0.2)	16.3 (0.7)
	2R2.5	79.5 (1.1)	1.7 (0.3)	23.3 (0.6)
	3L1.5	73.1 (0.9)	1.5 (0.2)	20.3 (0.4)
	3L2.5	73.9 (1.1)	1.9 (0.2)	26.2 (0.8)
	3M1	73.4 (0.6)	1.8 (0.3)	15.4 (0.5)
	3M2	74.6 (1.0)	2.0 (0.4)	21.5 (0.8)
	3M3	75.0 (1.4)	2.6 (0.2)	27.9 (0.8)
	3R1.5	73.4 (1.1)	2.7 (0.3)	17.9 (0.6)
	3R2.5	73.6 (1.0)	3.5 (0.3)	25.9 (0.7)
	4L1.5	69.2 (0.8)	2.8 (0.3)	21.7 (0.3)
	4L2.5	69.1 (0.8)	3.7 (0.4)	28.5 (0.7)
	4M1	68.3 (0.9)	2.9 (0.2)	17.0 (0.5)
	4M2	70.1 (1.4)	3.7 (0.4)	23.7 (0.6)
	4M3	69.5 (0.7)	4.8 (0.3)	30.7 (0.4)
	4R1.5	69.6 (0.6)	4.3 (0.2)	20.8 (0.3)
	4R2.5	69.2 (1.1)	5.1 (0.2)	26.3 (0.4)
	5M1	64.4 (0.6)	4.2 (0.2)	19.4 (0.5)
	5M2	65.1 (1.0)	5.7 (0.2)	26.3 (0.8)
	5M3	65.9 (0.5)	7.0 (0.4)	33.4 (1.3)
Ivoclar Vivadent Chromascop	110	82.5 (1.0)	0.1 (0.1)	18.3 (0.3)
	120	80.2 (1.8)	0.7 (0.1)	19.7 (0.6)
	130	78.2 (0.8)	0.1 (0.1)	20.2 (0.5)
	140	78.9 (1.1)	1.6 (0.2)	23.7 (0.5)
	210	77.4 (1.5)	1.8 (0.1)	25.6 (0.8)
	220	76.4 (2.5)	3.4 (0.0)	23.4 (0.7)
	230	74.7 (1.8)	3.7 (0.2)	25.6 (0.9)
	240	73.8 (0.6)	5.6 (0.1)	28.2 (0.5)
	310	73.6 (1.0)	1.2 (0.1)	28.1 (0.7)
	320	71.4 (1.6)	2.7 (0.1)	28.2 (0.8)
	330	71.5 (1.4)	3.4 (0.1)	31.1 (0.5)
	340	68.3 (2.0)	4.9 (0.2)	28.9 (0.8)
	410	73.5 (1.2)	2.2 (0.2)	20.2 (0.7)
	420	72.1 (0.9)	1.7 (0.1)	20.5 (0.3)
	430	72.2 (0.9)	0.6 (0.1)	20.8 (0.7)
	440	69.1 (1.0)	0.9 (0.1)	21.1 (0.3)
	510	69.9 (1.5)	1.9 (0.1)	22.5 (0.6)
	520	67.6 (1.0)	2.7 (0.2)	24.7 (0.9)
	530	67.2 (0.2)	3.4 (0.1)	26.8 (1.0)
	540	64.0 (1.2)	7.6 (0.1)	26.2 (0.6)

表 23-2（续）

比色板	Tab	L*	a*	b*
VITA classical (Lumin Vacuum)	A1	82.4 (1.9)	1.4 (0.4)	14.3 (0.7)
	A2	79.1 (1.1)	0.6 (0.3)	19.2 (0.5)
	A3	77.6 (0.9)	1.0 (0.3)	21.0 (0.9)
	A3.5	73.4 (1.2)	2.3 (0.1)	24.5 (0.6)
	A4	69.0 (0.9)	2.4 (0.6)	25.4 (0.8)
	B1	80.1 (2.3)	1.9 (0.5)	12.6 (0.9)
	B2	80.1 (2.2)	1.0 (0.5)	18.2 (1.0)
	B3	74.8 (1.4)	0.9 (0.5)	25.0 (0.9)
	B4	75.5 (2.7)	1.0 (0.2)	26.1 (1.8)
	C1	76.6 (0.9)	−0.7 (0.2)	14.2 (0.8)
	C2	72.7 (0.4)	0.2 (0.3)	20.0 (0.4)
	C3	70.5 (0.9)	0.8 (0.1)	19.1 (0.5)
	C4	64.2 (1.2)	2.6 (0.2)	22.1 (0.5)
	D2	74.9 (1.5)	−0.4 (0.4)	13.2 (0.8)
	D3	74.7 (2.6)	1.1 (0.4)	18.3 (0.9)
	D4	73.5 (0.7)	−0.6 (0.2)	21.1 (0.5)

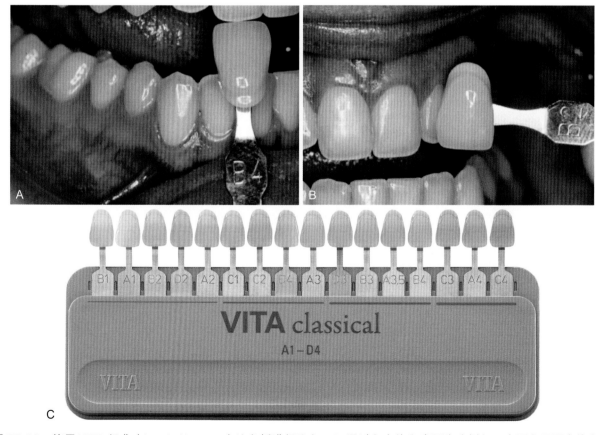

图 23-16 ■ 使用 VITA 经典（Lumin Vacuum）比色板进行比色。A. 通过向高饱和度牙齿（例如，尖牙）匹配高饱和度（例如，A4、B4、C4 或 C3）来选择色调；B. 在色调组（例如 B1，B2，B3 或 B4）选择饱和度；C. 按明度排列的比色板是用来检查亮度的（C. 由 VITA North America, Yorba Linda, California 提供）

观察该范围是否与匹配的色调和饱和度的色板相关。观察者从一定距离观察，稍微离开牙椅，眯着眼睛，能有效地评估明度。观察者通过眯眼能降低到达视网膜的光量。视杆细胞的刺激被降低，可能对非彩色的敏感度会提高[34]。眯眼的同时，观察者留意牙或色标哪个最先从视线消失。最先消失的明度较低。

当选择了合适的明度后，它与色调和饱和度一致就不是规则而是例外。操作者必须决定是否要改变之前选择的色样。如果独立确定的明度值低于按色调和饱和度确定的明度值，通常就需要改变，因为通过增加表面染色来增加物体的明度（这样总是会降低亮度）是不可能的。如果确定的明度值高于色调值，操作者则应该决定这一差别是否能通过修复体内部或表面的特征得到改善。最终将关于色调，饱和度和明度的选择传达给技工室。

VITA 3D-MASTER（VITA 北美）

该色彩系统（图 23-17A）的厂商声称它能涵盖整个牙齿的色彩空间。色样被分为 6 个亮度等级，每一级的饱和度和色调变化都以均匀的间隔变化（图 23-17B）。比色板在亮度上 4 个 CIELAB 为单位间隔，色调和饱和度上 2 个 CIELAB 为单位间隔。由于 CIELAB 单位是可视的，明度和色彩的梯度差别似乎是在比色中能减少色样数量的逻辑方法。这似乎与英联邦染色师与配色师颜色测量委员会的色差公式相匹配[35]。因为比色是均匀间隔的，中间颜色可以通过瓷粉的混合进行可预测性调制[36]。一项关于 359 个未修复、未漂白的活髓牙列和 VITA Toothguide 3D-MASTER® 比色板进行比较的研究展现了比色板的选择频率分布（图 23-15B）[33]。该研究表明 3R1.5 是最常选择的色标。

厂家推荐首先选择明度（图 23-17D），然后选择饱和度（图 23-17E），最终确定色调（图23-17F）。技工室色单可以通过表格实现，其中包括中间梯度（图 23-17G）。

扩增范围比色板

大多数商业比色系统的颜色范围比天然牙颜色更局限，比色板中的梯度比视觉感知的要大[33]。有些瓷系统可用于扩增范围比色板，一些厂商多年来扩增了它们的范围。使用两个或更多的比色板来扩增商业比色板的范围是一种可行的办法。

半透性

邻牙内在半透性[37]的评估对于决定牙齿需要用何种全瓷或烤瓷系统修复是十分重要的。总的来说，前牙全瓷冠是相对美观的修复体，主要是因为半透性的匹配。表 23-2 对于选择使用何种系统来提高固定修复体的半透性匹配很有帮助[38]。

牙本质比色板

当全冠或贴面使用半透性全瓷系统时（见第 25 章），与技工室交流预备好的牙本质的牙色很有帮助。有一个系统 [IPS Empress (Ivoclar Vivadent)] 提供专门的彩色代型材料，能与牙本质颜色相匹配，并能使技师判断修复体的美观性（图23-18）。

个性化比色板

然而，有些牙齿不能和商业比色样本匹配。此外，在最终修复体上复制比好的颜色可能会遇到困难。表面特征处理的广泛运用会带来严重的问题，因为染色会增加表面的反射，阻止光线透过瓷层[39]。

解决该问题的一个方法是通过制作个性化比色板（图 23-19）来扩充商业用比色板的范围。通过瓷粉不同分布的不同组合，可以制作出几乎无穷量的样本。然而，过程耗时较多，且通常仅限于专业操作。

另一种方法是在比色阶段，在椅旁用一种光固化的瓷染色系统进行个性化染色，达到最接近匹配选择的比色（GC Fuji ORBIT LC [GC America]）。该系统有 14 色染色套装或 6 色入门染色套装。色标可以进行数次个性化染色，直到它与邻牙匹配度令人满意。然后将色标送去技工室，这样牙冠就可以完全按照需要的颜色进行制作。

颜色分布表或图 颜色分布图表（图 23-20）是精确比色的一种方法，即使在使用商业比色板能获得相当好的颜色匹配时也推荐使用该方法。

颜色被分为 3 个区域：颈部、中部和切端。每个区域都是独立匹配的，任何一处都与商业比色板或单色的瓷片相关。因为只有一种颜色是匹配的，中间色通常可以相对容易地进行估计，并通过混合瓷粉的方法来复制。这些区域的连接一般是清楚的，可以表格的形式传达给技工室。釉质瓷颜色的分布和厚度尤其重要[40]。草图中还要标明个性化的特征，

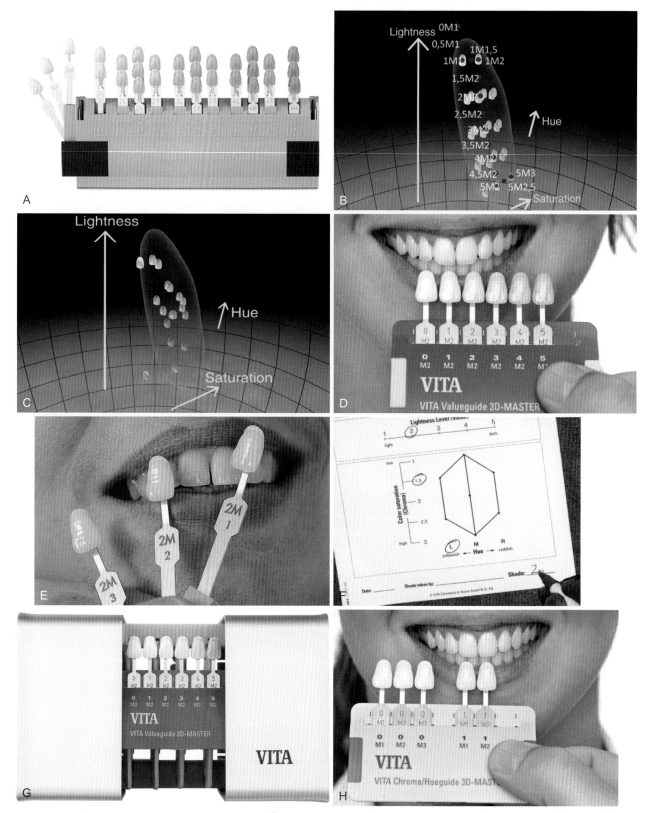

图 23-17 ▪ 使用 VITA Toothguide 3D-MASTER® 比色板进行比色。A. 比色板按明度分为 5 级（加上用于漂白牙齿的额外一级）；B. 每个明度级在饱和度和色调上都有足够的变化，来覆盖天然牙色彩空间；C. 这点与传统比色板相反，传统比色板分隔不统一。优先选择明度（D），然后是饱和度（E），最后是色调；F. 色彩交流表为技工室比色和需要的中间色选择提供便捷；G. 该系统也适用于线性排列。该排列中，牙医首先从 5 种明度标（H）中进行选择，然后在已选的明度范围内选择合适的饱和度和色调混合（由 VITA North America, Yorba Linda, California 提供）

表 23-2　基于天然牙半透性的牙冠材料选择推荐

天然牙	In-Ceram 尖晶石	Empress	e-Max	Procera All-Ceram	In-Ceram 氧化铝	氧化锆	金瓷
低明度，高半透性	×	×	×				
平均明度和半透性	×	×	×	×			
遮色，高明度					×	×	×

引自 Chu SJ, et al: Dental color matching instruments and systems. Review of clinical and research aspects. J Dent 38(Suppl 2): e2, 2010.

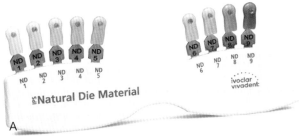

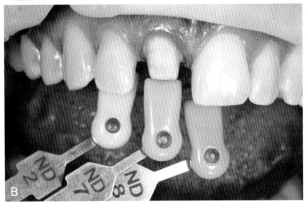

图 23-18 ■ 牙本质比色板（A）是当使用半透性瓷系统时，用于与技师交流预备体（B）颜色（由 Ivoclar Vivadent, Amherst, New York 提供）

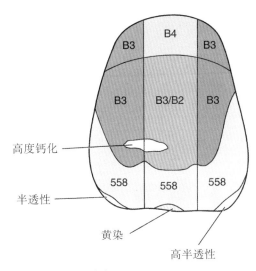

图 23-20 ■ 颜色分布图

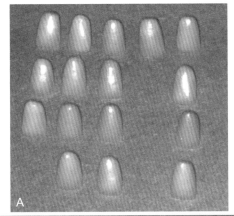

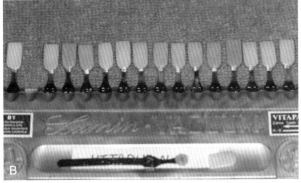

图 23-19 ■ A. 个性化比色板；B. 用于制作个性化颜色样本的可用商业性色标（A. 由 Dr. A.M. Peregrina 提供）

使得烤瓷技师能模拟细节，如发丝状的裂纹，钙化不全和邻面着色。或者，拍摄含有最接近匹配色标的数码照片，将个性化特征信息传达给技工室。图像中有色标，使得技师能在电脑显示器上调整数码相片的颜色[41]。

可视化比色准则总结

无论使用何种比色系统，都应该遵从以下原则：

1. 比色应该在平衡光线下，在灰色或柔和色调的墙壁和橱柜的合适环境下进行。

2. 患者身上任何影响比色的物品，包括明亮的着装，应该用布盖住，口红应该擦掉。

3. 要比色的牙齿应该干净。必要时，染色需要用预防性手段清除。

4. 比色应该在患者就诊一开始时进行。牙齿干燥时明度会增加，尤其当使用橡皮障时。

5. 应使用颊部拉钩，它能提供无阻碍的口内比色区域。

6. 牙医可通过使用多种比色板或注意牙齿的颜色在两种色标之间来扩充色标的选择。应要求技师等量混合瓷粉来获得中间色。

7. 患者的牙齿应与医生眼睛在同一水平，这样牙医视网膜的颜色最敏感的部分能被使用。视野工作距离应为 25 cm（10 英寸）。

8. 如果牙和色标有不同的表面特征，润湿二者表面能帮助消除差异。

9. 比色速度应快（少于 5 s），直接将色标放在要比色牙齿的旁边。这样能确保牙齿和色样的背景一致，这对于精确比色很有必要。牙医要注意避免视疲劳，尤其当使用非常亮的光线照明时。

10. 牙医在观察间歇应注意休息眼睛，比色前集中看中性灰表面，这样可以平衡视网膜所有的颜色传感器。过去建议看一张蓝色卡片可以使眼睛得到休息，但现在不推荐了，因为这样会导致蓝色疲劳。

11. 选择合适的色调，推荐用尖牙做比较，因为它是主色调中饱和度最高的。

12. 医生可以通过眯眼选择合适的明度。

13. 色标的数量应该减少，尽可能快地分成大约 3 个。然后最匹配的 1 个或 2 个色标应进行重新选择。

14. 比色应在 1 次或 2 次其他的就诊中反复确认，如果可能的话，与另一个工作人员共同确认。也推荐在不同照明条件下进行色彩确认。

15. 如果不能精确确定匹配的颜色，可以选择低饱和度高明度的色标，因为可以用外部特征来增加饱和度和降低明度（见第 29 章）

16. 医生应该考虑到被比色的牙齿具有色彩多变的特性——它特别的特征（例如，裂纹、钙化不全、切端釉质的透明度）可通过如下方法记录：①颜色分布图，②将最接近的色标放在牙旁拍摄数码照片，或③将最接近的色标进行染色。

仪器色彩分析

色彩测量仪器

用于牙科修复材料的比色通常是用一个色样进行视觉上的匹配。工业上，会使用电子的色彩测量仪器例如分光光度计，分光辐射度计和色度计。分光光度计和分光辐射度计以可见光谱波长间隔测量光的反射率。分光光度计与分光辐射度计的主要区别在于前者有稳定的光源，且在探测器及样本之间通常有一个孔隙。色度计不需要数学运算，能提供直接的颜色整合规范。这是由经过能刺激人眼中颜色感受器反应的三个色彩过滤器的物体反射光的采样实现的。在测量透明物体时，照明体和感受器之间有孔隙的色彩测量仪器实行测量时表现出"边缘损失"[42, 43]。边缘损失的现象定义为经过透明材料分散的光通常一般能被人眼捕捉，但不能被仪器测量。它发生在光离开孔隙在透明物体内散开，且不通过孔隙返回感受器时；该现象已被证明与波长有关。因此，带有孔隙的色彩测量仪器检测透明物体会产生不正确的色彩坐标[43]。如果需要获得透明物体的颜色，如牙齿和瓷的精确色彩测量值，就可以结合使用不会产生阴影的外部光源和分光光度计来避免该现象（图 23-21）。用该方法测量的 3 种不同比色板和 120 名参与者的 359 颗前牙[44]的

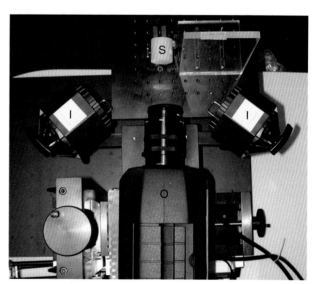

图 23-21 ■ 分光辐射度计（PR705,Photo Research, Inc.），它有 45° 照明光路（Ⅰ）和 0° 观测器（Ｏ）用来测量透明材料样本（Ｓ）

CIELAB 数据如图 23-22 所示[33]。

不同的临床比色设备过去是可用的，但是目前只有不同版本的 VITA Easyshade（VITA North America）被广泛使用。根据一些设备对不同色标的体外测试结果，它们的可靠性大约在 90%，而精确度范围在 60%~90%[45, 46]。最初其中一些仪器的临床测试显示了与视觉比色类似的临床结果[47, 48]。

不同于之前提到的"硬件"的是一种用图像分析的软件方法。图像是用临床数码相机捕捉，图像获取后进行"调整"（图 23-24）。该调整需要数学上调整，在图像中被称为参考文献。ShadeWave（ShadeWave，LLC）拥有一个比色板库及对应的色标。它不仅包括用于牙齿的色标，还有用于牙龈和残余部分的颜色。

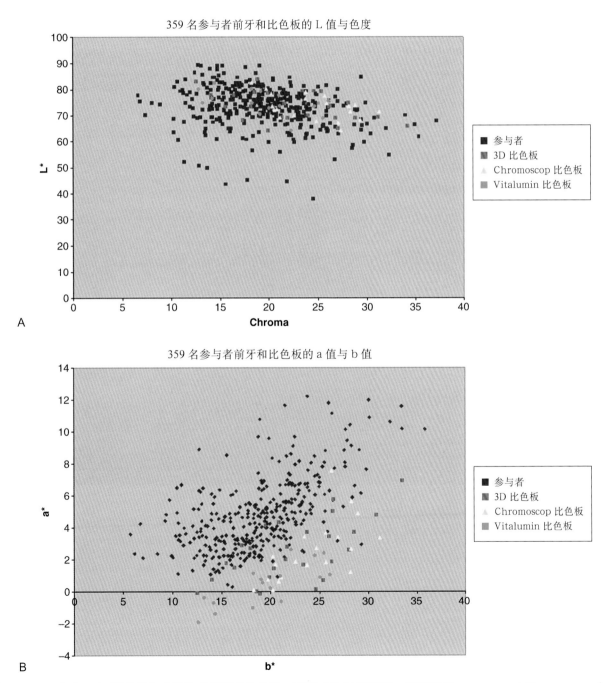

图 23-22 ■ A 和 B. 359 颗前牙和 3 种比色板颜色的比较：VITA 3D-MASTER，义获嘉 Chromascop（Chromascop）及 VITA 经典（Lumin Vacuum）比色板。A. L* 对饱和度；B. a* 对 b*（引自 Bayindir F, et al: Coverage error of three conceptually different shade guide systems to vital unrestored dentition. J Prosthet Dent 98:175, 2007.）

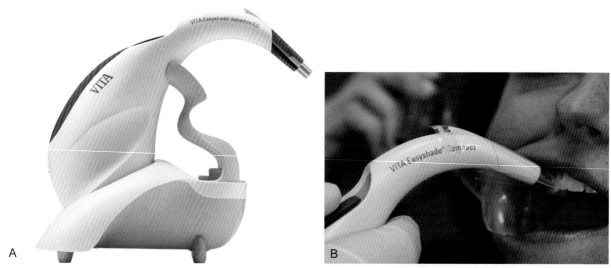

图 23-23 ▪ A. VITA Easyshade Advance 4.0 色彩测量系统；B. VITA Easyshade Compact 系统。探针头置于牙面上，牙齿颜色就记录在 VITA 经典（Lumin Vacuum）中或 VITA Toothguide 3D-MASTER® 单位中（A. 由 VITA North America, Yorba Linda, California 提供）

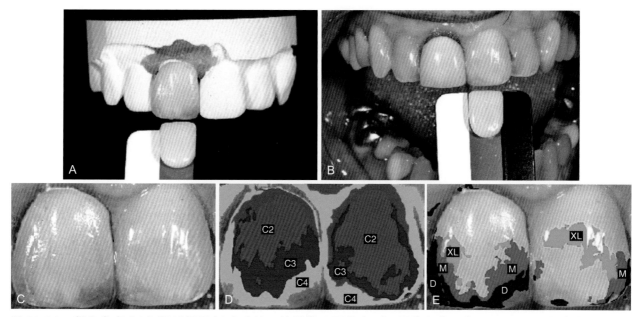

图 23-24 ▪ 颜色参考（A）置于邻牙（B）旁边，拍摄数码照片（C）。照片上传，在 ShadeWave 程序（D）中查看。然后将选中的颜色和透明度绘制到照片上（E）（由 ShadeWave; L. Lammott, Technician; and Dr. J. Gutierrez, Brookfield, CT 提供）

一旦图像被调整，未知的图像组成部分就被发现，并在牙齿上分割。它们不仅包括颜色，还有透明度和明度。

图像和处理过程由健康保险携带和责任法案（HIPAA）兼容的远程服务器在云端完成。它的优势在于能够使得某一个地的医生、技师和专家进行全球信息的交流。

颜色复制阶段

应当仔细记录下用牙科瓷材料复制选中颜色时出现的错误。这些错误与瓷下方使用的金属、一次的瓷粉用量[51]、瓷粉的品牌[6, 52]和上釉的次数[53]有关[49, 50]。

色标和烧结瓷之间视觉可辨的色差是常见的[52, 54]。修正这些错误的方法包括表面特征处理，这已在第 29 章讨论过。另外一个使用过的策略是在比色过程中运用个性化比色板（图 23-18）。当制作烤瓷冠时，个性化比色的材料板应该与将使用的金属和瓷类型相同。

总之，正如图 23-25 展示的那样，用于瓷颜色复制的策略如下：

- 使用预成的个性化色标，它的瓷材料是制作固定修复体常用的。
- 如果使用仪器色彩分析，在该次复诊中用视觉验证选中的颜色。
- 复制邻牙色彩多变的特性，透明度和个性化特征。
- 混合瓷粉以获得中间色；它可以改善颜色。

美 学

美学是美的研究。美学知识能帮助医生获得令患者满意的外观。一件成功的修复体不仅为患者提供了极好的长期功能，它也应该可以让患者有自信的微笑；美学通常是患者寻求牙科保健最主要的始动因素[55]。实际上，美学问题的纠正对患者的自信心有积极的影响[56]。

微笑分析

多数人相信他们能识别一个吸引人的微笑，但是每个人的观点不同，尤其是在考虑文化因素时。研究中，调查者向参与者展示照片或计算机合成的不同微笑的图片，参与者根据图片的吸引力进行分级[57,58]（图 23-26）。这样的研究是量化的标准"牙科美学指数"（DAI），一个在美国基于牙科美学感知的正畸治疗所需要的指数[59]。总的来说，一个露出上前牙的完整轮廓及露出第一磨牙后方牙齿的轮廓的大笑是最吸引人的，显得年轻（图 23-27）。（老年个体的微笑露出较少的上切牙和更多的下后牙。）

颊廓是指微笑时颊部和牙齿之间的空间量，与微笑时牙弓和嘴的宽度相关[60]（图 23-28）。微笑曲线是上前牙切缘和下唇相对的曲线。在被认为最吸引人的微笑中，这两条曲线是非常相似的[61]，制作修复体形态时，这是需要考虑的因素。

比例

美学很大程度上取决于牙齿比例。物体如果比例合适，会被认为是美的，如果头重脚轻，矮胖或比例失调则不吸引人。比例的概念很可能是基于在自然界中发现的。树叶、花朵、贝壳和松果通常按比例发展。它们的生长与数学的发展密切相关（斐波那契数列），数列中的每个数是紧邻它的两个数之和（例如，1，1，2，3，5，8，13，21，34，55，89，144 等）。1.618：1，被称为"黄金比例"。当一条线按黄金比例分割，较短部分与较大部分的比例和较长部分与整条线的比例相同（图 23-29）。

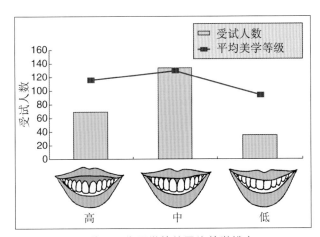

图 23-26 ▪ 三种上唇位置微笑的平均美学排名

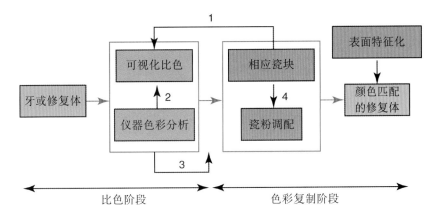

图 23-25 ▪ 瓷颜色复制的策略总结

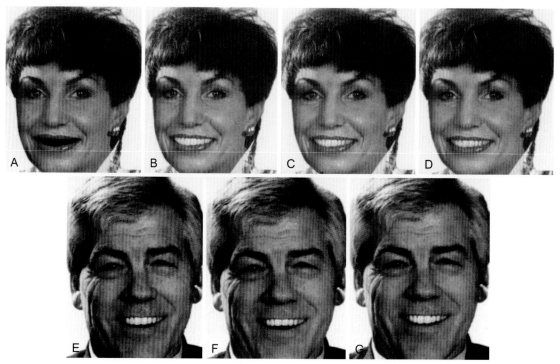

图 23-27 ■ 计算机照片合成用来确定不同微笑的吸引力。3 种上唇位置微笑的平均美学排名。女性浅色和卵圆形的牙齿（A~D），男性矩形的牙齿（E~G）被认为是最吸引人的（引自：Carlsson GE, et al: An international comparative multicenter study of assessment of dental appearance using computer-aided image manipulation. Int J Prosthodont 11:246, 1998.）

样　图

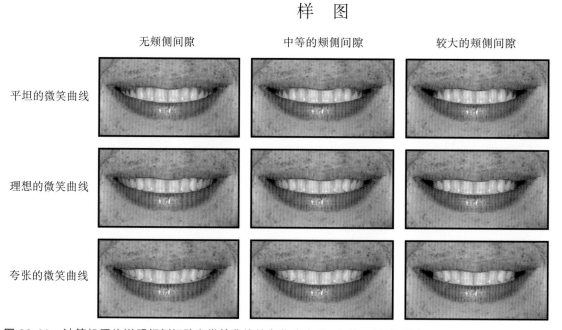

图 23-28 ■ 计算机照片说明颊侧间隙和微笑曲线的变化（由 Dr.J. Parekh 提供）

图 23-29 ■ 黄金比例。A~B 的比例（1.618：1）与 B~C 的比例相同

黄金比例广泛应用于古希腊建筑，帕台农神庙就是一个例证。

有学者称黄金比例存在于天然牙列中，是从前方看切牙和尖牙的比例[62]。可以使用蜡作为指导，网格或特殊的卡尺（Panadent 公司）在设计一个比例良好的修复体方面很有帮助（图 23-30）。但是，模拟笑容（图 23-31）的研究发现按照黄金比例设计修复体绝不是最佳的，除非对于牙周病导致的切牙伸长的患者[63, 64]。其他的研究者试图将数学概念运用于牙科美学[65]。上颌切牙的长宽比在前牙美学中特别重要。当医生被要求选出最吸引人的微笑时，他们一致选择上颌切牙长宽比最接近于 75%～78% 的微笑（图 23-32）[63, 66]。这些发现符合大众的喜好。

平衡

平衡，包括中线的位置（图 23-33），是一个很重要的修复学概念[67]。观察者期望即便口腔颜色

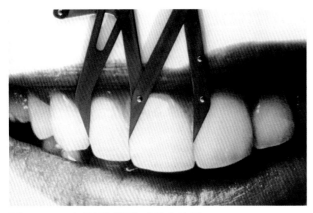

图 23-30 ■ 卡尺可以延伸成黄金比例

不能精确匹配，左右两边也要达到平衡。如果在另一边有一条间隙，或是一颗较大的牙齿，那么很明显修复体将会不平衡。如果事物失去平衡，大脑会认为存在不能互换的力和不稳定的安排，平衡的安排意味着稳定和持久。

中线

当评估正畸治疗方案时，强调面部和切牙中线的吻合，且在制订修复治疗计划时应咨询评估。研究表明牙齿中线偏斜平均可接受的阈值在 2.2±1.5 mm[68]，且在正畸医生及年轻的非专业人士之间中线偏差的察觉没有差异；差异随着偏差值增加而增加，与性别无关[64, 69]。

切端外展隙形态

切端外展隙的形态会对牙齿的美学产生剧大的影响（图 23-34）。外展隙形态在年轻牙列中会增加，修复体不自然减少的外展隙看起来不吸引人。然而，有些患者要求减小外展隙，寻求"完美地"平齐的切缘形态，尽管这样的外观只有不足 30% 的网络调查者表示"喜爱"或"特别喜欢"[64]。和个人美学的所有方面一样，患者的意见是至关重要的，而医生则提供专业知识。用多种瓷修复体进行修复时，达到最佳切端外展隙形态的一种较好方法是指导技工室制作外展隙形态减小的修复体。在评估阶段，可以仔细在口内增加外展隙，以满足患者的期望。

切牙扭曲

上颌切牙近中或远中的扭曲对美观有巨大影响（图 23-35）。总的来说，轻度的近中扭曲是可

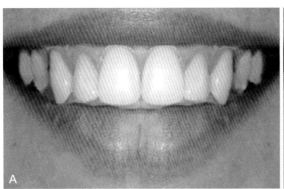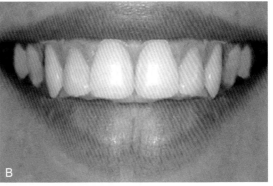

图 23-31 ■ 计算机模拟微笑。A. 按平均比例模拟的前牙。侧切牙的宽度是中切牙的 66%，尖牙的宽度为侧切牙的 84%；B. 按黄金比例模拟的前牙。侧切牙宽度为中切牙的 62%，尖牙为侧切牙宽度的 62%。在网络调查中，只有 8% 的一般公众受访者偏爱或十分偏爱黄金比例图像（引自 Rosenstiel SF, Rashid RG: Public preferences for anterior tooth variations:a Web-based study. J Esthet Restor Dent 14:97, 2002. ）

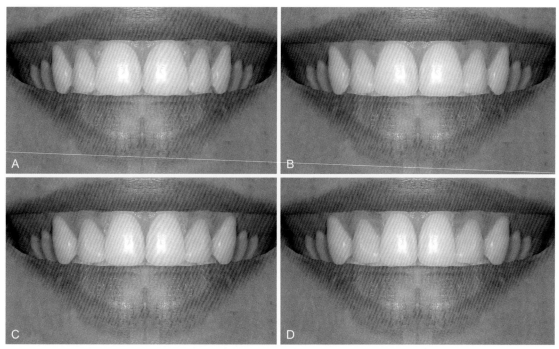

图 23-32 ■ 计算机模拟微笑，其中中切牙长宽比不同：89%（A）、85%（B）、77%（C）和 73%（D）。65% 的医生反馈 C 是最佳的，其次受欢迎的是 B、D 和 A（引自 Rosenstiel SF, et al: Dentists' perception of anterior esthetics: a Web-based survey [Abstract no. 1481]. J Dent Res 83 [Special Issue A], 2004.）

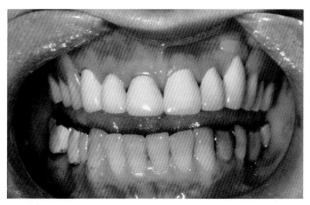

图 23-33 ■ 缺乏平衡导致的美学效果不佳。中切牙和尖牙高度的差异以及中线的偏移导致对称性丧失

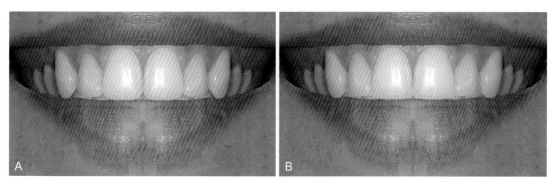

图 23-34 ■ 计算机模拟微笑，用来评估对切外展隙形态的反应。A. 自然的外展隙；B. 减小的外展隙。在一份有 1934 人参与的网络调查中：25% 特别喜爱 A，36% 喜爱 A；9% 特别喜爱 B，19% 喜爱 B；10% 没有表示偏好（引自 Rosenstiel SF, Rashid RG: Public preferences for anterior tooth variations: a Web-based study. J Esthet Restor Dent 14:97, 2002.）

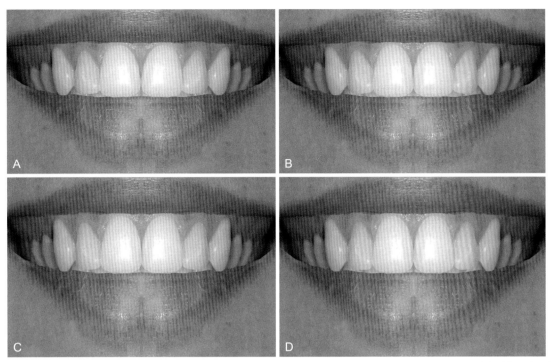

图 23-35 ■ 计算机模拟图像，用来评估切牙扭曲对前牙美观的影响。中切牙远中倾斜 3°（ A ）比近中倾斜 3°（ B ）受欢迎。侧切牙远中倾斜 3°（ C ）比近中倾斜 3°（ D ）受欢迎（ 引自 Rosenstiel SF, et al: Dentists' perception of anterior esthetics: a Web-based survey [Abstract no. 1481]. J Dent Res 83 [Special Issue A], 2004 ）

以接受的，但是远中扭曲应该要避免[66]。设计前牙修复体时这些原则知识和注意细节是获得美观性好的修复体的关键。

总　结

在逐渐普及的美学修复牙科中对色彩和色彩感知科学的理解是成功的关键。尽管由于材料和技术的限制可能无法实现完美的颜色匹配，但和谐的修复体总是可以实现的。比色应该按有条理、有组织的方式进行，这使操作者能做出最好的选择，并将它准确传递给技工室。新开发的颜色系统和仪器可以帮助操作者达到可靠的修复匹配。

当寻求一个高度美观的效果时，修复体的尺寸和形状同样重要。牙齿彼此之间的最佳比例和相对位置以及周围软组织的相关知识是必要的。

参 考 文 献

[1] Munsell AH: A color notation, 11th ed. Baltimore, Munsell Color Co., 1961.

[2] Sproull RC: Color matching in dentistry, II. Practical applications of the organization of color. J Prosthet Dent 29:556, 1973.

[3] Hammad IA, Stein RS: A qualitative study for the bond and color of ceramometals. II. J Prosthet Dent 65:169, 1991.

[4] Rinke S, et al: Colorimetric analysis as a means of quality control for dental ceramic materials. Eur J Prosthodont Restor Dent 4:105, 1996.

[5] Seghi RR, et al: Spectrophotometric analysis of color difference between porcelain systems. J Prosthet Dent 56:35, 1986.

[6] Rosenstiel SF, Johnston WM: The effect of manipulative variables on the color of ceramic metal restorations. J Prosthet Dent 60:297, 1988.

[7] Okubo SR, et al: Evaluation of visual and instrument shade matching. J Prosthet Dent 80:642, 1998.

[8] Wyszecki G, Stiles WS: Color science: concepts and methods, quantitative data and formulae, 2nd ed, p 840. New York, Wiley & Sons, 1982.

[9] van der Burgt TP, et al: A comparison of new and conventional methods for quantification of tooth color. J Prosthet Dent 63:155, 1990.

[10] Culpepper WD: A comparative study of shade-matching procedures. J Prosthet Dent 24:166, 1970.

[11] Geary JL, Kinirons MJ: Colour perception of laboratory-fired samples of body-coloured ceramic. J Dent 27:145, 1999.

[12] Saleski CG: Color, light and shade matching. J Prosthet Dent 27:263, 1972.

[13] Paravina RD, et al: Color comparison of two shade guides. Int J Prosthodont 15:73, 2002.

[14] Romney AK, Indow T: Estimating physical reflectance spectra from human color-matching experiment. Proc Natl Acad Sci USA 99:14607, 2002.

[15] Sproull RC, Preston JD: Understanding color. In Goldstein RE, ed: Esthetics in dentistry, vol 1, p 207. London, BC Decker, 1998.

[16] Bergen SF: Color education in the dental profession [Master's thesis]. New York, New York University, 1975.

[17] Bergen SF, McCasland J: Dental operatory lighting and tooth color discrimination. J Am Dent Assoc 94:130, 1977.

[18] Preston JD, et al: Light and lighting in the dental office. Dent Clin North Am 22:431, 1978.

[19] Barna GJ, et al: The influence of selected light intensities on color perception within the color range of natural teeth. J Prosthet Dent 46:450, 1981.

[20] Preston JD, Bergen SF: Color science and dental art. St. Louis, Mosby, 1980.

[21] Lemire PA, Burk B: Color in dentistry. Hartford, CT, JM Ney Co., 1975.

[22] Hall GL, Bobrick M: Improved illumination of the dental treatment rooms. SAM-TR-68-103. Tech Rep SAM-TR (December):1, 1968.

[23] Wyszecki G, Stiles WS: Color science: concepts and methods, quantitative data and formulae, 2nd ed, p. 519. New York, Wiley & Sons, 1982.

[24] Land EH: The retinex theory of color vision. Sci Am 237:108, 1977.

[25] Wyszecki G, Stiles WS: Color science: concepts and methods, quantitative data and formulae, 2nd ed, p. 236. New York, Wiley & Sons, 1982.

[26] Seghi RR, Johnston WM: Estimate of colorimetric measurement errors associated with natural tooth fluorescence [Abstract no. 1578]. J Dent Res 71:303, 1992.

[27] Yamamoto M: Newly developed opal ceramic and its clinical use with respect to relative breaking indices. I. Significance of opalescence and development of opal ceramic. Quintessenz Zahntech 15:523, 1989.

[28] Hegenbarth EA: Opalescence effect in low melting ceramic. Quintessenz Zahntech 17:1415, 1991.

[29] Rushton WAH: Visual pigments and color blindness. Sci Am 232:64, 1975.

[30] Davidson SP: Shade selection by color vision defective dental personnel. J Prosthet Dent 63:97, 1990.

[31] Hall NR: Tooth colour selection: the application of colour science to dental colour matching. Aust Prosthodont J 5:41, 1991.

[32] Bayindir F, et al: Coverage error of three conceptually different shade guide systems to vital unrestored dentition. J Prosthet Dent 98:175, 2007.

[33] O'Brien WJ, et al: Coverage errors of two shade guides. Int J Prosthodont 4:45, 1991.

[34] McPhee ER: Light and color in dentistry. I. Nature and perception. J Mich Dent Assoc 60:565, 1978.

[35] Ragain JC, Johnston WM: Color acceptance of direct dental restorative materials by human observers. Color Res Appl 25:278, 2000.

[36] Wee AG, et al: Color formulation and reproduction of opaque dental ceramic. Dent Mater 21:665, 2005.

[37] Wee AG, et al: Categorizing translucency of anterior dentition. J Dent Res 92(Special Issue B):2781, 2013.

[38] Heffernan MJ, et al: Relative translucency of six all-ceramic systems. Part II: Core and veneer materials. J Prosthet Dent 88:10, 2002.

[39] McLean JW: The science and art of dental ceramics, vol 2, p 308. Chicago, Quintessence Publishing, 1980.

[40] Blackman RB: Ceramic shade prescriptions for work authorizations. J Prosthet Dent 47:28, 1982.

[41] Chu SJ, et al: Dental color matching instruments and systems. Review of clinical and research aspects. J Dent 38(Suppl 2):e2, 2010.

[42] Johnston WM, et al: Analysis of edge-losses in reflectance measurements of pigmented maxillofacial elastomer. J Dent Res 75:752, 1996.

[43] Bolt RA, et al: Influence of window size in small-window color measurement, particularly of teeth. Phys Med Biol 39:1133, 1994.

[44] Gozalo-Diaz DJ, et al: Measurement of color for craniofacial structures using 45/0-degree optical configuration. J Prosthet Dent 97:45, 2007.

[45] Kim-Pusateri S, et al: In-vitro model to evaluate reliability and accuracy of a dental shade matching instrument. J Prosthet Dent 98:353, 2007

[46] Kim-Pusateri S, et al: Reliability and accuracy of four dental shade-matching devices. J Prosthet Dent 101:193, 2009.

[47] Wee AG, et al: Evaluating porcelain color match of different porcelain shade-matching systems. J Esthet Dent 12:271, 2000.

[48] Raigrodski AJ, Chiche GJ: Computerized shade selection in matching anterior metal-ceramic crowns [Abstract no. 395]. J Dent Res 83(Special Issue A), 2004.

[49] Brewer JD, et al: Spectrometric analysis of the influence of metal substrates on the color of metal-ceramic restorations. J Dent Res 64:74, 1985.

[50] Stavridakis MM, et al: Effect of different high-palladium metal ceramic alloys on the color of opaque porcelain. J Prosthodont 9:71, 2000.

[51] O'Brien WJ, et al: Sources of color variation on firing porcelain. Dent Mater 7:170, 1991.

[52] Groh CL, et al: Differences in color between fired porcelain and shade guides. Int J Prosthodont 5:510, 1992.

[53] Jorgenson MW, Goodkind RJ: Spectrophotometric study of five porcelain shades relative to the dimensions of color, porcelain thickness, and repeated firings. J Prosthet Dent 42:96, 1979.

[54] Douglas RD, Przybylska M: Predicting porcelain thickness required for dental shade matches. J Prosthet Dent 82:143, 1999.

[55] Elias AC, Sheiham A: The relationship between satisfaction with mouth and number and position of teeth. J Oral Rehabil 25:649, 1998.

[56] Davis LG, et al: Psychological effects of aesthetic dental treatment. J Dent 26:547, 1998.

[57] Dong JK, et al: The esthetics of the smile: a review of some recent studies. Int J Prosthodont 12:9, 1999.

[58] Carlsson GE, et al: An international comparative multicenter study of assessment of dental appearance using computer-aided image manipulation. Int J Prosthodont 11:246, 1998.

[59] Proffit WR, Fields HW: Contemporary orthodontics, 3rd ed. St. Louis, Mosby, 2000.

[60] Johnson DK, Smith RJ: Smile esthetics after orthodontic treatment with and without extraction of four first premolars. Am J Orthod Dentofacial Orthop 108:162, 1995.

[61] Sarver DM: The importance of incisor positioning in the esthetic smile: the smile arc. Am J Orthod Dentofacial Orthop 120:98, 2001.

[62] Levin EI: Dental esthetics and the golden proportion. J Prosthet Dent 40:244, 1978.

[63] Rosenstiel SF, et al: Dentists' preferences of anterior tooth proportion—a Web-based study. J Prosthodont 9:123, 2000.

[64] Rosenstiel SF, Rashid RG: Public preferences for anterior tooth variations: a Web-based study. J Esthet Restor Dent 14:97, 2002.

[65] Ahmad I: Geometric considerations in anterior dental aesthetics: restorative principles. Pract Periodont Aesthet Dent 10:813, 1998.

[66] Rosenstiel SF, et al: Dentists' perception of anterior esthetics. A Web-based survey [Abstract no.1481]. J Dent Res 83 (Special Issue A), 2004.

[67] Lombardi RE: The principles of visual perception and their clinical application to denture esthetics. J Prosthet Dent 29:358, 1973.

[68] Beyer JW, Lindauer SJ: Evaluation of dental midline position. Semin Orthodont 4:146, 1998.

[69] Johnston CD, et al: The influence of dental to facial midline discrepancies on dental attractiveness ratings. Eur J Orthod 21:517, 1999.

思考题

1. 讨论可见光谱和电磁能量谱，颜色和不可见波的关系。

2. 什么是孟塞尔颜色序列系统？简述个性化措施的定义。

3. 什么是 CIELAB 颜色系统？简述个性化措施的定义。

4. 人眼是如何行使功能的？它如何识别颜色，光和黑暗？什么是同色异谱现象？如何避免或减小？

5. 简述颜色适应、色盲、荧光性的定义。贝汉转盘是哪种现象的例子？

6. 选择颜色的方法。

7. 简述 VITA 经典比色板（Lumin Vacuum）和 VITA Toothguide 3D-MASTER® 比色板区别。

第 24 章

金属烤瓷修复

历史展望

陶瓷已经有了几千年的历史。最早的技术是使用黏土和泥土材料制作成形，通过烧结完成。最开始的尝试形成的是粗糙和多孔渗水的碗状无柄酒杯和陶器。后来发展为更加精细的瓷器。古埃及彩陶器是已知最早将瓷层覆盖于底物表面的尝试（图24-1）。他们标志性的蓝绿色调是金属氧化物在烧结过程中形成的。

后来中国陶艺家发展了瓷器的制作工艺，形成以玻璃化、半透明、坚硬为特点的中国瓷器产品。在 17 世纪欧洲也开始尝试生产这种特性的瓷器。这些努力传播了瓷器制作的知识，使人们认识了制作瓷器的基本原料：高岭土和长石。

早在 18 世纪下半叶，Pierre Fauchard 和其他人就尝试将瓷应用于牙科。早期的尝试大部分都失败了。在 18 世纪末，瓷成功地应用于牙科。人们在铂基的表面烧结成功全瓷甲冠[1]。直到 20 世纪 50 年代中期，发明了热膨胀系数与牙科铸造合金近似的牙科瓷粉后，牙科瓷材料才得到了真正的发展。在 20 世纪 50 年代末金瓷修复体第一次商品化生产[2]。今天这项技术已经成为一项临床上常用的可以达到很好临床效果的治疗方式[3]。

概　述

金瓷修复体（图 24-2）由金属底冠（见第 19 章）和表面瓷层组成，两者之间通过机械和化学结合力结合在一起。其中两者之间的化学结合力产生于烧结的过程中。

不同组成和颜色的瓷粉涂塑于金属表面并烧结成想要的形状和颜色。第一层瓷为遮色瓷（opaque），覆盖于金属氧化物表面，是组成最终修复体颜色的第一层颜色。遮色瓷的外面覆盖的是半透性不太高的体瓷，最外面是半透性更高并且带有一定染色效果的釉质瓷。为了获得更好的美学效果，有时还需要堆瓷时在特定的区域联合使用高半透性或特别染色的瓷粉。在修复体形态完成后，还要通过额外的烧结程序来形成釉质表层形态，以获得更加有光泽、更加逼真的金瓷修复体外形。

最开始时，金瓷修复体瓷层只覆盖于可见的区域，其他区域仍然是金属边缘。随着技术的进步，在𬌗面和舌面使用瓷层覆盖变得越来越常见[4]。也有一些技术可以在修复体唇颊面获得全瓷边缘[5, 6]。后来在唇颊面美学区域一般都使用全瓷边缘，只有在非美学区域的后牙才会使用金属边缘。

制作金属内冠

金属内冠形状

上瓷的金属内冠表面应该避免形成锐角或凹点，因为这样会在瓷层内形成内应力集中区[7]。金属内冠表面应该是凸面或圆钝的外形，这样更加有利于支撑瓷层而又不会形成应力集中区（图 24-3）。另外，光滑的金属内冠表面也有利于瓷粉浆液的润湿。

金瓷结合线应该清晰、锐利（90°）并且尽可能的光滑，这样在后面的每一步制作流程中都可以明确终止线的位置（图 24-4）。金属内冠必须有足够厚度以防止在烧结时发生形变。贵金属一般建议的最小厚度是 0.3 mm；非贵金属合金由于其具有较高的熔点、弹性模量比和屈服强度，因此在更薄的情况下仍然可以在烧结时不发生变形，一般建议最低厚度为 0.2 mm（见第 19 章）。

金瓷修复体的机械强度很大程度上取决于支撑瓷层的基底冠设计。金瓷结合线要尽量远离正中咬合时的咬合接触点（理想状态下是至少离开 1.5 mm），金瓷结合线要清晰明确，方便去除多余的瓷。金属内冠上瓷的表面必须光滑、圆润以利于遮色瓷的润湿堆塑。

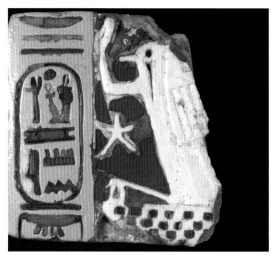

图 24-1 ▪ 从拉美西斯（古埃及法老）三世祭庙西门道或大门出土的上釉彩陶器，上面有 Rekhyet 鸟跪拜在一个椭圆形装饰旁，上面写着拉美西斯三世的名字，"两地之主"，XX 王朝（大约公元前 1182–1151 年）的椭圆形装饰旁。彩陶器由东方研究所发掘于埃及哈布城。这是目前发现最早在表面烧结有瓷面的器具（由 the Oriental Institute, The University of Chicago 提供）

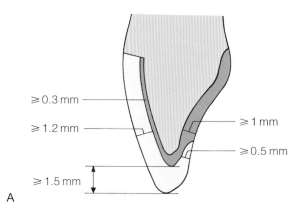

A

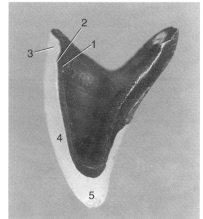

B

图 24-2 ▪ A. 金瓷冠纵切面。注意各层的最小厚度值；B. 金瓷冠的剖面。1. 金属基底冠；2. 遮色瓷；3. 牙颈部瓷；4. 体瓷；5. 切端瓷

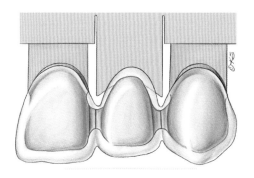

将金属饰面减薄均匀是常见的方法，但潜在增加了瓷折的风险

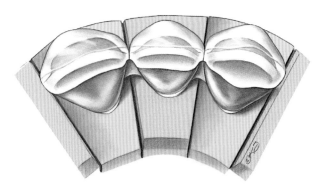

图 24-3 ▪ 前牙冠的金属基底冠设计。金属基底冠形态应该可以支撑均匀厚度的瓷层

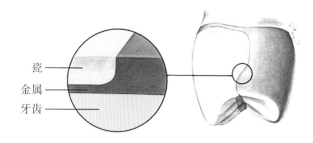

瓷
金属
牙齿

图 24-4 ▪ 金属基底冠的金瓷结合线应该清晰

去除包埋料

在金属内冠铸造完成后，所有的包埋料都要用喷砂或超声去除干净（根据金属材料使用说明书）。用于高熔金瓷合金金属包埋的磷酸盐类外包埋料较难从金属表面去除，而常规的石膏外包埋料则比较容易去除。氢氟酸可以溶解外包埋料中难溶解的二氧化硅组分。但是高腐蚀性酸在应用时具有一定的危险性，在操作中应该非常小心[8]。少量溢出接触到皮肤的氢氟酸会导致酸性液体灼伤，会非常疼痛，少量的氢氟酸蒸汽也会对角膜造成严重的伤害。皮肤的酸性液体灼伤可以通过在灼伤区域注

射葡萄糖酸钙进行治疗，葡萄糖酸钙可以将游离的氟化物中和沉淀。也有一些可以替代氢氟酸的产品，如 Keystone 公司的 Stripit。

必须在放大镜下仔细检查，去除金属内冠组织面残留的包埋料颗粒。多次的超声清洁是保证去干净所有包埋料的必要手段。如果使用喷砂的方法去除包埋料，应该在喷砂之前保护好金属内冠的边缘，防止被喷砂颗粒损坏[9]。

去除氧化层

金属表面在铸造过程中形成的氧化层必须通过酸洗或喷砂的方法部分去除。为了获得理想的金瓷结合力，必须严格按照金属材料厂家的操作说明去除氧化层。因为只有合适的金属氧化层厚度才能获得理想的金瓷结合力（图 24-5）。

金属内冠的磨光

打磨金属内冠时，应注意避免过度打磨某处金属，这会带入气泡和打磨碎片，在后来上瓷时会导致气泡和瓷粉的聚集成块。使用轻力顺一个方向磨光金属内冠表面可以防止在皱褶处产生污物储存，尤其在使用延展性好的高贵金属时更容易导致这个问题。

打磨金属内冠时应使用烤瓷专用磨头，因为传统有机粘接剂的磨头会带来潜在的污染。硬质合金磨头也是可以安全使用的。在表面平滑后，根据制造商材料使用说明使用氧化铝颗粒表面喷砂。喷砂会在表面形成一个缎面样光滑外观，利于瓷浆的润湿（图 24-6）。

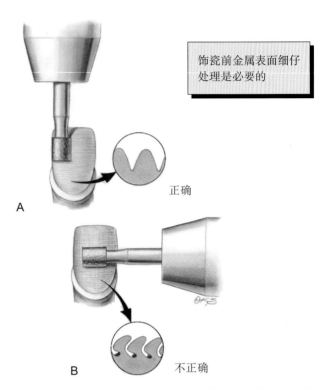

饰瓷前金属表面细仔处理是必要的

图 24-5 ■ A. 正确打磨上瓷区域金属基底冠的做法，应该朝向一个方向进行；B. 多个方向不正确的打磨方法会在贵金属中产生缺陷或碎片

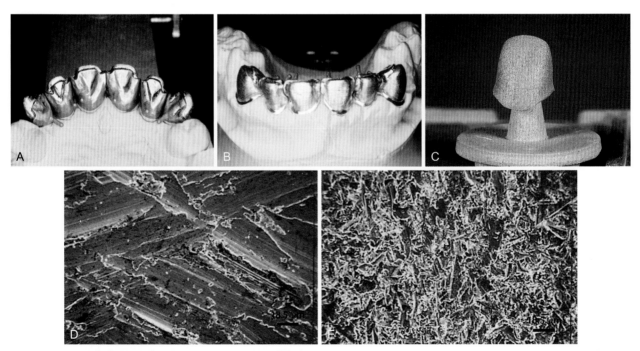

图 24-6 ■ A 和 B. 打磨后的金属基底冠；C. 喷砂后获得的缎面样光滑外观；D 和 E. 扫描电子显微镜下用磨头抛光后与喷砂后的金属基底冠表面形态（D 和 E. 由 Dr. J.L. Sandrik 提供）

厚度

常使用游标卡尺或卡尺检查金属基底冠厚度，使其符合最低厚度要求（图24-7）。最低厚度小于0.3 mm会在烧结时产生变形。在冠边缘处应该尽量磨薄成刃状，减少金属外露以利美观。没有证据显示过薄的边缘会对铸造金属内冠的边缘密合性产生不利的影响[10, 11]。唇侧瓷边缘可以提供更好的美学效果，尤其适用于对美观有较高要求的前牙或前磨牙的唇颊面。

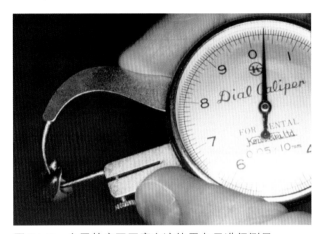

图24-7 ■ 金属基底冠厚度应该使用卡尺进行测量

打磨

金瓷结合表面的打磨是一项富有挑战性的技工工作，需要注意很多细节。轴壁和金属颈环唇侧可见部分在预备上瓷之前应该打磨成镜面状（图24-8A和B）。此时金属基底冠边缘不应碰到。球形和硬质合金磨头被用于打磨金瓷修复体上瓷的表面（图24-8C），并形成合适的直角外形。其他残留的不规则凸起可以通过柱形磨头轻松进行修整（图24-8D）。

当打磨完成后，通过用细粒度氧化铝颗粒喷砂可以在上瓷的金属表面获得缎面样光滑外观（图24-8E）。

清洁

尽管经过处理过的基底冠表面在肉眼下看上去是光滑的，但在显微镜下可见表面仍然是比较粗糙的。小颗粒、打磨过程中产生的碎屑、油和手指接触后留下的油脂都必须被彻底清除，否则会影响瓷粉在金属基底冠表面的润湿过程，而良好的润湿是获得足够金瓷结合力的关键。

金属基底冠可以通过放入盛有清洁液的超声清洁设备中进行清洁。一次清洁需要的时间取决于不同清洁设备的要求，但在大多数情况下5 min是

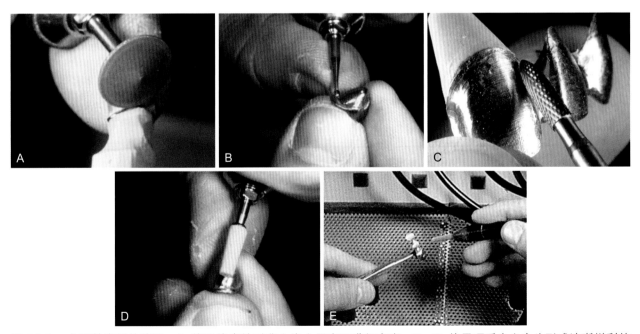

图24-8 ■ 金属基底冠的处理：A. 使用橡皮轮对非上瓷金属表面进行磨光；B、C. 使用硬质合金磨头形成清晰锐利的金瓷结合线；D. 基底冠瓷结合面使用烤瓷磨光专用磨头进行磨光（为避免磨穿孔，要经常使用卡尺测量金属基底冠厚度）；E. 喷砂处理金属基底冠瓷结合面，金属基底冠边缘可以使用软蜡包裹进行保护

足够的。残存的皂液可以使用蒸馏水冲洗基底冠去除。有些设备商推荐使用 92% 的酒精进行清洗（常规 70% 的异丙醇不建议使用，因为其中含有芳香剂和矿物油，会污染金属基底冠表面）。相比于超声清洁法，蒸汽清洁法效果更好，而且更省时间。为了避免进一步污染，上瓷表面清洁后就应该避免再次触碰。

氧化

为了获得良好的金瓷结合力，在金属基底冠表面必须形成一层均匀的氧化层（图 24-9）。在贵金属烧结时加入铁、锡、铟和镓等微量元素会在贵金属表面形成氧化物。

金属基底冠放在烧结盘上放入烤瓷炉中，升温至超过瓷烧成的指定温度以获得氧化层。在炉腔中形成真空，尽管不足以去除混入的气相污染物，但可以减小氧化层的厚度，因此有时将这一氧化过程称之为"除气"并不科学（详见本章"影响金瓷结合的因素"部分）。

根据使用合金的不同，具体的程序步骤可能会有轻微的差异。金含量较高的烤瓷合金往往需要在加热氧化温度维持较长的时间。在铸件从烤瓷炉中拿出冷却到室温后就应该开始烤瓷的第一个程序。

许多金含量较低的烤瓷合金由于含有较多的其他微量元素，容易形成较厚的氧化层。对于这类合金，铸件就不需要在加热氧化温度维持较长的时间。为了减少多余的表面氧化层，有些厂商推荐使用氧化铝颗粒对铸件进行短时间的喷砂处理或在加热氧化后使用氢氟酸进行处理。

由于价格低廉，非贵金属烤瓷合金被广泛应用，这些合金往往会有持续的氧化过程。尽管用于

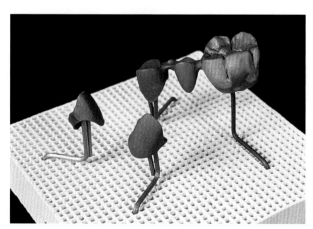

图 24-9 ▪ 清洁干净后的金属基底冠在烤瓷炉中进行氧化

不同合金系统的技术会有所变化，但大多数厂商都推荐对非贵金属烤瓷合金不做氧化处理，而是推荐在清洁后直接进行烤瓷的第一个程序。因为非贵金属氧化物形成的范围很难控制，且无法控制氧化层的厚度和脆性，反而会带来潜在的失败风险。尽管这样，非贵金属金瓷结合力和其他合金系统相比仍然没有显著差异。

材料科学

Isabelle L. Denry • Leon W. Laub

牙科陶瓷材料一般根据熔点范围分为三类：高熔瓷粉（1290~1370 ℃）、中熔瓷粉（1090~1260℃）和低熔瓷粉（870~1070℃）。早期的瓷甲冠和义齿瓷牙往往是由高熔瓷粉或中熔瓷粉制成，烤瓷熔附金属全冠的瓷粉熔点范围大多属于低熔瓷粉（熔点范围为 870~1070℃）。后面讨论的内容主要针对低熔瓷粉。

瓷粉的制作

牙科瓷粉的原料包括石英混合物（SiO_2）、长石（硅酸铝钾长石、硅酸铝钠长石）和其他氧化物。原材料首先加热到高温以形成玻璃状物，再用水淬火迅速降温，将玻璃状物碎裂为很多小的碎片，这个产物称之为熔淬。熔淬经球磨后，如果还没有达到理想的粒度分布，可将这一步骤重复多次。因为熔块的温度远远高于烤瓷烧结时的温度，因此大部分原料之间的化学反应在进行烤瓷烧结之前已经完成。尽管根据最终烤瓷产品预期用途的不同，瓷粉的实际组成会有一些变化，但瓷粉的主要成分见表 24-1。大多数金属烤瓷瓷粉的配方组成和 Weinstein 与他的同事们提出的组成近似[12, 13]。他们提出瓷粉混合物的组成包括两种熔淬：低熔玻璃熔淬和由对称四角形（图 24-11）白榴石晶体（$KAlSi_2O_6$，结构见图 24-10）构成的高膨胀系数熔淬。这种瓷粉混合物克服了瓷熔附金属的两个主要困难：保证瓷粉的熔点低于金属的熔点和瓷粉的热膨胀系数与金属热膨胀系数匹配。

在熔淬完成后，瓷粉玻璃样混合物中大约含有 20% 的四角形白榴石晶体结构[14]。这种玻璃混合物的结构是一种随机的硅氧结构。硅氧结构是在一个四面体中有一个硅原子，周围连接有四个氧原子（结构见图 24-12）。这种四面体结构通过共价键和离子键结合在一起，因此形成了一个相对稳定

表 24-1 高熔、中熔和低熔体瓷的组分
（按质量百分比）

	高熔 瓷粉	中熔 瓷粉	低熔 瓷粉	金属烤瓷 瓷粉
SiO_2	72.9	63.1	66.5	59.2
Al_2O_3	15.9	19.8	13.5	18.5
Na_2O	1.68	2.0	4.2	4.8
K_2O	9.8	7.9	7.1	11.8
B_2O_3	—	6.8	6.6	4.6
ZnO	—	0.25	—	0.58
ZrO_2	—	—	—	0.39

修改自 Yamada HN, Grenoble PB: Dental porcelain: the state of the art—1977. Los Angeles, University of Southern California School of Dentistry, 1977.

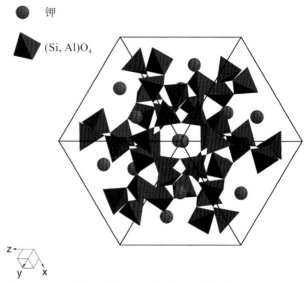

图 24-11 ■ 低温白榴石（四角形）的晶体结构

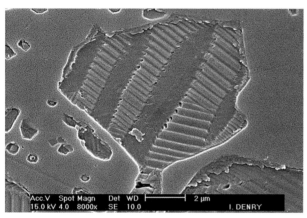

图 24-10 ■ 含有白榴石牙科陶瓷抛光和酸蚀后的扫描电镜照片，可以看见白榴石晶体的四角形结构

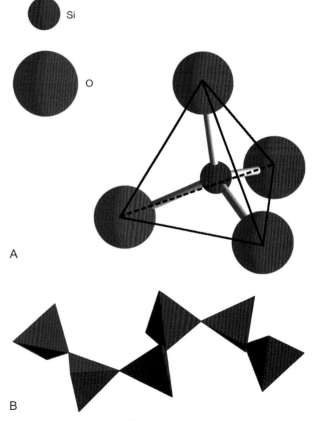

图 24-12 ■ 硅氧的四面体结构

的结构。同时这种硅氧结构的熔点也非常高。通常钾和钠会加入到玻璃混合物中破坏硅氧结构，这种作用称为玻璃改性。在牙科瓷粉中，钾和钠常常来自于长石。玻璃改性后会带来两个我们希望的结果：①玻璃的熔化温度会降低；②热膨胀系数会增加。厂商通过调整氧化物构成使瓷粉的热膨胀系数尽量与基底冠金属的热膨胀系数匹配。如果玻璃混合物的组成没有进行适当的调配，硅氧结构会发生大量的碎裂和重组，产生玻璃的结晶化（称之为脱玻作用）。脱玻作用时晶格结构从玻璃态转为结晶态的变化如图 24-13 所示。如果烤瓷修复体烧结次数过多，会出现脱玻作用，表现为热膨胀系数和不透明度的显著升高。

长石中含有的氧化铝可以作为中间氧化剂起到提高玻璃半透性和硬度的作用。因此牙科瓷粉在使用时可以很好地抵抗坍落和热塑性流动，这样有利于在堆瓷时获得修复体理想的外形。

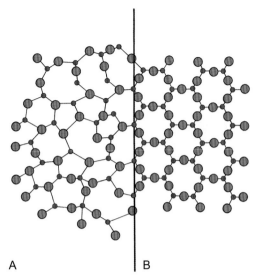

A   B

图 24-13 ■ 硅氧结构从玻璃态（A）到结晶态（B）的变化（引自 Kingery WD, et al: Introduction to ceramics, 2nd ed. New York, Wiley & Sons, 1976.）

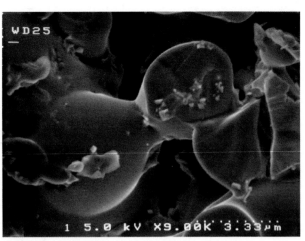

图 24-14 ■ 玻璃烧结。部分熔融的未熔化颗粒形成了粘接力。注意玻璃流动形成的颈缩现象（引自 Van Vlack LH: Elements of materials science, 2nd ed. Reading, Mass., Addison–Wesley, 1964.）

瓷粉的使用

出厂时的牙科瓷粉通常是粉末状，使用时与水或水基含有甘油的烤瓷专用液混合形成均匀利于操作的粉浆状。粉浆涂塑形成修复体需要的形状。涂塑后可以利用一些压缩技术（如振动和吸水法），尽可能地去除多余的水分。由于毛细管作用，瓷粉颗粒聚集、凝结在一起。适当的聚集、凝结可减少在加热干燥时的水汽蒸发。当加热烧结时，瓷粉颗粒凝聚成团。未熔化的瓷粉颗粒黏性流通过润湿和桥接在颗粒间形成连接（图 24-14）。因此在烧结后由于间隙空间的减小，体积一般会收缩27%～45%[15]。

瓷粉的类型

按照瓷粉在金属烤瓷修复体中起到的不同作用分为以下几类：遮色瓷、体瓷和切瓷。

遮色瓷

遮色瓷是上瓷的第一层并起到以下两个主要作用：遮盖金属基底冠颜色和形成金瓷结合力。

不透明的氧化物混入了基础瓷粉以制成遮色瓷粉。这些氧化物的密度明显大于玻璃基质。因此，锡、钛和锆的氧化物具有比玻璃基质组分（长石折射率为2.01～2.61，石英为1.52～1.54）高的折射率。当使用一定颗粒大小的氧化物后，大多数入射光会被散射或反射而不是穿过瓷层，这样就很好地遮盖了金属基底冠的颜色。

高金贵金属金瓷结合界面的扫描电镜图如图 24-15 所示[16]。当使用一些特定元素（这种技术称为元素映射）对金瓷结合界面区域扫描时，明显显示有铝元素和钛元素的集中区。这些图上显示的密集区域，表示在金瓷结合界面下方的遮色瓷层内有不连续的铝原子和钛原子的氧化物颗粒。把元素映射与金瓷结合界面的显微照片对比时，可发现界面下方遮色瓷氧化物颗粒的大小和分布情况。和预料中一样，硅元素也在瓷层中有均匀分布。

体瓷

体瓷烧结时覆盖在遮色瓷上方，通常连接切瓷。它在提供一定通透性的同时，也通过其中含有的金属氧化物来进行颜色的调配。体瓷往往有各式各样的颜色，以和邻牙的颜色协调一致。大多数瓷粉制造商会为每一种颜色的体瓷搭配一种遮色瓷。尽管瓷粉制造商都会使用同一种比色板比色号来对颜色进行命名（如最常用的北美 VITA 公司的经典比色板），但不同制造商之间瓷粉的颜色还是有很大的差异。因此牙医必须清楚地了解技工使用的是哪个厂商的瓷粉系统[17, 18]。

切瓷

切瓷通常半透性都很高。因此烤瓷修复体的颜色主要是由其下方的体瓷和遮色瓷决定的。

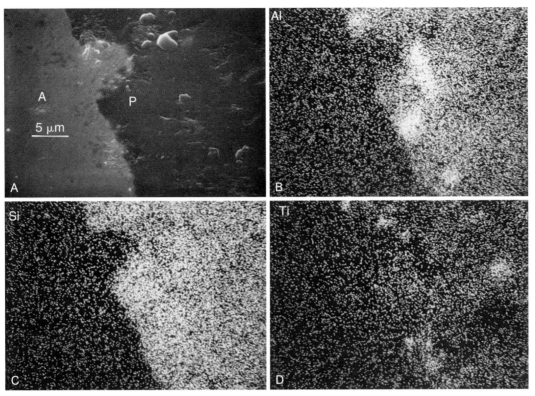

图 24-15 ■ 高金贵金属金瓷结合界面：Degudent U（登士柏公司）和 VITA normal（维他北美公司）。A. 界面的电镜扫描图；B~D. 元素面扫描图铝元素（B）、硅元素（C）和钛元素（D）的元素映射（引自 Laub LW, et al: The metal–porcelain interface of gold crowns [Abstract no. 874]. J Dent Res 57:A293, 1978.）

金瓷结合

A. Brantley • Leon W. Laub • Carl J. Drago

对于成功的金属烤瓷冠来说，遮色瓷层与金属基底冠之间牢固的结合尤为重要。从 20 世纪 70 年代以来大量的研究阐明了影响金瓷结合力的重要因素。早期研究阐述了金属基底冠表面润湿和烧结温度的重要性[19]。尽管关于常用烤瓷瓷粉和金属基底冠合金接触角的研究未见报道，但良好的润湿性可以很好地减少金瓷结合界面的孔隙率。尽管关于升温时接触角和金瓷结合力之间的具体关系并没有具体阐明，但 O'Brien 和 Ryge 的研究显示完美的润湿（指接触角为 0°）并不存在[19]。

在 Borom 和 Pask 关于化学结合力的模型中理想化地认为金瓷界面是个连续一致的晶格结构[20]。如果原则上陶瓷组分里一定含有氧化物，可以使氧化物在陶瓷烧结周期升温时扩散进入合金中，且氧化物在陶瓷和金属中具有相同的化学电位。事实上，金瓷结合界面的实际情况和这种理想模型并不相同。针对烤瓷用黄金和高钯金的研究表明，氧化物区域的构成非常复杂；其他牙科用铸造合金氧化物的详细情况相信也同样复杂[21, 22, 23]。金属氧化物的多相性使得设想的金瓷结合界面原子连接的连续一致性无法达到，除非在一些陶瓷玻璃基质与金属固熔体直接接触的区域。

在铸造合金时，厂商会加入少量非贵金属来形成氧化物，从而增加金瓷结合力[24, 25]。研究者们使用电子微探针和电镜[16, 26-31]观察到这些元素在金瓷结合界面聚集并形成界面氧化层。对于贵金属，铁（对高金贵金属）、锡和铟（对低金贵金属、钯银合金、银钯合金和高钯合金）和镓（高钯合金）是主要产生金瓷结合力的金属。对于主要是镍和钴的非贵金属，铬的氧化物主要提供了金瓷化学结合力，而钛合金中钛的氧化物起到了这个作用。

图 24-16A 显示了高钯合金与牙科陶瓷结合界面的电镜图。这种合金在烧结周期时在表面和内部都有复杂的氧化反应。使用电镜和 X 射线能谱分析精确测定组成，显示钯固熔体晶格内在的氧化物颗粒非常小（直径小于 1~2 μm）。X 射线衍射显示，在氧化之前合金表面经过标准的 50 μm 氧化铝颗粒喷砂后，在氧化物区域发现有 $CuGa_2O_3$ 和 SnO_2 的

存在^[22]。图 24-16B 显示了使用电镜对金瓷结合界面附近主要元素进行行扫描的结果。当行扫描经过内部氧化物区域时，X 射线计数会出现明显变化。

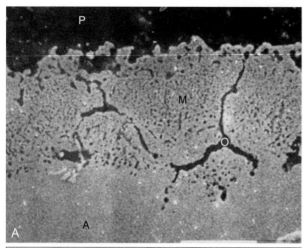

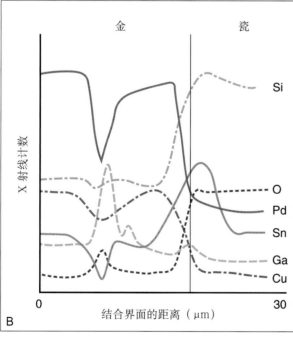

图 24-16 ▪ A. 使用扫描电镜二次电子扫描象分析 Liberty 钯－铜－镓高钯合金（Jelenko 牙科合金）（A）与 VITA VMK 68 牙科陶瓷（VITA 北美公司）(P) 结合后金瓷界面情况。在晶格内合金（M）的晶界由于氧化物的形成而加宽。在晶格内有许多非常小的氧化物颗粒，比例尺=10μm；B. 垂直于 Liberty 合金使用 X 射线能量色散光谱分析结合界面进行元素直线扫描。因为电镜的原始资料并没有经过矩阵修订，相关元素的浓度（X 射线计数）只能是定性分析，但判断出的元素浓度变化趋势是具有参考价值的。O, 氧元素；Si, 二氧化硅；Sn, 锡（引自 Papazoglou E, et al: New high-palladium casting alloys. Studies of the interface with porcelain. Int J Prosthodont 9:315, 1996.）

影响金瓷结合的因素

大多数金属烤瓷瓷粉系统的金属基底里在各层瓷粉烧结前要预先进行氧化［钯－铜－镓高钯贵金属（Jelenko 牙科合金）是一个例外，在烧结遮色瓷之前不需要进行氧化］。氧化这个步骤有时也被称为预热或除气。除气这个术语常用于牙科技工厂，但这个词实际上并不准确，因为这个步骤最主要的目的是为了形成金属表面氧化层，从而使烤瓷可以与金属产生粘接力。以往一些临床医生认为在加热熔融金属的同时也会除去气体。实际上是在金属凝固时会除去气体，因为气体在金属熔化时的溶解度高于金属凝固时，这样会在铸件中形成微小的气孔^[32]。

为了获得最牢固的金瓷结合力，金瓷之间氧化层应该获得一个最适宜的厚度。在 20 世纪 70 年代就有关于贵金属和非贵金属氧化层的研究指出这一点^[33]。研究发现，对于非贵金属，必须要有一些特别的措施来防止形成过厚的氧化层^[34]。Beryllium 通过加入一些镍铬合金成分来降低熔点范围，减小氧化层厚度^[35]。一些厂商的烤瓷瓷粉需要在上遮色瓷之前先涂布一层粘接剂。有些设想是为了美观要求，在银色金基烤瓷合金表面涂布胶体金悬浮液。电镜检查金瓷结合界面发现对于镍铬合金，粘接剂会增加或减小金瓷界面反应层的厚度^[30]。对一些镍铬合金粘接剂的研究发现，其中一些含有陶瓷的元素（如铝、锡和硅）^[35]。针对一些牌子的镍铬合金，粘接剂明显可以增强陶瓷与金属之间的结合力。厂商推荐粘接剂并认为粘接剂对于提高金瓷结合是必不可少或明显有益的。

在金属基底冠表面使用氧化铝颗粒喷砂以增加表面粗糙度，在遮色瓷和金属基底冠之间增加机械锁结力是一种常规的做法。在烧成温度范围内，遮色瓷的黏度很低可以流入这些微小的孔隙内。早期研究认为表面粗化处理对于金－铂－钯合金、金－钯－银合金和镍铬合金界面剪切强度没有影响^[36,37]。但近来研究发现，对于钯－铜－镓高钯合金，通过在表面制造出较大的切槽深度这一可控的机械表面粗化方法可以提高金瓷结合力，表面粗化处理后，金瓷结合力可以得到很大的提高^[38]。

为了获得良好的金瓷结合力，金属（α_M）和瓷（α_C）的线性热膨胀系数必须匹配。一般，α_M 值为 13.5×10^{-6} 摄氏度～14.5×10^{-6} 摄氏度；α_C 值为 13.0×10^{-6} 摄氏度～14.0×10^{-6} 摄氏度^[39]。金属的热膨胀系数要略高于瓷，这样瓷在室温时处

在较为有益的残余压缩应力的状态（图 24-17）（陶瓷热膨胀与热收缩系数大致相同，陶瓷只有在低于其玻璃相变温度才会产生残余应力，但在这个温度下陶瓷已经没有黏性流动性了）。陶瓷的抗压能力高于其抗拉伸能力，为了防止陶瓷的碎裂，残余的拉伸应力应该尽量减小。

在固定义齿修复学中，金属基底冠和陶瓷的结合力是非常重要的；研究者们使用了各种各样的测试方法测量它的剪切强度、拉伸强度、弯曲强度和扭转负荷来评价金瓷之间的结合力。理想的情况是，界面的结合强度足够强，以至于试件的破坏断裂发生在陶瓷的内部（内聚破坏）。一项早期研究认为，普通烧结和真空烧结商业用牙科陶瓷的径向拉伸强度并没有差异[40]。遮色瓷的拉伸强度较低，为 28 MPa（4061 psi），而牙龈瓷的拉伸强度为 42 MPa（6092 psi），这主要是由于两种陶瓷粉的组成成分不同导致。此外，真空烧结对遮色瓷的孔隙率也没有太大影响。根据上述研究，金瓷界面的抗拉伸强度必须超过 28 MPa，才能够在破坏时发生陶瓷内聚破坏而不是界面破坏。根据牙科陶瓷的剪切强度可以推测出在破坏时发生陶瓷内聚破坏时需要的最小界面结合剪切强度[41]。一些测量金瓷粘接抗张强度研究的结果也证明了这一点[35, 42, 43]。陶瓷的内聚破坏强度在 15~39 MPa（2176~5656 psi）之间，而剪切强度在 55~103 MPa（7977~14 938 psi）之间。在许多剪切强度测试中，发生了一种混合破坏模式，这是由于金瓷结合界面的破坏一直延伸到陶瓷内部，发生内聚破坏导致。

随后研究金瓷界面结合力的重点集中在测量陶瓷粘接力上，而不是测量粘接强度上。Anusavice 和他的同事使用三维有限元分析的方法来测量金瓷粘接强度（如拉伸强度、三点弯曲强度和四点弯曲强度）[44]。在粘接强度测试中有两大难题：一是金瓷结合界面不同位置应力不同（尤其是靠近瓷终止线附近）；二是导致临床修复体失败的纯剪切应力很难模拟。金属和陶瓷热收缩系数的不匹配会在结合界面产生无法控制的残存应力，而理想的金瓷结合力数值是在基于界面无任何残存应力的条件下获得的。

为了解决以上问题，O'Brien[45, 46]提出了一个完全不同的方法，他将观察重点集中在金瓷试件或修复体破坏的模式上，而不是测量粘接强度的大小。粘接破坏或内聚破坏有六种可能的形式，或这些形式的混合形式（图 24-18）。粘接破坏可以发

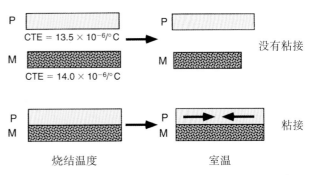

图 24-17 ■ 当金属热膨胀系数比陶瓷大是 0.5×10^{-6} 摄氏度时，在烧结温度和室温时的金瓷结合情况，会导致室温时陶瓷处在压缩的状态（引自 Craig RG, et al: Dental materials: properties and manipulation, 7th ed. St. Louis, Mosby, 2000.）

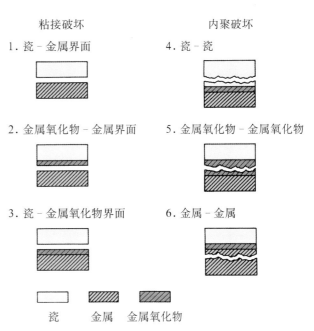

图 24-18 ■ 贵金属烤瓷修复体可能的失败模式（改自 O'Brien WJ: Evolution of dental casting. In Valega TM Sr, ed: Alternatives to gold alloys in dentistry [DHEW Publication No. (NIH) 77-1227, p 5]. Washington, DC, U.S. Government Printing Office, 1977.）

生在：①如果没有氧化层的话可能发生在金瓷结合界面；②在金属氧化层和金属之间；③在陶瓷与金属氧化层之间。内聚破坏可以发生在：④瓷层破坏，这是我们希望的破坏形式；⑤金属氧化层的破坏；⑥金属破坏（金属破坏基本不可能发生，把它列出来只是为了破坏类型的完整性）。这种根据试件破坏时粘接陶瓷破坏区域的不同来评价金瓷结合力的方法被美国国家标准协会／美国牙科学会（ANSI／ADA）接受，作为评价金属烤瓷材料的第 38 号技术规范[47]。微观形态测量并没有列入技术规范。

一种量化 X 线光谱测量的方法被 Ringle 和他的同事们[48]用来测量陶瓷粘接力。使用扫描式电子显微镜对在双轴弯曲实验中破坏的金瓷试件断裂面进行扫描，并使用 X 线能谱分析仪进行分析。这种测试方法的原理是基于硅是牙科陶瓷中的一种主要成分，而在牙科合金中则含量很少（除非是来自于包埋料或制备试件时抛光研磨剂带来的污染）。折裂试件金属表面残留的陶瓷可以通过检测硅元素的 K α 信号检测到，在上瓷之前氧化的金属表面要进行校准测量，在测试之前陶瓷表面也要进行校准测量。这种方法被用来测量氧化物和各种各样烤瓷合金的结合力[49]，包括高钯合金、钛和钛－铝－钒合金（Ti-6Al-4V）[52-55]。

另一个评价金瓷结合力的方法是引入了国际标准化组织（ISO）9693 号金属烤瓷修复体的测量规范，其中包括三点弯曲测量实验[56]。Lenz 和他的同事[57, 58]发明了一种利用三维有限元进行三点弯曲测试的方法，并且可以模拟由于金属和烤瓷热收缩系数不匹配产生的温度应力。研究者们对一些有理想弹性模量值的钯－镓高钯合金的陶瓷结合力进行了研究，结果发现使用 X 射线能谱分析方法[50, 51]测出的陶瓷结合力与按照 IOS9693 三点弯曲实验[56]标准试件断裂时获得的强度值并不一致[59]。这些实验结果使得人们采用 X 射线能谱分析的方法测量陶瓷结合力[48, 50]是否有效产生了怀疑。一种可能的解释是在测量金瓷结合力实验中金属发生了轻微的永久性的挠曲变形[50]，而在 ISO 标准测量金瓷结合力的剪切强度测试中试件破坏时并未发生这种金属的永久性挠曲变形[56]。

其他影响金瓷结合力的因素包括在上瓷之前金属表面的处理措施和烧结时烤瓷炉的气体成分。像之前提到的，在氧化之前金属基底冠表面的喷砂是常规的操作程序，可以去除金属基底冠表面在开圈时带来的污染，清洁表面；并且在表面形成微小的不平整面，为陶瓷结合提供机械结合力。金属氧化可以在空气中进行，或在低压烤瓷炉中（大约 0.1 标准大气压）进行。在低压下形成的氧化层厚度比在空气中形成的氧化层厚度更薄。厂商推荐的合金氧化和烤瓷烧结周期必须严格遵守。一项早期的研究显示在空气中烧结的贵金属烤瓷试件的抗剪切强度可以提高 60%[60]；当时另一项研究[61]发现烤瓷炉中的环境不同会改变拉伸粘接强度的大小。在氧化环境中烧结的镍合金烤瓷的抗剪切强度要高于在无氧化环境或还原环境中烧结的镍合金烤瓷的抗剪

切强度[62]。最近，Wagner 和他的同事发现[38]，钯－铜－镓高钯合金烤瓷在还原环境中烧结后粘接强度会变小，因此推荐合金氧化最好在标准的陶瓷烧结周期中完成。

从 2005 年以来，有大量关于钛及钛合金烤瓷粘接强度的实验报道。Zinelis 和他的同事[63]报道了 8 种烤瓷材料与商业用纯钛之间不同的粘接强度，并且发现测得的陶瓷粘接力[53, 59]和 ISO 三点弯曲测试[56]中测得的金瓷粘接强度之间并无相关性。一篇优秀的综述全面地总结了关于牙科陶瓷与钛粘接力大量文章的实验结果[64]。在烤瓷烧结时形成的过厚的氧化层和非常硬的 α 相表面层（见第 19 章）会使陶瓷很难与钛或钛合金结合在一起。另一个影响因素是通过使用低温瓷来减小钛金属在升温时的反应，这些低温瓷的结合强度要小于传统的中熔陶瓷[65, 66]。

在烤瓷烧结之前对钛金属进行表面改性的方法包括粗化[65-68]，使用酸和苛性碱溶液[53,69,70]，进行表面处理和特殊材料表面沉积与涂层[54,55,71-75]。临床研究发现，发生在陶瓷内部的内聚破坏要多于发生在钛瓷结合界面的界面破坏，这提示我们在钛金属低温烤瓷时窑炉控制不恰当。尽管在目前研究中牙科陶瓷与钛金属的粘接强度比 ISO 9693 标准中要求的最低强度 25 MPa 要高[56]，但传统镍铬合金的粘接强度要高于钛金属[64,65,69]。对于表面使用非铸造工艺的电火花工艺进行加工的钛金属，当 α 相去除后，陶瓷结合强度与其他合金并无明显差异[65,76]。

另一个有兴趣的研究是关于使用回收金属对于金瓷结合强度的影响。昂贵的金合金和钯合金的回收利用对于加工厂有着实际的意义。高金、高钯合金和钯银合金在回炉三次后金瓷粘接强度没有改变[77]。与此相反，传统镍铬合金回炉合金的粘接强度较首次使用的合金粘接程度有明显下降[78]。

选择标准

大多数现代牙科陶瓷厂商都有指定匹配使用的合金系统。通常匹配主要指的是热膨胀系数的匹配。临床上选择的颜色决定了需要哪些瓷粉混合在一起。取决于要调配的颜色特征，好几种瓷粉可以混合使用以达到理想的美学效果。商业用牙科陶瓷可以分为细晶粒陶瓷和粗晶粒陶瓷。典型的细晶粒陶瓷颗粒大小是从 5~110 μm，而粗晶粒颗粒大小则大于 200 μm。

遮色瓷

为了获得金瓷结合界面的机械结合力和化学结合力，遮色瓷必须要能够很容易地润湿金属基底冠表面。修复体颜色主要是由遮色瓷的颜色决定，并且遮色瓷要能很好地遮盖住金属的颜色，即便在遮色瓷层厚度很薄的情况下。遮色瓷层厚度一般不应该超过 0.1 mm；太厚的遮色瓷层会导致修复体的外形过突，尽管从遮盖某些金属氧化物颜色的角度来说，有时候需要更厚的遮色瓷层[79]。少量的氧化锆和氧化钛，配合使用氧化铝，可以作为遮色剂来遮挡某些金属氧化物较暗的颜色。体瓷中也有一些这样的氧化物。厂商提供的遮色瓷有粉状和糊状两种类型（图 24-19）。

体瓷和切瓷

和遮色瓷一样，体瓷和切瓷的选择主要取决于美学性能。当然，瓷粉烧结时发生的体积缩减也必须考虑。在第一次烧结时，体瓷和切瓷的收缩量在 27%～45%；另一方面，遮色瓷在首次烧结时可能发生龟裂，但体积不会发生太大变化。低熔烤瓷粉，如登士柏公司的 Finesse 和 Vita 公司的 Omega 900 被普遍使用[80]。当考虑到对颌牙釉质磨损时，这些材料可以使用，因为在体外实验中它们都表现出较低的耐磨损性能[81]。

制作过程

为了理想的美学效果，经常将体瓷和釉质瓷混合在一起以获得理想的颜色效果。

烤瓷制作
设备
需要下列设备（图 24-20）：
- 烤瓷调配液
- 餐巾纸
- 玻璃板或调色板
- 纸巾或纱布
- 两杯蒸馏水
- 玻璃调刀
- 锯齿状工具
- 陶瓷用镊子或血管钳
- 堆瓷用黑貂毫笔（2、4、6 号）和毛刷
- 剃须刀片或模型修整刀

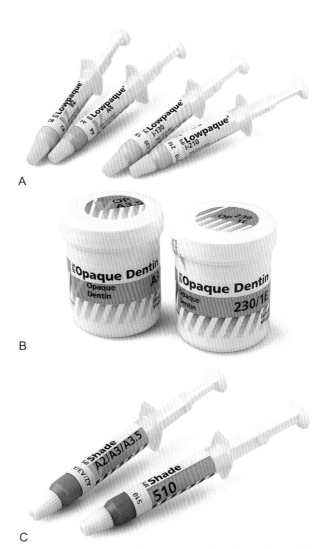

图 24-19 ■ A~C. 金属烤瓷遮色瓷的类型。遮色瓷瓷可以是粉状或糊状（由 Ivoclar Vivadent, Amherst, New York 提供）

- 氰基丙烯酸酯粘合剂
- 彩色铅笔或签字笔
- 咬合纸
- 烤瓷专用磨头
- 弹性好的薄金刚石磨盘（直径大约 20 mm）

制作步骤

在金属基底冠氧化后，必须仔细检查。在上瓷的表面必须有一层连续的氧化层。

遮色瓷 技术如图 24-21 所示。

1. 选择好遮色瓷后充分摇晃让瓷粉混合均匀。然后放在工作台上让小的颜色颗粒沉淀下来。静置一段时间，如果不受干扰的话，所有陶瓷粉末会按照颗粒的大小分层。

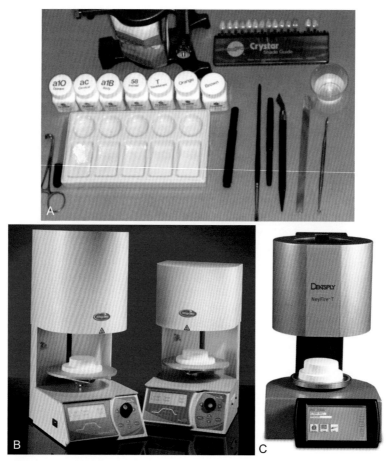

图 24-20 ▪ A. 烤瓷全套设备；B. 烤瓷炉 Whip Mix Pro Press200（左侧）和 Whip Mix Pro 200（右侧）；C. 登士柏公司 NeyFire T 烤瓷炉（B. 由 Whip Mix Corporation, Louisville, Kentucky 提供；C. 由 Courtesy Dentsply International, York, Pennsylvania 提供）

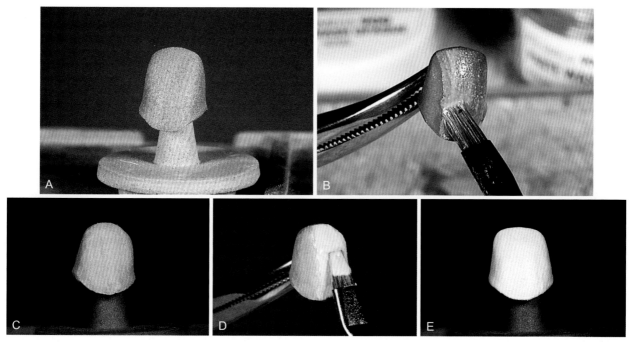

图 24-21 ▪ 遮色瓷操作方法。A. 金属基底冠已进行氧化；B. 上瓷。可以通过振动的方法将遮色瓷涂布成均匀的薄层（C）；D. 涂布额外的遮色瓷；E. 在烤瓷炉前干燥后，遮色瓷层应该是均匀一致的哑光白外观。多余的瓷粉在烧结前必须去净

2. 取出少量的瓷粉放在玻璃调板或调色板上。加入一些烤瓷调配液并使用调刀混合均匀。不能使用金属调刀，因为在调拌时金属颗粒会混入材料中形成污染。遮色瓷调拌合适的黏稠度应该是可以蘸在调刀上维持几秒钟。

3. 使用液体润湿金属基底冠，并用毛刷或抹刀蘸起一小团遮色瓷粉。用烤瓷镊夹起底冠，涂在底冠表面。

4. 轻轻振动使材料分布成均匀的薄层。镊子的手柄在锯齿状工具上来回移动，进行必要的振动，多余的水分会集中到表面，然后用干净的纸巾吸掉。当使用涂刷式遮色瓷粉时可不需要振动。

5. 在第一团瓷粉的顶端涂上第二团瓷粉，使用相同的方法将其分布均匀。为了减少两团瓷粉交接时产生的气泡，最好不要在第一团瓷粉的边界区域放置遮色瓷粉。如果水分含量控制得很好，压缩是比较困难的。如果瓷粉混合水分过多会导致瓷粉坍塌或在金属基底冠，尤其是靠近金瓷结合处的凹面处，形成较厚的一层。

6. 当金属基底冠表面被覆盖后，在干燥的基底上再添加材料。在添加瓷粉之前必须要将基底润湿，否则在添加新瓷粉后，干燥的基底会迅速将水分吸收，影响新瓷粉的压缩和分布。

7. 当金属基底冠完全覆盖后，使用一个略潮湿毛刷的侧边将多余的瓷粉去除干净。如果和瓷粉直接接触的金属基底冠表面已经制备并抛光，多余的瓷粉是很容易去除干净的。然而，这项关键的工作往往会被忽视，从而导致后面抛光金属时变得非常困难。

8. 在去除完多余的瓷粉后，仔细检查冠修复体的内部没有瓷粉残留。可以用一把干燥坚硬的短猪鬃毛刷去除残留的瓷粉。

9. 在烧结前，检查遮色瓷是否达到下列要求：
   • 金属基底冠被一光滑遮色瓷层完全覆盖，并且可以遮挡金属底色
   • 在遮色瓷表面没有多余的瓷粉。
   • 外表面非上瓷区域没有遮色瓷。
   • 在金属基底冠内面没有瓷粉残留。

10. 如果这些要求都达到，将底冠放入耐火烧结盘，放在打开的烤瓷马弗炉旁边几分钟，让水分蒸发。当彻底干燥后（根据不同厂商的要求会有不同变化），再次检查是否有多余的遮色瓷粉。之前被忽视的多余材料会看得很明显，因为白垩色的陶瓷与暗色的金属对比非常鲜明。可以用一把干燥坚硬的短猪鬃毛刷将多余的遮色瓷粉去除。根据厂商推荐对遮色瓷进行烧结。

11. 在初次烧结后，将金属基底冠拿出烤瓷马弗炉，冷却至室温。

12. 这时候，检查遮色瓷层是否有裂缝和薄弱点，是否完全均匀覆盖。当遮色瓷从烤瓷炉中拿出后，呈现出黄色；当它冷却后，呈现出典型的哑光白外观。烧结完成的遮色瓷层应该呈蛋壳样外观。如果需要的话，就要进行第二次遮色瓷的烧结。在第一次烧结后常会出现小的裂缝和裂纹。这可以通过添加水分，将稀薄的遮色瓷粉压缩进入缝隙中来消除。当在一些金属底色未遮住的小块区域里添加瓷粉时，应该先润湿表面（保证润湿性）。

13. 烧结后检查遮色瓷层是否符合下列要求（图 24-22）：
   • 相对光滑、均匀的一层遮色瓷层可以遮挡住金属底色。
   • 蛋壳样外观。
   • 在冠修复体的内表面和外表面没有多余的瓷粉（可以通过将冠修复体完全就位在代型上烧结来避免）。

体瓷和切瓷 当遮色瓷上好烧结完成后，就开始上体瓷和切瓷（图 24-23）。在一个修复体上使用多种瓷粉是很常见的。半透性高的体瓷（称之

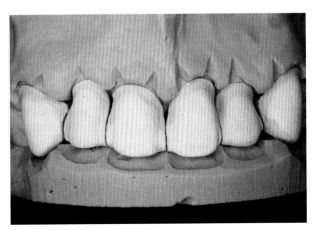

图 24-22 ■ 遮色瓷外观

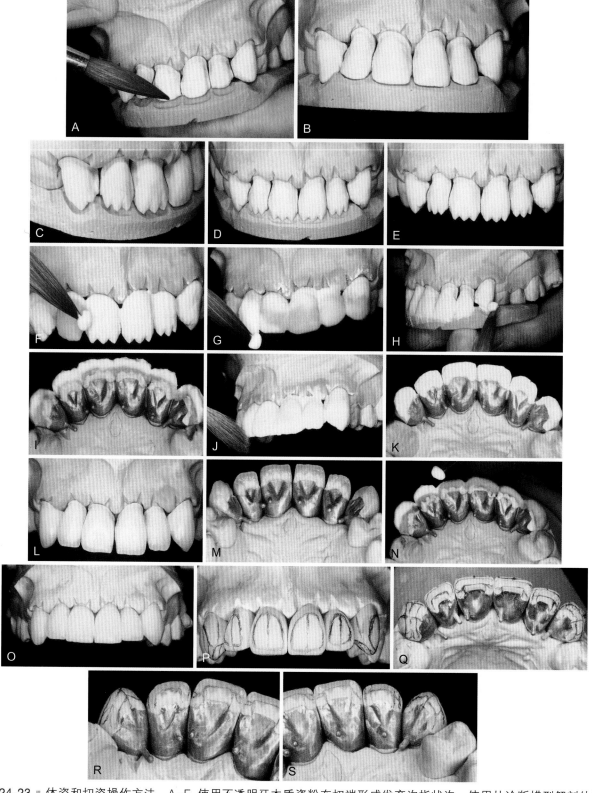

图 24-23 ■ 体瓷和切瓷操作方法。A~E. 使用不透明牙本质瓷粉在切端形成发育沟指状沟。使用从诊断蜡型解剖外形复制得来的石膏或硅橡胶导板（见第 18 章）来指导外形制作，保证切端边缘位于合适的位置；F 和 G. 颈部瓷和体瓷用于形成外形轮廓；H. 切端导板可以用来指导形成切端边缘位置。尤其是对于多个修复体制作时很有帮助；I. 上瓷后修复体体积可略大一些；J. 使用毛刷将表面扫平；K. 修复体在烧结前使用刮胡刀片分割开；L 和 M. 在第一次体瓷烧结后修复体的外形；N. 在一些外形有缺陷的地方添加瓷粉；O. 在烧结后，邻面接触区仔细调整，将修复体就位于代型上；P~S. 修复体打磨成形。尤其要注意修复体线角和切缘的位置与形态。当完成后，修复体就可以进行临床试戴和口内最终的外形修整（见第 29 章）

为不透明牙本质瓷）常用于一些不需要透明度的区域（如桥体的龈端和切端发育叶区域）以模仿邻牙的解剖特征。颈部瓷粉可以用在牙颈部 1/3，切端瓷粉用在牙齿切端以模拟天然牙的釉质。一般来说，修复体加瓷形成解剖外形，如果可能的话，类似于回切的技术可以用于内冠蜡型制作阶段，这样可以为半透性高的切端瓷留出更多的空间。

1. 在一块玻璃板或调色板上将颈部瓷粉、体瓷、切端瓷粉和其他种类瓷粉分别放置好。如果同一块玻璃板上还用过遮色瓷粉，必须把残留的遮色瓷粉清扫干净。

2. 推荐使用烤瓷调配液或蒸馏水混合瓷粉。瓷粉水分含量和遮色瓷使用时相同。现在还有种特殊配方的烤瓷调配液，它比传统含有甘油的烤瓷调配液拥有更长的操作时间。

3. 使用少量的液体润湿已烧结的遮色瓷层，在上瓷的牙颈部区域放置一团牙颈部瓷。使用毛刷轻拍，并在压缩的最初阶段轻敲内冠以获得足够的振动。用一张纸巾贴近以去除多余的表面水分。在整个上瓷过程中，唇侧表面不应该被纸巾污染，因为会带走一些小的色素颗粒。可以在舌侧一直使用吸水纸吸干水分，选择可以获得比较理想的美学效果。

4. 在使用颈部瓷粉并形成颈部形态后，使用体瓷形成解剖形态。可以利用邻牙和对颌牙作为外形参考。在堆瓷修复体与石膏代型之间如果有邻接关系，石膏代型表面可以涂布少量氰基丙烯酸酯粘合剂，并迅速吹成一薄层。这种表面封闭可以防止从堆瓷修复体上吸收水分。

5. 为了补偿在烧结时颗粒收缩产生的体积缩小，修复体应做的略大一些。一般前牙金瓷修复体在切缘收缩约为 0.6 mm，在面中部约为 0.5 mm（图 24-24）[82]。

6. 当体瓷堆瓷完成后，评价近远中、唇舌面及切龈向解剖外形是否合适。

7. 为了获得理想的外形、足够的切端瓷空间，进行回切操作。有些厂商推荐切瓷从切端一直上到颈部，另一些厂商则推荐只在切端 1/3 上切瓷。可能出现的外形有无数种可能性，只有非常有经验的牙医才可以预测出最终修复体的外形。无论使用剃须刀片、外科手术刀还是塑形器进行回切，在回切之前充分压缩体瓷都是必须的。这样可以减少在后面出现瓷裂的风险。另外，为了减小没有支撑的切瓷坍落造成破坏的风险，回切最好从切端一直做到颈部。在邻面区域切端瓷必须要有足够的空间。

8. 使用相同的方法上端瓷，并比最终的修复体外形做得略大一些。在上切瓷之前体瓷必须润湿，此外，间歇性的轻微振动可以保证瓷粉得到适当的压缩。振动不要持续过长时间，长时间的振动并不能降低孔隙率[83]，不会增加抗折强度[84]，反而会引起色素颗粒不理想的重新分配。

9. 使用红色或绿色签字笔将石膏模型上的对颌牙标记出来。当石膏模型已经涂布氰基丙烯酸粘合剂后，这些标记颜色不会被吸收。然后可以闭合𬌗架让对颌牙与润湿的上瓷修复体接触。如果操作小心，可以在堆瓷修复体上形成形态而不会导致龟裂，这样堆瓷修复体就可以修成必须的𬌗面解剖形态。只有红色或绿色可以在加热后没有残留，因此可以用来标记。而蓝色或黑色往往会含有金属氧化物或碳，会在烧结后染色陶瓷。

10. 在将堆瓷修复体从代型上移走前要润湿邻接区域。这样可以减少邻接区堆瓷瓷粉龟

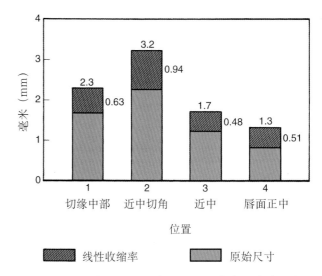

图 24-24 ■ 标准上颌第一中切牙金属烤瓷冠烧结后的平均收缩率（引自 Rosenstiel SF: Linear firing shrinkage of metal-ceramic restorations. Br Dent J 162:390, 1987.）

裂的风险。

11. 在堆瓷修复体从代型上拿下后，将邻接区填上。此时，要再次检查非上瓷区域是否有多余的瓷粉（和之前一样，如果有，必须要在烧结前清清理干净），特别要仔细检查内冠的组织面有没有瓷粉残留，因为在烧结后薄层的釉质瓷非常透光，很难发现。

12. 将修复体放在烧结盘上，靠近打开的马弗炉，温度设定为厂商要求的干燥温度。6~10 min 的干燥时间通常来说是足够的。如果修复体过早的烧结，残留的水分会产生水蒸气而导致爆瓷。在干燥完成后，一旦检查没有多余瓷粉残留，就可以进行烧结。当烧结完成，在下一步处理前，让修复体冷却到室温。按照厂商的推荐，注意调节烧结后的冷却速度。不正确的冷却速度会导致残留应力，并在最终行使功能时产生瓷裂。高膨胀系数的白榴石晶体在缓慢冷却后热膨胀会增加[85]。一般来说，高热膨胀系数的合金需要快速冷却，而低热膨胀系数的合金需要缓慢冷却[86]。

13. 当评价初次烧结（或上釉前的烤瓷冠）时应该严格检查。如果表面发现裂纹，应该在加瓷之前打磨陶瓷表面（图 24-25）。修复体的外形应该符合牙齿解剖形态标准，并且按照患者的实际情况形成殆面形态。

14. 使用烤瓷专用磨头去除多余材料。楔状间隙成形时必须使用有弹性的金刚石片切盘。为了延长它的使用寿命，金刚石片切盘要保持湿润。

15. 当修复体外形大致完成，必须磨除的部分已经磨除后，一些区域可能还要进行二次加瓷。

16. 在二次修正烧结后（也称为修补烧结），使用超声清洁仪将打磨碎屑清洁干净。

17. 直接在略微湿润的初次烧结上釉前的烤瓷冠表面再次添加体瓷和切瓷。这时在修复体保持湿润的状态下评估修复体的颜色。有时需要再次烧结，尤其对多个修复体时。不过，多次烧结会导致陶瓷失去通透感，并降低修复体的抗折强度[87]。

内染色

内部特征或内染色是遮色瓷、体瓷和切瓷里颜色混合最终产生的效果。颜色颗粒也是陶瓷，物理性能与瓷粉相似。

大多数商业用瓷粉有遮色瓷颜色调配剂，可

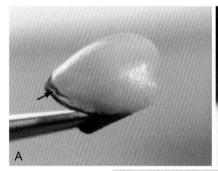
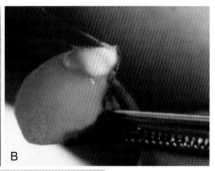
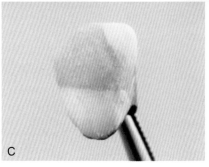

图 24-25 ■ A.修复体在第一次烧结后，在龈边缘处有缺陷（箭头处）。磨除这样的龟裂后再进行修补添加；B.将加瓷区域润湿后加瓷；C.加好瓷后准备进行二次烧结

以选择性地和遮色瓷粉混合在一起以增加需要颜色的饱和度。另一种方法是使用透明度低的牙本质瓷粉制作出一个饱和度较高的修复体，这比使用高透明度牙本质瓷粉制作出来的修复体饱和度要高。同样的，可以使用高透明度瓷粉来增加切端的通透性（图 24-26）。常用来进行表面染色的高色釉料，也可以在分层堆塑时使用，以获得特定的美观效果（图 24-27）。

使用内染色有一定的技术难度，需要操作者对金属烤瓷修复体制作流程有充分的认识。因为色素是固定于修复体内部的，因此如果通过内染色没有得到理想的颜色效果，就必须把金属基底冠表面的陶瓷全部去除。

另一种增加内部特征的方法是首先烧结体瓷，将其雕刻成想要的切缘结节形状，再进行下一步的釉质瓷粉的烧结。这种方法的缺点是要进行一次额外的烧结。

外形修整

完成修复体的最终外观取决于它的颜色、形状和表面纹理，可以通过调改烤瓷修复体外形和形态特征来模拟天然牙的外观（图 24-23P～S）。

选择性地使用视错觉的方法可以明显改变修复体的外观（见第 20 章）。人类眼睛对于高度和宽度的变化十分敏感，但对于深度的差别并不敏感。即便经过训练的观察者也很难觉察三维形态上的微小差异。

通过选择性地修整外形，修复体的形状可以与其实际形状有很大不同。牙齿能感知到的尺寸由它的线角、线角相对位置和间距的反射决定。即使一侧缺失区间隙比另一侧对应的有牙区间隙略大一些，通过精心模仿线角的位置和邻近线角区域的轮廓线可以让修复体看上去与对侧差不多（甚至完全一样）。临床医生经常会制造一种修复体比实际宽度窄的视错觉（图 24-28）。另外在实际缺牙间隙比较窄的缺失区，可以通过桥体的重叠排列来模仿天然牙线角之间的牙齿间距，这样可以制造出一种牙齿宽度正常只是略微有些拥挤的视错觉。这些原则细心使用，可以让人不注意观察时认为牙齿只是有一些重叠，一部分天然牙或修复体在其他牙齿的后面，其实这样的牙齿重叠并不存在。金瓷修复体的表面纹理要与邻牙接近，包括这些牙上有的一些不规则变化的特征。当临床医生试图达到这个效果时，一些光反射的规律必须牢记于心：

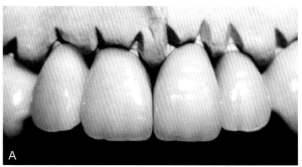
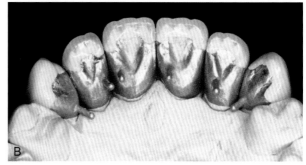

图 24-26 ■ A 和 B. 自然的切端外形可以通过不同半透性瓷粉的精妙堆塑来达到

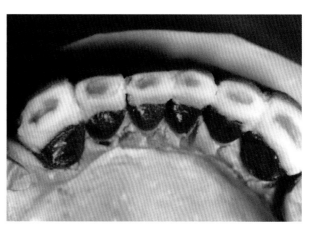

图 24-27 ■ 瓷粉染色剂可以在内部使用以模拟下颌切牙磨耗牙本质暴露的外形，这是烧结前的外形

- 平面主要反射平行光束。
- 凸面发散光，而凹面汇聚光束。
- 尖锐转变（例如几何线角）会导致直线反射，而平滑、平缓曲面会反射大面积的光线。

因此一个平滑的修复体会比同样大小但是有特点或有纹理的修复体显得大。在模仿特征前仔细研究邻牙并且了解它们是如何进行光反射的非常必要。同时也必须注意不要过度强调个性化特征，这样会导致人们对修复体格外注意，从而发现它是一个义齿。

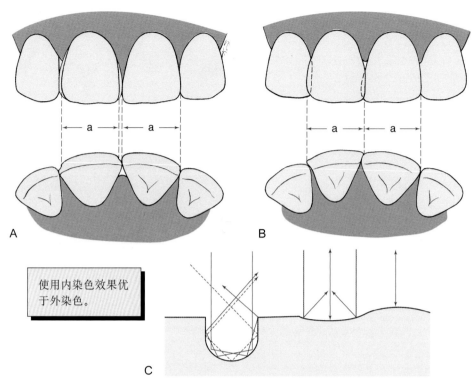

图 24-28 ▪ A 和 B. 尺寸异常的修复体的美学效果可以通过调整线角位置和邻间区域来得到改善；C. 光线的反射模式取决于修复体的表面纹理（A 和 B. 引自 Blancheri RL: Optical illusions and cosmetic grindings. Rev Asoc Dent Mex 8:103, 1950.）

上釉和表面特征

金瓷修复体通过上釉来获得类似于天然牙的光泽表面（图 24-29）。另一种选择是抛光陶瓷表面（见第 29 章）。上釉可以和其他必须的表面特征处理一起进行（见第 29 章）。

自上釉时，初步成形上釉前的烤瓷冠升温至熔化温度，并在冷却前维持一段时间，表面会形成热塑性流动，玻璃层或表面釉层就会形成。锐利的点线角在此过程中会变得有些圆润。相应的，陶瓷的𬌗面接触情况在上釉过程中也会发生轻微改变。

与此相反，外涂上釉，单独瓷粉和液体的混合液被涂布在外形已形成的修复体表面，然后进行烧结。烧结程序类似于自上釉，在不同品牌瓷粉中会有一些不同。因为大多数金瓷修复体是使用低熔瓷粉，外涂上釉目前并没有被广泛使用。

外染色

外染色是高色素的釉彩，可以使用甘油或水调配出来（适用于大多数商业用染色套装）。

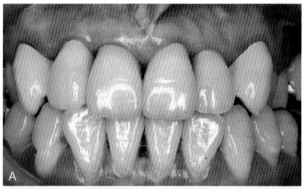
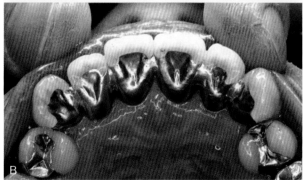

图 24-29 ▪ A 和 B. 上釉抛光后的修复体

将上釉前烤瓷冠表面润湿，牙医可以让修复体显示出上釉的效果。通过在表面涂上选中的染色剂，获得理想美学效果后，将修复体放在打开的上釉马弗炉外面，让染色剂干燥。

当它变成白垩色时，去除瓷面的多余染色剂，将修复体进行烧结。在染色和上釉烘烤时，表面热塑性流会产生，一层玻璃层（或自上釉）会在表面形成，同时完成染色。

烤瓷冠唇侧边缘

很多患者很排斥金瓷修复体边缘的灰边。然而，将边缘隐藏在龈下并不是不可能。如果美学是首要考虑要素，无颈圈金瓷冠（图 24-30）或全瓷冠（第 25 章）可以考虑使用。无颈圈金瓷冠唇侧边缘是陶瓷的，而舌侧和邻面边缘是金属的（图 24-31）。

一些技术可以形成 360°瓷边缘，以在牙龈区域获得很好的光线穿透性，获得理想的美学效果。这种技术操作要求苛刻。这种修复体的牙体预备要求类似于全瓷修复体，要求 360°圆润的内线角。

优点和缺点

无颈圈金瓷冠和传统金瓷修复体相比，具有更加优越的美学性能；和牙龈组织接触的高度抛光贵金属相比，牙龈组织接触真空烧结的玻璃陶瓷时，菌斑更容易去除。因此，陶瓷是一种更适合和牙龈接触的材料。

然而在制作过程中遇到的困难限制了它的应用。尽管从技术上来说无颈圈金瓷冠是可行的[88, 89]，但这些金瓷冠的边缘适合性（目前大多数商业技工所制作产品来看）略差于铸造金属烤瓷冠。因为制作上的不仔细，在试戴和粘接时，没有支撑的边缘偶尔会发生折裂。在行使功能时发生折裂一般很少发生，因为唇侧边缘并不是高拉伸应力的集中区[90]。此外，无颈圈金瓷冠在制作时更费时间，花费也更大。

适应证和禁忌证

当使用传统金瓷修复体无法达到满意的美学效果时可以使用唇面瓷边缘的金瓷修复体。而当一个非常平滑的、1 mm 宽的肩台在陶瓷覆盖区无法预备出来时，就是唇面瓷边缘金瓷修复体的禁忌证（在这种情况下，传统金瓷修复体适应性更强）。尽

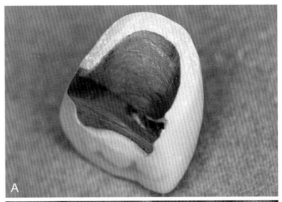
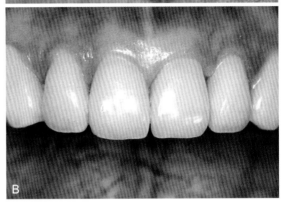

图 24-30 ▪ A 和 B. 通过良好的金属烤瓷修复技术，使用唇侧瓷边缘的金瓷冠可以兼有全瓷冠优异的美学效果

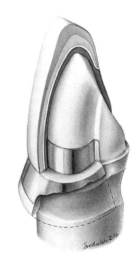

图 24-31 ▪ 使用铂箔技术制作无颈圈修复体的原理示意图。为了在烧结时支撑铂箔，在代型需要制作唇侧瓷边缘的部位使用合适的填倒凹材料制作一个"衬套"。这防止了铂箔在离开代型后产生变形。或者，填倒凹代型可以使用环氧树脂或电镀材料复制

管在一个固定修复病例中，可以使用多个瓷边缘金瓷修复体而不用牺牲冠的边缘适合性，但在医生或患者决定在一个固定修复病例中使用多个瓷边缘金瓷修复体之前，操作者和技术辅助人员应该谨慎并且客观地加以评估。

唇侧边缘的设计

不同唇侧金属结构去除量决定了不同的边缘结构设计形式（图 24-32）[91]。一般来说，金属去除量越多，美学效果越好，但是，对技工制作要求越苛刻。在唇侧去除 2 mm 金属内冠并不会减少修复体的抗折强度[92, 93]。

操作步骤

操作步骤如图 24-33 所示。

1. 在代型唇侧边缘区域涂布氰基丙烯酸酯粘合剂，作为多孔石膏代型的封闭剂。可以使用压缩空气将其吹成一薄层。
2. 在预备好的代型肩台边缘涂布陶瓷分离剂。
3. 将覆盖有遮色瓷层的内冠放在代型上。
4. 混合肩台边缘瓷粉，直接涂布在代型和遮色瓷上。轻轻敲击可以帮助压缩，并且必须在堆瓷修复体从代型上取下之前完成。
5. 在肩台边缘瓷第一次烧结后，将冠重新复位在代型上，同时应该检查冠的边缘适合性。边缘瓷往往需要第二次烧结。
6. 重新润滑代型，将冠再次就位在代型上，并且在肩台边缘处涂布少量的瓷粉。振动可以帮助瓷粉完全填满缺陷处。在吸水纸法吸水后，修复体可以从代型上分离出来。
7. 当烧结完成，使用水溶性的标记材料去检查早接触点。标记材料涂布在肩台边缘，然后小心地将修复体试戴在代型上。在陶瓷和内冠组织面可以看到早接触标记的位置。
8. 调磨掉修复体早接触点，再进行常规的体瓷和切瓷的堆塑，最后进行最终修复体的上釉步骤。

常见错误

复杂的金瓷修复体系统可能发生技术上的失败，并且很难发现。不同错误可能导致近似的失败结果。表 24-2 总结了一些常见的错误。

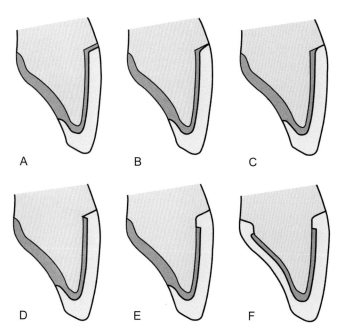

图 24-32 ■ 金瓷修复体唇侧边缘设计。A. 薄的金属边缘可以提供很好的适合性，但美观效果不理想，除非可以隐藏在牙龈下方。因为美观原因，这种设计很少用于前牙；B. "逐渐消失"的边缘，有时称之为传统边缘，被广泛使用，有些患者可以接受它的美学效果。尽管，金属常会导致在牙齿牙龈表面出现不能接受的牙龈灰线；C~E. 在修复体唇侧边缘各种回切设计。减少了金属的使用，提供更好的美学效果，但对技工制作的要求苛刻，而且容易在边缘产生碎屑；F. 360° 瓷边缘可以在牙龈区域提供很好的光线穿透性和良好的美学效果；然而，对技工制作要求苛刻。这种设计要求牙体预备形式和全瓷修复体牙体预备形式相同（见第 11 章），要求 360° 圆润内线角。在决定最佳唇侧边缘形式时，牙医和技师之间的良好配合是必不可少的

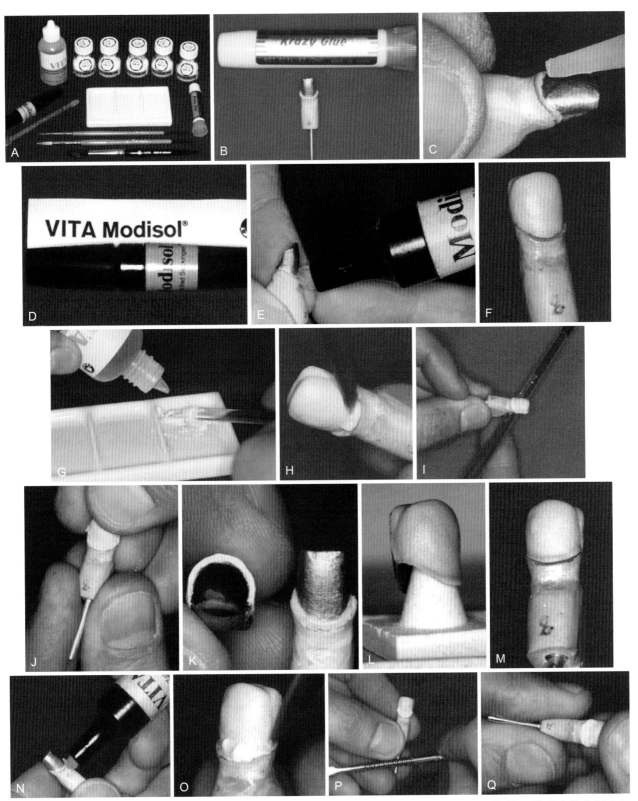

图 24-33 ■ 制作唇侧瓷边缘的直接提取技术（氰基丙烯酸酯粘合剂）。A. 全部设备；B. 氰基丙烯酸酯粘合剂（如 Krazy 胶水）作为多孔石膏代型的封闭剂；C. 粘合剂涂布在代型与陶瓷直接接触的区域。使用压缩空气将其吹成一薄层；D. 推荐使用分离剂；E. 在分割好的代型肩台边缘涂布分离剂；F. 上好遮色瓷的金属内冠放在分割好的代型上；G. 混合好使用在肩台边缘的瓷粉；H. 肩台瓷粉直接涂布在代型和遮色瓷上；I. 轻轻敲击可以有助于压缩；J. 干燥后的堆瓷修复体直接从代型上分离下来；K. 烧结前的堆瓷修复体；L. 第一次肩台边缘瓷烧结完成后；M. 固定修复体重新复位在代型上。要注意细微之处的边缘适合性；N. 在第二次加瓷烧结前，代型要再进行一次润滑分离；O. 第二次肩台瓷堆塑完成；P. 振动；Q. 在肩台瓷第二次堆塑完成后从代型上分离下来

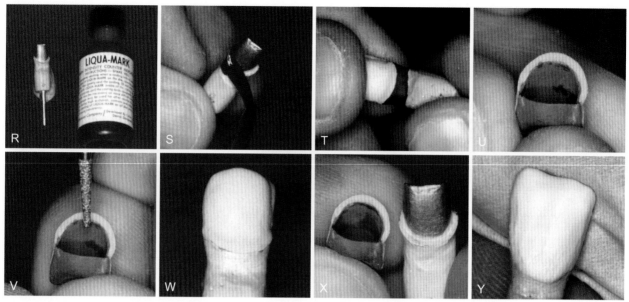

图 24-33（续）■ R. 水溶性的标记材料用于标记出早接触点；S. 在肩台边缘涂布标记材料；T. 烧结完成后的修复体小心地在代型上试戴；U. 在陶瓷和内冠组织面可以看到标记出的早接触点；V. 去除多余的陶瓷；W. 第二次烧结；X. 完成肩台边缘的组织面观；Y. 常规完成体瓷和切瓷的烧结完成

表 24-2 金瓷修复体常见的失败原因

失败形式	原 因
上釉前烤瓷冠发生瓷裂	不合适的压缩；不合适的水分控制；金属基底冠设计错误；金瓷结合不匹配
气泡	烧结次数过多，堆瓷过程中混入空气；不合适的水分控制；不正确的金属基底冠预备；铸造技术不合格
不理想的外观	技工和医生沟通不够；牙体预备量不足；遮色瓷层过厚；过度烧结
临床上的崩瓷	金属基底冠设计错误；正中咬合时接触点离金瓷结合线过近；不合适的金属基底冠预备

龟裂

遮色瓷表面龟裂和瓷裂通常不太引起注意。它们往往在体瓷烧结前会被补上。上釉前烤瓷冠瓷裂，通常是不合适的压缩、过度的快速干燥或水分控制随意导致。金属基底冠设计错误也会导致瓷裂（见第 19 章）。准确找出造成粘接后发生瓷裂的原因非常困难。如果金属基底冠设计合理，金瓷结合线远离咬合接触区，在正常行使功能时，龟裂和瓷裂不会进一步发展扩大。

气泡

即使最有经验的陶瓷技师偶尔也会在金属和遮色瓷之间混入空气。当然，修复体烧结次数过多，混入的空气会出现在修复体表面。如果出现气泡，瓷层必须磨除干净，并重新开始上瓷步骤。

如果烧结次数不多仍然出现气泡，铸造技术不合格、金属基底冠空间制备不足或水分控制太随意都会是气泡产生的原因（图 24-34）。

不理想的外观

美观效果不理想常常是由于临床医生和技工之间沟通不足导致（见第 16 章）。遮色瓷层过厚会导致瓷层不透明。牙体预备量过少，尤其是在颈 1/3 和邻接区，是导致美观性不佳的常见原因。充分的沟通，对相关技工制作步骤和色彩学知识深刻理解，是取得良好美学效果的必备基础。

金属压铸陶瓷技术

金属压铸陶瓷系统（图 24-35）是金瓷修复体可以通过失蜡的方法压铸成形。陶瓷通过不透明的蜡型代型来制作完成，这和全瓷修复体热压陶瓷技术相似（见第 25 章）。金属压铸陶瓷的金瓷结合力和传统烤瓷瓷粉的结合力相近 [94]。

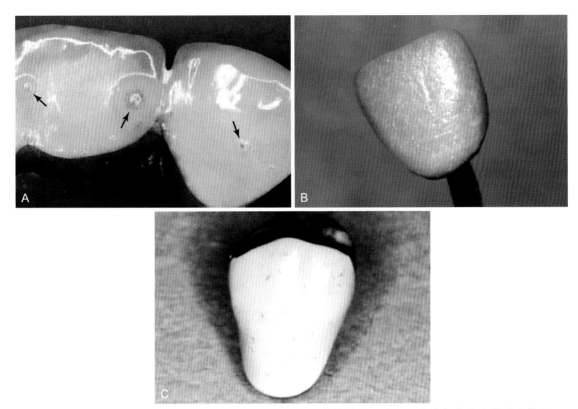

图 24-34 ■ A. 气泡（箭头处）的出现导致修复体失败；B. 烧结次数过多导致了金瓷修复体陶瓷的脱玻作用；C. 陶瓷表面污染导致修复体失败

技术回顾

制作一个金瓷修复体包括下列步骤：

1. 用蜡在代型上形成牙齿解剖外形。
2. 回切并且使用复制解剖外形获得的导板进行检查。
3. 蜡型铸造（见第 22 章），并在代型上就位。
4. 完成后（如果需要的话，进行内冠试戴，见第 29 章），使用遮色瓷覆盖在金属基底冠表面遮盖金属颜色。
5. 添加体瓷形成解剖外形，再进行回切，为后面添加的釉质瓷预留足够的空间。
6. 添加釉质瓷时，外形可以堆得略大一些，以补偿烧结时的收缩。
7. 在初步形成外形后，上釉前烤瓷冠可以进行临床试戴。切缘的位置可以根据功能、美观和发音进行调整。
8. 在外形修整后，修复体进行上釉，在粘接前金属要进行抛光。

总　结

进行金瓷修复体金属基底冠设计时，必须对材料性能的基本知识要有一定的了解。修复体可以通过蜡型恢复解剖外形后，再在上瓷区域进行回切，这样使得瓷层厚度均匀，从而可以在最终修复体获得理想的机械性能，而且使比色标准化。

如果金属基底冠的制作、设计，瓷粉堆塑、干燥和烧结步骤都仔细完成，金瓷修复体可以获得良好的外观和机械性能。通过分层堆塑颈瓷、体瓷和切瓷，合理的使用内染色和不透明度较高的特殊效果牙本质瓷粉，可以使义齿获得栩栩如生的美学效果。尽管会在很多患者身上造成美观性差的问题，获得良好边缘适合性最简单的方法仍是使用窄边、0.2~0.3 mm 宽的唇侧颈圈。

当希望获得理想的美观效果时，可以使用本章阐述的唇侧瓷边缘技术。然而，与使用金属边缘相比，使用这种技术要想获得很好的边缘适合性需要很高的专业技能；这在制订治疗计划时必须提前考虑到。当制作失败时，所有的技术步骤必须重来，也需要重新使用材料。

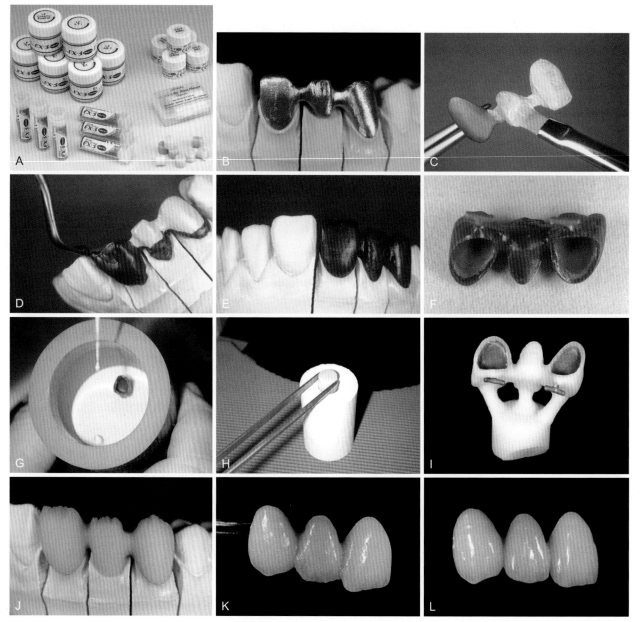

图 24-35 ▪ 金属压铸陶瓷技术。A. 金属压铸陶瓷系统；B. 氧化前的金属基底冠；C. 特殊的遮色瓷层涂布并烧结；D~F. 按照体瓷的外形用蜡雕出不透明的代型；G. 包埋蜡型代型；H. 失蜡后压铸陶瓷；I. 压铸体瓷；J. 通过磨改压铸陶瓷形成切端的发育叶结构；K. 使用传统方法在切端陶瓷添加特殊瓷粉；L. 完成的修复体（由 Kuraray Noritake Dental Inc., Tokyo, Japan 提供）

参 考 文 献

[1] Ernsmere JB: Porcelain dental work. Br J Dent Sci 43:547, 1900.

[2] Johnston JF, et al: Porcelain veneers bonded to gold castings: a progress report. J Prosthet Dent 8:120, 1958.

[3] Reitemeier B, et al: A prospective 10-year study of metal ceramic single crowns and fixed dental prosthesis retainers in private practice settings. J Prosthet Dent 109:149, 2013.

[4] MacEntee MI, Belser UC: Fixed restorations produced by commercial dental laboratories in Vancouver and Geneva. J Oral Rehabil 15:301, 1988.

[5] Goodacre CJ, et al: The collarless metal-ceramic crown. J Prosthet Dent 38:615, 1977.

[6] Toogood GD, Archibald JF: Technique for establishing porcelain margins. J Prosthet Dent 40:464, 1978.

[7] Warpeha WS, Goodkind RJ: Design and technique variables affecting fracture resistance of metal-ceramic restorations. J Prosthet Dent 35:291, 1976.

[8] Moore PA, Manor RC: Hydrofluoric acid burns. J Prosthet Dent 47:338, 1982.

[9] Felton DA, et al: Effect of air abrasives on marginal configurations of porcelain-fused-to-metal alloys: an

SEM analysis. J Prosthet Dent 65:38, 1991.

[10] Hamaguchi H, et al: Marginal distortion of the porcelain-bonded-to-metal complete crown: an SEM study. J Prosthet Dent 47:146, 1982.

[11] Richter-Snapp K, et al: Change in marginal fit as related to margin design, alloy type, and porcelain proximity in porcelain-fused-to-metal restorations. J Prosthet Dent 60:435, 1988.

[12] Weinstein M, et al: Fused porcelain-to-metal teeth. Washington, D.C., U.S. Patent Office, Publication No. US3052982 A, September 11, 1962.

[13] Weinstein M, Weinstein AB: Porcelain-covered metal-reinforced teeth. Washington, D.C., U.S. Patent Office, Publication No. US3052983 A, September 11, 1962.

[14] Barreiro MM, et al: Phase identification in dental porcelains for ceramo-metallic restorations. Dent Mater 5:51, 1989.

[15] Rasmussen ST, et al: Optimum particle size distribution for reduced sintering shrinkage of a dental porcelain. Dent Mater 13:43, 1997.

[16] Laub LW, et al: The metal-porcelain interface of gold crowns [Abstract no. 874]. J Dent Res 57:A293, 1978.

[17] Seghi RR, et al: Spectrophotometric analysis of color differences between porcelain systems. J Prosthet Dent 56:35, 1986.

[18] Rosenstiel SF, Johnston WM: The effects of manipulative variables on the color of ceramic metal restorations. J Prosthet Dent 60:297, 1988.

[19] O'Brien WJ, Ryge G: Contact angles of drops of enamels on metals. J Prosthet Dent 15:1094, 1965.

[20] Borom MP, Pask JA: Role of "adherence oxides" in the development of chemical bonding at glass-metal interfaces. J Am Ceram Soc 49:1, 1966.

[21] Ohno H, Kanzawa Y: Structural changes in the oxidation zones of gold alloys for porcelain bonding containing small amounts of Fe and Sn. J Dent Res 64:67, 1985.

[22] Brantley WA, et al: X-ray diffraction studies of oxidized high-palladium alloys. Dent Mater 12:333, 1996.

[23] Kerber SJ, et al: The complementary nature of x-ray photoelectron spectroscopy and angle-resolved x-ray diffraction. II. Analysis of oxides on dental alloys. J Mater Eng Perform 7:334, 1998.

[24] Cascone PJ: The theory of bonding for porcelain-metal systems. In Yamada HN, Grenoble PB, eds: Dental porcelain: the state of the art—1977, p. 109. Los Angeles, University of Southern California School of Dentistry, 1977.

[25] Cascone PJ: Oxide formation on palladium alloys and its effects on porcelain adherence [Abstract no. 772]. J Dent Res 62:255, 1983.

[26] Lautenschlager EP, et al: Microprobe analyses of gold-porcelain bonding. J Dent Res 8:1206, 1969.

[27] Payan J, et al: Changes in physical and chemical properties of a dental palladium-silver alloy during metal-porcelain bonding. J Oral Rehabil 13:329, 1986.

[28] Hong JM, et al: The effect of recasting on the oxidation layer of a palladium-silver porcelain alloy. J Prosthet Dent 59:420, 1988.

[29] Anusavice KJ, et al: Adherence controlling elements in ceramic-metal systems. I. Precious alloys. J Dent Res 56:1045, 1977.

[30] Anusavice KJ, et al: Adherence controlling elements in ceramic-metal systems. II. Nonprecious alloys. J Dent Res 56:1053, 1977.

[31] Papazoglou E, et al: New high-palladium casting alloys. Studies of the interface with porcelain. Int J Prosthodont 9:315, 1996.

[32] Anusavice KJ: Phillips' science of dental materials, 11th ed, p. 342. Philadelphia, Elsevier Science/Saunders, 2003.

[33] Caputo AA: Effect of surface preparation on bond strength of nonprecious and semi-precious alloys. J Calif Dent Assoc 6:42, 1978.

[34] Baran GR: The metallurgy of Ni-Cr alloys for fixed prosthodontics. J Prosthet Dent 50:639, 1983.

[35] Laub LW, et al: The tensile and shear strength of some base metal/ceramic interfaces [Abstract no. 504]. J Dent Res 56:B178, 1977.

[36] Shell JS, Nielsen JP: Study of the bond between gold alloys and porcelain. J Dent Res 41:1424, 1962.

[37] Carpenter MA, Goodkind RJ: Effect of varying surface texture on bond strength of one semiprecious and one nonprecious ceramo-alloy. J Prosthet Dent 42:86, 1979.

[38] Wagner WC, et al: Effect of interfacial variables on metal-porcelain bonding. J Biomed Mater Res 27:531, 1993.

[39] Powers JM, Sakaguchi RL, eds: Craig's restorative dental materials, 12th ed, p. 468. St. Louis, Elsevier Health Sciences/Mosby, 2006.

[40] Meyer JM, et al: Sintering of dental porcelain enamels. J Dent Res 55:696, 1976.

[41] Johnston WM, O'Brien WJ: The shear strength of dental porcelain. J Dent Res 59:1409, 1980.

[42] Nally JN: Chemico-physical analysis and mechanical tests of the ceramo-metallic complex. Int Dent J 18:309, 1968.

[43] Kelly M, et al: Tensile strength determination of the interface between porcelain fused to gold. J Biomed Mater Res 3:403, 1969.

[44] Anusavice KJ, et al: Comparative evaluation of ceramic-metal bond tests using finite element stress analysis. J Dent Res 59:608, 1980.

[45] O'Brien WJ: Cohesive plateau theory of porcelain-alloy bonding. In Yamada HN, Grenoble PB, eds: Dental porcelain: the state of the art—1977, p. 137. Los Angeles, University of Southern California School of Dentistry, 1977.

[46] O'Brien WJ: The cohesive plateau stress of ceramic-metal systems [Abstract no. 501]. J Dent Res 56:B177, 1977.

[47] American National Standards Institute/American Dental Association: Metal-ceramic dental restorative systems [ANSI/ADA Standard No. 38]. Chicago, American Dental Association, 2000.

[48] Ringle RD, et al: An x-ray spectrometric technique for measuring porcelain-metal adherence. J Dent Res 62:933, 1983.

[49] Mackert JR, et al: Measurement of oxide adherence to PFM alloys. J Dent Res 63:1335, 1984.

[50] Papazoglou E, et al: Porcelain adherence to high-palladium alloys. J Prosthet Dent 70:386, 1993.

[51] Papazoglou E, et al: Effects of dental laboratory processing variables and in vitro testing medium on the porcelain adherence of high-palladium casting alloys. J Prosthet Dent 79:514, 1998.

[52] Adachi M, et al: Oxide adherence and porcelain bonding to titanium and Ti-6Al-4V alloy. J Dent Res 69:1230, 1990.

[53] Cai Z, et al: Porcelain adherence to dental cast CP titanium: effects of surface modifications. Biomaterials 22:979, 2001.

[54] Sadeq A, et al: Effects of interfacial variables on ceramic adherence to cast and machined commercially pure titanium. J Prosthet Dent 90:10, 2003.

[55] Lee KM, et al: SEM/EDS evaluation of porcelain adherence to gold-coated cast titanium. J Biomed Mater Res B Appl Biomater 68B:165, 2004.

[56] International Organization for Standardization: Dental porcelain fused to metal restorations [ISO Standard No. 9693]. Geneva, Switzerland, International Organization for Standardization, 2000 (updated and approved 2012).

[57] Lenz J, et al: Bond strength of metal-ceramic systems in three-point flexure bond test. J Appl Biomater 6:55, 1995.

[58] Lenz J, Kessel S. Thermal stresses in metal-ceramic specimens for the ISO crack initiation test (three-point flexure bond test). Dent Mater 14:277, 1998.

[59] Papazoglou E, Brantley WA: Porcelain adherence vs. force to failure for palladium-gallium alloys: critique of metal-ceramic bond testing. Dent Mater 14:112, 1998.

[60] Leone EF, Fairhurst CW: Bond strength and mechanical properties of dental porcelain enamels. J Prosthet Dent 18:155, 1967.

[61] Knap FJ, Ryge G: Study of bond strength of dental porcelain fused to metal. J Dent Res 45:1047, 1966.

[62] Sced IR, McLean JW: The strength of metal/ceramic bonds with base metals containing chromium. Br Dent J 13:232, 1972.

[63] Zinelis S, et al: Bond strength and interfacial characterization of eight low fusing porcelains to cp Ti. Dent Mater 26:264, 2010.

[64] Haag P, Nilner K: Bonding between titanium and dental porcelain: a systematic review. Acta Odontol Scand 68:154, 2010.

[65] İnan Ö, et al: Effects of sandblasting and electrical discharge machining on porcelain adherence to cast and machined commercially pure titanium. J Biomed Mater Res B Appl Biomater 78:393, 2006.

[66] Kim JT, Cho SA: The effects of laser etching on shear bond strength at the titanium ceramic interface. J Prosthet Dent 101:101, 2009.

[67] Li JX, et al: Effects of micro-arc oxidation on bond strength of titanium to porcelain. Surf Coat Technol 204:1252, 2010.

[68] Mohsen CA: Effect of surface roughness and thermal cycling on bond strength of C.P. titanium and Ti-6Al-4V alloy to ceramic. J Prosthodont Res 56:204, 2012.

[69] Acar A, et al: Effects of airborne-particle abrasion, sodium hydroxide anodization, and electrical discharge machining on porcelain adherence to cast commercially pure titanium. J Biomed Mater Res B Appl Biomater 82:267, 2007.

[70] Troia MG Jr, et al: The effect of surface modifications on titanium to enable titanium-porcelain bonding. Dent Mater 24:28, 2008.

[71] Özcan I, Uysal H: Effects of silicon coating on bond strength of two different titanium ceramic to titanium. Dent Mater 21:773, 2005.

[72] Papadopoulos TD, Spyropoulos KD: The effect of a ceramic coating on the cpTi-porcelain bond strength. Dent Mater 25:247, 2009.

[73] Guo L, et al: Effect of oxidation and SiO_2 coating on the bonding strength of Ti-porcelain. J Mater Eng Perform 19:1189, 2010.

[74] Xia Y, et al: Effect of ZrN coating by magnetron sputtering and sol-gel processed silica coating on titanium/porcelain interface bond strength. J Mater Sci Mater Med 22:317, 2011.

[75] Lim HP, et al: Fracture load of titanium crowns coated with gold or titanium nitride and bonded to low-fusing porcelain. J Prosthet Dent 105:164, 2011.

[76] Atsü S, Berksun S: Bond strength of three porcelains to two forms of titanium using two firing atmospheres. J Prosthet Dent 84:567, 2000.

[77] Liu R, et al: The effect of metal recasting on porcelain-metal bonding: a force-to-failure study. J Prosthet Dent 104:165, 2010.

[78] Ucar Y, et al: Metal ceramic bond after multiple castings of base metal alloy. J Prosthet Dent 102:165, 2009.

[79] Wang RR, et al: Silicon nitride coating on titanium to enable titanium-ceramic bonding. J Biomed Mater Res 46:262, 1999.

[80] Terada Y, et al: The masking ability of an opaque porcelain: a spectrophotometric study. Int J Prosthodont 2:259, 1989.

[81] McLaren EA: Utilization of advanced metal-ceramic technology: clinical and laboratory procedures for a lower-fusing porcelain. Pract Periodont Aesthet Dent 10:835, 1998.

[82] Metzler KT, et al: In vitro investigation of the wear of human enamel by dental porcelain. J Prosthet Dent 81:356, 1999.

[83] Rosenstiel SF: Linear firing shrinkage of metal-ceramic restorations. Br Dent J 162:390, 1987.

[84] Evans DB, et al: The influence of condensation method on porosity and shade of body porcelain. J Prosthet Dent 63:380, 1990.

[85] Rosenstiel SF, Porter SS: Apparent fracture toughness of metal ceramic restorations with different manipulative variables. J Prosthet Dent 61:185, 1989.

[86] Mackert JR Jr, Evans AL: Effect of cooling rate on leucite volume fraction in dental porcelains. J Dent Res 70:137, 1991.

[87] Asaoka K, Tesk JA: Transient and residual stress in a porcelain-metal strip. J Dent Res 69:463, 1990.

[88] Barghi N, et al: Comparison of fracture strength of porcelain–veneered–to–high noble and base metal alloys. J Prosthet Dent 57:23, 1987.

[89] Abbate MF, et al: Comparison of the marginal fit of various ceramic crown systems. J Prosthet Dent 61:527, 1989.

[90] Belser UC, et al: Fit of three porcelain-fused-to-metal marginal designs in vivo: a scanning electron microscope study. J Prosthet Dent 53:24, 1985.

[91] Anusavice KJ, Hojjatie B: Stress distribution in metal-ceramic crowns with a facial porcelain margin. J Dent Res 66:1493, 1987.

[92] Touati B, Miara P: Light transmission in bonded ceramic restorations. J Esthet Dent 5:11, 1993.

[93] O'Boyle K, et al: An investigation of new metal framework design for metal ceramic restorations. J Prosthet Dent 78:295, 1997.

[94] Ishibe M, et al: Shear bond strengths of pressed and layered veneering ceramics to high-noble alloy and zirconia cores. J Prosthet Dent 106:29, 2011.

思考题

1. 讨论在制作金瓷修复体时使用的牙科陶瓷分类。不同瓷粉组成成分有什么差别？如何处理这种不同之处？

2. 在上瓷金属基底冠的预备要达到哪些要求？

3. 金属烤瓷修复体烧结时是否使用真空的原则是什么？哪些步骤需要使用真空，哪些步骤不需要使用真空？

4. 根据使用合金的不同，烧结程序如何变化？

5. 什么叫玻璃化？什么叫脱玻作用？

6. 阐述金瓷结合的定义。合金的什么成分参与了金瓷结合？牙科陶瓷中什么成分参与了金瓷结合？

7. 讨论制作唇侧瓷边缘的两种不同技术方法？

8. 导致上釉前烤瓷冠出现龟裂和气泡的原因有哪些？

第 25 章

全瓷修复

Isabelle L. Denry

全瓷嵌体、高嵌体、瓷贴面和全冠是美学效果比较理想的修复体。在颜色、表面纹理和半透性上，可以很好地与天然牙结构相匹配。制作精良的全瓷修复体可以达到以假乱真的效果（图 25-1）。

早期，全瓷冠是在铂箔上制作，称之为瓷甲冠。近年来，材料和技术的发展改进了传统方法的一些缺点。这些进步主要表现在高强度陶瓷的应用上，陶瓷与牙体组织粘接剂的改进，使得包括瓷嵌体和瓷贴面修复在内的全瓷修复体重新成为应用的亮点（图 25-2）。随着人们对美学效果要求提高，全瓷修复体成为现代牙科修复学的一个重要组成部分。

在本章里将会介绍全瓷修复体的历史发展背景和发展近况。介绍了全瓷嵌体、贴面和冠的制作步骤，并和其他可选方案进行了比较。

关于成功全瓷修复体牙体预备设计形式的重要性见第 11 章。

历史发展背景

在 1774 年 Alexis Duchateau 最早试图利用陶瓷来制作义齿。大约 100 年后，C.H. Land 使用瓦斯炉利用铂箔成形法制作了第一个全瓷冠和全瓷嵌体，并且在 1887 年完成了第一例病例[1]。但这种方法有很多的风险，因此它并没有被普及，直到电炉普遍使用后，这种方法才广为应用[2]。20 世纪 40 年代因为丙烯酸树脂的出现，瓷修复体的市场普及受到阻碍，并且逐渐萎缩，直到树脂修复材料的一些缺点（如树脂不耐磨耗、高渗透性导致的变色和微渗漏）被慢慢发现，这种情况才得以改变[3-5]。在 1962 年，Weinstein 兄弟[6]申请了一项专利，将一种含有白榴石的陶瓷熔块应用到金属烤瓷修复体中。白榴石含有的铝硅酸盐具有较高的热膨胀系数，可以让金瓷之间的热膨胀系数更加匹配（见第 24 章）。陶瓷修复体的外观由于使用了真空烧结而

得到大大改进，和在空气中烧结相比，真空烧结可以大大减小孔隙率，从而使修复体更加致密、坚硬，并获得更好的半透性[7]。

高强度陶瓷

早期陶瓷修复体最主要的缺点是强度低，因此只适用于受力不大的区域，如前牙区。因此，折裂常会发生，从而推动了高强度陶瓷的研发[8, 9]。陶瓷增强有两种途径。一种方法是使用两种陶瓷材料来制作修复体。内核陶瓷材料强度高，但不美观；表面再涂上强度低，但更美观的陶瓷材料。这种方法类似于金瓷修复体的技术（见第 24 章），和金瓷修复体金属内冠比起来，内核陶瓷材料的颜色更容易被遮盖住。另一种方法是研发一种兼顾美观与强度的陶瓷材料。这种想法很诱人，因为它不需要额外一层厚度的材料去遮盖高强度内核陶瓷材料的颜色。

全锆瓷修复体[10,11]在提供良好美学效果的同时提供足够的强度，可以用于后牙区。修复体常通过初步烧结瓷块在特殊染色剂中浸渍来进行染色[12]，但这种方法也存在一些缺点，如染色不均匀[13]，在调磨后颜色会改变等[14]。因为它强度高，因此修复时需要的牙体预备量要小于其他全瓷修复体或金瓷修复体[15]。全锆修复体对对颌牙釉质的磨损要小于其他牙科陶瓷[16]，不过修复体表面必须仔细抛光，因为粗糙的表面会增加对颌牙齿的磨损[17]。

牙科陶瓷的强化机制

尽管牙科陶瓷拥有良好的美学效果和极佳的生物相容性，但和所有陶瓷材料一样，它具有脆性。在戴牙和使用时，它都有可能会发生折裂。脆性材料（如陶瓷）在折裂发生时，至少会有两种类型缺陷裂纹——制造中的缺陷和表面裂纹，是折裂开始

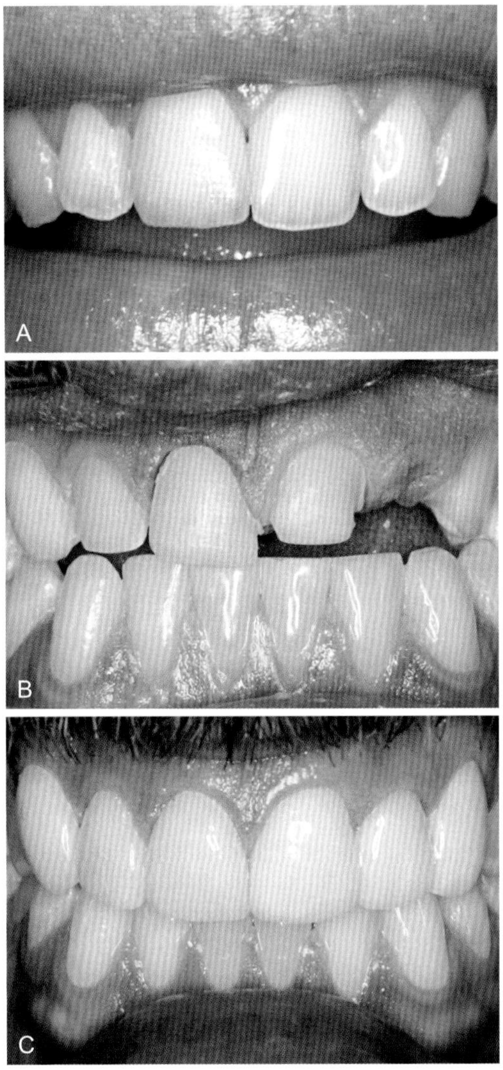

图 25-1 ▪ A. 右上中切牙全瓷冠修复体；B 和 C. 上颌前牙使用瓷贴面和全瓷固定义齿修复（B 和 C. 由 Dr. D. H. Ward 提供）

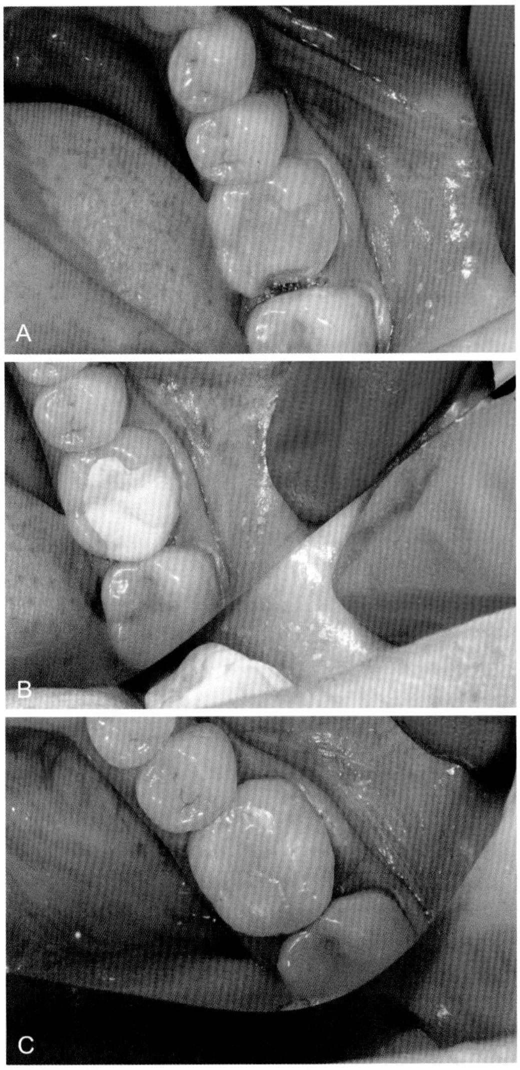

图 25-2 ▪ A. 上颌磨牙牙尖折裂后使用牙体预备量少、保守性的全瓷嵌体修复；B. 在烧结前试戴二硅酸锂全瓷修复体；C. 完成的最终修复体

发生的地方。提高陶瓷强度，提高牙科陶瓷临床成功率的方法主要包括晶体增强、化学强化和应力诱导相变。

制作中的缺陷

制作中的缺陷产生于制造过程中，包括孔隙和烧结时混入的夹杂物。在烧结前使用手压缩瓷粉浆液会导致出现孔隙。使用真空烧结可以使牙科陶瓷按体积百分比计算的孔隙率从 5.6 降到 0.56[18]。临床上失败的玻璃陶瓷修复体显示，修复体内表面的孔隙是形成裂纹起始的地方[19]。此外，含有白榴石的陶瓷由于晶体相和玻璃相热收缩不匹配也会在冷却时在陶瓷内部产生微裂纹[20-22]。

表面裂纹

表面裂纹往往由于机械加工或打磨产生。一般自然裂纹尺寸为 20～50 μm[23]。通常，陶瓷材料折裂起始于裂纹最严重的地方，实际上也决定了修复体的抗折强度。有陶瓷工程师采用统计学方法分析了折裂时裂纹的尺寸和空间分布情况[24]。

晶体增强

晶体增强通过在陶瓷材料中引入更多成分比例的结晶相来增强抵抗裂纹扩展的能力。结晶相可以使延伸的裂纹前缘发生偏转从而增加两相材料的抗折强度。可以产生裂纹偏转的标志性显微结构特征包括：①由于不完全烧结，在晶粒和单相材料之间的界面被削弱了；②两相材料中的残余应变[25]。

后者是牙科陶瓷折裂的主要原因。

结晶相的热膨胀系数显著大于基质，会在结晶相-基质界面产生切向的压应力（和径向的拉应力）。这种切向应力会导致微粒之间的裂缝。白榴石微粒的热膨胀系数显著大于周围的玻璃基质。一旦冷却，在白榴石结晶体-基质界面上就会产生压应力[21]。

化学增强

化学增强是另一种增强玻璃和陶瓷强度的方法。化学增强依赖于在陶瓷材料应变点以下使用小的碱离子来替代大的离子。在这个温度范围内不可能发生应力松弛，因此离子替代会在陶瓷表面形成一层抗压层[26]。最终，在表面承受张应力之前，任何施加的外力必须先克服这层内置的抗压层，这样就提高了抗折强度。这种技术要使用熔点在陶瓷玻璃转化温度之下的碱金属盐。据报道离子替换增强法可以增加长石质陶瓷80%的挠曲强度，具体大小取决于使用的离子类型和陶瓷成分[27, 28]。离子替换深度可达50 μm[29]。不过，这种技术取决于扩散作用，扩散的动力学会受时间、温度和替换离子半径的影响。

在玻璃制造行业，热回火（快速冷却）也可以用来增加强度[30]。

应力诱导相变

有一些陶瓷材料（如多晶锆）可以通过应力诱导相变来增加强度。锆在室温下是一种单斜晶体，而在1170℃（≈2140℉）和2370℃（≈4300℉）之间为四方晶体。锆从四方晶体转变为单斜晶体时伴随着体积的增加。通过增加各种氧化物，如氧化钇，可以让锆在常温下保持四方晶体的存在形式。应力可以引发锆从四方晶体形式变为单斜晶体形式，裂纹尖端附近的晶粒体积增加，从而起到增强强度的作用[31]。

上釉

额外的表面上釉也可以增强陶瓷强度。原理是在高温下形成低膨胀的表面层。一旦冷却，低膨胀的釉质层会对陶瓷表面产生压缩力量，从而减小表面裂纹的深度和宽度[32]。

目前使用的牙科陶瓷，自上釉是一种标准技术。在最初的烧结后，在空气中进行第二次烧结，而并不额外涂布低膨胀釉料[33, 34]。

应力腐蚀

在潮湿环境下陶瓷的强度会降低。这种削弱是由于水和陶瓷在决定强度的裂缝尖端发生化学反应所致，这种化学反应会增加裂缝的尺寸大小，称之为应力腐蚀或是静疲劳[35]。据 Michalske 和 Freiman 研究发现[36]，反应步骤如下：

1. 应变的硅-氧-硅结合键（Si-O-Si）吸收水分。
2. 同时发生质子和电子转移的协同反应。
3. 形成表面氢氧根。

Sherrill 和 O'Brien[37] 报道当陶瓷在水中断裂时，断裂强度会下降大概30%，而其他研究者发现[38, 39]，在牙科陶瓷修复体成功率上应力腐蚀是个非常重要的考虑因素。

在金属箔片表面烧结的陶瓷系统，如 Captek（Argen 公司），可以通过减少陶瓷材料接触表面的湿度来减小折裂的发生，陶瓷的接触面往往被认为是折裂开始的地方[19]。在工业上，如用光导纤维材料进行涂层可以减小玻璃和陶瓷的应力腐蚀。类似的涂层也曾在实验室里被用于牙科陶瓷表面来检验效果[40]。

全瓷系统

本章讨论的一些全瓷系统的微观结构如图25-3所示，性能总结如表25-1所示。

氧化铝陶瓷

在1965年 McLean 和 Hughes[41] 首先将高强度陶瓷型芯引入到陶瓷工业中。他们推荐使用铝瓷，主要成分是分散在玻璃基质中的氧化铝。之所以推荐铝瓷，是由于铝瓷在电气工业中已广泛使用[42]，而且氧化铝具有很高的断裂韧性和硬度[43]。

McLean 改进了这一技术[44]，他使用氧化铝重量比占50%，强度高但不透明的铝瓷作为内核冠。在内核冠上分别使用热膨胀系数匹配的，氧化铝含量为15%、5%的半透性美学体瓷和釉瓷作为饰瓷（图25-4）[45]。这样获得的修复体强度较传统长石质陶瓷增加了40%[35]。

全瓷修复体高强度核瓷后来使用粉浆浇注的方法进行制作，如 VITA In-Ceram（VITA 北美公司）。粉浆浇注是陶瓷工业一项传统的制作工艺，常用于卫生洁具的制作。粉浆浇注技术起始介质是通过分散剂混在水里不透明的细小陶瓷颗粒悬浮

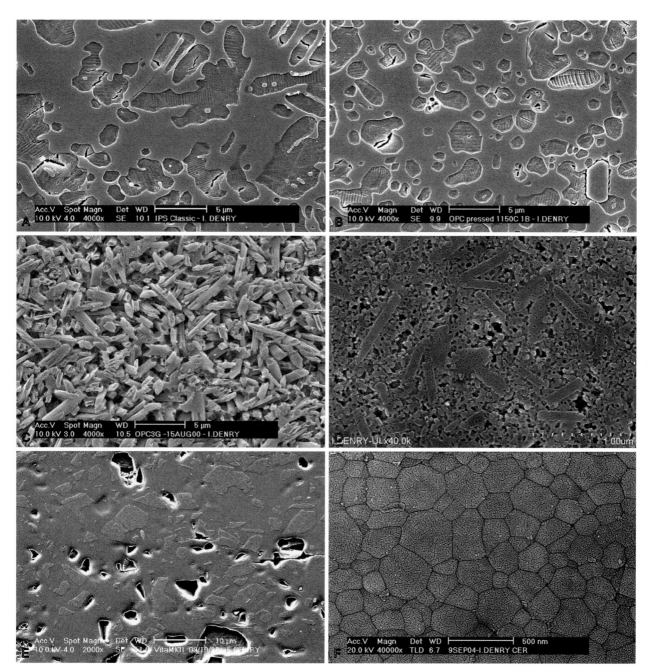

图 25-3 ■ 典型的牙科陶瓷蚀刻后显示其微观结构。A. 一种长石质陶瓷（IPS 经典，义获嘉公司）；B. 白榴石增强优化的压铸陶瓷（OPC，Pentron Clinical）；C. 二硅酸锂优化压铸陶瓷（OPC 3G,Pentron Clinical）；D. 锆增强硅酸锂陶瓷（Suprinity，VITA 北美）；E. 长石质可切削陶瓷（VITA Mark Ⅱ，VITA 北美）；F. 一种机器加工和烧结的锆瓷（Cercon，DeguDent/Dentsply 公司）

液。粉浆被涂布在多孔的耐火材料带型上，代型会吸收粉浆里的水分，而使得代型上的粉浆变得紧致。然后在高温下进行烧结（1150℃≈2100 ℉）。耐火代型的收缩超过粉浆瓷冠的收缩，这样烧结后瓷冠就可以轻松地从代型上分离下来。烧结完多孔的内核再进行玻璃渗透，这是一个独特的技术，在高温下通过毛细作用，熔融态的玻璃注入在孔隙中[47]。通过粉浆浇注法制作的陶瓷材料比传统烧结方法制作的陶瓷材料孔隙率更小，并且更不容易出现制造缺陷。In-Ceram 强度是早期铝材料瓷强度的 3~4 倍[48，49]。后来，适用于 In-Ceram 技术的陶瓷改良成分也被研发出来：In-Ceram Spinell 包含了一种镁铝尖晶石成分（$MgAl_2O_4$）作为主要结晶相，

———————————

备注："Spinell" 是产品名，和矿物 "spinel（尖晶石）"的单词拼写不相同。

表 25-1 常用全瓷系统性能比较

信息	品牌						
	CAPTEK	CERAMCO 3	CERINATE	IPS EMPRESS	IPS E.MAX PRESS	BRUXZIR	IPS EMPRESS COSMO
生产厂商	The Argen Corporation	Dentsply	DenMat	Ivoclar Vivadent	Ivoclar Vivadent	Glidewell Laboratories	Ivoclar Vivadent
晶相	Leucite	Leucite	Leucite	Leucite	Lithium disilicate	Zirconia	Lithium phosphate
推荐用途	Crowns	Inlays, onlays, veneers	Inlays, onlays, crowns, veneers	Inlays, onlays, crowns, veneers	Anterior three-unit FDPs, crowns	Posterior crowns and FDPs	Endodontic foundation
制作方法	Sintered on metal foil	Sintered	Sintered	Heat-pressed	Heat-pressed	CAD/CAM	Heat-pressed
强度	Low	Low	Medium/low	Medium/low	High	Very high	Medium
断裂韧性	Medium/low	Medium/low	Medium/low	Medium/low	High	Very high	Medium
半透性	Opaque	Medium	Medium	Medium	Medium	Low	Medium
对釉质磨损	Medium	Medium	High	Medium	Low	Low	Not tested
边缘适合性	Good	Fair	Fair	Fair	Fair	Good	Not tested

信息	品牌						
	FINESSE	VITA SUPRINITY	ALUMINA	VITA IN-CERAM MARK II	PROCAD	LAVA	METAL-CERAMIC
生产厂商	Dentsply Ceramco	VITA North America	VITA North America	VITA North America	Ivoclar Vivadent	3M ESPE Dental	Various
晶相	Leucite	Zirconia lithium silicate	Alumina	Feldspar	Leucite	Zirconia	Leucite
推荐用途	Inlays, onlays, crowns, veneers	Crowns, veneers	Crowns, veneers	Inlays, onlays, crowns	Inlays, onlays, crowns	Crowns, FDPs	Crowns, FDPs
制作方法	Heat-pressed	CAD/CAM	CAD/CAM	CAD/CAM	CAD/CAM	CAD/CAM and sintered	Cast framework, sintered porcelain
强度	Medium/low	High	High	Medium/low	Medium/low	Very high	Very high
断裂韧性	Medium/low	High	High	Medium/low	Medium/low	Very high	Medium
半透性	Medium	Medium	Medium	Medium	Medium	Opaque	Opaque
对釉质磨损	Medium	Medium	Medium	Medium	Not tested	Not tested	Medium
边缘适合性	Not tested	Good	Good	Fair	Fair	Not tested	Good

CAD/CAM，计算机辅助设计与制作；FDP，固定义齿

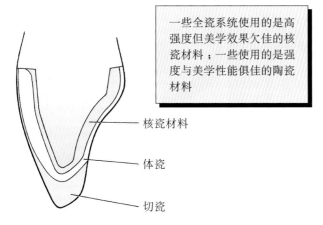

一些全瓷系统使用的是高强度但美学效果欠佳的核瓷材料；一些使用的是强度与美学性能俱佳的陶瓷材料

核瓷材料

体瓷

切瓷

图 25-4 ■ 上饰面瓷锆瓷冠的强度来自于高强度的锆瓷内冠和外层烧结的美学体瓷和切瓷。这和金瓷修复体类似，金瓷修复体的强度来自于金属基底冠

从而改善了最终修复体的半透性（图 25-5）。In-Ceram 氧化锆含有二氧化锆成分（ZrO_2），据说大大提高了强度[50,51]。关于 In-Ceram 的边缘适合性，研究报道褒贬不一[52-54]，这提示我们要注意制作过程中的技术敏感性，并尽量选择有经验的技工所。

热压铸造陶瓷
白榴石基陶瓷

从 20 世纪 90 年代早期开始，热压铸造陶瓷在牙科修复体中的应用变得普遍。修复体通过制作蜡型、包埋和压铸完成，类似于金合金铸造冠的制作。热压铸造陶瓷的边缘密合性要优于高强度氧化铝陶瓷材料[54]，尽管来自于独立牙科工作室的研究结果并不支持这一结论。大多数热压铸造陶瓷材料含有白榴石，作为主要增强的结晶相，分散于玻璃基质中。不同热压铸造陶瓷材料，晶粒大小从 3~10 μm 不等，白榴石的体积含量 35%~50% 不等。研究显示冷却后在白榴石晶体周围仍有残余切向应力[21]。使用失蜡法，瓷块在高温下可以选择不同颜色的瓷块（≈ 1165℃ ≈ [2130 ℉]）在耐火模型上进行热压铸造。

两种表面加工方式可以使用：一种是染色技术（仅在表面染色），另一种是饰瓷技术，需要使用饰面陶瓷（图 25-6G 和 H）。两种技术获得修复体的挠曲强度近似[55]。饰瓷技术中使用核瓷材料的热膨胀系数要略低于染色技术中使用陶瓷的热

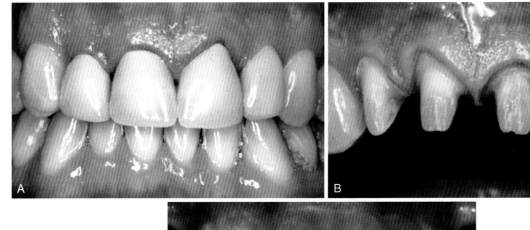

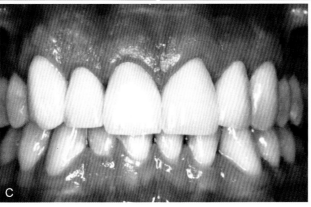

图 25-5 ■ A. 不完美的上颌金属烤瓷冠。美学问题包括颜色过白和半透性差；B. 冠拆除后。牙预备体并未被染色，因此可以使用半透性好的全瓷修复体；C. 使用半透性好的尖晶石核瓷材料，通过粉浆浇注法制作完成的上颌全瓷修复体（由 Dr. R. B. Milkr 提供）

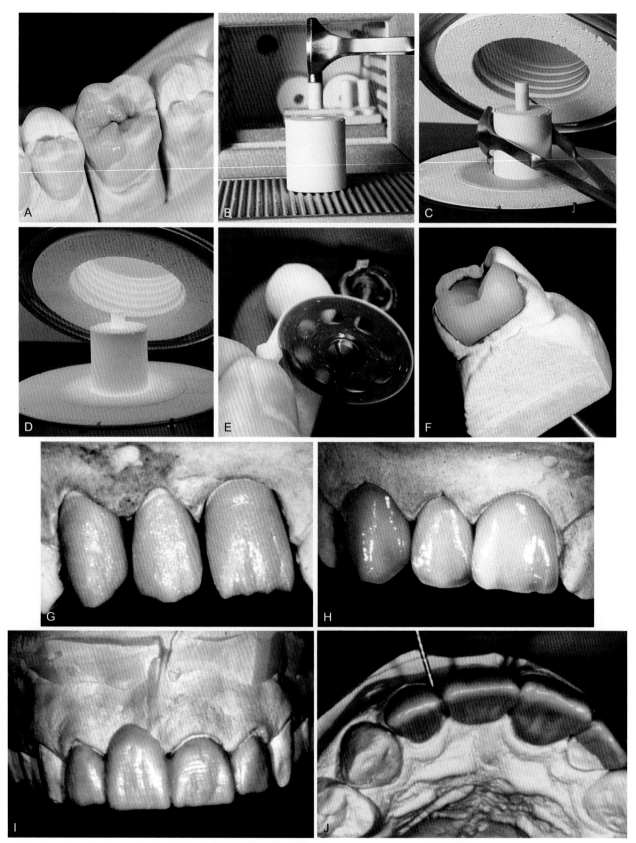

图 25-6 ■ 热压铸造陶瓷技术。A. 上颌磨牙的瓷嵌体，制作蜡型的方法类似于传统制作贵金属铸造冠的方法；B. 蜡型包埋后，加热失蜡，在加热后的铸圈上放置瓷块和氧化铝推进棒；C 和 D. 在 1165℃真空压铸；E. 切除铸道；F. 将铸瓷修复体在模型上试戴；G 和 H. 前牙修复体为了美观，只是压铸牙本质色的体瓷。切端瓷仍然通过传统方法用笔推塑法上瓷；I. 三单位固定桥，使用蜡恢复解剖外形；J. 技师要确保连接体横截面积足够（4×4 mm²）

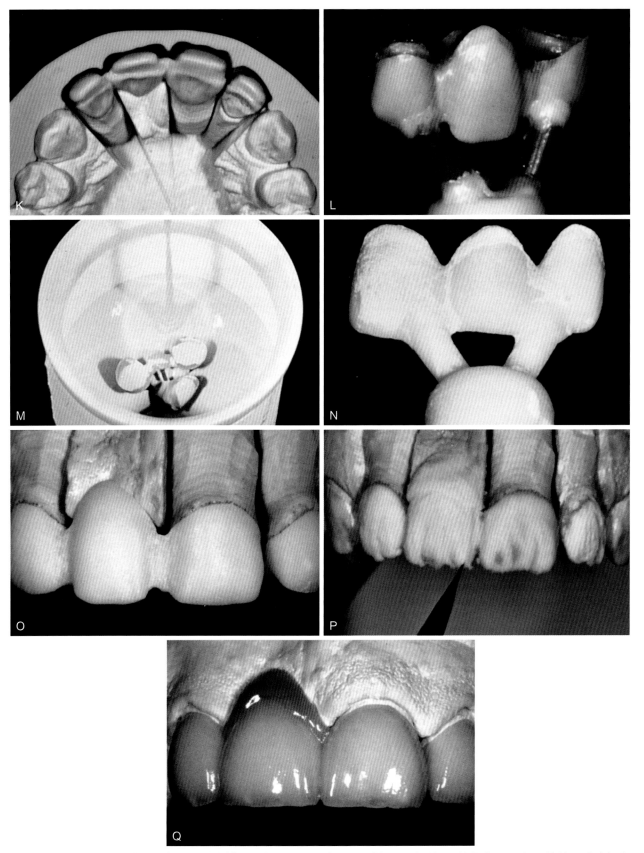

图 25-6（续）■ K. 硅橡胶模板用于检查蜡型回切获得的厚度是否足够。L. 铸道插入铸件中；M. 包埋铸件，硅酸锂陶瓷压铸入铸圈；N. 完成的热压铸瓷修复体；O. 在工作模型上就位的热压铸瓷内核；P. 上饰瓷；Q. 完成的最终修复体（由 Ivoclar Vivadent, Amherst, New York 提供）

膨胀系数，与饰瓷技术中使用饰面陶瓷的热膨胀系数相匹配。目前使用的含有白榴石成分的热压铸瓷材料包括 IPS Empress (Ivoclar Vivadent)，Optimal Pressable Ceramic (OPC, Pentron Clinical)；还有两种低熔陶瓷：Cerpress (ADS, Inc)，Finesse (Dentsply Prosthetics)。

硅酸锂基陶瓷

IPS e.max* (Ivoclar Vivadent, Inc, Amherst, New York) 是第二代热压铸瓷材料中的代表。它的核瓷材料主要结晶相是二硅酸锂。这种材料在大约 920℃（≈1690℉）被压铸，表面饰瓷材料是分散有磷灰石晶体的玻璃基质[56, 57]。

高强度热压铸瓷的适应证包括单冠和前牙三单位固定桥（FDPs）。

制作步骤

1. 根据解剖形态形成修复体蜡型，插铸道，包埋，和传统金合金铸造冠制作流程一致（图 25-6A）。如果使用饰瓷技术，则蜡型只形成体瓷形态。
2. 加热包埋圈到 800℃（或厂商推荐温度），将蜡型熔除。
3. 将选好颜色的瓷块和氧化铝推进棒放入铸口（图 25-6B），将耐火模型放在特殊的压铸炉中（图 25-6C）。
4. 加热到 1162℃，在真空下，将熔化的陶瓷材料缓慢地压铸入铸圈（图 25-6D）。
5. 压铸完成后，喷砂去除包埋料，从包埋圈中取出修复体，切除铸道（图 25-6E）。将压铸完成的修复体在模型上试戴（图 25-6F）。可以使用配套的釉质瓷来获得更好的美学效果（图 25-6G 和 H），或通过外染色来完成。制作固定桥的步骤相同（图 25-6I～Q）。

可切削陶瓷

计算机辅助设计／计算机辅助制作系统（CAD/CAM）的革新，使得机器切削嵌体、高嵌体和冠成为现实，这也引发了新一代可切削陶瓷材料的不断发展。

Cerec 系统

从 20 世纪 80 年代开始，Cerec 系统（Sirona Dental Systems, LLC）已经市场化；扫描和研磨机器也在不断推陈出新。目前使用的更新软件后的 Omnicam 口内扫描头比早期版本有了很大的进步。整个设备包括计算机整合图像系统和研磨系统两部分，修复体的设计可以在计算机屏幕上完成（图 25-7A）。可以使用这套系统的材料包括：VITA Mark II (VITA North America)，IPS Empress CAD (Ivoclar Vivadent)，IPS e.max CAD (Ivoclar Vivadent)，CEREC Blocs C (Cerec 3D, Sirona Dental Systems, Inc.)，和 In-Ceram 氧化铝长晶石陶瓷 (Dentsply Prosthetics)。VITA Mark II 主要成分是长石质瓷（玻璃长石，$KAlSi_3O_8$）作为主要结晶相的玻璃基质。IPS Empress CAD 是可以用于机器切削，含有白榴石的陶瓷材料。In-Ceram 氧化铝长晶石陶瓷在渗透和上饰面瓷之前可以进行机器切削。复合树脂块也可以使用机器切削。早期 Cerec 系统的缺点主要包括修复体边缘适合性差[58]和无法切削出复杂的𬌗面形态。Cerec 3 的边缘适合性已经有了提高[59]，并且也可以切削出复杂的𬌗面形态。最新版本的 CAD/CAM 软件（Cerec 3D, Sirona Dental Systems, Inc.）已经可以获得完全三维可视化，可以将修复体"虚拟就位"。在加工之前虚拟修复体可以在各个方向上进行三维修改。

制作步骤

1. 按照常规全瓷修复体制备要求进行牙体预备。
2. 在牙预备体上喷不透明的粉末。
3. 使用光学扫描仪获得牙预备体图像，调整相机角度，与修复体就位道一致（图 25-7B）。获得最佳图像后存储在电脑里。
4. 在计算机屏幕上识别并标记边缘和轮廓。可以在计算机软件的帮助下完成这一步（图 25-7C）。
5. 操作设计软件模拟功能运动，并且据此调整修复体的设计（图 25-7D）。
6. 选择好合适大小的瓷块，修复体就是从选好的瓷块中切削下来的（图 25-7E～G），在研磨机器中放入合适颜色的瓷块。冠不同，操作时间也不相同（图 25-7H 和 I）。二硅酸锂冠切削的瓷块没有完全烧结，结晶化只达到中等程度，这样是为了研磨时更有效率和减小切削工具的磨损。硅酸盐

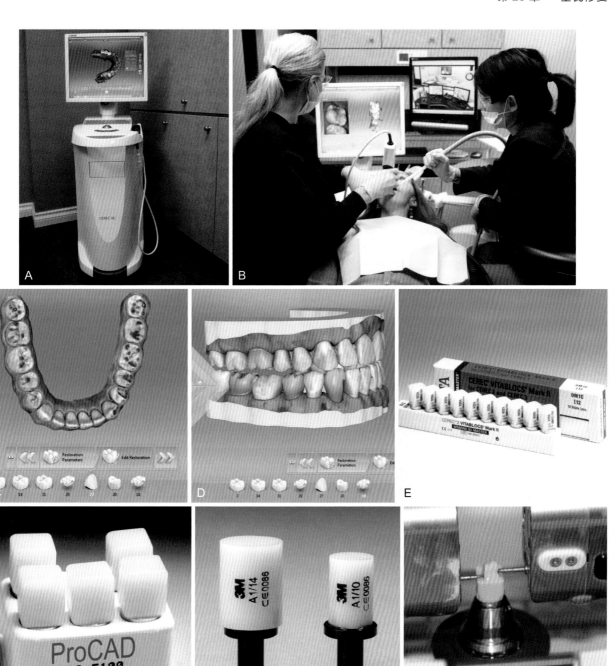

图 25-7 ▪ Cerec Omnicam 计算机辅助设计 / 计算机辅助制作系统（CAD/CAM）。A. Cerec Omnicam 系统包括图像采集系统，计算机和一个研磨系统；B. 采集光学印模；C. 计算机辅助设计可以帮助设计牙冠修复体外形；D. 软件可以模拟下颌运动，帮助评价设计的𬌗面形态是否合适；E~G. 不同全瓷系统的瓷块都可以使用，包括树脂块；H. 正在研磨一块蓝色、半透明的二硅酸锂瓷冠

结晶相尤其适合于获得良好的边缘适合性和机械可切削性。随后的烧结将蓝色块状的硅酸锂晶体变成最终的结晶状态，获得更高的强度。在完全结晶化后，在玻璃基质中的二硅酸锂晶体含量可以超过70%（图

25-7J 和 K）。

7. 可以在外染色的同时进行上釉来进一步处理表面形态（图 25-7L）。

8. 在患者口内试戴修复体，酸蚀，硅烷化处理，按第 30 章所要求操作步骤粘接就位。

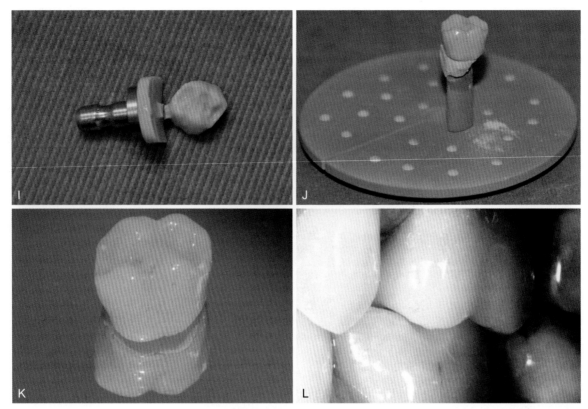

图25-7（续）■ I.研磨完成的冠外修复体；J.烧结盘中的修复体，正准备从硅酸锂通过烧结转化为二硅酸锂。通过烧结，修复体获得最后理想的外观；K和L.完成的最终修复体（A~D和H~L.由Dr. R. Fox, Sirona Dental Systems, Inc., Charlotte, North Carolina 提供；E. 由VITA North America, Yorba Linda, California 提供；F. 由Ivoclar Vivadent, Amherst, New York 提供；G. 由3M ESPE Dental, St. Paul, Minnesota 提供）

机器切削和烧结陶瓷

氧化锆陶瓷

大量关于氧化锆陶瓷和CAD/CAM技术的研究使得用于牙科修复体的氧化锆陶瓷得到了很好的发展[60]。使用的氧化锆材料是正方晶系氧化锆，3% mol氧化钇作为稳定剂，使用初步烧结氧化锆瓷块切削出来的氧化锆加工件需要略大一些，以补偿烧结时产生的收缩。根据厂商要求，修复体随后在高温下 [1350~1450℃（ ≈ 2460~≈ 2640 ℉）] 烧结数小时。匹配的饰面瓷可以在前牙区使用，以获得更好的美学效果（图25-8和图25-9）。在后牙区，可以使用全解剖外形法（整铸法）制作，颜色来自于使用瓷块内部本身的颜色[12, 13]（图25-10）。氧化锆具有很高的强度和抗断裂韧性。氧化锆陶瓷的临床效果仍需要长期数据来观察。值得注意的是，氧化锆修复体可能容易受低温老化的影响[10]，尤其是低等次瓷粉在高烧结温度下制作时容易出现这一问题。尽管如此，氧化锆修复体的中期临床表现还是能够让人接受的[61]。

氧化锆增强的锂硅酸盐陶瓷

锂硅酸盐基玻璃陶瓷（Celtra, Dentsply Prosthetics；Vita Suprinity, VITA North America）作为可切削陶瓷材料被用于CAD/CAM技术，据称其机械性能与二硅酸锂玻璃陶瓷相近[62]。它是在锂硅酸盐玻璃混合体中加入了10%质量百分比的氧化锆[10]。氧化锆作为成核剂，但仍然溶解在玻璃基质里，这样导致了两个主要结果：形成了一种双重微观结构：一种是非常细小的硅酸锂（L_2SiO_3），另一种是二硅酸锂晶体（$Li_2Si_2O_5$）；玻璃基质通过溶解在其中的氧化锆获得了增强[63]。这种微观结构通过两步来获得。第一步预烧结阶段玻璃陶瓷只包含硅酸锂晶体，因此容易被切削。最后结晶化阶段，在快速升温到840℃（1544 ℉）维持8 min后，形成双重锂硅酸盐微观结构。氧化锆增强锂硅酸盐陶瓷和二硅酸锂玻璃陶瓷之间的主要区别在于它们最终结晶化时是否存在天然的结晶相：氧化锆增强锂硅酸盐里是硅酸锂加二硅酸锂，而二硅酸锂陶瓷中只有二硅酸锂[10]。氧化锆增强锂

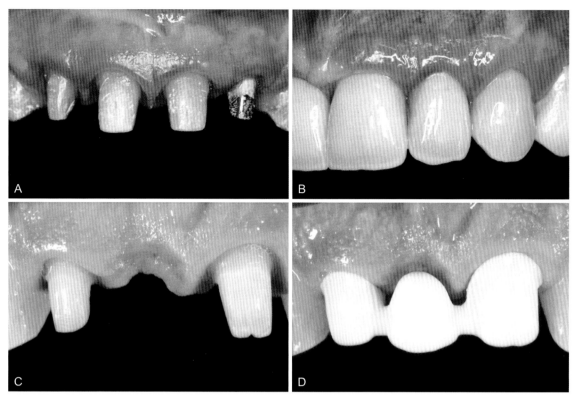

图 25-8 ▪ Procera 全瓷系统。A. 上颌前牙 Procera 全瓷冠牙体预备；B. 完成的修复体；C. 固定桥的牙体预备；D. 高强度内冠。体瓷和切瓷随后将被添加在上面（A 和 B. 由 Dr.E.van Dooren 提供；C 和 D. 由 Dr.E.Hagenbarth 提供）

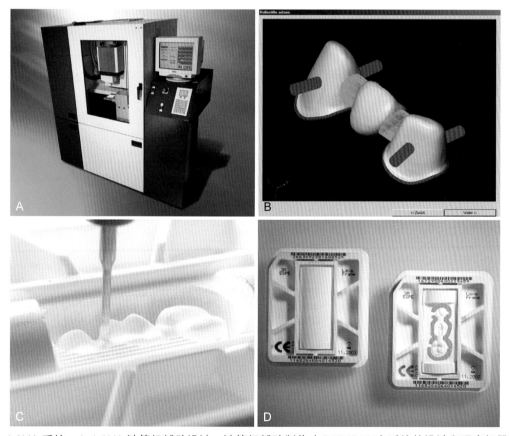

图 25-9 ▪ LAVA 系统。A. LAVA 计算机辅助设计 – 计算机辅助制作（CAD/CAM）系统的设计和研磨机器；B. 计算机设计内冠；C 和 D. 使用氧化锆瓷块切削出内冠

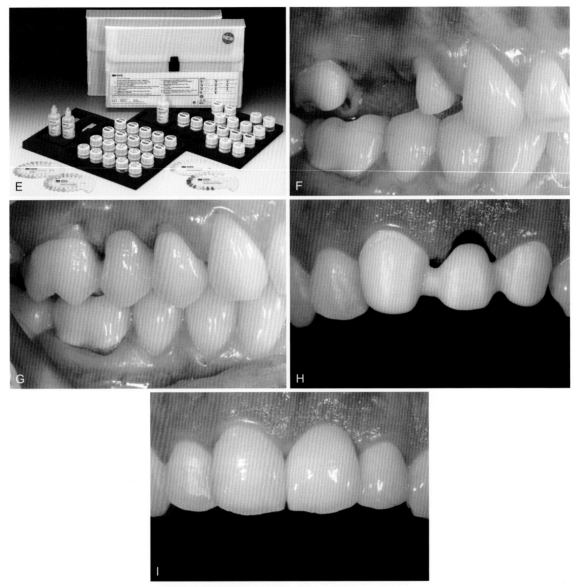

图 25-9（续） ▪ E. 饰瓷；F. 后牙固定桥牙体预备；G. 完成的修复体；H. 前牙固定桥试底冠；I. 完成的前牙固定桥（A~E. 由 3M ESPE Dental, St. Paul, Minnesota 提供；F 和 G. 由 Dr. L. Jones 和 M. Roberts, CDT 提供；H 和 I. 由 Dr. V. Bonatz 提供）

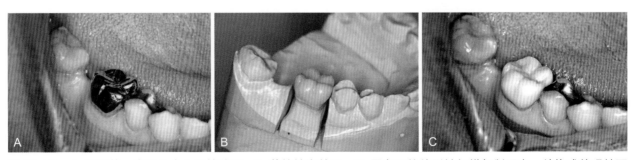

图 25-10 ▪ A. 下颌第一磨牙为贵金属铸造冠；B. 整铸锆瓷单冠；C. 原有冠的外形被扫描复制下来，并换成美观性更好的全瓷冠

硅酸盐玻璃陶瓷材料显示了人们在不断追求具有足够半透性，同时又有优越机械性能的陶瓷材料。虽然这些稳定的材料比氧化锆材料更加可靠，但人们对于更好材料的追求并不会停止。

交叉复合材料

交叉复合材料（IPC）是指两种材料在整个致密材料中，各自有完整三维结构并且互相缠绕在一起。这种材料通过使用液体渗透通过一个多孔结构物质（第一相），从而形成第二种网络交叉相。常用的制作片注是在凝固和单体渗透后，进行玻璃的熔融渗透，最后热固性物质聚合形成交叉复合材料[64]。交叉复合材料通常很坚固和结实，与单相材料相比，具有很高的损伤容限（阻力曲线行为）。

因为美学需要，只有陶瓷－玻璃和陶瓷－高分子聚合物交叉复合材料被用于口腔。最早的材料（In-Ceram 氧化铝陶瓷，VITA North America）是氧化铝（68%）渗透入含镧玻璃[65]。初步烧结后形成多孔的氧化铝，其表面积增加而没有收缩。In-Ceram 氧化铝是第一种完全致密的网状结构陶瓷，用于牙科修复体的制作，而且表现良好，在 5～7 年不等的 8 个临床试验中成功率高达 91.5%～100%[66]。

第二种牙科修复体中用到的交叉复合材料使用于 2013 年（VITA Enamic，VITA North America）。这种交叉复合材料首先将瓷粉初步烧结达到 70% 的密度，然后再使用材料单体进行渗透[67]。尽管多孔网状陶瓷结构强度为 135 MPa，高分子聚合物的强度低于 30 MPa，渗透后交叉复合材料的强度高达 160 MPa[68]。正如人们所料，交叉复合材料很多综合性质和弹性性能在填充树脂微粒和陶瓷材料的性能之间。在疲劳测试中，VITA ENAMIC 的性能和二硅酸锂接近[69]。交叉复合材料与其他 CAD/CAM 材料和热压铸陶瓷材料相比，具有以下 3 个额外的优点：①合理的脆性指标；②更低的硬度；③和釉质接近的蠕变效应（会带来更小的接触应力和合理的应力再分布）[67]。

金属增强系统

高金底冠系统用于克服瓷甲冠的一些内在缺点，这种方法是使用不同方法形成一薄层基底，将陶瓷烧结在上面。严格来说，这种应该属于金属烤瓷冠，而不是全瓷冠。

Captek 系统

Captek 系统（The Argen Corporation）基底冠是通过在代型上使用两种金属浸泡蜡片制作得来的，完成后在金属冠上进行烧结。第一层蜡片形成一个多孔的金－铂－钯内冠，当浸泡 97% 黄金的第二层蜡片压上并进行烧结后，最终底冠才形成[70]。这套系统的优点包括杰出的美学效果和良好的边缘适合性[71]。

制作过程

1. 使用特殊耐火材料复制工作模型（图 25-11A）。
2. 切下一片金－铂－钯浸泡过的蜡薄片（图 25-11B）。
3. 将箔片压在代型上（图 25-11C），然后烧结到 1075℃（≈ 1965 ℉），形成一个多孔的金属内冠。
4. 将第二层金浸泡过的薄蜡片压上（图 25-11D），并再次烧结（图 25-11E）。通过毛细作用将金吸引到多孔的金－铂－钯金属内冠上形成最终的内冠。
5. 如同制作金属烤瓷冠，使用常规方法上不透明体瓷和切瓷（图 25-11F）。
6. 在完成的修复体表面上釉，并抛光边缘金属（图 25-11G 和 H）。制作固定桥采用同样的步骤（图 25-11I）。

全瓷系统的选择

推荐全瓷系统的主要目的是为了获得最佳的美学效果。当然这样也会因为全瓷材料潜在的折裂风险而带来修复体寿命的降低，而且和金瓷冠相比，全瓷冠的边缘适合性也要略差一些。

抗折强度

一直以来，全瓷修复体的长期性能一直受到全瓷易折裂的影响，因此常被用于受力小的前牙区域；全瓷修复体最大的优点就是可以提供优异的美学效果。然而，新材料，尤其是整铸锆瓷和二硅酸锂陶瓷已经具有较高的抗折强度（见表 25-1），并且中期临床表现理想。当然，这些材料相对来说出现时间较晚，它们是否足够安全，尤其是用于固定桥修复时，尚缺乏长期临床数据。

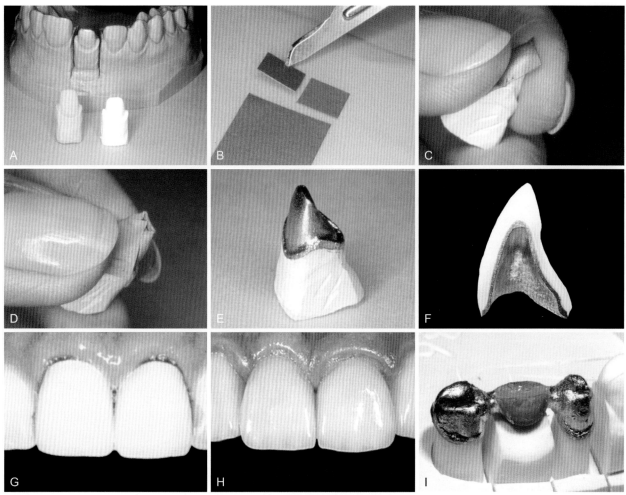

图 25-11 ■ Captek 系统。A. 复制耐火模型；B. 切块金属浸泡过的蜡片；C. 将第一层蜡片压在代型上。第一层烧结后形成多孔的基底冠；D. 加上第二层金属浸泡过的蜡片；E. 烧结好的基底冠；F. Captek 冠的剖面图，显示冠结构。在上颌切牙上不美观的金属烤瓷冠外形（G），使用 Captek 冠替换；I. 局部固定桥的内冠可以通过特殊的桥体构件来制作（由 Argen 公司提供，Altamonte Springs, Florida）

美学效果

关于全瓷系统需要知道的是，必须要选择一种可以为特定患者带来最佳美学效果的全瓷系统。当制作一个上颌切牙以和其邻牙相匹配时，这点尤为重要，且是固定修复中最具挑战性的项目。另外，一个需要仔细考虑的是加工厂能否制作这种全瓷修复体，因为没有哪一家加工厂会拥有昂贵的各种全瓷系统的加工设备。全瓷系统的边缘适合性非常重要，即便是使用树脂粘接也是如此。当选择一种全瓷系统时，牙医必须仔细评估修复体的组织面适合性和边缘适合性，可以使用硅橡胶检查指示剂来检查（在修复体粘接时，必须彻底去除硅橡胶检查指示剂）。尽管有研究比较了不同全瓷系统的适合性差异（见表 25-1）[54]，但这并不能代表每个加工厂的实际情况。

选择合适的全瓷系统时，邻牙的半透性和牙齿变色情况也必须加以考虑[72]。对于牙齿半透性高的牙齿来说，高强度但半透性低的内核冠全瓷系统（如 Procera [Nobel Biocare]）并不是一个最佳选择。然而，使用这种系统来修复变色的牙齿则变得非常合适，因为高半透性的材料无法很好的遮挡变色的基牙。相反的，当强度更为重要时，就应该选用高强度的材料（见表 25-1）。

磨损性

全瓷系统另一个关心的问题是对对颌牙釉质的潜在磨损作用，尤其是当患者具有副功能时。应尽量选用低磨损强度的修复材料。人们研究了很多材料在体外的磨损性能[16, 73-81]，具体结果如表 25-1 所示。

嵌体和高嵌体

耐火模型

虽然有些技术需要使用耐火模型，但它并适用于一些使用热压铸技术或 CAD/CAM 技术的全瓷修复体（图 25-12）。边缘适合性是否良好，更取决于技师的操作技术，而不是使用哪种全瓷材料[82]。

操作步骤

1. 使用硅橡胶制取预备后基牙的印模，使用 Ⅳ 或 Ⅴ 型石膏灌制模型，然后再灌制或复制一个耐火模型。使用 Di-Lok 或类似的系统可以很方便制成代型。因为耐火材料很脆、易碎，代型需要仔细分开，粗暴的操作很容易折断。

2. 尽可能修整耐火模型，以减少在净化去污时耐火模型的氨气排出量。

3. 使用特制的铅笔（V.H.T.，Whip Mix Corporation）轻轻地标出边缘线。

4. 根据厂商的要求通过烧结净化去污。这主要通过两步完成，第一步是在烤箱中，第二步是在真空的烤瓷炉中完成。

5. 待模型冷却后，在浸泡液或蒸馏水中浸泡 5 min。这样可以封闭代型，并且防止在堆瓷时代型吸收水分。

6. 在耐火模型上涂布第一层瓷粉，根据厂商的推荐进行烧结。在一些全瓷系统中，要使用一些高强度的内核材料来作为第一层。

7. 在湿润的代型上进行堆瓷；在做嵌体时，边缘可以离开一点。

8. 在中央窝的地方做缓冲沟，进行烧结。

9. 将中央窝填满，并且将边缘堆瓷。

10. 修整外形，精细调整𬌗面形态和邻面形态。根据厂商推荐进行上釉。

11. 使用磨头和 50 μm 氧化铝喷砂来去除包埋料。在上好𬌗架的工作模型上试戴修复体。

12. 如果有必要，使用细粒度金刚砂车针调整修复体边缘和𬌗面。使用金刚石抛光膏进行抛光。

全瓷固定桥

全瓷固定桥的发展有一个坎坷的历史。研究者们曾试图用氧化铝陶瓷制作全瓷固定桥，使用纯氧化铝杆作为固定桥连接体。这些修复体常常失败，不是折裂就是渗透过度导致孔隙，从而引起健康问题。含有白榴石的热压铸瓷材料在制作固定桥时没有足够的强度，因此只能够用于受力小的区域。用于后牙固定桥修复会导致灾难性的后果[42, 83]。最近出现的整铸锆瓷冠比其他材料拥有更高的实验室强度，可以用于后牙固定桥的制作。最新的二硅酸锂热压陶瓷和上饰面瓷锆瓷系统也可以用于制作前牙固定桥。尽管这些新材料可以用于制作固定桥，厂商还是推荐可靠的连接体部分设计要求（与金属连接体要求 2×3 mm 连接体横截面积不同，全瓷固定桥连接体典型设计要求 4×4 mm 横截面积）。足够的连接体横截面积可能会导致没有足够的清洁空间和不佳的美学效果。

全瓷基底系统

全瓷材料可以作为根管治疗后患牙修复的基底材料[81, 84]，这样可以克服使用金属桩核系统带来的美学问题（见第 12 章）。锆桩（CosmoPost, Ivoclar Vivadent；ER C-Post, Komet USA；TZP-post, Maillefer）的优点是强度高[85]，根据使用全瓷系统的不同，核材料可以选择复合树脂或是压铸陶瓷（IPS Empress Cosmo, Ivoclar Vivadent）。另外，还可以使用 CAD/CAM 系统来切削氧化锆个性化桩核[86]。

全瓷粘接桥

通过使用树脂粘接剂，全瓷修复体的性能得到了增强。树脂粘接剂最早用于全瓷贴面[87, 88]，后来用于其他的全瓷修复体。使用树脂粘接剂要配合使用氢氟酸或低毒性的替代品酸蚀陶瓷，并且使用硅烷偶联剂（硅化合物，氢化合物和其他单体化合物组成，作为无机材料和有机树脂之间粘接的耦合剂）。在粘接树脂粘接固定桥时，釉质粘接前要先用磷酸酸蚀（见第 26 章），牙本质粘接时要使用牙本质粘接剂。当使用粘接树脂后，有些类型全瓷冠的折裂率会有显著下降[89]，尽管也有一项回顾性研

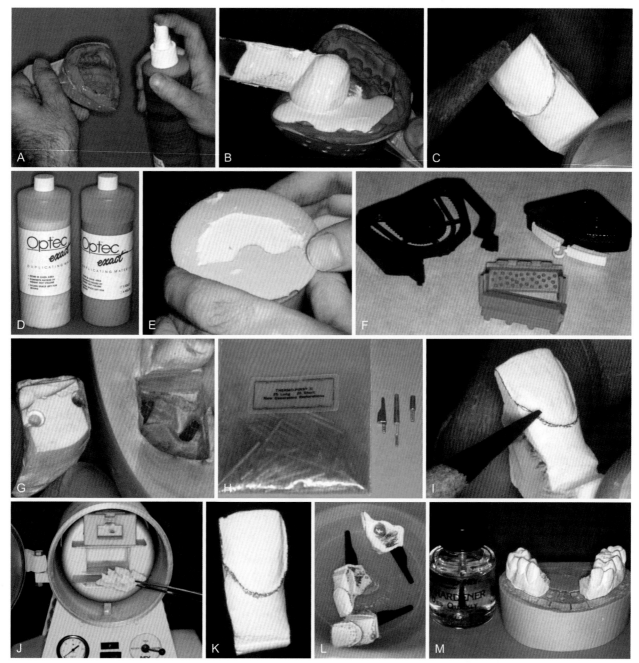

图 25-12 ▪ 使用耐火代型技术制作瓷贴面和瓷高嵌体。A. 在印模表面喷上表面活性剂"de-bubbleizer"，并轻轻吹干；B. 使用代型石膏灌模。在代型修整前标记出预备体边缘（C），使用弹性复模材料复制代型（D）；E. 使用耐火材料灌模。可以使用 die-lock 系统（F）；或者，可以在底部插销而插销留在底座中（G）；H. 还可使用特殊的抗高温插销系统（High Temp Ceramic Dowel Pins, Dental Ventures of America, Inc.）；I. 使用特殊的铅笔（V.H.T., Whip Mix）标记出边缘线；J. 净化包埋圈；K. 蓝色的边缘标记线在烧结后变为红色；L. 代型浸泡在蒸馏水中直至不产生气泡；M. 使用代型硬化剂处理邻接面，防止模型吸收瓷粉的水分

究认为，与传统水门汀相比，树脂粘接剂成功率并没有明显不同[90]。树脂粘接剂并不能增强高强度氧化铝内核陶瓷材料，如 In-Ceram 和 Procera 的抗折强度。不过，对于长石质陶瓷和白榴石增强陶瓷，树脂粘接剂现在是推荐使用的粘接剂，而且树脂粘接剂也广泛用于瓷嵌体和瓷高嵌体的粘接[91]。

酸蚀和硅烷化瓷修复体

1. 使用软蜡在合适的表面最高点支撑好修复体。
2. 仅在组织面涂布 1 mm 厚度的酸蚀剂 [瓷酸蚀剂（9.5% 氢氟酸），Gresco Products, Inc.，或陶瓷厂商推荐的其他产品]。

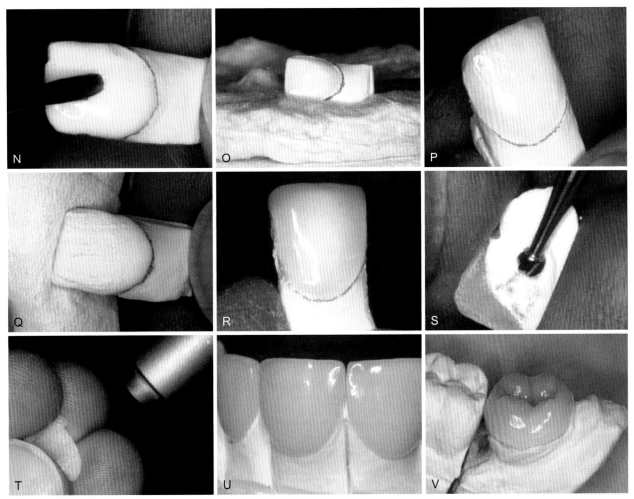

图 25-12（续）■ N. 开始制作全瓷修复体；O 和 P. 第一层烧结；Q. 进行第二次烧结弥补收缩；R. 瓷贴面最终恢复形态并上釉。用磨头去除包埋料（S），使用氧化铝喷砂（T）；U. 在工作模型上完成的瓷贴面；V. 使用同样方法制作的瓷嵌体（由 Whip Mix, Louisville, Kentucky 提供）

3. 根据陶瓷材料不同酸蚀时间长短不同。长石质陶瓷一般要求 5 min。

4. 在流水下小心去除酸蚀剂。酸蚀剂具有腐蚀性，因此不能接触到皮肤或眼睛。

5. 持续冲洗，直到酸蚀剂颜色完全冲干净。

6. 使用无油空气吹干陶瓷组织面。推荐使用吹风机，以确保陶瓷组织面不被污染。

7. 根据厂商推荐涂布硅烷处理剂。一些厂商推荐使用热聚合硅烷处理剂来提高粘接强度，而不用普通的化学反应硅烷处理剂。在技工室一般采用热聚合硅烷处理剂处理，但在粘接前应该小心地用酒精彻底清洁冠的组织面。

粘接步骤见第 30 章。

总　结

一直以来，瓷甲冠都是最美观的固定修复体。但和广泛使用的金属烤瓷冠相比，全瓷冠有很多的其他缺点，包括机械性能不佳和为了获得足够的边缘适合性，需要更高的技术难度。

随着陶瓷材料和陶瓷粘接材料性能的改进，全瓷修复体又重新成为热点。和全冠相比，瓷贴面可以提供一种牙体预备更加保守、美学效果更好的修复形式。与全冠、后牙复合树脂相比，瓷嵌体和瓷高嵌体可以提供更为持久的修复效果，而又不会像全冠那样去除过多的牙体组织。高强度的全瓷材料可以用于受力大的区域，甚至可以用来制作固定桥。不过，相对来说这些材料出现的还比较晚，还缺少长期临床数据和研究来验证它们的使用效果。

参 考 文 献

[1] Ernsmere JB: Porcelain dental work. Br J Dent Sci 43:547, 1900.

[2] Custer LE: A system of making jacket porcelain crowns without fusing. Dent Cosmos 57:1356, 1915.

[3] Ehrlich A: Erosion of acrylic resin restorations [Letter]. J Am Dent Assoc 59:543, 1959.

[4] Söremark R, Bergman B: Studies on the permeability of acrylic facing material in gold crowns, a laboratory investigation using Na. Acta Odontol Scand 19:297, 1961.

[5] Lamstein A, Blechman H: Marginal seepage around acrylic resin veneers in gold crowns. J Prosthet Dent 6:706, 1956.

[6] Weinstein M, Weinstein AB: Fused porcelain-to-metal teeth. Washington, D.C., U.S. Patent Office, Publication No. US3052982 A, September 11, 1962.

[7] Vines RF, Semmelman JO: Densification of dental porcelain. J Dent Res 36:950, 1957.

[8] Hondrum SO: A review of the strength properties of dental ceramics. J Prosthet Dent 67:859, 1992.

[9] Denry IL: Recent advances in ceramics for dentistry. Crit Rev Oral Biol Med 7:134, 1996.

[10] Denry I, Kelly JR: Emerging ceramic-based materials for dentistry. J Dent Res 93:1235, 2014.

[11] Mehra M, Vahidi F: Complete mouth implant rehabilitation with a zirconia ceramic system: a clinical report. J Prosthet Dent 112:1, 2014.

[12] Suttor D, et al: Coloring ceramics by way of ionic or complex-containing solutions. Washington, D.C., U.S. Patent Office, Publication No. US6709694 B1, March 23, 2004.

[13] Shah K, et al: Effect of coloring with various metal oxides on the microstructure, color, and flexural strength of 3Y-TZP. J Biomed Mater Res B Appl Biomater 87:329, 2008.

[14] Oh G-J, et al: Effect of metal chloride solutions on coloration and biaxial flexural strength of yttria-stabilized zirconia. Metals Mater Int 18:805, 2012.

[15] Jang GW, et al: Fracture strength and mechanism of dental ceramic crown with zirconia thickness. Procedia Eng 10:1556, 2011.

[16] Sripetchdanond J, Leevailoj C: Wear of human enamel opposing monolithic zirconia, glass ceramic, and composite resin: an in vitro study. J Prosthet Dent 112:1141, 2014.

[17] Mitov G, et al: Wear behavior of dental Y-TZP ceramic against natural enamel after different finishing procedures. Dent Mater 28:909, 2012.

[18] Jones DW, Wilson HJ: Some properties of dental ceramics. J Oral Rehab 2:379, 1975.

[19] Kelly JR, et al: Fracture surface analysis of dental ceramics: clinically failed restorations. Int J Prosthodont 3:430, 1990.

[20] Mackert JR Jr: Isothermal anneal effect on microcrack density around leucite particles in dental porcelain. J Dent Res 73:1221, 1994.

[21] Mackert JR Jr: Effect of thermally induced changes on porcelain-metal compatibility. In Preston JD, ed: Perspectives in dental ceramics, Proceedings of the Fourth International Symposium on Ceramics, pp 53-64. Chicago, Quintessence Publishing, 1988.

[22] Mackert JR Jr, Williams AL: Microcracks in dental porcelain and their behavior during multiple firing. J Dent Res 75:1484, 1996.

[23] Anusavice KJ, et al: Influence of initial flaw size on crack growth in air-tempered porcelain. J Dent Res 70:131, 1991.

[24] Weibull W: A statistical theory of the strength of material. Ing Vetensk Akad Proc 151:1, 1939.

[25] Davidge RW, Green TJ: The strength of two-phase ceramic/glass materials. J Mater Sci 3:629, 1968.

[26] Dunn B, et al: Improving the fracture resistance of dental ceramic. J Dent Res 56:1209, 1977.

[27] Seghi RR, et al: The effect of ion-exchange on the flexural strength of feldspathic porcelains. Int J Prosthodont 3:130, 1990.

[28] Denry IL, et al: Enhanced chemical strengthening of feldspathic dental porcelain. J Dent Res 72:1429, 1993.

[29] Anusavice KJ, et al: Strengthening of porcelain by ion exchange subsequent to thermal tempering. Dent Mater 8:149, 1992.

[30] Anusavice KJ, Hojjatie B: Effect of thermal tempering on strength and crack propagation behavior of feldspathic porcelains. J Dent Res 70:1009, 1991.

[31] Garvie RC, et al: Ceramic steel? Nature 258:703, 1975.

[32] Denry IL, et al: Effect of heat treatment on microcrack healing behavior of a machinable dental ceramic. J Biomed Mater Res 48:791, 1999.

[33] Fairhurst CW, et al: The effect of glaze on porcelain strength. Dent Mater 8:203, 1992.

[34] Griggs JA, et al: Effect of flaw size and auto-glaze treatment on porcelain strength [Abstract 1658]. J Dent Res 74:219, 1995.

[35] McLean JW, Kedge MI: High-strength ceramics. Quintessence Int 18:97, 1987.

[36] Michalske TA, Freiman SW: A molecular interpretation of stress corrosion in silica. Nature 295:511, 1982.

[37] Sherrill CA, O'Brien WJ: Transverse strength of aluminous and feldspathic porcelain. J Dent Res 53:683, 1974.

[38] Morena R, et al: Fatigue of dental ceramics in a simulated oral environment. J Dent Res 65:993, 1986.

[39] Rosenstiel SF, et al: Stress-corrosion and environmental aging of dental ceramics [Abstract 823]. J Dent Res 71:208, 1992.

[40] Rosenstiel SF, et al: Fluoroalkylethyl silane coating as a moisture barrier for dental ceramics. J Biomed Mater Res 27:415, 1993.

[41] McLean JW, Hughes TH: The reinforcement of dental porcelain with ceramic oxides. Br Dent J 119:251, 1965.

[42] Batchelor RW, Dinsdale A: Some physical properties of porcelain bodies containing corundum. In Transactions, Seventh International Ceramics Congress, p 31.

London, British Ceramic Society, 1960.

[43] Dinsdale A, et al: The mechanical strength of ceramic tableware. Trans Br Ceram Soc 66:367, 1967.

[44] McLean JW: A higher strength porcelain for crown and bridge work. Br Dent J 119:268, 1965.

[45] Jones DW: Ceramics in dentistry. II. Dent Techn 24:64, 1971.

[46] Claus H: VITA In-Ceram, a new procedure for preparation of oxide-ceramic crown and bridge framework. Quintessenz Zahntech 16:35, 1990.

[47] Pröbster L, Diehl J: Slip-casting alumina ceramics for crown and bridge restorations. Quintessence Int 23:25, 1992.

[48] Seghi RR, et al: Flexural strength of new ceramic materials. J Dent Res 69:299, 1990.

[49] Wolf WD, et al: Mechanical properties and failure analysis of alumina-glass dental composites. J Am Ceram Soc 79:1769, 1996.

[50] McLaren EA: All-ceramic alternatives to conventional metal-ceramic restorations. Compend Contin Educ Dent 19:307, 1998.

[51] Sorensen JA, et al: Core ceramic flexural strength from water storage and reduced thickness [Abstract 906]. J Dent Res 78:219, 1999.

[52] Shearer B, et al: Influence of marginal configuration and porcelain addition on the fit of In-Ceram crowns. Biomaterials 17:1891, 1996.

[53] Pera P, et al: In vitro marginal adaptation of alumina porcelain ceramic crowns. J Prosthet Dent 72:585, 1994.

[54] Sulaiman F, et al: A comparison of the marginal fit of In-Ceram, IPS Empress, and Procera crowns. Int J Prosthodont 10:478, 1997.

[55] Lüthy H, et al: Effects of veneering and glazing on the strength of heat-pressed ceramics. Schweiz Monatssch Zahnmed 103:1257, 1993.

[56] Höland W, et al: A comparison of the microstructure and properties of the IPS Empress® 2 and the IPS Empress® glass-ceramics. J Biomed Mater Res 53:297, 2000.

[57] Culp L: Empress 2. First year clinical results. J Dent Technol 16:12, 1999.

[58] Anusavice KJ: Recent developments in restorative dental ceramics. J Am Dent Assoc 124:72, 1993.

[59] Estafan D, et al: Scanning electron microscope evaluation of CEREC II and CEREC III inlays. Gen Dent 51:450, 2003.

[60] Filser F, et al: Net-shaping of ceramic components by direct ceramic machining. Assembly Autom 23:382, 2003.

[61] Dhima M, et al: Practice-based clinical evaluation of ceramic single crowns after at least five years. J Prosthet Dent 111:124, 2014.

[62] ElBatal FH, et al: Preparation and characterization of some multicomponent silicate glasses and their glass–ceramics derivatives for dental applications. Ceram Int 35:1211, 2009.

[63] Kruger S, et al: Nucleation kinetics of lithium metasilicate in ZrO2-bearing lithium disilicate glasses for dental ppplication. Int J Appl Glass Sci 4(1):9, 2013.

[64] Wegner LD, Gibson LJ: The fracture toughness behaviour of interpenetrating phase composites. Int J Mech Sci 43:1771, 2001.

[65] Guazzato M, et al: Strength, fracture toughness and microstructure of a selection of all-ceramic materials. Part I. Pressable and alumina glass-infiltrated ceramics. Dent Mater 20:441, 2004.

[66] Della Bona A, Kelly JR: The clinical success of all-ceramic restorations. J Am Dent Assoc 139(Suppl 4):8S, 2008.

[67] He L-H, Swain M: A novel polymer infiltrated ceramic dental material. Dent Mater 27:527, 2011.

[68] Coldea A, et al: Mechanical properties of polymer-infiltrated-ceramic-network materials. Dent Mater 29:419, 2013.

[69] Kelly JR, et al: Development of a clinically validated bulk failure test for ceramic crowns. J Prosthet Dent 104:228, 2010.

[70] Shoher I: Vital tooth esthetics in Captek restorations. Dent Clin North Am 42:713, 1998.

[71] Zappala C, et al: Microstructural aspects of the Captek alloy for porcelain-fused-to-metal restorations. J Esthet Dent 8:151, 1996.

[72] Holloway JA, Miller RB: The effect of core translucency on the aesthetics of all-ceramic restorations. Pract Periodontics Aesthet Dent 9:567, 1997.

[73] Seghi RR, et al: Abrasion of human enamel by different dental ceramics in vitro. J Dent Res 70:221, 1991.

[74] Hacker CH, et al: An in vitro investigation of the wear of enamel on porcelain and gold in saliva. J Prosthet Dent 75:14, 1996.

[75] Metzler KT, et al: In vitro investigation of the wear of human enamel by dental porcelain. J Prosthet Dent 81:356, 1999.

[76] Ramp MH, et al: Evaluation of wear: enamel opposing three ceramic materials and a gold alloy. J Prosthet Dent 77:523, 1997.

[77] Wall JG, et al: Cement luting thickness beneath porcelain veneers made on platinum foil. J Prosthet Dent 68:448, 1992.

[78] Dietschi D, et al: In vitro evaluation of marginal fit and morphology of fired ceramic inlays. Quintessence Int 23:271, 1992.

[79] Amer R, et al: Three-body wear potential of dental yttrium-stabilized zirconia ceramic after grinding, polishing, and glazing treatments. J Prosthet Dent 112(5):1151, 2014.

[80] Burgess JO, et al: Enamel wear opposing polished and aged zirconia. Oper Dent 39:189, 2014.

[81] Preis V, et al: Wear performance of monolithic dental ceramics with different surface treatments. Quintessence Int 44:393, 2013.

[82] Christensen R, Christensen G: Service potential of all-ceramic fixed prostheses in areas of varying risk

[Abstract 1716]. J Dent Res 71:320, 1992.

[83] Kakehashi Y, et al: A new all-ceramic post-and-core system: clinical, technical, and in vitro results. Int J Periodont Restor Dent 18:586, 1998.

[84] Zalkind M, Hochman N: Esthetic considerations in restoring endodontically treated teeth with posts and cores. J Prosthet Dent 79:702, 1998.

[85] Asmussen E, et al: Stiffness, elastic limit, and strength of newer types of endodontic posts. J Dent 27:275, 1999.

[86] Bittner N, et al: Evaluation of a one-piece milled zirconia post and core with different post-and-core systems: an in vitro study. J Prosthet Dent 103:369, 2010.

[87] McLaughlin G: Porcelain fused to tooth—a new esthetic and reconstructive modality. Compend Contin Educ Gen Dent 5:430, 1984.

[88] Calamia JR: Etched porcelain veneers: the current state of the art. Quintessence Int 16:5, 1985.

[89] Malament KA, Grossman DG: Bonded vs. non-bonded DICOR crowns: four-year report [Abstract 1720]. J Dent Res 71:321, 1992.

[90] Sjögren G, et al: Clinical evaluation of all-ceramic crowns (Dicor) in general practice. J Prosthet Dent 81:277, 1999.

[91] Schaffer H, Zobler C: Complete restoration with resin-bonded porcelain inlays. Quintessence Int 22:87, 1991.

思考题

1. 讨论全瓷冠的优点和缺点，适应证和禁忌证。
2. 哪些全瓷系统可以用来制作固定桥？在制作固定桥时使用全瓷材料有什么限制？
3. 比较粉浆堆塑法和热压铸造法全瓷系统制作步骤的不同。它们各自的优点是什么？
4. 描述瓷贴面的制作步骤。
5. 目前使用的计算机辅助设计／计算机辅助制作（CAD／CAM）系统有哪些？这种修复体的优点和局限性是什么？

第 26 章

树脂粘接固定修复

Van P. Thompson

概　述

自 Rochette[1] 在 1973 年提出将网状铸造金属夹板用于下前牙以来，树脂粘接固定修复体得到广泛应用。金属烤瓷固定义齿需要磨除大量的牙体组织以获得具有解剖外形、美观坚固的修复体（见第 7 章），而 Rochette 的这一技术可以成为传统方法的替代方法之一，其优势在于只需磨除少量的牙体组织，尤其是对于无龋的完整的基牙。树脂粘接固定修复的首要目标是在最大程度保留牙体组织的同时修复缺失牙。

金属表面电解蚀刻技术能在金属和牙釉质之间形成微机械固位，提高粘接强度[2]。粘接修复体通常包含 1 个或多个桥体，由粘接在基牙舌侧或邻面釉质的薄金属翼板提供支撑（图 26-1），这种保存性固定修复的成功与否取决于酸蚀釉质和铸造金属板之间的结合力，因此，必须精确设计，确保两者间的密合性。早期，这种粘接修复方式应用有限，除了对这类修复的设计理念理解不足外，更重要的是，未能充分认识到预备合适的抗力形和固位形的重要性。早期固位体设计不佳（局限于舌侧釉质粘接），加之对金属缺少适当的酸蚀处理，修复失败率较高。在 1986-1996 年间，该技术的应用趋于保守，自此之后，许多的设计要点被提出并在临床进行试验[3-6]。同时，用于合金材料的树脂粘接技术也在不断更新发展，从而形成了更便捷、可靠的修复流程。

树脂粘接固定修复体的发展历程

粘接桥体

最早期的树脂粘接修复体是利用拔除的天然牙或树脂牙作为桥体，通过复合树脂粘接在基牙的邻面或舌面[7, 8]，但复合树脂连接体的强度不足，需要用金属丝或网加强，这类粘接桥体的应用仅限于前牙的短桥，且易出现树脂的剥脱及折裂，使用寿命有限，一般用于过渡性修复[9-11]。

铸造金属网树脂粘接固定修复体（机械固位）

1973 年，Rochette[1] 提出了将铸造金属网利用机械固位粘接于天然牙的设计概念，主要用作牙周夹板，也可以设计桥体。Howe 和 Denehy[12] 发现金属支架可以改善固位，因此开始用粘接于基牙的网状金属固位体和金属烤瓷桥体来修复缺失前牙，他们认为应尽可能增加基牙舌侧金属翼板的面积，不需要或仅进行少量的牙体预备。这类修复体的应用仅限于下颌牙或轻咬合接触的情况，用复合树脂进行粘接。

Livaditis[13] 将此方法拓展至用于修复后牙，依靠网状固位体增加抗力和固位。固位体的范围也延伸至基牙邻面和𬌗面。为了使义齿获得𬌗龈向就位道，需要对基牙釉质进行预备，降低邻面和舌面的外形突度。这些修复体的咬合正常，部分回访时间已经达到 13 年（图 26-2）。尽管有一些成功的案例，但铸造金属网技术仍有下列不足：

- 网状设计降低金属固位体的强度。
- 网洞处暴露的树脂易磨损。
- 粘接强度有限[14]。

爱荷华大学对网状金属粘接修复体进行 15 年临床观察，结果发现前牙区 110 个月的修复失败率为 50%，130 个月为 63%（表 26-1）[15]。

蚀刻金属树脂粘接固定修复体（微机械固位："马里兰桥"）

马里兰大学的 Thompson 和 Livaditis[2, 16] 通过研究提出非贵金属的电解蚀刻技术，相较于网状铸造金属修复体，其优势在于：

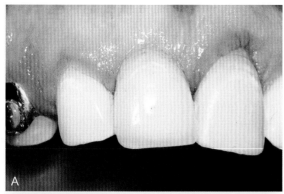

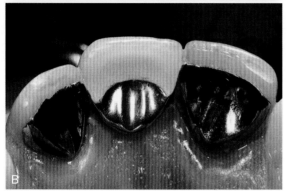

图 26-1 ▪ A. 右上中切牙因外伤缺失后树脂粘接修复的唇面观；B. 义齿舌面观，注意两侧基牙上的固位体边缘均延伸越过边缘嵴，前牙区的固位体设计均如此

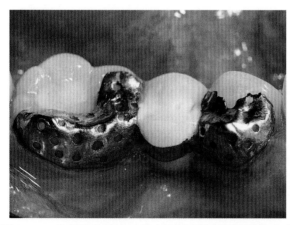

图 26-2 ▪ 修复缺失前磨牙的金属网固位树脂粘接固定义齿舌面观，修复后 13 年的回访照片。部分金属网眼中的树脂已脱落缺损，龈外展隙打开不足，磨牙殆面树脂广泛磨损

- 由于树脂与蚀刻金属之间的结合力显著高于其与酸蚀釉质的结合力，修复体固位得以改善，而且即使是较薄的金属固位体，也可以抵抗弯曲变形。
- 金属固位体表面高度抛光，可以有效减少菌斑堆积。

表 26-1 在 10 年平均使用时间的研究中，50%（脱粘）失败的预估时间

临床研究	50% 失败率的时间（月）
Boyer 等（1993）[15]	
穿孔设计	110
蚀刻金属 *	250
de Rijk 等（1996）[74]	
蚀刻金属 †	190

*At the University of Iowa; 143 anterior and 30 posterior fixed dental prostheses (FDPs).

† At the University of Maryland; 61 anterior and 84 posterior FDPs.

与此同时，对粘接树脂也提出了更高的要求，出现了第一代树脂水门汀。薄层树脂能够与蚀刻金属形成微机械固位，提供足够的粘接强度，并保证义齿完全就位。Comspan（Dentsply Caulk）最早使用此类水门汀，粘接层厚度大约 20 μm[17]，与金属间无化学结合力。

非贵金属合金所用的电解蚀刻方法主要取决于合金成分，最早出现的蚀刻技术是针对镍-铬合金和镍-铬-钼-铝-铍合金[18]，随后该技术得以发展简化[19]，又出现了化学蚀刻[20] 或凝胶蚀刻技术[21]，它们的共同特点是对某一类特定合金的效果最佳[22]。可以通过扫描电镜观察金属表面形貌评估蚀刻效果，图 26-3 显示了蚀刻处理后金属表面形成的凹陷。但如果操作不仔细，可能会导致电解抛光或表面污染[23]。蚀刻时间过长会严重影响湿粘接强度。

对同一种合金蚀刻效果的研究结果存在很大的差异[24]，一般以试验 24 h 或 7 d 浸泡后的粘接强度测试结果为标准对蚀刻和粘接技术进行研究，但有研究发现当浸泡时间达到 6 个月或冷热循环 1000 次及以上时，树脂粘接强度会显著下降[25,26]。因此，对短时间浸泡和热循环次数过少的研究结果应谨慎，喷砂处理能显著增加初期粘接强度，但随着时间推移，粘接强度也会逐渐下降接近为 0[27]。

现在，可用于金属表面直接粘接的树脂系统已经完全可以取代金属蚀刻形成的微机械固位[28]。

陶瓷固位体

高强度陶瓷，尤其是氧化锆（见第 25 章），已经被用作树脂粘接修复的固位体[29,30]，其美学效果优于金属（图 26-4），尤其是在基牙牙体比较薄的情况下，其良好的中期临床效果也已得到证实[31]。

化学粘接树脂粘接修复体（粘接桥）

在 20 世纪 80、90 年代，树脂粘接修复主要通过金属蚀刻技术获得修复体固位力，日本对此进行了大量的研究，研发了可直接用于金属的粘接系统。第一代的 Super-Bond C&B 系统是基于甲基丙烯酸甲酯聚合物粉末和 4- 甲基丙烯酰氧基偏苯三酸酐改良的甲基丙烯酸甲酯液的组合[32]，粉、液混合前在液中加入三正丁基硼烷催化剂，Super-Bond C&B 对非贵金属合金的初期粘接强度高于其他任何一种树脂粘接系统，但合金的镍 - 铬比会影响粘接剂远期的水溶性[33, 34]。相较于双酚 A 丙烯酸甲酯（bis-GMA）基树脂水门汀，它的优势

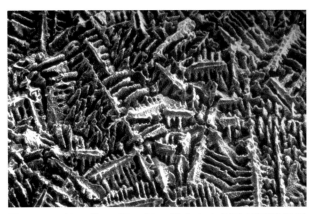

图 26-3 ■ 镍－铬－钼－铝－铍合金电解蚀刻后的扫描电镜照片（1000 倍），显示合金表面形成能被疏水性复合树脂润湿的凹坑状结构

在于弹性模量低而抗折强度高[35, 36]，对适合性欠佳的修复体也能获得较好的粘接效果[37]，但这类粘接系统对高金合金的粘接力较差[38]，金属处理剂的应用可以提高贵金属合金与基牙间的粘接力[39, 40]，这一点已经在临床研究中得到证实[41]。

随后又出现了 10- 甲基丙烯酰氧癸基磷酸酯（MDP）改良的双酚 A 丙烯酸甲酯基树脂水门汀（Panavia），10- 甲基丙烯酰氧癸基磷酸酯的化学结构和应用已有文献报道[42]。

Panavia 对表面喷砂粗化的镍铬和钴铬合金[43, 44]，以及锡涂层的金和金钯合金都表现出良好的结合力[22, 45]。

Panavia 对酸蚀釉质的抗拉伸强度达到 10～15 MPa，与传统的双酚 A 丙烯酸甲酯树脂相当。电解蚀刻技术并不能提高 Panavia 等粘接剂与金属表面的拉伸强度，低于 Panavia 与喷砂处理的金属表面的结合强度[46]，最新的一代是 Panavia 21 和 Panavia F 2.0，两者都含有自酸蚀性单体，可以用于釉质和牙本质粘接，而后者是双固化型的（光固化和化学固化），并能释放氟。

贵金属表面涂锡后与树脂的粘接抗拉伸强度仅略低于镍铬合金表面电解蚀刻或喷砂处理者（18～30 MPa），高于酸蚀釉质[47, 48]，当然，涂锡前金属表面也需要喷砂处理以利于锡的沉积（图 26-5）[49, 50]，锡沉积可以在技工室或椅旁完成。如图 26-6 所示，为一种涂锡系统，用与 4V 电极相连

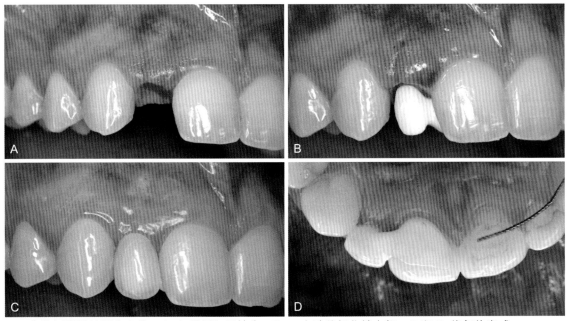

图 26-4 ■ 全瓷树脂粘接固定义齿。A. 上颌侧切牙缺失；B. 口内试戴氧化锆支架；C 和 D. 修复体完成

的小棉棒将锡酰胺溶液涂于金属探针表面与金属相联（图 26-6B），通常 5~10 s 后金属表面会呈轻度的灰白改变，用水冲洗、干燥后进行粘接处理。

在粘接或涂锡处理前用 50 μm 的氧化铝颗粒对金属表面进行喷砂处理不仅可以粗化粘接面，增大粘接面积，而且可以形成一层氧化铝分子层[51]，有助于增强与磷酸基粘接系统的结合力，其结合机制从氧化铝和氧化锆粘接的实验室研究结果中可以得到佐证[52-54]。

这些粘接系统的长期效果与传统酸蚀复合树脂粘接相似[16]，实验室数据也证明了其有效性，直接粘接的良好效果使得金属蚀刻处理的必要性也在减弱[55]，简化了树脂粘接修复的技工室和临床操作流程。

Rocatec 系统可用于贵或非贵金属的树脂粘接，金属表面先用粒度 120 μm 的氧化铝颗粒喷砂，接着用含硅酸盐颗粒的氧化铝喷砂处理（图 26-7），进而在金属表面形成含二氧化硅和二氧化

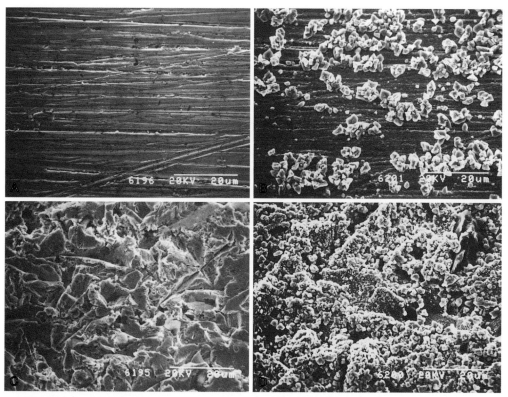

图 26-5 ■ 合金表面两种不同涂锡方法处理后形成的锡涂层。A. 金合金表面用 600 目砂纸打磨；B. 锡涂层呈局部聚集状，锡颗粒散乱分布；C. 金合金表面用粒度 50 μm 的氧化铝喷砂处理；D. 锡颗粒呈均匀分布状

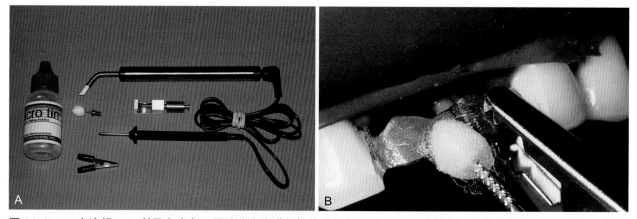

图 26-6 ■ 口内涂锡。A. 利用直流电，用酰胺溶液进行操作的涂锡系统；B. 口内操作。注意金属表面颜色变灰。用与电极相连的小棉球蘸溶液涂于金属表面，用弹簧夹夹持修复体形成电回路

铝的分子层，最后通过硅烷增强与树脂的结合力。Norling 等[56] 比较了不同的硅烷处理技术，发现 Rocatec 系统与 Panavia 的粘接效果相当[26, 28, 51]，但技工室操作较复杂，而且因为硅烷化表面的污染问题，通常只用于复合树脂贴面与金属的粘接。

从 20 世纪 90 年代中期开始，出现了一批用于贵金属直接粘接的处理剂和水门汀系统（表 26-2），都需要对金属表面进行粗化处理、涂处理剂后用树脂水门汀粘接。对这些金属处理剂进行了大量的实验室研究[57-61]和临床评估[41, 62]，经调整和简化后可同时用于金和钯基合金。

目前的粘接系统仍限于釉质粘接，因此粘接方法的改进并不能改变义齿支架的设计，日本、北美和欧洲对树脂粘接固定局部义齿的设计理念是普遍一致的[63]，义齿支架需要设计机械固位形以将应力限制在粘接界面（树脂对金属、树脂对釉质界面）和复合树脂内[64-66]。

设计理念

关于树脂粘接固定义齿的设计大部分建立在经验之上，大体原则是在不影响咬合、美观和牙周健康的前提下覆盖尽可能多的釉质面。Crispin 等[67] 报道指出粘接面积过小和固位形设计不佳的义齿 3 年失败率高达 50%，由此证明了增加釉质粘接面的重要性。

最初的铸造固位体提出"邻面包绕"设计以抵抗咬合力和增加粘接面积，釉质面的预备包括开辟咬合空间、放置𬌗或舌支托、降低舌面或邻面的外形突度。

义齿支架需𬌗龈向就位并保证颊舌向的稳定性（图 26-8A），在基牙上预备沟固位形可以改善固位（图 26-8B）。为了降低失败率，现代牙体预备的牙齿磨切量有所增加，但仍局限于釉质内，并符合保存齿科的设计原则[68, 69]。

对树脂粘接固定义齿而言，需遵循以下三个基本原则：选择合适的病例，合理的釉质预备和支架设计。对有修复禁忌的患者则仍应选择传统固定义齿或种植修复。

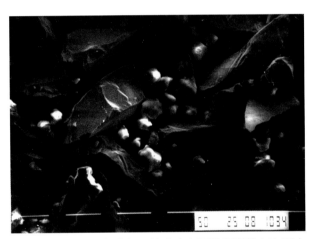

图 26-7 ■ 50 μm 氧化铝颗粒（暗色不规则颗粒）和更小的硅酸盐颗粒（亮色颗粒）混合物的扫描电镜显微照片，用此混合颗粒对金属表面进行最终的喷砂处理，可在金属表面形成能与硅烷处理剂发生化学反应的硅酸盐涂层，增加金属与树脂间的结合力

表 26-2　粘接树脂水门汀与贵金属处理剂

水门汀	处理剂	制造商
非自粘接系统		
Bistite II DC	Metaltite	Tokyuyama Dental Corp.
C&B Metabond	MTL-V Primer	Parkell Inc.
Linkmax	Metal Primer II	GC America
Multilink	Multilink Primer	Ivoclar Vivadent
Panavia F 2.0	Alloy Primer	Kuraray America Inc.
自粘接系统		
Maxcem		Kerr Corp.
RelyX Unicem		3M ESPE Dental

优　势

设计合理的树脂粘接修复较传统固定修复有几大优势，见框图 26-1，树脂粘接修复的牙体预备通常仅限于釉质层，可以减少牙体磨切量，最大程度保留牙体组织，同时避免了牙髓损伤的风险，也不需要常规使用麻醉药（可以通过患者的主观感受来帮助判断预备是否接近釉牙本质界），修复体边缘可完全位于龈上，避免牙周损伤。有研究表明修复 10 年后基牙牙周状况与对侧未修复牙无显著差异[70]。只有当固位体的边缘距离龈缘少于 0.5 mm 时，可能会对牙龈产生不良刺激，龈上边缘也便于制取印模。由于基牙预备后一般不会出现敏感，邻接关系也未被破坏，所以除非是一些特殊的病例，通常不需要制作过渡性修复体（见第 15 章）。但制取终印模后，在修复体制作完成前需要在𬌗面放置复合树脂以维持咬合间隙（图 26-16）[71]。椅旁操作时间较传统固定修复缩短，降低了费用，两者的

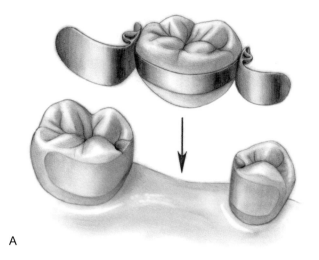

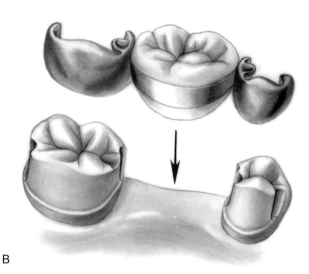

图 26-8 ▪ 早期和现代后牙树脂粘接修复体的设计差异。A. 初期设计。少量预备基牙舌面和邻面的釉质，金属翼板在颊侧能充分延伸。一旦就位后，固位体不会发生颊舌向移位；B. 现代粘接修复的釉质预备量更大，在基牙邻近缺牙间隙的邻颊线角处预备邻面沟，使义齿固位体和基牙间不会发生位移

缩减量都可以达到 50%[72]。

应用喷砂和树脂粘接的修复体如脱落可以再粘接（修复体脱粘接，基牙无损坏的病例）。如果是两固位体的设计，其中一个脱粘接，而另一个未松脱者可以用单斜面凿和软锤轻轻将其松脱取下，因为金属支架的任何变形都可以破坏树脂粘接。单斜面凿置于修复体的切缘或𬌗缘，与基牙长轴成一定纵向角度，锤子反复轻敲使得修复体脱粘接。对于有机械固位形的修复体则需要分段拆除（图 26-9），超声也可用于部分脱粘接义齿的拆除[71]。将专用超声头放于切缘或颈缘，利用高功率超声波破坏粘接，但这种方式比较费时，再粘接的修复体脱粘

接的发生率较高[73]。在这种情况下，需要调整牙体预备形式或改变修复方式。

缺　点

树脂粘接修复体的主要缺点在于缺乏耐久性，其使用寿命短于传统固定义齿，对此也进行了大量的研究。对于早期蚀刻金属固定义齿的研究，爱荷华大学（前牙多于后牙）和马里兰大学（后牙多于前牙）发现义齿的平均寿命超过 10 年，分别在

框图 26-1	树脂粘接固定义齿：优点、不足、适应证和禁忌证

优点

最小的牙体预备

微小的牙髓潜在损伤

不需要局部麻醉

龈上预备

取模容易

不需要过渡性修复

减少椅旁时间

降低患者费用

可以重新粘接

缺点

修复体使用寿命短

牙釉质的磨除

需要牙齿排列良好

较难调整空间

用于美学要求低的前牙

适应证

青少年、儿童缺失的前牙

短跨度桥体

无修复体的基牙

单颗后牙缺失

足够的牙冠高度

良好的温度控制

禁忌证

副功能习惯

长跨距桥

无修复或大量缺损的牙体

发育不良的牙釉质

桥体宽度差异大

深覆𬌗

镍基合金过敏

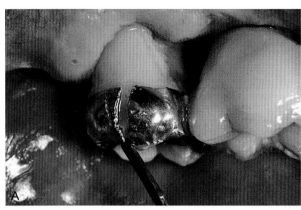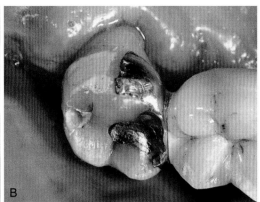

图 26-9 ■ 现代设计固位体的拆除。A. 用钨钢车针将固位体断开，分别拆除近中和远中部固位体。单斜面凿可以在釉质和金属间形成楔力，使粘接树脂碎裂；B. 粘接树脂碎裂使金属和树脂脱粘接。近中固位体可用同样的方法拆除。前磨牙固位体厚度不足 1 mm，固位臂与桥体金属连接处发生疲劳折裂后拆除（未显示）。磨牙的牙周支持不足，使得桥体和基牙在行使功能时出现较大的侧向移位

250 和 190 月后出现 50% 的失败率（表 26-1）[15,74,75]，研究同时发现随着时间推移，脱粘接率并未增加。

一项同期研究指出 6 年成功率可达 93%[3]，而欧洲的一项多中心研究则指出义齿的脱粘接随时间延长相应增加（5 年脱粘接率达 50%），修复效果与牙体预备方式、粘接剂选择和缺失部位相关[76]。另一项欧洲的研究指出早期义齿的 10 年成功率约为 60%。一项下颌后牙粘接修复的研究发现修复体脱落率较高[77]，这可能与后牙区咬合力量大（见第 4 章）和粘接过程中隔湿困难有关[73,78]。由此可见，在治疗开始前需要向患者交代义齿脱落的可能性。一项关于传统固定义齿临床效果的 Meta 分析发现从 0~15 年，每隔 5 年义齿修复的失败率会成倍增加[79]，20 年的失败率达到 50%[75]。

基牙的邻面和舌面釉质需要进行大量调磨（图 26-8B）。如果去除修复体，虽然可以用复合树脂修复釉质外形，但大部分病例可能会改行传统固定桥修复。由于釉质的厚度有限，前牙舌面的釉质厚度通常不足 0.9 mm[81]，因此义齿的设计和基牙预备需要保证足够的精度[80]。

树脂粘接固定修复对缺牙间隙大小的调整空间比较有限，当桥体空间大于或小于正常牙齿的大小时，难以获得美观的修复效果。而对于传统固定义齿，即使选择悬臂桥体，也需要对牙齿间隙进行处理。

受釉质厚度的限制，基牙间需要有良好的平行度以获得固定义齿的就位道，一些向近中或近中舌侧倾斜的后牙，则需要设计由粘接固位体组成的高嵌体（图 26-18 和图 26-20）。

后牙区的美观要求较低，后牙粘接固定局部义齿需要将金属基板设计至𬌗面，这些𬌗支托和牙尖上的金属基板影响美观，一些患者可能会难以接受（图 26-18）。

病例选择必须严格遵照临床适应证和禁忌证，凡属于修复禁忌证者应考虑传统固定义齿或种植义齿修复。

适应证

所有的固定义齿修复都必须考虑患者的个体情况和主观要求。患者的现有疾病、病因以及其对预后的影响都应事先进行评估。牙周和口腔卫生状况良好，基牙无松动，在对每一颗基牙的机械固位形进行严格控制的情况下，将树脂粘接固定义齿用作牙周夹板也能获得较好的效果。

树脂粘接修复体用于修复儿童前牙缺失已有多年的历史（图 26-10）[12]，传统的固定义齿修复技术通常不适用于年轻人，因为他们的牙齿髓腔宽大，无法很好地保持口腔卫生和控制菌斑，而且他们参加体育运动多。1~2 颗前牙缺失，近、远中有基牙存在的病例通常可以选择树脂粘接义齿修复。

健康的或仅有少量充填物的牙齿较适于选作树脂粘接固定修复的基牙，邻面有充填物的前牙也可作为基牙放置固位体，但如果充填物涉及多个面或位于切缘，则会影响粘接和基牙的机械强度。而在后牙区，邻近缺牙间隙的邻面缺损可以设计成固位体的一部分，基牙上小的或中等大小的金属充填物需要更换成复合树脂，或设计预备成固位体的一

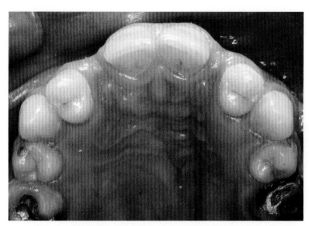

图 26-10 ■ 树脂粘接修复体特别适用于先天缺牙的年轻患者。该患者的侧切牙缺失，尖牙和第一前磨牙异位

部分，如图 26-11 所示，在高强度牙本质粘接系统出现之前，以近中𬌗面的银汞为基础设计固位体，9 年后回访的口内照如图 26-11B 所示。

临床研究已经证实：树脂粘接可以修复单颗缺失后牙[3, 74]，基牙临床冠必须有足够的长度以提供最佳的固位形和抗力形。除了修复缺失牙齿，树脂粘接修复体还可用作牙周夹板和正畸后固定。

前、后牙缺失均可修复，但在粘接过程中应注意严格隔湿。

同样，也需要选择合适的患者以进行长期的随访，及时发现义齿的脱粘接以及由此产生的龋坏，固位体粘接良好的情况下，龋坏的发生率很低[82, 83]。

禁忌证

树脂粘接修复的显著优势使其被用于一些不适合的病例，导致修复失败，降低患者和医生对该技术的信任度。幸运的是，这些失败病例通常可以改行传统修复方式，对符合下列任何一种禁忌证的病例，都应该选择其他的修复方式。

有不良习惯的患者，选择树脂粘接修复应慎重，因为其固位力弱于传统固定义齿，当侧向力过大时（如存在不良习惯、后牙咬合不稳定或后牙缺失而需要修复前牙的患者）应谨慎地应用树脂粘接修复，并注意想方设法增加支架的机械固位（如利用沟、𬌗支托、金属邻面扩展等，见图 26-8B），事先告知患者有脱落的可能。制作粘接牙周夹板时也需要特别注意机械固位[84, 85]。

缺牙间隙过长会使金属固位体负荷过重，因其反复受力，导致金属内部或粘接界面产生应力疲劳。

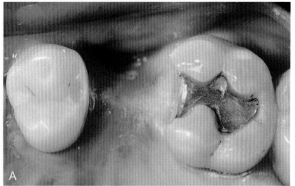

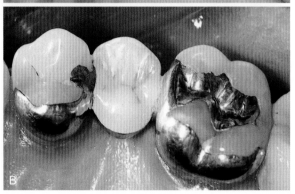

图 26-11 ■ A. 以已有银汞充填物为基础进行牙体预备，在充填区预备嵌体固位形，预备深度不超过釉牙本质界（以现代牙本质粘接技术的角度，应用复合树脂基底取代银汞合金）。注意前磨牙远中预备浅的支托凹，近中舌轴角未预备沟固位形。B. 修复后 9 年回访照片，磨牙舌面沟处的粘接树脂封闭良好

固位来源于充足的釉质面和临床冠高度，冠高度足够利于邻面外形修整和固位沟的放置，这对临床冠过短的基牙则较困难（图 26-12），为了增加粘接面积可以行牙冠延长术，避免将龈缘置于龈下。

破坏或充填物过大的牙齿不宜作为基牙，当一侧基牙健康而另一侧基牙充填物过大时可以联合运用传统固定修复方式，一项回顾性临床研究表明：粘接固位体和传统固位体联合应用的平均寿命可达10 年[86]。

釉质矿化不良、脱矿或先天缺陷（如釉质或牙本质发育不全）等引起的釉质缺陷会影响树脂粘接强度。

如前所述，缺牙间隙过大或过小的问题难以解决。另外，需根据前牙的唇舌向厚度和釉质的透明度评估金属固位体对基牙色泽的影响（如金属固位体会降低基牙的通透性[87, 88]）。通过不透明粘接树脂的应用和限制舌侧金属向切端的延伸来减轻对基牙色泽的影响。金属会透过透明树脂影响釉质的光学效果，在金属和牙体之间用水进行试粘接可以预

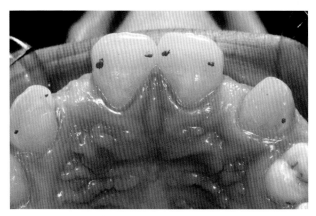

图 26-12 ■ 上颌尖牙牙龈增生导致临床冠高度不足，无法提供足够固位力，需要行冠延长术

测其对釉质色泽的影响。同样的，树脂粘接固定义齿的桥体被染色时，也可以用无聚合作用的试色树脂来测试金属基板对基牙色泽影响的最终效果（图 26-13）。

深覆𬌗患者的釉质磨除量较多，且修复后受力过大，选择树脂粘接修复需谨慎。

用于树脂粘接修复的金属主要是镍基合金，其不适用于对镍过敏的患者[89]。锡涂层和粘接系统的发展使贵金属合金的应用成为可能，但大部分贵金属的弹性模量较低，金属翼板的厚度需增加 30%～50%，以达到和非贵金属合金相似的强度[90]，这在治疗设计中是需要考虑的重要因素，直接影响基牙𬌗面的磨除量（尤其是对于深覆𬌗患者）。

制 作

树脂粘接修复需注意以下三点以确保成功：
1. 基牙预备。
2. 修复体设计。
3. 粘接。

基牙预备
John Locke

在前牙区，按常规方法预备基牙舌面的钉洞（见第 10 章），但预备量较小，注意不要穿透釉质层，非贵金属因强度高而常被应用，而且不需要预备明显的边缘线，从而保存釉质，必要时可以调磨对颌牙以开辟修复空间，确保足够的釉质粘接面以保证粘接效果，同时金属固位体也必须覆盖足够的牙体组织并具有良好的抗力形，以抵抗基牙的移位和脱粘接。

如果可能，金属翼板可从基牙近中延伸至远中以增加抗力和固位，下颌切牙因其牙齿形态和开放的外展隙，常可采用这种设计。上颌切牙尤其是年轻患者，因暴露的牙体少，较少采用环绕式设计，取而代之的是可用于大部分牙齿的舌面沟。

治疗程序
1. 沟固位形可增加固位力，在基牙舌面设计两条切龈向固位沟，固位沟之间可不必平行，常放置于近中和远中舌侧边缘嵴，在某些边缘嵴突出的牙齿，可增加沟的深度。这些固位沟看起来像铁路轨道，且不必保持平行，但沟的深度和宽度对修复效果至关重要，沟宽 0.75 mm，深 1 mm，长度约 5 mm。先用直径 0.5 mm 的 1/2 圆形高速钨钢车针预备，然后用锥形裂钻（NO.168）修整沟的侧面和底面（图 26-14）。裂钻的尖端直径也是 0.5 mm，图

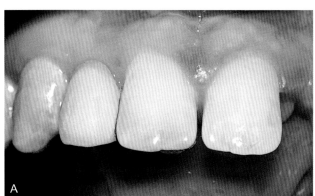

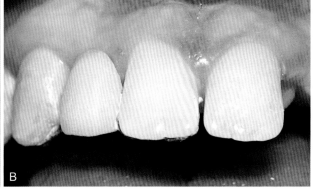

图 26-13 ■ A. 检查树脂粘接修复体的桥体形态。如用透明色树脂粘接，金属翼板会影响中切牙色泽，使基牙颜色发灰发暗；B. 不透明粘接树脂可以减轻金属固位体对基牙颜色的影响。透明和不透明树脂可联合使用来调节基牙明度，然后再对桥体颜色进行相应的调整

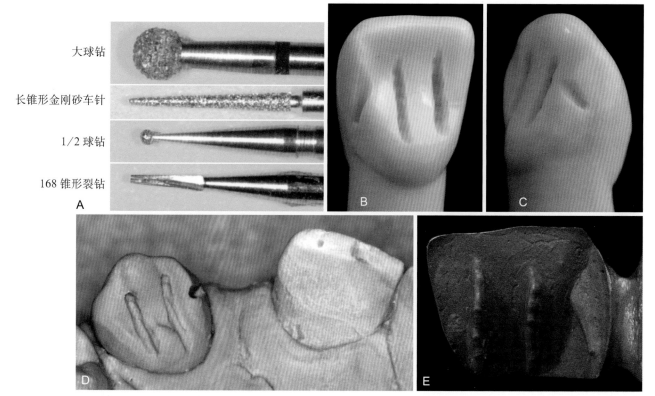

图 26-14 ■ 通过设计窄而合理分布的固位沟可以延长树脂粘接固位体的使用时间。A. 器械；B 和 C. 建议在上颌中切牙和尖牙设计固位沟；D. 石膏模型上清晰显示固位沟；E. 金属铸件准确再现固位沟形态

26-14 显示的是正确的固位沟位置。

2. 在临近桥体的邻面也可以放置固位沟，从龈缘垂直延伸至舌侧切缘，用 NO.168 裂钻预备，沟的长度视邻面大小而定，沟的位置通常偏舌侧以免影响、破坏切端釉质（图 26-15）。

　　固位沟的形状和尺寸对固位至关重要，过大的沟反而效果不佳。沟要窄，沟壁要平行，预备车针直径要小。邻面沟可以抵抗颊舌向脱位，而舌面沟能抵抗切龈向脱位。

3. 制取精确的印模，边缘适合性对树脂粘接修复体同样重要，树脂层过厚会降低粘接强度[37]。

4. 建立临时咬合止点。牙体预备后基牙会快速伸长，尤其是年轻患者和牙周支持丧失的患者，为避免这种情况的发生，在前牙可以在牙合面放置少量复合树脂，后牙则常不需要，除非在基牙牙合面设计高嵌体（图 26-16，在牙合面釉质上粘接少量釉质止点），在戴最终修复体之前去除树脂止点。

对树脂粘接修复体推荐使用悬臂式桥体，适

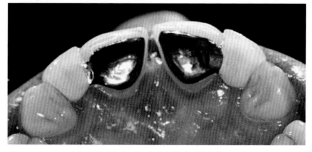

图 26-15 ■ 树脂粘接修复先天缺失的侧切牙。因为咬合的原因，该病例选择上颌中切牙作为基牙

用于前牙区[91]，尤其侧切牙的缺失修复，利用中切牙或尖牙设计单端粘接桥均可，可根据固位和美观要求选择基牙（图 26-17）。设计合理的单端桥表现出优于双端桥的抗疲劳强度[92]。

　　单端设计的优势在于：

• 简化牙体预备。

• 避免由于基牙咬合力量和动度不一致而对粘接和固位造成的过大应力，即使是松动的基牙，单端粘接桥也能很好地行使功能。

• 一旦单端粘接桥发生脱粘接，它会从基牙上脱落，医生可以重新评估义齿的咬合、固位和粘接状况。而双端粘接桥仅有一侧发生脱

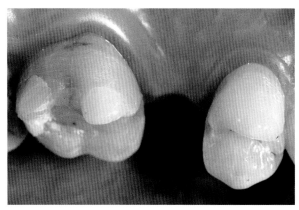

图 26-16 ■ 殆面釉质预备后需要制作临时性咬合止点。图中显示的复合树脂咬合止点在修复粘接前去除

粘接时，许多患者并无感觉，直到基牙发生龋坏才会就医，单端粘接桥就可以避免出现脱粘接基牙龋坏的发生。

树脂粘接固定义齿修复缺失下颌切牙最有效的方法就是利用邻牙行单端桥修复，如果是 2 颗下颌切牙缺失，建议分别行单端修复，否则会增加失败风险（图 26-17）。

后牙牙体预备和支架设计

后牙粘接修复固定义齿支架包括 3 个组成部分：殆支托（防止龈向脱位），固位面（防止殆向脱位），邻面包绕部和邻面沟（对抗扭力，见图 26-8B）。

匙状殆支托的设计类似可摘局部义齿（见第 21 章），放置于基牙邻近缺隙的殆边缘嵴处，如果增加殆支托的话，可置于基牙的对侧（图 26-18）。殆支托是义齿重要的固位结构，同时可以对抗殆向和侧向力。

为了对抗殆向脱位，在不影响牙周健康和美观的前提下，修复体的设计应尽可能增大粘接面积。将邻、舌轴面的外形突点降至距游离龈边缘约 1 mm，基牙邻面保持平行，不能有倒凹，邻面颈部不需要预备凹形边缘，预备刃状边缘更利于保存釉质。在殆面，支架应延伸至牙尖斜面，恢复釉质外形，但不能影响咬合（图 26-19）。

后牙区义齿的舌向脱位相对易于控制，需设计唯一的就位道，从殆面观，义齿支架 180° 包绕基牙，这种包绕结构使得修复体能抵抗侧向力，同时在舌、颊线角处预备固位沟也可辅助加强对侧向力的抵抗作用。远缺隙侧，可以在邻舌线角处设计沟固位形，设计合理的树脂粘接修复体除平行就位

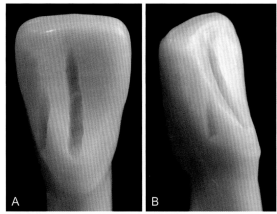
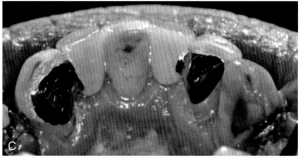
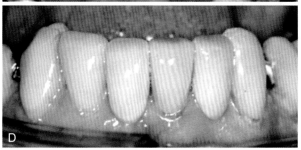

图 26-17 ■ 修复下颌切牙。A 和 B. 下颌基牙上预备固位沟；C 和 D. 修复体完成

道的方向，无法从其他任何方向脱位，也不对基牙产生颊向应力（图 26-8，图 26-18，图 26-19）。

上、下颌磨牙的牙体预备区别仅在于舌面预备，下颌牙的舌面可预备成一个平面，上颌磨牙因舌尖是功能尖，舌面需分两段预备，下颌牙的舌面板可以覆盖舌尖以增加固位，尤其是在临床冠短的磨牙（这种情况下舌面需要两段式预备[80, 93]，图 26-20）。

在后牙区，可将义齿金属支架延伸至殆面，可覆盖、包绕牙尖或从近远中向延伸至中央窝而暴露舌尖，临床医生只需根据基牙釉质、咬合情况和患者对金属暴露量的接受程度来进行设计，部分牙体预备和修复的实例如图 26-21 和图 26-22 所示。

一些情况下会应用联合设计，一端基牙设计树脂粘接修复，而另一端基牙设计传统固定修复，如前所述，这类修复形式已取得良好的临床效果[86]。

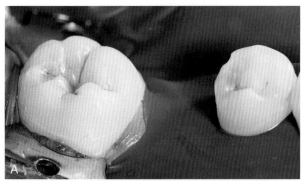
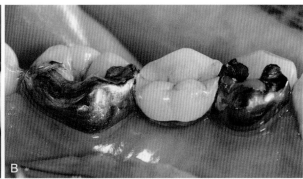

图 26-18 ▪ A. 前磨牙缺牙间隙较大时基牙预备。第一前磨牙预备近、远中支托凹和远舌固位沟；B. 第一前磨牙殆面的大部分被金属固位体覆盖，影响美观，一些患者可能会难以接受

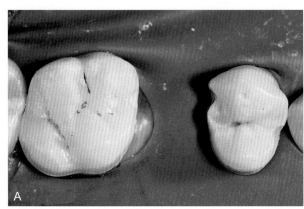
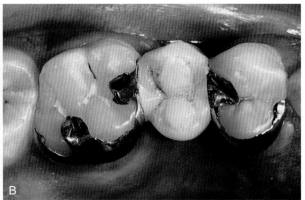

图 26-19 ▪ A. 修复上颌前磨牙的基牙预备。前磨牙近中预备固位沟，固位体延伸至此，可以代替近中殆支托。减少对美观的影响。注意磨牙舌面沟预备至沟的颊斜面时向龈方扩展，增加机械固位；B. 修复体完成

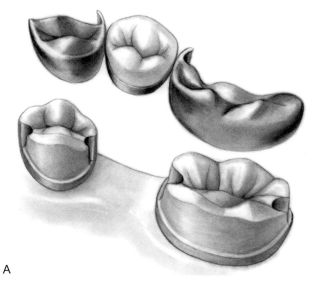
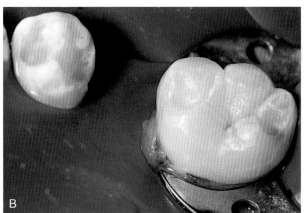
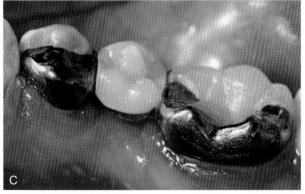

A

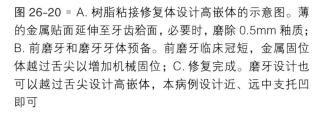

图 26-20 ▪ A. 树脂粘接修复体设计高嵌体的示意图。薄的金属贴面延伸至牙齿殆面，必要时，磨除 0.5mm 釉质；B. 前磨牙和磨牙牙体预备。前磨牙临床冠短，金属固位体越过舌尖以增加机械固位；C. 修复完成。磨牙设计也可以越过舌尖设计高嵌体，本病例设计近、远中支托凹即可

牙周夹板也是常用的治疗形式，夹板和夹板－固定局部义齿联合修复需保证足够的机械固位，图26-23显示的是一例多支托金属支架的病例。后牙夹板－固定局部义齿联合修复需要设计多支托和机械固位形，尤其当基牙位于牙弓最远端时（图26-24）。前牙夹板必须覆盖尽可能多的釉质以增加固位（图26-25）。

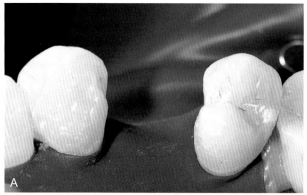

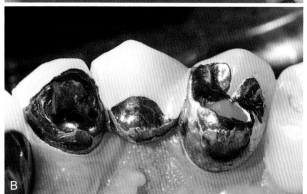

图 26-21 ■ A. 树脂粘接修复前磨牙的牙体预备。尖牙远中面有小的 Ⅲ 类树脂充填物，预备时去除充填物，修整成远中沟固位形。前磨牙近、远中预备支托凹；B. 粘接完成的修复体。修复体龈边缘距离游离龈缘很近（理想距离是 1 mm）。严格的菌斑控制很关键

技工室流程

1. 支架蜡型制作、包埋、镍－铬或钴－铬合金铸造，不同合金材料需要不同的表面处理或锡涂层技术，医生应该选择已被证实与复合树脂形成可靠粘接的合金。
2. 桥体上瓷、烧结和修整外形。
3. 临床试戴修复体，如合适则染色、上釉。如前所述，需要用不透明树脂来防止金属对基牙色泽的影响，在前牙区，用试色糊剂来检查确定桥体的最终颜色，残留在桥体的试色糊剂在上釉烧结过程中会挥发，这一步骤完成后常规用抛光膏进行修复体抛光。
4. 用氧化铝 [粒度 50 μm，最小压强 0.3 MPa（40 psi）] 粉末喷砂清洁义齿组织面，用水彻底清洗、干燥，如果修复体被再次试戴检查，在粘接前仍需进行喷砂处理。

修复体粘接
水门汀（粘接剂）

复合树脂对金属支架和酸蚀釉质的粘接至关重要，有许多粘接系统被用于此。传统的甲基丙烯酸类树脂已逐步被不断改良发展的新型树脂－金属粘接系统所取代。

本章前面提到的 Panavia 21 是包含粘接单体（亚甲基二膦酸盐）的一种玻璃填充甲基丙烯酸类树脂，已经有很长历史并被成功应用（图 26-26B）。Panavia 21 对非贵金属合金和涂锡贵金属合金表现出极佳的粘接强度。厌氧固化，在氧气存在的环境下无法固化，因此为了确保固化完全，厂家推荐在

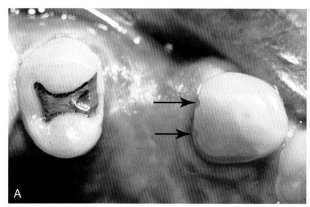

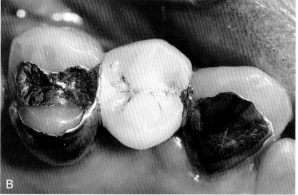

图 26-22 ■ A. 在银汞合金充填物上设计固位体。注意固位体边缘齐龈，尖牙设计两条远中沟（箭头），预备明确的龈缘终止线；B. 设计嵌体固位体的树脂粘接修复体

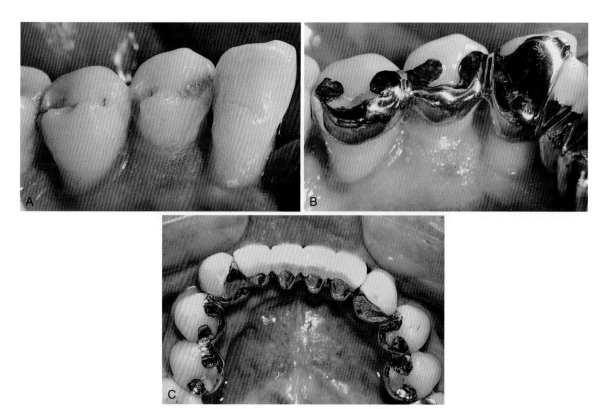

图 26-23 ■ A. 树脂粘接夹板修复下颌切牙的部分基牙，设计近、远中殆支托，预备扩展至邻面接触区；B. 粘接修复体。经牙周医生会诊后，固位体设计延伸至第二前磨牙以助于固定松动的牙齿；C. 完成的修复体。后牙区多支托设计

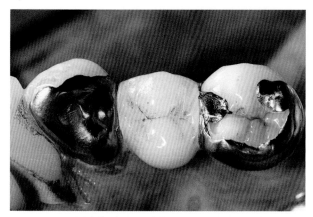

图 26-24 ■ 树脂粘接固定修复体的长期回访。第二前磨牙为牙弓的最远端基牙，需格外注意其力学性能的分析

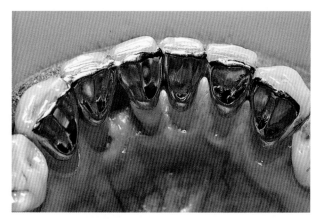

图 26-25 ■ 前牙夹板，修复后 12 年回访。注意金属夹板覆盖尽可能多的舌面釉质，必要时延伸至龈缘和邻面

修复体边缘使用聚乙二醇凝胶，形成氧气屏障，且粘接剂在完全固化后可被冲洗干净。该类粘接剂的最新一代（Panavia F 2.0）是化学和光固化双固化的，利用光照使修复体边缘的粘接材料固化，可取代凝胶，有不透明和牙色两种选择。因为厌氧固化的特性，在隔绝空气之前不会发生固化反应，因此可以在前牙舌侧固位体处使用不透明粘接剂而在邻面使用透明牙色粘接剂，以免露出线状不透明粘

接剂。可预先混合材料，然后在合适的时间进行粘接操作（图 26-26C）。该方法可以减轻金属固位体透过透明釉质对基牙色泽产生的不良影响[94]。

Panavia 树脂粘接剂的粘接操作流程

不管是哪种粘接系统，都必须严格遵照厂家的操作说明以最大程度保证修复体的物理性能（图 26-26）。

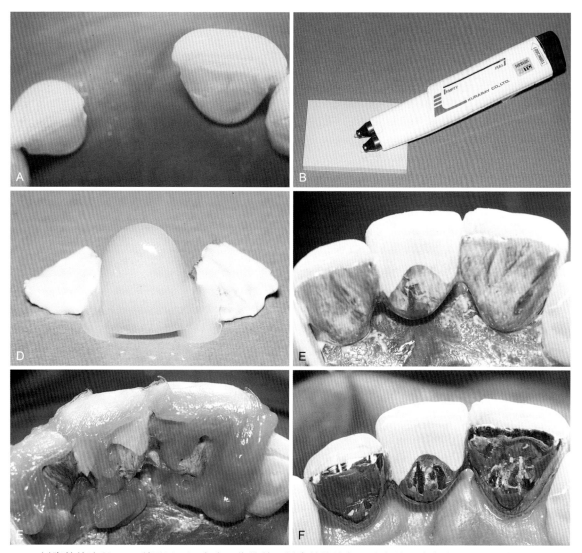

图 26-26 ■ 树脂粘接流程。A. 利用近、远中沟固位的前牙树脂粘接修复，注意使用橡皮障隔湿；B. 定量混合的厌氧固化粘接树脂；C. 为了美观，舌面使用不透明树脂，邻面使用透明树脂；D. 修复体就位，在固位体和釉质之间的树脂厌氧固化后去除多余的树脂，修复体边缘树脂仍未固化；E. 氧隔离凝胶帮助修复体边缘树脂固化；F. 高金合金铸造后涂锡的最终修复体，与高强度的非贵金属合金相比，厚度增加 50%

1. 用浮石和水清洁牙齿，橡皮障隔湿，37% 磷酸酸蚀釉质 30 s，冲洗，干燥，在涂底涂剂前一直保持牙面干燥（图 26-26A）。助手在酸蚀过程中可以先混合 Panavia 粘接剂，放置直至步骤 3，然后混合 Panavia ED 处理剂以供医生使用。

2. 将 Panavia ED 底涂剂涂于酸蚀釉质表面，尽管 Panavia ED 底涂剂属自酸蚀型，釉质表面仍需先酸蚀处理，因为粘接面已经不是"新鲜预备的釉质"，表面有唾液薄膜，会影响这类产品的自酸蚀性能[95]。

3. 将预混合的 Panavia 21 水门汀（前牙区需同时用不透明和牙色型）放置于金属固位体表面（图 26-26C）。

4. 吹干 Panavia ED 底涂剂以使溶剂挥发(涂布 30 s 后吹干)。

5. 修复体就位，固定，用刷子或棉签去除多余的树脂水门汀，修复体组织面的水门汀在 60~90 s 固化，但不包括暴露在空气中的边缘位置（图 26-26D）。

6. 边缘光照固化或使用凝胶隔绝空气（图 26-26E）。

7. 2 min 后冲净凝胶，去除多余的水门汀（图 26-26F），在修复体粘接前需完成主要的修整、抛光和咬合调整，旋转器械产热或震动会对修复体的抗拉伸强度产生不利影响[96]，但可以用合适的器械进行小的调整或去除多余的粘接剂。

咬合

调整咬合至桥体上形成正中止点，其他功能活动时桥体不接触，基牙在釉质或金属支架上建立正常咬合接触，金属修复体的咬合受力方向与就位道一致，防止形成脱位力。

术后维护

所有的树脂粘接修复体都需要定期回访、检查（见第31章），因为在修复体完全脱位前会发生脱粘接或部分脱粘接。脱粘接常发生在咬切和咀嚼硬物时[96]，应告知患者这一危险性，如果患者感觉到修复体有任何的异常，应尽早引起注意，对部分脱粘接的修复体进行早期处理可以防止发生严重龋坏（图26-27）[96]。

脱落的修复体通常可以成功再粘接，义齿粘接面需喷砂清洁，釉质表面的残留树脂应彻底清除后再进行酸蚀处理，如果修复体多次脱落则需要重新评估修复体的设计和基牙的预备。

义齿固位体覆盖基牙舌面，增加舌面和龈缘突度[70]，加速菌斑聚集，对牙周健康有潜在危害，因此需教会患者正确的菌斑控制方法（见第31章），去除结石时推荐使用手工器械，避免使用超声刮治器以降低脱粘接的风险。

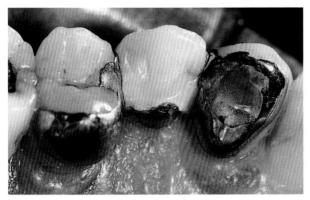

图 26-27 ▪ 上颌三单位树脂粘接固定义齿。远中固位体开始出现脱粘接，但未被及时发现，继而发生基牙龋坏

技术回顾

下表总结了树脂粘接修复体的预备和试戴步骤：

- 选择合适的病例，入选患者基牙健康或仅有少量充填物，咬合稳定。
- 牙体预备时尽量扩大舌侧粘接面，并使修复体包绕基牙邻面；形成唯一确定的就位道；预备𬌗、切或舌隆突支托凹以及邻面沟。
- 制取精确的弹性橡胶印模。
- 修复体的制作需确保良好的适合性和美观性。
- 选择能与合金材料形成良好粘接力的树脂粘接剂进行修复体的粘接。

总　结

固定修复牙体预备的生物学原则之一就是尽可能保留健康牙体组织，这恰恰是树脂粘接修复体的主要优势。和传统固定义齿修复一样，树脂粘接修复同样需要注意细节和精确性，以延长修复体的使用时间。这一技术的应用很有价值，但需要进行严密的设计和操作，其中病例选择就是决定修复能否成功的重要因素之一。

参 考 文 献

[1]　Rochette A: Attachment of a splint to enamel of lower anterior teeth. J Prosthet Dent 30:418, 1973.

[2]　Livaditis G, Thompson VP: Etched castings: an improved retentive mechanism for resin-bonded retainers. J Prosthet Dent 47:52, 1982.

[3]　Barrack G, et al: A long-term prospective study of the etched-cast restoration. Int J Prosthodont 6:428, 1993.

[4]　Brabant A: Indication and design: the key to successful resin-bonded fixed partial dentures. In Degrange M, Roulet J-F, eds: Minimally invasive restorations with bonding, pp 201-210. Chicago, Quintessence Publishing, 1997.

[5]　Marinello CP, et al: Resin-bonded fixed partial dentures and extracoronal attachments for removable partial dentures. In Degrange M, Roulet J-F, eds: Mininally invasive restorations with bonding, pp 221-240. Chicago, Quintessence Publishing, 1997.

[6]　Minami H, et al: Twelve-year results of a direct-bonded partial prosthesis in a patient with advanced periodontitis: a clinical report. J Prosthet Dent 108:69, 2012.

[7] Ibsen R: Fixed prosthetics with a natural crown pontic using an adhesive composite. J South Calif Dent Assoc 41:100, 1973.

[8] Portnoy J: Constructing a composite pontic in a single visit. Dent Surv 39:30, 1973.

[9] Heymann H: Resin-retained bridges: The natural-tooth pontic. Gen Dent 31:479, 1983.

[10] Heymann H: Resin-retained bridges: The acrylic denture-tooth pontic. Gen Dent 32:113, 1984.

[11] Jordan R, et al: Temporary fixed partial dentures fabricated by means of the acid-etch resin technique: a report of 86 cases followed for up to three years. J Am Dent Assoc 96:994, 1978.

[12] Howe D, Denehy GE: Anterior fixed partial dentures utilizing the acid-etch technique and a cast metal framework. J Prosthet Dent 37:28, 1977.

[13] Livaditis G: Cast metal resin-bonded retainers for posterior teeth. J Am Dent Assoc 101:926, 1980.

[14] Williams VD, et al: The effect of retainer design on the retention of filled resin in acid-etched fixed partial dentures. J Prosthet Dent 48:417, 1982.

[15] Boyer DB, et al: Analysis of debond rates of resin-bonded prostheses. J Dent Res 72:1244, 1993.

[16] Thompson VP, et al: Resin bond to electrolytically etched non-precious alloys for resin bonded prostheses. J Dent Res 60:377, 1981.

[17] Levine W: An evaluation of the film thickness of resin luting agents. J Prosthet Dent 62:175, 1989.

[18] Livaditis GJ, et al: Etched casting resin bonded retainers, part 1: resin bond to electrolytically etched non-precious alloys. J Prosthet Dent 50:771, 1983.

[19] McLaughlin G, et al: Comparison of bond strengths using one-step and two-step alloy etching techniques. J Prosthet Dent 53:516, 1985.

[20] Livaditis G: A chemical etching system for creating micromechanical retention in resin-bonded retainers. J Prosthet Dent 56:181, 1986.

[21] Doukoudakis A, et al: A new chemical method for etching metal frameworks of the acid-etched prosthesis. J Prosthet Dent 58:421, 1987.

[22] Re G, et al: Shear bond strengths and scanning electron microscope evaluation of three different retentive methods for resin-bonded retainers. J Prosthet Dent 59:568, 1988.

[23] Wiltshire WA: Tensile bond strengths of various alloy surface treatments for resin bonded bridges. Quintessence Dent Technol 10:227, 1986.

[24] Sloan KM, et al: Evaluation of laboratory etching of cast metal resin-bonded retainers [Abstract 1220]. J Dent Res 63:305, 1983.

[25] Kern M, et al: Influence of prolonged thermal cycling and water storage on the tensile bond strength of composite to NiCr alloy. Dent Mater 10:19, 1994.

[26] Kern M, et al: Durability of resin bonds to a cobalt-chromium alloy. J Dent 23:47, 1995.

[27] Thompson VP, et al: [Bonded bridge technics: electrolytic etching of NiCr alloy]. Dtsch Zahnarztl Z 41:829, 1986.

[28] Ozcan M, et al: A brief history and current status of metal- and ceramic surface-conditioning concepts for resin bonding in dentistry. Quintessence Int 29:713, 1998.

[29] Kern M: Clinical long-term survival of two-retainer and single-retainer all-ceramic resin-bonded fixed partial dentures. Quintessence Int 36:141, 2005.

[30] Kern M, Sasse M: Ten-year survival of anterior all-ceramic resin-bonded fixed dental prostheses. J Adhes Dent 13:407, 2011.

[31] Sasse M, Kern M: Survival of anterior cantilevered all-ceramic resin-bonded fixed dental prostheses made from zirconia ceramic. J Dent 42:660, 2014.

[32] Masuhara E: A dental adhesive and its clinical application. Vol 1, Tokyo, Quintessence, 1982.

[33] Ohno H, et al: The adhesion mechanism of dental adhesive resin to alloy—relationship between Co-Cr alloy surface structure analyzed by ESCA and bonding strength of adhesive resin. Dent Mater 5:46, 1986.

[34] Salonga JP, et al: Bond strength of adhesive resin to three nickel-chromium alloys with varying chromium content. J Prosthet Dent 72:582, 1994.

[35] Asmussen E, et al: Adherence of resin-based luting agents assessed by the energy of fracture. Acta Odontol Scand 51:235, 1993.

[36] Northeast SE, et al: Tensile peel failure of resin-bonded Ni/Cr beams: an experimental and finite element study [see comments]. J Dent 22:252, 1994.

[37] Degrange M, et al: Bonding of luting materials for resin-bonded bridges: clinical relevance of in vitro tests. J Dent 22(Suppl 1):S28, 1994.

[38] Hannsson O: Clinical results with resin-bonded prostheses and an adhesive cement. Quintessence Int 25:125, 1994.

[39] Matsumura H, et al: Adhesive bonding of noble metal alloys with a triazine dithiol derivative primer and an adhesive resin. J Oral Rehabil 26:877, 1999.

[40] Matsumura H, et al: Bonding of silver-palladium-copper-gold alloy with thiol derivative primers and tri-n-butylborane initiated luting agents. J Oral Rehabil 24:291, 1997.

[41] Hikage S, et al: Clinical longevity of resin-bonded bridges bonded using a vinyl-thiol primer. J Oral Rehabil 30:1022, 2003.

[42] Yamashita A: A dental adhesive and its clinical application. Vol 2, Tokyo, Quintessence, 1983.

[43] Omura I, et al: Adhesive and mechanical properties of a new dental adhesive. J Dent Res 63:233, 1984.

[44] Tjan A, et al: Bond strength of composite to metal mediated by metal adhesive promoters. J Prosthet Dent 57:550, 1987.

[45] Imbery TA, et al: Tensile strength of three resin cements following two alloy surface treatments. Int J Prosthodont 5:59, 1992

[46] Thompson V: Cast-bonded retainers. In Wei SHY, ed: Textbook of pediatric dentistry: total patient care, pp 233-245. Philadelphia, Lea & Febiger, 1988.

[47] Breeding LC, et al: The effect of metal surface

treatment on the shear bond strengths of base and noble metals bonded to enamel. J Prosthet Dent 76:390, 1996.

[48] Dixon DL, et al: Shear bond strengths of a two-paste system resin luting agent used to bond alloys to enamel. J Prosthet Dent 78:132, 1997.

[49] Bertolotti RL, et al: Intraoral metal adhesion utilized for occlusal rehabilitation. Quintessence Int 25:525, 1994.

[50] Wood M, et al: Repair of porcelain/metal restoration with resin bonded overcasting. J Esthet Dent 4:110, 1992.

[51] Kern M, et al: Effects of sandblasting and silica-coating procedures on pure titanium. J Dent 22:300, 1994.

[52] Kern M, et al: Bonding to alumina ceramic in restorative dentistry: clinical results over up to 5 years. J Dent 26:245, 1998.

[53] Kern M, et al: Sandblasting and silica-coating of dental alloys: volume loss, morphology and changes in the surface composition. Dent Mater 9:151, 1993.

[54] Kern M, et al: Bonding to zirconia ceramic: adhesion methods and their durability. Dent Mater 14:64, 1998.

[55] Barrack G: A look back at the adhesive resin-bonded cast restoration. J Esthet Dent 7:263, 1995.

[56] Norling B, et al: Resin-metal bonding via three silica deposition processes [Abstract 993]. J Dent Res 70:390, 1991.

[57] Yoshida K, et al: Effects of adhesive primers on bond strength of self-curing resin to cobalt-chromium alloy. J Prosthet Dent 77:617, 1997.

[58] Aguilar LT, et al: Tensile bond strength of adhesive systems—effects of primer and thermocycling. Pesqui Odontol Bras 16:37, 2002.

[59] Matsumura H, et al: Evaluation of two thione primers and composite luting agents used for bonding a silver-palladium-copper-gold alloy. J Oral Rehabil 29:842, 2002.

[60] Shimizu H, et al: Use of metal conditioners to improve bond strengths of autopolymerizing denture base resin to cast Ti-6Al-7Nb and Co-Cr. J Dent 34(2):117, 2006.

[61] Watanabe I, et al: Shear bond strengths of laboratory-cured prosthetic composite to primed metal surfaces. Am J Dent 16:401, 2003.

[62] Chadwick RG, et al: A retrospective observational study of the effect of surface treatments and cementing media on the durability of gold palatal veneers. Oper Dent 29:608, 2004.

[63] Yamashita A, et al: Adhesion bridge background and clinical procedure. In Gettleman L, et al, eds: Adhesive prosthodontics: adhesive cements and techniques, pp 61-76. Nijmegen, The Netherlands, Eurosound, 1988.

[64] Aquilino S, et al: Tensile fatigue limits of prosthodontic adhesives. J Dent Res 70:208, 1991.

[65] Saunders W: The effect of fatigue impact forces upon the retention of various designs of resin-retained bridgework. Dent Mater 3:85, 1987.

[66] Zardiakas L, et al: Tensile fatigue of resin cements to etched metal and enamel. Dent Mater 4:163, 1988.

[67] Crispin B, et al: Etched metal bonded restoration: three years of clinical follow-up. J Dent Res 65:311, 1986.

[68] el Salam Shakal MA, et al: Effect of tooth preparation design on bond strengths of resin-bonded prostheses: a pilot study. J Prosthet Dent 77:243, 1997.

[69] Pegoraro LF, et al: A comparison of bond strengths of adhesive cast restorations using different designs, bonding agents, and luting resins. J Prosthet Dent 57:133, 1987.

[70] Romberg E, et al: 10-Year periodontal response to resin bonded bridges. J Periodontol 66:973, 1995.

[71] Krell KV, et al: Ultrasonic debonding of anterior etched-metal resin bonded retainers. Gen Dent 34:378, 1986

[72] Creugers NH, et al: A method to compare cost-effectiveness of dental treatments: adhesive bridges compared to conventional bridges. Community Dent Oral Epidemiol 20:280, 1992.

[73] Creugers NH, et al: Risk factors and multiple failures in posterior resin-bonded bridges in a 5-year multi-practice clinical trial. J Dent 26:397, 1998.

[74] de Rijk WG, et al: Maximum likelihood estimates for the lifetime of bonded dental prostheses. J Dent Res 75:1700, 1996.

[75] Thompson VP, et al: Longevity of resin-bonded fixed partial dentures: better than conventional fixed restorations? In Degrange M, Roulet J-F, eds: Minimally invasive restorations with bonding, pp 185-200. Chicago, Quintessence Publishing, 1997.

[76] Creugers NH, et al: Long-term survival data from a clinical trial on resin-bonded bridges. J Dent 25:239, 1997.

[77] De Kanter RJ, et al: A five-year multi-practice clinical study on posterior resin-bonded bridges. J Dent Res 77:609, 1998.

[78] Olin PS, et al: Clinical evaluation of resin-bonded bridges: a retrospective study. Quintessence Int 22:873, 1991.

[79] Creugers NHJ, et al: A meta-analysis of durability on conventional fixed bridges. Community Dent Oral Epidemiol 22:448, 1994.

[80] Eshleman J, et al: Tooth preparation designs for resin-bonded fixed partial dentures related to enamel thickness. J Prosthet Dent 60:18, 1988.

[81] Shillingburg HT, et al: Thickness of enamel and dentin. J South Calif Dental Assoc 41:33, 1973.

[82] Djemal S, et al: Long-term survival characteristics of 832 resin-retained bridges and splints provided in a post-graduate teaching hospital between 1978 and 1993. J Oral Rehabil 26:302, 1999.

[83] Wood M, et al: Resin-bonded fixed partial dentures. II. Clinical findings related to prosthodontic characteristics after approximately 10 years. J Prosthet Dent 76:368, 1996.

[84] Marinello CP, et al: Experiences with resin-bonded bridges and splints—a retrospective study. J Oral Rehabil 14:251, 1987.

[85]　Marinello CP, et al: First experiences with resin-bonded bridges and splints—a cross-sectional retrospective study, Part II. J Oral Rehabil 15:223, 1988.

[86]　Wood M, et al: Ten-year clinical and microscopic evaluation of resin-bonded restorations. Quintessence Int 27:803, 1996.

[87]　Simonsen R, et al: Etched cast restorations: clinical and laboratory techniques. Chicago, Quintessence Publishing, 1983.

[88]　Wood M, et al: Adhesive resin bonded cast restorations. In Dale BG, Aschheim KW, eds: Esthetic dentistry: a clinical approach to techniques and materials, pp 151-162. Philadelphia, Lea & Febiger, 1992.

[89]　Blanco-Dalmau L: The nickel problem. J Prosthet Dent 48:99, 1982.

[90]　Nakabayashi N, et al: Relationship between the shape of adherend and the bond strength. Jpn J Dent Mater 6:422, 1987.

[91]　Briggs P, et al: The single unit, single retainer, cantilever resin-bonded bridge. Br Dent J 181:373, 1996.

[92]　Wong TL, Botelho MG: The fatigue bond strength of fixed-fixed versus cantilever resin-bonded partial fixed dental prostheses. J Prosthet Dent 111:136, 2014.

[93]　Simonsen R, et al: Posterior design principles in etched cast restorations. Quintessence Int 3:311, 1983.

[94]　Caughman WF, et al: A double-mix cementation for improved esthetics of resin-bonded prostheses. J Prosthet Dent 58:48, 1987.

[95]　Caughman W, et al: The effect of finishing resin-bonded fixed partial dentures on postcementation tensile strength. J Prosthet Dent 59:149, 1988.

[96]　Gilmour ASM: Resin bonded bridges: a note of caution. Br Dent J 167:140, 1988.

思考题

1. 树脂粘接桥的适应证与禁忌证。

2. 当先天性上颌侧切牙缺失采用树脂粘接固定修复时通常考虑单端固定设计，与两颗基牙相比，单颗基牙好还是差，为什么?

3. 列出不同粘接技术的树脂粘接桥。目前推荐哪一种? 为什么?

4. 讨论前牙树脂粘接桥的牙体预备与后牙树脂粘接桥有何不同。

第 27 章

固定局部修复的连接体

连接体是固定局部义齿或夹板的组成部分，将固位体和桥体连接在一起，通常是以固定连接的方式（图 27-1），偶尔在基牙之间无法取得共同就位道时会选择活动连接（图 27-2A 和 B），有报道指出这样可以显著降低失败率[1]。

固定连接体

金属固定连接体的制作工艺有铸造、切削、激光烧结、钎焊或熔化焊接等。铸造连接体是作为固定桥整体蜡型的一部分雕刻成形，切削或激光烧结连接体则是通过计算机辅助设计和制作设备成形[2]。相比较而言，铸造连接体可以简化制作流程，但是，多单位蜡型从代型上取下时容易造成固位体的变形，从而影响其密合性。钎焊连接体所用的钎料熔点要低于母材合金（图 27-3），以保证母材合金在焊接过程中能被液态钎料充分润湿而又不被熔化[3]，连接面氧化物或污染物可能会影响润湿性，使液态钎料不能顺利进入焊缝，导致钎焊失败。熔焊是将金属部件固定连接在一起的另一种方式，通过热量或压力将相互接触的金属表面熔化而连接在一起，所用的填充金属的熔点需与母材金属一致或相近。

在金属制造业界，soldering 和 brazing 是有所区别的，前者的钎料熔点温度低于 450℃（842 ℉），而后者的熔点温度高于 450℃[4]。牙科固定连接体的钎焊温度通常超过 450℃，但在牙科文献中却常将这一过程称为 soldering，一项国际标准就推荐使用铜焊或硬焊 brazing，随着时间推移，这一概念会被普遍接受，本文仍使用soldering 一词。

活动连接体

活动连接体常用于基牙之间无法获得共同就

位道时，将多单位、复杂的固定修复体分段，便于更换或修理，尤其是在某个基牙的预后不确定的情况下，即使该基牙失败，也只需重新制作整个修复体的一部分。下颌前、后牙同时修复的复杂固定修复体建议使用活动连接体，因为在开、闭口运动中，下颌骨会出现弯曲现象[5, 6]，固定连接体一方面会阻碍这种弯曲现象，另一方面在修复体内部形成应力集中[7, 8]，导致修复体的脱落，因而将复杂的下颌固定修复体分段设计可以降低这种风险（图 27-4）。

活动连接体是将连接体预成件直接置于蜡型中或对铸造完成的铸件进行研磨制成，与之匹配的连接体另一部分则常由预成树脂铸型铸造而成，各固位体分别铸造完成后，通过活动连接体相互连接成一整体。

连接体设计

连接体的尺寸、形状和位置对修复体的成功与否至关重要，连接体面积必须足以抵抗功能运动中的变形和折断，但过大也不利于菌斑控制，从而影响牙周健康（图 27-5A）。连接体设计需要保证良好的口腔清洁通路（如外展隙），如果连接体设计过大，无法充分清洁，久而久之，可能因为牙周问题而导致修复失败。对美观要求较高的修复体，个别连接体过大或形状不合适还可能导致金属外露，影响美观，引起患者不满（图 27-5B）。

除了高度抛光以外，连接体的组织面呈颊、舌向弧面以利于清洁，近远中向的形状设计保证修复体各部分平滑过渡，合适的连接体外形类似修复体两部分之间的半月板结构。

大部分连接体的颊舌向剖面形状类似椭圆形，当受力方向平行于椭圆形长轴时，椭圆形结构能承受的力量最大，但从解剖学角度考虑，往往很难达到这一要求。事实上，由于受空间限制，大部分连

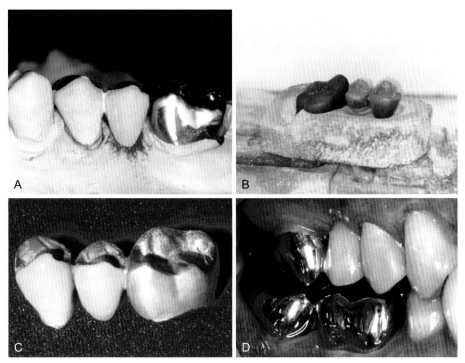

图 27-1 ■ 固定连接体：修复上颌第二前磨牙的三单位固定局部义齿。A. 桥体和前方基牙之间通过铸造连接体固定连接，后方基牙设计铸造金属全冠，前后两部分独立制作；B. 通过钎焊固定连接各部件；C. 连接体；D. 口内就位

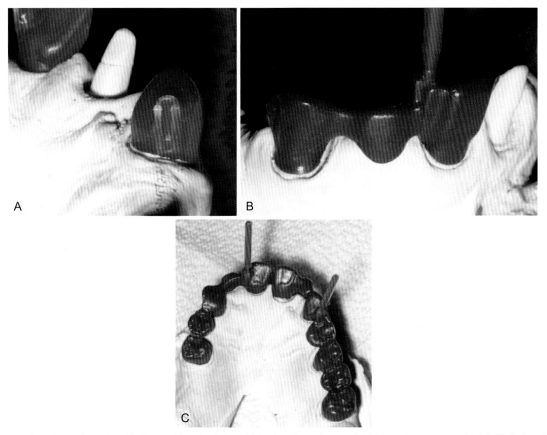

图 27-2 ■ 固定局部义齿活动连接体。A. 栓道部分（阴性部件）位于尖牙固位体的远中面；B. 预成树脂栓体（阳性部件）位于桥体近中面；C. 活动连接体常用于复杂的长固定桥，基牙间无法取得共同就位道时（由 Dr. M. Chen 提供）

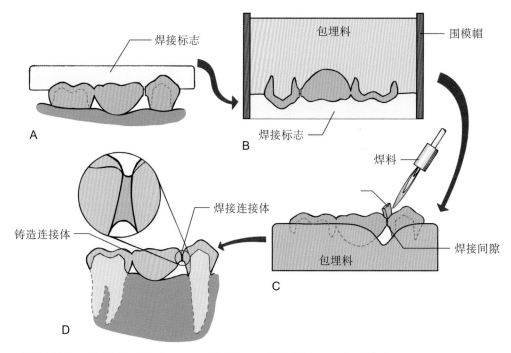

图 27-3 ▪ 钎焊过程。A.制作殆面导板；B.义齿包埋；C.焊枪焊接；D.临床检查

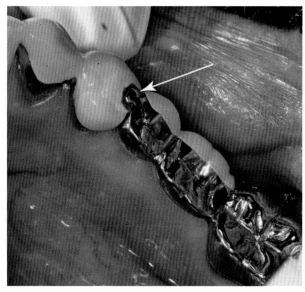

图 27-4 ▪ 通过尖牙远中面的活动连接体（箭头处）将复杂固定义齿分段

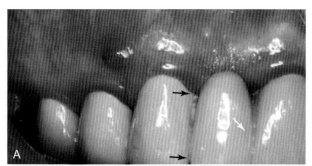

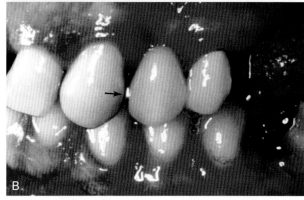

图 27-5 ▪ 失败病例。A.连接体切龈向过长（箭头处）影响菌斑控制，导致牙周破坏；B.连接体金属暴露（箭头处），影响美观

接体的直径最大处垂直于受力方向，这对连接体而言是不利的。为了便于控制菌斑，连接体需要放置在正常的解剖邻面接触区，如果占据了颊、龈或舌外展隙会影响清洁通路，前牙区连接体在不明显影响菌斑控制的前提下，通常偏舌侧以改善外观（图27-6：不同部位修复体的连接体放置位置）。

　　髓腔位置和临床冠高度是影响活动连接体设计的因素，大部分预成铸型需要进行大量的牙体预

备，这样才能保证栓道邻面外形不至于过突（见活动连接体部分和图27-8），过短的临床冠无法获得足够的咬合空间来保证强度，根据临床经验和厂家推荐，临床冠高度一般至少达到3~4mm。

连接体类型

固定连接体

在固位体和桥体蜡型制作完成后就必须确定固定连接体的位置并雕塑其外形，之后再进行冠边

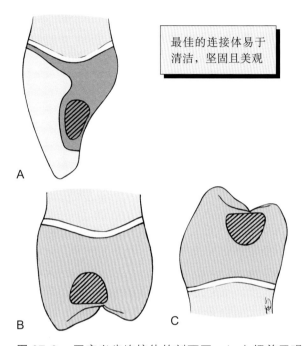

最佳的连接体易于清洁，坚固且美观

图 27-6 ▪ 固定义齿连接体的剖面冠。A. 上颌前牙观；B. 上颌后牙观；C. 下颌后牙观。注意连接体龈方成凸面。为防止金属暴露，前牙区连接体位置偏舌侧

缘的回熔和修复体的包埋铸造（见第 18 章），如果使用计算机辅助设计和制作技术，计算机软件会将连接体作为支架的一部分进行设计[2]。

铸造连接体

铸造连接体是在模型上制作蜡型后包埋铸造获得的，连接体的存在一定程度上增加了铸造难度：邻面边缘容易铸造不全；蜡型从代型上脱位时不能从邻面夹持，可以从颊舌向握持；蜡型容易出现变形。整体铸造看似简单，但实际上问题比焊接连接体更多，尤其是蜡型复杂程度增加时。

钎焊连接体

和铸造连接体一样，先整体制作蜡型，然后用薄锯片分段后铸造（图 27-7A 和 B），需要钎焊的各个面是平整而且相互平行的，面与面之间的距离也是可控的，这样可以确保钎焊的精确性[9]。熔化的钎液会流向温度最高的位置，分割蜡型时形成的截面区域会聚集热量，可以保证连接体位置的温度最高。

钎焊焊缝宽度　钎焊精确度和焊缝宽度成反比[10]，但焊缝太小会影响焊液流动，导致焊接不全或强度降低[11]，推荐 0.25 mm 且宽度均匀的焊缝，焊缝宽度如果不均匀，则难以获得合适的连接体截面尺寸。

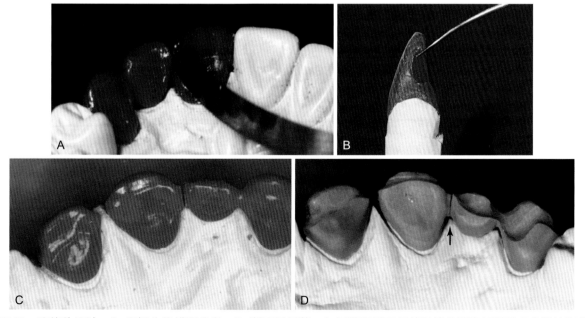

图 27-7 ▪ 连接体设计。A. 用锯片将蜡型分段；B. 断面需平整，与切端和舌面保持足够的距离以利于义齿清洁和保证美学效果；C. 分段完成的三单位固定桥；D. 铸造完成、待上瓷的义齿金属支架。注意焊缝宽度的均匀性（箭头处）

活动连接体

活动连接体的设计包括位于固位体内的栓道（阴性结构）和连接于桥体的栓体（阳性结构）（图27-8）。栓道通常放置于前方固位体的远中面，对楔形或圆柱形的栓道进行精确校准至关重要，方向必须和远中固位体的就位道保持平行（图27-2），可以通过牙科观测仪检查平行度。一旦铸造完成，和栓体相连的固位体的就位方向就确定了，修整栓道的形状使之就位后与栓体精密嵌合。

在蜡型制作阶段，可以手工或借助精密的研磨仪器制备栓道，另一种方法是选择预成的树脂、栓体栓道作为活动连接体（图27-9）。

材料学

M.H. Reisbick

焊料

牙科金焊料的纯度是以每一千份焊料中的金含量来表示的，如650-纯度表示金焊料的含金量为65%，早期是以"开"表示被用于焊接的铸件合金中的含金量[12]，如18开的金焊料可用于焊接含金量为75%的合金铸件，随着材料发展，除了IV型金合金，又出现了很多不同种类的合金材料，许多都含有铂金，因此，开的表示方法就失去意义了。

现代铸造合金材料种类繁多以致大部分厂家都会推出相配套的焊料，贺利氏公司将焊料分为两大类，第一类是传统的含金焊料，其他的专用焊料归为第二类。大部分的商品名会标示"pre"或"post"，用以区分烤瓷前或烤瓷后所用的焊料，所谓的烤瓷前焊料显然是高熔合金，有的熔点只比母材合金低一点，在高于瓷粉熔点的温度条件下具有良好的流动性。烤瓷后焊料则是在低于瓷粉热成形温度范围的条件下具有良好的流动性。比如，一种银-钯铸造合金材料的熔点范围为1232℃~1304℃（2250~2380℉），推荐的烤瓷前焊料熔点范围为1110℃~1127℃（2030~2061℉），而烤瓷后焊料的熔点范围为710℃~743℃（1310~1369℉），瓷粉大约在982℃（1800℉）熔化，取决于时间和温度。

焊料的成分是决定其熔点范围的因素之一，一些经典牙科焊料的成分和相应熔点见表27-1。对焊料最重要的要求就是在不引起母材蠕变的温度条件下能顺利熔化以完成焊接过程，新型含钯合金凭借着较高的熔点范围，增加了其在烤瓷前焊接技术中的应用可靠性[13]。

无论如何，烤瓷前焊接的操作难度相对较大，并且可能对连接体结构产生不利影响（图27-10），这是由于在高热状态下，焊料成分可能会挥发[14]，导致微孔或点隙的出现。由于银和铜（常用的温度调节剂）会引起瓷粉变色，不能用于合金，所以烤瓷前焊接焊料的熔点范围非常窄。另一个原因是合金通过预氧化可以与瓷粉形成化学结合，而焊接材料却不能获得同样的化学结合力。

对焊料的其他要求包括耐腐蚀和抗变色能力、良好的流动性、与母材的颜色匹配性以及足够的强度，这些性能同样取决于材料的成分。

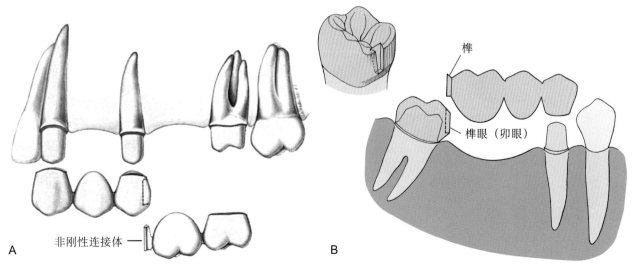

图27-8 ▪ 固定局部义齿活动连接体示意图。这类连接体可用于中间或两端基牙有问题（A）或基牙方向不一致的病例（B）

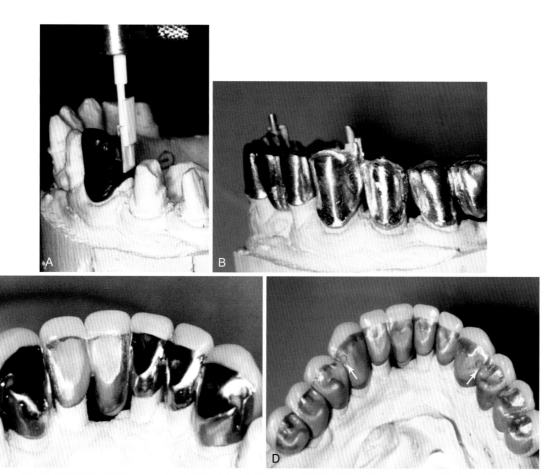

图 27-9 ■ A. 预成树脂铸型与蜡型结合；B. 金属内冠；C 和 D. 完成的修复体，两侧尖牙远中活动连接体（箭头处）

表 27-1 牙体焊料的组成和流动温度

细度	金属					流动温度（℃）
	金	银	铜	锡	锌	
490	49.0%	17.5%	23.0%	4.5%	6.0%	780
585	58.5%	14.0%	19.0%	3.5%	4.5%	780
615	61.5%	13.0%	17.5%	3.5%	4.5%	790
650	65.0%	12.0%	16.0%	3.0%	4.0%	790
730	73.0%	9.0%	12.5%	2.5%	3.0%	830

由 Courtesy Ivoclar Vivadent, Amherst, New York 提供

耐腐蚀性取决于焊料中贵金属的含量以及银／铜比[15]。另外，如果焊料和母材的成分不同，两者之间可能发生电化学腐蚀。

在焊接过程中，焊料在清洁、光滑的表面必须具有良好的流动性，焊接面需要用砂轮而不是橡胶轮或抛光膏打磨光滑。焊料在焊接面表面自由流动的现象称为润湿，在此过程中，焊接面表面不能发生再熔或再合金化反应[16]。在焊料中增加银含量能提高其流动性，加铜则反之。图 27-11 显示的是正确处理焊接接缝处的显微照片，由图可见，焊料和两个铸件结合在一起，但并未渗透进任何一个铸件内。

低纯度的金焊料因流动性好而应用较多，必要时也可加入高纯度焊料以降低流动性，能抵抗腐蚀和变色的金焊料纯度的最低限度尚不确定，615或580纯度可能是临床能接受的最低限度。

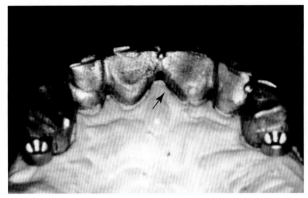

图 27-10 ■ 前牙修复体的金属底冠。本例烤瓷前焊接操作引起金属支架局部熔化（箭头处），这可能会导致支架变形、损害

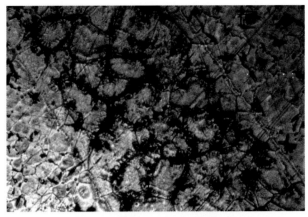

图 27-11 ■ 两铸件间焊接良好的连接体显微结构照片

对大部分焊料而言，只要按规定程序操作，强度要求很容易满足，而且往往高于母材[10]。另外，大部分焊料在冷却过程中会发生有序到无序的结构变化，同时在晶界形成金属间相，从而使质地变硬。含铜的金基焊料脆性较大，正如Ⅲ型和Ⅳ型铸造金合金，金–铜间相固化的差异会导致焊料微观结构的变化[17]，简而言之，冷却至室温后这类焊料的脆性较大，连接结构强度很高，但缺乏韧性。一部分出现凹痕等缺陷的焊接结构就更加薄弱[18]，因此，焊接连接体需要精细抛光以防折断。

Ⅲ型金合金铸造而成的固定局部义齿，使用传统金基焊料焊接完成后通常用水淬 4～5 min，焊接后即刻淬火可能引起义齿弯曲变形，但如果不进行淬火处理，连接体会因缺乏延展性而易折断。因此，对烤瓷后焊接而言，因为瓷折裂的原因不能进行淬火处理，连接体的韧性不足就成为其不足之一。

焊媒和阻焊媒剂

焊媒

焊媒用于金属表面，可以减少氧化物的产生或溶解氧化物，保证焊料对清洁金属表面的润湿性。

硼砂玻璃（$Na_2B_4O_7$）能减少铜氧化物的生成，常用于金合金，常用配方是将 55 份硼砂玻璃，35 份硼酸和 10 份二氧化硅混合在一起并研磨成粉[19]。

焊媒可以是粉末、液状或糊状，糊状操作方便，应用较多。将粉末和凡士林混合就可以获得糊状焊媒，凡士林在加热过程中可以隔离空气，而且加热后碳化挥发，无残余。

新型焊媒可适用于非金基合金。但到目前为止，没有任何一种焊媒能在加热过程中完全阻止氧化物的形成。图 27-12 显示，模拟焊接后母材金属表面

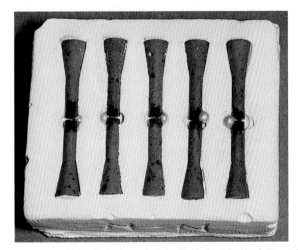

图 27-12 ■ 模拟非贵金属合金间的烤瓷后焊接过程。过多氧化物的形成影响焊料的润湿（引自 Sloan RH, et al: Post-ceramic soldering of various alloys. J Prosthet Dent 48:686, 1982.）

快速形成的氧化物，非贵金属合金的焊接效果尚不确定[20]。

所有的焊媒都不能接触饰面瓷的表面，否则会形成瓷层的孔隙和染色。

阻焊媒剂

阻焊媒剂在焊媒之前放置于铸件表面以限制焊料的流动，可以防止多余焊料的不必要扩散。

石墨（来自铅笔）常用作阻焊媒剂，但碳在高温下易挥发失去作用，溶于松脂等溶剂的氧化铁是更可靠的阻焊媒剂，可用小毛刷涂于铸件表面。

焊接包埋料

焊接包埋料的成分和铸造包埋料相似（见第 22 章），石膏、磷酸盐和水混合的铸造包埋料也可

用于焊接，但是其中的耐火成分会发生热膨胀，对母材产生分离作用，理想的焊接包埋料应该用熔凝石英（膨胀率最低的二氧化硅）作为耐火成分。

包埋料在加热过程中会膨胀，比例应和铸件膨胀保持一致。待焊接的各部件间要有合适的间距，如发生接触，连接处会出现变形和孔隙[12]。反之，如果间距过大，则会因为焊接料的凝固收缩导致义齿的近远中向宽度变小。Ryge[12] 提出加热过程中铸件间距会变小，因此合金和包埋料的热膨胀比例是否一致值得怀疑。目前有一些商业化的焊接包埋料，在合适的时候可以选择使用。

合金焊接
钛和钛合金

和钴铬镍合金一样，钛和钛合金的出现也给焊接带来了新的挑战。钛在高温下易氧化，影响焊接，通过激光或等离子体进行熔化焊接已被证实是可行的，其优势在于热变形量少，连接体成分均一，相同的化学成分可避免产生电流腐蚀。尽管如此，用钛取代贵金属铸造合金还有很长的路要走。

焊接技术的选择

在准备焊接之前，需要用导板（图 27-13）标记固定局部义齿各个部件在模型或口内的相对位置（图 27-14）。如果桥体是单独制作的，即使是在蜡型完成前标记好位置，也很难确定其与基牙的确切位置关系（图 27-15）。因此，桥体应该与某一固位体通过铸造连接固定在一起帮助定位。为了更好地理解焊接技术的选择，需要先全面了解用于固定局部义齿的材料（图 27-16）。

低熔焊料通过传统的焊接流程可用于Ⅲ或Ⅳ型金合金铸造金属固定局部义齿的焊接，采用相同的低熔焊料，常规的金合金固位体也可以与金属烤瓷成分连接，在这一过程中以气焊枪作为热源。

对金属烤瓷固定局部义齿而言，连接体的焊接可分为烤瓷前和烤瓷后，烤瓷前焊接选用高熔焊料 [≈ 1100℃（2012 ℉）]，烤瓷后则选择低熔焊料 [750℃（1382 ℉）]。在上饰瓷之前焊接称为烤瓷前焊接，反之则称为烤瓷后焊接。烤瓷前或后焊接可同时适用于许多金属，但烤瓷前焊接连接体因抗拉强度过低而被认为可靠度较差[10]，实验室测试也发现其强度变异较大[21]，因此需要格外注意，避免出现缺陷连接体。

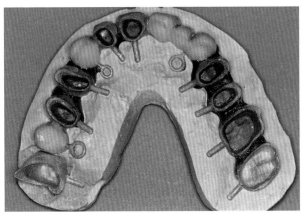

图 27-13　自凝树脂和石膏制作的用于固定长桥烤瓷后焊接的导板

非金属合金材料的氧化给焊接带来了很大的困难，必须通过专用的焊媒来控制金属氧化，但过多的焊媒会导致焊接污染和强度降低。有研究[22]指出 20% 的连接体因为强度不足需要重新焊接。Anusavice 等[23] 也提出焊接质量存在差异，且其强度与焊缝宽度无明显相关性。大部分的失败是由气体残留或局部收缩造成的孔隙引起的，因此需要有经验的操作者严格按照厂家推荐的材料和程序进行操作[24]。也有各种不同的替代流程，包括将连接体置于桥体中心位置以增加焊接面积[25]，或者通过第二次铸造过程使金属熔液流向分段桥体的倒凹区等[26]。

全金属固定局部义齿的焊接

Ⅲ 和 Ⅳ 型金合金固位体的焊接采用纯度为 615～650 的焊料，在口内或技工室制作𬌗面石膏或自凝树脂标记，包埋后用气焊枪进行焊接，相较于整体铸造，其不足之处在于增加了操作步骤，但可以简化蜡型的制作。例如，制作包含两颗基牙（如前磨牙）的三单位固定义齿时，基牙的邻面颈缘位置蜡型制作很困难，而如果采用焊接连接，独立固位体的外形和颈缘处理更加方便。传统焊接需要气焊枪，除此之外，焊接过程也可在熔炉中进行。

金属烤瓷固定义齿的焊接
烤瓷前焊接

如果选择烤瓷前焊接，那么操作程序就和整体铸造相同，优势在于上瓷之前可以在口内先进行试戴，对熔点较低的瓷层可以给予必要的打磨，但是要想将邻面外展隙修整成类似天然牙的外形较困难，可以借助薄的金刚砂片打磨。

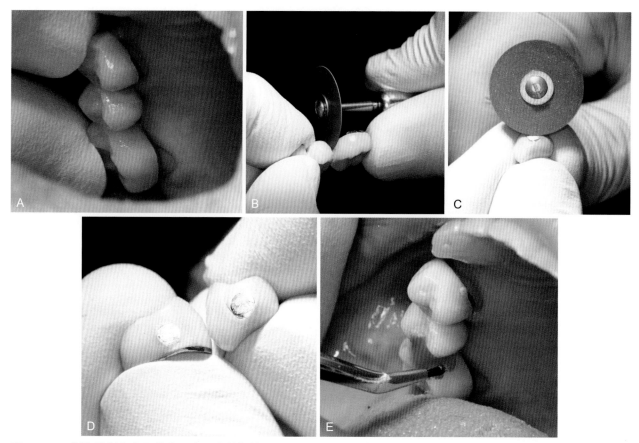

图 27-14 ■ 焊接前制作金属烤瓷固定义齿的焊接标记。A.上颌三单位固定桥试戴过程中发现无法完全就位；B.薄砂片将义齿断开；C.修整连接体以形成合适的焊接间距；D.焊接面保持清洁；E.在口内用自凝树脂标记位置

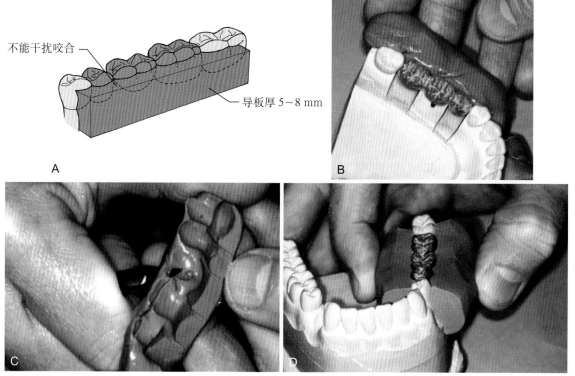

图 27-15 ■ 固定局部义齿蜡型的解剖外形雕刻完成后，在颊面制作硅橡胶导板（A），有助于铸件定位；B.蜡型完成后将硅橡胶导板复位于颊面；C.用刀片去除多余的材料；D.平整的表面使得导板的精确复位更加容易

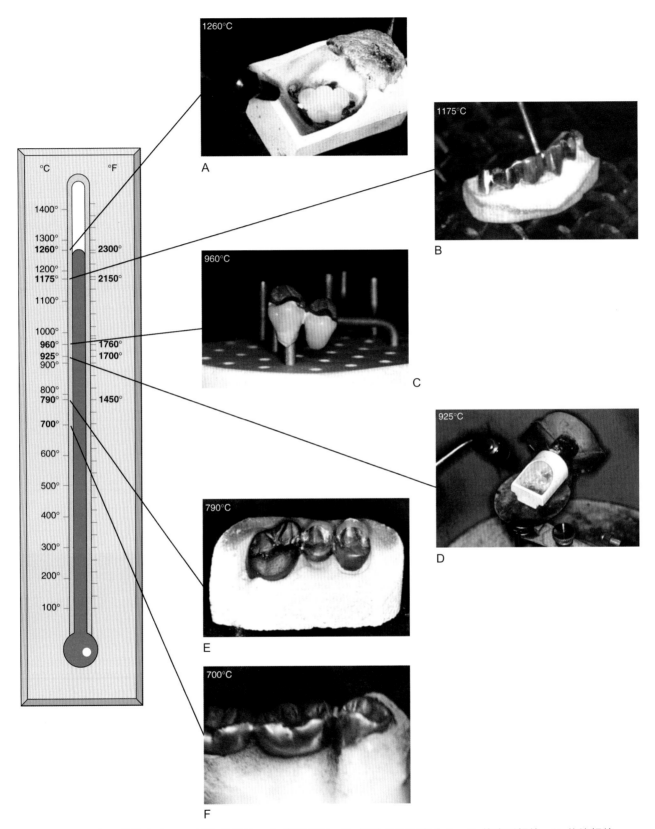

图 27-16 ■ A. 金属烤瓷合金；B. 烤瓷前焊接；C. 瓷粉烧结；D. 铸造 Ⅲ 和Ⅳ 型合金；E. 烤瓷后焊接；F. 传统焊接

较长的金属支架在上瓷烧结过程中需要支撑结构以抵抗高温变形，尤其是对熔点范围较低的高金合金，高钯合金或非贵金属合金的高温变形较少见，烤瓷前焊接需要借助气焊枪完成。

烤瓷后焊接

如果采用普通金合金制作金属烤瓷固定修复体就需要采用烤瓷后焊接，因为普通金合金的熔点低于瓷粉，所有的瓷层修整和上釉都必须在焊接前完成。如果焊接后需要进一步的调整或者瓷层需要抛光，连接处必须先断开，完成瓷层处理后重新制作标记和进行再一次的焊接。

邻面的外形修整是在焊接前完成的，所以烤瓷后焊接连接体看起来更接近天然牙（图27-17），另外，也不存在金属的高温变形问题，烤瓷后焊接可用气焊枪或在烤瓷炉中完成。

热 源

焊枪

如用气焊枪作为熔化焊料的热源，金属烤瓷修复体需要在烤炉中先预热以降低瓷裂风险。为了防止连接体表面氧化，应利用焊枪火焰的非氧化部分（图27-18），并选用合适的焊媒。一些会导致瓷层染色的焊媒则不合适，焊枪火焰应保持持续的移动而不是集中于某一区域以防止出现受热不均的现象。

一些牙科技师认为用焊枪加热比烤炉更易于控制焊液的流动，因为用焊枪加热时会出现很轻微的温度差，进而使焊液流向温度较高的部位，当连接体蜡型设计不良时，也可以通过焊枪的这一温差特点引导焊液的流向，保证连接体的强度。

烤炉焊接

烤炉焊接可在真空或非真空状态下进行，将焊料放置在连接区后，对焊料和铸件同时加热。

早期的研究指出在焊接之前将铸件加热至焊接温度可以减少孔隙[27]，但该方法无法确定焊料熔化的时间点，（一些用于烤瓷后焊接的烤瓷炉带有监测窗口），随之带来的问题是焊料熔化的时间越长，母材被溶解的部分也相应增多，进而降低连接强度[11]，不过已有研究证实应用烤炉焊接能达到与母材相似甚至高于母材自身的连接强度[10]。

如果使用带门的烤瓷马弗炉，可以先将焊接装置加热到焊料的熔点之上，然后再打开马弗炉，将焊料放置在连接区（图27-19）。

微波焊接

微波加热已被试验性地应用于牙科焊接，其优点在于使用的能量低于传统的烤炉焊接，所能达到的连接强度也与传统方法相似[28, 29]。

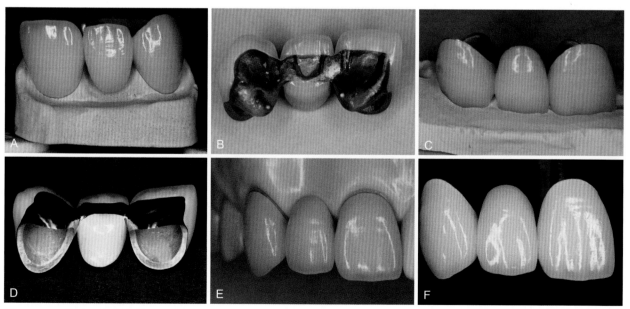

图27-17 ■ 前牙固定修复体的烤瓷后焊接。A. 修复体通过树脂标记定位；B. 烤瓷炉内加热后从修复体舌侧放置焊料，熔化的焊料流至连接区；C. 将义齿复位于导板中检查焊接的精确性；D. 连接体高度抛光后最终完成修复体制作；E 和 F. 修复体唇面观，连接体无暴露

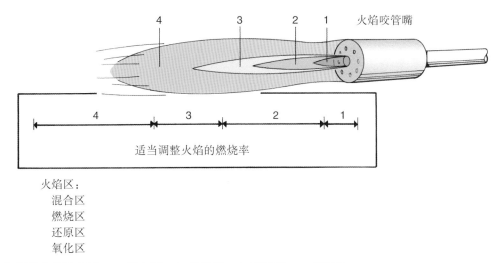

图 27-18 ▪ 气焊枪火焰示意图：1. 混合区；2. 燃烧区；3. 还原区；4. 氧化区

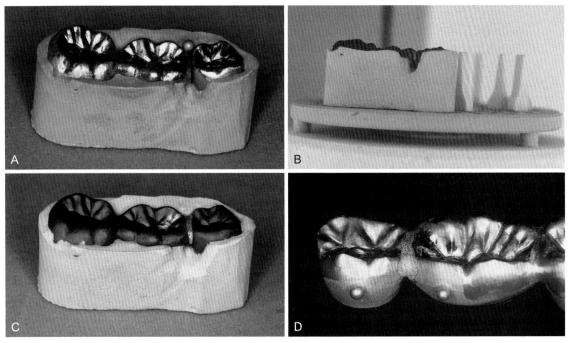

图 27-19 ▪ 烤炉加热焊接三单位固定桥。A. 修复体包埋；B. 将烤炉温度升高至焊料熔解温度范围；C 和 D. 烤炉焊接修复体

激光焊接

激光焊接（图 27-20）已广泛用于工业领域，自 20 世纪 70 年代开始逐渐被引入牙科[30, 31]。据报道，激光焊接固定义齿的强度和耐腐蚀性高于传统焊接[32, 33]，而疲劳强度略低[34]，因此更适用于非贵金属合金[28]。激光焊接可用于铸造或切削纯钛或钴铬合金（也就是说可以用于种植支持固定修复体[35-38]）。

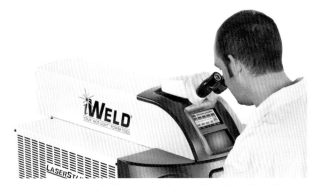

图 27-19 ▪ 激光焊接。应用激光焊接连接钛修复体，可在高倍放大镜下监控焊接过程

焊接精度

对整体铸造、烤瓷前焊接或烤瓷后焊接的精确性比较尚存在争议，技师往往倾向于某一种技术，但科学研究的结果缺乏一致性[39-42]。评估整体铸造和焊接连接优越性的临床研究需要将各个固位体的适合性作为重要的指标，这就需要优化包埋铸造环节（见第 22 章），从而降低就位不完全或密合性不佳的风险。在某些情况下，要铸造出具有理想固位体和连接体外形的长桥几乎不可能，难点在于如何在保证固位的前提下获得足够的膨胀。此时，焊接连接的精确性更好。种植支持修复体（见第 13 章）则恰好相反，各部件的适合性取决于种植体厂商，技师仅能控制基牙与基牙之间的相对适合性，确保种植支持义齿支架的精确性和适合性，避免破坏性力量的出现，对种植支持固定义齿支架而言，整体铸造或分段铸造后焊接，哪种方法更具有优越性尚无定论[41-43]。

焊接技术

设备

- 自凝树脂
- 氧化锌丁香酚糊剂
- 印模膏
- 搅拌碗
- 压舌板
- 小毛刷
- 蜡型工具
- 黏蜡
- 基托蜡
- 铸道蜡
- 焊接包埋料
- 玻璃板
- 焊接架
- 焊媒
- 焊料
- 夹具
- 酸洗液

操作步骤
咬合标记

利用印模石膏或氧化锌丁香酚制取义齿𬌗面印模以获得各部件间的相对关系，并传递至技工室。如果能确定铸件完全就位，该流程也可在技术室完成。咬合标记（图 27-3，图 27-21）的作用在于完成焊接后，义齿可以重新就位至标记内，以检查焊接的准确性（有时需要将焊接区的石膏去除一小部分以保证就位）。

1. 用砂石或砂片打磨铸件的焊接面以去除表面氧化物，在口内或模型上充分就位，烤瓷后焊接最好在外形修整完成后在口内标记。必要时，同时调整焊缝宽度至 0.25 mm，可用少量低黏度印模材帮助修复体口内固定以免标记过程中出现移位[44]。

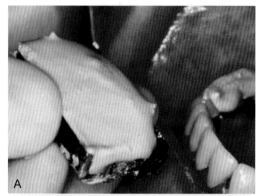
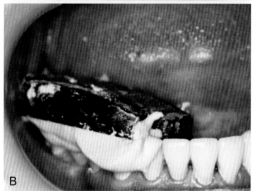
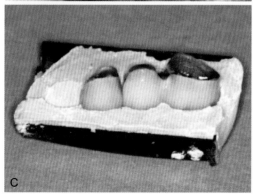

图 27-21 ▪ 后牙区修复体的焊接标记（印模石膏）。A. 用印模石膏 (B) 标记前选择合适的托载材料（如基托蜡），并修整外形；C. 印模石膏咬合标记

2. 在小托盘或基托蜡片上放置印模石膏以行咬合标记，高精度的氧化锌丁香酚材料也可以作为替代 [45]，标记材料不能覆盖固位体边缘，因为它们需要嵌入到包埋料中，防止在焊接过程中被熔化。

3. 在包埋之前仔细修整标记物，充分暴露颈缘（图 27-22）。

包埋

4. 铸件在标记中就位后用黏蜡固定。

5. 蜡填补焊接区，防止包埋料进入。

6. 开辟出包埋料扩散所需的空间，调整铸道蜡龈缘使之适应焊缝，义齿部件完全埋入包埋料增加了焊接的难度，因为多余的包埋料会妨碍铸件的快速加热。

7. 包埋前在瓷层表面用蜡片覆盖，避免接触包埋料，包埋料应覆盖固位体颈缘，防止颈缘过热和熔化。同样地，对烤瓷前焊接而言，所有的颈缘也需要被埋入包埋料。

8. 用合适的蜡片对所有材料和部件进行围模。

9. 将调拌好的包埋料灌注至铸件表面，注意不要混入气泡，震动幅度不要过大以防铸件移位。

10. 包埋料静置凝固后去除蜡片，进行预热。

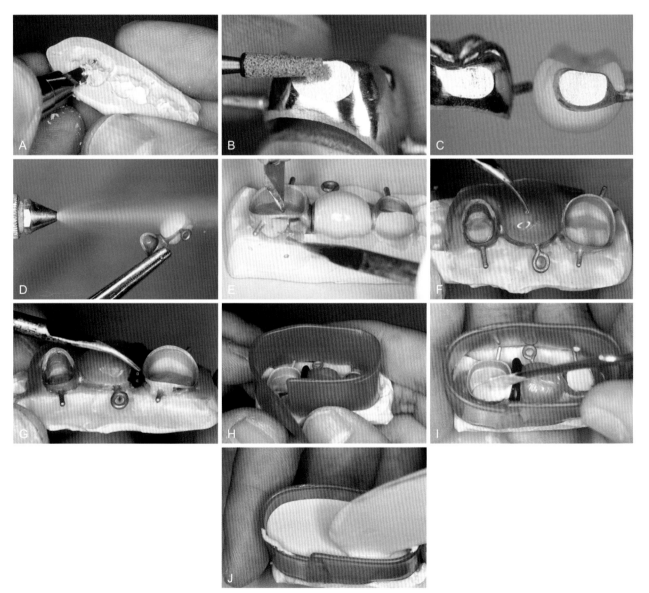

图 27-22 ■ 包埋过程。A. 修整咬合标记保证铸件完全就位；B 和 C. 砂石打磨连接面；D. 蒸汽清洁修复体（或者超声清洁）；E. 铸件完全就位并用黏蜡固定；F. 釉质瓷与包埋料接触会受损，因此用一层蜡保护瓷面；G. 蜡流入连接区，在连接体下方形成气道；H. 将焊接装置塑形成箱状；I 和 J. 填充包埋料时注意勿混入气泡

自凝树脂焊接标记

前牙由于切缘较薄，精确复位困难，稳定性差，因此不宜用石膏或氧化锌丁香酚进行咬合标记。推荐使用自凝树脂（图 27-23），但是树脂在焊接过程中会燃烧挥发，焊接完成后只能在口内检查焊接的准确度。

1. 用自凝树脂将义齿各部件连接，在焊接过程中，树脂将燃烧挥发，不会留下影响铸件的残余物。

2. 用滴液法添加树脂，减少聚合收缩引起的变形，树脂过多会降低该方法的精确性[46]，但材料过少也要注意避免出现折裂（因为它们不能在标记材上精确复位）。树脂需要覆盖固位体的切缘。

3. 树脂完全固化后，将修复体从基牙上小心取下，再次复位，检查有无变形，并且必须确认边缘位置准确、稳定（图 27-23C），然后即刻进行包埋，否则树脂标记会出现变形[47]。

包埋 如图 27-24 所示。

4. 将蜡片加热软化，从修复体颈部垂直加压至颈部边缘穿透，然后用加热的蜡刀沿着修复体轴面封闭边缘，以避免瓷层接触焊接包埋料。

5. 在铸件内填充包埋料，吸干多余的水分，用平板按压成形。

6. 如果选择烤炉焊接，修复体需要放置成一定的角度，使焊料在包埋料凝固前能置于焊接区之上。

去蜡和预热

如图 27-25 所示。

1. 如果使用石膏或氧化锌丁香酚标记，在包埋料完全固化后，用热水去蜡，分离包埋料和标记物。焊接区不能有包埋料。事实上焊接包埋料大多强度较低，在这一过程中容易折断，所以在去蜡后尚有余温时就将少量的焊媒放置在焊接区，防止焊缝区被脱落的颗粒物污染。

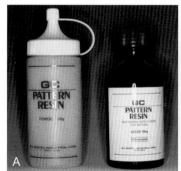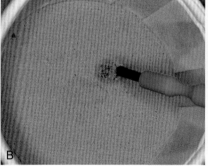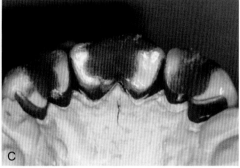

图 27-23 ■ 焊接标记（自凝树脂）。A. 材料；B. 用浸有树脂单体的小毛刷蘸聚合粉，成液滴状混合物；C. 修复体通过覆盖所有固位体切缘的树脂连接在一起

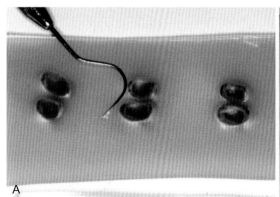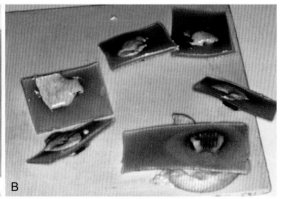

图 27-24 ■ 包埋过程（自凝树脂）。A. 铸件压入软蜡片内，注意暴露组织面，用蜡封闭边缘；B. 铸件内灌注包埋料，然后反扣至板状包埋料上

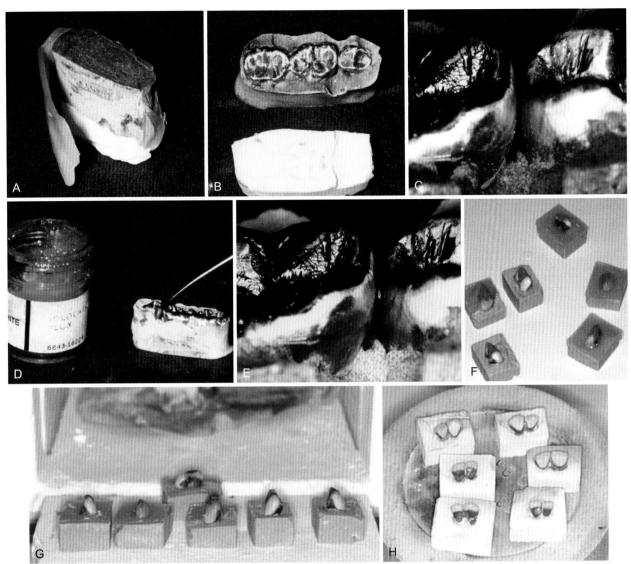

图 27-25 ■ 去蜡和预热。A 和 B. 去除围模材料，用热水或有机溶剂去净剩余的蜡；C. 防止连接区被污染；D. 尚有余温时，放置少量焊媒；E. 焊媒因毛细现象被吸入连接区，然后将包埋块置于烤炉中；F 和 G. 自凝树脂标记在烤炉中被燃尽；H. 焊接的修复体

2. 对低熔焊料，将包埋料及修复体在烤炉中预热至 650℃（1202 ℉），高熔焊料则预热至 850℃（1562 ℉）。当温度缓慢上升至 300℃（572 ℉）时，大部分自凝树脂标记被燃尽。

3. 温度上升至 650℃（1202 ℉）时，所有的蜡和树脂均已汽化，然后进入到焊接环节。

焊枪焊接（低热）

如图 27-26 所示。

1. 将包埋装置转移至置于煤气灯上的焊接支架上，在焊缝区放置小片焊料，将气焊枪的火焰调成蓝色锥状，然后减少气量使火

焰成温和的毛刷状，用火焰的非氧化部分加热包埋块，火焰对向包埋块的舌侧表面而不是直接对向铸件表面。

2. 均匀、缓慢加热，持续移动火焰尖端，这对烤瓷后焊接尤为重要，否则易发生瓷裂。当金属开始发光，焊料熔化并流向连接区。

3. 迅速将火焰移至唇面，当焊料"旋转"式进入连接区，熄灭火焰。

4. 熄灭火焰后，在淬火前冷却 4~5 min（如果修复体上有瓷层，则需要冷却至室温），过早淬火会导致变形，反之则会增加连接体的脆性。

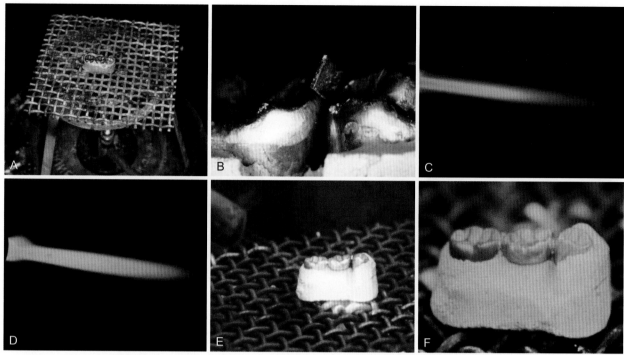

图 27-26 ■ 低热焊枪焊接。A.包埋块置于煤气灯的铁丝网上；B.将 1 片焊料置于连接区；C.边界清楚的火焰适于铸造；D.毛刷状火焰适于焊接。适当减少进气量即可形成；E.包埋件均匀加热直至焊料熔化；F.焊料必须"旋转"式进入连接区以形成完整的连接

焊枪焊接（高热）

如图 27-27 所示。

1. 戴上深色眼镜保护眼睛（图 27-28），用于烤瓷前焊接的高热气焊枪能形成微小的针尖状火焰，实现精准定位。

2. 焊料放置于焊缝处，将火焰的非氧化部分集中对向连接区。

3. 当焊料熔化，利用火焰迅速将焊液引导至焊接区（图 27-29），烤瓷前焊料的熔点可能会接近母材，因为存在少量金属支架熔化的可能，所以必须将火焰集中在连接区（图 27-10）。

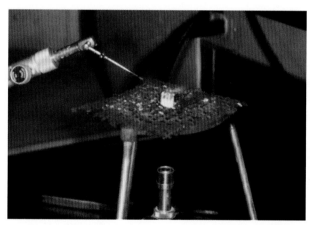

图 27-27 ■ 高热气枪焊接的针尖状火焰（用于烤瓷前焊接）

内炉焊接

如图 27-30 所示。

1. 将 1 片焊料浸入液体焊媒，在煤气灯火焰上熔化后形成球状，球的尺寸取决于连接体的尺寸和焊缝的宽度。

2. 焊料球后面留一个小尾巴，方便将其放置于连接区，或者可以将焊料注入连接区域（图 27-19）。

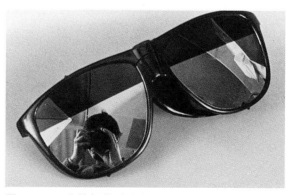

图 27-28 ■ 高热焊接时注意保护眼睛

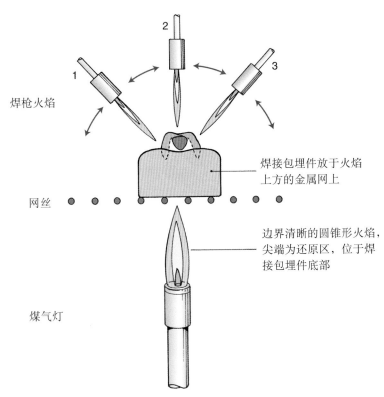

图 27-29 ■ 当焊料熔化，将火焰对向连接区，并从位置 1 移向 2 和 3，确保形成半月板状连接体

3. 将焊接装置置于烤炉内，升温至焊料熔化，贵金属合金的烤炉焊接不需要在真空下进行，因为在真空状态下，焊接过程中产生的气体会溢出至瓷表面，导致局部膨胀。

评估

用焊枪焊接时，如果焊料的流动性不够，在连接区形成球状，应停止加热，此时焊料已经氧化，继续加热会引起铸件的熔化。而如果焊液已流至合适的区域，在去除包埋料之前对连接体的尺寸进行评估，必要时可以添加焊料再次加热，多余的焊料则必须在完成阶段打磨去除干净。

如果连接体设计、焊料位置放置合适，不应该有多余的焊料流至拾面或覆盖颈缘，用少量的阻焊媒剂（溶解于松脂中的红铁粉）在加热前涂于关键部位以防止焊液流至不需要的区域。冷却 5 min 后（烤瓷后焊接需冷却至室温），进行淬火处理，将包埋料去除（图 27-31），然后仔细检查连接体，如果有明显的焊接不全（比如肉眼可见的孔隙），则打磨去除焊接物，重新进行包埋和焊接。

连接体的强度也必须测试（图 27-32），能被手部力量破坏的连接体肯定不能在口内行使功能，

修复体粘固后再出现连接体折断很难在口内进行修补，通常需拆除整个修复体。

技术回顾

图 27-33 总结了固定局部义齿连接体制作的操作步骤和材料选择。

1. 在蜡型阶段决定连接体的设计（图 27-33A）。
2. 焊接面清洁、相互平行，焊缝宽度保持 0.25 mm（图 27-33B）。
3. 义齿部件需要在模型或患者口内进行标记（图 27-33C）。
4. 用蜡形成包埋焊接件的外形，对金属烤瓷修复体，需用蜡来保护瓷层（图 27-33D）。
5. 包埋后静置固化（图 27-33E）。
6. 如果使用石膏或氧化锌丁香酚，用热水或有机溶剂去蜡，涂焊媒后置于烤箱内预热（图 27-33F）。
7. 如果用树脂标记，则将焊件直接放置于烤瓷炉内（图 27-33G）。
8. 用焊枪或烤瓷炉完成焊接（图 27-33H）。

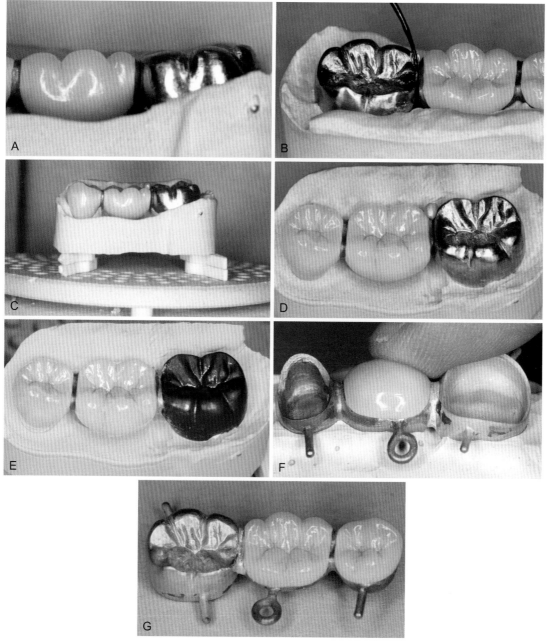

图 27-30 ■ 炉边焊接过程。A. 焊接前包埋的固定局部义齿；B. 少量焊媒置于连接区；C 和 D. 添加焊料，包埋块置于烤炉内；E. 焊接固定局部义齿；F. 焊接标记检查焊接精确性；G. 烤炉焊接连接体

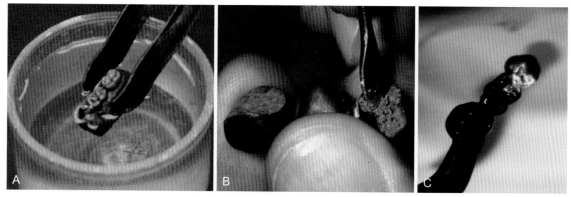

图 27-31 ■ A. 冷却约 5 min 后淬火；B. 去除铸件内包埋料；C. 酸洗液溶解表面氧化物

总 结

　　连接体用于连接固位体和桥体，可选择固定连接或可摘连接。连接体尺寸、外形和位置影响固定局部义齿的成功与否，而焊接技术的使用可以简化长桥的制作，单独制作各部件并确保合适后通过焊接连成整体。焊接技术的操作过程并不复杂，只要焊接面设计良好、焊缝宽度控制合适，就可以按常规操作进行。焊接区多余的碎片、污染物需彻底清除，以免影响表面润湿性。

　　Ⅱ、Ⅲ或Ⅳ型金合金铸件采用传统焊接方法，烤瓷前焊接需要在上瓷前完成金属支架的焊接，而烤瓷后焊接则是在上瓷后焊接，常用的焊接热源包括有空气焊枪、氧气焊枪，烤炉和激光。

　　只要能充分理解基本的设计原则和熟悉操作流程，这一技术还是相当可靠的。

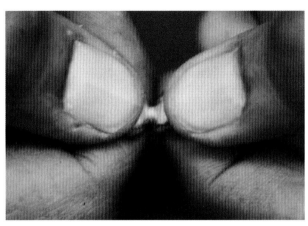

图 27-32 ▪ 检查焊接连接体的强度

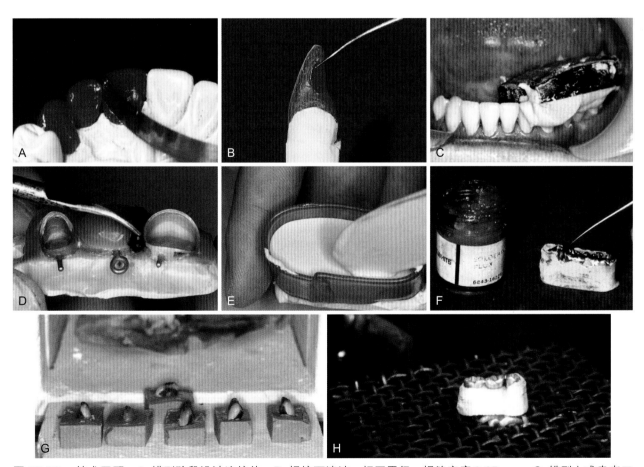

图 27-33 ▪ 技术回顾。A. 蜡型阶段设计连接体；B. 焊接面清洁，相互平行，焊缝宽度 0.25 mm；C. 模型上或患者口内进行标记；D. 加蜡形成包埋焊接件的外形，对金属烤瓷修复体，需用蜡来保护瓷层；E. 包埋后静置固化；F. 如果使用石膏或氧化锌丁香酚，用热水或有机溶剂去蜡，涂焊媒后置于烤箱内预热；G. 如果用树脂标记，则将焊件直接放置于烤炉内；H. 用焊枪或烤瓷炉完成焊接

参 考 文 献

[1] Walton TR: An up to 15-year longitudinal study of 515 metal-ceramic FPDs: part 2. Modes of failure and influence of various clinical characteristics. Int J Prosthodont 16:177, 2003.

[2] Stapleton BM, et al: Application of digital diagnostic impression, virtual planning, and computer-guided implant surgery for a CAD/CAM-fabricated, implant-supported fixed dental prosthesis: a clinical report. J Prosthet Dent 112:402, 2014.

[3] Anusavice KJ: Phillips' science of dental materials, 11th ed, p 608. Philadelphia, WB Saunders, 2003.

[4] British Standard Institute: British Standard glossary of dental terms. London, British Standard Institute, 1983.

[5] Goodkind RJ, Heringlake CB: Mandibular flexure in opening and closing movements. J Prosthet Dent 30:134, 1973.

[6] Al-Sukhun J, et al: Biomechanics of the mandible part I: measurement of mandibular functional deformation using custom-fabricated displacement transducers. J Oral Maxillofac Surg 64:1015, 2006

[7] Fischman BM: The influence of fixed splints on mandibular flexure. J Prosthet Dent 35:643, 1976.

[8] Law C, et al: Influence of implant framework and mandibular flexure on the strain distribution on a Kennedy class II mandible restored with a long-span implant fixed restoration: a pilot study. J Prosthet Dent 112:31, 2014.

[9] Steinman RR: Warpage produced by soldering with dental solders and gold alloys. J Prosthet Dent 4:384, 1954.

[10] Willis LM, Nicholls JI: Distortion in dental soldering as affected by gap distance. J Prosthet Dent 43:272, 1980.

[11] Stade EH, et al: Preceramic and postceramic solder joints. J Prosthet Dent 34:527, 1975.

[12] Ryge G: Dental soldering procedures. Dent Clin North Am 2:747, 1958.

[13] Rasmussen EJ, et al: An investigation of tensile strength of dental solder joints. J Prosthet Dent 41:418, 1979.

[14] Craig RG, Powers J: Restorative dental materials, 11th ed. St. Louis, Mosby, 2002.

[15] Tucillo JJ: Compositional and functional characteristics of precious metal alloys for dental restorations. In Valega TM, ed: Alternatives to gold alloys in dentistry [U.S. DHEW Publication No. (NIH) 77-1227], p 40. Washington, D.C., U.S. Deptartment of Health, Education, and Welfare, Public Health Service, National Institutes of Health, 1977.

[16] El-Ebrashi MK, et al: Electron microscopy of gold soldered joints. J Dent Res 47:5, 1968.

[17] Leinfelder KF, et al: Hardening of dental gold-copper alloys. Dent Res 51:900, 1972.

[18] Chaves M, et al: Effects of three soldering techniques on the strength of high-palladium alloy solder. J Prosthet Dent 79:677, 1998.

[19] Phillips RW: Skinner's science of dental materials, 8th ed. Philadelphia, WB Saunders, 1982.

[20] Sloan RM, et al: Postceramic soldering of various alloys. J Prosthet Dent 48:686, 1982.

[21] Beck DA, et al: A quantitative study of preporcelain soldered connector strength with palladium-based porcelain bonding alloys. J Prosthet Dent 56:301, 1986.

[22] Staffanou RS, et al: Strength properties of soldered joints from various ceramic-metal combinations. J Prosthet Dent 43:31, 1980.

[23] Anusavice KJ, et al: Flexure test evaluation of presoldered base metal alloys. J Prosthet Dent 54:507, 1985.

[24] Sobieralski JA, et al: Torch versus oven preceramic soldering of a nickel-chromium alloy. Quintessence Int 21:753, 1990.

[25] Ferencz JL: Tensile strength analysis of midpontic soldering. J Prosthet Dent 57:696, 1987.

[26] Fehling AW, et al: Cast connectors: an alternative to soldering base metal alloys. J Prosthet Dent 55:195, 1986.

[27] Saxton PL: Post-soldering of nonprecious alloys. J Prosthet Dent 43:592, 1980.

[28] Ghadhanfari HA, et al: Effects of soldering methods on tensile strength of a gold-palladium metal ceramic alloy. J Prosthet Dent 112:994, 2014.

[29] Kim H, et al: Strength properties of preceramic brazed joints of a gold-palladium alloy with a microwave-assisted oven and gas/oxygen torch technique. J Prosthet Dent 112:606, 2014.

[30] Gordon TE, Smith DL: Laser welding of prostheses—an initial report. J Prosthet Dent 24:472, 1970.

[31] Preston JD, Reisbick MH: Laser fusion of selected dental casting alloys. J Dent Res 54:232, 1975.

[32] Kasenbacher A, Dielert E: Tests on laser-welded or laser-soldered gold and Co/Cr/Mo dental alloys. Dtsch Zahnarztl Z 43:400, 1988.

[33] Van Benthem H, Vahl J: Corrosion behavior of laser-welded dental alloys. Dtsch Zahnarztl Z 43:569, 1988.

[34] Wiskott HW, et al: Mechanical and elemental characterization of solder joints and welds using a gold-palladium alloy. J Prosthet Dent 77:607, 1997.

[35] Sjögren G, et al: Laser welding of titanium in dentistry. Acta Odontol Scand 46:247, 1988.

[36] Ortorp A, et al: Clinical experiences with laser-welded titanium frameworks supported by implants in the edentulous mandible: a 5-year follow-up study. Int J Prosthodont 12:65, 1999.

[37] Prasad S, Monaco EA Jr: Repairing an implant titanium milled framework using laser welding technology: a clinical report. J Prosthet Dent 101:221, 2009.

[38] Barbi FC, et al: Comparative analysis of different joining techniques to improve the passive fit of cobalt-chromium superstructures. J Prosthet Dent 108:377, 2012.

[39] Gegauff AG, Rosenstiel SF: The seating of one-piece and soldered fixed partial dentures. J Prosthet Dent

62:292, 1989.

[40] Sarfati E, Harter J-C: Comparative accuracy of fixed partial dentures made as one-piece castings or joined by solder. Int J Prosthodont 5:377, 1992.

[41] Kwon JY, et al: Three-dimensional accuracy of different correction methods for cast implant bars. J Adv Prosthodont 6:39, 2014.

[42] Abduo J, et al: Fit of screw-retained fixed implant frameworks fabricated by different methods: a systematic review. Int J Prosthodont 24:207, 2011.

[43] Wee AG, et al: Strategies to achieve fit in implant prosthodontics: a review of the literature. Int J Prosthodont 12:167, 1999.

[44] Lynch CD, McConnell RJ: Accurately locating the components of a fixed partial denture prior to soldering the connector: an intraoral technique. J Prosthet Dent 87:460, 2002.

[45] Harper RJ, Nicholls JI: Distortions in indexing methods and investing media for soldering and remount procedures. J Prosthet Dent 42:172, 1979.

[46] Moon PC, et al: Comparison of accuracy of soldering indices for fixed prostheses. J Prosthet Dent 40:35, 1978.

[47] McDonnell T, et al: The effect of time lapse on the accuracy of two acrylic resins used to assemble an implant framework for soldering. J Prosthet Dent 91:538, 2004.

思考题

1. 比较钎焊、铜焊、熔焊间的差异。
2. 讨论下列区域——切牙、前磨牙、磨牙连接体大小、位置对生物力学、美学的影响。
3. 分别讨论选择非刚性连接体及环形连接体的时间和原因?
4. 讨论"纯度"和"开",它们在牙科焊接中的重要性。
5. 焊接包埋料与常规铸造包埋料有何不同? 为什么?
6. 什么是助熔剂、阻熔剂? 它们如何起作用? 举例说明。

第 28 章

铸造修复体的精修

仅仅去除包埋料的金属铸造修复体还不能进行试戴和粘接。未抛光的表面比较粗糙，需要进行一系列的精修完成过程，以获得高度抛光的轴面。这种高度抛光的表面可以减少菌斑的聚集[1, 2]和累积[3]，并且有利于维护牙周支持组织的健康。铸道需要去除，铸道与铸件的连接处也需要修整，从而使其与铸件的轮廓外形一致。铸件表面任何小瘤或其他小的不规则残留物也必须消除。

金-瓷修复体的金属打磨过程类似于铸造金属冠。本章节的讨论适用于以上两种类型的修复体。临床上，金-瓷修复体的最终抛光在表面特征和上釉完成后才进行（见第 29 章）。铸钛修复体需要特殊的抛光技术[4]。

目标和步骤

铸造修复体每个部分打磨的目标和步骤都不同。下面的讨论按打磨顺序分为相应的阶段，每个阶段被视为一个区（图 28-1）。

1 区：内部边缘
目标

为了使粘接剂的溶解最小化，1 mm 宽的金属边必须与牙齿表面密切贴合[5]。该区的不密合会显著降低修复体的寿命。良好的密合性是通过仔细地重塑蜡型的颈缘获得的（图 28-2）。经过精心的标准化技术，牙科技师可以实现预期结果。

步骤

如果在边缘区域出现缺陷，修复体必须重新制作。这样可能需要患者再次复诊重新取模。通过仔细地重塑蜡型颈缘以及仔细包埋，可以预防或减少边缘缺陷的产生（见第 22 章）。

即使是小瘤也会防碍铸件的完全就位。在放大镜下仔细检查有助于确定干扰点。远离边缘的小瘤可以在双目显微镜下使用小型旋转工具（如 1 号 2 轮钻）小心地去除。此时需要非常小心地避免边缘的损坏，避免返工。

2 区：内面（凹面）
目标

代型和铸造体的内面（凹面）之间应该没有任何接触。两者间应存在 25~35 μm 均一的空间，使粘接剂可以均匀地分布。任何接触必须被识别并且小心地选磨铸件的内面以去除。

步骤

在正常情况下，铸件的内面不需要打磨。然而，修复体在代型上就位以前，应该仔细检查小瘤（图 28-3）。小瘤可以用小圆碳化钨钢车针去除，这样会耗费一些时间，因为可能需要重复几次。如果内面的调整超过了常规，应重新检查包埋过程的缺陷。

即使是一个很小的瘤子也可能导致边缘间隙宽度的显著增加（图 28-4）。双目显微镜尤其有助于识别小瘤。也可以使用高质量的高倍放大镜。铸件在代型上就位时应该非常小心。任何稍大的力量都会擦伤或切削代型，导致铸件在代型上能就位，但在预备好的牙体上却不能完全就位。在粘接的时候如果忽视了这点，将会导致修复体边缘存在空隙预后不良。如果铸件没有就位，小瘤可能被忽视并损坏代型，或者可能在铸造过程中粘上了一块小石子。仔细检查铸件的内面或代型的轴面（图 28-5）将发现这些问题。纠正措施往往相对简单，铸件也是可以接受的。必须注意不要让有缺陷的铸件反复就位，从而磨损代型。当代型被铸件磨损后，它就不应该用于制作新的修复体蜡型。重新取模需要制作新的蜡型。

当去除铸件内面的小瘤时，在该区域应谨慎地稍微多去除一些合金。一旦铸件被修整，就无法再次确定小瘤的确切位置。因此，小瘤应一次性

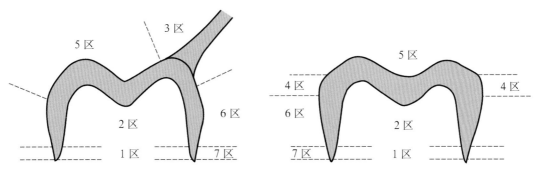

图 28-1 ■ 打磨铸造修复体推荐的程序。一个区的所有程序应该在下一个区启动前完成。1 区，内部边缘；2 区，内表面；3 区，铸道；4 区，邻接区；5 区，殆面；6 区，轴壁；7 区，外部边缘

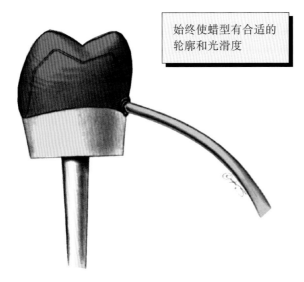

始终使蜡型有合适的轮廓和光滑度

图 28-2 ■ 蜡型的回流。目标是创建一个 1 mm 的适合区，以防止粘接剂的溶解。熔模铸造前适当的回流是至关重要的

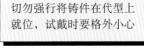

切勿强行将铸件在代型上就位，试戴时要格外小心

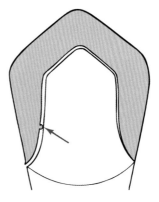

图 28-4 ■ 一个相当小的小瘤（箭头）也会导致大量的边缘间隙

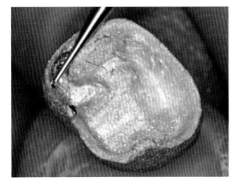

图 28-3 ■ 不适当的蜡型会产生小瘤。为了使铸件完全就位，这些小瘤必须彻底去除

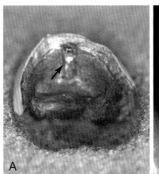
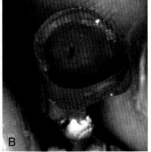

图 28-5 ■ A. 铸件的内面。注意黏附的石膏（箭头），此处代型被铸件磨损了；B. 合适的指示剂（如，胭脂和松节油）可以发现影响铸件完全就位区域

地完全去除，而不是在铸件内面反复地磨除（图28-6）。

　　不可以随意地从任何铸件的内面去除材料。这会导致固位形和抗力形的过度丧失，修复体必须重新制作。

　　指示剂　有几个商品化的指示剂可以便利地识别铸件和代型之间的干扰。包括水溶性的染料（如，Liqua-Mark, American Dental Supply, Inc.）和溶剂性的染料（如，AccuFilm IV, Parkell,

Inc.）。喷粉（如，Occlude, Pascal, Campany, Inc.）会形成过厚的膜，最好避免用于检查就位[6]。悬浮液或合成橡胶的检测糊剂（如，Fit Checker, GC America, Inc.）也可以作为指示剂[7]。这些指示剂会在铸件的内面形成一个薄膜。铸件就位后，高倍放大镜可以显示初始摩擦的部位（图28-7）。不管采用何种方法，粘接前应该彻底清洁铸件的内面（见第30章）。

3区：铸道
目标
　　重新建立适当的冠状结构和功能，铸道必须被分割，铸道与铸件的连接处也需要修整，使其与铸件的外形轮廓一致。

步骤
　　一旦铸件在代型上完全就位，则对铸道进行分割，对铸件上连接处的外形（图28-8）进行重塑。

　　金刚砂切割片用于切断铸道。切割从四周环绕着进行，铸道的中心保持小面积连接。为了切断最后的连接，将铸道扭动着与铸件分开。不推荐使用剪线钳，因为可能会导致铸件的变形。铸道连接处任何多余的东西都用切割片去除，连接区用砂石和砂纸打磨。

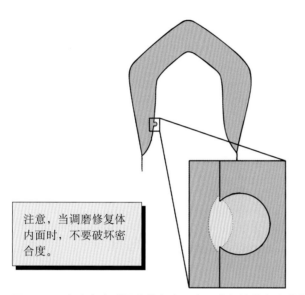

> 注意，当调磨修复体内面时，不要破坏密合度。

图28-6 ■ 去除小瘤时要稍微多磨一点，确保铸件完全就位

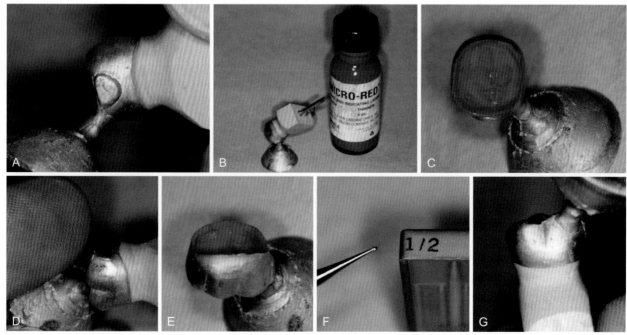

图28-7 ■ 液体指示剂有助于识别铸件内面的小瘤。A. 不完全就位；B. 液体指示剂；C. 铸件内面涂上了一层薄的指示剂，吹干；D. 铸件轻轻地放回代型；E. 确定干扰区；F. 小瘤最好用小圆钻去除；G. 铸件就位

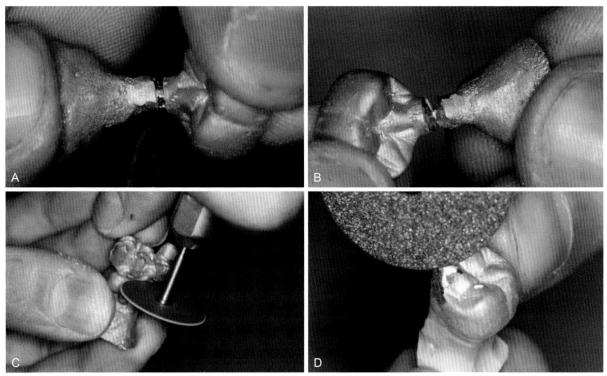

图 28-8 ■ 去除连接区（A）的最有效方法是从四周切割铸道，然后把它拧下来（B）；C.同时切割多个铸件时，通道会更为困难。必须完全切断铸道时，要小心避免损坏边缘；D.砂轮和砂石可用于粗略地塑形

4 区：邻接区

目标

邻接区在加工室进行调整，使铸件在患者口腔内试戴时是合适的（或略紧）。

步骤

过度打磨会造成邻接不足，虽然这可以用焊料来弥补（见第 29 章），但这是一个耗时和不必要的步骤。

稍紧的接触在临床试戴的时候比较容易调改。石膏模型上的邻接区可以用手术刀最小程度地小心刮除（图 28-9）。调整铸件直到它完全就位。当有相邻的铸件时，不应同时调整就位。在这种情况下，在加工的时候邻接区应该稍紧。多个铸件在临床上应根据实际情况按顺序试戴，并分别对每个铸件进行调整。

对邻接面进行调整时，将薄咬合纸（聚酯薄膜）置于相邻的铸件或铸件与邻牙之间（图 28-10）。这样可以根据接触区的标记进行选择性调整。

连接体

当固定局部义齿制作完成时，需要特别注意

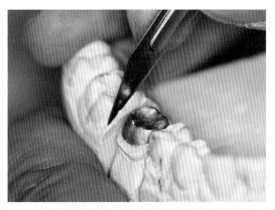

图 28-9 ■ 技师可以用刀片稍稍将邻牙的石膏刮除一些，减少临床试戴时邻接不足的风险

连接体。连接体必须有合适的外形且高度抛光，否则，即使在最细致的口腔卫生条件下，也会对牙周健康产生不利影响。近远中向看，经正确打磨的邻接区应为抛物线外形（图 28-11）。旋转打磨工具，如橡皮轮是必备的。它在打磨的时候可以接近连接体的颈部而不会损伤边缘。当接近相邻两牙根的情况下，可能是有问题的。在用橡皮轮初步打磨后，一块浸满抛光剂的编织轮可用于连接体颈部的最终抛光（图 28-12）。

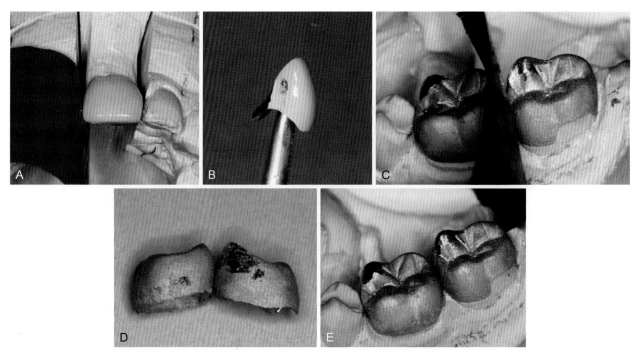

图 28-10 ■ A. 将薄咬合纸置于金 – 瓷修复体和邻牙之间；B. 接触的面积，妨碍完全就位的区域显而易见；C~E. 咬合纸用于检查铸件邻接过紧的地方

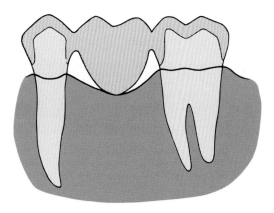

图 28-11 ■ 打磨恰当的连接体的横断面图解

5 区：𬌗面

目标

　　𬌗面在静态和运动时重建成获得准确、稳定的接触不需要高度抛光的金属𬌗面，磨光面也是可以接受的。咬合形式必须确保位置的稳定，满足所有功能的需求（见第 4 章）。

步骤

　　用薄咬合纸（聚酯薄膜；图 28-13）检查咬合接触，确保咬合在蜡型阶段就和设计匹配。如果不匹配，必须调整咬合。蜡容易发生弹性恢复。如果在蜡型上咬合接触是重的，在咬合打开的时候蜡会

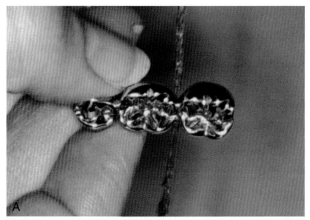

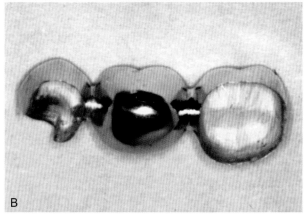

图 28-12 ■ 抛光连接体区域。A 和 B. 浸满抛光剂的纺织轮可以有效抛光难以达到的区域

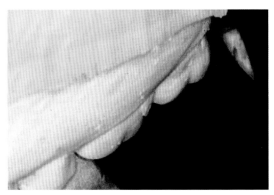

图 28-13 ■ 确认完全就位后，标记最初的接触点

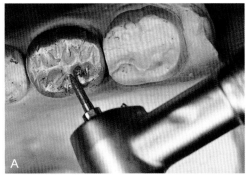

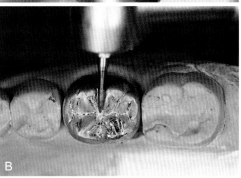

图 28-15 ■ A. 咬合调整很容易用金刚砂车针或钨钢车针完成；B. 同时精修窝沟裂的形态

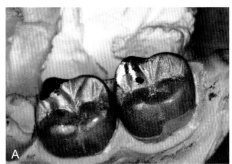

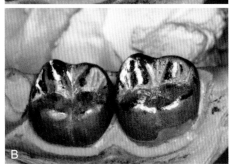

图 28-14 ■ A 和 B. 咬合早接触通常是由于蜡型上过重的接触造成的

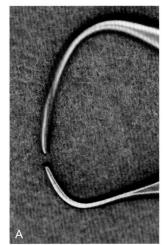

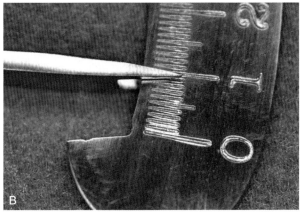

图 28-16 ■ 进行咬合调整（A）时，不断用卡尺测量剩余的厚度（B）。金属厚度小于 1.0 mm 是由于备牙时咬合空间不足导致的，此厚度会降低修复体的耐久性

稍微回弹，造成铸造时咬合的早接触（图 28-14）。如果在蜡型阶段就仔细建立了微小的接触点，可以避免咬合关系的重大调整。

咬合的调整可以用火焰状打磨钻或金刚钻（图 28-15）。大的砂石会使殆面产生不必要的凹陷。正确的咬合调整方法是重建解剖的嵴或尖，而不是仅仅调磨干扰点。同时，需要去除所有小瘤，窝沟也要用打磨钻或小圆钻修整出来。

在开始任何调磨之前，医生应该使用金属测厚仪。如果在牙体预备阶段只建立了最小的间隙，任意调整会导致铸件厚度不足（图 28-16）和可能发生的穿孔。尽管这样的穿孔可以在铸件上焊接，但并发症的发生通常表示初期的错误必须得到纠正（例如，间隙不足需要额外增加牙体预备量）。

精细调整咬合接触后，一定不能因过度抛光而改变接触。高度抛光对轴面的菌斑控制是必不可少的（6区和7区），但是它对金属铸件粭面是否有好处还不确定。事实上，过度地追求铸件的"闪亮"会将制作蜡型阶段煞费苦心建立的精确咬合迅速破坏。

如果蜡型已经被仔细打磨了，铸件就会比较光滑，软钢丝刷轮就足以去除表面氧化物。接下来就可以用蘸有铁丹抛光膏的软毛刷轮抛光表面（只从铸件表面去除 5μm 厚度[8]；图 28-19）。

一些权威人士[9]建议，在粭面形成喷砂面以帮助确认功能状态下最初的磨损面，可在亚光的表面显示闪亮的标记。这种类型的打磨通常是通过一个气载颗粒物磨损装置和 25~50μm 氧化铝颗粒获取的。然而，50μm 的氧化铝在 0.5 MPa 压力（73 psi）下喷砂 5 s 会从磨损的金属表面喷除约 20μm 厚度[10]；因此，边缘应该受到保护[11]。约 1 s 的暴露通常会产生一个光滑的磨光面。如果不能完成，很可能是这一步之前的准备不足，需要进一步打磨。

6区：轴壁

目标

轴面打磨完成以后，应该外形平滑并且高度抛光，以利于患者达到最佳的菌斑控制。

步骤

用带有摩擦粒子或研磨膏的砂石、橡皮轮或砂纸盘研磨掉铸件表面的缺陷（图 28-17）。每个粒子在金属表面都是一个切削工具。

最有效的抛光方法[12]是使用逐步精细的研磨剂（图 28-18），每个都可以去除上一步骤造成的划痕。如果过早地使用更细级磨料，会浪费时间，因为越粗的研磨料研磨效率越高。

使用研磨剂时应使用较小的压力，工具必须保持旋转；否则，铸件的表面会被磨成一系列的切面，不利于菌斑控制。当所有不规则的表面均被磨除，通过一系列研磨剂的研磨，只留下一些细微的划痕，从而抛光修复体的轴面。珠宝商的抛光剂迅速在致密的铸件表面产生高度磨光面（图 28-19K）。这一步可以用一个轮子或刷子在较大的压力和更高的转速下完成（见图 28-19）。

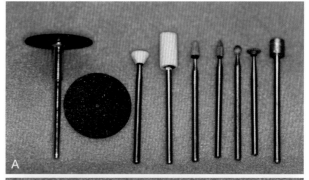
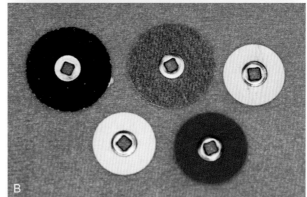
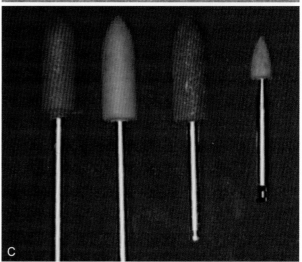
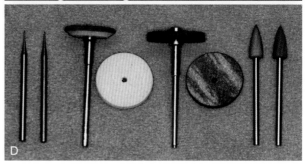

图 28-17 ■ 研磨。一系列的逐步打磨可以获得所需的表面。首先使用金刚砂轮和不同粗度的砂石（A）；然后用石榴石砂纸和砂纸盘（B），橡皮轮和白色的阿肯色磨石（C），同时用高速钨钢车针去除小瘤（D）

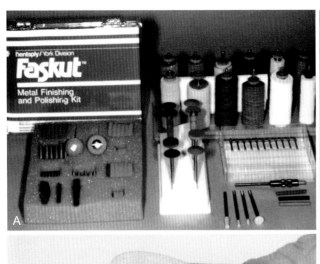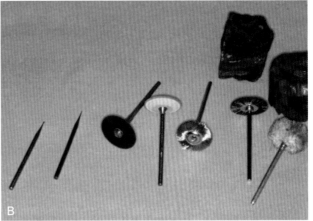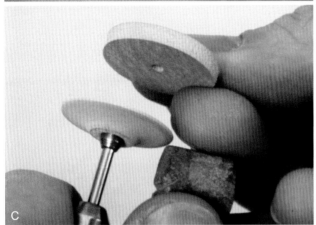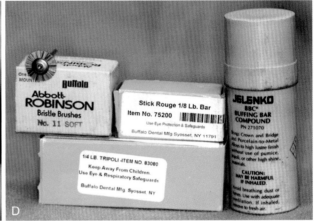

图 28-18 ■ 打磨设备。A. 混杂的研磨剂、砂纸盘、橡胶点和抛光轮；B. 仪器使用范围从高速钨钢车针（去除小瘤）、钢丝刷（调磨殆面）到抛光轮和抛光液；C. 橡皮轮的边缘可用粗砂轮修薄；D. 抛光液应用于毛毡轮或鬃毛刷

7 区：外部边缘

目标

边缘打磨对修复体的寿命至关重要，因此值得特别关注。所有铸造修复体打磨的目标是修复到基牙间的过渡区，金属表面高度抛光没有悬突和台阶。未做到这一点会导致菌斑难以控制。

步骤

条件允许的时候，洞面边缘应该在牙齿上直接打磨（图 29-10）。不幸的是，无法直接打磨的区域（即邻面或龈下）正是菌斑控制最重要的地方。因此，只有最不关键的区域才能在口内直接打磨。部分覆盖修复体相对于全冠的优势在于它们可以更好地打磨边缘以及随后的菌斑控制。

不能在口内直接打磨的边缘部分应该在代型上打磨（图 28-2）。必须注意不要过度去除金属。过度打磨会造成抛光不全。这就提出了一个问题，可以从铸件表面去除多少材料而不影响最终的适合

性和被打磨修复体的轮廓。

聚硫化物印模得到的石膏模型比牙齿宽约 25 μm，这是印模材料的聚合和热收缩以及石膏的膨胀造成的[13]。因此，理论上讲，如果打磨的时候去除 12.5 μm，铸件就能与牙齿表面贴合。尽管在牙科诊所，这些值无法在日常临床中测得，但它们表明了目前正在使用的材料的容差和限制性。

打磨的过程中，边缘不能变形，尽管沿着边缘仔细研磨（抛光；见图 28-20）更能改善边缘[14,15]，但只有当使用更柔软的合金时才能达到该效果[16]。然而，抛光不能提高边缘的适合性。

为了完成打磨，应该使用细粒度的砂石轻柔地打磨铸件表面以降低粗糙度（图 28-20B）。接着用软橡胶轮或磨头打磨（图 28-20C），最后用蘸有抛光膏的抛光刷打磨。在最后抛光时，应用手指支撑边缘。

当铸件所有关键的表面都是光滑的，残留的抛光剂可以用软牙刷、超声波或蒸汽清洗去除。

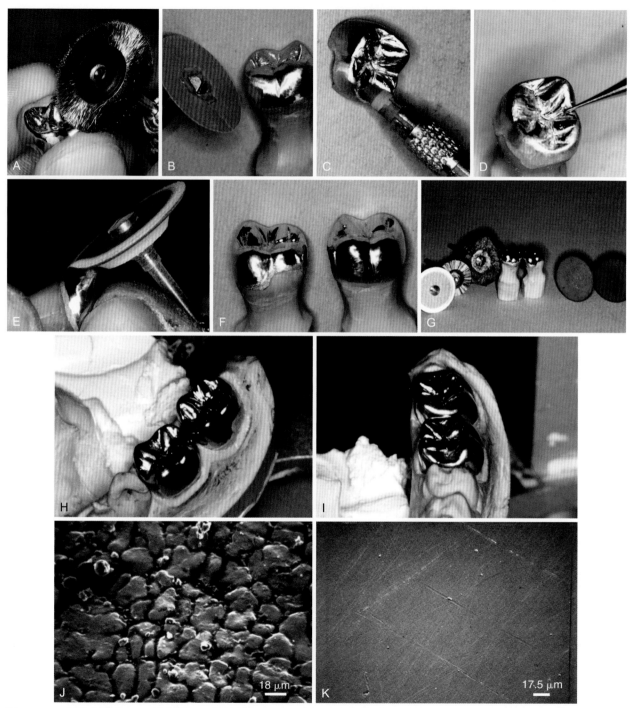

图 28-19 ▪ 打磨和抛光。A. 最初殆面用钢丝刷打磨；B. 轴面的不平整处用细粒度砂纸盘去除。注意，此时不要触碰边缘；C 和 D. 橡皮点和高速钨钢车针用于精修完成殆面形态；E. 轴面使用橡皮轮打磨；F. 抛光液抛光的铸件立即在临床试戴；G. 临床证实适合后，抛光边缘；H 和 I. 粘接前完成的铸件；J. 铸造状态的金合金扫描电子显微镜照片；K. 通过一系列研磨，以胭脂告终，打磨抛光后，相同的铸件的照片（J 和 K, 由 Dr. J. L. Sandrik 提供）

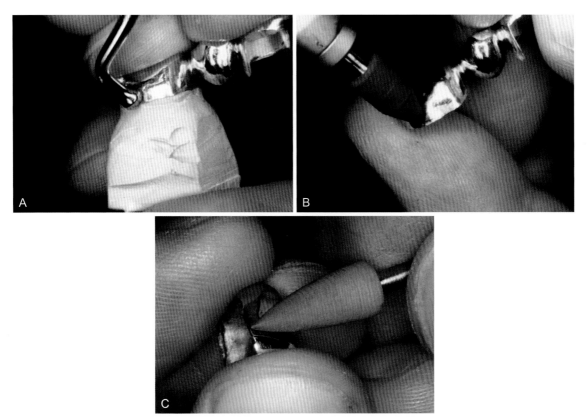

图 28-20 ▪ 当不是龈下边缘时，在代型上完成最终打磨。在此过程中，边缘用手指小心翼翼地支持。A. 沿着边缘的长度，仔细抛光；B. 轻轻地用细粒度的砂石清除铸件表面粗糙处；C. 使用软橡胶轮或点抛光

技术回顾

图 28-21 对涉及修复体打磨的步骤及相应技术进行了总结回顾。

1. 检查内部边缘，确认铸件精确地再现了预备体并且与牙体边缘密合（图 28-21A）。

2. 放大镜下检查内面，必要时用小砂石和高速钨钢车针调整（图 28-21B）。

3. 铸件完全就位时应完全没有阻力，也没有明显的摇晃或不稳定（图 28-21C）。

4. 去除铸道（图 28-21D）。

5. 塑形铸道与修复体连接的区域（图 28-21E）。

6. 标识邻接区（图 28-21F）。

7. 临床试戴以前，邻接区在模型上可以稍紧（图 28-21G）。

8. 𬌗面经评估和调整。正中或侧方𬌗时无干扰（图 28-21H）。

9. 打磨和抛光轴面（图 28-21I）。金-瓷修复体轴面颈部的打磨可以推迟到最后上釉和染色以后。此外，如果需要焊接，应在焊接完成以后打磨边缘，以适合组装的义齿。

10. 清洗抛光后的修复体。可以使用蒸汽或超声波清洗机清洗（配合适当的溶液）（图 28-21J）。铸件清理后置于相应的石膏模型上。

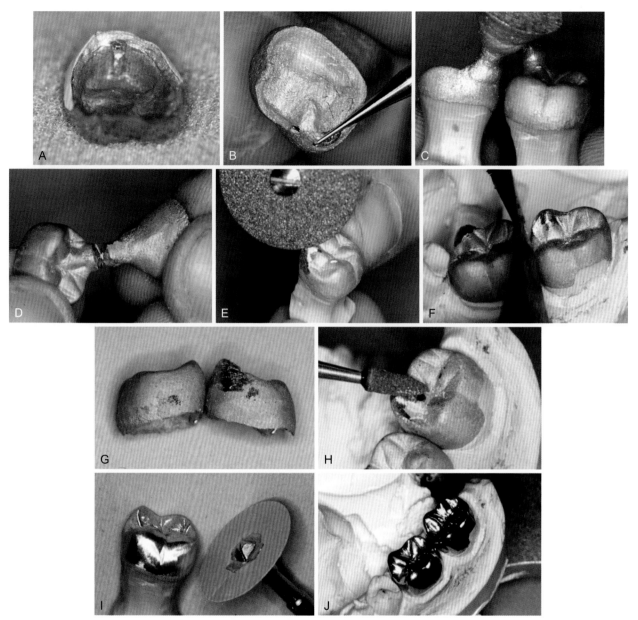

图 28-21 ▪ 技术回顾。A. 检查内部边缘，确认铸件准确地再现了预备体并且与之密合；B. 内面用放大镜检查，必要时用小砂石和高速钨钢车针调磨；C. 铸件就位时应完全没有阻力，也没有明显的摇晃或不稳定；D. 去除铸道；E. 连接区塑形；F. 确认邻接区；G. 临床试戴以前，在模型上邻接区可以稍紧；H. 评估和调磨𬌗面；I. 轴面打磨和抛光；J. 清洗抛光后的修复体

参 考 文 献

[1] Gildenhuys RR, Stallard RE: Comparison of plaque accumulation on metal restorative surfaces. Dent Surv 51:56, 1975.

[2] Shafagh I: Plaque accumulation on cast gold complete crowns polished by a conventional and an experimental method. J Prosthet Dent 55:339, 1986.

[3] Keenan MP, et al: Effects of cast gold surface finishing on plaque retention. J Prosthet Dent 43:168, 1980.

[4] Reddy ES, et al: Effect of different finishing and polishing agents on the surface roughness of cast pure titanium. J Prosthodont 16:263, 2007.

[5] Mesu FP: Degradation of luting cements measured in vitro. J Dent Res 61:665, 1982.

[6] Kious AR, et al: Film thickness of crown disclosing material and its relevance to cementation. J Prosthet Dent 112:1246, 2014.

[7] White SN, et al: Improved marginal seating of cast restorations using a silicone-disclosing medium. Int J Prosthodont 4:323, 1991.

[8] Anusavice KJ, et al: Phillips' science of dental materials, 12th ed. St. Louis, Elsevier, 2013.

[9] Shillingburg HT, et al: Fundamentals of fixed prosthodontics, 4th ed. Chicago, Quintessence

Publishing, 2012.

[10] Adams HF: Effect of abrasive blasting on castings of gold alloys. Op Dent 6:11, 1981.

[11] Felton DA, et al: Effect of air abrasives on marginal configurations of porcelain-fused-to-metal alloys: an SEM analysis. J Prosthet Dent 65:38, 1991.

[12] Troxell RR: The polishing of gold castings. J Prosthet Dent 9:668, 1959.

[13] Rosenstiel SF: The marginal reproduction of two elastomeric impression materials [Master's thesis].

Bloomington, Indiana University, 1977.

[14] Eames WB, Little RM: Movement of gold at cavosurface margins with finishing instruments. J Am Dent Assoc 75:147, 1967.

[15] Goretti A, et al: A microscopic evaluation of the marginal adaptation of onlays in gold. Schweiz Monatsschr Zahnmed 102:679, 1992.

[16] Sarrett DC, et al: Scanning electron microscopy evaluation of four finishing techniques on margins of gold castings. J Prosthet Dent 50:784, 1983.

思考题

1. 打磨和抛光铸造修复体边缘、𬌗面和邻接区的目的是什么？

2. 简述切割铸道的程序。

3. 简述去除小瘤的程序。

4. 简述固定局部义齿连接体成形和打磨的程序。

5. 讨论打磨铸造修复体时，喷砂的适应证和禁忌证（金和金 - 瓷）。

第四部分

临床操作：篇2

第 29 章

评估、特征化和上釉

评 估

技工室完成以后，在最后打磨和粘接前，修复体需要在口内试戴。已完成的义齿经超声波或蒸汽清洁器清洗，去除任何残留的抛光剂，然后消毒。金属和全瓷修复体需要评估邻接、边缘完整性、稳定性、内表面适合性、外部轮廓、咬合和表面光洁度。

金瓷修复体通常需要两次试戴：先试戴金属内冠，上饰瓷以后再次试戴。在试戴内冠时，牙医要检查边缘的完整性、稳定性、咬合和设计。在这个阶段，特别重要的是评估上饰瓷区域：尤其是咬合接触区的金瓷结合的位置。此时调磨是比较容易的。例如，通过稍微向邻面延伸瓷的表面以改善最终修复体的外观。上完饰瓷之后，可以进行第二次试戴。此时，牙医再次检查边缘的完整性和稳定性，以确认烤瓷过程中有无变形。还要检查邻接、形态、稳定性、颜色、表面纹理和釉面。固定义齿（FDP）修复时，必须仔细检查桥体的组织面、连接体的位置和形状；适应必须是被动的，以防止组织发炎。由于间接技术会造成不可避免的误差，而成功的固定修复义齿需要高精度，粘固前修复体几乎都需要一些椅旁调整。

过渡性修复体和粘固剂

去除过渡性修复体时，将止血钳或巾钳小心地放置在颊舌表面上，沿颊舌向轻轻摇晃，破坏临时粘接剂的密封。也可以使用特制去冠器去除（图29-1）。当从患者口内取出过渡性修复体时，大部分的粘固剂或临时粘固剂是黏附在过渡性修复体上。任何残留在预备好的牙体上的粘接剂应该用探针去除干净，再仔细地用浮石粉清洁。低速、低压是必要的。抛光预备的牙体可能会降低固位力，因此是不可取的[1]。牙体用水冲洗、空气吹干，然后检查该区域。所有剩余的粘接材料必须彻底清除，因为即使是非常小的临时粘固剂颗粒也可以阻碍铸件的完全就位。

评估程序

在评估过程遵循如下的逻辑顺序可以避免错误。推荐的顺序如下：
1. 邻接
2. 边缘完整性
3. 稳定性
4. 咬合
5. 表征及上釉

首先检查邻接，因为邻接过紧会妨碍修复体就位，导致边缘不密合。如果修复体没有完全就位，进行稳定性和分段的检查，或咬合调整都为时过早。

邻接关系

修复体邻接面的位置、大小和松紧度应该类似天然牙。通常情况下，教科书上对邻接的描述是未上蜡的牙线能"相对容易"地"卡"地通过。虽然这不是一个很科学的定义，使用牙线可以方便地与牙弓内的其他牙齿比较邻接的松紧度。如果牙线未通过，表明接触过紧；如果太容易通过，会导致食物嵌塞（图29-2）。检查邻接时聚酯薄膜比牙线更可靠。被动接触时聚酯薄膜可以从邻面有一些轻微阻力地拉出。如果断了，表明接触太紧。理想的邻接可以保持基牙和邻牙位置的稳定性，维护支持组织的健康。当没有进行局部麻醉时，询问患者是否"感觉好像有种子在他们的牙齿之间时"，往往能得到关于邻接松紧度的可靠信息。邻接过松很容易被忽视，导致食物嵌塞。

邻接过紧

金属修复体 如果邻接过紧妨碍金属修复体就位，可用橡皮轮调磨。喷砂有助于找出结合过紧的地方，因为会出现一个需要调磨的亮点（图29-3）。

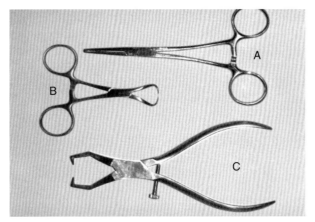

图 29-1 ▪ 止血钳（A），巾钳（B）和特制去冠器（C）

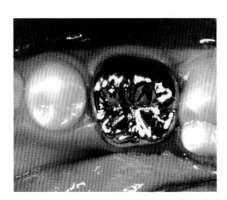

图 29-2 ▪ 近中接触区的缺陷，这会造成食物嵌塞

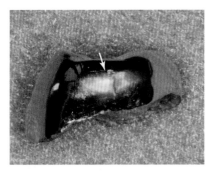

图 29-3 ▪ 确定邻接过紧的区域。金属用橡胶轮打磨一个粗糙面。接触过紧的地方会形成有光泽的痕迹（箭头）

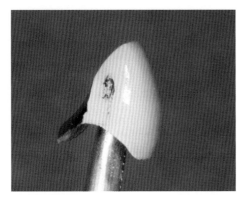

图 29-4 ▪ 瓷表面的过紧接触区可以用薄标志进行识别

当邻接太紧时，应将修复体从患者的口中取出，调磨，然后在口内重新试戴。牙医一定要记得为抛光预留一定的紧密度。当冠的两个邻面都过紧时，牙医应本着交替的原则进行调磨，检查在进一步调磨之前是否需要再去除材料。

陶瓷修复体　未上釉或未抛光的陶瓷修复体，邻接紧时，可用圆柱形的砂石调磨。接触（图29-4）的区域可以用薄标志带进行识别。

上釉之后，由于烧结过程中发生热塑性表面流动接触区可能发生轻微的变化。上釉以后修复体如果还需要调磨，应该用浸有金刚砂的硅橡胶车轮和车针，浮石或金刚石抛光膏再次抛光。

缺陷

全金属修复体　有缺陷的冠邻接通常可以通过焊接（图29-5）来纠正。该过程在牙科诊所里几分钟之内就可以完成。然而，邻面焊接不应该成为常规操作。焊接后，修复体需要酸洗和再抛光。

医疗设备　所需要的设备如图29-5A所示。

- 焊接镊子
- 焊料
- 焊媒
- 煤气喷灯
- 阻焊剂
- 抛光设备

分步程序

1. 铸件缺陷区粗化（图29-5B）。
2. 用石墨铅笔或另一种合适的阻焊剂（图29-5C）保护铸件的边缘。
3. 将一小片涂了焊媒的焊料置于粗化的铸件表面上（图29-5D）。
4. 用焊接镊子夹持铸件，适当地调整煤气喷灯的火焰，将焊料置于火焰的最高处（图29-5E，图27-18）。
5. 在加热时仔细观察焊料。当焊料开始熔化，它迅速蔓延。稍加练习，可通过倾斜铸件，将焊料流向需要的地方后，立即将铸件从火焰中移除。
6. 酸洗铸件，再次抛光和清洗前，调磨邻接区的轮廓（图29-5F）。

陶瓷修复体　陶瓷修复体邻接区的缺陷需要

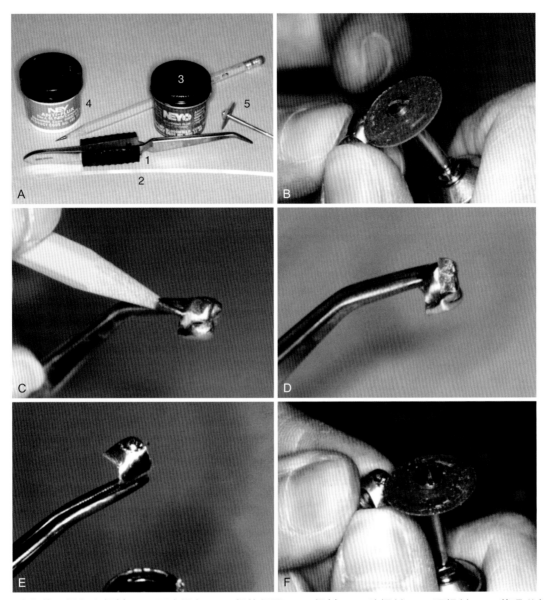

图 29-5 ■ 在邻接区添加金焊料。A. 医疗设备。1，焊接镊子；2，焊料；3，助焊剂；4，阻焊剂；5，整理磁盘；B. 邻面缺陷处是粗糙的；C. 边缘加上阻焊剂（石墨或铁丹红 / 松节油）；D. 助焊剂固定一段焊料；E. 加热焊料，直到它刚刚熔化；F. 重新调整邻接

额外烧结。在体瓷阶段，这是耗时的，但加瓷是没有问题的。然而，如果在修复体已经完全精修完成，上釉，并且特征化才发现邻接有缺陷，低熔"插件"或修正瓷可以解决问题（图 29-6）。这些修正瓷是体瓷的混合物，并用另外的改性剂，在温度低至 850℃（1562°F）时再上一层釉。少量修正对修复体其他部分尺寸变化的风险很小。大的修正应该使用常规体瓷粉和切瓷粉再次烧结，修复体烧结的次数是有限制的，避免增加不透光性（图 24-34B）。

边缘完整性

完成后的修复体就位时，其内表面与基牙的𬌗面及轴面没有阻碍；换句话说，边缘应该具备最好的适合性。如果间接程序处理适当，修复体在代型上适合性和在口腔内没有明显的差别。

多种技术可以检测铸件与基牙𬌗面及轴面的适合性，包括溶解蜡、在修复体内侧涂布悬浮在松节油或乙酸中的铁丹、空气粒子喷砂以形成哑光表面、粉末喷雾剂、水溶性标记剂（图 29-7）以及特殊的人造橡胶检测糊剂。然而，已证明没有哪种技术是完全令人满意的。大部分技术是相当烦琐和耗时的，不能作为常规使用。

粉末喷剂（最初用于检查可摘义齿支架就位）在修复体的内表面上过厚时会干扰冠的就位 [2]。然

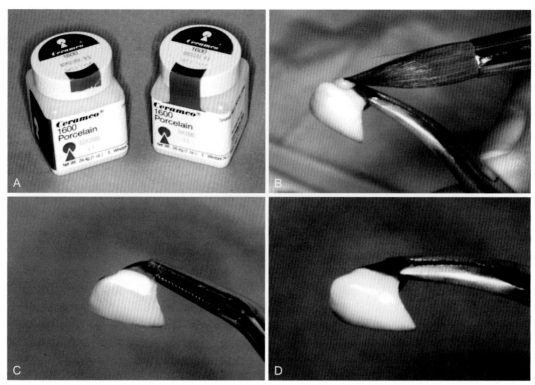

图 29-6 ■ 用瓷修整邻面有缺陷的外形。A.使用低熔瓷粉添加；B.加瓷；C.修整邻面外形；D.修复体加热

而，合成橡胶（图 29-8）有一定的优点。该材料是类似于双组分的硅橡胶印模材料。其黏度类似最后的粘接剂，因此它不仅可以用来识别内表面多余的接触点，而且可以评估边缘适合度是否足够。临床上可接受的边缘缝隙（即，不太可能对预后有不利影响的间隙）难以定义。边缘完整性一直是许多实验室和临床评估的主题。为了尽量减少粘固剂的溶解，边缘处粘固剂厚度应最小。通过精心的制作，可以得到连续的小于 30 μm 宽度的边缘间隙。

评估

图 29-9 显示出在验证边缘完整性时可能会遇到的问题。一个小悬突的存在（图 29-9A 和 B）可能只需少量的打磨，并不一定意味着修复体必须重新制作。

用锋利的探针，从修复体移向牙齿，再从牙体移向修复体，可以评估边缘的适合性。如果在两个方向上都遇到阻力，表明存在间隙或开放边缘，并且必须确定其原因。如果该间隙是邻接面过紧或残余的临时粘固剂妨碍铸件就位的结果，这种情况是很容易解决的。然而，明显不准确的修复体应迅速丢弃。试图"使其适合"是做无用功，并且为了更好地利用时间，应该重新取模。

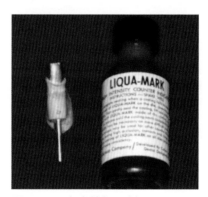

图 29-7 ■ 水溶性标记剂

精修完成

龈下边缘不适合在口内精修完成。它们必须在代型上完成。因为不容易在临床上检查龈下边缘，在粘接前拍 X 线片是合理的。

当修复体完全在牙齿上就位后，精修完成龈上边缘（图 29-10），如果修复体是合适的，锋利的探针尖几乎检测不到接缝处[5]。

在粘固操作中，粘固剂初步固化之前，铸造金属修复体能进入的边缘可以抛光[6]。对预后最为关键的是邻面边缘的密合性。它们是继发龋和牙周疾病的最常见部位，也是在口内既不容易评估也不

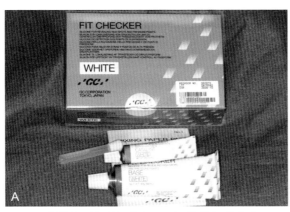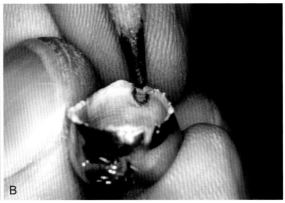

图 29-8 ■ A.弹性检测糊剂,建议用于评估修复体内表面;B.硅胶薄膜上穿孔的地方表示有干扰,可以用彩色铅笔标记。残留的硅胶薄膜应在修复体粘接前彻底清除(B. 由 Dr J.H.Bailey 提供)

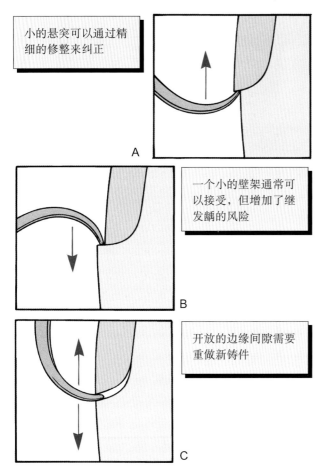

小的悬突可以通过精细的修整来纠正

一个小的壁架通常可以接受,但增加了继发龋的风险

开放的边缘间隙需要重做新铸件

图 29-9 ■ 用探针检查边缘的完整性。A.过长; B.悬突; C.边缘不密合

容易精修完成的地方。研究表明[7, 8]用打磨方法矫正嵌合不良的铸造修复体是不可能的。

稳定性

应在预备体上评估修复体的稳定性。当受力时,它不应该晃动或旋转。任何程度的不稳定都可能在行使功能时导致失败。由小瘤子引起的不稳定,通常可以纠正;然而,如果它是由变形引起的,则必须重新制作铸件。

咬合

当修复体就位,边缘的完整性和稳定性是可接受的之后,必须仔细检查与对颌牙的咬合接触。这些咬合关系,包括静态和动态的标准,在第4章和第18章已进行讨论。必须确定正中𬌗干扰和任何不期望的非正中𬌗干扰。取闭口式印模时,往往需要进行非正中𬌗调整。

评估和调整
医疗设备
- 止血钳
- 米勒钳
- 咬合纸
- 聚酯薄片
- 金刚砂车针
- 白砂石

只有在修复体咬合高的时候才能调𬌗。对于咬合低的修复体,如果是金属或单层陶瓷没有比重做更好的解决方法;如果是金-瓷或具有高强度底冠的全瓷,可以加瓷后再烧结。

分步过程 此过程如图 29-11 所示。
1. 铸件就位之前,检查上、下颌牙齿之间的接触关系。最方便的做法是,剪一条狭长的聚酯薄膜,用止血钳或镊子夹住,当聚酯薄膜在相对的牙齿之间时,让患者做开闭口运动。需要用力拉动时提示有咬合接

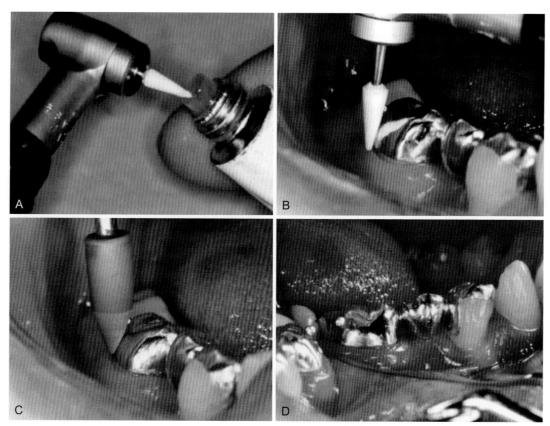

图 29-10 ▪ 龈上边缘允许修复体终止在牙齿上。A 和 B. 凡士林润滑白细砂石；C. 橡胶尖；D. 完成的修复体

触（图 29-12）。理想情况下，接触分布越均匀越好，但也不难发现相对的牙齿之间存在一个或多个区域接触较少。

2. 修复体就位后，让患者闭口，再次检查咬合接触。新的修复体可以咬住聚酯薄膜但不改变现有牙齿的接触关系。如果检测到误差，必须判断是否可以在口内调整还是重新进入安装程序。

3. 标记检测到的干扰点。让患者闭口咬住咬合纸。

4. 用金刚砂车针或白砂石调整标记的干扰点，在每次调磨前用卡尺检查修复体的厚度。有时，调磨相对的牙尖，而不是粘接太薄的修复体可能是更好的方法，尽管在牙体预备阶段就建议这样对牙尖调磨。通过牙体预备增加咬合空间这种做法在牙体预备之前就应告知患者。

5. 正确判断咬合标记。需要注意的是一个真实的咬合接触都会留下一个空白的中心（像靶心）的标志，而一个假的接触会留下污迹。咬合纸可用于帮助确定干扰的位置。而确认一个咬合接触的存在与否时，聚酯薄膜比咬合纸更可靠。

6. 两种颜色的咬合纸用于不同类型的咬合运动。首先用一种颜色（例如，绿色）标识侧方运动和干扰。然后以不同的颜色（例如，红色）检查正中咬合接触。任何侧方干扰（在本例中，绿标记未覆盖红标记）用金刚石或白砂石调磨。

金属修复体的咬合检查还可以用氧化铝空气颗粒喷砂机（图 29-13）进行。有问题的铸件咬合表面上会有一种亚光表面，当患者被要求闭口时，在亚光标记出现处进行调磨。然而，这种技术具有以下缺点：

1. 不能区分正中和侧方接触点。

2. 该技术更费时。

3. 这仅适用于铸造金属𬌗面。

涉及牙科陶瓷的调𬌗在体瓷阶段比较容易，因为干扰点比在釉瓷上更容易标记。上釉瓷后，由于瓷的热塑性流动[9]，还需要进行微量调磨。调磨以后可以进行抛光处理。

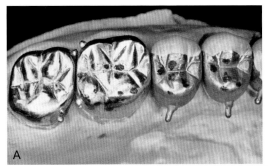

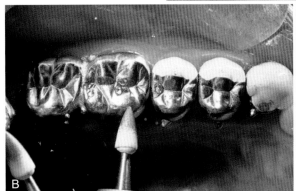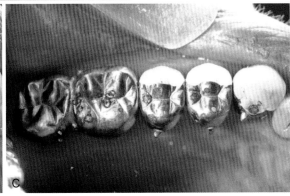

图 29-11 ■ 检查和调整咬合。A.检查前细化咬合；B.用聚酯薄膜和咬合纸检查咬合关系。通常情况下，需要一些调整，尤其是在更复杂的治疗方法时，不要大范围地调整防止造成错误；C.调整后，咬合接触用聚酯薄膜验证，因为带状标记可能被曲解

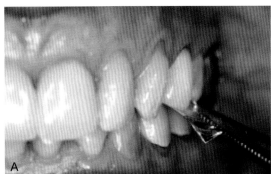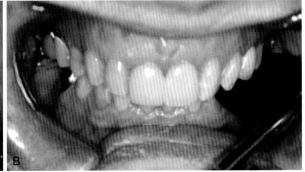

图 29-12 ■ A.使用聚酯薄膜来识别咬合接触的存在与否；B.用咬合纸来识别咬合接触区

重新装入

如果多单位修复体临床评估显示需要大量调𬌗，应启动重装程序[10]。当进行广泛口腔修复时，重新装入可将修复体和牙齿之间的关系传达给技工室（图 29-14）。以此有序地进行仔细的咬合调整。任何不准确（例如，轻微的牙齿移动，以前安装差错，或间接过程中固有的小的尺寸变化），可以相对容易地弥补，从而减少粘接前口内调整所需的椅旁时间。

口内精细咬合调整受到视野和操作路径方面的限制，而技工室调整不受操作路径和视野的影响，并能更好地评估舌侧的接触关系。

重装程序包括为在患者口内就位的修复体取带在咬合记录的印模。该咬合记录可由强化树脂或印模石膏完成，帮助从患者口内取出的铸件重新放回印模，并灌注新的终模。为了使铸件能够容易从新灌注的终模上方便地取下，通常将树脂倒入铸件，之后，印模的其余部分常规用 IV 型石膏灌注（图 29-15）。然后可以用传统的面弓转移和咬合记录技术上𬌗架（见第 2 章）。

设备 所需要的设备见图 29-16。

• 印模托盘

• 不可逆性水胶体

• 橡皮碗和调刀

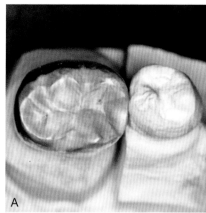
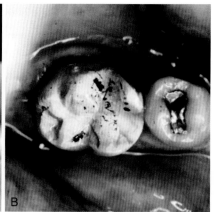

图 29-13 ▪ 铸件的咬合早接触可以通过喷砂形成的粗糙面来识别。A 和 B. 早接触显示一个亚光区（由 Dr M.T. Padilla 提供）

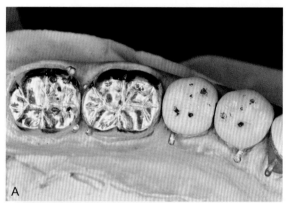
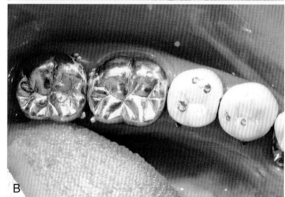

图 29-14 ▪ A 和 B. 仔细操作时，传递到技工室的咬合关系应该是准确的。任何差异最好在技工室用重装程序纠正

- 临时粘固剂
- 凡士林
- 光聚合树脂
- 坚硬的钢丝
- 氧化锌丁香油（ZOE）咬合记录膏
- 嵌体蜡或轻体可逆水性胶体
- 面弓转移装置
- 正中关系记录

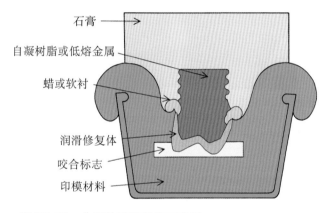

石膏
自凝树脂或低熔金属
蜡或软衬
润滑修复体
咬合标志
印模材料

图 29-15 ▪ 典型的重装程序示意图

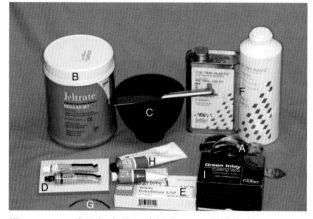

图 29-16 ▪ 重装程序的医疗设备：A. 印模托盘；B. 不可逆性水胶体；C. 橡胶碗和调刀；D. 临时粘固剂；E. 凡士林；光固化树脂；G. 坚硬的钢丝；H. 氧化锌丁香油酚（ZOE）咬合记录糊剂；I. 嵌体蜡或可逆性水胶体轻体

分步程序 此过程如图 29-17 所示。

1. 在终模上用光聚合树脂（如个别托盘树脂）做出修复体的咬合记录。该记录将确保修复体被准确定位在重装模型上。用硬钢丝加固咬合记录。咬合记录不要超出预备体的殆面，其厚度应小于 5 mm。它能在模型上被动就位。

2. 调整咬合记录的殆面，直到只剩下牙尖的凹痕。

3. 修复体在预备体上就位（图 29-17B）。作为了防止移位，使用少量的混合凡士林的临时粘固剂。尚未组装的固定局部义齿可以用由刷珠技术加自凝树脂来稳定（图 27-34）。

4. 咬合记录的适合性得到验证后，在修复体的表面涂一薄层凡士林，将氧化锌记录膏涂在咬合记录的殆面。然后，放入患者口内。也可以用印模膏替代（图 29-17C）。

5. 用合成橡胶印模材料和常规托盘在咬合记录和修复体上取一个定位印模，确保咬合记录没有移位（图 29-17D）

6. 对颌取常规阴模。如果上、下颌都有修复体，上、下颌均按照上述方法取模。

7. 获得颌间记录后，从口中取出修复体，重新戴上临时修复体，为患者预约重装复诊。

8. 清除修复体的内面所有残留的粘固剂或碎片，在咬合记录上复位，在冠的凹面涂薄层凡士林。

9. 用蜡或软衬树脂将所有暴露的修复体的边缘封闭。也可以用可逆性水胶体印模材料替代，放入注射器里注射在修复体边缘。注意：轴面长的冠可以部分充满可逆性水胶体，以方便随后去除。

10. 在铸件的内表面装满自凝树脂，增加固位（图 29-17E）。虽然可以用 IV 型石膏，但由于石膏的膨胀性质，将铸件放回模型的困难增加。如果使用石膏，铸件必须仔细润滑，被移除的时候要特别小心防止断裂。

11. 完成上颌模型（图 29-17F）。

12. 在咬合垂直方向上用新获得的正中关系记录将模型上殆架（图 29-17G）。

13. 保存咬合记录，在灌注重装模型后验证准确性。

这样就完成了重装程序。该修复体可以在技工室重新评估、调整。虽然重装程序不是常规需要的，当多数牙进行治疗时，可以减少椅旁咬合调整所需的时间。

陶瓷修复体

在评估陶瓷修复体的时候，需要某些附加的步骤，以满足美学、生物学和力学要求。美学效果的获得取决于修复体的外形、表面特征和颜色匹配情况。

外形轮廓

设备 所需要的设备如图 29-18 所示。
• 金刚砂石切盘
• 瓷砂轮
• 陶瓷结合的砂石
• 金刚石

在体瓷塑形阶段，评估修复体时应先用水或唾液润湿。潮湿表面的反光类似于上釉后的修复体。

分步操作

1. 检查邻接关系（必要时调整），并验证修复体的边缘适合性。

2. 检查龈 1/3 的外形轮廓，对突出的进行必要的调整。此处过度堆积是一种常见的错误，并经常与牙周病（图 29-19）相关。当调整金 - 瓷修复体时，瓷和金属不应同时研磨，因为小的金属颗粒可被转移到瓷，上釉后会变色并出现黑色斑点。如果必须同时研磨瓷和金属，研磨的方向应该与金 - 瓷连接处平行（图 29-20）。薄而软的抛光盘可进入更多的区域，修整邻面任何过突的地方（图 29-21）。

3. 确定和调整后牙殆面的殆干扰。上釉后，由于瓷热塑性流动，瓷咬合接触可能需要少量重新调整。

4. 在前牙，建立切缘的正确位置和形状。这是实现良好美学和功能的关键步骤。不幸的是，在技工室实现适当的位置和形状是具有挑战性的，因为患者的唇、颊等软组织在殆架上不能显示。准确的临时修复体（从诊断模型或蜡型制备）的石膏模型对技师有很大帮助，因为它可以复制修复体的形状。临时修复体的光学图像也可以作为参考。然而，在患者口内用一个稍长的切缘来评估修复体可能是有利的；它们的形状可以在口内精调。

过多的调整将导致切端半透性丧失且破坏美学。切缘位置是获得良好美学和功能的关键。正常的具体标准很难界定，但是当上唇放松时，上颌中

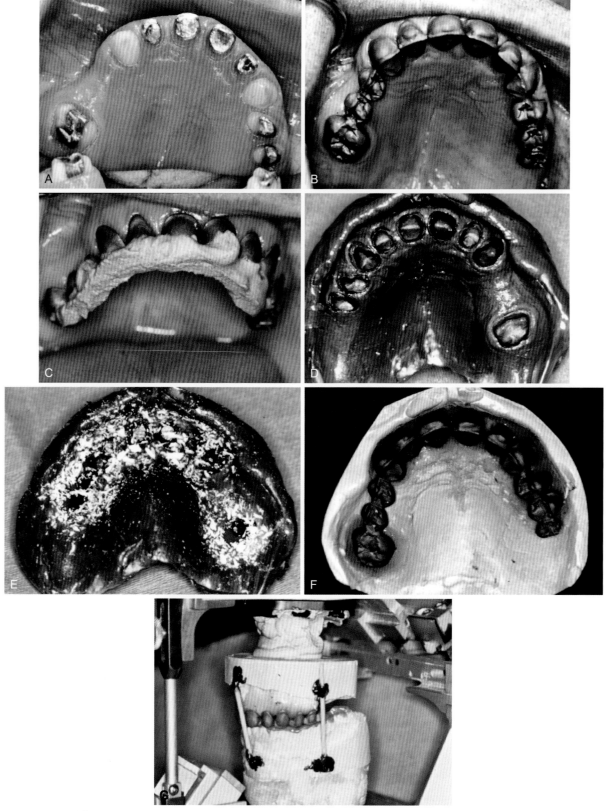

图 29-17 ▪ 重装技术。A. 上颌牙弓为金瓷冠和固定义齿修复体；B. 该金属支架进行了临床评估，需要重装操作；C. 印模石膏可用于记录每个单元的位置；D. 橡胶材料进行咬合记录；E. 修复体润滑，软衬材料注射在周围。其内表面填充硬质树脂。亚克力片提供软质树脂的固位。小木螺钉插入硬丙烯酸，增强固位。铸件的剩余部分被倾倒（F）和以通常的方式上𬌗架（G）（由 Dr. J.H. Bailey 提供）

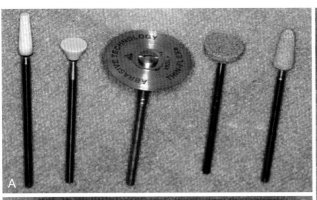

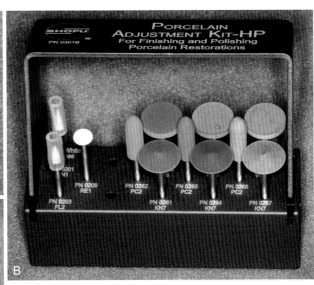

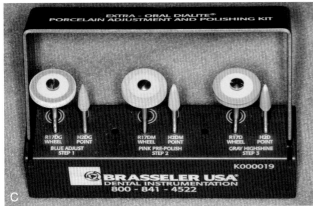

图 29-18 ■ 瓷调整的医疗设备。 A.粉红三氧化二铝砂石（左）；薄型金刚石盘（中）；绿色碳化硅石（右）；B.松风瓷调整套装，包括白色氧化铝砂石（左）和浸有碳化硅的抛光轮（右）；C.Brasseler 瓷调整套装，包括 3 个浸有金刚石的抛光橡胶轮。蓝色，粗；粉红色，中等；灰色，精细

切牙和侧切牙平均显露 1~2 mm 的临床冠。另外，观察患者的微笑、聆听字母的发音也可以帮助判断切缘的外形轮廓。理想状态下，微笑时，上颌前牙的切缘与下唇的曲度一致[11]。通常，侧切牙的切缘（图 29-22）比中切牙短 0.5~2 mm，当下唇放松的时候，其可能会接触到下唇的内缘。侧切牙与中切牙的差异对自然美学[12]是非常重要的，也可以防止下颌前伸运动时下颌尖牙干扰。

5. 评估负空间：切缘间隙的形状（见第 1 章）。适当的切缘间隙的形状（图 29-23A 和 B）可以显著增强修复体之间的区分，如果缺失会让人注意到这是义齿（图 29-23C）。类似地，从切端观察时，邻间楔状隙应尽可能窄且深，从而增强固定局部义齿部件之间的阴影。

6. 让患者发辅音。"F"音特别有帮助，因为发"F"音时，上颌中切牙的切缘会接触下唇唇红湿润和干燥的表面交界处（"湿-干线"）。[14]

7. 在体瓷阶段，用彩色铅笔在瓷修复体上直接标记线角度，并与邻牙和对颌牙比较。

红色铅笔是首选，因为蓝色或黑色铅笔可能会使瓷变色。正确描划线角是获得良好美学外观的重要步骤，因为线角决定了观察者看到的牙齿的形状。蜡型的线角度在第 18 章中讨论。在原来过大或过小的牙齿上[15]，通过表面叠加正常的线角度分布，给人造成左右两侧相同的印象是可能的（图 29-24；参见第 23 章）。

8. 评估整体外形轮廓使它与邻牙的形状相匹配。随着经验的积累，大多数操作者迅速地评估"正常"的轮廓和发现需要修整的区域。湿润牙齿、观察光线反射可能会有帮助。它也有助于让患者站在正常会话距离进行检查，与口腔检查时非常近的距离形成对照。

解剖学外形瓷修复体，包括那些用二硅酸锂和氧化锆制成的，就位前评估时需要特别考虑。任何必要的邻面或𬌗面的调整必须进行仔细和彻底地抛光，以防止表面不平整和粗糙。二硅酸锂和氧化锆陶瓷的适当精修过程见图 29-25 和图 29-26。注意与最终抛光程序的差异。

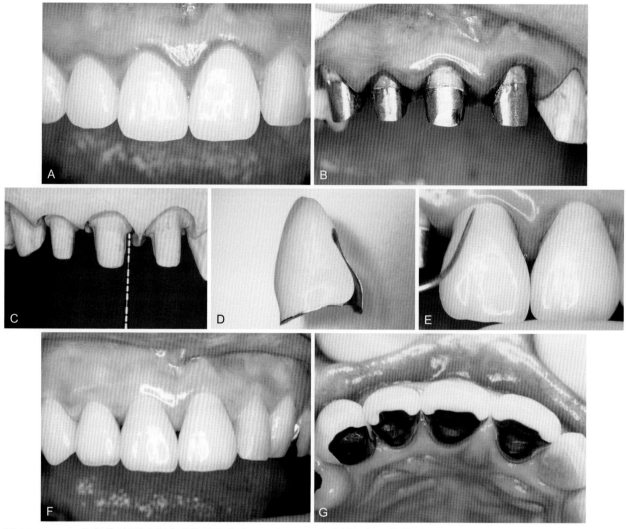

图 29-19 ■ A.修复体外形过突造成的牙周疾病；B 和 C.牙齿重新预备后获得适当的表面外形；D.修复体建立了正确的侧面外形；E.临床验证适合性；F.注意组织对新修复体的反应；G.适当的外展隙外形有利于菌斑控制

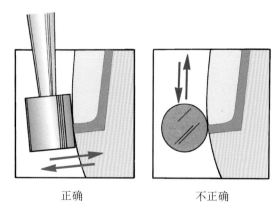

正确　　　　　不正确

图 29-20 ■ 如果有必要，在金 - 瓷接合区研磨砂石应保持的研磨方向是平行于金瓷交界处。否则，金属颗粒可能污染瓷

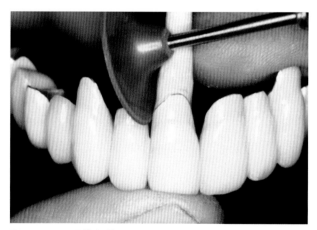

图 29-21 ■ 调整邻接区

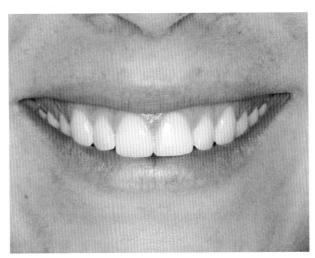

图 29-23 ■ 典型的切缘位置（引自 Monteith BD: A cephalometric method to determine the angulation of the occlusal plane in edentulous patients. J Prosthet Dent 54:81, 1985. ）

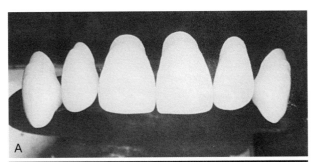

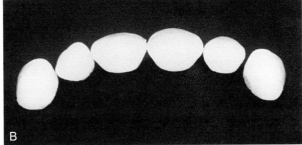

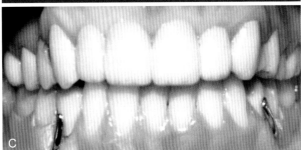

图 29-23 ■ A 和 B. 适当形状的外展隙；C. 不充分外展隙。注意不自然的外观

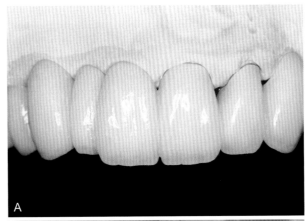

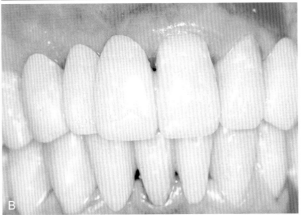

图 29-24 ■ 右上侧切牙近远中空间不足是可行的。通过创建一个明显重叠的，造成正常解剖比例的桥体的错觉

表面纹理特征

当修复体的外形轮廓完成后，下一个目标是复制患者天然牙的表面纹理特征。

设备
- 金刚石切盘
- 碳化硅砂石
- 金刚石

分步操作
1. 干燥牙面，仔细检查其表面。用适当纹理的金刚石研磨可以模拟釉面横纹及其他缺陷。但不要过分强调这些细节。平或凹的地方以特有的方式反光，产生亮点（图 29-27）。
2. 复制这些细节，并仔细模仿邻牙。在一般情况下，应该尽量生成纹理，使其遵循牙齿正常解剖形态的主曲率，达到个性化表面的最佳感觉。

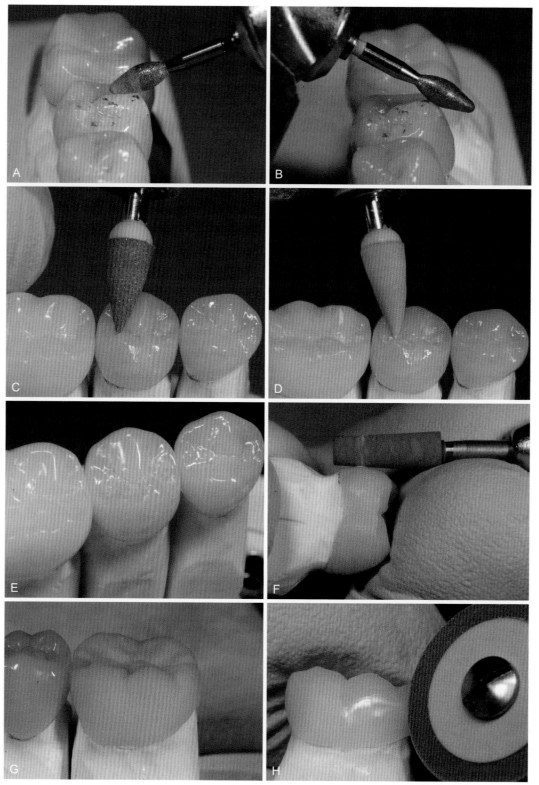

图 29-25 ▪ 二硅酸锂陶瓷的打磨方案。A. LD2 口内调磨用红标细粒度 Dialite 打磨金刚石 8369DF；B. LD2 口内调磨用有黄标超细粒度 Dialite 打磨金刚石 369DEF；C. LD2 口内抛光用中等红 Dialite LD 抛光尖 W16MLD；D. LD2 的口内精细抛光用黄的精细 Dialite LD 抛光尖 W16FLD；E. LD2 冠完全抛光后没有任何污渍或釉；F. 用 LD13M 砂轮磨除定位铸道口，将产热降至最低；G. 热压铸 IPS e. max LD 冠。因为𬌗面是精细蜡型制作，因此没有必要解剖式研磨。只需表面抛光；H. Dialite LD 红色中等抛光轮 R17MLD 抛光二硅酸锂（注意右侧抛光和左侧未经抛光处理的喷砂的表面）

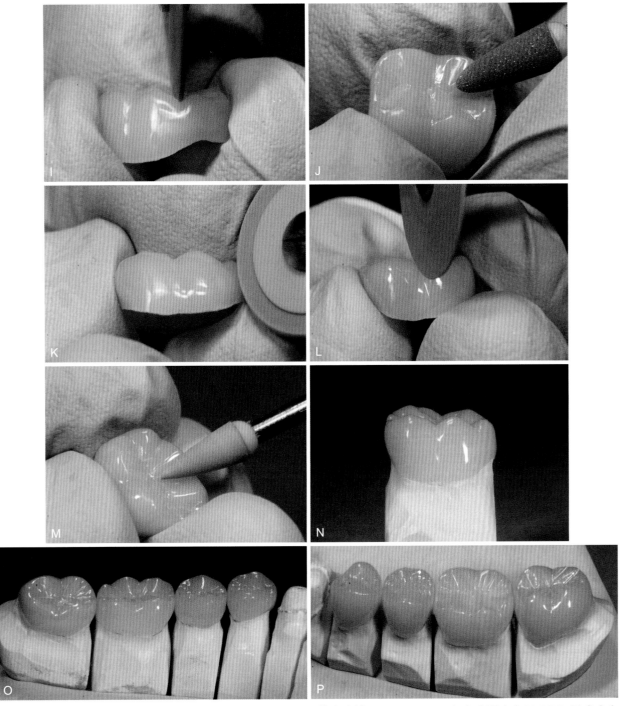

图 29-25（续）■ I. Dialite LD 红色介质薄抛光盘 L20MLD 抛光沟槽；J. Dialite LD 红色中研磨尖 H2MLD 形成咬合凹槽的光泽；K. Dialite LD 黄精抛光轮 R17FLD 对二硅酸锂建立高光和高亮（注意右侧精修抛光）；L. Dialite LD 黄精薄抛光盘 L20FLD 抛光沟槽；M. Dialite LD 黄精抛光尖 H2FLD 创建的咬合凹槽的光泽；N. 仅用 Dialite LD 套装抛光完成的二硅酸锂冠无染色或上釉；O. 比较 LD 染色和上釉的前磨牙冠，Dialite LD 套装抛光 LD 第一磨牙冠，Dialite ZR 抛光氧化锆第二磨牙冠（舌侧观）；P. 比较染色和上釉的第一前磨牙，只抛光的第二前磨牙和第一磨牙。Dialite ZR 抛光第二磨牙氧化锆冠（颊侧观）（由 Dr. J.A. Sorensen 提供）

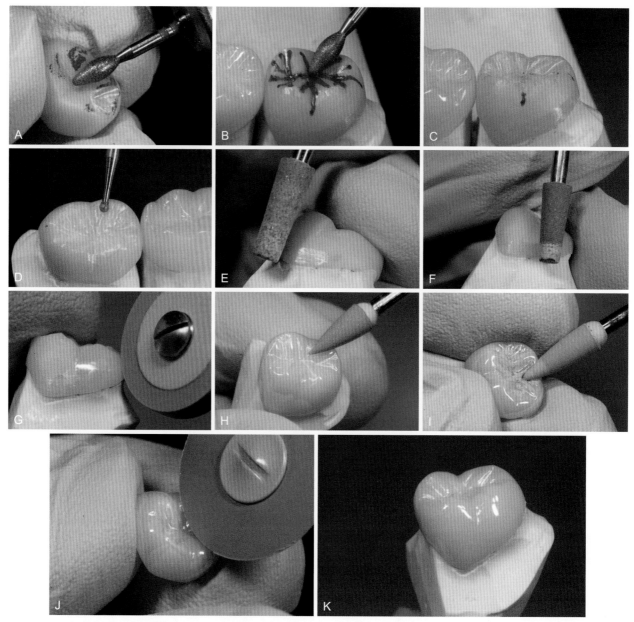

图 29-26 ▪ 氧化锆陶瓷的精修方案。A. 用橄榄球红标 Dialite 打磨车针 8369DF 调整有解剖形态的氧化锆冠的咬合；
B. 用橄榄球的红带 Dialite 精加工钻石 8369DF 在氧化锆冠打磨解剖外形；C. 初步及第二步打磨氧化锆冠的解剖外形；
D. 小圆红标 Dialite 精加工钻 8801LDF 打磨氧化锆沟槽和第二次完善解剖外形；E. 用绿粗 LD 磨石 LD13C 完成氧化
锆全冠的外形；F. 用粉红色中等粗度的 LD 磨石 LD13M 完成氧化锆冠精修复调整；G. 用 Dialite ZR 绿色中等粗度的
抛光轮 R17MZR 对氧化锆冠上光（注意右侧的高抛光即使只用中等精细抛光）；H. Dialite ZR 绿色中等粗度的研磨尖
H2MZR 抛光骀面的凹槽；I. Dialite ZR 橙色精细抛光尖 H2FZR 在骀面的凹槽精抛光；J. Dialite ZR 橙色纤薄抛光盘
L20FZR 在凹槽精抛光；K. 已完成抛光的具有解剖外形的氧化锆冠

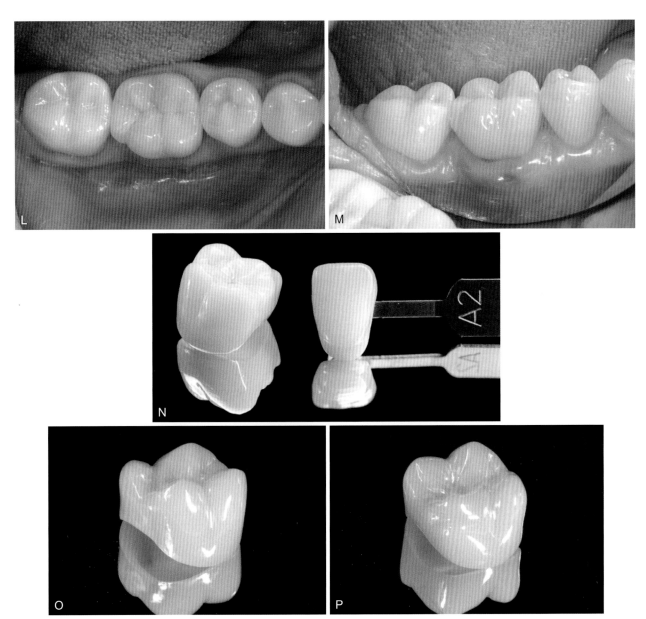

图 29-26（续） ■ L. 已完成的具有解剖外形的下颌第二磨牙氧化锆冠、下颌第一磨牙和下颌第二前磨牙二硅酸锂冠具有持久的光泽和亮度（殆面观）；M. 已完成的具有解剖外形的下颌第二磨牙氧化锆冠、下颌第一磨牙和下颌第二前磨牙二硅酸锂冠具有持久的光泽和亮度（颊面观）；N. LAVA Plus 的氧化锆系统获得与 VITA 比色板匹配的美学效果；O. LAVA Plus 的半透明氧化锆冠内在显示出切端和牙本质不同着色，然后用 Dialite ZR 系统抛光（颊面观）；P. Dialite ZR 系统抛光的 LAVA Plus 半透明氧化锆冠（舌面观）（由 Dr J.A. Sorensen 提供）

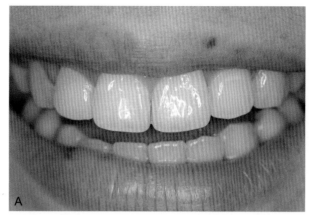

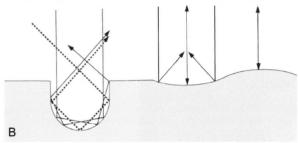

图 29-27 ▪ A.修复体的纹理应与天然牙釉质尽量接近；B.陶瓷表面不应有锋利的沟槽，因为这些深沟分散光线。弯曲的表面产生折射与反射的效果，看起来更自然（由 Dr. Ketteman 提供）

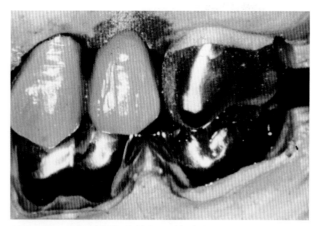

图 29-28 ▪ 金瓷修复体的纹理被过分强调，这导致了一个不自然的外观

3．同样，通过研磨，模仿垂直向缺陷。

4．要小心操作，以避免"过度个性化"修复，这是一个常见的错误（图 29-28）。

有时，通过这些技术来改变修复体外观大小是可能的。光滑的牙齿似乎比具有强烈表面纹理的牙齿大。

表征和上釉

瓷修复体表面的光泽度取决于自动上釉操作（见第 24 章）。时间和温度必须小心控制。在上釉烧结过程中，瓷表面略微融化，使颗粒聚结，从而填补表面缺陷。

修复体不应该在真空炉里上釉，因为包含的空气可被吸入到表面从而产生气泡（图 29-29）。由于空气燃烧上釉炉相对简单且经济，有些牙医更喜欢在办公室里给瓷修复体上釉。如果在表面染色，这是特别方便的。上釉的程度取决于炉温和修复体在焙烧温度下保持的时间。前牙过度上釉看起来会不自然。在临床评估过程中，患者应润湿修复体，因为唾液会影响外观。干燥的冠看起来上釉不足。然而，修复体上釉不足和再烧结比过度上釉好一些。

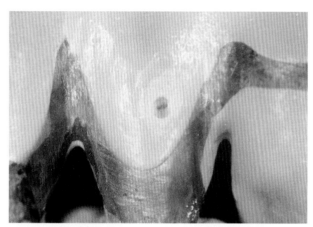

图 29-29 ▪ 在评估阶段之前立即浮现出的泡沫。这样的缺陷，在将修复体送到临床之前必须处理

如果修复体未充分上釉，它将保留更多的斑块并可能更容易断裂。上釉之后，修复体的金属表面在烧结时已被氧化，需要抛光。

也可以抛光修复体瓷表面来替代上釉[16]。抛光比上釉能更好地控制表面光泽度及其分布[17]。例如，可以让颈部具有更高的光泽度而切端具有较低的光泽度。这在上釉时是不可能的，因为整个冠经受相同的时间 - 温度组合。

研磨调整后，抛光牙科陶瓷长期以来一直是恢复光泽的方便的途径。一些市场上可以买到的抛光套盒都可用于此目的。如果正确使用（即不省略先粗后细顺序），几乎都能够产生平滑的瓷表面[18,19]。作为替代方案，使用精修轮、浮石也可以获得令人满意的效果[20]。陶瓷专家主张抛光来提高光泽度的控制。陶瓷的抛光而不是上釉，也可以提高精确程度，获得所需的光泽分布。

抛光除了美学优势，修复体抛光后的强度是否会降低、磨损是否会增加更令人关注。上釉已被认为可以加强修复体的强度[21]，大概是因为它减少了裂纹。然而，抛光也减少裂纹，并在实验室研究中，一直没有发现，与上釉相比，抛光会降低物理性能[22-26]。实验室研究表明，与上釉相比，抛光不会造成更多的磨损[27]。然而，与抛光和上釉后的瓷相比，未抛光的瓷会造成对颌牙釉质更多的磨损及菌斑堆积[28]。

外部彩色修正及表征

Stuart H. Jacobs

所有牙科陶瓷专家的目标是通过使用在瓷试剂盒中提供的基本色调来完成一个完美的色彩匹配，而不需要椅旁修饰。然而，该技术存在困难和固有误差。由于患者无法随时复诊，复制患者牙齿的外观是困难的。这些问题使得颜色完全匹配难以常规实现。在许多情况下，与邻牙不协调的修复体可以通过椅旁简单的色彩修改或表征化程序来实现[29]。这些可以通过最终上釉同时进行，因此，建议在未上釉修整外形轮廓时（在修整阶段），在患者口内试戴。

设备

- 烤瓷炉（一个小的空气燃烧炉适合于操作室；图 29-30）
- 清洁玻璃板
- 黑貂毛刷
- 蒸馏水
- 纸巾
- 染色试剂盒

瓷制造商提供了许多染色试剂盒，大多数含有相当广泛的颜色。染色剂本身是高度着色的表面着色剂，可熔化在瓷表面。通常，全瓷系统具有专用表面着色剂，牙科技师可以根据牙医颜色处方加以运用。然而，一些牙医喜欢在临床染色，以获得更好的颜色匹配（图 29-31）。可用的表征试剂盒如图 29-32 所示。多种颜色可供选择。为了获得更多的颜色，染色剂可以相互混合；色彩强度也可用无色瓷淡化。

分步操作

染色的应用有优、缺点。优点是，在修复体完成以后，牙医或技师可以当着患者的面修改颜色。

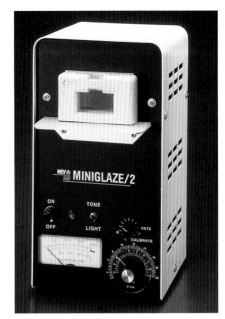

图 29-30 ▪ 奈伊 Miniglaze / 2 上釉炉（由 Dentsply International, York, Pennsylvania 提供）

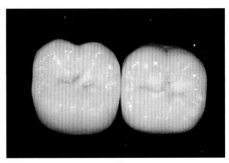

图 29-31 ▪ 这些加饰瓷的氧化锆冠通过特定的染色增强美学效果（引自 Freedman G: Contemporary Esthetic Dentistry, St. Louis, 2012, Mosby）

最大的缺点是该颜色可以仅适用于表面，因此它的表征看起来不是逼真的。此外，过分的表面特征[30]可使修复体失去荧光，增加同分异构效应（在一些照明条件下，颜色失配更明显）。此外，表征化的冠比自动上釉的冠略微粗糙，[31]并且所染颜色最终（在 10～12 年）将随着刷牙而磨损。[32, 33]

表征的三个方面可以单独或组合使用以实现自然外观：颜色修改（增加彩度，改变色相，或减少明度）；特定的表征（例如，钙化不良或裂纹）；形式或位置的特殊错觉（图 29-33）。

1. 用试剂盒提供的液体（通常为甘油－水混合物），混合着色剂成黏稠的乳脂状（图 29-33A）。如果该混合物太薄，它溢出修复体并聚集在一定的区域。形成一个均匀的表层对得到最好的结果至关重要。

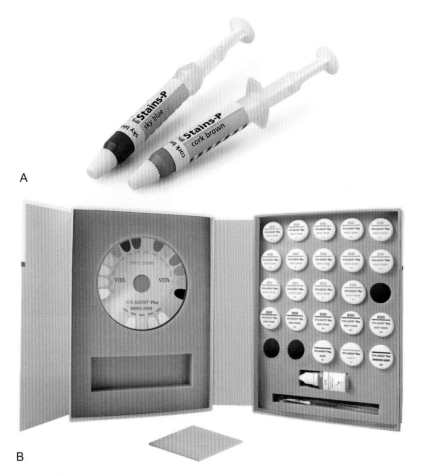

图 29-32 ■ A. 典型的 IPS 染色；B. VITA Akzent 染色试剂盒（A. 由 Ivoclar Vivadent, Amherst, New York 提供；B. 由 VITA North America, Yorba Linda, California 提供）

2. 在着色前,用蒸汽彻底清洁修复体。用干净、湿润的紫貂刷将染色剂涂在修复体表面(图 29-33B)。湿润时，刷子变得容易绘制到一个点，使染色变得非常便利。

3. 当达到效果时，记录所使用的染色剂及染色区域。这个过程通常要被复制，因为需要绝对的清洁；此外，放置在口内的修复体没有一点污染是困难的。不留污痕地移动修复体也极具挑战性。

4. 将修复体取出口内，清洗干净，并重建表征（图 29-33C~E）。

5. 表征完成后，将修复体转移到烧制托盘，并将其放置在马弗炉前，直到染色剂干燥，表面呈现出白垩色（图 29-33F 和 G）。

6. 取出修复体并检查，以确保内面没有任何污染。

7. 用干刷子清除残留物，并把冠放进炉内。

8. 加热至瓷熔化的温度，保持在釉料所需的

温度（图 29-33H）不变。

9. 取出修复体,冷却,在患者的口内再次评估。

颜色修改

当瓷的颜色用外部染色（见第 23 章）改变时，某些缺陷必须考虑，特别是因为使用表面染色导致荧光的损失，并增加同色异谱的效果。它不能用来做主要的修整或弥补明显的颜色失配。

当评估颜色匹配时，釉瓷的外观是必要的。为了模拟这种外观，染色试剂盒中有些液体可被涂在瓷表面。它也有助于涂在与天然相邻的表面防止表征过程脱水，以免增加牙齿的明度。

彩度和色相调整 增加彩度（饱和度）是最简单的颜色改变之一[34]。加入黄色染料可增加一个基本黄色色调的彩度，而添加橙色染料可增加黄红色调的效果。当必须改变色相时，粉紫色可将黄色向黄红色改变，黄色可减少红色成为黄红色。这些是仅需的两个修改，因为天然齿的色相总是介于黄

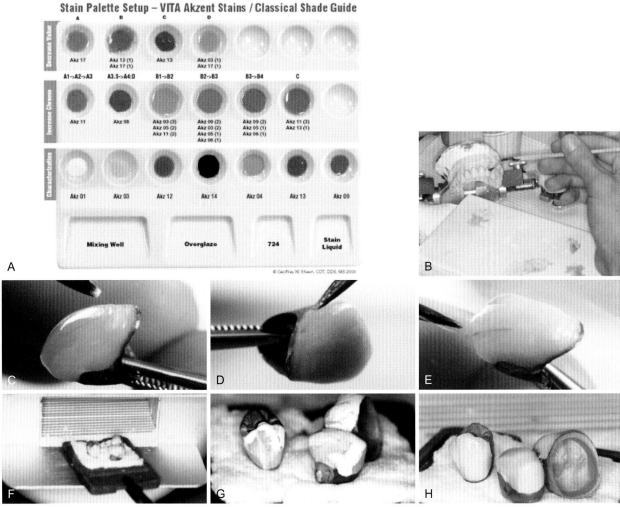

图 29-33 ■ 表征及上釉技术。A. 染色剂在一个合适的调色板里混合成较硬的稠度；B. 染色。程序经常是重复的，或从患者的口腔中取出后进行修改；C. 白染色剂被用来模仿钙化不全；D. 增加彩度的染色剂用于邻面染色；E. 染色剂在瓷表面划上一条浅棕色的检查线。为了减少线所需的宽度，用干净的刷子来擦拭它的两侧；F 和 G. 在马弗炉前，染色剂干燥形成一致白垩色；H. 表征和上釉的修复体烧结完成（A. 由 Dr. G.W. 提供）

红色至黄色之间。

彩度过高的金－瓷修复体是很难修改的。通常建议选择一个彩度较低的颜色，因为较低的彩度可以很容易地改变。使用互补色可降低其彩度：紫蓝色可以降低黄色的彩度；蓝或蓝绿色可以降低橙色的彩度。然而，加入这些染色剂会降低修复体的明度，并增加了同质异性效应；这很少成功。

明度调整 可以通过添加补色减少明度（见图 23-1）。黄色修复体上使用紫色，具有明显的增加透明度的额外效果。不鼓励使用灰色染色剂，因为它往往会降低透明度，使表面浑浊。

试图增加明度一般不太成功，尽管如果主色添加更高的亮度级别时明度可以增加。例如，冠可以用白色染色，但遮色性会大大增加。

表征 表征是再现天然缺陷的艺术，也可以使冠与相邻的天然牙混为一体。在一般情况下，修复体上缺陷的再现应比它们出现在天然牙上的程度略小。过度表征的诱惑力很强，但必须予以抵制。

如果在修复体的堆塑期施加而不是随后外在施加[35]，表征看起来会更自然，也会更长久（见第 24 章）。然而，向实验室传递所需的准确表征信息是困难的；因此，在椅旁复制天然缺陷可能会更成功。

钙化不良 可以通过白色染料产生，这可能是最简单、最常用的修改。

邻面染色 许多天然牙呈现邻面表征。通过在修复体上的再现，牙医能够创造立体和分离的错觉，也能够在牙颈部淡化过多的遮色层。使用的染色剂是棕色和橙色。它们被轻轻施加到邻接区并稍稍延伸到颊面接触区的顶端。在固定义齿修复时，邻面染色创造的独立单元的错觉特别有用。

釉质裂缝　表征如果加在本质会更好，虽然它可以加在表面。一条线性垂直裂纹会中断穿过牙齿表面的光的传输，造成阴影。无论裂纹是加亮或造成阴影，必须模拟真实的结果。

高亮度是白色和黄色4：1混合而成，阴影用灰色进行染色。用刷子在所需的区域用白色和黄色染料绘制一条细线。然后用灰色在第一条线的远中绘制一条细线创造一个阴影的错觉。

彩绘裂纹线　天然牙上的釉质裂纹线（图29-34）。橙棕色混合物的细线可有效地模拟一个裂纹。

暴露的切端牙本质　通常见于老年患者的下颌切牙，由牙釉质磨损造成。切缘呈杯状，橙色和棕色可以再现釉牙本质的结合。

切晕　半透性的切缘在年轻患者的切牙较为常见。通常情况下，尽管切端是半透性的，其边缘也是完全不透光的。这可能难以在内部再现。白色和黄色的染料以4：1配比的混合物放置在切端的舌侧区域，仅仅延伸到唇侧区域，以产生光晕效果。

半透性　半透性可以用紫色染料来模拟，虽然与那些正确应用切瓷者比，结果通常比较令人失望。为获得最佳效果，唇和舌表面都应涂。降低半透性可通过在唇舌表面加入主色相来完成。

特殊错觉　形状和位置无疑是获得一个引人注目结果的最重要因素。然而，恢复原来的形状通常是不可能的。支持组织丧失，桥体空间的大小，或不良咬合位置都会影响修复效果。

一个FDP桥体可能因为支持骨质流失而变得很长。模拟根面可以部分改善外观。从长度和宽度上形成根的外形，然后用橙棕混合色涂在根形上。

粉色染料可以用来模拟牙龈组织，但用粉色体瓷效果更好。

表征的推荐程序总结于表29-1。

总　结

当在口内评估修复体时，首先检查邻面接触，接着是边缘的完整性、稳定性和咬合。轻微的咬合不调通常可以在口内调整。对于大量的口腔修复处理，需要进入重装程序，这将减少所需的椅旁时间并实现修复体最佳的咬合方案。

对于金－瓷修复体，正确的颈1/3外形轮廓是用于促进支持组织健康维护的关键。恰当的牙龈外形和切缘间隙、牙齿的外形轮廓和特征显著提高了美学效果。微小的修整和细微的变化可以用表面染色处理。某些全瓷修复体在最终咬合调整前可能需要粘固。

参 考 文 献

[1] Li YQ, et al: Effect of different grit sizes of diamond rotary instruments for tooth preparation on the retention and adaptation of complete coverage restorations. J Prosthet Dent 107:86, 2012.

[2] Kious AR, et al: Film thickness of crown disclosing material and its relevance to cementation. J Prosthet Dent 112:1246, 2014.

[3] Byrne G, et al: Casting accuracy of high-palladium alloys. J Prosthet Dent 55:297, 1986.

[4] Schilling ER, et al: Marginal gap of crowns made with a phosphate-bonded investment and accelerated casting method. J Prosthet Dent 81:129, 1999.

[5] Christensen GJ: Marginal fit of gold inlay castings. J Prosthet Dent 16:297, 1966.

[6] Goretti A, et al: A microscopic evaluation of the marginal adaptation of onlays in gold. Schweiz Monatsschr Zahnmed 102:679, 1992.

[7] Lofstrom LH, Asgar K: Scanning electron microscopic evaluation of techniques to extend deficient cast gold margins. J Prosthet Dent 55:416, 1986.

[8] Eames WB: Movement of gold at cavosurface margins with finishing instruments [Letter]. J Prosthet Dent 56:516, 1986.

[9] Hobo S: Distortion of occlusal porcelain during glazing. J Prosthet Dent 47:154, 1982.

[10] Huffman RW, Regenos JW: Principles of occlusion, 4th ed. London, Ohio, H & R Press, 1973.

[11] Monteith BD: A cephalometric method to determine the angulation of the occlusal plane in edentulous patients. J Prosthet Dent 54:81, 1985.

[12] Sharma N, et al: Smile characterization by U.S. white,

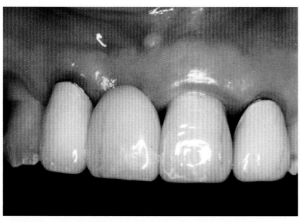

图 29-34 ▪ 浅棕色检查线用于增强此修复体的外观

表 29-1　表征的推荐程序

表征	基础颜色	Ivoclar IPS 染色	VITA Akzent 染色 No.
C 彩度增加	黄和黄红	驼棕色，橙色	图 29-29A
彩度降低	紫罗兰和蓝绿	天蓝 + 基础红，天蓝	图 29-29A
色相调整	粉紫或黄	基础红 + 基础蓝，基本黄	12（红木）+17（尼亚加拉），03（太阳之吻）
明度调整	紫罗兰和（白）*	基础蓝 + 基础红，白	见图 29-29A
钙化不全	白	白	01（桦木）
邻面染色	棕色和橙色	软木棕，橙色	增加彩度（图 29-29A）
釉质裂纹	白 - 黄和灰	竹米黄	01（桦木）+03（太阳之吻）
S 染色裂隙线	橙 - 棕色	软木棕 + 橙色	01（桦木）和 13（沙克）
暴露的切缘牙本质	橙色和棕色	橙色，软木棕	增加彩度（图 29-29A）
切晕	白 - 黄	竹米黄	02（柠檬黄）
半透性	（紫罗兰）*	天蓝 + 基础红	13（沙克）
颈部染色			
A 阴影	橙 - 棕色	A1，A2/A3，A4[†]	增加彩度（图 29-29A）
B 阴影	绿棕色	B1，B2/B3/B4[†]	增加彩度（图 29-29A）
C 阴影	绿棕色	C1/C2，C3/C4[†]	增加彩度（图 29-29A）
D 阴影	绿棕色	D2/D3，D4[†]	增加彩度（图 29-29A）

* 修改或许不会成功

[†] IPS Shade V.

U.S. Asian Indian, and Indian populations. J Prosthet Dent 107:327, 2012.

[13] Matthews TG: The anatomy of a smile. J Prosthet Dent 39:128, 1978.

[14] Rahn AO, Heartwell CM: Textbook of complete dentures, 5th ed. Philadelphia, BC Decker, 1993.

[15] Blancheri RL: Optical illusion and restorative dentistry. Rev Asoc Dent Mex 8:103, 1950.

[16] al-Wahadni A, Martin DM: Glazing and finishing dental porcelain: a literature review. J Can Dent Assoc 64:580, 1998.

[17] Hubbard JR: Natural texture and lustre in ceramics. In Preston JD, ed: Perspectives in dental ceramics. Chicago, Quintessence Publishing, 1988.

[18] Goldstein GR, et al: Profilometer, SEM, and visual assessment of porcelain polishing methods. J Prosthet Dent 65:627, 1991.

[19] Fuzzi M, et al: Scanning electron microscopy and profilometer evaluation of glazed and polished dental porcelain. Int J Prosthodont 9:452, 1996.

[20] Newitter DA, et al: An evaluation of adjustment and postadjustment finishing techniques on the surface of porcelain-bonded-to-metal crowns. J Prosthet Dent 48:388, 1982.

[21] Binns DB: The physical and chemical properties of dental porcelain. In Yamada HN, ed: Dental porcelain: the state of the art 1977. A compendium of the colloquium held at the University of Southern California School of Dentistry on Feb. 24-26, 1977, p 25. Los Angeles, University of Southern California, 1977.

[22] Levy H: Effect of laboratory finishing technics and the mechanical properties of dental ceramic. Inf Dent 69:1039, 1987.

[23] Rosenstiel SF, et al: Comparison of glazed and polished dental porcelain. Int J Prosthodont 2:524, 1989.

[24] Brackett SE, et al: An evaluation of porcelain strength and the effect of surface treatment. J Prosthet Dent 61:446, 1989.

[25] Fairhurst CW, et al: The effect of glaze on porcelain strength. Dent Mater 8:203, 1992.

[26] Giordano R, et al: Effect of surface finish on the flexural strength of feldspathic and aluminous dental ceramics. Int J Prosthodont 8:311, 1995.

[27] al-Hiyasat AS, et al: The abrasive effect of glazed, unglazed, and polished porcelain on the wear of human enamel, and the influence of carbonated soft drinks on the rate of wear. Int J Prosthodont 10:269, 1997.

[28] Preis V, et al: Wear performance of dental ceramics after grinding and polishing treatments. J Mech Behav Biomed Mater 10:13, 2012.

[29] Abadie FR: Porcelain surface characterization and staining in the office. J Prosthet Dent 51:181, 1984.

[30] Weiner S: Staining porcelain veneer restorations. J Prosthet Dent 44:670, 1980.

[31] Cook PA, et al: The effect of superficial colorant and glaze on the surface texture of vacuum-fired porcelain. J Prosthet Dent 51:476, 1984.

[32] Aker DA, et al: Toothbrush abrasion of color-corrective porcelain stains applied to porcelain-fused-to-metal restorations. J Prosthet Dent 44:161, 1980.

[33] Bativala F, et al: The microscopic appearance and effect of toothbrushing on extrinsically stained metal-ceramic restorations. J Prosthet Dent 57:47, 1987.

[34] Lund TW, et al: Spectrophotometric study of the relationship between body porcelain color and applied metallic oxide pigments. J Prosthet Dent 53:790, 1985.

[35] Winings JR: A method of making decalcifications in the porcelain build up. J Dent Technol 15:13, 1998.

思考题

1. 临床评估金冠所推荐的顺序是什么？为什么？对金－瓷修复体需要哪些额外的步骤？

2. 如何最有效地识别并纠正邻面接触过紧？

3. 讨论如何增加金冠和金－瓷冠的邻面接触。

4. 什么是重装程序？讨论涉及的步骤。

5. 什么是"负空间"？

6. 当需要修改颜色时，如何增加彩度？什么色相的调整是可行的？明度如何调整？

第 30 章

粘固剂与粘固方法

粘固剂的作用是确保固定修复体在使用寿命之内拥有较好的稳定性。分为暂时性粘固剂和永久性粘固剂，永久性粘固剂是基于水或高分子聚合物的。

临时粘固

修复科医师有时会将临时粘固的修复体推荐给患者，因此，双方都将在一段较长的时间里对这一修复体的外观及性能进行评估。然而，应该慎重地进行这样的试验性粘接。一方面，即使是使用氧化锌丁香油水门汀（ZOE）粘固的永久修复体，想要拆除它也并不容易。为了解决这一问题，可以在临时粘固剂中加入少许凡士林。改良型粘固剂仅用在修复体的边缘以实现修复体边缘封闭，并可以减少后期修复体拆除的难度。然而，临时修复体可能在使用过程中松动。单冠如果发生移位，患者在尴尬的同时还会不舒服，而固定局部义齿（FDP）的边缘松动的话，后果将会更加严重。若患者不能及时进行再粘固，基牙的龋坏将会进展很快。

临时粘固之前，应该对患者详细介绍整个操作的步骤，说明整个过程的预计时间并且提醒患者当临时修复体出现松动的时候一定要及时返回医院处理。如果拆除固定局部义齿有困难，推荐使用去冠器如 CORONAflex（KaVo Dental Corporation）或者冠牵引器（Practicon Inc.；见第 31 章）。

永久性粘固

传统铸造修复体

永久粘固在细节上常常得不到关注，粘固剂选择不当将会导致边缘差异、不准确的咬合关系甚至不得不拆除修复体重新修复。粘固剂的选择首先考虑是传统铸造修复体还是粘接性修复体，比如选择陶瓷嵌体还是树脂粘接部分固定义齿。传统的牙科水基水门汀可以用于粘固铸造冠和固定义齿，但并不能用于粘接性修复体。粘接树脂对于一些修复体而言是必须的，然而除非搭配一些新型自酸蚀剂，粘接树脂的技术敏感性造成了它的使用困难。此外，长期的数据表明粘接树脂在传统铸造修复中的使用受到限制。

牙科粘固剂

一直以来，水门汀是最常用于粘固铸造修复体的粘固剂（图 30-1），它由液相结合剂与金属氧化物和酸所形成的盐所组成。其固化机制为：一份盐中未反应的粉末粒子相互结合，变硬形成团块。由于离子型的盐容易受到酸的侵蚀，因此该类粘固剂在患者口内液体的作用下，会有一定程度的溶解[1-4]。传统上，想要使用该类粘固剂取得良好的修复体粘固效果，需要预备的牙体与铸造修复体完全贴合。然而，体外实验表明，在边缘宽度到达临界值之前，粘固剂的溶解与边缘宽度无关。在此之后，仅有轻微地增加。这一点由 Fick 第一扩散定律[5] 解释：在一个预先设定的平面内，浓度组分穿过单位面积薄膜的流量与穿过平面的浓度差成正比。Dupuis[6] 及其他研究员发现溶解（而不是物理瓦解）是侵蚀粘固剂的主要机制。这一发现提示：在铸造修复领域，尽管龈下边缘存在普遍较大的差异，但在成功的修复体中，这一差异甚至在 0.1 mm水平都难以被检测到[7]。

磷酸锌水门汀

传统的磷酸锌水门汀仍被用于铸造修复体。它具有强度高、厚度约 25 μm（图 30-2）（在制作铸造修复所要求的公差范围内）[8] 以及适当的工作时长的特性。修复体放置后，可使用探针将剩余粘固剂轻易清除干净。

有很多的资料证实磷酸锌，更具体来说磷酸具有的不良反应[9]。然而，多年来对这一材料的成功使用提示，只要做好常规预防措施同时牙体预备不要太靠近髓腔，它对牙髓的刺激作用是临床可接受的。

聚羧酸锌水门汀

聚羧酸锌水门汀的一大优点在于它相对较好的生物相容性，这一点可能源于聚丙烯酸的分子较大从而难以渗入牙本质小管。通过与钙离子螯合，聚羧酸锌水门汀对牙齿结构展现了特殊的黏附效果（尽管其与金铸件没有粘接作用）。由于黏度高，聚羧酸锌水门汀的调拌较为困难，但我们可以使用胶囊产品（Durelon Maxicap, 3M ESPE Dental）来克服这一困难。

在临床试验中，聚羧酸锌的表现略胜于磷酸锌[11, 12]。然而，口腔医师们报道的成功率不一，同时对结果的远期固位也不理想。这一结果可能与使用错误的水－粉比有关。使用厂家推荐的水－粉

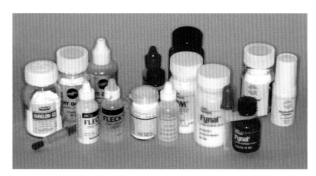

图30-1 ■ 具有代表性的水门汀类粘固剂

比调拌聚羧酸锌水门汀，起初黏性很大。在粘固过程中，一些牙科医生可能会倾向于使用流动性更好的材料来保证封闭的质量。然而，聚羧酸锌水门汀的流变性或流动性与磷酸锌水门汀是不同的；聚羧酸锌水门汀表现出稀释时剪切率提高[8]。这一特点表明聚羧酸锌水门汀虽然黏性较大，但仍具备形成薄膜的能力。当牙科医师降低水－粉比时，水门汀的溶解度（当被溶解时影响很大）显著上升（达到3倍）[13]。这一因素可能导致临床治疗的失败。粘固剂厂家通过装配粘固剂，包括胶囊形式的聚羧酸锌，来解决手工调拌所带来的偏差。

聚羧酸锌的固化时间较之于磷酸锌大幅缩短（约2.5 min，相比5 min），在粘固多个对象的时候可能会造成影响。残留的聚羧酸锌水门汀比磷酸锌水门汀更加难以除去，并且有证据表明聚羧酸锌水门汀提供的冠固位力小于磷酸锌水门汀（图30-3）[14, 15]。因此，聚羧酸锌水门汀的使用仅限于具有良好抗力形和固位形的修复体，并要求对髓腔的刺激程度最小，比如儿童牙齿髓室较大。应当考虑聚羧酸锌水门汀用作基础材料及在活髓牙预备中封闭细小凹陷。聚羧酸锌水门汀可与钛元素发生化学交互作用，因此禁用于粘固钛基台上的种植体冠[16]。

玻璃离子水门汀

玻璃离子水门汀用于牙釉质和牙本质粘接，生物相容性好。此外，虽然暂无相关临床资料[17, 18]，

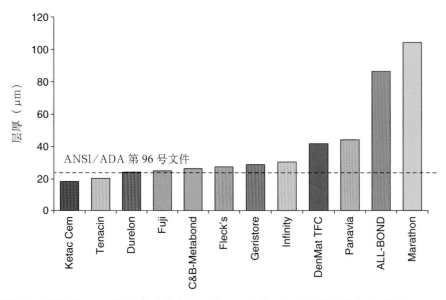

图30-2 ■ 根据美国牙科学会（ADA）针对磷酸锌水门汀的8号文件［现在是美国国家标准协会（ANSI）/ADA96号文件］，一系列粘固剂的层厚都被测试过[57]。一些粘固性材料的层厚太厚，可影响临床上修复体的完全就位，因此不被接受（引自 Rosenstiel SF, et al: Dental luting agents: a review of the current literature. J Prosthet Dent 80: 280, 1998.）

但玻璃离子水门汀可释放氟化物，因此可能具有一定的防龋效果[19]。固化的玻璃离子水门汀半透性度高，因而在修复体唇侧设计瓷的龈边缘时具有优势（见第 24 章）。

玻璃离子水门汀的机械性能要强于磷酸锌水门汀和聚羧酸锌水门汀（图 30-4）。一个缺点是在固化过程中容易受到水分的污染[20]，因此需用薄膜或者树脂外壳对其进行保护，亦或将粘固剂放置 10 min 不动[21]。玻璃离子水门汀固化反应时，水分带走形成的阳离子并且自身被吸收，以此造成对水门汀的侵蚀，改变整个固化反应[22]。然而，磷酸锌水门汀在暴露于湿度大的环境中同样会遭到侵蚀。在固化的初始关键阶段，玻璃离子水门汀不能被干燥。新型树脂改良玻璃离子水门汀在初期受到的湿度影响被大幅降低[23]。

虽然有报道称玻璃离子水门汀可能导致敏感[24]，但在组织学水平[25]，特别是当剩余牙本质厚度超过 1 mm 时[26]，玻璃离子水门汀所导致的牙髓反应较小。诸如治疗后敏感等副反应的发生被认为与较差的生物相容性[27]有关，但实际上这一症状更有可能由于牙本质裂纹或者细菌入侵牙本质，而非水门汀刺激产生。有趣的是，玻璃离子水门汀所导

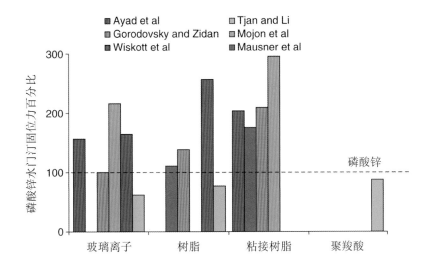

图 30-3 ■ 冠的固位力研究：粘接剂的效果。引用 6 例体外研究，研究人员评估了粘接剂对冠的固位力。以磷酸锌水门汀的固位力值作为标准参考值。粘接树脂提供的固位力显著大于磷酸锌水门汀。而普通树脂和玻璃离子水门汀提供的固位力小于磷酸锌水门汀（引自 Rosenstiel SF, et al: Dental luting agents: a review of the current literature. J Prosthet Dent 80:280, 1998.）

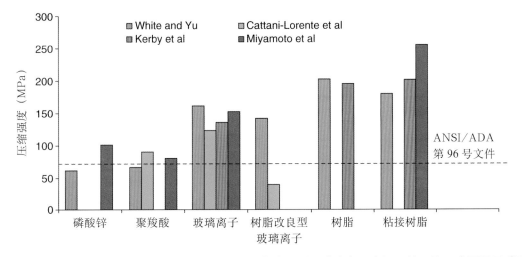

图 30-4 ■ 粘固剂的压缩强度。被引用的研究表明，树脂粘固剂和玻璃离子水门汀的压缩强度要强于磷酸锌水门汀和聚羧酸锌水门汀。树脂改良型玻璃离子水门汀的压缩强度大于其他所有粘固剂。ANSI/ADA，美国牙科协会 / 美国国家标准协会（引自 Rosenstiel SF, et al: Dental luting agents: a review of the current literature. J Prosthet Dent 80:280, 1998.）

致更多的治疗后敏感并不能被临床试验所重复。笔者曾报道选择玻璃离子水门汀或者磷酸锌水门汀与牙髓敏感度上升之间若有若无的联系，随后附上厂家建议书[28-30]（图30-5）。如果粘固后敏感常常出现，牙科医师们应认真检查他们的技术，特别是牙体预备时避免在牙本质表面造成裂纹[31]。据报道，树脂改良型玻璃离子水门汀以及自粘接树脂引起更

少的治疗后敏感[32]。钝化剂可以预防敏感的发生，但同时也会降低粘接材料的固位力，至少在一些粘接剂里是这样[15,33]。玻璃离子水门汀的某些剂型以及树脂水门汀具有X线透射性（图30-6），可能导致临床医师难以辨别充填材料与继发龋，同样也难以发现粘固剂形成的悬突[34]。玻璃离子水门汀的广泛应用普遍受到欢迎[35]，然而尚无临床研究表明其中所含氟化物对龋病有抑制作用[36]。

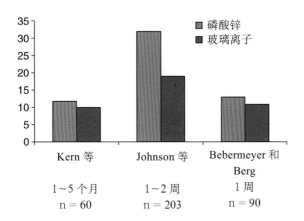

图30-5 ▪ 在3场临床试验中评估使用磷酸锌水门汀或玻璃离子水门汀进行冠修复粘固的术后敏感反应。与经验相反，使用玻璃离子水门汀粘固冠的患者并未出现术后敏感加重的现象（引自 Rosenstiel SF, et al: Dental luting agents: a review of the current literature. J Prosthet Dent 80:280, 1998.）

含有乙氧基苯甲酸与不含乙氧基苯甲酸的氧化锌丁香油酚水门汀（ZOE）

增强型 ZOE 水门汀不仅具有良好的生物相容性，并且能提供良好的边缘封闭。然而，相比于其他水门汀，ZOE 的物理性质普遍更差，这也限制了 ZOE 的临床应用[37]。根据抗压强度、溶解度以及薄膜厚度，更应使用其他粘固剂（如磷酸锌水门汀）。乙氧基苯甲酸（EBA）作为改良剂替代传统使用的 ZOE 水门汀中的丁香油酚，即使这一改良在增强抗压强度的同时并不降低其抗变形性，仍只能用于具有良好固位形的修复体，同时以增强生物相容性及牙髓保护力度。EBA 水门汀的可调拌时间相对较短，多余的材料也难以被清除。

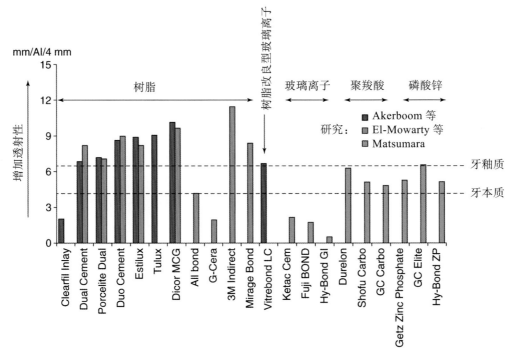

图30-6 ▪ 粘固剂的阻射性。在3例体外研究中，研究人员将一系列粘固剂与金属铝进行X线呈像比较。通过将数据标准化来对不同层厚的样品进行计数。如果所选粘固剂的值较低，多余的部分将很难被检测到。此外，很难检测到边缘的裂痕以及继发龋（引自 Rosenstiel SF, et al: Dental luting agents: a review of the current literature. J Prosthet Dent 80: 280, 1998.）

树脂改良型玻璃离子粘固剂

树脂改良型玻璃离子于 20 世纪 90 年代被引进,以期望获得抗力更强的玻璃离子(氟化物释放以及粘接作用)以及溶解性更弱的树脂。(针对一些新型玻璃离子水门汀／树脂复合物的名称常使人迷惑。本书中,使用术语为树脂改良型玻璃离子水门汀。其他用于描述含有玻璃离子水门汀与树脂成分复合物的粘固剂以及修复材料,包括光固化复合体[主要是复合玻璃离子组分],杂化粒子[现已淘汰],以及树脂加强型玻璃离子)。这些材料与玻璃离子水门汀相比,在初期受到湿度的影响更小[23],因此在目前临床较为常用的材料中广受欢迎。经验提示由该材料引起的粘固后敏感十分少见。较之于传统粘固剂,它们抗力更强,强度值接近树脂粘接剂[38]。

树脂粘固剂

20 世纪 50 年代,未充填的树脂被用作粘接材料,由于聚合收缩率高及生物相容性差,即使溶解度低,这些早期产品也并不成功。后来发展出用于树脂结合修复的复合树脂(见第 26 章),被广泛应用于瓷的粘接(见第 25 章)。可使用具有粘接能力的树脂粘固剂(即能够与牙本质进行化学结合)[39]。粘接常通过有机磷、甲基丙烯酸羟乙酯(HEMA)或甲基丙烯酰氧基乙基偏苯三酸酐(4-META)实现[40]。这一系列的研究进展加上树脂材料本身较低的溶解度,使得树脂粘固剂重新回到人们的视野,尤其是在冠的自酸蚀系统[41]以及传统固定义齿修复领域(图 30-7)。树脂粘固剂的生物相容性较水门汀(如玻璃离子水门汀)要差,特别是当它们并未充分聚合的时候。自酸蚀树脂表现出了最低的粘固后敏感的发生率[42]。

粘固剂的选择

理想的粘固剂应具有较长的调拌时间、可同时完美黏附于牙体组织及修复体材料、提供良好的封闭、不刺激牙髓、足够的强度、可压缩为薄膜、黏度及溶解度低并有良好的使用及固位特征。此外,多余的粘固剂易被清除。然而,目前尚未出现满足所有条件的产品(表 30-1～表 30-3)。

磷酸锌水门汀

尽管对牙髓有刺激作用,磷酸锌水门汀仍然有很长的使用历史,而且它使用的限制条件也被较

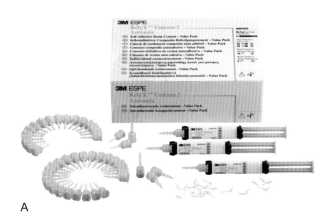

A

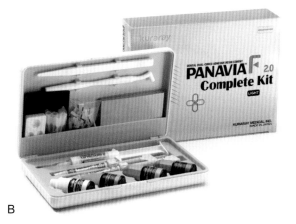

B

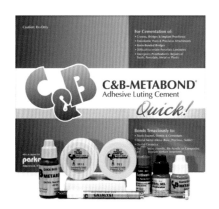

C

图 30-7 ■ 典型的树脂粘固剂。A. Rely XUnicem 2;B. PANAVIA F 2.0;C. C&B-Metabond Quick(A. 由 3M ESPE Dental 提供,St. Paul, Minnesota;B. 由 Kuraray America, Inc 提供,New York, New York;C. 由 Parkell Inc 提供,Edgewood, New Jersey)

为完善的记录下来。这一因素对于被设计于长期使用的冠修复体而言十分重要。针对一些标准、谨慎预备过的牙体的粘固修复,磷酸锌水门汀仍是理想的选择。必须更多调拌操作,因为化学反应所释放出的热量会加快固化过程。窝洞衬剂可用于保护牙髓不受磷酸的刺激,同时为粘固修复体提供一定的固位力[43]。此外,磷酸锌水门汀可增加因抗力形预备不足时牙冠粘固后的抗力。

表 30-1　临床常用的粘固剂比较

特性	理想材料	磷酸锌	聚羧酸锌	玻璃离子	树脂改良型玻璃离子	复合树脂	粘接树脂	自酸蚀粘接树脂
膜厚 (μm)*	低	≤25	<25	<25	>25	>25	>25	>25
操作时间 (min)	长	1.5~5	1.75~2.5	2.3~5	2~4	3~10	0.5~5	2~2.5
固化时间 (min)	短	5~14	6~9	6~9	2	3~7	1~15	5~6
压缩强度 (MPa)（见图 30-4）	高	62~101	67~91	122~162	40~141	194~200	179~255	195~240
弹性模量 (GPa)†	牙本质 = 13.7 牙釉质 = 84~130‡	13.2	无测试	11.2	无测试	17	4.5~9.8	无测试
牙髓刺激	低	中	低	高	高	高	高	低
溶解性	非常低	高	高	低	非常低	高到非常高	非常低到低	非常低
微渗漏 (图 30-8)	非常低	高	高到非常高	低到非常低	非常低	高到非常高	非常低到低	非常低
多余材料去除难易度	容易	容易	较容易	较容易	较容易	较容易	困难	困难
固位 (图 30-3)	好	中等	低／中等	中等到高	高§	中等	高	非常高

* From White SN, Yu Z: Film thickness of new adhesive luting agents. J Prosthet Dent 67:782, 1992; see also Figure 30-2.

† From Rosenstiel SF, et al: Strength of dental ceramics with adhesive cement coatings. J Dent Res 71:320, 1992.

‡ From O'Brien WJ: Dental materials and their selection, 2nd ed, p 351. Chicago, Quintessence Publishing, 1997.

§ From Cheylan JM, et al: In vitro push-out strength of seven luting agents to dentin. Int J Prosthodont 15:365, 2002.

表 30-2　临床各种粘固剂应用的适应证和禁忌证

修复体	适应证	禁忌证
铸造冠、烤瓷冠、部分固定义齿	1, 2, 3, 4, 5, 6, 7	—
较差固位的冠各部分固定义齿	1, 2	3, 4, 5, 6, 7
脊边缘的金属烤瓷冠	1, 2, 3, 4, 5, 6, 7	—
对铸件过敏史的患者	考虑 4 或 7	2
压铸不全瓷冠	1, 2	3, 4, 5, 6, 7
粉浆深塑氧化铝金瓷冠	1, 2, 3, 4, 6, 7	5
瓷嵌体	1, 2	3, 4, 5, 6, 7
树脂固定桥	1, 2	3, 4, 5, 6, 7
铸造桩核	1, 2	3, 4, 5, 6, 7
	1, 2, 3, 5, 6	4, 7

粘固剂类型	主要优点	关注要点	注意事项
1. 粘接树脂	粘接性、溶解性低	膜厚，有使用历史	湿度控制
2. 自酸蚀粘接树脂	溶解性低、易使用；与牙本质有粘接性	膜厚	湿度控制
3. 玻璃离子	有半透性	可溶解性、微渗漏	避免过早暴露潮湿环境
4. 加强型氧化锌丁香油	生物相容性好	强度低	仅适用于固位好的修复体
5. 树脂改良型玻璃离子	溶解性低、微渗漏小	吸水性、有使用历史	避免用于瓷修复体
6. 磷酸锌	有使用历史	可溶解性、微渗漏	用于传统的铸造修复体
7. 聚羧酸锌	生物相容性好	强度低、可溶解性	勿减少粉－液比率

FDP. 固定修复体；MCC. 金瓷冠；ZOE. 氧化锌丁香油

表 30-3 产品信息

水门汀产品			
传统（水基）水门汀			
磷酸锌水门汀	聚羧酸锌水门汀	玻璃离子水门汀	树脂玻璃离子水门汀 *
Fleck's Zinc (Mizzy)	Durelon (3M ESPE Dental)	Fuji I (GC America)	FujiCEM (GC America)
Hy-Bond Zinc Phosphate	Fleck's PCA (Mizzy)	Ketac Cem (3M ESPE Dental)	RelyX Luting (3M ESPE Dental)
(Shofu)	Liv Carbo (GC America)	CX-Plus (Shofu)	
Modern Tenacin	Hy-Bond Polycarboxylate (Shofu)		
(LD Caulk)	Tylok-Plus (LD Caulk)		
复合树脂（树脂基）加强的水门汀			
双固化（粘接性）	自固化（粘接性）	光／双固化（粘接性）	双固化（自粘接）
Panavia F 2.0 (Kuraray)	Panavia 21[†] (Kuraray)	Insure (Cosmedent)	RelyX Unicem[†] (3M ESPE Dental)
RelyX ARC	C&B-Metabond (Parkell)	Nexus 2 (Kerr)	MaxCem[†] (Kerr)
(3M ESPE Dental)	Multilink[†] (Ivoclar Vivadent)	Variolink II (Ivoclar Vivadent)	MonoCem (Shofu)
Duo-Link (Bisco)	C&B Cement (Bisco)	Appeal (Ivoclar Vivadent)	Dyract CEM[†] (DENTSPLY)
LinkMax (GC America)		RelyX Veneer (3M ESPE Dental)	

水门汀产品		
硅基低强度陶瓷（需硅烷处理树脂粘固）		
长石瓷	白榴石增强的长石瓷	二硅酸锂玻璃陶瓷
Ceramco 3 (DENTSPLY)	IPS Empress Esthetics (Ivoclar Vivadent)	IPS Empress 2 (Ivoclar Vivadent)
VITA VMK, Omega 900	OPC (Pentron)	G3 (Pentron)
(VITA North America)	Finess (DENTSPLY)	IPS e.max CAD (Ivoclar Vivadent)
IPS dSIGN (Ivoclar Vivadent)	ProCAD, IPS Empress CAD (Ivoclar Vivadent)	
Numerous products for metal veneering	Cerinate (DenMat)	
非硅基氧化物陶瓷（高强度陶瓷可以使用除 RMGIs 外任何水门汀）		
玻璃渗透氧化物陶瓷	致密烧结氧化铝	致密烧结氧化锆
VITA In-Ceram ALUMINA,	NobelProcera (Nobel Biocare)	LAVA (3M ESPE Dental)
VITA In-Ceram ZIRCONIA,		Cercon (DENTSPLY)
VITA In-Ceram SPINELL		IPS e.max ZirCAD (Ivoclar Vivadent)
(VITA North America)		Procera Crown Zirconia (Nobel Biocare)
Wol-Ceram (Electro Phorectic Ceramic)		Anatomic-contour zirconia crowns (all brands)

选择哪一种粘固剂？				
瓷的种类	表面处理	偶联剂	水门汀类型	用法
硅基瓷（强度低）				
长石瓷	氢氟酸酸蚀	硅烷	复合树脂＋粘接剂	贴面，嵌体
白榴石增强的长石瓷	氢氟酸酸蚀	硅烷	复合树脂＋粘接剂	贴面，嵌体，高嵌体，前牙，前磨牙冠
二硅酸锂玻璃陶瓷				前、后牙冠；前牙固定桥
Option 1 (preferred)	氢氟酸酸蚀	硅烷	复合树脂	
Option 2	无	无	传统水门汀	
非硅基瓷（高强度）				
Glass-infiltrated oxides				前、后牙冠；三单位固定桥
Option 1 (preferred)	无	无	复合树脂[‡]	
Option 2 (easiest)	无	无	传统水门汀	
Option 3 (limited at laboratories)	硅涂层	硅烷	复合树脂	
Option 4	喷砂[∥]	无	复合树脂[‡]	

表30-3（续）　产品信息

| | | 选择哪一种粘固剂？ | | |
瓷的种类	表面处理	偶联剂	水门汀类型	用法
致密烧结氧化物				前后牙牙冠和固定桥
Option 1（有固位预备）	喷砂	NA	复合树脂‡	粘固剂清除困难
Option 2（有固位预备）	喷砂	NA	传统水门汀	粘固剂清除容易
Option 3（无固位预备）	喷砂	喷金属／氧化锆底涂剂	复合树脂‡	增强氧化锆粘接
Option 4（无固位预备）	硅烷涂布	硅烷	复合树脂	增强氧化锆粘接

Courtesy Dr. R.R. Seghi.

FDP, Fixed dental prosthesis; NA, not applicable; RMGI, resin-modified glass ionomer.

* This category is not recommended for silica-based ceramics; stresses are generated from expansion.

† Phosphate ester–modified; best on non–silica-based oxide ceramics.

‡ Phosphate ester–modified composite resin cements.

§ Airborne-particle abrasion in general and internal grinding of the ceramic introduces surface flaws (roughness) that can lead to improved bonding but can weaken ceramic.

‖ In general air abrasion and internal grinding of the ceramic introduces surface flaws (roughness) that can lead to improved bonding but weaken ceramic. Air abrasion on dense sintered zirconia surfaces may not be as detrimental as it can be with other weaker ceramic materials.

聚羧酸锌水门汀

聚羧酸锌水门汀被推荐用于要求最小程度的牙髓刺激的活髓牙修复体粘接（如：儿童髓室大）。

玻璃离子水门汀

玻璃离子水门汀已被广泛应用于冠修复体的粘接。其性能及半透性较磷酸锌水门汀都有较大提高。该材料易调拌，固化时间较磷酸锌水门汀更短。

树脂改良型玻璃离子粘固剂

在目前较为流行的粘固剂中，树脂改良型玻璃离子粘固剂的溶解度低、粘固力强、以及更少的微渗漏（修复体和预备体洞型表面的液体及微生物的微渗漏，图30-8）。更低的粘固后敏感使得该材料得到更广泛的应用[44,45]。

粘接树脂

粘接树脂主要用于所有的瓷修复体及实验室加工的复合树脂修复体。实验室测试显示出极高的固位力[46]，然而仍担心聚合收缩导致的残余应力、薄层的放大作用[47]会导致边缘渗漏。粘接树脂适用于固位力缺乏导致的冠脱落，以及所有的瓷修复体[48]。自酸蚀系统因其结合了传统水门汀的操作便利性以及传统树脂材料的低溶解度而受到广泛好评。患者也得益于自酸蚀树脂粘接剂带来的较低的粘接后敏感发生率。它们也展现出了较强的牙本质粘接强度，这一点并不受最多两年使用期限或者机械负荷周期的影响[49]。

牙表面及修复体粘接前准备

若粘接剂受到水、血液或者唾液的污染时，其性能将会下降。因此，尽管过度干燥会对成牙质细胞造成伤害（图30-9），在试戴后仍应对牙体及修复体进行彻底的清洁和干燥。冠修复体最好用50μm氧化铝颗粒喷砂处理。这一步应十分小心，避免损坏抛光面或者边缘。空气粒子喷砂在体外可将冠的固位力提高64%[50]。清洁手段可选择蒸汽清洁、使用超声装置或有机溶剂。

调拌选定的粘接材料前，粘接区域必须单独隔开，清洁并干燥牙面。然而，预备过的牙体不应被过度干燥，否则会导致患者术后敏感症状。湿度控制对恰当的粘接必不可少，具体技术见14章。如果使用了无粘接力的粘固剂（如磷酸锌水门汀、玻璃离子水门汀），应将牙体清洁干净，小心干燥后涂布洞内衬剂或牙本质粘接树脂。

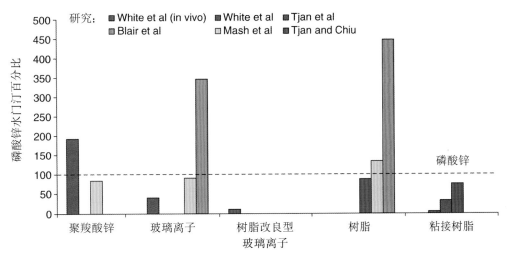

图 30-8 ■ 粘固剂的微渗漏。一组来自 1 例临床研究和 5 例实验室研究的对比数据以百分比的形式研究磷酸锌水门汀。研究报道结果差异较大；粘接树脂和树脂改良型玻璃离子水门汀的微渗漏值较低（引自 Rosenstiel SF, et al: Dental luting agents: a review of the current literature. J Prosthet Dent 80:280, 1998. ）

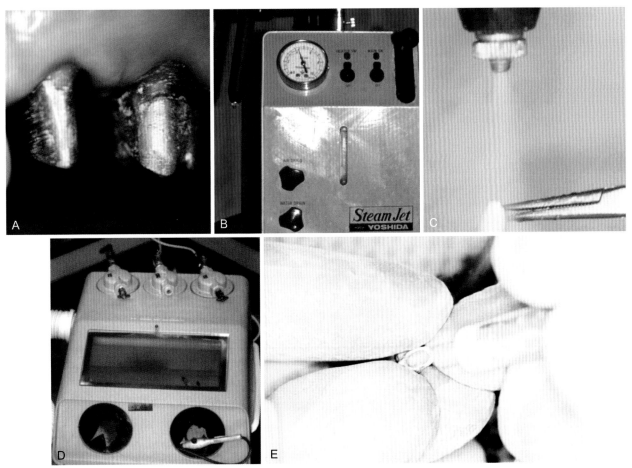

图 30-9 ■ 在粘固前，预备体和修复体都必须做好充分准备。包括清除所有临时粘固剂，干燥牙面但不要过度。A. 蒸汽清洁器可方便清除修复体上的抛光剂；B 和 C. 空气颗粒对修复体内表面喷砂；D 和 E. 修复体内面喷砂

全部设备

需要以下设备（图 30-10）：

- 口镜
- 探针
- 牙线
- 棉卷
- 预防杯
- 抛光粉
- 粘接剂
- 白砂石
- Cuttle 磨盘
- 局部麻醉药
- 吸唾器
- 镊子
- 厚玻璃板（冷冻过的）
- 调刀
- 方形纱布
- 胶布
- 调和塑料铲

步骤

选用自酸蚀树脂粘接剂来说明典型的瓷修复体粘接步骤，粘接步骤可能有一些变化，具体取决于修复体和粘接剂的选择（图 30-11）。

1. 在粘固前，确保所有预备体表面的清洁度。用浮石或过氧化氢去净临时粘固剂。不含丁香油酚的临时粘固剂应与树脂一同使用，因为丁香油酚可抑制树脂聚合。由于冠移位时，问题常发生在粘接剂与修复体的交界面，因此应在修复体表面雕刻固位结构，并充分清洁，以增大修复体与粘接剂之间的粘接力。金属冠修复体应使用空气颗粒喷砂、蒸汽清洁或超声清洁后使用乙醇清除多余抛光剂，否则将影响最终修复体的固位力（图 30-9B~E）。

2. 用棉卷隔离待粘接区，并放置吸唾器。有时可使用隔离障，但很少用于冠外修复体。避免使用腔洞清洁器辅助干燥预备体，因为这可能刺激牙髓。

3. 将粘固剂涂布于修复体清洁的内表面（图 30-11E）。为延长操作时间，应将粘接剂涂布于温度较低的修复体而非温度较高的

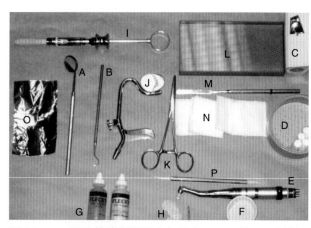

图 30-10 ▪ 最终粘接所需的全部设备。A. 口镜；B. 探针；C. 牙线；D. 棉卷；E. 预防杯；F. 抛光粉；G. 粘接剂；H. 白砂石和磨盘；I. 局部麻醉药；J. 排龈器；K. 镊子；L. 厚玻璃板；M. 调刀；N. 方形纱布；O. 胶布；P. 塑料工具

牙齿上。

4. 使用气枪再次干燥牙体表面，然后将修复体放入（图 30-11）。摇动细橙木棒使所有多余粘固剂溢出，以获得最终后牙修复体的就位。摇动使修复体牢固就位，动态就位力十分重要（图 30-11G）。静态力可能导致修复体粘接，并导致不正确的就位。未摇动铸件时，所加外力都用于增强粘固反应[51]。应避免就位过程用力过度，特别是在粘烤瓷冠或全瓷冠时，可能会折断修复体。

5. 冠就位以后，检查冠边缘以确保其完全就位。使用胶粘薄膜（如 Dryfoil, Jelenko Dental Alloys；HeraeusKulzer 公司）覆盖固化的粘固剂，保护其不受湿气污染。

6. 充分固化后，用探针去除多余粘接剂。过早去除粘接剂可导致边缘处暴露于湿气中而增加其溶解度。一些粘接剂，如聚羧酸锌水门汀或树脂，如果去除太早有可能从边缘处脱落，同时期的许多粘接剂在使用后的前 24 h 也极容易受到干扰[52]。牙线可用来清除龈沟内的残留粘固剂。龈沟内不应有任何粘接剂。在除尽多余的粘固剂之后，使用聚酯薄膜衬垫来反复检查咬合情况。

7. 粘固剂需要至少 24 h 来形成最终的强度，因此需要告诫患者前 1~2 d 咀嚼时应十分小心。

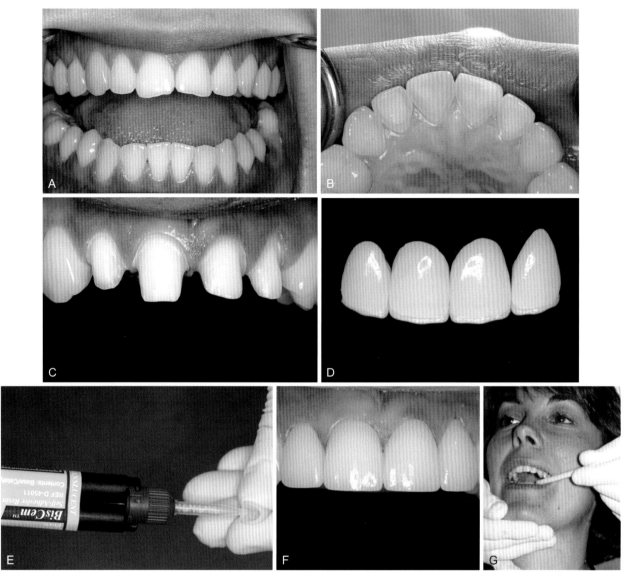

图 30-11 ■ 自酸蚀树脂的粘固技术。示范如何使用自酸蚀复合粘固树脂粘接氧化铝核全瓷冠 (NobelProcera, Nobel Biocare, Göteborg, Sweden)。具有贪食症患者的牙齿在操作前的颊面观（A）和舌面观（B）。上颌中切牙和侧切牙完成冠的预备后（C）。取自研究室的氧化铝全瓷核冠（D）。将使用自动调拌的自酸蚀树脂粘固剂 (BisCem, Bisco, Schaumburg, Illinois) 放入全瓷冠中。上颌中切牙和侧切牙全瓷冠修复完成（F）。当后牙修复体就位后，使用橙木棒向修复体施加摇动力以确保排除所有多余粘固剂（G）（A~F. 引自 Freedman G: Contemporary esthetic dentistry. St. Louis, Mosby, 2012；G. 引自 Campagni WV: The final touch in the delivery of a fixed prosthesis. CDA J 12[2]:21, 1984.）

树脂粘固剂

树脂粘固剂可广泛应用于修复计划。可按照固化方式（化学固化、光固化或双组分固化）、牙本质粘接机制以及是否配合酸蚀剂使用进行划分。化学固化体系适用于金属冠修复，光固化剂和双组分固化体系则更适用于瓷修复体。针对传统铸造修复所设计的粘固剂的层厚必须要比针对瓷修复体及正畸托槽所设计的薄。然而，这可能导致填充粒子内容物为代价，并对诸如聚合收缩等一系列特性造成不利影响。

手动调制的方法很多，这都取决于树脂粘固剂的品牌。比如，Panavia EX (Kuraray America 公司) 隔离空气以后，固化非常迅速。说明书中要求在薄膜上调拌这种材料。如果堆积在调拌器上，固化的速度也很快。另一种材料，C&B-Metabond (Parkell 公司)，需在低温的瓷修复体内调制以防止其过早固化。自粘接双组分固化树脂水门汀 RelyXUniCEM (3M ESPE Dental) 通过剂量分配系统或胶囊将两种粘接系统以适当的比例结合起来。这些材料的调拌技术见图 30-12 和图 30-13。

瓷贴面和瓷嵌体的粘固步骤

这类修复体依靠树脂粘接获得固位力和抗力（图 30-14）。粘固步骤对于粘接的成功十分重要，操作的疏忽将导致使用寿命降低。粘接步骤如下：

1．使用氢氟酸酸蚀瓷修复体的粘接面。
2．涂布硅烷偶联剂。
3．使用磷酸酸蚀牙釉质。
4．将树脂粘接剂涂布于被酸蚀的釉质面和修复体粘接面。

5．使用复合树脂水门汀粘固修复体。
酸蚀和偶联步骤见第 25 章。

树脂粘固剂的选择

复合树脂粘固剂的适用范围非常广泛。光固化树脂可应用于粘接贴面，嵌体的粘接则优先选用化学固化材料，以保证树脂在材料不易进入区域能够充分固化。临床试验结果显示，使用化学固化粘接剂的修复体性能比使用双组分固化粘接剂的效果更好[54]。

粘固剂可修饰贴面的颜色，为方便选择颜色，一些厂家推出了颜色匹配试戴糊剂（如 NX3 Nexus，Kerr 公司）。

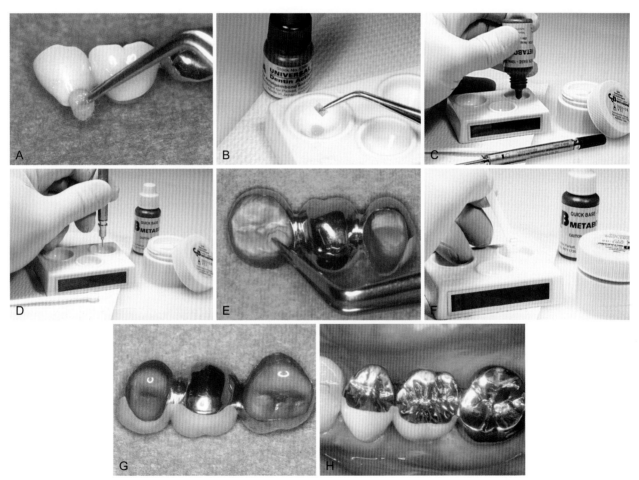

图 30-12 ▪ 环氧树脂粘固剂的粘接。在分离层面上的刷子用于假体和邻牙，以防止粘接不需要被粘固的部位（A）；牙本质处理剂推荐使用时间为 10 s，冲洗干净后干燥牙齿（B）；4 滴本体与 1 滴催化剂混合后用于一个冠修复体（C 和 D）；预备以后及混合后的液体将冠修复体内部沾湿（E），加入粉剂（F）。逐渐上色和冠就位（G）。完全固化后去除多余粘接剂（H）。使用分离膜使清洁变得很容易。树脂完全固化前进行清除很重要，否则橡胶材料将会被从边缘拉出（由 Parkell Inc. 提供，Edgewood, New Jersey）

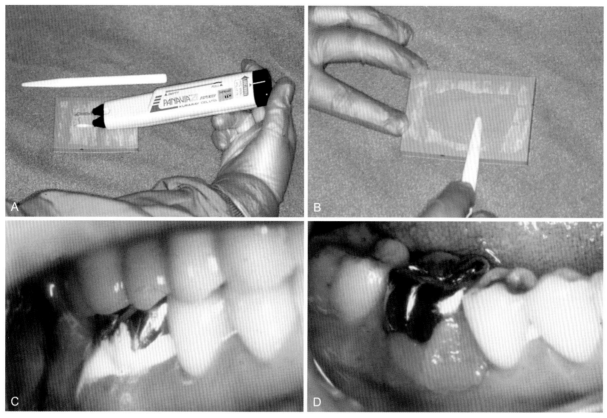

图 30-13 ■ Panaria 树脂粘固剂（A）。将一定量的粉剂和液剂混合调拌 60~90 s（B）。调拌均匀后混合物呈乳白色。粘固剂在隔绝氧气的情况下将固化，因此不要将其堆积起来，相反，应在一个较大的平面上将它摊开（C）。使用一个粘固剂的薄壳，修复体就位，并去除多余粘固剂（D）。使用阻氧剂隔离使粘接剂获得更充分的聚合（由 J. Morita USA, Inc. 提供，Irvine, California)

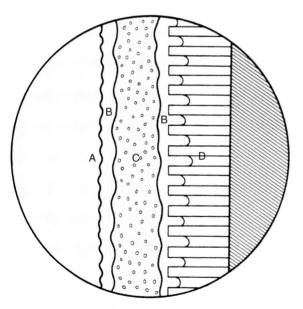

图 30-14 ■ 树脂粘接技术原理。A. 瓷表面（酸蚀及硅烷偶联后）；B. 无填料树脂；C. 树脂粘接剂；D. 酸蚀后的釉质

修复体的粘固

全部设备

所需要的设备见图 30-15。

- 口镜
- 探针
- 牙周探针
- 橡皮障
- 局部麻醉药
- 吸唾器
- 棉镊
- 手术刀
- 刮匙
- 牙线
- 聚酯薄膜带
- 棉卷
- 预防杯
- 浮石粘贴粉
- 酸蚀剂
- 瓷酸蚀剂

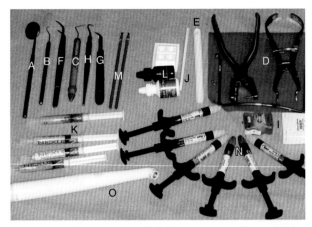

图 30-15 ▪ 粘接过程所需的全部设备。A. 口镜；B. 探针；C. 牙周探针；D. 橡皮障；E. 吸唾器；F. 棉钳；G. 手术刀；H. 刮匙；I. 牙带；J. 聚酯薄膜带；K. 试戴糊剂；L. 粘接剂；M. 刷子；N. 树脂粘固剂；O. 光固化灯

- 硅烷偶联剂
- 丙酮
- 甘油或试戴糊剂
- 黏合剂
- 刷子
- 树脂粘固剂
- 光固化灯
- 精细金刚砂车针
- 瓷抛光工具

步骤

整个过程见图 30-16。

1. 去除所有临时修复体（图 30-16A），并用浮石和水（或氯己定）清洁牙面。不宜在树脂粘接前使用含有 ZOE 的粘固剂粘接过渡性修复体，因为丁香油酚可抵抗树脂聚合。使用浮石清理所遗留的残留 ZOE 及浮石碎片将抑制粘接效果。浮石清洁后，使用 37% 磷酸酸蚀是去除 ZOE 的最好方法[56]。

2. 使用甘油或试戴糊剂评估修复体（图 30-16B）。确认形态、颜色及就位方向。

3. 在水中使用超声彻底清洁修复体，如在比色过程中使用树脂粘接剂，则用丙酮去除。（这一技术需要十分小心，修复体不要暴露于固化光源，否则树脂将过早聚合。）干燥修复体。

4. 按第 25 章描述方式酸蚀并偶联修复体。

5. 使用成形片隔离邻牙（图 30-16C）。酸蚀釉质，使用 37% 磷酸酸蚀 20 s（图 30-

16D）。彻底冲洗并干燥（图 30-16E）。

6. 在预备体上使用薄层粘接树脂（图 30-16F、G）。不要使该层聚合以免影响整体就位。

7. 在修复体上使用复合树脂粘固剂（图 30-16H），需十分谨慎以免混入气泡。

8. 将修复体轻柔地就位（图 30-16I、J），使用小刷子等工具去除多余粘固剂（图 30-16K）。

9. 将修复体放置于适当的位置并使树脂短暂聚合。不可按压贴面中央，以免其弯曲或折断（图 30-16L）。

10. 使用牙线去除邻接区域边缘处多余的树脂（图 30-16M）。

11. 完成粘固剂的聚合（图 30-16N）。不要使树脂粘固剂欠聚合，每个区域至少需要 40 s。

12. 使用手术刀、刮匙或碳化钨车针去除树脂悬突（图 30-16O）。

13. 使用抛光杯修整唇面边缘（见图 30-16P）。使用碳化钨车针修整舌面边缘（图 30-16Q）。使用金刚砂和氧化铝磨光带抛光邻间隙边缘（图 30-16R、S）。

14. 修复完成，患者露出崭新的微笑（图 30-16T~W）。

技术回顾

图 30-17 展示了 6 颗上颌前牙的烤瓷冠粘接过程。

1. 彻底清洁预备体，临床医师确认所有临时粘固剂被去除（图 30-17A）。

2. 修复体就位，使用探针检查边缘（图 30-17B）。这一步为粘固过程中的完全就位提供参考。

3. 使用空气颗粒喷砂、蒸汽清洁或超声装置彻底清洁修复体（图 30-17C）。

4. 根据说厂家的明书调制粘固剂（图 30-17D）。

5. 修复体就位至具有稳定摇摆压力的位置（图 30-17E）。

6. 快速重新检查边缘以确保就位完全（图 30-17F）。

7. 粘固剂完全固化后，去除所有多余粘固剂（图 30-17G、H）。

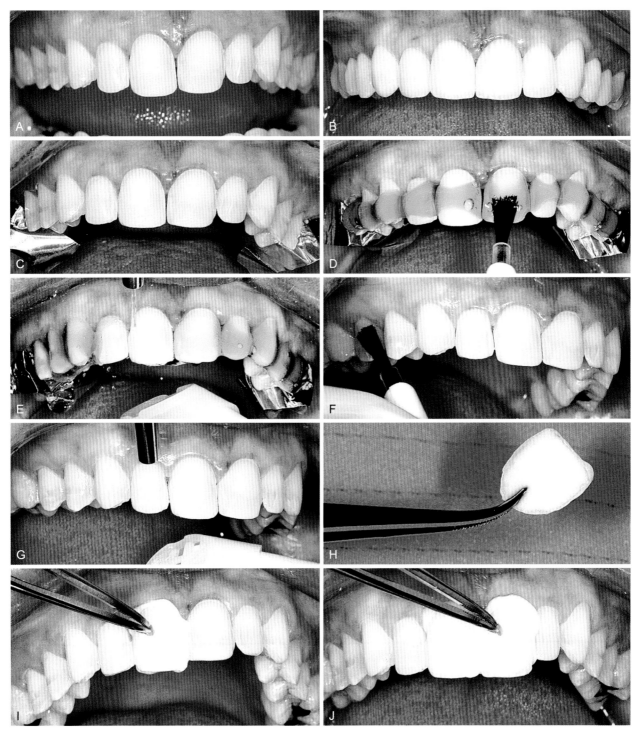

图 30-16 ▪ A.去除临时修复体；B.评估瓷贴面；C.放置成形片；D.酸蚀釉质；E.冲洗酸蚀剂；F.使用粘接剂；G.将粘接剂吹薄；H.使用复合树脂粘固剂；I.放置第一块贴面；J.放置第二块贴面

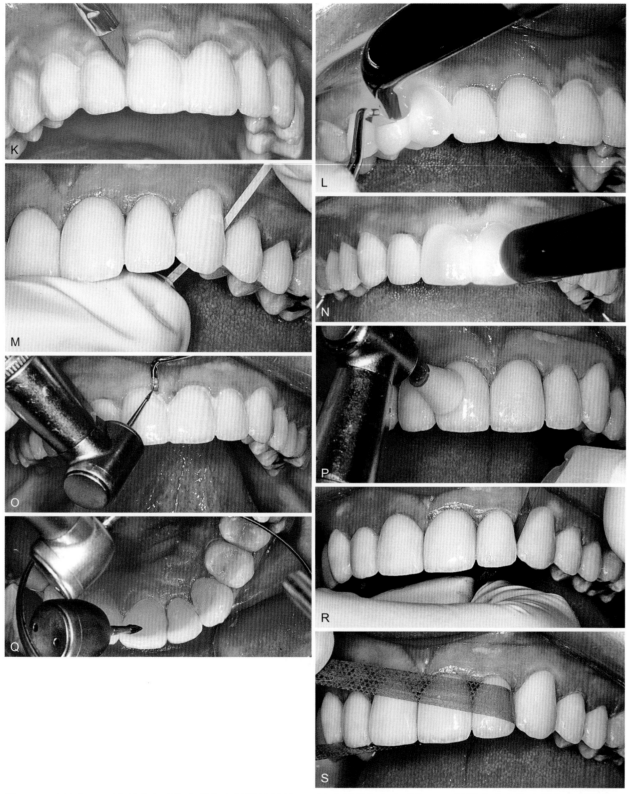

图 30-16（续） ■ K. 除尽多余未聚合的复合树脂粘固剂；L. 聚合时按住每个贴面；M. 清除多余未聚合的复合树脂粘固剂；N. 光照完成固化；O. 使用抛光钨钢车针除尽多余已聚合的复合树脂粘固剂；P. 使用抛光杯去除多余树脂粘固剂；Q. 除尽舌面多余已聚合的复合树脂粘固剂；R. 使用金刚砂抛光条带处理邻接区域；S. 使用氧化铝条带处理邻接区域

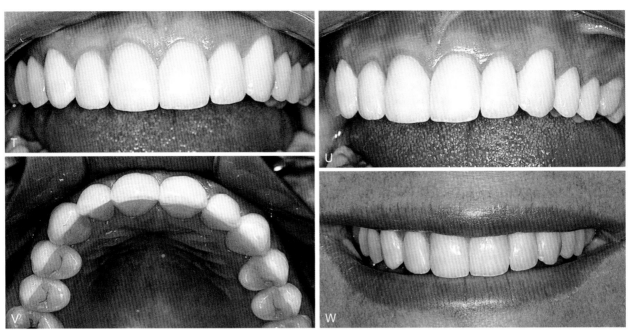

图 30-16（续）■ T. 放置十个贴面的唇面观；U. 修复完成侧面观；V. 修复完成切面观；W. 患者全新的微笑（引自 Freedman G, Contemporary esthetic dentistry, St. Louis, 2012, Mosby.）

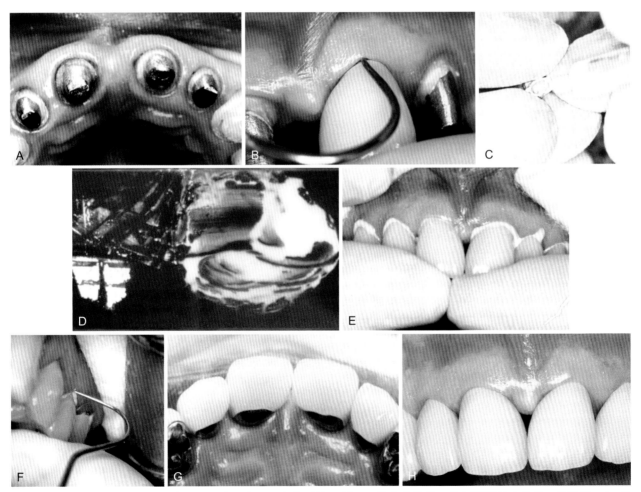

图 30-17 ■ 技术回顾。A. 充分清洁预备体，除尽所有临时粘固剂；B. 修复体就位，使用探针检查可进入的边缘；C. 使用空气颗粒喷砂、蒸汽清洁或超声清洁彻底清洁修复体；D. 根据厂家说明书调拌粘固剂；E. 使用摇动压力使修复体就位；F. 快速重新检查修复体边缘，确保完全就位；G、H. 一旦粘固剂完全固化，将所有多余的部分清除干净

总　结

控制适宜的湿度是粘固过程中非常重要的一步。牙体及修复体都应得到良好的预备，包括去除所有抛光剂。推荐使用气压喷砂处理粘接面。根据厂家的说明书来调拌所选用的粘固剂，使用摇动动作以使修复体就位。在初始固化阶段，粘固剂需处于较为干燥的环境。清除龈沟内的多余粘固剂对于患者后续的牙周健康非常重要。

粘接修复体额外需要一些必要的步骤。这些步骤必须认真排序并计时，与厂家提供的说明书一致。

参 考 文 献

[1] Swartz ML, et al: In vitro degradation of cements: a comparison of three test methods. J Prosthet Dent 62:17, 1989.

[2] Stannard JG, Sornkul E: Demineralization resistance and tensile bond strength of four luting agents after acid attack. Int J Prosthodont 2:467, 1989.

[3] Dewald JP, et al: Evaluation of the interactions between amalgam, cement and gold castings. J Dent 20:121, 1992.

[4] Knibbs PJ, Walls AW: A laboratory and clinical evaluation of three dental luting cements. J Oral Rehabil 16:467, 1989.

[5] Jacobs MS, Windeler AS: An investigation of dental luting cement solubility as a function of the marginal gap. J Prosthet Dent 65:436, 1991.

[6] Dupuis V, et al: Solubility and disintegration of zinc phosphate cement. Biomaterials 13:467, 1992.

[7] Dedmon HW: Ability to evaluate nonvisible margins with an explorer. Oper Dent 10:6, 1985.

[8] Anusavice KJ, et al: Phillips' science of dental materials, 12th ed, St. Louis, Elsevier, 2013.

[9] Langeland K, Langeland LK: Pulp reactions to crown preparation, impression, temporary crown fixation, and permanent cementation. J Prosthet Dent 15:129, 1965.

[10] Going RE, Mitchem JC: Cements for permanent luting: a summarizing review. J Am Dent Assoc 91:107, 1975.

[11] Dahl BL, et al: Clinical study of two luting cements used on student-treated patients: final report. Dent Mater 2:269, 1986.

[12] Black SM, Charlton G: Survival of crowns and bridges related to luting cements. Restorative Dent 6:26, 1990.

[13] Osborne JW, Wolff MS: The effect of powder/liquid ratio on the in vivo solubility of polycarboxylate cement. J Prosthet Dent 66:49, 1991.

[14] Øilo G, Jørgensen KD: The influence of surface roughness on the retentive ability of two dental luting cements. J Oral Rehabil 5:377, 1978.

[15] Mausner IK, et al: Effect of two dentinal desensitizing agents on retention of complete cast coping using four cements. J Prosthet Dent 75:129, 1996.

[16] Wadhwani C, Chung K-H: Bond Strength and interactions of machined titanium-based alloy with dental cements. J Prosthet Dent, In Press.

[17] Swartz ML, et al: Long-term F release from glass ionomer cements. J Dent Res 63:158, 1984.

[18] Muzynski BL, et al: Fluoride release from glass ionomers used as luting agents. J Prosthet Dent 60:41, 1988.

[19] Rosenstiel SF, et al: Dental luting agents: a review of the current literature. J Prosthet Dent 80:280, 1998.

[20] Um CM, Øilo G: The effect of early water contact on glass-ionomer cements. Quintessence Int 23:209, 1992.

[21] Curtis SR, et al: Early erosion of glass-ionomer cement at crown margins. Int J Prosthodont 6:553, 1993.

[22] McLean JW: Glass-ionomer cements. Br Dent J 164:293, 1988.

[23] Cho E, et al: Moisture susceptibility of resin-modified glass-ionomer materials. Quintessence Int 26:351, 1995.

[24] Council on Dental Materials, Instruments, and Equipment, American Dental Association: Reported sensitivity to glass ionomer luting cements. J Am Dent Assoc 109:476, 1984.

[25] Heys RJ, et al: An evaluation of a glass ionomer luting agent: pulpal histological response. J Am Dent Assoc 114:607, 1987.

[26] Pameijer CH, et al: Biocompatibility of a glass ionomer luting agent. II. Crown cementation. Am J Dent 4:134, 1991.

[27] Torstenson B: Pulpal reaction to a dental adhesive in deep human cavities. Endod Dent Traumatol 11:172, 1995.

[28] Johnson GH, et al: Evaluation and control of post-cementation pulpal sensitivity: zinc phosphate and glass ionomer luting cements. J Am Dent Assoc 124:38, 1993.

[29] Bebermeyer RD, Berg JH: Comparison of patient-perceived postcementation sensitivity with glass-ionomer and zinc phosphate cements. Quintessence Int 25:209, 1994.

[30] Kern M, et al: Clinical comparison of postoperative sensitivity for a glass ionomer and a zinc phosphate luting cement. J Prosthet Dent 75:159, 1996.

[31] Rosenstiel SF, Rashid RG: Postcementation hypersensitivity: scientific data versus dentists' perceptions. J Prosthodont 12:73, 2003.

[32] Chandrasekhar V: Post cementation sensitivity evaluation of glass Ionomer, zinc phosphate and resin modified glass Ionomer luting cements under class II inlays: An in vivo comparative study. J Conserv Dent 13:23, 2010.

[33] Pameijer CH, et al: Influence of low-viscosity liners on the retention of three luting materials. Int J Periodontics Restorative Dent 12:195, 1992.

[34] Goshima T, Goshima Y: Radiographic detection of

recurrent carious lesions associated with composite restorations. Oral Surg 70:236, 1990.

[35] Brackett WW, Metz JE: Performance of a glass ionomer luting cement over 5 years in a general practice. J Prosthet Dent 67:59, 1992.

[36] Moura JS, et al: Effect of luting cement on dental biofilm composition and secondary caries around metallic restorations in situ. Oper Dent 29:509, 2004.

[37] Silvey RG, Myers GE: Clinical study of dental cements. VI. A study of zinc phosphate, EBA-reinforced zinc oxide eugenol and polyacrylic acid cements as luting agents in fixed prostheses. J Dent Res 56:1215, 1977.

[38] Piwowarczyk A, et al: Laboratory strength of glass ionomer cement, compomers, and resin composites. J Prosthodont 11:86, 2002.

[39] Cheylan J-M, et al: In vitro push-out strength of seven luting agents to dentin. Int J Prosthodont 15:365, 2002.

[40] Anusavice KJ, et al: Phillips' science of dental materials, 12th ed. St. Louis, Elsevier, 2013.

[41] Swift EJ Jr, Cloe BC: Shear bond strength of new enamel etchants. Am J Dent 6:162, 1993.

[42] Blatz MB et al: Postoperative tooth sensitivity with a new self-adhesive resin cement—a randomized clinical trial. Clin Oral Investig 17:793, 2013.

[43] Felton DA, et al: Effect of cavity varnish on retention of cemented cast crowns. J Prosthet Dent 57:411, 1987.

[44] Hilton T, et al: A clinical comparison of two cements for levels of post-operative sensitivity in a practice-based setting. Oper Dent 29:241, 2004.

[45] Chandrasekhar V: Post cementation sensitivity evaluation of glass Ionomer, zinc phosphate and resin modified glass Ionomer luting cements under class II inlays: an in vivo comparative study. J Conserv Dent 13:23, 2010.

[46] Tjan AHL, Tao L: Seating and retention of complete crowns with a new adhesive resin cement. J Prosthet Dent 67:478, 1992.

[47] Feilzer AJ, et al: Setting stress in composite resin in relation to configuration of the restoration. J Dent Res 66:636, 1987.

[48] Malament KA, Socransky SS: Survival of Dicor glass-ceramic dental restorations over 16 years. Part III: effect of luting agent and tooth or tooth-substitute core structure. J Prosthet Dent 86:511, 2001.

[49] Aguiar TR, et al: Effect of storage times and mechanical load cycling on dentin bond strength of conventional and self-adhesive resin luting cements. J Prosthet Dent 111:404, 2013.

[50] O'Connor RP, et al: Effect of internal microblasting on retention of cemented cast crowns. J Prosthet Dent 64:557, 1990.

[51] Rosenstiel SF, Gegauff AG: Improving the cementation of complete cast crowns: a comparison of static and dynamic seating methods. J Am Dent Assoc 117:845, 1988.

[52] Irie M, et al: Marginal and flexural integrity of three classes of luting cement, with early finishing and water storage. Dent Mater 20:3, 2004.

[53] Della Bona A, et al: Effect of ceramic surface treatment on tensile bond strength to a resin cemen. Int J Prosthodont 15:248, 2002.

[54] Sjögren G, et al: A 10-year prospective evaluation of CAD/CAM-manufactured (Cerec) ceramic inlays cemented with a chemically cured or dual-cured resin composite. Int J Prosthodont 17:241, 2004.

[55] Mojon P, et al: A comparison of two methods for removing zinc oxide–eugenol provisional cement. Int J Prosthodont 5:78, 1992.

[56] Schwartz R, et al: Effect of a ZOE temporary cement on the bond strength of a resin luting cement. Am J Dent 3:28, 1990.

[57] White SN, Yu Z: Film thickness of new adhesive luting agents. J Prosthet Dent 67:782, 1992.

思考题

1. 讨论 3 种粘固剂在物理、化学性质方面的主要差异，以及手工调拌的主要区别。这些差异如何影响临床使用？

2. 理想粘固剂有哪些特性？

3. 比较磷酸锌水门汀和 Panavia EX 被建议使用的调拌技术。

4. 描述在使用玻璃离子水门汀粘接金属烤瓷冠之前如何预备牙体及修复体？当选用不同粘固剂时预备工作该如何改变？

5. 讨论粘接上颌中切牙贴面的步骤。

第 31 章

术后维护

在固定修复体（FDP）就位并粘固之后，患者仍需数次序列的复诊，以便医生监测患者的口腔健康情况、确保良好的菌斑控制、对早期疾病进行诊断以及早期修复，以免未来造成不可逆的损伤（图 31-1）。

医生应该教会患者特殊的菌斑控制措施，特别是在桥体和连接体的周围，以及特殊的口腔卫生辅助手段，如牙线穿线器（图 31-2）。如果桥体设计得当（见第 20 章），牙线可以通过两侧的楔形间隙，并且牙线可以被拉紧贴在桥体组织面的凸面上。这时滑动牙线可以清除此处的牙菌斑（图 31-3）。在桥体下使用牙线清洁对于延长修复体的寿命至关重要。使用牙线后，桥体下的黏膜可以保持健康，而不使用牙线会导致轻度至中度的黏膜炎症[1]。黏膜组织反应被证明与桥体的材料无关[2]。

对于使用复杂修复体的患者，复诊检查十分重要。随诊的工作不应该委托给辅助人员（尽管与口腔保健医生合作有助于成功）。

FDP 周围的疾病在相对简单的修复治疗中是非常难以发现的。比如对于设计了龈下边缘的修复体，粘固材料的部分溶解是很难诊断的。龋坏通常只有在不可逆的牙髓损伤出现时才能被发现。尽管通过殆翼片可以发现一些牙齿邻间的问题，但是冠修复体下方的龋坏使用影像学检查更难发现。

对固定修复患者的随访研究发现，对任一特定的患者来说识别危险因素以及预测龋坏的发展是复杂的。但是，这并不意味着比起未修复的牙齿，粘固修复体后的牙齿更易发生龋坏[3]。

如果龋坏被忽视了，疾病会快速进展以至于患者不得不重新制作新的修复体，甚至需要拔除牙齿。

修复体粘固后预约复诊

为了使牙医可以监控修复体的功能和舒适性、确保患者掌握了正确的菌斑控制方法（图 31-4），通常在固定修复体粘固后 7~10 d 应该安排一次复诊。牙医应该仔细地检查牙龈龈沟内是否有任何残留的粘接剂以及咬合情况是否让人满意。

如果水门汀是 X 线透射的，那么通过影像学检查无法发现过多的粘固剂，所以应该避免使用 X 线透射的水门汀。如果粘固剂是 X 线阻射的，那么通过常规影像学检查可以轻易地发现过多的水门汀。因此，牙医应该尽可能选择具有 X 线阻射性的粘固剂。在实际操作中，粘固剂具有很大范围的阻射性[4-6]。图 31-5 总结了这些文献中的数据。

粘固后复诊时，如果铸造修复体出现震颤，或是在殆面出现磨光面，此时应对咬合进行重新评估和调整。如果发生任何微小的牙齿位置移动，调殆就是必须的。此时就需要重新安排患者几周内来复诊以确定是否需要对修复体进行进一步的调整。

定期复诊

使用铸造修复体的患者至少每 6 个月复诊一次。如果复诊频率较低，反复发生的龋坏和牙周病可能被忽视。对于那些使用了广泛的固定修复体（图 31-6）的患者，特别是重度牙周病患者，他们需要更经常的复诊。在复诊时，修复科和牙周科医生可以互相合作。为了保证治疗的延续性，在多学科合作复诊之前确定哪个科的医生负主要责任是必须的。

病史及一般检查

至少需要每年一次重新评估并更新患者的病史。医生应该根据第 1 章中的原则对患者进行检查。复诊中应该特别注意口腔软组织，口腔癌的早期症状可能在复诊中被发现。

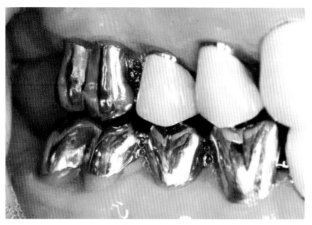

图 31-1 ■ 植入多个修复体之后的治疗。为了保证组织健康以及长期成功率，适当的口腔清洁是必须的

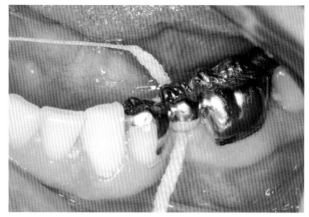

图 31-3 ■ 医生应该指导患者使用牙线清洁固定局部修复体

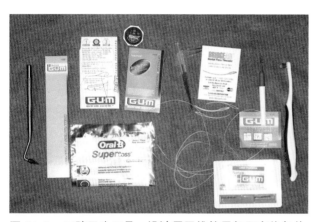

图 31-2 ■ 口腔卫生工具，设计用于维护局部固定修复体

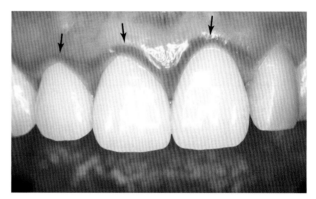

图 31-4 ■ 在最近粘固的修复体周围，粘固后监控菌斑控制是必要的。这位患者的口腔卫生较差，导致牙龈发炎（箭头所示）

口腔卫生、饮食以及唾液

当主要治疗结束后，多数患者变得不那么认真进行口腔菌斑控制。牙医应该仔细检查以发现任何口腔卫生欠佳的变化并且使用客观指标评估菌斑控制的有效性（图 31-7）。菌斑控制不佳一定要早期发现，并且采取纠正措施。牙医应该询问患者有无饮食改变，特别是糖摄入量的改变。过多的体重增加或是减少都应该被关注。比如，一个最近戒烟的患者可能开始进食大量的糖果，这可能导致龋坏。

唾液在龋坏的发展过程中具有重要的作用。患有干燥症的患者会出现进展十分迅速的大面积龋坏[7]。诊断唾液减少的原因十分重要。病因常常是药物的副作用[8]。口腔干燥的患者应该更加经常来复诊（比如每 3 个月），并且使用含氟涂料。提倡使用 10 毫升 0.12% 的氯己定进行漱口（每天 1 min，持续 1 周／月），结合使用含木糖醇的口香糖或是糖果，以及含氟量高的牙膏[9]。

龋齿

龋齿（图 31-8）是最常见的导致铸造修复体失败的原因[10-13]。发现龋坏是非常困难的[14]，特别是当牙面被完全覆盖时。每次复诊的时候，牙面都要彻底干燥，并且仔细观察（图 31-9）。在检查早期釉质病损的时候，使用探针要非常小心，因为用力过大时会损伤脆弱的釉质基质。如果想要促进釉质的再矿化，完整的釉质基质是必须的[15]（比如，更好的菌斑控制、饮食习惯的改变、局部用氟）。

修复体边缘龋坏的保守治疗比较困难。特别是当修复体边缘不是很密合，病损可能快速扩散。使用银汞合金、复合树脂或是玻璃离子进行小面积的修复有时可以解决这个问题（图 31-10）。如果铸造修复体内有银汞合金或是复合树脂制作的核，龋坏的程度可能很难判断。当有可能所有的龋坏牙本质都需要被去除时，这时建议替换整个修复体。

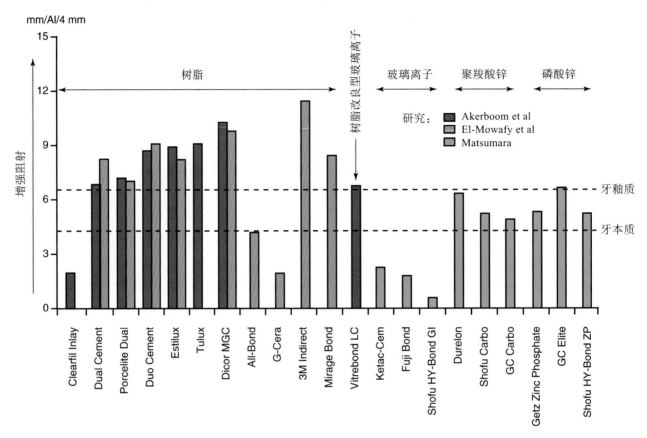

图 31-5 ▪ 粘固材料的阻射性。在 3 个体外实验中 [4-6]，研究人员比较了各种材质的粘固材料与铝的 X 线片表现。考虑到研究者使用的样本厚度不同，数据被标准化了。如果材料具有较低的阻射性，过量粘固材料将更难被检测到。此外，边缘缺口和复发性龋更难诊断

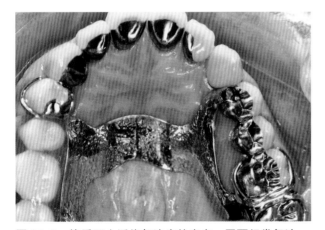

图 31-6 ▪ 接受了广泛修复治疗的患者，需要经常复诊

根面龋

　　发生在暴露根面的龋坏（图 31-11）对 50 岁以上的患者是一个严重的问题（这一年龄段的患者也是最常见的寻求固定修复治疗的患者）[16-18]。在经典的 Vipeholm 的研究中 [19]，根部龋坏占该年龄段患者新发龋坏的 50% 以上。根龋的发生率随着年龄的增长而上升 [20]。第三次全国健康和营养调查第一阶段的龋齿检查结果显示，22.5% 的有牙人群均患有根龋 [21]。根龋似乎与个体口腔菌斑指数以及唾液中的变形链球菌数量增多有关 [22]。与年龄相关的或是由药物或放射治疗导致的口腔干燥症被认为是猖獗龋的病因 [23-25]。其他的因素包括患者的经济状况、饮食、口腔卫生以及种族背景 [26]。只有当牙医和患者都竭尽全力时这个问题才能得以解决。主要的预防措施是饮食建议和氟化物治疗。治疗过程中常常需要使用大面积位于牙颈部的玻璃离子或是银汞修复体包裹住先前铸造修复体的边缘。这样的

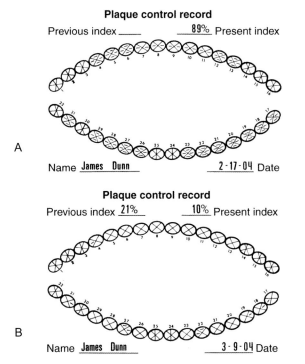

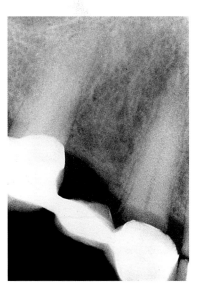

图 31-7 ■ A. 在初诊时填写菌斑控制记录，用于指导正确的口腔保健措施；B. 4 个指导周期后的牙斑控制记录。这位患者的菌斑水平有明显改善，可以开始治疗。牙菌斑控制水平需要在治疗后的阶段持续（修改自 Goldman HM, Cohen DW: Periodontal therapy, 5th ed. St. Louis, Mosby, 1973.）

图 31-8 ■ 在局部固定修复体下方未被发现的龋坏导致严重的并发症

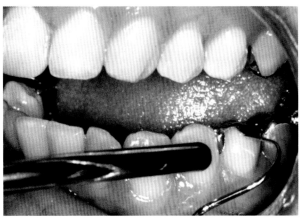

图 31-9 ■ 吹干牙齿有助于评估粘接后修复体边缘的完整性

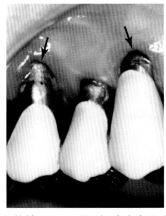

图 31-10 ■ 少数情况下，牙颈部玻璃离子或银汞合金修复体（箭头所示）可以延长之前放置的铸造修复体的使用寿命，并推迟复杂的修复体更换

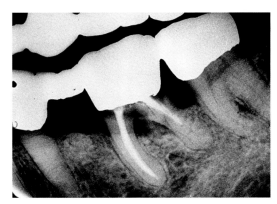

图 31-11 ■ 固定修复体下广泛的根面龋坏（由 Dr. J. Keene 提供）

修复体是很难就位的。但是，考虑到种种限制条件，在进行精密固定修复体的综合再治疗时仍然会优先选择它们。

牙周病

牙周病经常在固定修复体就位后发生，特别是当冠边缘位于龈下时[28-30]，或是当修复体外形不当时[31]。不合适的修复体会导致更加严重的炎症[32]

（图 31-12）。但是即使是完美的边缘也会发生牙周炎[33]。在复诊时，牙医应该特别警惕龈沟内出血，根分叉病变以及牙结石的形成，这些都是牙周病的早期表现。外形不合适的修复体应该修改外形或是重新制作。

咬合异常

在每一次复诊时，检查患者有无咬合异常的表现。应该询问患者有无任何不良习惯，比如磨牙症。对𬌗面的检查可以看到异常的磨损面（图 31-13）。特别要检查尖牙，因为这一区域的磨耗会很快导致其他区域的咬合干扰。如果咬合功能异常是牙齿磨损的原因，那么磨光面通常会首先出现在尖牙处，继而进展出现在其他牙齿。随着磨损的发展，

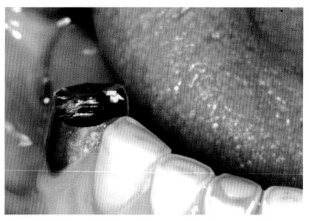

图 31-13 ▪ 如果一个铸造修复体不是根据神经肌肉和颞下颌控制设计的，那么大范围磨损可能会在短时间内出现

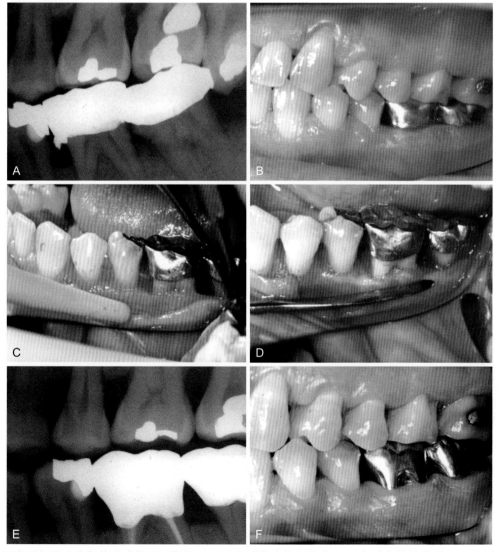

图 31-12 ▪ 不良局部固定修复体造成的牙周损伤。A. 不合适的边缘及轮廓；B. 在手术前的外观；C. 翻瓣后；D. 手术再成形牙龈的外观；E. 新铸造修复体的 X 线片；F. 更换修复体（由 Dr. C.L. Politis 提供）

其他的磨光面可能出现在切牙，之后广泛的咬合干扰会导致后牙出现磨光面。有人对牙齿松动度的异常以及肌肉和关节的疼痛进行了研究。标准的肌肉和关节触诊技术将会有所帮助（见第 1 章）。定期制作上、下颌相关联的诊断模型（图 31-14）并且与先前的记录进行比较，这样有利于监控咬合关系的变化并且开始正确的治疗。

少数患者可能对先前的咬合治疗反应不好，或是在固定修复治疗活跃期结束后一段时间重新开始功能异常的咬合运动。尽管分析潜在原因是更好的解决方法，但是在夜间使用咬合垫有时也会有帮助（图 31-15）。它的设计与第 4 章中提到的治疗错𬌗

畸形导致的神经肌肉症状的咬合装置是一样的。但是，这个装置只有在夜晚佩戴。如果患者主要问题是紧咬牙，牙医应该在前牙区域使用更薄的平板。

牙髓和根尖周健康

复诊的时候患者可能会描述在之前几个月出现的一个或多个疼痛的症状，这可能反映出基牙活力的丧失，应该仔细检查，之后才能制订恰当的治疗计划。

部分冠修复体的优点之一就是便于测定牙髓活力、监控牙髓健康状态（图 31-16），尽管牙冠完整的牙齿活力可以通过热诊进行评价。要想直接

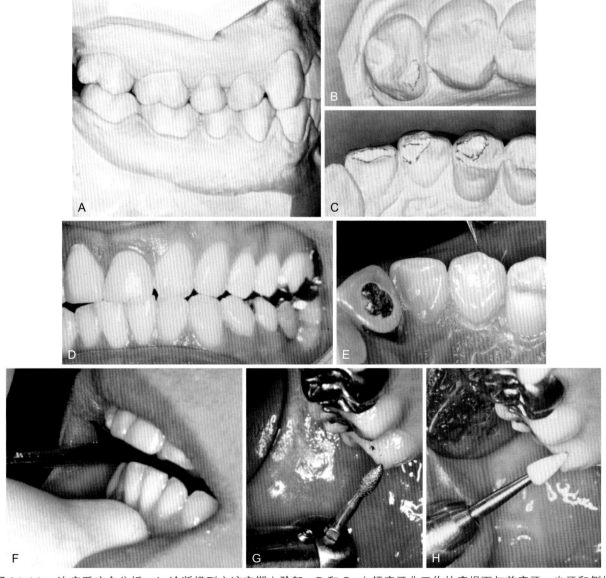

图 31-14 ▪ 治疗后咬合分析。A. 诊断模型应该定期上𬌗架；B 和 C. 上颌磨牙非工作的磨损面与前磨牙、尖牙和侧切牙的磨损相对应；D 和 E. 下颌侧方运动与观察到的磨损模式一致；F 和 G. 标记后，新检测到的干扰点能够轻易除去；H. 抛光调磨后的表面

通过患者对牙髓检测的反应得知牙髓的病理状态是困难的[34]。因此，应该结合其他临床数据，如患者的病史和检查做出结论。建议请牙体牙髓科医生会诊（图31-17）。影像学检查可以提供关于根尖病理变化的有用信息。使用固定修复体的牙齿应该每隔几年进行一次影像学检查。使用规范化摄片技术可以使牙医客观地比较先前拍摄的牙片和此次拍摄的牙片。尽管有的研究显示：根尖周疾病的发生率与固定修复体的使用有很高的关联程度[35, 36]，但是在其他人的研究中这个关联程度较低[30, 37, 38]。

急　诊

有时，患者会在常规复诊时间之间来医院急诊。但是，如果在治疗前仔细制订治疗计划、实施治疗措施的话，这种情况应该是很罕见的（尽管即使是最好的治疗下也会有问题出现）。医生应该指导患者注意自己口腔里的微小变化并且立即向医生汇报。比如说，在第一次发现烤瓷修复体表面的瓷层出现小面积剥脱的时候立即进行调磨和咬合的调整，这可以避免瓷层进一步的碎裂。全瓷冠容易

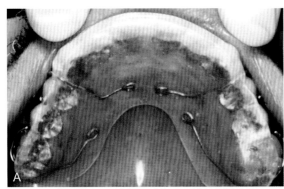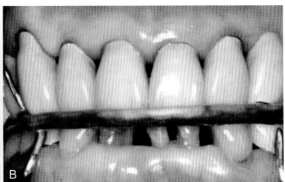

图31-15　■ A和B. 在广泛的固定修复治疗后，使用咬合装置是必要的，尤其是在患者使用瓷修复𬌗面或有磨牙症的时候

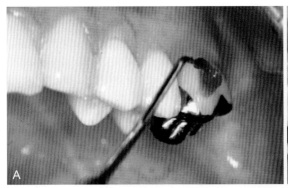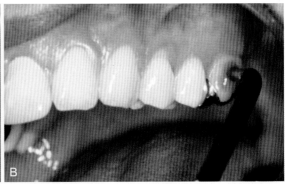

图31-16　■ A和B. 部分覆盖修复体的优势在于可以便捷地通过牙髓电活力测试仪评估牙髓活力

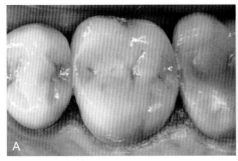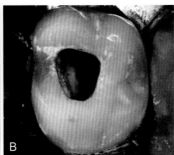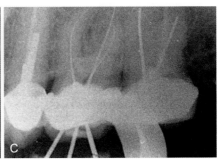

图31-17　■ 冠粘固之后的牙髓治疗。A. 有症状的烤瓷冠修复的上颌磨牙；B. 在冠上制备的开髓洞型；C. 牙髓治疗进行中（由Dr. D.A. Miller提供）

碎裂，碎裂后就需要重新制作（图 31-18）。因此，拖延修复体的修理可能会导致一笔很大的花销，这会使得重新制作一个新的修复体成为必须。

疼痛

以疼痛为主诉的患者应该询问他疼痛的部位、性质、严重程度、时间、起始因素。研究患者疼痛

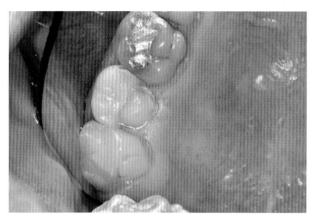

图 31-18 ■ 一个全瓷修复体碎裂的临床案例（由 Dr. D. Ketteman 提供）

加重、减缓或是改变的因素并开始对应的治疗措施（见第 3 章）。

尽管大多数的口腔疼痛都是牙髓来源的，但是医生并不能盲目判断。应该进行仔细的检查。在困难或是可疑的情况下，诊断应该由合适的专科医生来确定。

如果患者有一些经过牙体牙髓治疗的牙齿进行了桩核冠修复，根折的可能性应该被考虑到，特别是对于那些本身强度较低的牙齿。因为经过了牙体牙髓治疗又使用了过粗的长度不合适的桩导致它们的强度减弱。如果牙齿发生根折，牙齿基本上就不可避免地要拔除。这将使得后续的治疗变得复杂，特别是当折断的牙齿同时还是固定修复体的基牙时（图 31-19）。如果牙折的牙齿没有进行过牙体牙髓治疗，那么可以通过序列的咬诊加载压力在每一个牙尖上进行确定（图 31-20）。压力释放时候的疼痛是由 A δ 神经纤维传导的神经信号，这提示根折的发生。也有人报道可以通过复杂的电活力测试判断牙齿是否发生折断[39]。

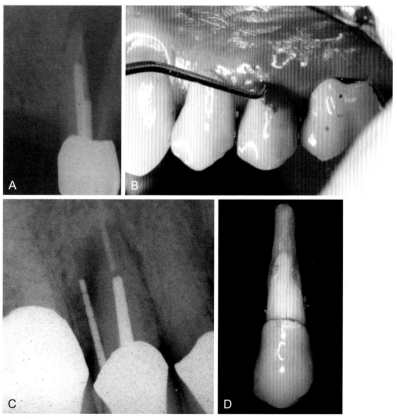

图 31-19 ■ A. 如果一个可摘局部义齿的基牙牙根纵折，那么该基牙必须拔除；B 和 C. 纵折导致的牙周损伤；D. 拔除后根折线清晰可见（由 Dr. D.A. Miller 提供）

基牙固位体松动

患者自己很难察觉固位体的松动（图31-21），特别是当固定修复体是由多颗基牙支撑的时候。患者可能会感觉到口腔异味而不是感觉到牙齿的动度。

除非使用合适的器械，否则想要完整地移除修复体进行再粘接经常是不可能做到的。在图31-22～图31-24的图中显示了最新研究出的可以成功完整去除修复体的装置，但是价格昂贵。图31-25中

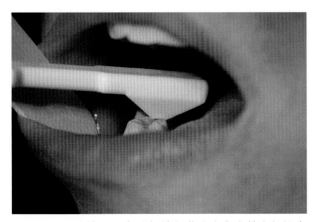

图31-20 ■ 咬棒可以有选择地加载咬合力在某个怀疑有根折的牙尖上。释放时有疼痛感表示有根折

的装置不那么可靠并且对于患者来说可能非常恐惧并且不舒适。有的时候，使用止血钳或是专门的去冠钳（Trial Crown Remover, Hu-Friedy Mfg. Co.）可以成功（烤瓷冠外部应该首先使用自凝丙烯酸树脂覆盖来防止崩瓷或是碎裂）。推荐使用超声刮治器的工作尖处理修复体，因为延长超声震动的时间可以降低冠修复体的固位力[40]。在某些特殊情况下，使用强效粘接树脂[41]去除牙冠和固定修复体是有效的[42]（图31-26）。当试图去除一个粘接非常牢固的修复体时，牙医必须要非常小心。除非施力方向与冠脱位方向一致，否则基牙可能会折断或是松脱。固位体的松动经常说明牙体预备不足、粘接技术差或是龋坏。在这种情况下，牙齿需要重新预备并且重新制作修复体。将修复体分割比起完整将其取下常常是最好的方法（图31-27）。

断裂的连接体

一个焊接不适当的连接体可能在功能性负荷下折断（图31-28）。根据固定修复体不同的设计和位置，疼痛程度也有所不同。因为负荷不再由基牙之间的部分分担，额外的力量就传递到基牙上，并且牙周膜韧带超载后的不适感可能会将医生的关

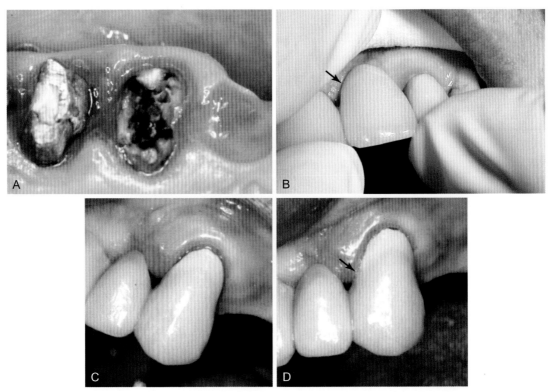

图31-21 ■ A.固位体松动而没有被发现可能导致严重的牙齿破坏；B.当外力从咬合方向上施加时，固位体松动偶尔会被直接观察到（箭头所示）。气枪喷少量水到牙颈部区域（C），如果施加压力时出现气泡则可以确诊（D）

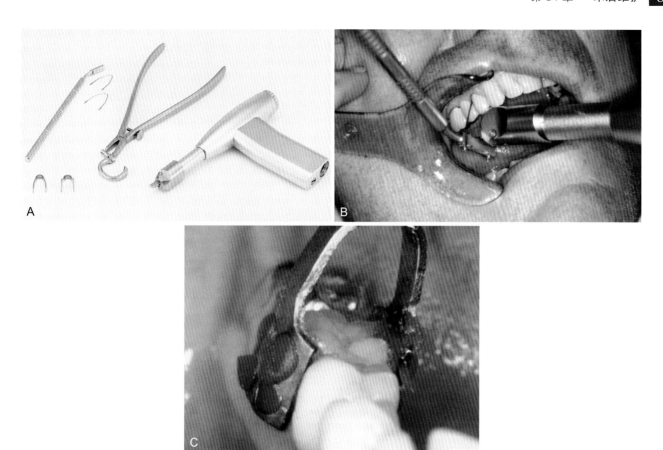

图 31-22 ■ CORONAflex 冠移除装置。这是一个空气驱动装置，可以通过 KaVo MULTIflex 配对器连接到标准牙科手机软管。冠移除装置在尖端传递一个可控的低幅度的力量。该设备对局部固定修复体表现良好，且患者容易接受。A. 该套件包含卡钳、用于从固定局部修复体下面穿过并连接一个手柄的线圈和一个带黏性的钳子用于抓紧单冠。目的是在基牙的长轴上传递力量；B. 线圈在连接体下穿过。冠移除装置的尖端放置在柄上，从空气阀上松开示指可以激活力量；C. 带黏性的钳子附有一个凝复树脂用于移除单冠（A 和 C. 由 KaVo Dental, Charlotte, North Carolina 提供）

注点吸引从而远离其真正有问题的地方。如果基牙有很好的骨支持和微小的动度，连接体的折断在临床上可能是非常难以检测到的。楔子有时可以分开固定修复体的组成部件用于辅助诊断。

崩瓷

烤瓷修复体的机械损伤并不少见（图 31-29）。这通常与支架设计问题、不恰当的实验室程序、过度咬合或是创伤有关（比如，车祸或是运动意外）。全瓷冠过度使用后同样容易破碎（图 31-30）。

如果崩瓷发生在一个尚让人满意的多单位的修复体上，那么可以尝试修复而不是重新制作，这样可以节省患者的时间、金钱、减少患者的不适。当碎裂瓷块没有丢失并且碎裂的区域只有很少或是没有功能性的咬合负荷时，可以使用瓷修复系统将碎裂的瓷块重新粘接在原位，配合使用硅烷偶联剂或 4-META 可以提高丙烯酸或是复合树脂的粘接力[43-46]。然而，这种粘接方式的强度会随着温度的变化[47]和长期水的作用而降低[48]。这种修复的好处被认为是暂时的，但是周期性地进行修复要优于拆除并且重新制作一个复杂固定修复体。在其他情况下，碎裂的区域可以通过在金属支架上进行机械切割再使用复合树脂修复[49]。同样在进行这些修复时推荐使用硅烷偶联剂。一个为了填补破损修复体而制作的烤瓷修复体有时是更长久的修复。这种技术在桥体而不是基牙固位体折断时较为适用。进行适当的设计需要有一些技巧[50, 51]。这种修复方法最为常见的困难就是在准备时削弱了连接体的强度，增加了随后修复体折断的风险（图 31-32）。

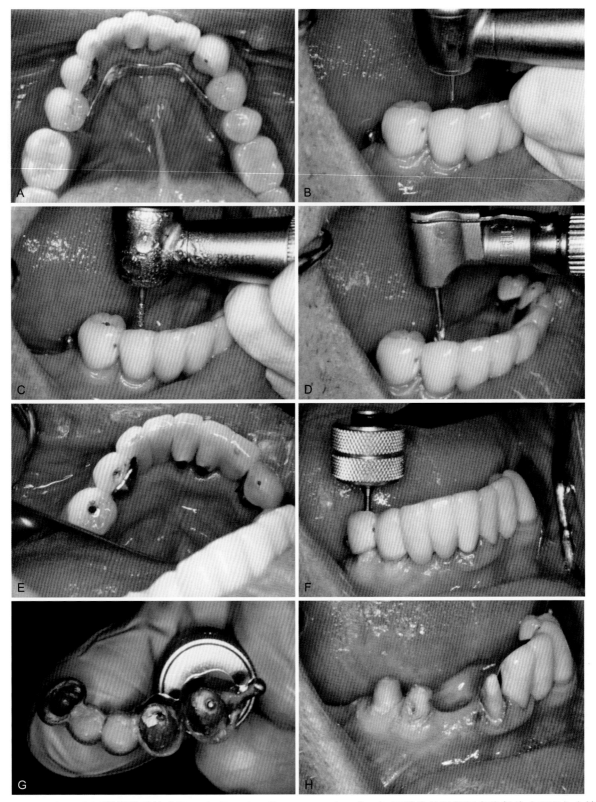

图 31-23 ■ Metalift 冠桥拆除系统（Classic Practice Resources, Inc.）。A. 五单位的局部固定修复体（FDP）支持一个可摘局部义齿。前部的基牙（右下颌中切牙）松动；后部基牙（双侧右下颌前磨牙）粘接稳固；B. 为了接触到每个基牙上的金属，使用金刚砂车针钻通陶瓷；C. 使用 1 号圆柱形车针穿透金属，在每个基牙上形成一个引导通道；D. 特殊的车针被插入引导孔；E. 孔应该正好穿透金属，就像粘固剂所指示的那样；F. Metalift 的器械穿通两个冠，打破粘固剂的封闭。固定局部修复体被折除（G），并且如果基牙是令人满意的，就像图（H）所示那样，它就可以被再次粘固继续使用。制造商提供可以封闭殆面引导孔的螺纹栓体。为了促进复原，栓体也可以在粘固前与冠组合（由 Dr. R.D. Westerman 提供）

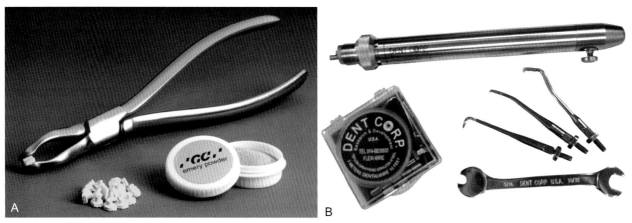

图 31-24 ■ 拆冠装置。A.GC 牙钳。这个装置经过特殊的磨削处理，在末端形成一个用于抓牢冠或局部固定修复体的小尖，可以沿长轴传递脱位力。可用金刚砂粉末来增强牙钳的夹持作用；B. 简易气动式冠桥拆除器 II。压缩空气可以通过该装置传至一个可控、可调节的力以拆除修复体（A. 由 GC America, Inc, Alsip, Illinois 提供；B. 由 Dent Corp Research and Development, White Plains, New York 提供）

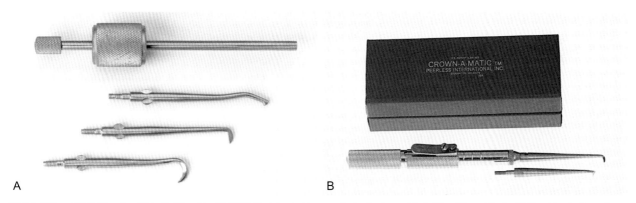

图 31-25 ■ 拆冠器。A. 反向作用；B. 弹簧激活 (A. 由 Henry Schein Inc, Melville, New York 提供；B. 由 Peerless International Inc, North Easton, Massachusetts 提供）

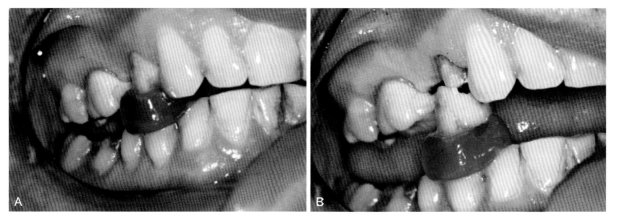

图 31-26 ■ Richwil 冠桥拆除器（Almore International, Inc., Portland, Oregon）。这种粘接树脂片在温水中经过 1~2 min 软化，并且医生会指示患者咬住它。A. 制造商推荐系一段牙线在树脂片上，防止吸入。树脂是经过水冷却的。剧烈的张口动作会去除冠修复体（B），需要小心避免去除对颌的修复体

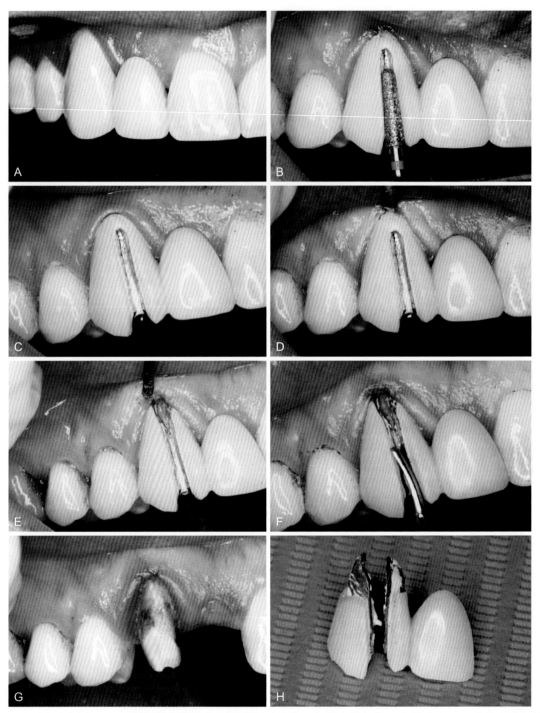

图 31-27 ▪ 通过切割拆除一个已有的冠修复体。A. 这个悬臂式的局部固定修复体因为美观和牙周的原因必须被更换；B. 该修复体被仔细切割，最初的切割通过了陶瓷到达金属表面。在唇侧和切端这样做是最容易的；C. 目标是切割金属到达粘固剂层，并沿着粘固剂到达牙龈边缘。牙龈被一个装置拉开避免损伤（D），冠被仔细切割至牙龈边缘（E）；F. 一种合适的器械（例如，粘固剂的调刀或无菌的螺丝刀）被放置在切口并轻轻转动，使冠分成两半。有可能需要切割部分舌面，以便于进行这个步骤；G. 基牙。额外的切端必须预备；在切缘的凹槽是没有意义的；H. 拆除的修复体

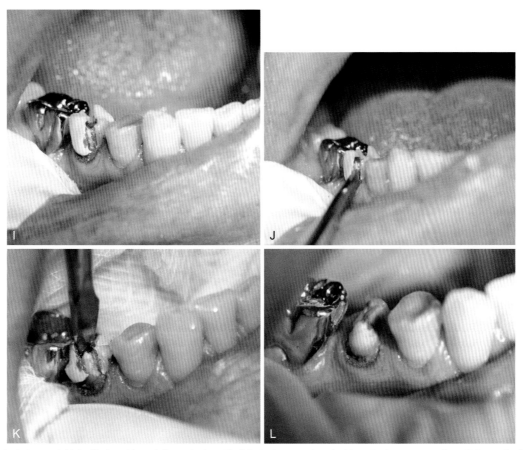

图 31-27（续）▪ I. 在缺损烤瓷冠的近中颊面和殆面处进行切割。一个牙挺被用来分开牙冠，先是从颊面（J），然后是殆面（K）。注意用纱布包裹任何可能掉落的金属 – 陶瓷碎片。L. 在拆除冠时，对剩余的牙体组织进行评估，进一步进行修改（A~H. 由 Dr. D.H. Ward 提供）

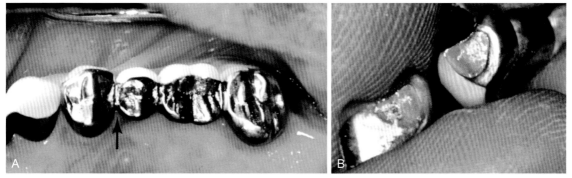

图 31-28 ▪ A. 四单位的局部固定修复体的焊接连接体在使用过程中折断；B. 焊接空隙过于狭窄，导致连接体不完整，并最终导致临床失败。在折断之后形成的 2 个悬臂桥体组成的长杠杆臂会对牙髓产生刺激

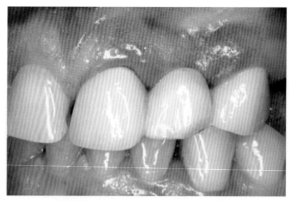

图 31-29 ▪ 上颌侧切牙烤瓷桥体的切缘已经折断

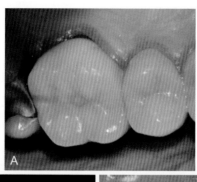

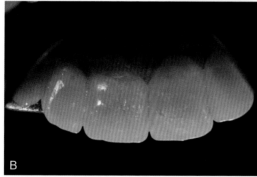

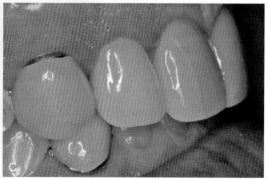

图 31-30 ▪ A. 在这个一体的氧化锆磨牙冠修复体上，一个裂纹从中央窝延伸至近中舌侧表面；B. 在两颗中切牙舌侧氧化锆饰瓷表面出现裂缝。这些冠修复体在损坏之前已经使用了大约 7 年；C. 受到挤压的二硅酸锂冠修复体折断（A~C. 由 Dr. D. Ketteman 提供）

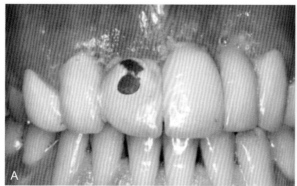

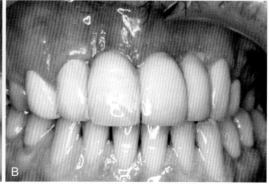

图 31-31 ▪ 有时，修复一个破损的烤瓷冠比起重新制作一个新的修复体有很多优势。A. 一个广泛修复体的中切牙桥体发生崩瓷；B. 对瓷面进行酸蚀后使用树脂修复系统进行修复

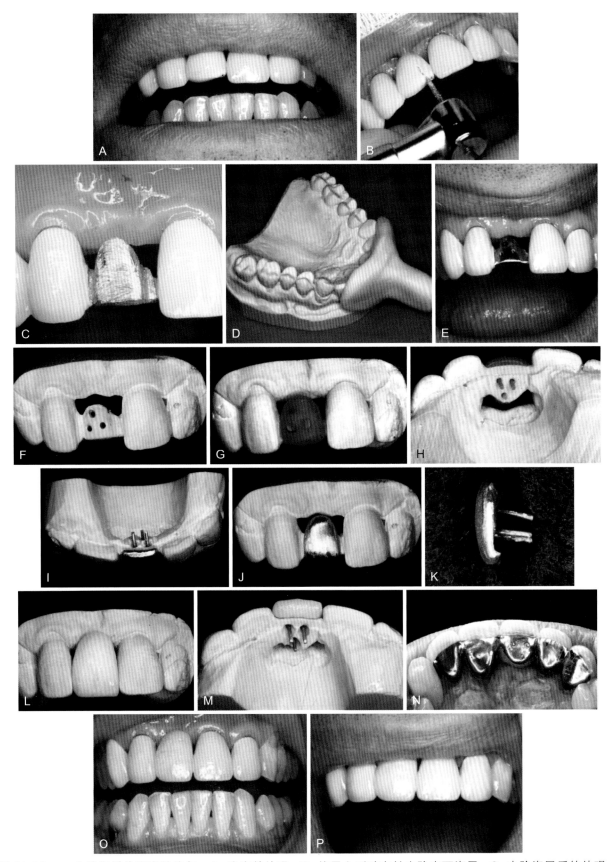

图 31-32 ▪ 一个烤瓷桥体崩瓷的修复。A. 治疗前外观；B. 使用金刚砂车针去除表面瓷层；C. 去除瓷层后的外观；D. 特殊的印模托盘；E. 在下部结构上打孔；F. 灌注下部结构的模型；G 和 H. 在表面铺一薄层蜡。注意所使用的塑胶钉子 (H)；I. 表层金属的铸造；J. 正面观；K. 邻面观；L. 表面加瓷后的正面观；M. 烧结后的舌侧观；N. 粘接后外观；O 和 P. 修复完成（由 Dr. A.G. Gegauff 提供）

再治疗

固定修复体并不是永久的，但是，如果菌斑去除做的比较好，患者配合性好并且对疾病有中等或者中等偏上的抵抗力，一个设计良好并且铸造良好的修复体可以使用很多年。如果护理不够、忽视修复体的保养，那么即使是最好的修复体也可能很快损坏（图 31-33）。对于抵抗力特别强的人来说有的时候即使是明显缺陷的修复体也可以使用很长的时间（图 31-34）。

然而，在某些阶段，再治疗是必须的。是否进行再治疗主要取决于它是否是正在进行的综合治疗的一部分，或者存在的修复体是否经受了常年的忽视。

有计划的再治疗

在治疗计划的最初阶段，应考虑未来对再治疗的需求。这可能需要综合考虑，因为准确预测未来会发生的牙科疾病是很困难的。然而，有时一个义齿的设计会考虑到去适应不确定的基牙的最终损坏情况（图 31-35）。有远见的话，在固定修复体上就可以设计修复体的轮廓以适应未来由于远端基牙丧失而需要的可摘局部义齿。同样，为了未来的𬌗支托的设计可以故意在牙体预备时更多地降低咬合，以及使用金属𬌗面。而且，如果预计未来一个非刚性（鸠尾状）的支托可以简化未来的再治疗，那么邻面洞型可以有助于增加金属的厚度（图 31-35）。

当牙体预备比较保守、预备边缘位于龈上以及使用较简单的固定修复体设计，同时菌斑控制以及随诊都坚持执行的时候，随后的再治疗以及损坏的修复体的替换可以预见。

固定修复体治疗计划成功的关键（见第 3 章）在于预见未来修复失败的可能性。理想状态下，修复体的设计应该为未来可以较简便地改变治疗计划留有余地。

忽视

治疗一个被忽视的大固定修复体要困难的多。要想成功地进行长期费用很高的治疗操作需要大量的专业知识。专业治疗几乎是必须的并且经常包括控制基牙的松动度、增加缺牙区可摘义齿的支持力以及创造一个更好的应力分布。

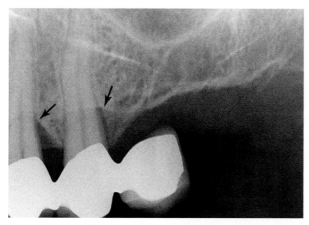

图 31-33 ▪ 在使用这个固定局部修复体之后的 2 年内出现了骨缺损（箭头所示）（由 Dr. J. Keene. 提供）

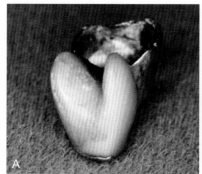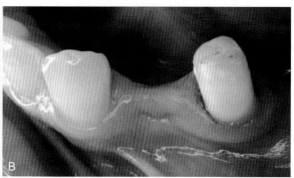

图 31-34 ▪ A. 不应该使用鞍式的桥体，因为这种桥体不易于菌斑控制。然而，图中的这一固定局部修复体使用了 35 年的时间；B. 尽管桥体设计不佳，牙龈并没有出现明显的溃烂表现。这一病例说明了因为宿主抵抗力差异导致的组织反应的可变性

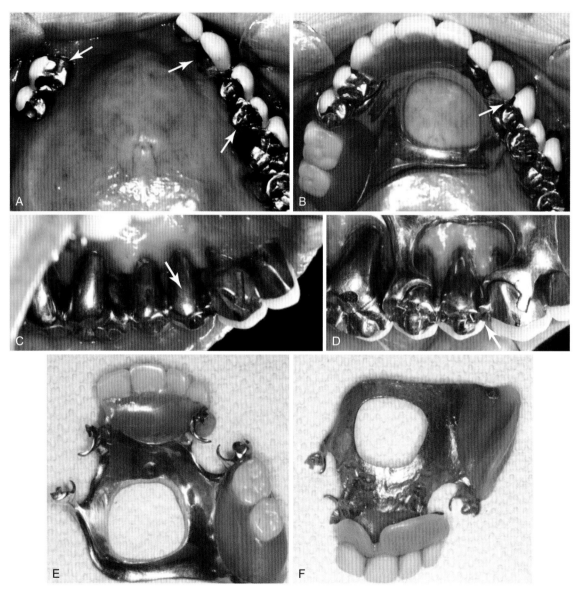

图 31-35 ■ 对未来修复需要的预期。A. 牙周炎患者修复 4 年后的牙弓外观。制作了 3 个冠内支托凹来支持 1 个可摘局部义齿（RDP）；B. 另外设计一个支托（箭头）作为非刚性的连接体用于固定左侧上颌的修复体。这个支托与其他支托平行，因此可以为未来支持一个改良的或是新的可摘局部义齿服务；C. 前磨牙的舌面设计具有一个适当的外形曲线（箭头所示）以便于适应这样一个修复体；D. RDP 就位，注意第三个支托凹（箭头所示）；E 和 F. RDP 的内、外侧面观。使用的是 IV 型黄金，这使得通过焊接技术增加小的连接体相对容易

治疗结果

这里展示了一些治疗的结果，包括适当的随访文件，在某些病例持续了很多年。这些治疗展示了成功的治疗方法，这与本部分所讨论的治疗原则相符。

- 治疗 I（图 31-36）：简单铸造修复体
- 治疗 II（图 31-37）：单个铸造修复体
- 治疗 III（图 31-38）：简单固定局部修复体
- 治疗 IV（图 31-39）：使用固定修复体和可摘义齿进行全口咬合重建
- 治疗 V（图 31-40）：广泛的固定修复治疗
- 治疗 VI（图 31-41）：广泛的固定和可摘修复治疗
- 治疗 VII（图 31-42）：预测未来治疗需求
- 治疗 VIII（图 31-43）：使用固定修复体和可摘义齿进行综合咬合重建治疗的长期评估
- 治疗 IX（图 31-44）：使用固定修复体进行综合咬合重建治疗的长期评估
- 治疗 X（图 31-45）：牙周炎患者的综合咬合重建治疗的长期评估
- 治疗 XI（图 31-46）：固定修复体的长期评估

总　结

有序有效的术后护理是保证固定修复体最佳寿命和修复成功的关键。无论粘接的修复体设计、制作和就位得多么精巧，如果被遗忘或是被忽视很容易失败。修复过的牙齿比起健康没有进行过修复的牙齿，需要更加认真的进行菌斑控制和保持。同样地，固定修复体也需要更多的护理和关注。

积极治疗阶段结束后常见的并发症，包括龋齿、牙周问题、牙髓问题、固位体松动、崩瓷和根折[52, 53]。如果可能的话，牙医应该预先判断患者的长期预后和治疗需要，并且根据这些进行治疗计划的设计。有时，固定修复体的设计是为了实现并且简化未来的再治疗。但是，即使是对最有经验和天赋的临床医生来说，预料到所有的偶然性和并发症也是不可能的。患者必须在治疗开始前就理解固定义齿修复学的局限性。

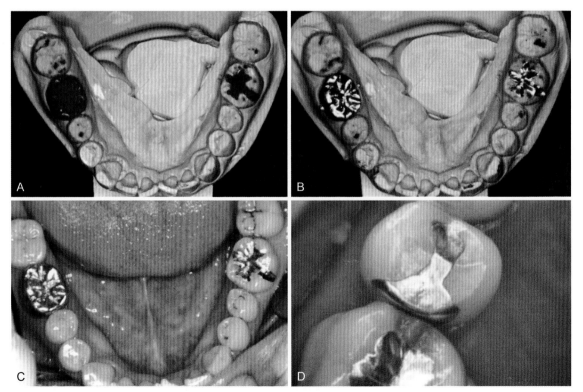

图 31-36　▪　简单铸造修复体（治疗案例 I）：分别使用一个全冠和嵌体来修复第一磨牙。A. 蜡模；B. 铸造修复体就位、调整的临床评估；C. 粘接修复体；D. 这个邻𬌗面冠内铸造修复体使用了 66 年

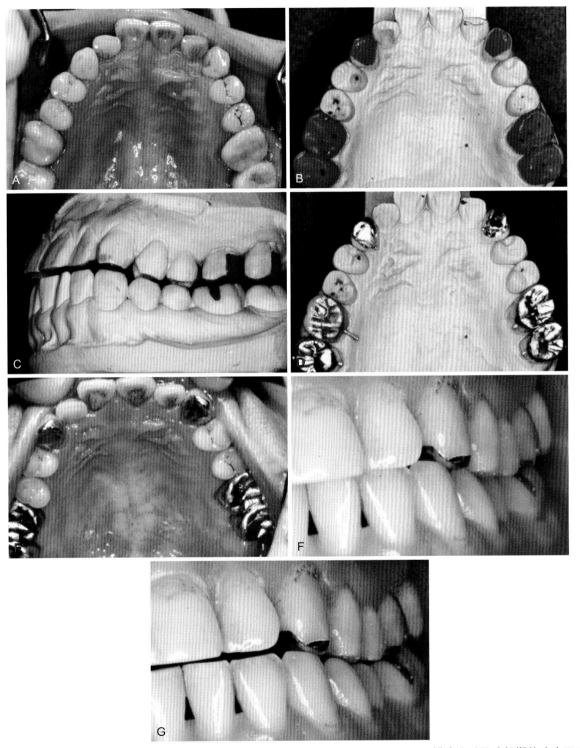

图 31-37 ■ 单个铸造修复体（治疗案例Ⅱ）重建了尖牙引导和功能性的咬合。A. 因为错殆畸形导致长期的咬合运动功能异常，从而出现广泛的前牙磨耗；B. 用蜡形成前牙针道固位冠和磨牙铸造修复体；C. 重建前牙引导和后牙咬合。铸造修复体就位和调整（D），进行临床评估（E）；F. 建立了一个正常的尖牙关系；G. 偏侧咀嚼工作侧

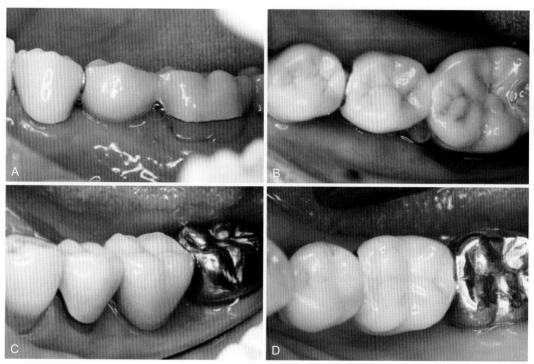

图 31-38 ▪ 简单的局部固定修复体（FDP；治疗案例Ⅲ）长期随访，这些小的局部固定修复体仍然正常行使功能。A 和 B. 7 年随访时外观；C 和 D. 13 年随访时外观

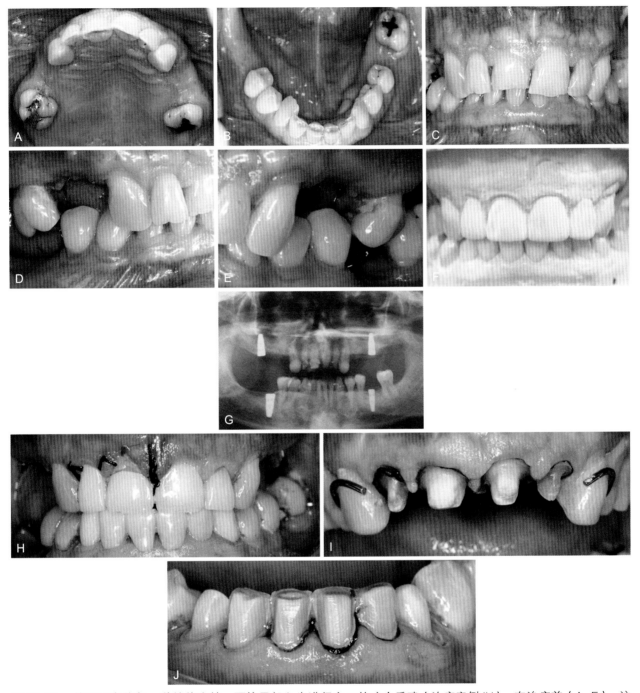

图 31-39 ▪ 使用固定修复、种植体支持、可摘局部义齿进行全口的咬合重建（治疗案例 IV）。在治疗前（A~E）：注意相反的笑线弧度以及上颌中切牙牙龈高度的不一致。上颌第一磨牙有根分叉病变以及牙槽骨丧失，预后不佳。A 和 B. 𬌗面观；C. 正面观；D 和 E. 牙尖交错𬌗面观。在治疗过程中：F. 诊断蜡型；G. 口腔种植体被植入来修复下颌牙弓以及为上颌可摘局部义齿提供固位和支持；H. 通过牙周手术来纠正牙龈组织高度；I 和 J. 前牙预备进行固定修复

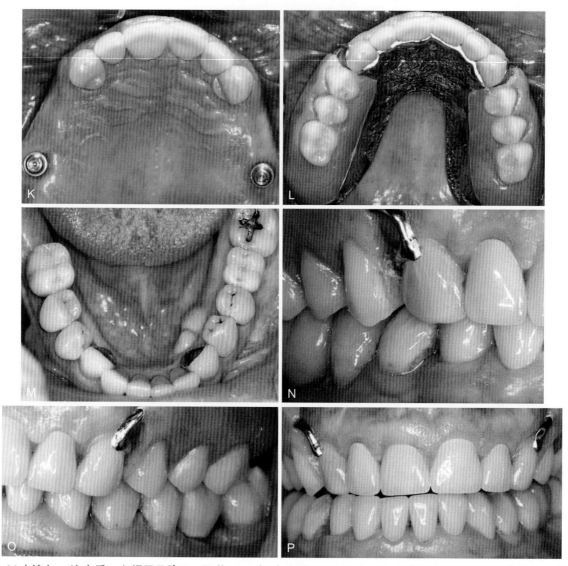

图 31-39（续） ▪ 治疗后：上颌牙弓殆面。不戴 RDP（K）和戴 RDP（L）；M. 修复后的下颌牙弓的殆面观。最大牙尖交错殆：右侧（N）和左侧（O）镜面观以及正面观（P）（由 Dr. B.A. Purcell 提供）

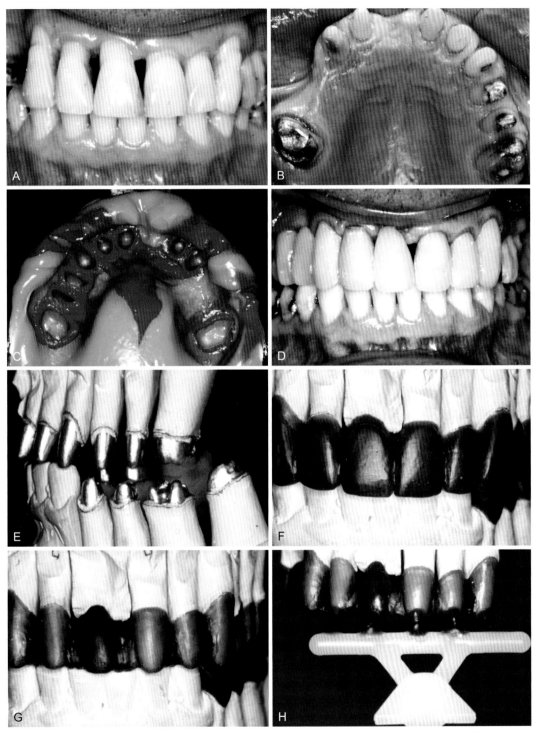

图 31-40 ■ 复杂的固定修复治疗（治疗案例Ⅴ）：使用固定修复体修复晚期牙周病患牙。A. 治疗前，患者要求拔除右上颌切牙，手术治疗牙周损伤；B. 上颌牙齿牙体预备，烤瓷冠修复；C. 可逆的水解胶体印模材料；D. 过渡性修复体；E. 终模型；F. 蜡型的解剖外形；G. 回切一部分蜡型用于瓷层空间；H. 蜡型与铸道连接

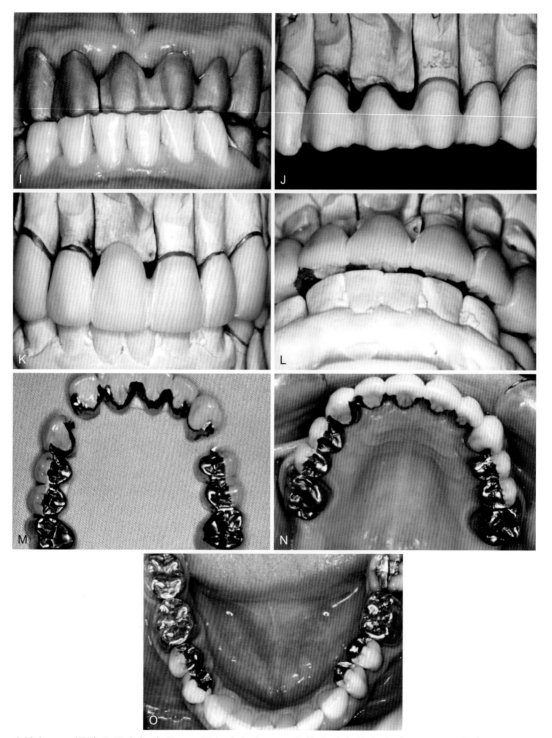

图 31-40（续）▪ I. 评估金属支架外观；J. 添加遮色瓷；K. 在体瓷阶段的陶瓷外观；L. 正中𬌗接触在金属表面；M. 粘固前抛光修复体。复杂的修复体通过冠内附着体分段连接，N 和 O. 粘固修复体（由 Dr. M.T. Padilla 提供）

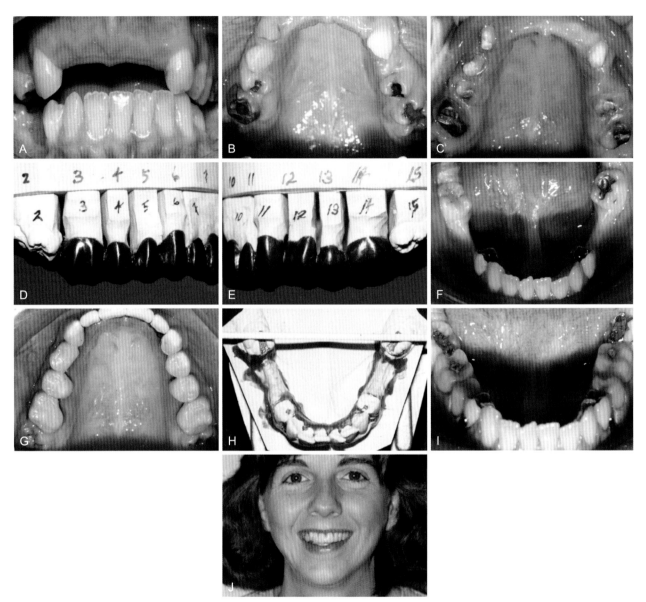

图 31-41 ■ 复杂的固定和可摘联合修复治疗（治疗案例 VI）。患者缺失上颌前牙（A）以及下颌后牙（B）。从正中关系位到最大牙尖交错位，下颌有明显的滑动。这个患者联合使用固定和可摘义齿修复；C. 上颌牙齿进行牙体预备，基础的修复体就位；D 和 E. 上颌牙齿用蜡形成解剖外形；F 和 G. 全冠修复体；H. 下颌可摘局部义齿（RDP）支架在铸造前的终模型。一个旋转的就位道被用来保证第二磨牙的近中倒凹；I. 完成的下颌 RDP。银汞合金的止点被放置在第一磨牙来避免人工牙的早期磨耗；J. 治疗结束后照片

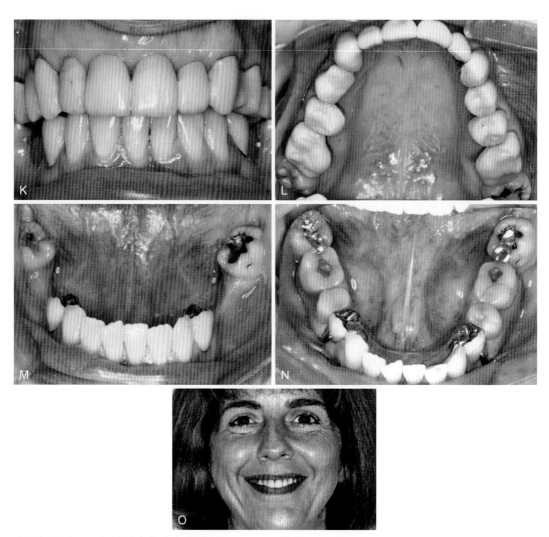

图 31-41（续） K~O. 13 年后的患者（由 Dr. J. A. Hollowy 提供）

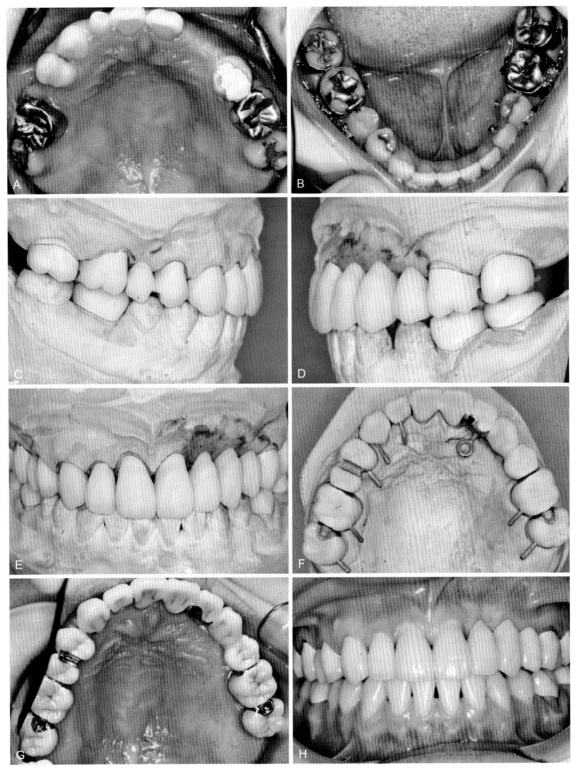

图 31-42 ▪ 未来治疗需要的预期（治疗方案 VII）。治疗前上颌牙照片（A）和下颌牙照片（B）。瓷层烧制时的照片：
颊侧观（C 和 D）以及唇侧观（E）；F. 临床评估前的𬌗面观；G. 临床评估时的𬌗面观。注意为了适应未来多种可摘
局部义齿设计的𬌗支托的位置。一个冠内支托（燕尾状）被设计在左侧侧切牙上。使用复合树脂充填，在需要的时候
方便去除；H. 治疗完成时的照片

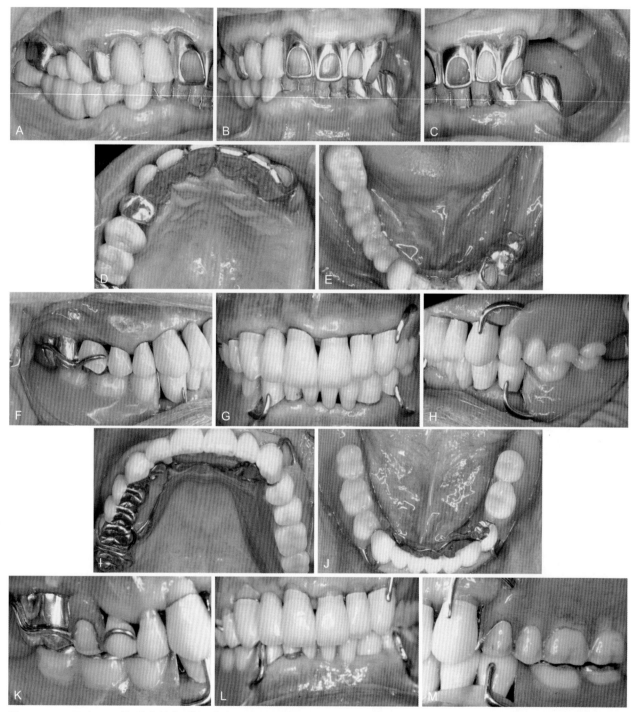

图 31-43 ■ 固定、可摘联合修复进行咬合重建的远期评价（治疗方案Ⅷ）。患者有多处修复体失败严重影响功能。A~E. 术前照。F~J. 术后照。条件许可时，使用 I 杆减少卡环暴露，需注意的是，广泛应用金属𬌗面。当为修复体设计合理的冠根比例时，咬合和前牙切导必须仔细调整

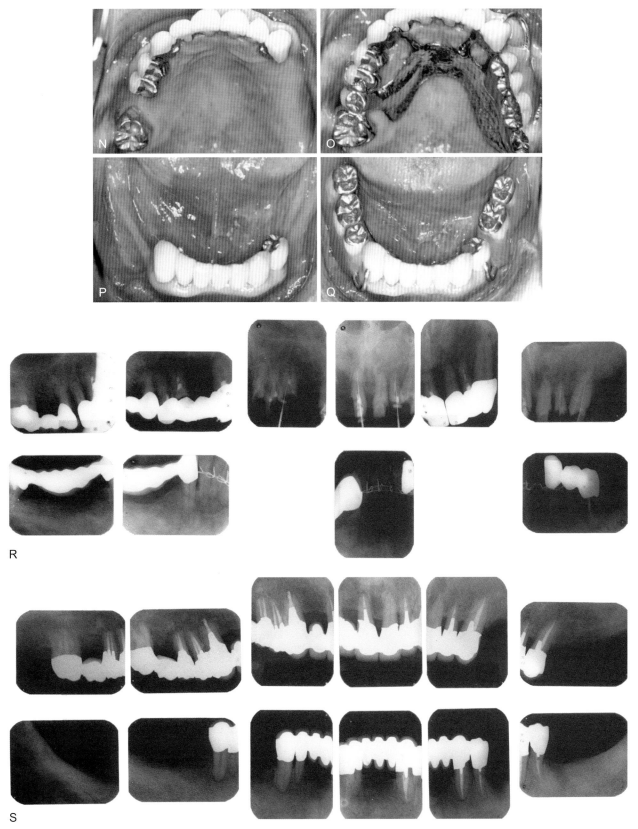

图 31-43（续） ▪ K~Q. 随访 17 年照片。注意上颌尖牙缺失，通过充填复合树脂将目前固位体修改为一个桥体。随着时间推移，需要额外进行牙髓治疗；R. 术前 X 线片；S. 术后 X 线片

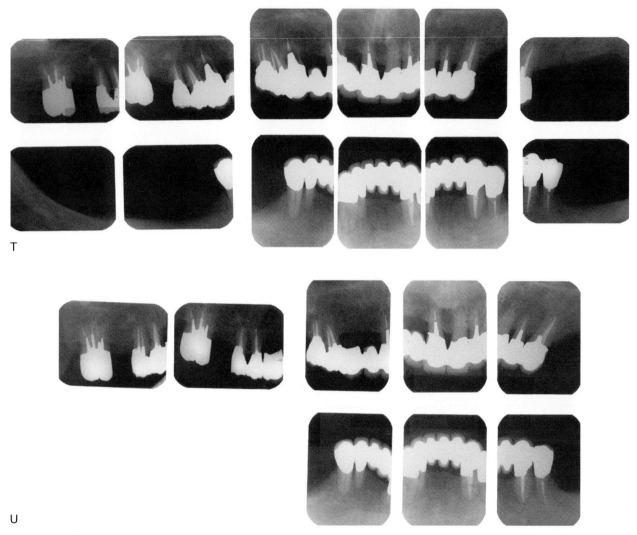

T

U

图 31-43（续） ▪ T. 术后 8 年 X 线片；U. 术后 17 年 X 线片。制作一个固定局部义齿（FDP）修复缺失的右上第一磨牙，用右上第一、第二前磨牙和右上第二磨牙做基牙。牙体预备的锥度很小，修复体固位良好。10 年之后，右上第二磨牙出现了移位，FDP 损坏，这可能是因为可摘局部义齿（RDP）导致的额外咬合负荷。右上第二磨牙和桥体均被去除，进行牙髓治疗，制作一个新的冠修复体，并且右上第一磨牙桥体被并入一个新的可摘局部义齿。右上尖牙由于牙内吸收和龋坏被拔除。最初牙齿变色，但是病损不活跃，并且 8 年后，完成保留的这颗牙失败了

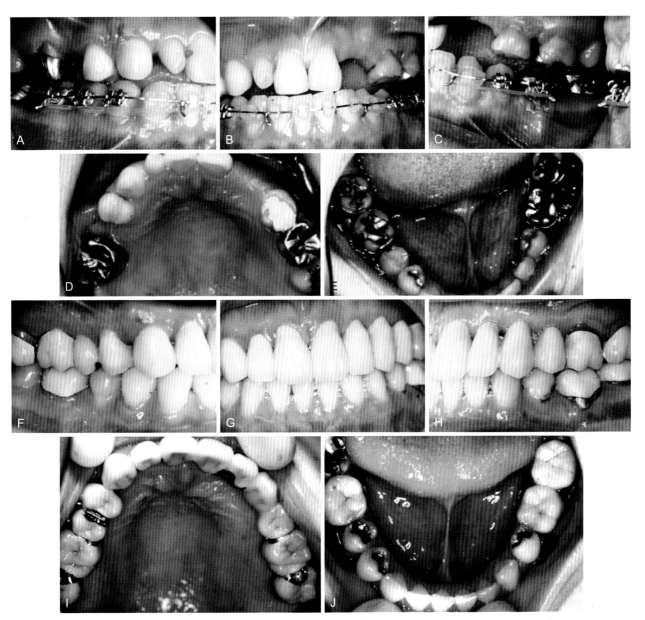

图 31-44 ▪ （治疗案例 IX）中患者的固定修复体综合治疗的长期随访。A~E. 术前照片；F~J. 术后照片

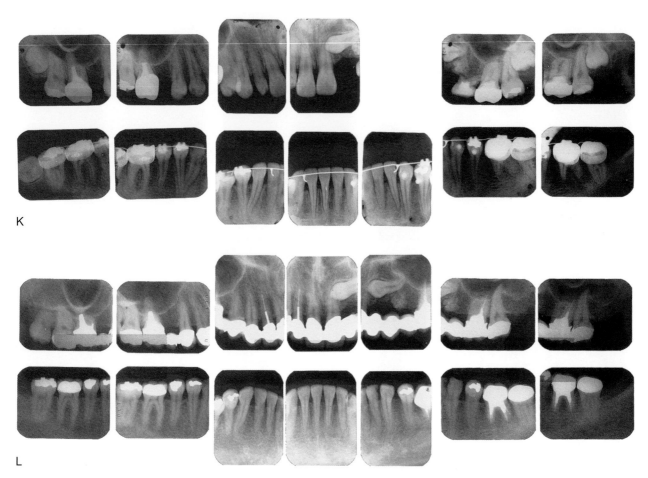

图31-44（续）▪ K. 术前X线片；L. 术后14年X线片。如果固定修复体被仔细地设计并且患者合作、保持很好的菌斑控制，那么固定修复体可以使用很长时间。在16年后的今天，这些修复体仍然在提供很好的美学和功能。注意对阻生的尖牙并没有任何处理。最初，患者只有双侧第一磨牙有后牙引导。在固定修复治疗之前，左侧牙龈进行了移植。14年后，所有的牙齿都稳固没有任何临床上明显的松动，并且前牙引导部件没有表现出可见的磨耗。骨水平没有显著的改变，然而从X线片上看骨密度略有上升。对咬合的精细调整，特别是对前牙引导部件的调节，有助于治疗的长期成功。术后14年的X线片没有任何咬合创伤的症状。同样的，注意牙髓治疗的3颗磨牙都有很大的开髓洞型。这样的牙齿预后不良，容易折断，但是并没有牙折发生。这提示我们在治疗开始以及定期复诊时精确的、最优化的殆力分布的重要性。每6个月进行一次复诊

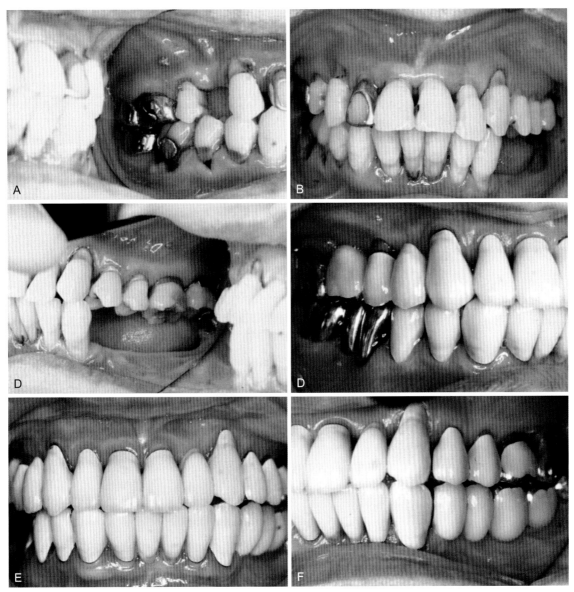

图 31-45 ▪ 一例严重牙周炎牙列的综合咬合重建（治疗案例 X）。A~C. 术前照片；D~F. 术后 14 年照片。在最初讨论一个有严重牙周炎患者的广泛治疗计划时，存在很多风险和失败的可能性，这必须让各方当事人完全理解。这个极其复杂的咬合复原直到今天还在使用中。一丝不苟的设计和定期的复诊，结合杰出的家庭护理，使得这个患者在之后的 14 年咬合功能得到提升。患者依据复诊卡和自身的主动性，在 1 个月后以及之后的每 3 个月进行一次复诊。在第 14 年评估的时候，右上第二前磨牙没有附着龈、几乎没有骨支持，但是并没有形成牙周袋。最初，医生预期这颗牙会是第一颗丧失的牙齿。右上第二前磨牙与右上中切牙的共同缺失将使得一个可摘局部义齿或是种植体支持的固定局部义齿成为必须。𬌗支托、倒凹以及导平面被设计添加到最初的修复体以便于应对这样的失败可能。在超过 14 年后，义齿仍然令人满意地行使着功能。前牙引导装置开始出现一些磨耗。在复诊的过程中，无论后牙的哪一个地方在侧方运动过程中出现了接触都会被消除，这是持续的咬合调整的一部分。仔细地调控咬合力的分布是这个非常复杂的重建病例长期成功的原因

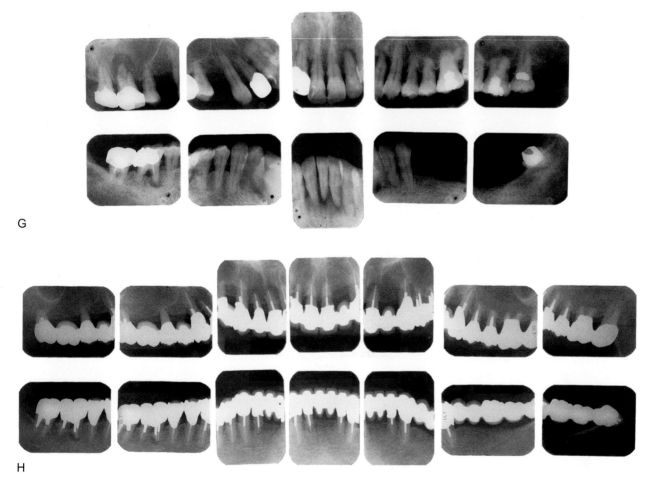

G

H

图31-45（续）▪ G. 术前X线片；H. 术后14年X线片。这个患者起初准备进行完整的上、下颌义齿制作。在修复治疗之前，先进行牙周治疗。治疗包括上、下颌改良的Widman翻瓣术。左上第一磨牙的牙根截除术，以及右下第一磨牙的半切术，这将造成2个前磨牙形状的修复体。使用严重倾斜的左下第三磨牙作为唯一基牙来支持一个很长跨度的桥体成为这个治疗长期成功的潜在风险，并且这颗牙齿未来缺失如何修复也要考虑到修复体的设计中。另一个风险是右上第三磨牙的牙根结构，是一个很小的、融合的牙根。这颗牙齿在14年后由于牙周损伤缺失，沿着融合牙根出现垂直型的骨破坏

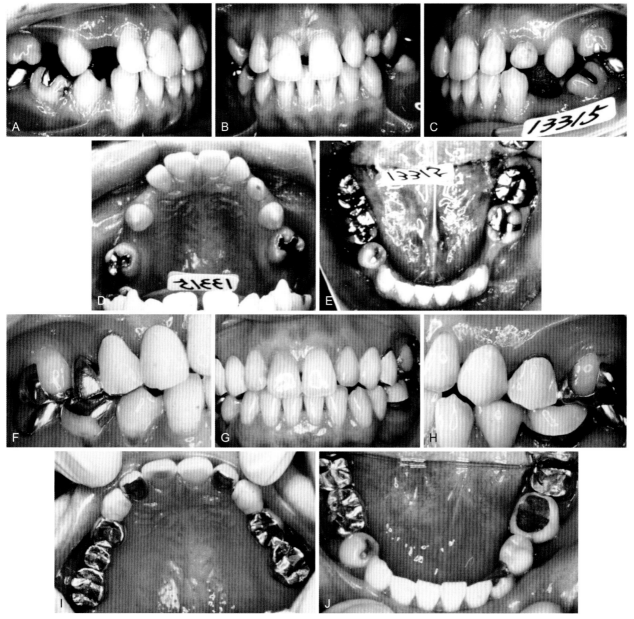

图 31-46 ■ 对固定修复体的长期评估（FDP，治疗案例 XI）。A~E. 术前照片；F~J. 术后 18 年照片。3 个简单的固定修复体，结合了传统修复体、烤瓷修复体和焊接的连接体，在最初就位之后使用了 18 年。多年以来的并发症包括一些修复体的再成形以纠正咬合偏差以及左下第一磨牙的牙髓治疗（开髓洞型用银汞修复）。患者先天缺失右上第二前磨牙和左上第一前磨牙。上颌尖牙位于前磨牙的位置，被用作基牙，因为尖牙形状桥体的引导后牙不能咬合。这从应力分布的角度来说并不理想。但是，尖牙牙根可以长时间成功地承受咬合负荷。开始治疗时和患者讨论的风险因素包括长期预后中关于冠根比作用的不确定性。与今天不同，在当时进行修复治疗的时候，也就是超过 25 年前拍摄这些照片的时候，骨整合并不是可信的治疗方法。患者拒绝用可摘局部义齿替代固定局部义齿，钉洞固位体被用在小的侧切牙上。随着时间推移，除了美观度，这还有利于长期保持牙周健康。同样地，钉洞固位形被用在左侧下颌尖牙上，比起烤瓷冠这是一个保守得多的选择。如果使用的是烤瓷冠固位，那么需要进行其他治疗并且有可能最终导致侧切牙的丧失。左下第一、第二磨牙，右上第一磨牙进行了牙髓治疗；使用了铸造桩核。同样，右上中切牙在长时间内使用良好。保守的开髓洞型被修复，并且在牙弓内有利的位置使之具有良好的咬合负荷。在评估阶段，患者的复诊被安排每 6 个月 1 次

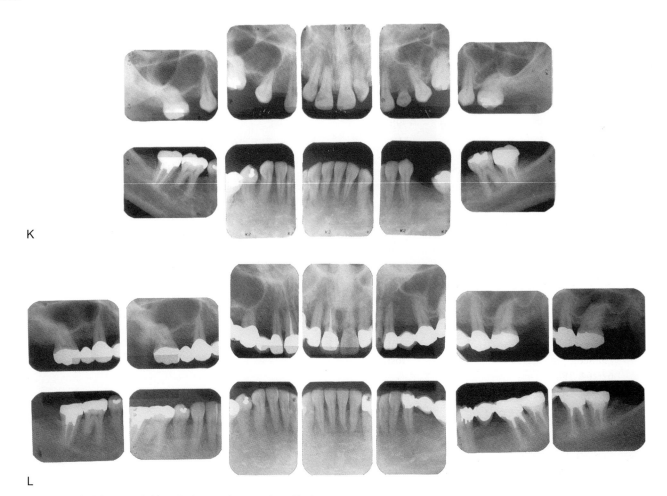

图31-46（续）▪ K. 术前X线片；L. 术后18年X线片

参 考 文 献

[1]　Tolboe H, et al: Influence of oral hygiene on the mucosal conditions beneath bridge pontics. Scand J Dent Res 95:475, 1987.

[2]　Tolboe H, et al: Influence of pontic material on alveolar mucosal conditions. Scand J Dent Res 96:442, 1988.

[3]　Ericson G, et al: Cross-sectional study of patients fitted with fixed partial dentures with special reference to the caries situation. Scand J Dent Res 98:8, 1990.

[4]　Akerboom HB, et al: Radiopacity of posterior composite resins, composite resin luting cements, and glass ionomer lining cements. J Prosthet Dent 70:351, 1993.

[5]　Matsumura H, et al: Radiopacity of dental cements. Am J Dent 6:43, 1993.

[6]　el-Mowafy OM, Benmergui C: Radiopacity of resin-based inlay luting cements. Oper Dent 19:11, 1994.

[7]　Gibson G: Identifying and treating xerostomia in restorative patients. J Esthet Dent 10:253, 1998.

[8]　Keene JJ Jr, et al: Antidepressant use in psychiatry and medicine: importance in dental practice. J Am Dent Assoc 134:71, 2003.

[9]　Jenson L, et al: Clinical protocols for caries management by risk assessment. CDA J 35:714, 2007.

[10]　Walton JN, et al: A survey of crown and fixed partial denture failures: length of service and reasons for replacement. J Prosthet Dent 56:416, 1986.

[11]　Libby G, et al: Longevity of fixed partial dentures. J Prosthet Dent 78:127, 1997.

[12]　Sundh B, Odman P: A study of fixed prosthodontics performed at a university clinic 18 years after insertion. Int J Prosthodont 10:513, 1997.

[13]　Priest GF: Failure rates of restorations for single-tooth replacement. Int J Prosthodont 9:38, 1996.

[14]　Bauer JG, et al: The reliability of diagnosing root caries using oral examinations. J Dent Educ 52:622, 1988.

[15]　Silverstone LM: Remineralization phenomena. Caries Res 11(Suppl 1):59, 1977.

[16]　Gordon SR: Older adults: demographics and need for quality care. J Prosthet Dent 61:737, 1989.

[17]　Hellyer PH, et al: Root caries in older people attending a general dental practice in East Sussex. Br Dent J 169:201, 1990.

[18]　Guivante-Nabet C, et al: Active and inactive caries lesions in a selected elderly institutionalised French population. Int Dent J 48:111, 1998.

[19] Gustafsson BE, et al: The Vipeholm Dental Caries Study: the effect of different levels of carbohydrate intake on caries activity in 436 individuals observed for 5 years. Acta Odontol Scand 11:232, 1954.

[20] Fure S: Five-year incidence of caries, salivary and microbial conditions in 60-, 70- and 80-year-old Swedish individuals. Caries Res 32:166, 1998.

[21] Winn DM, et al: Coronal and root caries in the dentition of adults in the United States, 1988-1991. J Dent Res 75(Spec. No.):642, 1996.

[22] Reiker J, et al: A cross-sectional study into the prevalence of root caries in periodontal maintenance patients. J Clin Periodont 26:26, 1999.

[23] Younger H, et al: Relationship among stimulated whole, glandular salivary flow rates, and root caries prevalence in an elderly population: a preliminary study. Spec Care Dentist 18:156, 1998.

[24] Powell LV, et al: Factors associated with caries incidence in an elderly population. Community Dent Oral Epidemiol 26:170, 1998.

[25] Sorensen JA: A rationale for comparison of plaque-retaining properties of crown systems. J Prosthet Dent 62:264, 1989.

[26] Alexander AG: Periodontal aspects of conservative dentistry. Br Dent J 125:111, 1968.

[27] Valderhaug J: Gingival reaction to fixed prostheses. J Dent Res 50:74, 1971.

[28] Reichen-Graden S, Lang NP: Periodontal and pulpal conditions of abutment teeth. Status after four to eight years following the incorporation of fixed reconstructions. Schweiz Monatsschr Zahnmed 99:1381, 1989.

[29] Wagman SS: The role of coronal contour in gingival health. J Prosthet Dent 37:280, 1977.

[30] Mojon P, et al: Relationship between prosthodontic status, caries, and periodontal disease in a geriatric population. Int J Prosthodont 8:564, 1995.

[31] Rantanen T: A control study of crowns and bridges on root canal filled teeth. Suom Hammaslaak Toim 66:275, 1970.

[32] Abou-Rass M: The stressed pulp condition: an endodontic-restorative diagnostic concept. J Prosthet Dent 48:264, 1982.

[33] Saunders WP, Saunders EM: Prevalence of periradicular periodontitis associated with crowned teeth in an adult Scottish subpopulation. Br Dent J 185:137, 1998.

[34] Karlsson S: A clinical evaluation of fixed bridges, 10 years following insertion. J Oral Rehabil 13:423, 1986.

[35] Eckerbom M, et al: Prevalence of apical periodontitis, crowned teeth and teeth with posts in a Swedish population. Endod Dent Traumatol 7:214, 1991.

[36] Valderhaug J, et al: Assessment of the periapical and clinical status of crowned teeth over 25 years. J Dent 25:97, 1997.

[37] Olin PS: Effect of prolonged ultrasonic instrumentation on the retention of cemented cast crowns. J Prosthet Dent 64:563, 1990.

[38] Oliva RA: Clinical evaluation of a new crown and fixed partial denture remover. J Prosthet Dent 44:267, 1980.

[39] Sheets CG, et al: An in vitro comparison of quantitative percussion diagnostics with a standard technique for determining the presence of cracks in natural teeth. J Prosthet Dent 112:267, 2014.

[40] Parreira FR, et al: Cast prosthesis removal using ultrasonics and a thermoplastic resin adhesive. J Endod 20:141, 1994.

[41] Robbins JW: Intraoral repair of the fractured porcelain restoration. Oper Dent 23:203, 1998.

[42] Chung KH, Hwang YC: Bonding strengths of porcelain repair systems with various surface treatments. J Prosthet Dent 78:267, 1997.

[43] Kupiec KA, et al: Evaluation of porcelain surface treatments and agents for composite-to-porcelain repair. J Prosthet Dent 76:119, 1996.

[44] Pameijer CH, et al: Repairing fractured porcelain: how surface preparation affects shear force resistance. J Am Dent Assoc 127:203, 1996.

[45] Nowlin TP, et al: Evaluation of the bonding of three porcelain repair systems. J Prosthet Dent 46:516, 1981.

[46] Gregory WA, et al: Composite resin repair of porcelain using different bonding materials. Oper Dent 13:114, 1988.

[47] Barreto MT, Bottaro BF: A practical approach to porcelain repair. J Prosthet Dent 48:349, 1982.

[48] Welsh SL, Schwab JT: Repair technique for porcelain-fused-to-metal restorations. J Prosthet Dent 38:61, 1977.

[49] Miller TH, Thayer KE: Intraoral repair of fixed partial dentures. J Prosthet Dent 25:382, 1971.

[50] Cardoso AC, Spinelli Filho P: Clinical and laboratory techniques for repair of fractured porcelain in fixed prostheses: a case report. Quintessence Int 25:835, 1994.

[51] Westerman RD: A new paradigm for the construction and service of fixed prosthodontics. Dent Today 18:62, 1999.

[52] Goodacre CJ, et al: Clinical complications in fixed prosthodontics. J Prosthet Dent 90:31, 2003.

[53] Goodacre CJ, et al: Clinical complications with implants and implant prostheses. J Prosthet Dent 90:121, 2003.

思考题

1. 当治疗完成后，一次典型的术后评估应该包括什么内容？患者应该何时以及多久复诊一次？请提供可能影响这一频率的例子。

2. 粘固后短期发生的典型并发症有哪些？如何避免？一旦发现，如何处理？

3. 老年患者根面龋，令人满意的解决方案是什么？

4. 如何证明固位体的松动？一旦证明了，如何拆除该固定修复体？

5. 举出3例考虑到未来修复体失败的治疗计划案例。